海上中医名家膏方经验集

主　　审　裘沛然　颜德馨

名誉主编　陆德铭　施　杞　严世芸

主　　编　吴银根　王庆其　颜乾麟

副 主 编（按姓氏笔画排序）

马贵同　王拥军　陈以平　陈湘君　周　端　周永明

赵国定　胡国华　秦玉峰　徐蓉娟　唐汉钧

编　　委（按姓氏笔画排序）

王　琳　王少墨　方　泓　许　毅　肖梅芳　吴昆仑

张婷婷　柳　文　姜之炎　倪　伟　唐斌擎　黄素英

屠执中　韩天雄　蒉　纲

学术秘书　王少墨　唐斌擎

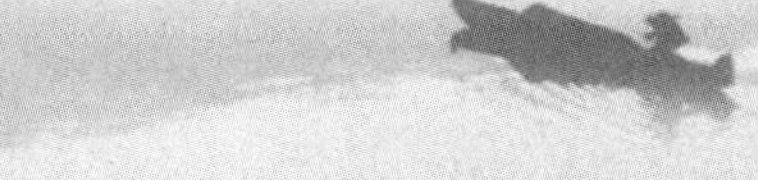

图书在版编目(CIP)数据

海上中医名家膏方经验集 / 吴银根，王庆其，颜乾麟主编. -- 北京：人民卫生出版社，2019

ISBN 978-7-117-28096-9

Ⅰ. ①海… Ⅱ. ①吴… ②王… ③颜… Ⅲ. ①膏剂-方书-中国 Ⅳ. ①R289.6

中国版本图书馆 CIP 数据核字（2019）第 026220 号

人卫智网	www.ipmph.com	医学教育、学术、考试、健康，购书智慧智能综合服务平台
人卫官网	www.pmph.com	人卫官方资讯发布平台

海上中医名家膏方经验集

主　　编：吴银根　王庆其　颜乾麟
出版发行：人民卫生出版社（中继线 010-59780011）
地　　址：北京市朝阳区潘家园南里 19 号
邮　　编：100021
E - mail：pmph @ pmph.com
购书热线：010-59787592　010-59787584　010-65264830
印　　刷：三河市宏达印刷有限公司（胜利）
经　　销：新华书店
开　　本：787×1092　1/16　　**印张：**32
字　　数：799 千字
版　　次：2019 年 3 月第 1 版　2019 年 3 月第 1 版第 1 次印刷
标准书号：ISBN 978-7-117-28096-9
定　　价：99.00 元
打击盗版举报电话：010-59787491　E-mail：WQ @ pmph. com
（凡属印装质量问题请与本社市场营销中心联系退换）

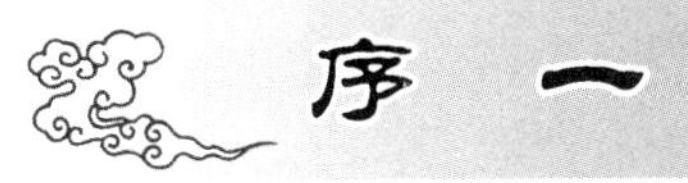

序一

近年来，膏方的应用和创新发展方兴未艾，越来越多的人将其作为养生保健和防病治病的一种理想的便捷的方法。与此同时，膏方的应用也已不再仅局限于江浙上海地区，全国很多地方也已开始流行，作为常用的防治疾病的措施和手段。2010 年，中华中医药学会已专门成立了膏方学术专业分会，就足以说明这一原本地域性较强的治疗方法已经得到了全国中医药界的普遍认可，其学术及临床防治成果取得了长足发展。

两年前，曾拜读过老朋友吴银根教授的《中医膏方治疗学》书稿，并受其托为之作序。书出版后，很多同仁向我反映吴教授此书言简意赅，深入浅出，系统讲述了膏方防治疾病的应用和经验，对初学应用膏方者，较易系统掌握膏方的运用规律。吴银根教授今又联合王庆其教授、颜乾麟教授，及上海诸多当代中医名家，一起交流运用膏方典型案例、经验、心得甚或秘而不传的经验。诸老先生开怀释手，实为医家同仁幸事。我拜读书稿案例后，觉大有可读价值，故愿意推荐给大家研读。

这部著作以每位医家独立成篇，详细总结了他们各自的经验理论，并附有验案，论述较为自由，发挥十分详尽，因而非常完备和鲜明地反映了上海中医名家们膏方治疗的特色，使人们能够全面了解这一地区膏方治疗的风貌。除此之外，本书也是一部实用性很强的学术著作，书中所言之治疗经验、运用原则以及有效案例，是中青年医师学习运用膏方很好的教材，对提高自身的临床疗效有较高的借鉴和指导价值。

上海自开埠以来，一向为杏林名家荟萃之地，流派纷呈，竞相争妍，共同形成了“海派名医”的特色。今观览文稿，大有千帆齐过，万木同春之气象，实为海上医林之幸！希望此书之出版能促进各种不同的学术思想交融汇通，共同促进膏方防治疾病的应用，为中医药防治疾病再添杏林奇葩。简序草就，致千万意！序中所言不妥之处，敬请同仁斧正。

于文明

国家中医药管理局局长

2019 年 2 月

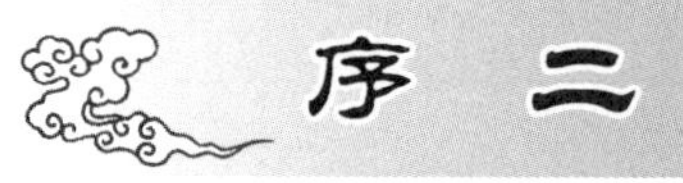

序　二

每年的11月和12月前后，沪上各大中医医院和老字号药店的膏方门诊门庭若市，名中医的膏方供不应求。正值膏方服用时，收到《海上中医名家膏方经验集》书稿，开卷阅读，深感本书必将成为推动中医膏方在理论、临床、教学、科研上传承、发扬光大的一剂调补结合、内容醇厚、营养丰富的知识“补膏”。

膏方调治是中医特色非常鲜明的一种治疗方法，以往多注重其补养的功效，因而在养生保健方面的应用较为普遍，是民间冬令进补的常用方法。而近年在临床应用中发现，其用于治疗慢性虚损性疾病，术后康复等，防治结合，治养兼顾，有独到的优势，深受患者的欢迎。上海的膏方历史悠久，注重中医理论指导下的辨证遣方用药，一人一方一膏，针对性强，疗效显著。

随着人们生活水平的提高和对健康的重视，近10年，上海的膏方需求增加迅猛。在膏方受众迅速增长、治疗范围不断扩展的背后，是中医药专家对膏方理论的深入挖掘，对膏方治法的不懈探索，他们在长期的临床实践中积累了许多宝贵的经验。编撰一部能够反映上海著名医家在膏方治疗方面的经验集可以说是非常有意义的，也是非常必要的。

吴银根教授、王庆其教授、颜乾麟教授是沪上著名中医学家，在各自的领域均颇有丰富建树，又精于膏方调治疾病，在膏方的学术研究上亦多有心得。此次由他们三位担纲主编，领衔本书的编撰，全面收集当代上海51位中医名家的膏方理论、治疗经验和典型医案，涉及临床各科，资料翔实，内容丰富，充分展示了上海中医工作者运用膏方维护健康、治疗疾病的水平。应该说江浙医家运用膏方调治疾病的历史非常悠久，在明清一些名医的医案中已有记载，当代亦有相关书籍问世，而如此之鸿篇巨制尚属首次，不仅在临床治疗上、学术研究上可供中青年医师学习，更是清晰显示了当代中医膏方的成就，为中医膏方的发展保存了重要的历史资料。于事业，于百姓都是喜事！幸事！

三位主编之医德医术我素所敬重，古稀之年而尤笔耕不辍，其对中医事业拳拳之心可见一斑。拜读大作，深受教育！当前，党和政府高度重视中医药工作，发挥中医药在医疗、预防、保健、养生、康复等方面的独特优势，服务百姓，服务经济社会的发展，是后辈中医人义不容辞的责任和使命，当以前辈专家为榜样，与时俱进，奋力前行。言不尽意，勉力为序，敬请指正！

上海市卫生健康委员会党委副书记

2019年2月

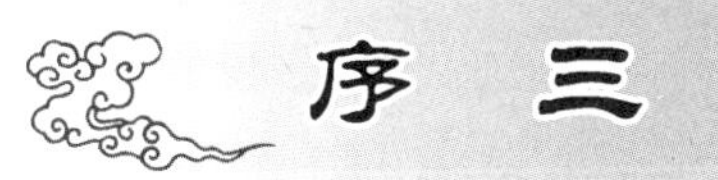

序 三

膏之成剂久矣。考之《内经》《五十二病方》《本经》已见端倪，后世用之，增益药味，广扩功效，遂分内外二途，具有发挥递进之势。然服食膏方之风盛起当世。一则民力丰而思卫生保健；二则当世之疾迁延顽固者众，虚实错杂，非一方一法、一时一剂之可图也。膏方为秋冬养阴而设，以助春夏之阳，其味众功全，效宏力缓，长养虚羸，扶助正气，缓祛病邪，用治顽疾，颇有效验，诚医家祛病之利刃，病者养生之良法！

江南久为华夏富庶之地，其民多有冬令进补服食膏方之习，其医精于此道，累世相传，治验丰硕。今海上诸贤，各有擅长，出示验案，汇成此集，涉内、妇、儿、外、伤等诸科，蔚为大观，实为医林之一大盛事。其稿论理述治，示人以规矩；佐之脉案，昭人以圆机活法。可为初学涉猎之门径，亦可为辨证论治之参考，实为研习精进之阶梯，善莫大焉！

以往北方经济较匮乏，服膏者寡，当今经济发达，膏方渐兴。当前中医药事业之发展，如丽日中天，河北岭表，关外蜀中，冬令服膏之风渐兴。当地医家常涉猎古籍或求道海上，然终不能窥其全貌，不无一鳞半爪之憾。故本书之成，适其时也！展一方之精彩，呈九州而同览，启杏林之争妍；集今贤之学验，示来者之真谛，足可为研习膏方之借鉴，日求精进，臻于至善。祝愿膏方在预防保健方面发挥更大作用，是为序。

首届国医大师、廉州医翁 路志正

二零一八年冬于北京怡养斋

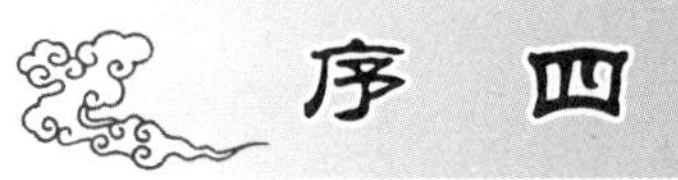

序　四

中医学是我国古代先民留下的宝贵遗产，众多方药治法仍在当今的临床治疗中发挥着重要的功效。中医学中所蕴含的哲学思维更是闪耀着华夏文明智慧的光芒，对现代的医疗实践仍具有很强的指导意义，是中医学乃至现代医学发展和创新的重要源泉之一。“治未病”思想即是这样一种带有哲学意味而又有很强的临床指导意义的理念，是中医学的精华所在。无论是在传染病肆虐的古代时期，还是心脑血管、代谢性疾病高发的当今社会，“预防”总是医学不能忽视的一个支点，而中医学甚为强调这一点。早在秦汉时期，《内经》中就提出“上工不治已病治未病”的观点。当然，随着时代的发展，现代预防医学提出三级预防的观念，“未病”的外延也较《内经》时代有很大的扩展。“未病先防”是“治未病”，“已病防变”也是“治未病”，所以现代中医“治未病”的概念应涵盖整个三级预防的体系。

近年，膏方养生和治疗甚为兴盛，而其防治理念与“治未病”思想有很深的渊源。由于膏方这一治疗手段可将诸多不同的中医治法有机地整合在一起，并能协调补泻、寒温、升降、动静等矛盾关系，因此，能更好地处理疾病过程中各种复杂的情况，从而产生更为显著的临床疗效。尤其是对那些病机错杂，病理产物纷繁，病程缠绵的慢性虚损性疾病，寓防于治，防治结合，优势更为突出，使得许多患者发作次数减少、发病程度减轻，生活质量改善。故而它即是“治未病”思想的具体体现，又是对“治未病”思想的一种拓展。

对于这样一种中医特色鲜明，临床疗效显著而又在民众中接受程度较高的治疗方法，怎样去研究总结、继承发展，确是当今中医学者需要关注的课题。可喜的是，吴银根教授、王庆其教授和颜乾麟教授进行了有意义的探索。他们组织的团队花费数年的心血收集整理当代海上中医名家在膏方治疗上的理论、经验和治案，编撰完成了《海上中医名家膏方经验集》一书，较全面地反映了这些知名医家的学术思想和治疗经验，对继承膏方经验，引导膏方发展都有非常积极的意义。我深信，本书的出版必能更好地传播膏方治疗经验，使其不断地创新提高，解决更多的临床问题，造福人民大众的健康！

陳凯先

原上海中医药大学校长、中国中西医结合学会会长，中国科学院院士

2019 年 2 月

编者的话

中国医药学将天、地、人称为“三才”，其中人的生命是最宝贵的。《黄帝内经》说：“天复地载，万物悉备，莫贵于人。人以天地之气生，四时之法成。”人与大自然升降出入浑然一体，形成了“天人相应”学说。

中医认为人体的养生、防病、治病的总原则是顺应自然规律，即老子所指的“人法地，地法天，天法道，道法自然”。据此，中医提出四时养生的理论，即根据春生、夏长、秋收、冬藏的自然规律，秋冬养阴津、填精气，至冬季由肾来收藏精气，为来年的生命活动和防病治病提供基础。用中医术语描述：“夫精者，生之本也”“正气内存，邪不可干”“藏于精者，春不病温”。自古以来，中医学以及民间形成冬令进补的民俗。

改革开放以后，人们的生活明显改善，对于健康的关注明显提高，养生保健成为人们日常生活的重要内容。这为中医膏方的开展和普及创造了条件。据可查考的确切资料，1984年上海中医药大学附属龙华医院就正式挂牌开设膏方门诊，就诊者逐年增加。曾有统计，2011年该院一年的膏方门诊量达2.7万人次。近几年来，上海中医专家每年开出的膏方约16万~18万料。全国各地至冬季特地赶赴上海来求诊的患者也逐年增加。

上海膏方工作的开创应归功于20世纪80年代的一批名老中医，他们有扎实的中医功底，敏锐的眼光，用改革开放的思维冲破了当时医疗体制的束缚，顺应了群众对健康保健的需求，做了一项利国利民的创新工作。而上海膏方工作的顺利推进得益于上海医疗卫生系统的正确领导和有效的组织监管工作。严格确定和审批膏方应诊专家的资格，以主任医师（正高职称）为主，吸收部分临床经验丰富的副主任医师，获得上海市中医药学会膏方培训后方可开设膏方门诊；上海市中医药学会还负责制定了膏方制作的流程，审核膏方制作单位的条件、膏方制作人员的上岗培训和资格认定，只有条件成熟的单位经授牌方可开展膏方制作工作；膏方的收费标准由市物价局制定全市统一的收费标准。这一系列法规制度使上海的膏方工作保证质量，造福于民，取信于民。目前，国家中医药管理局已把膏方门诊作为中医医院治未病科室的重要工作项目，膏方工作已引起全国中医医院的重视。

上海膏方的学术讲座，经验交流、人员培训工作非常活跃，积累了许多资料，尤其是活跃在临床第一线的上海中医名家积累的临床经验，对膏方的理解和阐述以及鲜活的典型病案都是非常宝贵的资料。上海中医药大学专家委员会主任委员施杞教授非常重视中医学术的继承和发掘工作，将本书的编撰和出版作为校专家委员会的工作之一。本书编写工作一经提出即得到上海市卫生局、上海市中医药发展办公室、上海市中医药学会的大力支持。确定主编人选、入选专家名单，讨论文稿体例，研究样稿，并正式召开了编委会。本书要求专家亲自定稿，绝大部分专家都已七十岁以上高龄，在完成繁忙的诊务后还为本书反复善稿、修稿，有的专家还提出了许多建设性的意见。经过三年的努力，各位专家付出的辛勤劳动终于完成了书稿。

本书入选者都是活跃在上海膏方工作第一线的中医名家，都有扎实的理论功底和丰富的临床积累。本书编著时强调典型而翔实的膏方验案证实各位专家提炼的临床经验,从而使后学者研读病案,吸收精华作为临床时的借鉴,从而达到总结鲜活的临床经验,推动和提高今后膏方工作质量的目的。为此要求临床经验文字简练,方药细析,便于学习和记忆。典型病案以专家的业务主攻方向为主,所以本书收集的病种和病例可以概括膏方在目前临床上的现状。

本书编著要求反映上海中医名家在膏方工作的现状和精华,其中难免会有诸多不足和遗憾,敬请各位专家不吝赐教!

吴银根　王庆其　颜乾麟

2018 年元月

目　录

绪　论

一、膏方的形成和发展

膏剂作为中医“丸、散、膏、丹”四大剂型之一，究其产生的源头乃是远古先民与疾病斗争的产物。由于当时生存环境十分恶劣，人类对于自身的防护水平又极为低下，因此，外伤科疾病是威胁人类健康的主要问题。而人们在生产实践的过程中发现一些动物的脂肪经加工后外敷可以起到一定的防护和治疗作用。在我国现存最早的医籍《五十二病方》中记载的大多为此类膏剂。可见当时膏方的用途主要为外用。随着加工工艺的发展，经过一个阶段的使用和摸索后发现一些植物类的原料也可以入药合成膏剂，而这种膏剂是可以作为内服使用的，从而拓展了膏剂的使用范围。因此，我们在《灵枢》中已可以阅读到内服膏剂疗疾的记载。嗣后内服膏剂的发展经历了一个快速发展的时期。在东汉至南北朝时期的重要医籍中都有内服膏剂的收载。如《伤寒杂病论》中的麻仁白蜜煎、猪膏发煎、大乌头煎；《肘后备急方》中的裴氏五毒神膏、陈元膏；《小品方》中的单地黄煎等。可以说，至迟在汉晋之际已形成了我们现代所应用的膏方的雏形。

唐宋时期社会经济有长足的发展，膏方的发展也经历了一个全面而迅猛的历史阶段。此时，人们对自身的健康卫生更加重视，不仅关心对疾病的治疗，更将视野扩展至养生延寿、防病保健等领域。而实践证明膏方在这方面有很大的优势，因此该阶段是膏方发展过程中一个重要的转型阶段。从现存的医籍中可以发现以下两大显著的变化特点：一是内服膏方的数量明显增加，大大超出外用膏剂；二是以补益、滋养、强健、延年为主要功效的膏方大量的涌现。如《备急千金要方》收载的枸杞子煎，《外台秘要》收载的陆杭膏、鹿角胶煎，《太平圣惠方》收载的神仙服黄精膏、茯苓膏等。可以说这一时期的发展成就奠定了膏方这一剂型在治疗虚损性疾病中的重要地位，对后世影响深远。

明清时期膏方的应用进一步发展成熟，在膏方治疗的理论、膏方的组方以及制剂的加工工艺上都与现代膏方相当接近。我们从《证治准绳》中的一段记载可见一斑：“虚劳之疾，百脉空虚，非黏腻之物填之，不能实也。精血枯涸，非滋湿之物濡之，不能润也。宜用人参、地黄、天门冬、麦门冬、枸杞子、五味子之属，各煎膏，另用青蒿以童便熬膏，及生地汁、白莲藕汁、人乳汁、薄荷汁，隔汤炼过，酌定多少，并麋角胶、霞天膏，合和成剂。”这一时期涌现了诸多的经典名方，如霞天膏、益母草膏、两仪膏、龟鹿二仙胶、琼玉膏等。而且明清医家留下了大量应用膏方治疗的临床实例，使我们可以了解到当时医家应用膏方的实际情况，如吴鞠通（《吴鞠通先生医案・虚劳》）、薛生白（《扫叶庄一瓢老人医案・经产淋带女科杂治》）、徐灵胎（《洄溪医案・吐血》）、尤在泾（《静香楼医案・失血门》）等等，不胜枚举。可见当时膏方应用已是相当普遍，水平也已较高，积累了非常丰富的临床经验。

近现代膏方应用沿着明清的发展方向进一步深化，又是膏方发展的一个黄金时期。现阶段膏方发展的主要特征是：其一，发展了《内经》四时养生的理论，认为冬季更适宜于膏方的调治。因此，现代膏方多在冬至前后配制，服用至立春结束。其二，大大拓展了膏方在疾病治疗中的应用。在当代中医药工作者长期的临床实践中发现许多慢性、迁延性、虚损性疾病以及由于体质羸弱而易罹患的一些疾病如虚人感冒、反复尿路感染等运用膏方治疗效果显著，优势突出，而使得以治疗为目的的膏方临床应用有了很大的发展，广泛施用于内、外、伤、妇、儿等诸科。这是当代中医临床医家们对膏方发展的重要贡献。

二、膏方相关的中医学理论基础

1. 因时制宜 《素问·宝命全形论》指出："人以天地之气生，四时之法成。"说明在中医学讨论生命的形成时是将人体置于整个自然的大环境中来考虑的，这一思维同时也贯穿于中医学理论和实践的方方面面，尤其在治疗原则的确定和治疗方案的实施时更强调与自然界的协调，顺应自然变化的规律，因势利导，顺势而为，如《内经》中多次提到"毋逆天时""无伐天和"。

所谓"天时""天和"即是自然界时空运行变化的普遍规律，而气候的变化是其中的重要内容。又因为其与人类的农业生产密切相关，故而古代劳动人民很早就发现了一年中气温、日照、雨量、风力变化的规律，因而划分为春、夏、秋、冬四季。而农作物的生长也随着季节的变化而经历生根、发芽、开花、结果、凋零的过程。同时对人体生理现象和疾病的观察中发现机体的功能状态和致病因素也随着季节的变迁而呈现出不同的特点。在天人相应观念的影响下，形成了以四时气候的变化、草木之盛衰来阐释人体生理病理变化规律的思考方法。因此《素问·四时刺逆从论》指出："春者，天气始开，地气始泄，冻解冰释，水行经通，故人气在脉。夏者，经满气溢，入孙络受血，皮肤充实。长夏者，经络皆盛，内溢肌中。秋者，天气始收，腠理闭塞，皮肤引急。冬者盖藏，血气在中，内著骨髓，通于五脏。"可见机体的皮肤腠理、经脉气血的状态都随着四时的变化而呈现出表里沉浮、虚实开闭之别。而《素问·金匮真言论》指出："东风生于春，病在肝，俞在颈项；南风生于夏，病在心，俞在胸胁；西风生于秋，病在肺，俞在肩背；北风生于冬，病在肾，俞在腰股；中央为土，病在脾，俞在脊。"则是从病理的角度揭示四时致病特点与脏腑的关系。

正因为中医学在研究人体的基础生理时是与四时的变化规律紧密联系，故而在保健养生方面亦极为重视根据四时的特性确立调养原则。如《素问·四气调神大论》认为："春三月……夜卧早起，广步于庭，被发缓形，以使志生，生而勿杀，予而勿夺，赏而勿罚，此春气之应，养生之道也；逆之则伤肝，夏为寒变，奉长者少。夏三月……夜卧早起，无厌于日，使志无怒，使华英成秀，使气得泄，若所爱在外，此夏气之应，养长之道也；逆之则伤心，秋为痎疟，奉收者少，冬至重病。秋三月……早卧早起，与鸡俱兴，使志安宁，以缓秋刑，收敛神气，使秋气平，无外其志，使肺气清，此秋气之应，养收之道也；逆之则伤肺，冬为飧泄，奉藏者少。冬三月……无扰乎阳，早卧晚起，必待日光，使志若伏若匿，若有私意，若已有得，去寒就温，无泄皮肤，使气亟夺。此冬气之应，养藏之道也；逆之则伤肾，春为痿厥，奉生者少。"可见四季生、长、收、藏的特点分明，而又有紧密关联，每一环节都是下一环节的基础和保障，如此往复更替，生生不息，故养生当守此原则。

膏方多选择在冬季服用正是这种理论的具体实践。由于冬季的主要功能是封藏，在冬季一派毫无生机的景象背后其实进行着重要的物质和能量积累，为万物来春的生发提供基础。因此，在冬季进行膏方调治能够更加有利于精微物质的吸收与储存，培补气血，长养元神，达到增强人体正气或改善虚损状态的目的。

2. 病机的虚与实 疾病的虚实是反映疾病当前状态的最根本的病机，是疾病主要矛盾的所在。《素问·通评虚实论》曰："邪气盛则实，精气夺则虚。""实"则主要指邪气亢盛，表现为致病邪实较强，而机体的正气尚未明显衰退，故正邪相争，反应较为强烈，产生比较显著的剧烈的临床表现。而"虚"则主要指正气不足，是以正气不足为主要矛盾的一种病理反应，表现为精微物质的匮乏和脏腑经络功能的减退，导致机体状态低迷或抗病能力低下，因而机体正气与邪气的相互作用不甚剧烈，反应较轻，产生一系列虚弱、衰退和不足的临床表现。因此，虚实病机是正邪盛衰消长的一对病理矛盾的综合反映。

在疾病的临床过程中，正气与邪实的力量对比是动态变化的，因此疾病的虚实病机也是随着正邪势力的消长而随时发生转化的。如实性病变失治误治，病邪留滞，耗伤正气，则可形成邪实正虚，邪胜正怯的局面。若正气不足，无力驱邪外出；或体质本虚，又兼内生的水湿、痰饮、气滞、瘀血等病理产物凝结阻滞于内，则可形成正虚邪恋，虚实错杂的病变。所以，虚实错杂一般有虚中夹实或实中夹虚两类。如此的消长变化则又决定了疾病的好转、痊愈，或是恶化、死亡等不同的预后和转归。若正气胜邪，邪气日衰而被清除，则疾病向愈，是为正胜邪退。若正气不盛，而邪气亦不太过强，则双方相持不下，致使病势处于迁延状态，则为邪正相持。还有些情况下病邪对机体的作用已经消失，但疾病过程中正气被耗伤而虚弱，则表现为邪去正虚的局面。

扶正与祛邪，是针对虚实病机而采取的治疗原则。这一治疗原则是基于正气与邪气在疾病发生发展过程中的强弱消长进退的状态而建立的。扶正与祛邪是两种截然不同的治则，一是针对正气不足以补为法，一是针对邪气亢盛以泻为法，但二者之间又是相互为用、相辅相成的。而临床具体应用中则又可根据实际情况随证变通，因而有寓补于泻、寓泄于补等治法。故而临床运用时需分清虚实标本的强弱盛衰和轻重缓急，在此基础上综合运用扶正与祛邪的原则，灵活进退。

在临床上求助膏方治疗的患者多以慢性病虚损性疾病为主，这些疾病的共性特征是以虚损为主导病机，在此基础上而又反复加重，夹有邪实，并不断进展恶化。所以其正邪盛衰、标本虚实的关系较一般患者更为复杂。若单纯认为膏方是补剂，大量施以补益之品，不考虑到标中的邪实，则邪实留连，使正气亏耗，在补益效果尚未产生之前正气已进一步衰竭。更有补益滋腻之品与邪相恋，不能达到补养之功。故近代中医名家秦伯未强调："膏方非单纯补剂，乃包含救偏却病之义。"所以非标本兼治而不能取，兼用扶正祛邪俾邪去正安，正胜邪怯，正其治法。加之一料膏方通常需服用一至二月，故更应仔细分析正邪关系，从整体上和动态演变中把握扶正与祛邪的尺度，才能取得理想的临床疗效。

3. 先天与后天 中医学认为人体是以五脏为核心的一个有机整体，而五脏中尤以脾肾的作用至为显要，因此分别被喻为后天之本和先天之本。如李中梓提出："故善为医者，必责根本。而本有先天后天之辨，先天之本在肾，肾应北方之水，水为天一之源；后天之本在脾，脾为中宫之土，土为万物之母。"

脾是人体后天生长和各种生命活动的物质和能量的提供者。《素问·灵兰秘典论》云："脾胃者，仓廪之官，五味出焉。"外界摄入的饮食在胃中腐熟后，经由脾的作用将其消化、吸收化生为精微物质，并将这些精微运化至全身其他脏腑和形体官窍，是气血生成的物质基础，是濡养四肢百骸的重要养分。故中医学有"脾旺四时""旁灌四脏""脾主肌肉"之说，均是强调脾脏化生精微长养机体的作用，而这是人体生成后继续生长发育成熟的重要保障，因此脾被赋予后天之本的重要地位。若脾脏受损，则运化失健，生化乏源，可导致气血津液的生成不足，脏腑功能的下降。

而肾是人体禀赋强弱、生长发育迟速、脏腑功能盛衰的决定者。《灵枢·决气》曰："两神相搏，合而成形，常先身生，是谓精。"《灵枢·经脉》则云："人始生，先成精。"此处所谓的"精"即是人体受胎时的胎元，禀受于父母，先身而生，是后天脏腑活动的原动力，为人体生命的本原。而肾脏是封藏、滋养以及使用此先天精气的脏腑，故其为先天之本。

肾中先天之精，在人体生长发育及生殖功能中发挥着重要作用。一方面其能决定生殖能力的盛衰。人出生之后，肾精在后天的长养下不断充盛，至青春期天癸至，性腺随之发育成熟，而见男子遗精，女子月经按时而至，因而具备生殖能力，且随着肾中精气的不断充盛而日臻成熟；至年老，则肾精亏，天癸衰竭而不能孕育。另一方面其能促进机体的生长发育。人体生长壮老已的过程是由肾中精气的盛衰所主导的。如《素问·上古天真论》中所描述的："女子七岁，肾气盛，齿更发长……三七，肾气平均，故真牙生而长极；四七，筋骨坚，发长极，身体盛壮；五七，阳明脉衰，面始焦，发始堕；六七，三阳脉衰于上，面皆焦，发始白；七七，任脉虚，太冲脉衰少，天癸竭……丈夫八岁，肾气实，发长齿更；二八，肾气盛，天癸至，精气溢泻……八八，则齿发去。"故而，肾中先天之精是生长发育的原动力，肾气充盛，则生长发育正常，脏腑功能强健；若肾气亏虚，则生长发育迟缓，五软五迟，或齿脱发落，过早衰老，脏腑功能低下。

而在人体的生命活动中先天与后天又有着非常紧密的联系。肾中先天之精时时激发后天脾胃所生之精，并根据机体的需要，输送至其他脏腑，成为脏腑功能的物质基础；而后天脾胃所生之精又不断充养先天之精，使之保持活力，二者相辅相成，互助互用，如此，藏中有泻，泻而又藏，循环往复，生生不息，共同维持机体的各项功能。

膏方所调治的疾病多为慢性虚损性疾病，故临床施治时应重视对脾肾功能的充实。但脾肾孰轻孰重，历来就有"补脾不如补肾""补肾不如补脾"两派观点。其实，只要充分理解脾肾的功能特点以及两者的相互联系，再结合具体的临床情况，一般不难确定补脾还是补肾的原则。诚如程钟龄在《医学心悟》中提到的："脾肾两脏皆为根本，不可偏废，古人或谓补脾不如补肾者，以命门之火可生脾土；或谓补肾不如补脾，以饮食之精自能下注于肾。"

4. 气血和精 气血和精都是人体内的重要物质组成，而慢性虚损性疾病中往往存在着这些物质的消耗和匮乏，产生一系列病理现象。因此，膏方调治时需重视对这些精微物质的培补。

气是机体组成的最基本物质，而气的运动变化是维持人体生命活动、器官功能的基础。在日常生命活动中产生推动、温煦、防御、固摄、气化等重要的生理作用。气的组成主要包括禀受于父母的先天精气、饮食中的水谷精微以及自然之清气。水谷精微由脾胃化生，自然清气由肺所呼吸，先天精气由肾所封藏，故而气与肺、脾、肾三脏关系密切。任一脏腑的受损都可导致气的生成障碍，产生不足。临床上出现食少纳差、神疲乏力、短气自汗、语声低微等表现。因人体的津液运行输布需要气的推动和气化，所以气虚也可导致水湿等病理产物的产生。表现为眩晕胀重、胸闷不舒、痞满胀痛、肢肿尿少等。

血是人体内又一大基本物质，其具有营养濡润机体脏腑官窍，维持肢体正常运动和感觉的功能，且是精神和思维活动的物质基础。血是由脾胃将饮食水谷中的养分物质消化、吸收后注于肺脉，再在心的作用下变化而为最终的血液（即奉心化赤）。故血的生成与脾胃心肺有关，而尤以脾胃最为关键，故有"脾胃为气血生化之源"之说。血的不足可导致全身或局部的濡养功能减弱而出现一系列病理状态，如心血不足则神失所养，而出现心悸怔忡，失眠多梦;肝不藏血则眩晕耳鸣,夜盲雀目,肢体麻木,筋爪不荣,肌肤干燥;冲任不足则经少色淡,经迟经闭,不易受孕。

精(本篇讨论的主要为肾中先天之精)是人体最原始、最根本的物质,为禀受于父母先身而生之精华。其贮藏于肾中,在后天精微物质的滋养下不断充盛成熟,从而发挥其主导生长发育和生殖的作用。由于精是人体最本原的物质,故在虚损性疾病的早期一般尚未累及肾精,但随着疾病的反复发展,气血津液的损耗,脏腑功能的衰退持续不能改善,则必将损及肾中之精。故而疾病的后期应重视补肾填精。

气、血、精三者并不是完全孤立地存在的,它们之间有着非常复杂和紧密的联系。如气能生血,气能行血、摄血,气又在肾精的封藏中起重要作用;血能养气,血能载气,血与精又可互相资生,精血是为同源。鉴于气、血、精之间相互资生,相互依存,又是相互促进的关系,这就提示我们在辨证施治时应全面地、动态地判断它们的不足有余以及亏损的程度,以确立正确的治疗原则。

三、膏方的调治原则

1. 辨证论治 辨证论治是各种中医内外治法都需遵循的基本原则,膏方治疗亦不例外,当在辨证论治原理的指导下进行。中医学在长期的发展过程中形成了诸多的辨证方法,如六经辨证、八纲辨证、卫气营血辨证、三焦辨证、脏腑辨证等。各种辨证方法都有其相对适宜的病种和应用条件。由于膏方调治的对象以内伤杂病为主,且多为经年累患,深入脏腑,故以脏腑辨证为主,这也是目前临床上大多数医家所采用的辨证方法。

脏腑辨证包含了对病位、病性以及病情严重程度的判断。

病位,即指疾病所发生的病变脏器的定位。由于各个脏腑都有相对独立的生理功能,其所表现的外在的生理现象也各有特征,临床上通常根据可观察到的外在的异常表现来判定病变的脏器,如出现咳嗽、咯痰、喘息、短气多为肺系病变。而有一些生理功能则需两个或多个脏器共同完成的,如呼吸运动,需肺肾两脏协同。肺系疾病至后期多出现动则气促,甚至安静状态下也呼吸浅促,则其定位当在肺肾两脏,需肺肾同治。此外,对病位的判断还当掌握疾病的脏腑传变规律,结合“治未病”的思想,不仅应对已病之脏进行正确的判断,还需对将病之脏作处合理的动态预判。如肝气郁结可横逆犯脾,出现肝郁脾虚;肝火亢盛可上炎灼肺,出现木火刑金。对于这些传变的趋势都应在病位分析中加以考虑。

病性是指疾病病理变化的本质属性如阴阳、表里、寒热、虚实等。在膏方治疗的辨证时最关键的是寒热、虚实这两对属性。诚如《素问·阴阳应象大论》所言:“善诊者,察色按脉,先别阴阳。”寒热代表疾病过程中阴阳的消长,阳虚则外寒,阴虚则内热,阳盛则外热,阴盛则内寒。虚实则代表了正邪的进退,“精气夺则虚”,“邪气盛则实”。两者结合可反映疾病的基本状态,如虚寒、实热等。

病情的严重程度是指疾病过程中正邪相互作用的结果对机体的损害程度和预后吉凶。所以需从正邪两方面来分析。如正气不足,表现为局部的,单个脏器的,未损及脏腑组织结构和根本功能,不危及生命的为轻浅,反之则危笃。如气虚单纯表现为脾气虚,临证见纳谷不馨、食欲不振者轻;如进一步出现纳食减少,面色萎黄、神疲乏力者重;再进一步出现水谷不进,数日不食,倦卧淡漠者危。邪实亦是如此,如热邪侵犯局部出现红肿疼痛者轻,若合并全身壮热憎寒,口渴烦躁者则为邪势猖盛,耗伤气阴,较重;若再出现疮面色黯、疮顶塌陷而伴神志昏聩或狂躁谵妄则为危候。正邪是一对矛盾的两个方面,其斗争的结果决定了病情的严重程度,故临床判断时应综合考虑。

在临床实践中,需要将辨病位、病性以及疾病严重程度的判断综合起来,才能明确疾病当前的最本质的状态,为治疗提供正确的指导。

此外,尚有部分医家强调膏方治疗时不仅要辨证,还需要辨体质,即对患者的基础体质的阴阳虚实做出合理的判断,作为膏方治疗的依据。这也是临床中应掌握的重要原则。一般来说,患者的基本体质与其所患疾病的主要证型有内在的联系,如哮喘有寒哮和热哮之别,阳虚体质之人易为寒哮之证,而阳盛体质之人易为热哮之证。体质阴阳虚实的不同往往决定了疾病的易患证型。而临床上也有一些情况下出现疾病的性质与其基本体质的性质相互矛盾的现象。由于体质是由先天禀赋、后天饮食、环境、性情等决定的,一般较为稳定,而疾病的性质受正邪斗争的力量对比,治疗措施、饮食调护的得当与否的影响,可发生较为明显的波动,而出现与基本体质矛盾。再以哮喘为例,阳虚体质之人易作寒哮,但疾病过程中可因痰饮内郁而化热出现整体虚寒、局部实热的表现。此时则应综合考虑整体与局部,处理好体质与病性的关系,把握好治疗补泻清温的尺度。

2. **求取平和** 中医理论认为正常人体应是一个在物质和功能上都能保持动态平衡的有机体,称之为“平人”,这种理想的状态称为“和”,这种状态的破坏则产生疾病。因此,膏方治疗的根本目的是恢复平衡,重新达到“和”的境界。

膏方调治的疾病大多为经年沉疴,往往正虚邪恋,寒热错杂,其病机一般较外感病、急性病复杂。虽然从理论上讲所有的治疗方法应该逆病势而行,如寒者热之,热者寒之,但鉴于膏方治疗对象临床情况的复杂性,单一的治法往往不能取得满意的疗效,有时甚至出现顾此失彼的结局而使病情加重恶化。所以在求取平衡的治疗中应处理好疾病过程中的各种矛盾,把握治疗方法的平衡。诚如吴鞠通所言:“治内伤如相,神机默运。”在临床施治时主要应处理好攻补、寒热、动静、升降这几对平衡关系。

攻补平衡:慢性疾病常表现为以虚损为主导的临床过程,而其中夹杂标实的证候,也多因虚而起,所以非标本兼治而不能去,兼用扶正祛邪,使邪去正安,正盛邪怯,正其治法。如果拘泥于膏方为补剂,大量施以补益之品,全不顾其标中之邪实,则邪势日盛,消蚀正气,则补剂之功尚未见,而正气之损则日益甚;更有补益滋腻之品与邪相恋,全不能奏补养之功。故标本当共治,实如“补正必兼泻邪,邪去则补自得力”。近代名家秦伯未先生言“膏方非单纯补剂,乃包含救偏却病之义”。

寒热平衡:“寒者热之”“热者寒之”是经典的治疗法则,但是临床上往往还是会碰到有些病人虽是阳虚之体,但略进数剂温药,却觉身烦热、口干燥,甚则鼻衄口疮。由于人体是阴阳的统一体,其本身也在不断地动态调节,如果不考虑人体本身的调节,见阴寒而投一派温热,则易动龙雷之火,见阳热而投一派寒凉,则脾胃生化之气被伐。膏方以补益为主,而补益药尤其是补气补阳药物以性偏温热者为主,故需加用适量药性偏于寒凉的药物以监制其温热之性,使整料膏方中寒热药性趋于平衡;而补阴补血药物则性偏腻偏凉者居多,如不反佐温热药,则脾胃因黏腻阴寒而运化不利,脏腑失于所养,又容易被病邪内侵。因此,膏方中处理好药性寒热不偏,方能疗疾救偏。

升降出入平衡:升降出入,无器不有。人身神机不灭,是因气机不息,上升则地气化生万物,下降则天气甘霖众生;出则吐故,入则纳新;动则运行周身,静则守中而神藏,而贵在升降有序,出入平衡,动静相宜。升降出入运动是脏腑生理功能得以进行的根本,同时五脏各有其气,发挥其生理功能,故而处方时要考虑各脏器的生理特性及药物性升性降,主动主静之不同,正确处理动、静药的配伍运用。开具膏方处方时尤宜平调升降,使中焦气机的升降有序,则清阳升、浊阴降;肝主左升,肺主右降,两者相互配合,可以协助中焦气机升降。欲填精养阴则宜静,补益气血则宜动;如处方以攻逐痰饮、疏理气机、通行血脉、温阳发散为主,当酌加养阴、收敛、重镇之品,以防升散太过或劫其阴津;而以填精补肾、滋阴养血、补气培元为主,也当稍佐理气行血、通利经脉之剂,以防滋腻不化,气滞不行,反生胀满不适。

3. **顾护胃气** 胃腑是腐熟水谷化生精微的重要场所,在生理状态下需赖其提供营养物质和能量,而在疾病状态下更需要依靠其提供的精微物质长养正气,以为抗邪之资。且内服的药物也需要胃气的运化吸收才能发挥其药理作用。所以膏方调治时应注重对胃气的保护。若为脾胃素健者,运化功能良好,只需在治疗时略加留意,勿使太过滋腻或克伐太过,亦可略施砂仁、陈皮、蔻仁等助运药一二味即可。若为脾胃素虚或有宿疾者,则应根据具体情况调治用药。如胃气素弱,运化不及者,宜酌加白术、枳实、鸡内金等理气助运化之药;胃肠素薄,易患泄泻者,则投滋腻寒凉之药当须谨慎;若中焦素有湿浊者,亦忌滋腻,可酌加藿香、佩兰、苍术、厚朴等芳香化湿、醒脾助运之药。

蔡 淦

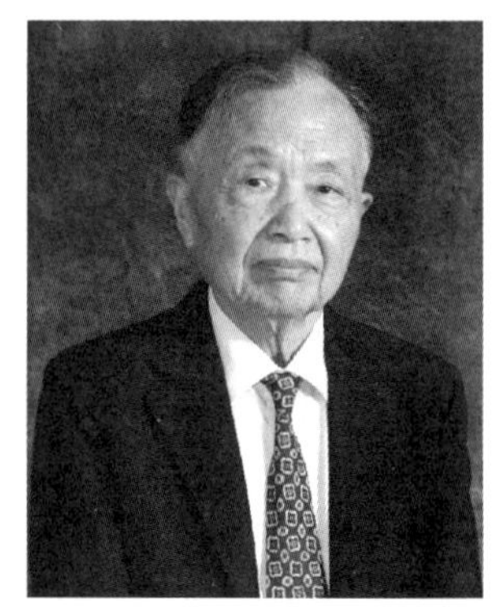

蔡淦,1938年出生于上海,上海中医药大学附属曙光医院主任医师、终身教授、博士生导师,上海市首届名中医,享受国务院特殊津贴。现任上海中医药大学附属曙光医院消化科督导,上海中医药大学内科教授、博士后流动站导师、专家委员会委员。兼任上海市中医脾胃病医疗协作中心主任,国家中医药管理局脾胃病重点专科学术带头人,第三、第四批全国老中医药专家学术经验继承工作指导老师,国家自然科学基金评委,上海市科技进步奖评委,中华中医药学会内科分会顾问,上海市中医药学会内科分会顾问,上海中医药大学"蔡淦名师研究室"负责人,"十一五"国家级规划教材、全国高等教育中医药类精编教材《中医内科学》主编等职。临证遵循李东垣脾胃学说和吴鞠通"治中焦如衡"的学术思想治疗各种疑难疾患,尤其擅长于胃肠疾病的治疗和研究。主持局级以上课题12项,获省部级以上科技进步奖6项,撰写论文50余篇;主编或参编教材、专著28部,其中《中医内科学》(高等中医院校教学参考丛书)获国家科技进步奖。

一、临床经验

膏方不仅仅用于滋补强身,更适用于各种慢性虚弱性疾病,对于急性疾病恢复期的调养以及手术后,肿瘤化疗、放疗后的调治,补中寓治,治中寓补也很有价值。

(一)处方用药应以补益为基本原则

《素问·三部九候论》:"虚则补之。"在进行补益的时候,要注意以下几点:必须根据病理属性的不同,分别采用益气、养血、滋阴、温阳的治疗方药;密切结合五脏的病位不同而选用方药,以增强治疗的针对性。例如:肺系病证主要按肺气失于宣发肃降之病机特点进行辨证论治,以复"肺主气,司呼吸"的生理功能。心系病证主要按血脉运行障碍和神明失司之病机特点进行辨证论治,以复"心主血脉"和"心主神明"的生理功能。脾(胃)系病证主要按中焦气机升降失常之病机特点进行辨证论治,以复"脾(胃)主运化、升清降浊"的生理功能。肝系病证主要按肝气疏泄不畅、肝阳升发太过、肝风内动等病机特点进行辨证论治,以复"肝主疏泄、藏血濡筋"等生理功能。肾系病证主要按肾阴、肾阳不足的病机特点进行辨证论治,以复"肾主生长、发育、生殖、主骨、生髓"等生理功能。脾为后天之本,气血生化之源;肾为先天之本,寓元阴元阳,是生命的本元。所以在膏方的治疗中又突出补益脾肾的重要意义。慢性虚弱病患者因体虚卫外不固,易感外邪,而感邪后更易贼伤元气,处方又宜扶正兼顾祛邪;病延日久,气血运行不畅,而有血瘀者,又应佐以行气活血之品。"善补阳者,必于阴中求阳,则阳得阴助而生化无穷;善补阴者,必于阳中求阴,则阴得阳生而泉源不竭。"因此,膏方的脉案既要体现中医理、法、方、药的前后一致和君、臣、佐、使的配伍得当,还要做到:虚实兼顾、寒温得宜、升降协调、气血同治、动静结合。从而达到阴阳平衡，所谓“以平为期”，“以和为贵”。

（二）不同疾病的具体运用

慢性胃炎及胃癌前病变：本病以脾虚肝乘为基础，兼有湿热或瘀热内蕴，疾病初期，病机多为脾虚肝郁；肝郁易气滞，脾虚则气虚，日久易致血瘀，气虚不能行其津液，遂生痰湿，故中期阶段常见痰瘀并存；疾病后期，体内正气渐虚，内生痰、瘀，酿热蕴毒，灼伤胃阴，可导致胃阴不足；或瘀血不去，新血不生，致气血两虚，正气耗伤，此阶段属久病入络，多见正气亏虚与痰热血瘀互结共存，搏结胃络，积久不散，变生有形之疾。膏方治疗宜动静结合，气血兼施，温清并用。

消化性溃疡：本病常以脾胃亏虚为基础，复因劳累、饮食不节等因素而诱发，导致脾气益虚，肝木乘土，中焦失养，统血无力，血溢脉外等一系列病机，表现为胃脘疼痛、嗳气、泛酸、嘈杂，甚则呕血、黑便等症状，故而膏方治疗常根据其具体临床表现有所侧重，总以健脾益气固本为原则，参以疏肝理气、和胃止痛、温中止血等治法。

慢性腹泻：慢性腹泻在中医证型中多见于脾胃虚弱、肝气乘脾以及肾阳亏虚等类型。《景岳全书》云：“泄泻之本，无不由于脾胃。”腹泻的发生总由脾胃亏虚，纳运失常导致；对于脾胃亏虚型的慢性腹泻患者多以健脾益气、固涩止泻为治。他脏引起的泄泻，也多在脾虚基础上产生，常出现脾肾两虚，多见于老年人，治宜健脾温肾，升阳止泻，并根据患者脾虚、肾虚的程度和大便性状，分别参以健脾化湿、补肾固涩的治法。若肝失疏泄，条达失畅，横逆克犯脾土则脾失健运，清阳不升，浊阴下流而发生泄泻，其特点即病情发作与情志密切相关，腹痛即泻，泻后痛缓，治疗以抑肝扶脾为基础，根据患者肝旺、脾虚的情况各有侧重，分别佐以疏肝理气、健脾止泻等法。

功能性便秘：本病的膏方治疗围绕“脾虚肝郁、肠失濡润”的核心病机，予以健脾助运、疏肝理气、滋阴润肠等治法，基础方以南北沙参、生地、决明子、连翘、蒲公英、桃仁、杏仁、柏子仁、火麻仁等药味加减；神疲乏力、大便不实、排便不尽者，酌加黄芪、生白术；呃逆、嗳气明显，肝郁甚者，常酌加佛手、路路通、枳实等。此外，由于患者年龄、体质、病理因素的差异，本病还常常涉及肺、肾、胃的脏腑病变，产生不同的病理产物，肺肾亏虚、胃肠郁热、痰瘀互结为多见，宜审证求因，兼以调肺、补肾、导滞、活血、清热等法。

恶性肿瘤术后、放化疗后调治：首当健脾培中，方能长养五脏六腑。《素问·玉机真脏论》曰：“胃者，五脏之本也。”患者术后元气严重受损，元气乃生命之原动力，对人体至关重要，其生成主要以肾中精气为基础，又赖后天水谷之气的培育。脾与肾乃后天与先天的关系，二脏相互资助、促进，病理上亦互为因果。故在健脾培中的同时，还应补肾固本，使先、后天相互滋养，元气自得而充足。常用太子参、黄芪、白术、茯苓、甘草、山药、扁豆等健脾益气培中；天花粉、石斛、麦冬养胃阴；以补骨脂、杜仲、菟丝子、女贞子、黄精、怀牛膝等温补肾阳、填补阴精。术后化疗患者常见纳差、脘腹胀满或食后不易消化等表现，为术后胃气受损，失于和降所致，应时刻重视顾护胃气为宜。在具体治法上当以通为补，胃热清之、胃寒温之、胃虚补之、胃实导之、胃酸制之等法均应视为通法；临床常用焦楂曲、炒谷麦芽、枳壳、川朴、木香、佛手、象贝母等药物以和胃助运。此外，由于本病患者多心情抑郁，最易肝气郁滞，气机不畅，症见胸闷不舒、脘腹胀满、不思饮食、嗳气、呃逆等，常用枳壳、木蝴蝶、柴胡、郁金等疏肝理气畅中。恶性肿瘤患者体内多瘀、毒并存，临证每见舌质紫黯，或伴有瘀点、瘀斑，常伍用石见穿、蜀羊泉、水红花子、莪术、白花蛇舌草、藤梨根、木馒头等药物清热解毒、活血化瘀。

上述药物经现代药理研究表明尚具有抗癌、抑瘤的功效。

溃疡性结肠炎:本病属中医痢疾、便血、泄泻等范畴,初起多因饮食不节,损伤脾胃;或素体湿热内蕴,复因过食辛辣、肥甘、生冷、不洁之物;或感受暑湿、热毒之邪;或因情志所伤,肝失疏泄,横逆犯脾,从而导致脾气亏虚,运化失司,肠道分清泌浊功能失常,湿郁化热,蕴结大肠,灼损脉络,壅而化脓。病情反复发作,迁延不愈,脾气益衰,清阳不升则中气下陷,下利无度,脾阳虚损,病更难愈。久病肾阳气亦虚。故本虚为脾肾亏虚,标实乃湿热蕴结肠道;寒因阳气温煦不足,热为湿热熏蒸肠腑。常用参苓白术散或四神丸加生、炙黄芪补益脾肾为基本方,根据患者大便伴有脓血或黏液的情况,分别伍以地榆、槐花、仙鹤草、花蕊石、侧柏叶、白及、三七等清热凉血、化瘀止血;或马齿苋、凤尾草、秦皮、白头翁、地锦草清利肠道湿热;有腹痛的患者酌加理气止痛药,诸如木香、延胡索、制香附、乌药等。

二、防治优势

慢性萎缩性胃炎中医药防治方面具有较大优势,前景广阔,但该病往往病程久,变化缓慢,病势相对稳定,治疗时初投三五剂难以见效;轻易改弦易辙,药不及病所,也无法奏效;故而需要患者长期坚持服药。若拟方缓投,熬制成膏,则可徐徐收功,同时也能提高患者服药的依从性。我们通过随机对照的研究观察“新胃方”加味膏方(太子参、白术、茯苓、莪术、生甘草、藤梨根、生米仁、制半夏、木香、陈皮、砂仁、豆蔻、延胡索、广郁金、川连、连翘、蒲公英、浙贝母、瓦楞子、海螵蛸、石见穿、薜荔果、蜀羊泉等)治疗 31 例脾虚肝乘型慢性萎缩性胃炎患者,以蔡淦教授协定处方“新胃方”加味汤剂治疗 30 例作对照,结果显示:经膏方调治 45 天后,患者的证候积分较治疗前显著降低,临床总有效率达 87.1%。提示膏方调治脾虚肝乘型慢性萎缩性胃炎临床疗效肯定,能明显改善患者临床症状。

消化性溃疡常发于秋冬时节,本病患者经过中西药物治疗呕血已止、大便转黄,中脘疼痛基本消失之后,通常胃镜下所见处于溃疡愈合期,患者或无所苦,或仍有些许消化不良的症状诸如中脘胀闷、食后尤甚、嗳气等。此时患者辨证以脾胃虚弱(寒)为主,最宜膏方调补,一方面通过健脾益气、和胃降逆的方法恢复脾主运化、胃主受纳腐熟的功能,另一方面通过调和阴阳气血达到阴平阳秘、精神乃治的目的,即提高了机体的防病抗病能力,从而预防溃疡的复发。

肿瘤术后或放化疗治疗后患者由于机体元气的严重受损,脏腑功能失调,体内阴阳平衡极度紊乱,气血运行失畅,多表现为一派虚弱的征象,或因继发湿热、痰、瘀等病理产物的形成,又呈现少许虚中夹实的状态。由于膏方药味组成较汤剂处方多,治疗具有全面、整体调理的特点,且药力缓和、持久稳定,尤其适用于此类患者。经过几年的膏方调治,患者通常获得提高生活质量、延缓或抑制肿瘤复发、提高术后生存率等效果。尤其针对放化疗的患者,无论是在治疗过程中出现各种严重的副反应,还是其后造成极度虚弱、气阴两伤的后果,膏方治疗通过健脾培中、和胃降逆、益气养阴扶正等方式,都能获得良好的疗效。

慢性非特异性溃疡性结肠炎属于自身免疫性疾病,在本病的急性发作阶段,或病情属于中、重度病例,需要以西药治疗为主,同时服用中药以减轻西药的副作用,并帮助激素、免疫抑制剂的减药、停药。本病的膏方治疗对于病情属于轻度或者缓解期患者较为适宜,即便血消失或出血量已明显得到控制时,此时辨证以脾虚或脾肾两虚为主,或兼有肠腑湿热残留,通过健脾补肾、益气扶正的调治达到调节机体免疫的目的,或针对余邪残留加以清热化湿达邪,控制疾病的复发或病情的恶化。

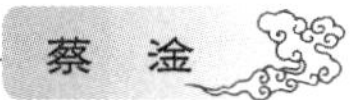

三、医案精选

1. 慢性胃炎案

潘某，男，73岁，2006年11月15日初诊。中脘不适，泛酸，血脂、血压升高，有脑梗病史；苔薄黄腻，有裂纹，舌质黯，脉弦滑。证属脾肾两虚，肝木乘侮，气滞血瘀。治宜健脾益肾，疏肝和胃，理气化瘀。处方：

太子参300g　白芍150g　白术150g　茯苓150g　生甘草60g　半夏100g　陈皮60g　川连30g　木香100g　砂仁30g　蔻仁30g　连翘120g　川断150g　延胡索150g　郁金120g　佛手100g　枸杞子150g　象贝母120g　枳壳150g　杜仲150g　黄精150g　丹参150g　女贞子150g　蒲公英300g　生地150g　山药300g　山茱萸100g　丹皮100g　泽泻120g　石斛150g　川牛膝150g　葛根150g　钩藤120g　鸡血藤150g　生石决明300g　天麻120g　珍珠母300g

配料：阿胶300g　冰糖250g　饴糖250g　收膏

二诊：2008年11月13日。前投膏滋，中脘较舒，泛酸减少，血压、血脂均高，苔薄黄腻，舌质紫黯，脉沉弦。证属脾肾两虚，肝木乘土，气滞血瘀。治宜健脾益肾，疏肝和胃，理气化瘀。处方：

太子参300g　白芍150g　白术150g　茯苓150g　生甘草60g　半夏100g　陈皮60g　川连30g　木香100g　砂仁30g　蔻仁30g　连翘120g　川断150g　延胡索150g　郁金120g　佛手100g　枸杞子150g　象贝母120g　枳壳150g　杜仲150g　黄精150g　丹参150g　女贞子150g　墨旱莲150g　蒲公英300g　生地150g　山药300g　山茱萸100g　丹皮100g　泽泻120g　石斛150g　川牛膝150g　葛根150g　钩藤120g　路路通100g　生石决明300g　天麻120g　珍珠母300g

配料：阿胶300g　冰糖250g　饴糖250g　收膏

三诊：2009年11月26日。迭投膏滋，精神较振，中脘较舒，大便通畅。苔薄黄腻，舌质紫黯，脉沉弦。证属脾肾两虚，肝木乘土，气滞血瘀。治宜健脾益肾，疏肝和胃，理气化瘀。处方：

太子参300g　白芍150g　白术150g　茯苓150g　生甘草60g　半夏100g　陈皮60g　川连30g　木香100g　砂仁30g　蔻仁30g　连翘120g　川断150g　延胡索150g　郁金120g　佛手100g　枸杞子150g　象贝母120g　枳壳150g　杜仲150g　黄精150g　丹参150g　女贞子150g　墨旱莲150g　蒲公英300g　生地150g　熟地150g　山药300g　山茱萸100g　丹皮100g　泽泻120g　石斛150g　川牛膝150g　葛根150g　钩藤120g　鸡血藤150g　路路通100g　生石决明300g　天麻120g　珍珠母300g

配料：阿胶300g　冰糖250g　饴糖250g　收膏

按：本案慢性胃炎患者以泛酸、中脘不适为主症。《四明心法·吞酸》曰："凡为吞酸尽属肝木，曲直作酸也。河间主热，东垣主寒……然总是木气所致。"本例中无明显寒热之偏，辨证以脾虚肝乘、气机不畅为主，又兼高血压、高血脂、脑梗死病史，气滞血瘀，脑络不通，佐以滋肾平肝，理气化瘀通络。

2. 慢性泄泻案（胆囊切除术后）

王某，男，42岁，2006年10月25日就诊。4年前胆囊切除后大便溏薄，每日2~3次，动则汗出，倦怠乏力，夜寐不酣；苔薄黄腻，脉弦。证属心脾两虚，肝木乘土，湿热内蕴。治宜养心健脾，疏肝和胃，清热化湿。处方：

炙黄芪 300g　太子参 300g　白芍 150g　白术 150g　茯苓 150g　生甘草 60g　半夏 100g　陈皮 60g　川连 30g　吴茱萸 20g　木香 100g　砂仁 30g　蔻仁 30g　佛手 100g　象贝母 120g　枳壳 150g　湘莲肉 200g　大枣 200g　合欢皮 150g　夜交藤 300g　扁豆衣 100g　煅瓦楞 300g　海螵蛸 300g　黄精 150g　木蝴蝶 60g　山药 300g　石菖蒲 100g　石斛 150g　百合 150g　补骨脂 150g　苍术 120g　煅龙骨 300g　煅牡蛎 300g　淮小麦 300g　黄芩 120g　佩兰 120g　远志 30g

配料：阿胶 300g　冰糖 250g　饴糖 250g　收膏

按：胆囊切除术后，由于胆囊浓缩和排空功能的突然中断，小肠内胆汁浓度下降，致脂肪消化吸收障碍；或过多的胆盐进入结肠，刺激结肠运动加快等原因，常常会出现慢性腹泻。从中医理论的角度分析，仍属脾的运化功能失常，兼有肝失疏泄，乘脾犯胃，应以健脾助运、疏肝和胃为治。

3. 慢性泄泻（肠易激综合征）案一

姚某，男，48 岁，2006 年 11 月 8 日就诊。泄泻反复发作 20 余年，发则大便每日三四次，圊前腹痛，便后痛除，入冬后中脘胀闷隐痛，腰背酸痛，苔根薄黄舌红，脉弦。证属脾虚肝乘，肝脾不和。治宜健脾疏肝，调和肝脾。处方：

炙黄芪 300g　太子参 300g　白术 150g　茯苓 150g　生甘草 60g　半夏 100g　陈皮 60g　川连 30g　吴茱萸 20g　木香 100g　砂仁 30g　蔻仁 30g　连翘 120g　川断 150g　延胡索 150g　郁金 120g　佛手 100g　象贝母 120g　枳壳 150g　湘莲肉 200g　杜仲 150g　合欢皮 150g　夜交藤 300g　扁豆衣 100g　煅瓦楞 300g　海螵蛸 300g　黄精 150g　怀牛膝 150g　木蝴蝶 60g　山药 300g　补骨脂 150g　炒白芍 150g　炒防风 120g　煅龙骨 300g　煅牡蛎 300g　葛根 150g　狗脊 150g

配料：阿胶 300g　冰糖 250g　饴糖 250g　收膏

4. 慢性泄泻（肠易激综合征）案二

廖某，男，30 岁，2006 年 12 月 20 日就诊。泄泻反复发作五六年，饮食不慎或工作压力增大时容易发作，倦怠乏力，胸闷，颈项扳紧；苔薄舌胖，舌质偏红，脉沉弦。血脂偏高，有脂肪肝病史。证属脾虚肝乘，肝脾不和，湿浊内蕴。治宜健脾疏肝，调和肝脾，祛湿化浊。处方：

炙黄芪 300g　太子参 300g　白术 150g　陈皮 60g　川连 30g　川断 150g　湘莲肉 200g　杜仲 150g　扁豆衣 100g　黄精 150g　怀牛膝 150g　山药 300g　石斛 150g　补骨脂 150g　炒白芍 150g　炒防风 120g　川朴 100g　葛根 150g　狗脊 150g　荷叶 100g　黄芩 120g　桔梗 60g　焦山楂 150g　焦六曲 150g　佩兰 120g　芡实 100g　桑白皮 150g　生米仁 150g　熟米仁 150g　炙乌梅 100g　生晒参另煎冲入 100g

配料：阿胶 300g　冰糖 250g　饴糖 250g　收膏

5. 慢性泄泻（肠易激综合征）案三

龚某，女，41 岁，2006 年 11 月 22 日就诊。泄泻反复发作 10 余年，清晨大便次数增多，不成形，情绪紧张或工作压力大时易作，大便急迫，伴有轻微腹痛，便后痛除；苔薄舌红，脉小弦带数。证属肝郁气滞，肝脾不和。治宜疏肝理气，调和肝脾。处方：

白术 150g　陈皮 60g　川连 30g　吴茱萸 20g　木香 100g　湘莲肉 200g　柴胡 120g　杜仲 150g　扁豆衣 100g　黄精 150g　木蝴蝶 60g　山药 300g　石斛 150g　补骨脂 150g

炒白芍 150g 炒防风 120g 党参 300g 凤尾草 150g 狗脊 150g 桔梗 60g 焦山楂 150g 焦六曲 150g 鸡血藤 150g 芡实 100g 生米仁 150g 熟米仁 150g 五味子 60g 煨葛根 150g 煨诃子 150g 益智仁 100g 制香附 120g

配料:阿胶 300g 冰糖 250g 饴糖 250g 收膏

6. **慢性泄泻(肠易激综合征)案四**

叶某,男,38 岁,2008 年 10 月 23 日就诊。情绪紧张时容易腹痛、泄泻,胸闷,恶心,手汗多,苔薄腻,舌胖,脉弦。证属脾虚肝乘,肝脾不和。治宜健脾疏肝,调和肝脾。处方:

太子参 300g 白芍 150g 白术 150g 生甘草 60g 半夏 100g 陈皮 60g 川连 30g 吴茱萸 20g 木香 100g 砂仁 30g 蔻仁 30g 连翘 120g 郁金 120g 佛手 100g 湘莲肉 200g 大枣 200g 合欢皮 150g 夜交藤 300g 扁豆衣 100g 山药 300g 炒白芍 150g 煅龙骨 300g 煅牡蛎 300g 防风 100g 葛根 150g 黄芩 120g 桔梗 60g 焦山楂 150g 焦六曲 150g 佩兰 120g 芡实 100g 炙乌梅 100g

配料:阿胶 300g 冰糖 250g 饴糖 250g 收膏

7. **慢性泄泻(肠易激综合征)案五**

何某,男,41 岁,2008 年 11 月 27 日就诊:泄泻反复发作 10 年,腹痛即泻,便后痛除,受凉、饮食不慎、情绪紧张容易发作,手汗,夜寐梦多,苔薄黄腻,脉弦带数。证属心脾两虚,肝脾不和。治宜养心健脾,调和肝脾。处方:

太子参 300g 白芍 150g 白术 150g 茯苓 150g 生甘草 60g 半夏 100g 陈皮 60g 川连 30g 木香 100g 川断 150g 延胡索 150g 郁金 120g 佛手 100g 湘莲肉 200g 杜仲 150g 合欢皮 150g 夜交藤 300g 扁豆衣 100g 木蝴蝶 60g 山药 300g 白芷 60g 补骨脂 150g 苍术 120g 防风 100g 葛根 150g 狗脊 150g 黄芩 120g 肉果 120g 煨诃子 150g 乌药 100g 益智仁 100g

配料:阿胶 300g 冰糖 250g 饴糖 250g 收膏

按:以上 5 例肠易激综合征(IBS)病案,其共同表现为腹痛即泻,便后痛除,症状反复发作,常因受凉、饮食不慎、情绪紧张、工作压力增加而诱发,基本病机均属肝脾不和,治疗皆以调和肝脾为基础,用痛泻要方合参苓白术散抑木扶土、健脾止泻。分而言之又各有特性:案一患者病程 20 余年,久病及肾,故方中酌加山药、杜仲、补骨脂、川断、狗脊等补肾益精强腰;案二患者兼有脾虚生湿,湿浊内蕴,运化失司,膏方治疗酌加荷叶、佩兰、薏苡仁祛湿化浊,焦楂曲消食助运,生晒参、炙黄芪健脾益气;案三以肝郁气滞为主,脾虚不甚,故膏方治疗用柴胡、木香、木蝴蝶、制香附等加强疏肝理气作用;案四患者泄泻发作诱因以精神因素为主,兼有手汗多症状,治疗时酌加合欢皮解郁安神,煅龙蛎重镇、敛汗;案五患者由于脾虚气血生化乏源,故兼有心血不足,心神失养,膏方治疗佐以养心安神。

8. **溃疡性结肠炎案**

黄某,男,33 岁,2005 年 12 月 2 日就诊。有溃疡性结肠炎 1 年余,大便每日 3~4 次,基本成形,伴有脓血便,里急后重,黏液较多,少腹隐痛,腰酸乏力,畏寒肢冷,口干欲饮。苔薄,有裂纹,舌尖红,脉小弦。证属脾虚,湿热下注大肠。治宜健脾清肠。

炙黄芪 300g 太子参 300g 白芍 150g 白术 150g 茯苓 150g 生甘草 60g 川连 30g 木香 100g 川断 150g 湘莲肉 150g 杜仲 150g 扁豆衣 150g 女贞子 150g 墨旱莲 150g 山药 150g 石斛 150g 葛根 150g 狗脊 150g 黄芩 100g 焦山楂 300g 焦六曲 300g 芡实 100g 枳实 150g 秦皮 120g 凤尾草 150g 马齿苋 150g 白头翁

150g　地榆 120g　地锦草 120g　槐花 120g　乌药 60g

配料：阿胶 250g　冰糖 250g　饴糖 250g　收膏

按：溃疡性结肠炎的辨证当遵循叶天士"脏阴有寒，腑阳有热"的理论。本案中患者大便次数增多，黏液较多，畏寒肢冷乃脾阳亏虚，温运无力，使湿浊内生所致，湿蕴化热，下注大肠，湿阻气机，热伤血络，则便脓血、腹痛、里急后重均作，在中医内科学中属于"痢疾"的范畴。故治疗常以健脾清肠为本，佐以调气行血。本案用参苓白术散健脾止泻，合葛根芩连汤加秦皮、马齿苋、凤尾草清利湿热；腹痛较轻，则稍佐理气药物，如木香、乌药、枳实；便脓血则以地榆、槐花等凉血止血。

9. 便血（消化性溃疡）案一

钱某，男，60岁，2006年11月15日初诊。原有胃溃疡及十二指肠溃疡病史，近日黑便反复发作已七八次，中脘胀闷，咽梗，嗳气，苔薄，舌质黯，脉弦。脾虚气不摄血，肝木乘土。治宜健脾益气摄血，疏肝和胃。处方：

生黄芪 300g　太子参 300g　白术 150g　茯苓 150g　生甘草 60g　半夏 100g　陈皮 60g　川连 30g　吴茱萸 20g　木香 100g　砂仁 30g　蔻仁 30g　连翘 120g　延胡索 150g　郁金 120g　佛手 100g　象贝母 120g　枳壳 150g　湘莲肉 200g　柴胡 120g　大枣 200g　黄精 150g　木蝴蝶 60g　女贞子 150g　墨旱莲 150g　蒲公英 300g　生地 150g　山药 300g　石斛 150g　白螺蛳壳 300g　凤凰衣 60g　葛根 150g　黄芩 120g　仙鹤草 150g

配料：阿胶 300g　冰糖 250g　饴糖 250g　收膏

二诊：2006年12月27日。前投膏滋，黑便未作，中脘胀闷减轻，咽梗，嗳气减少，苔薄，舌胖，脉弦。证属脾虚肝木乘土。治宜健脾疏肝和胃。处方：

炙黄芪 300g　太子参 300g　白术 150g　茯苓 150g　生甘草 60g　半夏 100g　陈皮 60g　川连 30g　吴茱萸 20g　木香 100g　砂仁 30g　蔻仁 30g　连翘 120g　延胡索 150g　郁金 120g　佛手 100g　象贝母 120g　枳壳 150g　湘莲肉 200g　柴胡 120g　大枣 200g　黄精 150g　木蝴蝶 60g　女贞子 150g　墨旱莲 150g　蒲公英 300g　生地 150g　山药 300g　石斛 150g　白螺蛳壳 300g　凤凰衣 60g　葛根 150g　黄芩 120g　仙鹤草 150g　石菖蒲 120g　煅瓦楞子 300g　扁豆衣 100g

配料：阿胶 300g　冰糖 250g　饴糖 250g　收膏

按：本案消化性溃疡患者便血反复发作七八次，目前病情稳定，尚未复发。辨证以脾气亏虚为主，兼有肝气乘脾，胃失和降，症见中脘胀闷、咽梗、脉弦。故治宜健脾益气为主，佐以疏肝和胃。本案以香砂六君子汤为基础方。溃疡活动期多用生黄芪生肌敛疮，愈合期常选炙黄芪加强健脾益气之力。结合消化性溃疡的病机乃胃酸造成的胃黏膜损伤，通常伍用制酸药诸如左金丸、象贝母、煅瓦楞、海螵蛸、白螺蛳壳等，以凤凰衣保护胃黏膜。

10. 便血（消化性溃疡）案二

贺某，女，40岁，2006年12月6日初诊。饮食不慎，中脘隐痛，便血反复发作3次，畏寒怕冷，手足欠温，夜寐不安，月经4个月未行，头晕健忘，小便轻微涩痛，夜尿频多；苔薄黄，脉小弦。胃镜提示：十二指肠溃疡。证属心脾两虚，气不摄血。治宜养心健脾，益气摄血。处方：

生黄芪 300g　太子参 300g　白芍 150g　白术 150g　茯苓 150g　生甘草 60g　半夏 100g　陈皮 60g　川连 30g　木香 100g　砂仁 30g　蔻仁 30g　连翘 120g　延胡索 150g　郁金 120g　象贝母 120g　湘莲肉 200g　合欢皮 150g　夜交藤 300g　煅瓦楞 300g　海螵

蛸 300g 黄精 150g 木蝴蝶 60g 女贞子 150g 墨旱莲 150g 川芎 100g 当归 100g 凤凰衣 60g 鸡血藤 150g 泽兰叶 150g 制香附 120g 制首乌 200g 仙鹤草 300g

配料：阿胶 300g 冰糖 250g 饴糖 250g 收膏

二诊：2008 年 11 月 20 日。前投膏滋，便血发作次数减少，中脘隐痛，口气秽浊，恶心，畏寒怕冷，手足欠温，夜寐短少，月经间月而行，头晕健忘，尿有余沥，苔薄，舌质黯，脉小弦。证属心脾两虚，气不摄血，治宜养心健脾，益气摄血。处方：

炙黄芪 300g 太子参 300g 白芍 150g 白术 150g 茯苓 150g 生甘草 60g 半夏 100g 陈皮 60g 川连 30g 吴茱萸 20g 木香 100g 砂仁 30g 蔻仁 30g 连翘 120g 延胡索 150g 郁金 120g 佛手 100g 象贝母 120g 枳壳 150g 湘莲肉 200g 柴胡 120g 合欢皮 150g 夜交藤 300g 煅瓦楞 300g 海螵蛸 300g 黄精 150g 木蝴蝶 60g 女贞子 150g 墨旱莲 150g 蒲公英 300g 炒竹茹 60g 川芎 100g 当归 100g 凤凰衣 60g 鸡血藤 150g 路路通 100g 桃仁 120g 泽兰叶 150g 制香附 120g 制首乌 200g

配料：阿胶 300g 冰糖 250g 饴糖 250g 收膏

三诊：2009 年 12 月 24 日。迭投膏滋，便血发作次数减少，中脘隐痛已除，口气秽浊，畏寒怕冷，手足欠温，夜寐短少。苔薄，舌胖，脉小弦。证属心脾两虚，气不摄血。治宜养心健脾，益气摄血。处方：

炙黄芪 300g 太子参 300g 白芍 150g 白术 150g 茯苓 150g 生甘草 60g 半夏 100g 陈皮 60g 川连 30g 吴茱萸 20g 木香 100g 砂仁 30g 蔻仁 30g 连翘 120g 延胡索 150g 郁金 120g 佛手 100g 象贝母 120g 枳壳 150g 柴胡 120g 合欢皮 150g 夜交藤 300g 煅瓦楞 300g 海螵蛸 300g 黄精 150g 木蝴蝶 60g 女贞子 150g 墨旱莲 150g 蒲公英 300g 炒竹茹 60g 川芎 100g 当归 100g 桔梗 60g 制香附 120g

配料：阿胶 300g 冰糖 250g 饴糖 250g 收膏

按：脾胃乃资生之本，气血生化之源。本案亦属消化性溃疡患者，反复便血，气血亏虚。脾虚生化乏源，心失所养，冲任失调，故表现为头晕健忘、夜寐短少、月经衍期。辨证以心脾两虚为主，膏方治疗宜养心健脾，用归脾汤为主方，兼以制酸护胃。针对冲任失调的特点尚配有诸多养血通络的药物，如川芎、鸡血藤、泽兰叶、桃仁、制香附等。但在溃疡活动期患者当以止血为主，禁用上述活血药物。

11. 功能性便秘案一

范某，女，52 岁，2006 年 12 月 6 日就诊。大便干结如栗，四五日一行，依赖开塞露通便。倦怠乏力，夜寐不安，头晕头痛，耳鸣腰酸健忘，目糊，小便淋漓不尽；苔薄腻，舌胖，脉小弦。证属心脾两虚，肾精不足，肠失濡润。治宜养心健脾，补肾填精，润肠通腑。处方：

太子参 300g 白芍 150g 生白术 150g 茯苓 150g 生甘草 60g 半夏 100g 陈皮 60g 川连 30g 木香 100g 砂仁 30g 蔻仁 30g 连翘 120g 延胡索 150g 郁金 120g 枸杞子 150g 柴胡 120g 合欢皮 150g 夜交藤 300g 黄精 150g 蒲公英 300g 生地 150g 丹皮 100g 泽泻 120g 石菖蒲 100g 石斛 150g 柏子仁 150g 川牛膝 150g 黑芝麻 200g 黄芩 120g 鸡血藤 150g 决明子 150g 路路通 100g 南沙参 150g 北沙参 150g 桑椹子 300g 桃仁 120g 天花粉 100g 杏仁 120g 玉竹 120g 枣仁 150g 枳实 150g

配料：阿胶 300g 冰糖 250g 饴糖 250g 蜂蜜 500g 收膏

按:本案便秘属脾失健运,肾精不足,肠失濡润所致,治疗从健脾助运、补肾填精,润肠通腑入手,以香砂六君子汤合六味地黄丸为主方,去山药、山茱萸,加南北沙参、天花粉、桃杏仁、黑芝麻、决明子、桑椹子等滋阴润肠通便。

12. 功能性便秘案二

何某,男,29岁,2006年12月13日就诊。大便秘结10余年,量少不畅,中脘隐痛,倦怠乏力,畏寒怕冷,手足欠温,汗多,头晕耳鸣,腰酸膝软,健忘,易感冒;苔薄黄腻,脉弦。证属脾肾两虚,肝木乘土,湿热内蕴。治宜健脾益肾,疏肝和胃,清热化湿。处方:

炙黄芪300g　太子参300g　白术150g　茯苓150g　生甘草60g　半夏100g　陈皮60g　川连30g　木香100g　砂仁30g　蔻仁30g　连翘120g　川断150g　延胡索150g　郁金120g　象贝母120g　枳壳150g　柴胡120g　杜仲150g　怀牛膝150g　蒲公英300g　生地150g　泽泻120g　石菖蒲100g　石斛150g　柏子仁150g　苍术120g　当归100g　荷叶100g　黄柏120g　黄芩120g　火麻仁150g　鸡血藤150g　决明子150g　路路通100g　桑椹子300g　生首乌300g　桃仁120g　杏仁120g　益智仁100g

配料:阿胶300g　冰糖250g　饴糖250g　收膏

按:本案患者虽年少却先天不足,后天失养,表现为脾虚失运、肝木乘土,疏泄失常,腑气欠畅,兼有肾精亏虚,肠失濡润。膏方治疗以健脾益气升清为主,配合疏肝和胃,调畅气机,伍以补肾填精、润肠通腑。

13. 功能性便秘案三

刘某,女,53岁,2006年12月20日就诊。大便秘结反复发作,三四日一行,潮热汗出;苔薄腻,舌质偏红,脉小弦。5年前行子宫切除术(癌前病变)。证属肝肾阴虚,营阴亏耗,肠失濡润。治宜滋养肝肾,润肠通腑,兼调冲任。处方:

白芍150g　生白术150g　茯苓150g　生甘草60g　陈皮60g　川连30g　木香100g　枸杞子150g　湘莲肉200g　柴胡120g　黄精150g　女贞子150g　墨旱莲150g　生地150g　熟地150g　山药300g　山茱萸100g　石菖蒲100g　石斛150g　巴戟天150g　川芎100g　煅龙骨300g　煅牡蛎300g　防风100g　葛根150g　荷叶100g　黄芩120g　决明子150g　桑椹子300g　山楂150g　仙茅120g　仙灵脾150g　制首乌200g

配料:阿胶300g　冰糖250g　饴糖250g　蜂蜜250g　收膏

14. 功能性便秘案四

沈某,男,49岁,2006年12月27日就诊。大便秘结20余年,依赖药物通便,腰酸乏力,偶有头晕耳鸣,咽痒咳嗽,颈项扳紧,背脊酸痛,畏寒怕冷,手足欠温,容易感冒,脐左疼痛;苔薄黄,舌红,脉小弦。证属脾肾阴虚,营阴不足,肠失濡润。治宜健脾益肾,润肠通腑。

炙黄芪300g　太子参300g　白芍150g　生甘草60g　陈皮60g　木香100g　连翘120g　郁金120g　枸杞子150g　黄精150g　女贞子150g　蒲公英300g　生地150g　石菖蒲100g　川牛膝150g　防风100g　葛根150g　黑芝麻200g　胡桃肉200g　鸡血藤150g　决明子150g　路路通100g　南沙参150g　北沙参150g　肉苁蓉150g　桑椹子300g　沙苑子150g　生首乌300g　桃仁120g　乌药100g　杏仁120g　炙紫菀150g　槟榔150g

配料:阿胶300g　冰糖250g　蜂蜜500g　收膏

15. 慢性萎缩性胃炎伴肠化案

陆某,女,62岁,2008年12月25日就诊。中脘隐痛时有发作,嘈杂,口淡,夜寐梦多,苔

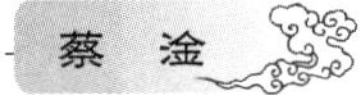

薄黄腻，舌质黯，脉弦细。胃镜提示萎缩性胃炎。病理切片：中度肠化。证属脾虚肝乘，瘀热内蕴，神不守舍。治宜健脾疏肝，清热化瘀，佐以安神。处方：

太子参300g　白术150g　茯苓150g　生甘草60g　半夏100g　陈皮60g　川连30g　木香100g　砂仁30g　蔻仁30g　连翘120g　延胡索150g　郁金120g　象贝母120g　枳壳150g　湘莲肉200g　柴胡120g　大枣200g　合欢皮150g　夜交藤300g　煅瓦楞300g　海螵蛸300g　丹参150g　木蝴蝶60g　山药300g　白螺蛳壳300g　白芷60g　苍术120g　莪术150g　葛根150g　淮小麦300g　黄芩120g　桔梗60g　生米仁150g　熟米仁150g　威灵仙120g　辛夷花100g　藤梨根300g　水红花子150g　薜荔果150g

配料：阿胶300g　冰糖250g　饴糖250g　收膏

按：本案慢性萎缩性胃炎伴有中度肠化，辨证以脾虚肝乘、瘀热内蕴为主，膏方治疗在经验方新胃方健脾疏肝、化湿和胃的基础上，配伍水红花子、薜荔果、莪术、藤梨根等清热化瘀药。

16. 直肠癌术后案

李某，女，73岁，2006年12月6日就诊。直肠癌术后，已行化疗6次，倦怠乏力，腰酸背痛，耳鸣，手抖，夜寐欠安；苔薄黄腻，舌红，脉弦。证属脾肾两虚，瘀毒内蕴。治宜健脾益肾，化瘀解毒。处方：

炙黄芪300g　太子参300g　白芍150g　白术150g　茯苓150g　生甘草60g　半夏100g　陈皮60g　川连30g　连翘120g　川断150g　延胡索150g　郁金120g　枸杞子150g　湘莲肉200g　杜仲150g　合欢皮150g　夜交藤300g　扁豆衣100g　黄精150g　怀牛膝150g　女贞子150g　山药300g　石菖蒲100g　石斛150g　补骨脂150g　狗脊150g　路路通100g　桑寄生150g　生米仁150g　生石决300g　天花粉100g　珍珠母300g　石见穿150g　木馒头150g

配料：阿胶300g　冰糖250g　饴糖250g　收膏

按：患者古稀之年，肾精已亏，直肠癌手术并化疗后，脾气损伤，尚有瘀毒残留，膏方治疗从补脾益肾入手，扶助正气，提高自身免疫，兼以化瘀解毒，预防复发。

17. 食管癌术后案

颜某，女，61岁，2008年11月13日就诊。食道癌术后20余年，中脘痞塞隐痛，嗳气，泛酸，大便干结，三四日一行，夜寐不酣，健忘，倦怠乏力，苔薄，舌胖，脉小弦。证属心脾两虚，肝木乘土，肠失濡润。治宜养心健脾，疏肝和胃，佐以润肠。处方：

炙黄芪300g　太子参300g　生白术150g　茯苓150g　生甘草60g　半夏100g　陈皮60g　川连30g　木香100g　砂仁30g　蔻仁30g　连翘120g　延胡索150g　郁金120g　佛手100g　象贝母120g　柴胡120g　杜仲150g　合欢皮150g　夜交藤300g　煅瓦楞300g　黄精150g　木蝴蝶60g　石菖蒲100g　白螺蛳壳300g　柏子仁150g　葛根150g　黑芝麻200g　胡桃肉200g　鸡血藤150g　路路通100g　络石藤150g　桑椹子300g　桃仁120g　杏仁120g　枳实150g

配料：阿胶300g　冰糖250g　饴糖250g　收膏

按：本案食管癌术后，病机仍有脾失健运，肝木乘侮，胃失和降，胃阴亏虚，肠失濡润。治法重在养心健脾，疏肝和胃，佐以润肠。

18. 胃癌术后案

郑某，男，75岁，2008年11月20日初诊。胃癌手术后1年，大便秘结，倦怠乏力，中脘畏冷，苔薄腻，舌质黯，脉弦滑。证属脾虚瘀热内蕴。治宜健脾清热化瘀。处方：

太子参 300g　白芍 150g　白术 150g　茯苓 150g　生甘草 60g　半夏 100g　陈皮 60g　川连 30g　吴茱萸 20g　木香 100g　砂仁 30g　蔻仁 30g　连翘 120g　延胡索 150g　郁金 120g　煅瓦楞 300g　怀牛膝 150g　女贞子 150g　蒲公英 300g　生地 150g　山药 300g　川牛膝 150g　莪术 150g　火麻仁 150g　决明子 150g　路路通 100g　肉苁蓉 150g　生米仁 150g　桃仁 120g　杏仁 120g　白花蛇舌草 300g　藤梨根 300g

配料：阿胶 300g　冰糖 250g　饴糖 250g　收膏

二诊：2009 年 12 月 3 日。前投膏滋，诸症悉减，大便秘结。苔薄，有裂纹，舌质黯，脉弦缓。证属脾虚肝乘，瘀毒内蕴，肠失濡润。治宜健脾疏肝，化瘀解毒，佐以润肠。处方：

太子参 300g　白芍 150g　生白术 150g　茯苓 150g　生甘草 60g　半夏 100g　陈皮 60g　川连 30g　木香 100g　砂仁 30g　蔻仁 30g　连翘 120g　柴胡 120g　蒲公英 300g　石斛 150g　莪术 150g　火麻仁 150g　决明子 150g　路路通 100g　南沙参 150g　北沙参 150g　肉苁蓉 150g　桑椹子 300g　生米仁 150g　生首乌 300g　桃仁 120g　天花粉 100g　杏仁 120g　枳实 150g　藤梨根 300g　蜀羊泉 150g　蛇舌草 300g

配料：阿胶 300g　冰糖 250g　饴糖 250g　收膏

按：患者高龄，胃癌术后，瘀热余毒未清，正气损伤，脾气亏虚，运化失调，大肠传导无力，故大便秘结不通。蔡老主张以健脾益气扶正为主，兼以化瘀，清热解毒，佐以润肠通便。

（丛　军）

蔡小荪

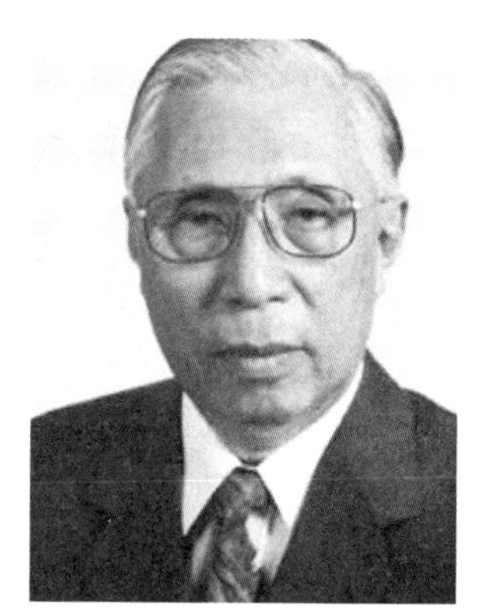

蔡小荪(1923—2018),字一仁,号兰苑,蔡氏妇科第七代嫡系传人,全国名老中医,第一批全国老中医药专家学术经验继承工作指导老师,曾先后任上海市第一人民医院中医科副主任兼中医妇科主任,上海市中医药学会理事、妇科委员会副主任委员、中华中医药学会妇科委员会副主任委员、上海中医药大学暨上海中医药研究院专家委员会名誉委员、世界中医药学会联合会妇科委员会顾问等。从事临床60余年,积累了丰富的临床经验,擅长治疗妇科疑难杂病,如不孕症、崩漏、子宫内膜异位症、先兆流产、癥瘕、盆腔炎及妇科肿瘤等。发表学术论文20余篇,曾主编《经病手册》《中国中医秘方大全·妇产科》《中华名中医治病囊秘·蔡小荪》《蔡小荪谈妇科病》《中医妇科验方选》等著作。指导学生共同完成"五行模型的研究",获得国家中医药管理局中医药科学技术进步奖二等奖。

一、临床经验

(一)膏方组方的总体原则

膏方主要在于缓图起效,以平为期。人体对膏方的运化吸收全赖脾胃功能的健全,因此尤其注重固护患者的脾胃。妇科疾病多以血为患,治血当先治脾。由于妇科疾病的特殊性和体质的差异,因人施治,辨证调理使人阴平阳秘,改善患者的寒热虚实偏性,进而化解病理产物诸如痰饮、瘀血等,从而达到膏方治疗目的。

顾护脾胃和治血先治脾:脾胃为后天之本,乃气血生化之源,主运化水谷精微,为水液代谢之枢纽。如果没有健全的脾胃运化功能,膏方中滋补之品就不能被人体充分吸收,其消食、化痰、活血化瘀等药效就无用武之地。临证可投香砂四君子等,以助理气健脾、发挥药效,且脾有统血、摄血之功。冲脉隶于阳明,脾胃精气充盛,则冲脉盛,血海充盈,月事以时下。蔡氏先祖有言:补养脾胃则气血自生自运,脏腑得以润泽,经候如常。脾旺则能生血而经自行矣。故治血先治脾乃是蔡氏妇科膏方治疗中的一大特色。

辨病论治突出病机定膏方主干:妇科疾病中往往某一类病存在相同的病机,如子宫肌瘤、子宫内膜异位症等都存在瘀血内阻的病机,所以膏方中的主要药力偏于活血化瘀消癥,余症依患者的其他身体状况增易用药。又如产后病,见恶露不绝、发热、浮肿等症,大都不离"多虚多瘀"的特点,因此稍用补益气血,参以化瘀理气,是治疗产后病的大法。膏方中药味繁多,抓住疾病主要病机,把握总体治疗法则,确保膏方疗效。

辨证论治把握病性定膏方药性:虽然膏方总体上要做到阴阳平衡,不太过偏颇,但这仅是针对无明显寒热表现的病人而言的,如果患者表现出明显的怕冷或怕热烦躁等证型,临床上就应该纠正疾病的偏性,膏方中药味就不能不偏不倚,而是要有所侧重。例如肾阳虚和肾阴虚，除了阳中求阴，阴中求阳外，也可针对性用补益肾阳或滋养肾阴之药定药性。再如痛经一病，有瘀而化热的，也有寒凝血瘀的，如果不加辨证，寒热虚实不明，极有可能加重病情，寒者更寒，热者更热，因此辨证论治用药使药性有所侧重，膏方才能起到治疗的目的。

因人制宜灵活参变：考虑到个体因素的差异及疾病的多样性，必须依据详细的望、闻、问、切四诊所得信息，综合参辨，得出患者体质和疾病的病机，方能开出适合患者的膏方。

（二）不同疾病的具体运用

月经失调：本病多因寒热湿邪侵袭、内伤七情、房劳多产、饮食不节、劳倦过度和体质因素发病，导致脏腑功能失常，气血不和，冲任二脉损伤以及肾-天癸-冲任-胞宫轴失调。治以审因论治，先除其因，调经注重补肾疏肝、参健脾和胃。又依据肾阳虚、肾阴虚辨证用药，多取“阴中求阳、阳中求阴”之左归丸、右归丸加减。女子以肝为先天，又以肝郁不舒多见，故疏肝理气之品乃膏方中不可缺之良药。

滑胎：本病多因禀质虚弱，以致胎不成实；或母体先天不充，后天受损，以致女精不健，或父体先、后天原因，以致男精不壮。排除男方因素，本病主要由于女方肾薄胎不实，冲任不固；或气血亏损，源流不充，以致发生堕胎。治疗重点在于孕前调理，宜补肾、健脾、养血、固冲调治。厚杜仲、川断肉、苁蓉、桑寄生、补骨脂、菟丝子、巴戟肉、黄精等补益肾气。党参、黄芪、炒白术、青陈皮等健脾益气。炒当归、生熟地、制首乌、川芎、杭白芍、制香附等养血活血。二至丸补益肝肾、滋阴止血。

围绝经期综合征：本病多由肾气渐衰，冲任气虚，精血不足，致绝经前后诸症。如肾阴不足，往往导致心阴不足，心火内炽或肝阴不足，肝阳偏亢，故治疗时补益肾阴和泻心肝火并举，可减少鹿角胶用量或不用，而以龟甲胶、鳖甲胶为主，参则用西洋参，慎避温燥，切忌加重患者阴虚阳亢之病势。如肾阳虚，则多数兼有脾阳不振，气虚不足，甚至气血两亏，治疗时则以补益肾阳、健脾化痰为主。对于情志方面的证治，首先注意关心病人的痛苦，倾听主诉，不厌其烦，态度和蔼，表示同情，善为开导解说，缓和紧张情绪，再行处方，则事半功倍。

慢性盆腔炎：其成因往往有热毒、湿浊、气滞血瘀几种，故治疗常有清热、燥湿、理气化瘀三大法。丹皮、赤芍、生米仁、黄柏、败酱草、大红藤、鸭跖草、蒲公英等活血凉血，清热利湿。所谓燥能化湿是也，可酌加制香附、郁金、青陈皮、金铃子等。“养正积自除”，故治法上既注重清瘀化湿，又要注意扶正固本。党参、生黄芪、炒当归、大生地、制首乌、川芎、炒白术等益气健脾，养血扶正。除此，针对其带下、腰痛等可随症加减。鸡冠花、椿根皮止带；厚杜仲、川断肉、金毛狗脊、怀牛膝、女贞子补肾强腰。

二、防治优势

随着生活水平的提高，工作节奏的加快，使现代女性在面临繁复的工作和生活压力之下，出现诸多妇科疾病，如月经失调、不孕、卵巢早衰、产后体虚等等。除了平时服用中草药治病外，冬令进补是理想的调治方式，且服用膏方很方便，口感也适宜。不仅只有体虚或亚健康的人才可服用膏方，其实很多妇科疾病也选用膏方，比如子宫肌瘤属于“癥瘕”范畴，多为实证，并不提倡进补。但该类患者可视其证候选用膏方，因为膏方绝对不是单纯的补品，它是依据患者的疾病和体质而进行辨证施治的调理，所谓“虚则补之，实则泻之”。许多妇科疾病本来就是一种慢性病，一两剂中药很难达到疗效，冬令之际正是缓图的良机，围绝经期综合征患者属阴虚阳亢，痛经患者属瘀血内结，产后体虚久不复，月经量少属气血虚，复发性或习惯性流产等都可因服用膏方有所缓解。膏方在协调阴阳、活血通络、理气扶正方面有较大的优势。同时，针对患者当下的腰酸、耳鸣、目涩、经前乳胀、神疲乏力、白带异常也能辨证加减用药，起到治疗作用。

再者可以改善患者的生活质量，有些患者虽然在B超、血内分泌指标或其他客观检查的结果中未见明显改善，但是通过膏方的干预后，明显感觉到精神、体力较过去大为改善，有些患者一到冬天就四肢怕冷等症状也能缓解，夜寐、饮食、二便等也能较之前进步，使患者的生活状态明显好转。此外，有些求嗣的不孕患者，在服用膏方后不久就怀孕了，其效果可见一斑。

三、医案精选

1. 血虚月经后期案

沈某，女，24岁，1998年11月20日初诊。童年体弱多病，及笄而癸水初潮，每行不准，衍期五、十日不等。量少色淡，俯仰目黯，腰酸乏力，腹胀微痛。平素带下绵绵，头晕疲惫，大便易溏，苔薄，根微腻，脉细。乃气血不足，脾肾交虚，冲任欠盈，以致失调，缠绵月久，更趋羸弱，非血肉有情之品难以奏效。法当益气养营为主，相应育肾健脾，务使气血得充，冲任得调，以冀早臻康复。处方：

党参120g　生黄芪120g　炒当归100g　生地100g　熟地100g　制首乌100g　川抚芎60g　杭白芍100g　紫丹参100g　制香附100g　炒白术100g　厚杜仲120g　川断肉120g　甘杞子120g　怀山药100g　山萸肉100g　补骨脂100g　女贞子100g　云茯苓120g　焦米仁200g　炒怀膝100g　上玉桂60g　紫石英150g　巴戟肉100g　仙灵脾120g　广木香30g　茺蔚子100g　炙甘草30g

另：陈阿胶400g　麋角胶100g　龙眼肉120g　湘莲肉120g　胡桃肉60g　大红枣100g　生老姜一大块　文冰400g　饴糖200g　收膏

去春后，月经已无后期现象，经期准，色正常。

按：如《医学正传》中云："经水全赖肾水施化，肾水既乏，则经水日以干枯。"该患者年幼时体弱多病，禀赋素不足，先天肾气亏虚，故至笄年（古称女子成年15岁）而始初潮，且每行不准，常衍期。又因肾主骨，腰为肾之府，肾虚，故见腰酸乏力。女子以血为主，月经之本乃血也，血为气配，血气相资为用。气血不足于下则月经量少色淡，气血不上荣于头目则俯仰目黯、头晕疲惫。脾乃后天之本，主运化水谷精微并化生气血，脾虚则大便溏薄；又脾主升清，维持内脏位置相对稳定，脾约束带脉之力弱则带下绵绵。故该患者气血不足、脾肾交虚。如《妇人规》中云："调经之要，贵在补脾胃以资血之源，养肾气以安血之室。"故治疗时应脾肾双补。方中：党参、黄芪、炒白术、山药、云茯苓、焦米仁益气健脾，从参苓白术散加减；厚杜仲、川断肉、甘杞子、山萸肉、补骨脂、女贞子、炒怀膝、紫石英、上玉桂、巴戟肉、仙灵脾温肾助阳；炒当归、生熟地、制首乌、川抚芎、杭白芍、紫丹参养血活血，从四物汤加减。对于头晕患者，喜用枸杞子，因其味甘，性平，能补肝肾，益精血，明目。在大量补益药中加制香附、广木香、茺蔚子以行气血，动静结合，使药效更佳。其中茺蔚子，如《神农本草经》中云："主明目，益精，除水气。"朱震亨注："活血行气，有补阴之功，故名益母。凡胎前产后所恃者，血气也。胎前无滞，产后无虚，以其行中有补也。"针对其头晕、俯仰目黯和月经不调之症，茺蔚子有一箭双雕之效。

2. 血热月经过多案

林某，女，30岁，1998年12月1日初诊。月经年来忽先期而至，色鲜量多，甚至阵下如注，继而淋漓旬许不等。少腹微胀，腰部酸沉，临前乳胀烦躁。平素头晕时胀，目糊口干，便坚间日。舌质偏红，边尖微绛，脉细弦略数。气血两耗，阴虚火旺，肝阳上扰下迫，冲任有以欠固。姑拟益气养血，滋阴潜阳，平肝泻火，调摄兼施，尤宜怡情养性，以期早臻勿药。处方：

西洋参另煎待收膏时入50g　党参 100g　生黄芪 120g　炒当归 100g　大生地 120g　制首乌 100g　川抚芎 50g　杭白芍 120g　墨旱莲 150g　制香附 100g　笕麦冬 120g　厚杜仲 120g　川断肉 120g　甘杞子 120g　淡苁蓉 100g　金毛狗脊 120g　金石斛 100g　女贞子 100g　云茯苓 120g　生石决 300g　白蒺藜 100g　肥玉竹 120g　金铃子 100g　青皮 50g　陈皮 50g　粉丹皮 100g　全瓜蒌 120g　黑山栀 100g　生地榆 120g　福泽泻 100g　谷精草 100g

另：陈阿胶 300g　龟甲胶 200g　湘莲肉 120g　胡桃肉 120g　大红枣 100g　文冰 500g　收膏

去春后，月经已无过多现象，经期准，色正常。

按：如吴崑《医方考》中云："经来过多不止，是阴血不足以镇守胞络之火，故血走失而越常度也。"该患者月经先期而至，量多色鲜多，为血热之证。然月经过多日久必气随血脱，成气血两亏之证；又因肝脏体阴用阳，肝血不足则肝阳上扰下迫，冲任欠固，可致月经量多。所以用药时重在滋阴养血泻肝，而不用固涩之品，方能制止出血量多。方中以西洋参补气养阴，清热生津；丹皮、山栀、生地榆、福泽泻清热凉血；因患者月经有时阵下如注，继而淋漓旬许，恐其气血耗损日久必虚，所以加用党参、生黄芪、炒当归、大生地、制首乌、川抚芎、杭白芍等补气养血；因其平素头晕时胀，加笕麦冬、肥玉竹、金石斛、生石决、白蒺藜以滋阴潜阳，平肝泻火；其腰部酸沉，则用厚杜仲、川断肉、甘杞子、淡苁蓉、金毛狗脊益肾强腰；二至丸补益肝肾，滋阴止血；金铃子、青陈皮、制香附理气调经，缓解其经前乳胀之苦。其中，金铃子性苦寒，解郁同时又避免理气药温燥之弊。

3. 阳虚月经过多案

周某，女，45 岁，1998 年 11 月 26 日初诊。经量素多，年来尤甚，色淡质稀，继则淋漓，腰部酸坠，疲惫少力。平素畏冷，白带绵绵，大便易溏，面色㿠白，苔薄而质偏淡，脉虚而尺尤软。缘女子以血为本，血虚则气亦随亏，缠绵月久，阴损及阳，自是脾肾失健，统摄无权，冲任不固，关隘之所以洞开无阻矣。法当温阳以益气，气充则血生，脏腑得养，冲任得固，庶可应手。处方：

吉林参另煎待收膏时入50g　党参 120g　生黄芪 150g　炒当归 100g　生地 100g　熟地 100g　熟附片 100g　川抚芎 60g　杭白芍 120g　紫丹参 100g　制香附 100g　炒白术 100g　厚杜仲 120g　川断肉 120g　怀山药 100g　山萸肉 100g　补骨脂 100g　女贞子 100g　云茯苓 120g　牛角腮 100g　青防风 100g　上玉桂 50g　金毛狗脊 120g　仙鹤草 120g　墨旱莲 120g　广木香 30g　菟丝子 100g　海螵蛸 100g　炙甘草 30g　陈艾叶 30g

另：陈阿胶 300g　鹿角胶 100g　龙眼肉 120g　湘莲肉 100g　胡桃肉 60g　大红枣 120g　生老姜一大块　文冰 400g　饴糖 200g　收膏

去春后，畏冷等现象好转，月经已无过多现象，经期准，色正常。

按：脾主统血失职、肾气亏损固摄无力均可致经来量多，而经来过多缠绵月久可使气血皆耗，阴损及阳。该患者脾肾阳虚，故见畏寒肢冷，面色㿠白，大便溏薄，脉虚而尺尤软（乃尺部候肾）。治疗时以补脾肾温阳益气为主，辅以养血。如《景岳全书》中云："先贤有云：凡下血证，须用四君子辈以收功。"方中：吉林参、党参、黄芪、炒白术、茯苓、山药、炙甘草健脾益

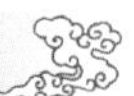

气;另辅以四物汤加丹参等养血;该患者年将七七且有腰部酸坠感,故加杜仲、川断肉、怀山药、山萸肉、补骨脂、女贞子、金毛狗脊、菟丝子补肾之品;方中所选吉林参擅温补阳气,故对阳虚者尤为适用,配伍上玉桂、陈艾叶更能增强温阳之功;同时予墨旱莲、女贞子、仙鹤草、海螵蛸、牛角腮等补虚收涩止血。关于牛角腮,《药性论》中有记载:"黄牛角腮灰,能止妇人血崩不止,赤白带下,止冷痢、泻血。"

4. 绝经后体虚案

王某,女,56岁,1999年11月23日初诊。多产乳众,有以头目眩晕,夜失安寐,心悸胸闷,腰腿酸软,疲惫少力,诸恙遂杂出矣。苔薄略淡,质嫩红尖赤,脉细软,但有时稍数。过去多产乳众,加以抚育操劳,心力交瘁,在所难免。气血由是不足,脏腑乃至失养,心阴内亏,脾肾交虚。值兹封藏之令,非滋补不为功。援拟益气养血,健脾固肾,心营得充,康复有期。还须节劳怡养,以冀事半功倍。处方:

吉林参另煎待收膏时入 50g　党参 120g　生黄芪 120g　炒当归 100g　生地 100g　熟地 100g　制首乌 100g　川抚芎 50g　杭白芍 100g　炒白术 100g　紫丹参 100g　柏子仁 100g　广郁金 100g　北五味 60g　厚杜仲 120g　川断肉 120g　金毛狗脊 120g　炙远志 50g　炒枣仁 100g　甘杞子 120g　淡苁蓉 100g　女贞子 100g　云茯苓 120g　炒怀膝 100g　制黄精 120g　筧麦冬 120g　肥玉竹 100g　广木香 30g　青陈皮各 50g　夜交藤 200g

另:陈阿胶 400g　黄明胶 100g　龙眼肉 120g　湘莲肉 120g　胡桃肉 120g　大红枣 120g　黑芝麻 100g　生老姜一大块　文冰 400g　饴糖 200g　收膏

去春后,诸恙均有所好转。

按:现代医学认为女性绝经即意味着衰老的到来。早在《素问·上古天真论》中就有"女子七岁,肾气盛,齿更发长……七七,任脉虚,太冲脉衰少,天癸竭,地道不通,故形坏而无子也"的描述。该患者年过七七,肾气亏虚、冲任衰竭,又过去多产乳众,加以抚育操劳更易出现体虚之证。故治疗时以补肾健脾、益气养血兼顾。方中:吉林参、党参、生黄芪、炒白术益脾气;配伍广木香、青陈皮以行气;炒当归、生熟地、制首乌、川抚芎、杭白芍、紫丹参养血活血;厚杜仲、川断肉、金毛狗脊、甘杞子、淡苁蓉、女贞子、炒怀膝、制黄精益肾强腰。针对其夜失安寐,心悸胸闷等症予柏子仁、广郁金、北五味、夜交藤、炙远志、炒枣仁等养心安神之品。如《本草纲目》中云:"柏子仁,性平而不寒不燥,味甘而补,辛而能润,其气清香,能透心肾,益脾胃,盖上品药也,宜乎滋养之剂用之。"故柏子仁对围绝经期心、肾、脾胃阴虚者佳。全方值冬令之际,缓图为本,使气血得顺,脾肾得养,以冀恢复体虚之证。

5. 滑胎体虚案

李某,女,32岁,1998年12月21日初诊。首次得妊,因故人工流产,继而屡孕屡堕,肾气受损,不问可知。苔薄,质微红,边有齿印,脉略细,尺尤弱。理法:胎系于肾,肾虚则胎无所系,此滑胎之所以不免也。前人尝谓产犹如瓜熟地落,而小产则似生采硬摘,以故小产之将养当十倍于正产,足见重视之一斑。值兹冬令,宜益肾为要,相应兼补气血,而增血肉有情之品。饮食起居,尤宜自慎,药石之功,只占半耳,嘱甚。处方:

吉林参另煎待收膏时入 50g　党参 100g　生黄芪 120g　炒当归 100g　炒白术 100g　生地 100g　熟地 100g　制首乌 100g　川抚芎 60g　杭白芍 120g　制香附 100g　厚杜仲 150g　川断肉 150g　金毛狗脊 150g　桑寄生 120g　甘杞子 120g　筧麦冬 120g　淡苁蓉 100g　怀山药 100g　山萸肉 100g　补骨脂 100g　女贞子 100g　墨旱莲 120g　菟丝子 100g

肥玉竹120g　覆盆子100g　云茯苓120g　制黄精120g　巴戟肉100g　青皮50g　陈皮50g

另：陈阿胶400g　鹿角胶100g　龙眼肉100g　湘莲肉120g　胡桃肉120g　大红枣120g　生老姜一大块　文冰400g　饴糖200g　收膏

去春后，不日怀孕。

按：该患者一次人工流产后就屡孕屡堕，称为滑胎。胎系于肾，肾虚则胎无所系，此滑胎之所以不免也。然流产对胞宫、胞脉的损伤远大于正常生产，对受损肾气的调治更是需要长期的过程，肾气充盛，胎有所系，方能稳固胎元，使孕妇顺利生产。故不论在孕前还是孕中，均须以益肾为要，这与中医学中肾藏精，为气血之始，是生殖之根的理论相合。又如《叶天士女科全书》中云："有屡孕屡堕者，由于气血不充名曰滑胎。"故在益肾之时，应不忘调补气血。该患者尚处孕前调理阶段，故治拟补肾健脾，益气养血。方中：厚杜仲、川断肉、金毛狗脊、桑寄生、甘杞子、淡苁蓉、怀山药、山萸肉、补骨脂、女贞子、墨旱莲、菟丝子、巴戟肉、黄精补益肾气；其中菟丝子、覆盆子、甘杞子有五子衍宗丸之意，擅填精、补髓、益肾；二至丸补益肝肾，滋阴止血之功，对于滑胎者每能奏效；另含八珍汤气血双补，加生黄芪以益气，青陈皮、制香附以行气。使肾气足，任冲气血充盛以助孕育。

6. 围绝经期综合征案

孔某，女，48岁，1998年12月2日初诊。年将七七，经水未绝，每行偏多，色鲜暗紫，腰酸腿软，少腹微胀，临前乳房胀痛，牵引腋下。平素烦躁郁怒，烘热易汗，便干不畅，带下微黄，时感疲惫。苔薄，质偏红，脉细略弦。证属肾气趋衰，肝阳偏亢，心阴所以不足，营卫乃致违和。值兹寒冬，宜平补气血，养心滋阴，益肾疏肝，本旺之令，节力尤佳。处方：

太子参120g　党参100g　炒当归100g　大生地120g　制首乌120g　杭白芍100g　墨旱莲120g　软柴胡50g　制香附100g　广郁金100g　煅牡蛎300g　大麦冬120g　炒杜仲120g　川断肉120g　淮小麦200g　甘杞子120g　淡苁蓉100g　五味子50g　女贞子100g　云茯苓120g　肥知母100g　川黄柏100g　柏子仁100g　白蒺藜100g　肥玉竹120g　金铃子100g　青皮50g　陈皮50g　粉丹皮100g　福泽泻100g

另：陈阿胶300g　龟甲胶100g　湘莲肉120g　胡桃肉120g　黑芝麻炒 120g　大红枣120g　文冰500g　收膏

去春后，烦躁郁怒、烘热易汗等症有所好转。

按：《素问·阴阳应象大论》云："年四十而阴气自半也，起居衰矣。"结合《灵枢·五音五味》中所云"妇人之生，有余于气，不足于血"的论点，女子阴易虚。又如《素问·上古天真论》中云女子"七七，任脉虚，太冲脉衰少，天癸竭"，以及《灵枢·天年》所云"五十岁，肝气始衰，肝叶始薄"，女子肾、肝易虚。故女性年将七七，可因天癸衰少，肾阴亏少，合并肝阴不足而发病。肾虚可见腰酸腿软之症；肝阴不足，阴虚火旺可见烦躁易怒、烘热易汗等症；肝易怫郁，肝气郁结可见经前乳房胀痛等症。又因肾阴虚，水不制火，可致心肾不交，心火独亢于上。故治疗时，除应以滋补肝肾之阴外，亦兼顾调气疏肝，养心滋阴。方中：炒杜仲、川断肉、淡苁蓉、女贞子补肾益气；知母、黄柏、丹皮、泽泻、玉竹、麦冬清热养阴，在泻火药选用时，虽病属心肝火旺，但终是肾水不足的虚火，故忌用大寒大苦之龙胆、山栀；太子参、党参、炒当归、大生地、制首乌、杭白芍益气养血，配伍疏肝理气的柴胡、金铃子、青陈皮、广郁金等以调气；煅牡蛎、淮小麦敛汗；五味子、柏子仁养心滋阴。另外，女性常易受情绪等因素影响，所以在治疗时还应注重聆听病人的病苦及耐心对病人进行心理疏导。

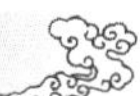

7. **老年体衰案**

邵某，女，74岁，1998年12月23日初诊。患者今年逾古稀，疲惫少力，面色无华。苔微剥而质红，脉象细而微弦。患者今年逾古稀，气血难免不足，脏腑失养，津液易耗，心血欠充，肺金失宣，肾气本衰，腑道不畅，而诸症必现。法当益气固卫，养血增液为主，还须怡情养性，自然延年添寿。处方：

吉林参另煎，待收膏时入50g 西洋参同前50g 党参120g 炒黄芪150g 炒当归100g 生地100g 熟地100g 制首乌100g 川抚芎50g 杭白芍100g 润玄参100g 肥玉竹120g 甘杞子120g 淡苁蓉100g 筧麦冬120g 炒白术100g 炒杜仲120g 川断肉120g 怀山药100g 山萸肉100g 柏子仁100g 女贞子100g 云茯苓120g 金石斛100g 焦米仁120g 福泽泻100g 野百合120g 粉丹皮100g 炙甘草30g 广陈皮60g

另：陈阿胶200g 龟甲胶100g 鹿角胶100g 龙眼肉120g 湘莲肉120g 胡桃肉100g 大红枣120g 黑芝麻炒120g 生老姜一大块 文冰300g 饴糖200g 白蜜100g 收膏

去春后，患者自觉精神明显转佳。

按：中医学认为“气为血帅，血为气母”，因气能生血，气能行血，血能载气，亦能生气，故气血二者互根互用，相互依存。只有气血充盛，运行顺畅，方可荣经脉，养脏腑，使神爽体健。患者今年逾古稀，气血难免不足，脏腑失养，津液易耗，心血欠充，肺金失宣，肾气本衰，腑道不畅，而诸症必现。故治疗时应以益气养血为要。方中：吉林参、西洋参、党参共奏温阳滋阴、健脾温肾之效；炒黄芪、陈皮、炒白术健脾益气，促进后天脾胃运化水谷；四物汤加减，以养血活血；六味地黄丸加减，以平补肾气。该患者苔微剥而质红，脉象细而微弦，为阴虚之象，故加用玄参、玉竹、百合、石斛、麦冬等养阴润燥之品，以达气血、阴阳并调之功。

8. **慢性盆腔炎案**

陆某，女，36岁，1999年12月25日初诊。素体较弱，加以产后未予调养，复经多次流产，反复感染，久治未愈。劳累以后，或经行期间诸症尤显。下腹绵绵作痛，腰腿酸软，带下量多，乍白乍黄，疲惫少力。苔薄略腻，质稍黯，脉细微弦。素体较弱，加以产后未予调养，复经多次流产，更见亏耗，邪毒易侵，胞脉受戕而病及冲任，湿毒壅滞，瘀热内蕴，缠绵月久，致肝肾不足，正气易虚，反复感染，久治未愈。法当扶正固本，清瘀化湿。生活起居，诸宜自慎，则勿药而胜于药矣。处方：

党参150g 生黄芪120g 炒当归100g 大生地100g 制首乌100g 川抚芎50g 炒白术100g 粉丹皮120g 京赤芍120g 生米仁200g 广郁金100g 北五味60g 厚杜仲120g 川断肉120g 金毛狗脊120g 川桂枝30g 川黄柏100g 败酱草200g 大红藤200g 鸭跖草150g 蒲公英200g 椿根皮150g 女贞子100g 云茯苓120g 怀牛膝100g 制香附100g 金铃子100g 延胡索120g 鸡冠花120g 青皮50g 陈皮50g 生甘草50g

另：陈阿胶300g 鳖甲胶100g 益母胶100g 湘莲肉120g 胡桃肉120g 大红枣120g 生老姜一大块 文冰300g 老红糖200g 收膏

去春后，盆腔炎发作次数明显减少。

按：如《素问·骨空论》中云：“冲脉为病，逆气里急。”该患者多次流产，邪毒上逆而导致反复感染，久治未愈，终致慢性盆腔炎。然湿毒壅滞，瘀热内蕴，缠绵月久，可致肝肾不足，正气亏虚。故见该患者下腹绵绵作痛,腰腿酸软,疲惫少力的虚证之相,与带下量多,乍白乍黄,舌质稍黯,苔薄略腻的湿、热、瘀邪实之相并存。然该患者病机为本虚标实,如缪仲淳所说:"白带多是脾虚,肝气郁则脾受伤,脾伤则湿土之气下陷,是脾精不守,不能输为营血,而下白滑之物。"故治法上当扶正固本,清瘀化湿。方中:党参、生黄芪、炒当归、大生地、制首乌、川抚芎、炒白术等益气健脾,养血扶正;厚杜仲、川断肉、金毛狗脊、怀牛膝、女贞子补肾强腰;丹皮、赤芍、生米仁、黄柏、败酱草、大红藤、鸭跖草、蒲公英活血凉血,清热利湿;并加用制香附、郁金、青陈皮、金铃子行气燥湿,加用鸡冠花、椿根皮止带。方中桂枝为温性之药,取温通经脉之用,并能制约众多清热药物之寒凉药性。

(蔡小荪　张婷婷　徐梅　谭丽)

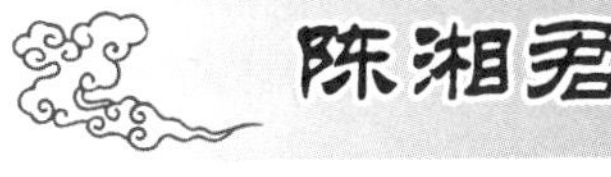

陈湘君

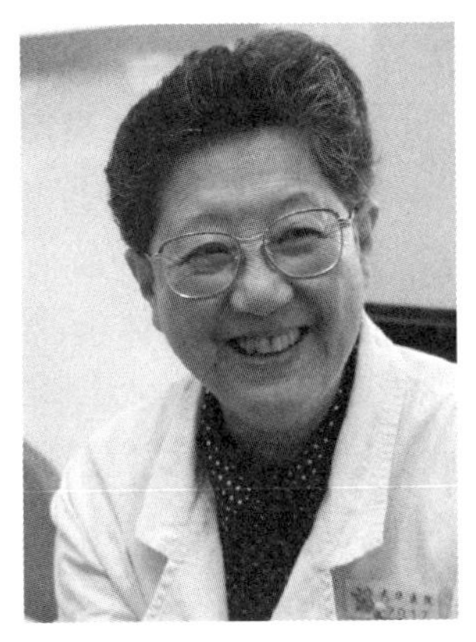

陈湘君，1939 年 3 月出生，浙江杭州人。1962 年毕业于上海中医学院（现上海中医药大学）六年制医疗系本科。现任上海中医药大学附属龙华医院终身教授、专家委员会主任委员，中医内科主任医师，博士生导师，上海中医药大学专家委员会委员，上海市首批名中医。第三、第四批全国老中医药专家学术经验继承工作指导老师、上海市西学中高级研修班导师、上海市名老中医学术经验继承班导师、陈湘君名医工作室和名师研究室导师。现任世界中医药学会联合会风湿病专业委员会副会长，中国中西医结合学会风湿病专业委员会委员、中华中医药学会风湿病分会顾问。主编教育部七年制本科、上海市教委五年制本科教材《中医内科学》及全国统编教材《中医内科学案例版》等主干教材，《中医内科常见病证辨证思路与方法》等辅助教材，发表论文 60 余篇。完成国家中医药管理局课题 1 项、市科委课题 2 项、市卫生局课题 3 项，获评上海市科技进步二等奖 1 项，上海市卫生局科技进步二等奖 1 项，上海中医药科技一等奖 1 项。

一、临床经验

（一）运用膏方的原则

1. **辨证施治，个体化治疗**　中医膏方是根据整体观念、辨证论治思想，研究滋补强身、纠偏祛病、益寿延年的特殊中医方剂，应做到一人一方一膏。开处膏方时强调两点：第一要全面了解病人的体质，只有这样才能根据其体质补虚泻实、调整阴阳。第二要辨清病邪的性质及其与体虚的主次矛盾，只有这样才能因人而异地辨证施治、扶正祛邪。通过以上两点的把握，全面了解病家阴阳气血脏腑亏虚之所在，处方用药才能有的放矢、切中要害。开膏方最忌不顾病人体质、不管病邪性质，在治疗上不疏其实而一味补虚，往往愈补愈滞，反增病势，而猛攻其实，又易伤及正气，加重病情。好的膏方处方必须做到阴阳兼顾，虚实平调，协调脏腑，方能达到稳定而优良的疗效。

2. **调理脏腑功能，以平为期**　慢性疾病的治疗当缓图之，膏方治疗时应注意三点：第一要注重标本兼顾，许多慢性疾病都存在着本虚标实的特点，组方时要根据病人目前的病情和脏腑状态合理配伍扶正药物和祛邪药物的比例。疾病和衰老不等于虚损，虚损不是致病或衰老的根本和唯一因素，运用中药辨证组方，使机体达到新的动态平衡。第二要注意药性的寒温调配，不可过偏，以平为期，由于膏方服用时间较长，如果药性过温或过寒，都会对病人的病情和体质带来不利的影响。第三要时时不忘顾护胃气，脾胃为气血生化之源，内服膏方的吸收利用也要依靠脾胃的运化功能。在临证中常用陈皮、木香、枳壳等理气消滞、健脾助运和谷麦芽、生山楂等消食导滞、健脾开胃之药，以防止药量太多导致脾运失健、胃纳不佳的情况。

3. **膏方组方体现君臣佐使** 膏方药味众多，多为20~50味，但也要体现君臣佐使，层次分明。在辨证明确的前提下，先确定其基本治法，然后将某些具有相似功效的药物精选并归为一类，形成一组药，以组药的形式来构成君臣佐使。如气虚者，当以补气药为君药，可选取一组均具有补气功效的药物作为君药组，如黄芪、党参、太子参、白术、茯苓、山药。也可以在辨证基础上选用功效相近的成方为君药组，如气虚者可选用六君子汤合补中益气汤合参苓白术散作为君药组。而慢性疾病者多有许多兼变证，如气虚者兼有气滞、湿阻，则臣药组可以由行气化湿药物组成，如选用陈皮、木香、苍术、砂仁、蔻仁等。

（二）膏方在治疗风湿性疾病中的应用

类风湿关节炎：患者以关节局部肿、痛、僵甚至畸变，乃至全身多关节失用为特征，但同时多见怕冷畏寒，面色皖白、神疲气短，倦怠乏力、纳呆便溏，舌质淡红，苔薄白，脉细弱等症。《济生方》说："皆因体虚，腠理空疏，受风寒湿气而成痹也。"类风湿关节炎为本虚标实之病，本虚主要为卫气亏虚及肝脾肾不足，标实则为外感之风寒湿热之邪及后期之痰湿瘀血交阻，因此类风湿关节炎之发病与患者脾气亏虚、阳气不足有关，在此基础上多选用黄芪、生白术、生米仁、党参、太子参益气，巴戟肉、桂枝通阳散寒，茯苓、猪苓、防己利湿，乌梢蛇、羌独活、桑寄生等祛风除湿，后期夹痰瘀者选用半夏、制南星、参三七、丹参、莪术、鸡血藤等化痰祛瘀。收膏常以鹿角胶、阿胶以达到温阳散寒、养血舒筋的效果。

系统性红斑狼疮：可出现局部或全身红斑蝶疮、发热不退，或伴关节肿痛、心悸、泡沫尿、浮肿等多种表现。其发病多为肝肾精血亏虚、邪火内生的基础上，感受风湿热毒或因烈日曝晒，热毒内侵，内外相合，两热相搏，导致气血逆乱，阴阳失调，经脉痹阻，内伤脏腑而致病，日久可耗气伤阴，转为气阴两亏或阴阳两虚之证。常选用黄芪、生白术、太子参益气；南沙参、生地、枸杞子养阴；蛇舌草、丹皮、赤芍清解热毒；若热毒炽盛，加青蒿、水牛角、败酱草等。

干燥综合征：主要有口眼干燥、关节疼痛等表现，其病机为阴虚燥毒，其病本当责之肝肾。肾阴亏虚，肝木失于涵养，双目干涩，肝肾阴虚，肝阳上亢，反灼肺金，肺失肾阴滋润，则鼻咽干燥，或伴干咳痰黏。脾胃为后天之本，脾胃的正常生理功能依赖于先天的支持，肾阴不足，脾胃失养，无法化生水谷精微，脾不能为胃行其津液，则津枯胃燥，而见口舌干燥。因此，肝肾阴虚为本，燥毒为标是本病之病机特点。常用南北沙参、天麦冬、玉竹、黄精、石斛滋养肺胃之阴；白芍养血柔肝；生地、枸杞子、制首乌养肝肾之阴。收膏时多用鳖甲胶，并投以枫斗、西洋参养阴润肺。

强直性脊柱炎：以腰脊疼痛，两胯活动受限，严重者脊柱弯曲变形，甚至强直僵硬；或背部酸痛、肌肉有僵硬沉重感，阴雨天及劳累后加剧为临床表现。是因先天肾阳虚衰，督脉失温，外感寒邪，内寒与外寒相合，寒性凝滞，凝痰成瘀所致。多用巴戟肉、菟丝子、肉苁蓉、仙茅、仙灵脾、补骨脂、淡附片温督散寒；以乌梢蛇、蕲蛇、羌独活、威灵仙、桑寄生祛风除湿；骨碎补、苏木活血定痛，辅以丹参、三七、半夏、南星、皂角刺等化痰祛瘀。收膏时多用鹿角胶温阳。

二、防治优势

冬季多寒湿之邪，且人体阳气相对不足，是风湿病最容易复发和加重的季节。中医认为，风湿病多由风、寒、湿、热等六淫外邪单独或联合侵犯人体，闭阻经络，导致气血运行不畅，并随人体体质阴阳之不同而出现寒化、热化或痰瘀交阻，使肌肉、筋骨、关节发生酸痛、肿

胀、麻木，重者屈伸不利，形成中医所统称的痹证。这类疾病的治疗多需要长期根本的调治，或祛邪，或扶正，或两者兼顾，且往往需守法久治方获显效。同时，痹证一病中医认为主要责之肝脾肾不足，因肝主筋，肾主骨，筋骨不利多与肝肾有关，至于部分病人关节易肿胀、僵硬或灼热红肿则又与脾虚湿热内生有关，而此三脏的调理最好时机仍是冬季。中医学认为"天人相应"，即人体与天地之气息息相关，随着一年四季气候的不同，人体生理活动也随之发生春生、夏长、秋收、冬藏的相应变化。冬季是万物收藏的季节，人体阳气、阴精均藏而不泻，营养物质能充分吸收、利用和储存，因而在这段时间选择适当的膏方进行调补，能最大限度地发挥药物的作用，使来年阴阳平衡，五脏六腑协调，气血和顺。

此外，由于风湿性疾病多为自身免疫性疾病，存在自身免疫失衡和紊乱。而膏方中多种药物均具有一定的免疫调节作用，长时间低剂量坚持服用，可逐步改善机体免疫功能，有利于机体免疫自稳，改善病情，有利于减少免疫抑制剂和激素的大量长期应用所产生的毒副作用。

三、医案精选

1. 类风湿关节炎案一

喻某，男，52 岁，2004 年 12 月 3 日初诊。患者反复双手小关节对称性肿胀、僵硬 2 年余，确诊为类风湿关节炎。目前口服塞来昔布（1 粒，每日 2 次）、来氟米特（1 粒，每日 2 次）及中药，现双手关节无明显变形，双手晨僵仍有，大于 30 分钟，疼痛肿胀不甚。夜寐欠佳，时有眩晕。大便溏薄，不成形，每日 3~5 次，小便可，苔根黄腻质胖，脉细。既往有慢性萎缩性胃炎史，幽门螺杆菌（+）；高血压史，目前服替米沙坦、索他洛尔、氢氯噻嗪。患者类风湿关节炎诊断明确，属中医痹证，目前以关节僵硬为主，晨僵尤为明显，而无明显疼痛肿胀。类风湿关节炎之僵、肿为湿邪表现之的症。而脾虚乃是类风湿关节炎病机中"正虚"的主导。脾虚则湿盛，湿阻中焦，则胃纳不佳，湿蒙清窍，则时有眩晕；湿盛则大便溏薄；于舌象则见苔根黄腻而质胖。患者虽有类风湿关节炎、慢性萎缩性胃炎、高血压等慢性疾病，但证候上仍以脾虚湿盛为主，此异病同治之理。其病机应为正虚邪少，正虚责之脾气不足，且病久肝血不行，情怀稍有郁滞，故证属脾气亏虚兼有肝郁，治法当以益气健脾除湿为主，又虑类风湿关节炎皆有久病入络、久病及肾之患，于膏方调理中辅以活血通络、补肾填精之品，有先防之意。处方：

生黄芪 300g　炒白术 120g　炒米仁 150g　防风 120g　防己 120g　羌活 120g　独活 120g　僵蚕 300g　陈皮 90g　半夏 90g　川朴 100g　泽兰 300g　泽泻 300g　土茯苓 300g　猪苓 100g　茯苓 100g　益智仁 100g　鸡血藤 300g　乌梢蛇 300g　蕲蛇 120g　参三七 60g　制首乌 200g　党参 120g　蒲公英 300g　菝葜 300g　山药 300g　杞子 120g　芡实 150g　桂枝 60g　延胡索 300g　墨旱莲 300g　陈香橼 120g　莲心 120g　莲须 120g　覆盆子 300g　灵芝 300g　天麻 120g　煅瓦楞 300g　象贝母 200g　丹参 150g　夜交藤 300g　潼蒺藜 120g　白蒺藜 120g　巴戟肉 200g　菟丝子 200g　川芎 90g　莪术 100g　牛膝 150g　杜仲 150g　枣仁 200g　砂仁 60g　蔻仁 60g

另煎兑入：生晒参 100g　藏红花 30g　阿胶 200g　鹿角胶 50g　龟甲胶 50g　饴糖 500g　收膏

二诊：2005 年 12 月 20 日。服上方后，1 年来，仍以上方健脾化湿加减汤药治疗。患者关节僵硬较以前好转，无明显变形。舌苔淡薄，胃纳佳。继守原方，酌加补肝肾、益精血之品。2006年至今每年服用1料膏方，病情稳定，关节不感僵痛，且无畸形，已停服西药，中药亦间隔3~4个月服用10剂左右。

按：该病人此前一直在陈湘君教授处服用中药治疗，病情趋于稳定，因此想寻求膏方帮助其稳定病情，另外还合并高血压、慢性胃炎等多种疾病，往往一帖中药不能兼顾其复杂病情，所以其属于适于膏方调理的慢性病但病情比较稳定的患者。根据其目前类风湿关节炎的主要表现为晨僵，但疼痛肿胀不甚，以及大便溏薄等症状，辨其为脾虚为本、痰瘀互结为标，治疗上主要以健脾益气、活血化痰为主，佐以补肾通络。本方兼具防己黄芪汤、独活寄生汤、参苓白术散、平胃散、防风汤、半夏白术天麻汤等方之功。其中生黄芪、炒白术、炒米仁、防风己、泽兰泻、猪茯苓诸药为先生常用之益气健脾除湿药组。参以祛风通络的虫类药如乌梢蛇、蕲蛇，补肾填精的制首乌、杞子、巴戟肉、菟丝子、鹿角胶、龟甲胶等。为防止碍胃，又用陈香橼、砂蔻仁等理气药，动静结合，使补中有通，而收全效。

2. 类风湿关节炎案二

杨某，女，51岁，2003年11月17日初诊。患者有类风湿关节炎史5年，诸药罔效，改服中药，肿痛已有改善。为巩固疗效，入冬后拟膏方与汤药并进。现左腕及右肘关节肿痛，扪之肤热。平日手足不温，食入运缓，脘腹作胀，然无吞酸嗳气，大便无规律，质不干不溏，口干不渴，苔薄质红，脉细。气虚痰湿阻络，郁而化热，气血阻滞不通。治拟益气活血、化痰通络，佐以清热。处方：

生黄芪300g　生地120g　知母100g　忍冬藤300g　鸡血藤300g　扦扦活300g　羌活120g　独活120g　泽兰150g　泽泻150g　防风120g　防己120g　骨碎补150g　乌梢蛇200g　僵蚕300g　川芎90g　红花90g　伸筋草150g　党参100g　北沙参200g　石斛100g　参三七60g　延胡索300g　炒白术100g　鸡内金120g　陈香橼120g　八月札120g　蕲蛇90g　砂仁60g　蔻仁60g　菟丝子200g　巴戟肉200g　川断150g

另煎兑入：生晒参100g　阿胶250g　冰糖300g　收膏

二诊：2005年1月10日。进膏方后，效延半年，关节不痛，动如常人，立秋后疼痛复作，服英太青后疼痛可缓。二便调畅，纳可食馨，苔薄质红，脉细。处方：守方加炒米仁150g、大白芍150g、地鳖虫120g、桑寄生150g、杜仲150g、地龙200g、钻地风120g。

按：患者脾虚失运，正气内亏在先，风寒湿热之邪乘虚入侵于四肢骨骱，气血运行不畅而血停为瘀，湿凝为痰，最终导致瘀血痰浊凝结于手足关节，郁而化热。遵张景岳"邪入于阴则痹"，"亦总由真阴衰弱，精血亏损，故三气得以乘之……使血气流行，则寒邪随去"之旨，治疗以益气健脾、补肾强骨以扶正，除湿化痰、活血清络以祛邪，通过整体调治截断湿瘀诸邪的生成。患者初诊时即有脾虚中脘不适，脾胃失和之证，而祛风除湿之药多苦寒败胃，故方中以大量健脾和胃之品既治其本，又监制祛风湿药败胃之弊。二诊时患者关节疼痛已有明显好转，前方基础上加强补肾通络之力，以收全功。

3. 类风湿关节炎案三

叶某，女，35岁，2006年12月11日初诊。患者有类风湿关节炎史15年余，现每日服泼尼松（强的松）4mg，配合中药治疗，3年来关节肿痛及晨僵不明显。唯冬季常有四肢不温，夏日则动则汗出，口干欲饮，腰酸，易感疲劳，服中药后夜寐改善，经期25日一行，中等量，色红，无血块。既往有病毒性心肌炎史，偶感胸闷心悸，纳可，寐尚安，二便调，苔薄质红，脉细。气血不足，肝肾亏虚。治拟益气养血，补益肝肾，兼顾养心安神。处方：

生黄芪300g　当归90g　川芎100g　白芍150g　白术120g　防风120g　防己120g

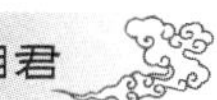

羌活 120g　独活 120g　鸡血藤 300g　乌梢蛇 300g　生地 150g　山萸肉 90g　玄参 150g　石斛 300g　清甘草 90g　太子参 300g　麦门冬 150g　五味子 60g　丹参 150g　夜交藤 300g　灵芝 300g　枣仁 300g　淮小麦 300g　大枣 100g　大百合 120g　骨碎补 150g　巴戟肉 200g　菟丝子 150g　青龙齿先煎 300g　辰茯苓 120g　朱灯心 30g　穿山甲 90g　杞子 120g　绞股蓝 150g　莲子心 120g　木香 60g　山药 300g

另煎兑入：生晒参 100g　阿胶 300g　冰糖 200g　饴糖 300g　收膏

二诊：2007 年 11 月 12 日。关节不痛，腰酸乏力，口臭，大便正常，夜寐早醒。膏方服后，体虚感冒明显减少，口干。舌红苔薄，脉小滑。处方：

生黄芪 300g　生白术 120g　白芍 150g　石斛 300g　桂枝 90g　煅龙骨 300g　煅牡蛎 300g　淮小麦 300g　红枣 90g　清甘草 90g　玉竹 120g　黄精 120g　菟丝子 150g　枸杞子 120g　丹参 150g　墨旱莲 300g　灵芝 300g　枣仁 300g　乌梢蛇 300g　鸡血藤 300g　巴戟肉 150g　怀山药 300g　柴胡 120g　山栀 60g　丹皮 150g　青龙齿先煎 300g　绞股蓝 150g　生铁落先煎 600g　桑椹子 150g　远志 60g　陈香橼 120g　路路通 120g

另煎兑入：西洋参 50g　生晒参 100g　阿胶 300g　饴糖 500g　收膏

三诊：2008 年 11 月 17 日。症情平稳，现每日服泼尼松 3mg，唯尚易疲劳，口干，腰酸，关节不痛，夜寐欠安，大便正常。苔薄质红，脉细。处方：

生黄芪 300g　生白术 120g　大白芍 150g　石斛 150g　当归 120g　桂枝 90g　煅龙骨 300g　煅牡蛎 300g　淮小麦 300g　大枣 90g　清甘草 120g　玉竹 120g　黄精 150g　菟丝子 150g　鸡血藤 300g　乌梢蛇 300g　远志 60g　枣仁 300g　灵芝 300g　夜交藤 300g　巴戟肉 150g　柴胡 120g　丹参 150g　丹皮 150g　青龙齿先煎 300g　生铁落先煎 60g　制首乌 300g　桑椹子 150g　核桃肉 250g　陈香橼 120g　路路通 120g

另煎兑入：西洋参 100g　生晒参 100g　枫斗 150g　阿胶 300g　饴糖 500g　收膏

按：患者病证已入缓解期，虽邪实之象不明显，但由于患者素体肝肾亏虚、气血不足，邪气潜伏深处，一遇外感，极易相感发病而致病情反复。在病情的缓解期服用膏方调治以固其本，益气养血，补益肝肾，御邪于外，阻邪深入并逐余邪外出，使病情得以长期缓解。

4. 风湿性关节炎案

郑某，女，58 岁，2008 年 12 月 10 日初诊。患者于 10 余年前无明显诱因下出现全身多关节疼痛，呈游走性，以四肢大关节为主，无明显红肿，同时伴颈项板滞感，四肢偶有麻木，时有心烦易怒、潮热汗出，平素易乏力，夜寐多梦，二便正常，纳可，苔薄腻质胖，脉小滑。既往体健，否认高血压、糖尿病等慢性病史。气虚风邪乘虚而入脉络，血脉痹阻不通，气虚日久，暗耗阴血而生内热之象。治拟益气祛风通络，而兼养阴清热。处方：

生黄芪 200g　生白术 120g　生米仁 150g　陈皮 90g　半夏 90g　防风 120g　防己 120g　羌活 120g　独活 120g　川芎 120g　鸡血藤 300g　乌梢蛇 300g　威灵仙 150g　骨碎补 150g　红花 100g　桑枝 150g　生地 120g　熟地 120g　知母 100g　黄柏 100g　莲心 120g　山栀 60g　丹皮 150g　丹参 150g　赤芍 150g　白芍 150g　落得打 150g　川断 150g　菟丝子 150g　淮小麦 300g　炮穿山甲 90g　明天麻 120g　葛根 300g　砂仁后下 60g　合欢皮 90g　夜交藤 300g

另煎兑入：生晒参 100g　阿胶 300g　冰糖 300g　收膏。

二诊：2009 年 12 月 8 日。关节偶有酸痛，颈部不适，夜寐欠安，口干苦，多汗，苔黄腻，脉小滑。处方：

生黄芪 200g　生白术 120g　黄连 90g　陈皮 90g　半夏 90g　天麻 120g　白茯苓 120g　羌独活[各] 120g　防风己[各] 120g　鸡血藤 300g　葛根 300g　僵蚕 150g　川断 150g　杜仲 150g　川芎 120g　红花 100g　生地 150g　熟地 150g　赤芍 150g　白芍 150g　丹参 300g　牛膝 150g　桑寄生 300g　落得打 150g　徐长卿 300g　合欢皮 90g　夜交藤 300g　穞豆衣 150g　莲心须[各] 120g　淮小麦 300g　清甘草 90g　菟丝子 150g　杞子 120g　木香 90g　砂仁[后下] 60g

另煎兑入：生晒参 100g　阿胶 300g　冰糖 300g　收膏

按：患者全身多关节游走性疼痛属中医行痹范畴，因患者以游走性关节疼痛、僵硬、麻木为主，考虑为气虚络阻，血行不畅，治疗上宜"治风先治血，血行风自灭"，而"脾为后天之本"，健脾既可益气又可生血，故方以健脾益气、活血通络为主，佐以防风己、羌独活祛风散寒，标本兼治，另以乌梢蛇、川芎、鸡血藤、明天麻等活血通络，养血行血。气虚阴血不足，虚火上扰而见心烦易怒、潮热汗出等症，治疗上予以莲心、山栀、白芍等养阴血、宁心安神。二诊时关节疼痛明显好转，但天癸已绝，心肝火旺之象凸显，故在前方基础上加用穞豆衣、黄连、淮小麦、清甘草等平抑肝火、清心除烦之品，更见其辨证施治，方随证转之功。

5. 强直性脊柱炎案一

梁某，男，38 岁，2006 年 10 月 30 日初诊。患者有强直性脊柱炎病史 10 年。多处求治，证情未得到有效控制。患者初起时有腰骶部疼痛，近年来逐步发展为颈腰背疼痛，僵硬。来诊时患者颈椎板滞僵硬明显，腰痛尚可，右髋关节屈伸不利，关节遇暖得舒，手足时有麻木。伴口干，大便偏烂，纳寐可。苔薄腻，质胖，脉细迟弱。腰为肾之府，腰骶部乃督脉循行的部位，故辨为肾虚督寒，经脉失养；加之患者大便偏稀，舌质胖大，苔薄腻，此乃脾虚湿蕴之象。故治宜补肾温督，健脾化湿。方拟参苓白术散合干姜苓术汤、附子理中汤加减。处方：

党参 150g　炒白术 120g　淡干姜 90g　清甘草 90g　生黄芪 300g　川芎 120g　红花 100g　赤芍 150g　白芍 150g　当归 120g　地龙 300g　葛根 300g　虎杖 150g　金毛狗脊 200g　巴戟肉 200g　补骨脂 150g　骨碎补 150g　地鳖虫 120g　落得打 150g　留行子 150g　延胡索 300g　蜈蚣 10 条　蜂房 120g　土茯苓 300g　焦山楂 100g　焦六曲 100g　菟丝子 300g　炒米仁 300g　陈皮 90g　半夏 90g　参三七 60g　穿山甲 90g　仙灵脾 300g　淡附片 90g　石斛 150g　蕲蛇 100g　砂仁[后下] 60g　牛膝 150g

另煎兑入：生晒参 100g　阿胶 200g　鹿角胶 70g　龟甲胶 50g　饴糖 500g　收膏

二诊：2007 年 11 月 5 日。服药后患者关节痛好转，阴雨天颈背僵痛，以僵为主。大便已正常，但饮食不慎则易腹泻。尿酸偏高。苔薄腻，质胖，脉细。寒湿之邪已十去其九，改从治本入手，续拟温肾健脾之法。处方：

党参 150g　炒白术 120g　淡干姜 90g　清甘草 90g　怀山药 150g　白扁豆 120g　焦山楂 100g　焦六曲 100g　生黄芪 300g　川芎 150g　红花 120g　赤芍 150g　白芍 150g　当归 90g　莪术 150g　地龙 300g　葛根 300g　僵蚕 300g　海藻 150g　海带 150g　皂角刺 150g　补骨脂 150g　骨碎补 150g　巴戟肉 200g　菟丝子 200g　土茯苓 300g　粉萆薢 300g　山慈菇 150g　鹿角片[先煎] 100g　陈皮 90g　半夏 90g　炒米仁 150g　仙灵脾 150g　鸡血藤 300g　乌梢蛇 300g　参三七 60g　延胡索 300g　蜈蚣 30g　落得打 300g　砂仁 60g　炮穿山甲 90g　牛膝 150g

另煎兑入：生晒参 100g　阿胶 200g　鹿角胶 50g　龟甲胶 50g　饴糖 500g　收膏

三诊：2008 年 11 月 10 日。服上药后，患者腰背痛已不明显，稍有颈椎板滞不舒。大便

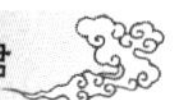

正常,纳寐可。苔薄黄,脉细。继遵原法。处方:

生黄芪 300g 炒白术 120g 怀山药 300g 当归 120g 川芎 150g 葛根 300g 地龙 300g 红花 100g 白芍 150g 延胡索 300g 蜂房 120g 蜈蚣 30 条 参三七 60g 落得打 150g 僵蚕 300g 鸡血藤 300g 乌梢蛇 300g 淡干姜 90g 仙茅 150g 仙灵脾 150g 补骨脂 150g 骨碎补 150g 金毛狗脊 300g 川断 150g 杜仲 150g 地鳖虫 120g 徐长卿 300g 威灵仙 150g 鹿角片 90g 穿山甲 90g 皂角刺 120g 菟丝子 150g 巴戟肉 150g 苏木 90g 莪术 150g 鸡内金 150g 木香 90g 陈皮 90g 生地 150g 熟地 150g

另煎兑入:生晒参 120g 阿胶 200g 鹿角胶 100g 饴糖 500g 收膏

按:强直性脊柱炎患者多表现为腰背、颈部的疼痛,后期多表现为关节的僵硬。本病例为一则典型的强直性脊柱炎后期患者。肾为腰之府,肾主骨,后背为督脉循行的部位,故强直性脊柱炎患者多以肾虚督寒为本。结合本患者还有大便偏烂,舌质胖,苔薄白腻等脾虚湿蕴之象,故初诊时予温肾强督、健脾化湿之法治疗。经治患者颈腰部疼痛明显好转,但仍有饮食不慎则易腹泻之症。故二诊加强了健脾温肾的力度。针对湿浊下注所致的尿酸偏高,多用土茯苓、粉萆薢、山慈菇以清利下焦湿热。这些药物经药理研究证实有降尿酸作用。至三诊患者各症状均得到改善,故遵原法,继予温肾健脾。

6. **强直性脊柱炎案二**

戚某,男,38 岁,2007 年 10 月 23 日初诊。病情概要:有"腰背痛"10 余年,去年外院查 HLA-B27(+),胸腰椎正侧位片以及双侧骶髂关节斜位片分别示"胸腰椎前纵韧带增厚呈竹节样改变,双侧骶髂关节模糊,间隙明显变窄,符合强直性脊柱炎(AS)表现"。指地试验(+),枕墙试验(+),侧弯以及转身受限,来诊时腰背痛不明显,但后背僵硬,纳欠佳,食入即饱,二便如常,苔白腻,质灰紫黯,脉弦。有烟酒嗜好。有胆囊多发息肉史。患者腰僵纳呆,苔腻脉滑,素体肾阳亏虚,且长期烟酒伤脾助湿,脾肾不足,湿浊内蕴,痹阻经络。治拟燥湿健脾,补肾强脊通络。处方:

苍术 120g 白术 120g 川朴 100g 陈皮 90g 半夏 90g 石斛 150g 干姜 60g 土茯苓 300g 制南星 300g 僵蚕 300g 赤芍 120g 白芍 120g 独活 120g 桑寄生 300g 川断 150g 杜仲 150g 地鳖虫 120g 留行子 150g 落得打 150g 川芎 90g 红花 90g 补骨脂 120g 骨碎补 150g 巴戟肉 200g 参三七 60g 鸡内金 150g 鸡血藤 300g 山甲 90g 金毛狗脊 150g 生山楂 90g 谷芽 300g 麦芽 300g 乌梢蛇 300g 延胡索 150g 砂仁 60g 蔻仁 60g 鹿角片先煎 90g 仙灵脾 300g

另煎兑入:生晒参 100g 阿胶 300g 饴糖 500g 胡桃肉打 200g 收膏

二诊:2008 年 12 月 1 日。腰背酸冷,夜寐汗出,纳可,饮酒多,胃脘隐痛,时泛酸水,大便正常,苔薄腻,脉滑。湿浊已化,脾肾不足之象显露,故重用益气健脾,佐以温肾通络。处方:

党参 150g 炒白术 120g 炒米仁 300g 怀山药 300g 干姜 90g 淡附片 60g 仙茅 150g 仙灵脾 150g 苁蓉 150g 金毛狗脊 300g 川断 150g 菟丝子 150g 巴戟肉 150g 僵蚕 300g 鸡血藤 300g 乌梢蛇 300g 丹参 300g 川芎 120g 红花 100g 威灵仙 150g 骨碎补 150g 徐长卿 300g 落得打 150g 蜈蚣 30 条 莪术 150g 皂角刺 150g 鸡内金 150g 川朴 120g 陈皮 90g 半夏 90g 野葡萄藤 300g 八月札 150g 陈香橼 120g 路路通 120g 炮穿山甲 90g 地鳖虫 120g 留行子 150g 砂仁 60g 蔻仁 60g

另煎兑入:生晒参 100g　鹿角胶 150g　龟甲胶 50g　阿胶 120g　饴糖 500g　收膏

三诊:2009 年 10 月 26 日。腰酸冷不适好转,但胃脘隐痛,易汗出,易疲劳,苔薄黄腻,舌体胖,舌质黯,脉小滑。拟健脾和胃,补益肝肾,佐以活血通络。处方:

党参 150g　炒白术 120g　黄连 90g　陈皮 90g　半夏 90g　木香 90g　砂仁 60g　茯苓 120g　鸡内金 150g　煅瓦楞 300g　野葡萄藤 300g　石见穿 150g　象贝母 150g　莲心 120g　莲须 120g　淮小麦 300g　延胡索 300g　独活 120g　桑寄生 300g　地鳖虫 120g　川断 150g　落得打 150g　徐长卿 300g　骨碎补 150g　威灵仙 150g　蜈蚣 30 条　穿山甲 90g　鸡血藤 300g　蕲蛇 150g　八月札 120g　路路通 120g　参三七 60g　苏木 90g　菟丝子 150g　巴戟肉 150g　鹿角片先煎 90g

另煎兑入:生晒参 100g　鹿角胶 100g　龟甲胶 100g　阿胶 100g　饴糖 500g　收膏

按:患者患病已有十载,脾肾不足,湿浊阻于脾胃及腰背,经燥湿和胃,补肾强脊通络治疗后,湿邪渐化,脾肾阳虚之本渐显,故二诊拟健脾补肾、温阳通络之剂,并予龟甲胶、鹿角胶等收膏寓龟鹿二仙膏之意温肾益精,补气养血。三诊仍拟补益脾肾,佐以和胃活血为治。三诊处方各有侧重,但始终注重补益其已亏之脾肾之外,针对不同阶段湿重、血瘀、胃热也加以不同治标之法,说明服用膏方也需灵活辨证,标本同治。

7. 强直性脊柱炎案三

许某,女,40 岁,2006 年 12 月 25 日初诊。患者因"反复腰骶部酸痛 2 年余"就诊。患者诉 2 年前无明显诱因下始出现腰骶部酸痛不适感,曾在外院查 HLA-B27(+),X 线片示"双侧轻度骶髂关节炎",遂被确诊为强直性脊柱炎,曾服用柳氮磺吡啶片、沙利度胺片(反应停片)等药,但因疗效欠佳而停用。半年前患者开始口服甲氨蝶呤片每周 10mg、美洛昔康片每日 7.5mg 进行治疗,并自 4 个月前起来我院服中药治疗,诸症有所减轻。现为求进一步巩固疗效,要求膏方治疗。患者既往有慢性胃窦炎和胆囊切除病史。刻诊:自觉腰骶部酸痛、下坠感,足跟疼痛,晨僵不明显,大便每日一行,小便可,纳食减少,寐可,月经正常,舌质淡,苔薄白,脉细弱。此乃肾虚督寒,外感寒湿与内生虚寒之邪同阻经络,日久成瘀,闭阻经络,不通则痛,故证属肾虚督寒、瘀血内阻型,治以温肾强督、祛痹、活血通络。处方:

独活 120g　桑寄生 300g　地鳖虫 120g　川芎 90g　红花 100g　川断 150g　菟丝子 300g　巴戟肉 200g　穿山甲 90g　王不留行 150g　落得打 150g　骨碎补 150g　肉苁蓉 150g　生地 150g　熟地 150g　生黄芪 150g　蕲蛇 100g　枸杞子 120g　潼白蒺藜各 120g　太子参 300g　生白术 120g　枳实 300g　野葡萄藤 300g　蒲公英 300g　菝葜 300g　白茯苓 120g　虎杖 300g　木香 90g　八月札 150g　陈香橼 120g　清甘草 90g　绿萼梅 120g　佛手片 120g　砂仁 60g　蔻仁 60g　路路通 100g

另煎兑入:生晒参 100g　阿胶 300g　冰糖 200g　收膏

二诊:2007 年 2 月 26 日,进食膏方 2 个月后,患者自觉腰骶部酸痛、下坠感和足跟疼痛明显减轻,发作次数亦明显减少,无明显晨僵出现,二便基本正常,纳食馨,寐可,月经正常,舌质淡红,苔薄白,脉细。守去年膏方再服,服后自觉甚为舒适,再求服用第 2 料,因天气转暖,遂将上方用药委托药店加工成丸药后继续服用,以期巩固疗效。

按:强直性脊柱炎的发病主要是由于先天禀赋不足,肾阳亏虚,"腰为肾之府",督脉循行于脊背正中,督脉失却肾阳之温养,加之平素起居失常,易外感寒湿之邪,寒湿之邪停滞局部,使内寒与外寒相合为病,寒为阴邪、其性凝滞收引、易伤阳气,湿性黏腻重着,寒湿二邪困于腰背,可阻碍气血循行,瘀血内阻,不通则痛,从而导致腰脊疼痛、腰膝酸软、僵硬难伸等

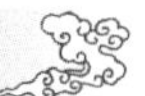

症。所以，本病的病机特点是以肾阳不足、督脉空虚为本，寒湿瘀血阻络为标，病位主要与肾和督脉有关，治法当以温肾强督、祛寒湿、活血止痛为原则，组方以独活寄生汤为主方，配合右归丸、肉苁蓉、巴戟天、骨碎补等温肾助阳，地鳖虫、穿山甲、王不留行、川芎、红花等活血通络，四君子汤合生黄芪等健脾益气，并以佛手、八月札等理气和胃以使补而不滞。整方环环相扣，通补结合，标本同治，共奏温肾强督、祛湿活血之功，故取效明显而持久。

8. 雷诺综合征案

吕某，女，48岁，2007年11月7日初诊。患者有雷诺病史数年，反复双手发白发紫伴冷痛时作，同时伴关节僵硬酸楚不适，视物模糊，记忆力下降，口干苦，偶有口腔溃疡，大便欠畅，2~3日一行，质干，夜寐欠佳，易早醒，胃纳尚可，苔薄腻，舌红脉细，因子宫内膜异位症已行子宫切除术。病家素体肝肾阴虚，脑髓、睛明诸窍失养，阴血不足，虚热郁结于内，血脉无以濡养四末于外，而现内热外寒之象。治拟益气养阴，清热活血。处方：

生黄芪300g　生白术120g　当归100g　莪术150g　白芍150g　川芎120g　红花100g　鸡血藤300g　地龙300g　珠儿参90g　北沙参300g　生地150g　山药300g　玉竹120g　黄精120g　牛膝150g　菟丝子150g　巴戟肉150g　穿山甲100g　乌梢蛇300g　地鳖虫120g　留行子150g　落得打150g　僵蚕150g　泽兰150g　泽泻150g　木香100g　砂仁60g　蔻仁60g　虎杖150g　葛根150g　桂枝90g　远志60g　菖蒲100g

另煎兑入：生晒参100g　黑芝麻200g　胡桃肉200g　阿胶300g　冰糖300g　收膏

二诊：2008年12月10日。服上方后雷诺综合征好转，但遇秋冬季又作，现双手冷痛，神疲乏力，夜寐早醒，大便欠畅，口干苦，舌红苔薄腻，脉细。仍拟前法，佐以和阴阳，安神志。处方：

生黄芪300g　当归120g　川芎120g　白芍300g　地龙300g　鸡血藤300g　乌梢蛇300g　生白术150g　枳实150g　川朴花120g　石斛300g　玉竹120g　杞子150g　菟丝子150g　丹参300g　桑椹子150g　密蒙花90g　制首乌300g　女贞子90g　墨旱莲300g　绞股蓝150g　九节菖蒲90g　炙远志60g　枣仁300g　珍珠母先煎300g　牛膝150g　肉苁蓉200g　生地150g　熟地150g　山萸肉90g　僵蚕300g　木香90g

另煎兑入：生晒参100g　西洋参70g　胡桃肉250g　黑芝麻250g　阿胶300g　蜂蜜500g　收膏

三诊：2009年11月30日。雷诺征偶发，情绪不畅，服用百忧解治疗，目糊，口干，苔薄边中红，脉细。阴亏虚热渐除，因肝血不足而致肝郁不畅，前法增养血柔肝、疏肝解郁。处方：

生黄芪300g　当归120g　白芍300g　杞子120g　桑椹子150g　制首乌300g　合欢皮90g　夜交藤300g　淮小麦300g　大枣90g　清甘草90g　百合150g　丹参300g　景天三七90g　九节菖蒲90g　远志60g　枣仁300g　川芎120g　灵芝300g　郁金120g　杞子150g　密蒙花90g　石斛300g　北沙参300g　玉竹120g　黄精150g　益智仁100g　鸡血藤300g　牛膝150g　威灵仙150g　乌梢蛇300g　桂枝90g　煅龙骨300g　煅牡蛎300g　砂仁60g　蔻仁60g　肉苁蓉150g

另煎兑入：生晒参70g　西洋参70g　核桃肉250g　阿胶300g　蜂蜜500g　收膏

按：雷诺综合征根据其表现可归属于中医“肢端青紫症”，可因经脉为寒邪痹阻，血液运行失畅，或为阴血不足，阳虚内寒而致四肢末梢失于柔润温养所致，但血脉不和为本病关键。本案在呈现四肢苍白发绀的同时又有目糊、口干、便干、腰膝酸软之症，故辨其为肝肾阴血不足，脑髓、睛明、四末失养为主。以当归补血汤、桃红四物汤合生化汤为基础伍以鸡血藤、落得打、留行子、地鳖虫、穿山甲、僵蚕、桂枝等活血通络之品，另以生地、北沙参、玉竹、黄精、菟丝子、巴戟肉补益肝肾之阴以治本，标本兼治，症状得以缓解。

9. 干燥综合征案一

刘某，女，61岁，2003年11月24日初诊。患者于2001年8月因“口干、眼干”在外院确诊为干燥综合征，曾一直口服纷乐片（硫酸羟氯喹片）治疗，诸症控制尚可，6周前患者自行停服纷乐片，2周后出现口干、眼干症状加重，而重新服用纷乐片4周后诸症无明显改善。现为求进一步治疗而就诊。患者既往体健，否认有其他慢性病病史，48岁时绝经。刻下症见：口干，眼干，头晕，胸闷，胃脘嘈杂，食少，嗳气，泛酸，胁肋部胀痛，夜寐梦多，夜尿多，大便秘结，舌质红，苔薄干，脉细数。此为肝胃阴虚之证，治拟滋养肝胃之阴、清燥解毒。处方：

南沙参300g　北沙参300g　天冬150g　麦冬150g　太子参200g　大白芍120g　蒲公英300g　陈香橼120g　八月札120g　象贝母150g　煅瓦楞300g　生白术100g　墨旱莲300g　明天麻120g　薏苡仁120g　枳壳150g　丹参150g　珍珠母300g　煅龙骨300g　煅牡蛎300g　酸枣仁150g　柴胡90g　莲子心120g　莲须120g　淡竹叶150g　参三七60g　莪术90g　菝葜150g　佛手片120g　绿萼梅100g　桑寄生300g　牛膝150g　潼蒺藜120g　白蒺藜120g

另煎兑入：西洋参100g　枫斗100g　阿胶300g　冰糖500g　收膏

二诊：2004年1月19日。去年膏方服后甚觉舒适，遂处以原方，进食膏方近2个月，患者自觉口干、眼干、胁肋部胀痛好转，纳食增加，嗳气、泛酸基本消失，睡眠明显改善，大小便正常，舌质淡红，苔薄白，脉细。因天气变暖，本院膏方制作已停，遂将上方在药店加工成丸药后继续服用，以求进一步巩固疗效。

按：干燥综合征的病机关键在于“阴虚燥毒”，阴虚和燥毒相互为患，常致病症胶着反复，治疗上以滋阴、清燥、解毒为基本原则。此患者应为典型的肝胃阴虚证，病位在肝胃，病性属本虚标实，故治法当立以滋肝养胃、清燥解毒。方中重用西洋参、枫斗、白芍滋阴养血、益胃柔肝；伍以南北沙参、天麦冬、蒲公英等养阴清热生津；丹参、参三七、明天麻、酸枣仁等养血活血，柔肝养肝；另以八月札、绿萼梅、佛手片等理气和胃、疏肝和络，共奏滋养脾胃之阴、疏肝柔肝、养血活血、清燥解毒之功。

10. 干燥综合征案二

陈某，女，60岁。2007年12月25日初诊。患者自觉口干、眼干10余年，并未重视。6年前经外院检查诊断为干燥综合征，一直服用中药治疗。自觉服用中药后口眼干燥好转，停药即加重，现在除服用中药外，未口服其他西药。刻下患者有时仍感口眼干燥，时有胸闷气短，动则气急，夜卧则腰背不适，左髋疼痛，双手近、远端指间关节疼痛伴晨僵，纳欠佳，食之无味，食已作胀，大便三四日一行，质不干，小便可。既往有心肌缺血、肺大泡史。苔薄质红，脉细。肝肾阴亏，肺胃津伤，且兼有脾气虚弱而致虚火上炎，脾运不健。治宜滋补肝肾，润肺运脾。处方：

生地300g　山萸肉90g　玄参150g　石斛300g　枸杞120g　白菊90g　木贼草100g　决明子150g　女贞子90g　墨旱莲300g　山楂90g　乌梅60g　生甘草60g　鸡内金120g　白芍300g　生首乌300g　知母120g　黄柏120g　丹参150g　红花60g　莪术120g　参三七60g　五味子60g　南沙参300g　北沙参300g　天冬150g　麦冬150g　淮小麦300g　大枣90g　谷芽300g　麦芽300g　佛手片100g　代代花100g　绿萼梅

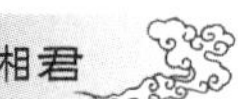

120g　陈香橼 120g　枫斗 120g　八月札 120g　川断 150g　菟丝子 150g　金毛狗脊 300g　葛根 300g　独活 120g　牛膝 150g　木瓜 150g　鸡血藤 300g　乌梢蛇 300g　天花粉 300g　生白术 100g　枳实 300g　桑寄生 300g

另煎兑入:西洋参 100g　阿胶 200g　龟甲胶 100g　冰糖 200g　蜂蜜 500g　收膏

二诊:2008 年 11 月 17 日。药后口眼干燥明显减轻,大便仍偏干,二日一行,口干夜甚,夜寐易醒,入睡则多梦,无口溃,无脱发,时胸闷痛,腰背酸痛,屈伸欠利,诸节隐痛,苔薄质黯红,脉细。肺 CT 示肺纤维化合并肺大泡。仍以前法为主,佐以清热安神。处方:

生地 300g　山萸肉 100g　玄参 150g　石斛 300g　玉竹 150g　黄精 150g　大百合 150g　甜杏仁 90g　炙紫菀 120g　炙款冬 120g　川贝 60g　生山楂 90g　大乌梅 60g　白芍 300g　枸杞子 120g　决明子 150g　菟丝子 150g　川断 150g　金毛狗脊 300g　鸡血藤 300g　乌梢蛇 300g　苁蓉 150g　柏子仁 300g　枣仁 300g　莪术 150g　丹参 300g　北沙参 300g　天冬 150g　麦冬 150g　寒水石先煎 300g　知母 120g　黄柏 120g　蒲公英 300g　青龙齿先煎 300g　密蒙花 100g　墨旱莲 300g　佛手片 120g　陈香橼 120g　绿萼梅 120g

另煎兑入:西洋参 100g　枫斗 150g　阿胶 200g　龟甲胶 100g　冰糖 200g　蜂蜜 300g　收膏

三诊:2009 年 11 月 30 日。时有胸闷气促干咳,口干、目干好转,大便不畅,苔薄质胖,脉细,寐欠安。4 天前查血常规示:WBC 3.2×10^9/L,血沉(ESR)48mm/h,类风湿因子(RF)2410U/L,肺高分辨 CT(HRCT)示“间质性肺炎”。治疗在前法基础上加用清肺化痰之品。处方:

生地 300g　玄参 150g　玉竹 150g　黄精 150g　石斛 300g　白芍 300g　火麻仁 300g　柏子仁 300g　枣仁 300g　辰茯苓 150g　大乌梅 60g　生山楂 90g　清甘草 90g　枸杞子 120g　秦皮 120g　路路通 120g　金银花 120g　密蒙花 90g　鸡内金 150g　佛手 120g　陈香橼 120g　绿萼梅 120g　瓜蒌仁 150g　瓜蒌皮 150g　金蝉花 150g　紫石英 300g　沉香 60g　赤芍 300g　象贝 300g　地龙 300g　江剪刀草 300g　北沙参 300g　甜杏仁 90g　山海螺 300g　生米仁 300g　桃仁 100g　芦根 300g

另煎兑入:西洋参 120g　蛤蚧 3 对　阿胶 300g　冰糖 300g　收膏

按:本案以阴液不足为主,脏腑涉及肝、肾、脾、肺四脏,尤以肺肾阴涸,肝血不足为主,且有阴虚痰热、阴虚络阻之标症,治疗时着眼于培补其本,滋阴养血为重,兼顾其标,或活血清热、或化痰通络,进退之间,阴液得复,而痰热得清,使病情获得长期稳定。对于阴虚液亏之人运用膏方时尽量避免使用香燥伤津之品,即使加用理气药也多选用佛手片、陈香橼、绿萼梅等理气而不伤阴液之品,同时从阴虚之本出发,以治未病的理念早期即考虑阴虚之变,如生热、生风、生痰、血滞等变化,脏腑之治也从上而下,即使上焦阴伤也要从“先安未受邪之地”的观点及早考虑顾护其中下二焦之阴液,预防病情进展。同时,对此种病程长而病情复杂的患者,治疗时往往谨守病机,持之以恒,终获良效。

11. 白塞病案

陈某,女,40 岁。2008 年 11 月 15 日初诊。反复口腔溃疡、外阴溃疡 2 年,有结节红斑史 1 年,经外院检查诊断为“白塞病”,现服用泼尼松片每日 7.5mg,大便二三日一行,月经正常,有时腰酸,腰痛,带下黄白量多,无异味,寐尚可,舌质红、中有裂纹,苔薄腻,脉细。肾阴不足,脾湿内蕴。治疗拟滋阴补肾,健脾化湿,活血解毒。处方:

生黄芪 300g　生甘草 90g　扦扦活 300g　生地 150g　熟地 150g　山萸肉 90g　茯苓 150g　茯苓皮 150g　丹皮 150g　丹参 150g　泽兰 150g　泽泻 150g　怀山药 300g　川断 300g　皂角刺 100g　赤小豆 300g　赤芍 150g　白芍 150g　蛇舌草 300g　连翘 150g　土茯苓 300g　莲心 90g　忍冬藤 300g　威灵仙 300g　白扁豆 90g　鸡冠花 90g　椿根皮 120g　参三七 60g　鬼箭羽 150g　莪术 120g　白术 120g　桃仁 60g　红花 60g　合欢皮 90g　夜交藤 150g　南沙参 150g　川石斛 150g　当归 100g　川芎 90g

另煎兑入:生晒参 70g　西洋参 70g　龟甲胶 70g　阿胶 200g　冰糖 300g　蜂蜜 100g　收膏

二诊:2009 年 10 月 26 日。时有口腔溃疡,无明显疼痛,下身已无新发溃疡,偶有关节痛,乏力,易疲劳,口干,夜寐梦多,二便调,月经带下均正常。苔薄,中红边有齿印,唇红,脉小。脾湿已化,肾阴不足之本更显,治拟养阴清热,活血解毒,佐以宁心安神。处方:

北沙参 300g　太子参 300g　知母 120g　竹叶 90g　莲心 120g　生甘草 90g　石斛 300g　玉竹 120g　金银花 120g　蒲公英 300g　蛇舌草 300g　珠儿参 90g　生地 150g　熟地 150g　生黄芪 150g　白芍 150g　丹参 300g　鸡血藤 300g　乌梢蛇 300g　木瓜 150g　菟丝子 150g　枸杞 120g　绞股蓝 150g　黄连 90g　辰茯苓 120g　珍珠母[先煎] 300g　川芎 120g　柏子仁 300g　枣仁 300g　陈香橼 120g　川断 150g

另煎兑入:西洋参 100g　阿胶 300g　冰糖 300g　收膏

按:白塞病的病因尚不清楚。中医认为,本病由感受湿热毒气,或因热病后期,余热未尽,或脾虚湿浊之邪内生,或阴虚内热,虚火扰动等致湿热毒邪内蕴,弥漫三焦,阻于经络,浸渍肌肤,伤津劫液,使气滞血瘀痰凝,形成虚实夹杂之候。治疗上当分清主次,兼顾标本。此案初诊时口阴均溃,伴结节红斑,湿热之毒尚盛,且有舌红脉细、便结腰酸等肾阴不足之象,故治以补脾益肾、化湿解毒为主,方用黄芪六一散合六味地黄丸、沙参麦冬汤加减。二诊时下身溃疡已愈,气阴不足之本更显,故拟益气养阴为主,兼顾养血安神而收功。

(顾军花　茅建春　周　珺　钟丽丹　田　雨)

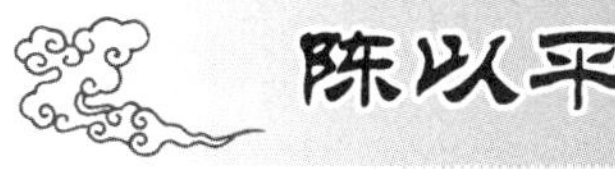

陈以平

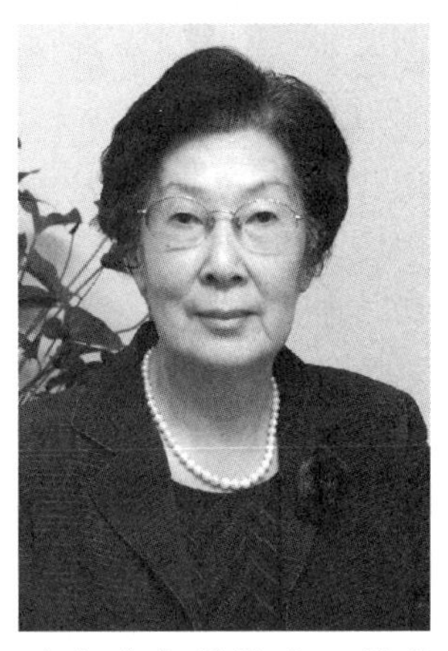

陈以平,1938 年出生,祖籍福建长乐。上海中医药大学附属龙华医院终身教授,主任医师,博士生导师,博士后流动站合作导师,上海市名中医,上海市名老中医经验继承高级研修班指导老师。现任中国中西医结合学会肾脏疾病专业委员会主任委员,国家中医药管理局肾病重点专科学科带头人,中华中医药学会肾脏病分会顾问,世界中医药学会联合会内科肾脏疾病专业委员会顾问、《中国中西医结合肾病杂志》名誉主编,上海市中西医结合学会肾脏疾病专业委员会顾问。先后承担了国家科技部“十五”攻关课题、国家重点基础研究计划“973”计划课题、“十一五”国家科技支撑计划课题、国家自然科学基金及上海市卫生局、教委、科委等科研课题 20 余项,获中国中西医结合学会科技奖一等奖 1 项、三等奖 2 项,上海市科技进步二等奖 2 项,上海市卫生局科技进步二等奖 3 项。主持编写了《实用中医肾病学》《现代肾脏病治疗学》《肾病辨证与辨病治疗》等专著 10 余部,发表学术论文 100 多篇。

一、临床经验和防治优势

(一) 总体原则

中医的肾病既指肾脏器质性病变的疾病,也包括肾脏功能失常出现的多种症状,如腰膝酸痛、疲劳无力、头昏健忘、耳鸣耳聋、少寐多梦、遗精滑精、阳痿早泄、性功能减退、妇女月经不调、小儿发育不良等等。

肾脏疾病种类繁多,病情复杂,但究其病因不外本虚标实,肺、脾、肾三脏亏虚为本,湿热瘀毒羁留为标。主要病变脏腑在肾,往往与其他脏腑有关,有时牵连多个脏腑、多个系统。因此,抓住病机主次,辨明本虚标实,孰重孰轻,为辨证之关键。应根据不同病情、不同阶段、采取不同的方法。病情缓解趋于向愈者,正气已亏,有恐余邪未净,必须把握时机,一方面鼓舞正气,另一方面兼清余邪,防止复发,宜投膏方以补虚。膏方虽以补为主,但其平和性缓,调补气血阴阳,补而不涩,且可加入清化余邪之品,补中有泻,泻不伤正。对于病情相对稳定者,只要临床辨证以正虚为主,邪气渐微者,也可予以膏方,攻补兼施。而病至终末期肾病,正气虽虚而邪毒内盛者,则不宜服用膏方,以免助邪留寇。

在开膏滋药时一般要重在补虚为主。虚是引起慢性肾病的主要原因,应用“虚则补之”的原则,在临床上,不论春夏秋冬,只要见到虚象,都可用补法治疗,但应根据气血阴阳虚损之不同,辨证施补。慢性肾病患者本身正气就不足,在冬季受到严寒气候的影响,御邪能力就更低下,故易感受外邪。同时,慢性肾病患者体内积有痰涎、湿浊、食滞、瘀血等实邪,易形成虚中夹实的错综复杂的证候,故多宜采用攻补兼施的方法,以扶正驱邪外出。对于邪气盛实的患者，也可先治实邪，等邪气衰减时，再给予膏滋药治疗。

（二）具体疾病的应用

慢性肾小球肾炎(CGN)：简称“慢性肾炎”。膏方治疗慢性肾炎，患者多数处于缓解期，以健脾益肾为主要方法，以求稳定并恢复本病的免疫平衡，达到防止复发、延缓肾功能恶化和防治并发症的目的。

运用中医中药手段稳定并恢复本病的免疫平衡，关键是协调先后天之本，扶正补虚兼顾祛邪。治脾是关键，治肾是根本。治脾之法，益气为先，常用生晒参、党参、黄芪、山药、白术、莲肉之辈。脾喜燥恶湿，贵在健运，因此补脾不忘助运，常配苍术、茯苓、米仁、猪苓、陈皮、白豆蔻、枳壳、砂仁等微苦轻辛、甘淡流畅之品。治肾之法，当先温阳，化气以行水，温煦则封藏得固，用肉苁蓉、巴戟天、杜仲、川断、补骨脂、菟丝子、益智仁之流，并常于其中加入紫河车、龟甲胶、阿胶、鹿角胶等血肉有情之品，补髓填精，意在阴中求阳。肾以阴精为要，病程日久，精微外泄，久则耗阴，又可致肾阴不足或阳损及阴，则用生地、龟甲、枸杞、桑寄生、黄精、山萸肉之类。至于阴阳两虚，脾肾两虚则脾肾同治，但温阳不可过燥以防伤阴助热，附子、干姜大辛大热之品慎用；滋阴不可过腻以防碍脾恋湿，熟地、阿胶滋腻之品用量宜少。在扶正补虚的同时不可忽视邪实一面。其病理产物湿热瘀毒贯穿于疾病的全过程，只是轻重程度不同而已，即使在疾病恢复期，仍须提防余邪未净。临证或清热祛湿，或清热解毒，或清热通淋，或活血化瘀，或活血止血，或散结生新，或诸法并用。祛湿常以藿香、佩兰、砂仁、白蔻仁、川朴等芳化湿浊；以茯苓、猪苓、车前子、通草等淡渗利湿；以苍术、川连、半夏、黄柏苦温燥湿，如此分消走泄，湿去则热易透、瘀易散。清热常用金银花、连翘、蒲公英、紫花地丁、野菊花、白花蛇舌草、半枝莲、芙蓉叶、龙葵、土茯苓、扦扦活清热解毒，清除抗原；以金钱草、海金沙、小石韦、地力梗、灯心草、滑石、萹蓄清热通淋，通利小便，导邪下达。祛瘀以当归、川芎、益母草、泽兰、赤芍、桃仁、红花活血通络，改善微循环；以乳香、没药、莪术、鳖甲散瘀生新，促使病损修复；以荠菜花、马鞭草、刘寄奴、参三七、茜草、蒲黄、大蓟、小蓟活血止血，止血不留瘀。临床上的隐匿性肾炎可见于不同病理分型的肾炎，其临床表现为反复发作的血尿或单纯性蛋白尿或少量蛋白尿合并血尿，由于病理分型的不同，其预后和治疗效果也会不同。因多数病人未做肾活检，临床上以辨证论治为主，并结合专方专药治疗无症状性蛋白尿。可在辨证施治基础上酌情选配下列药物：以气虚为主者，选用黄芪、党参；阴虚为主者，选用生熟地、女贞子、墨旱莲、山药、炙龟甲、山萸肉；兼夹外感表证者，选用蝉衣、苏叶；湿困者，用苍术、槟榔、砂仁；湿热内蕴者，选石韦、泽泻、白茅根、米仁根、大蓟根、鸭跖草、车前草。此外，金樱子、芡实、五味子、益智仁、煅龙骨、煅牡蛎、乌梅炭等固涩肾精之品对无症状性蛋白尿的消除都有一定作用，亦可配伍运用。对于持续性镜下血尿，中医学认为“久漏宜通”。祛瘀止血是治疗隐匿性肾炎血尿的主要治则，而清热宁络、益气健脾、补肾固涩法对隐匿性肾炎之蛋白尿、血尿均有一定的效果。此外，尚应结合患者的个体差异，进行整体调节，以改善患者体质，提高其免疫功能。

微小病变肾病(MCD)：膏方治疗的微小病变肾病患者一般多处于缓解期，或逐步撤减激素中。大抵以培补脾肾为主要治法。

本病乃本虚标实，气阴两虚为本，湿热瘀阻为标，需益气养阴、清利活血；若感受风热等外邪为患，更应急则治其标，先清外邪；若反复发病，激素依赖，当温肾健脾活血。蛋白在中医属精微物质，其大量排出导致阴精亏损，加之多使用激素治疗(激素从中医角度认识类似阳热之品)，用后亦会产生一派阴虚内热之象；水湿内停可阻碍气血运行，加之“久病入络”，

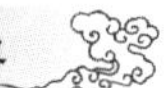

湿瘀互结，阴虚又生内热，故湿热瘀常可互见。多采用益气养阴、清利活血法，方用陈氏微小病变方（太子参、麦冬、地骨皮、丹皮、知母、黄柏、龟甲、红藤、蝉衣、米仁、米仁根、猪苓、茯苓、党参、丹参、黄芪、玉米须）化裁治疗，并酌情加用活血通脉胶囊（主要成分为水蛭），以增强活血通络之功。对于激素依赖及反复发作型的微小病变病例，中西医结合往往可以收到更好的疗效。通常在激素用量大时采用滋阴清热、益气活血之法，随着激素减量，可增强益肾健脾之剂，激素完全撤完后，中药还应巩固治疗1~2年，许多病例最终均通过培补脾肾而收功。经过这样长疗程治疗的患者可以达到不再复发，而后期中药膏方调治巩固是目前比较有效的途径。

IgA肾病：抓住该病的发病隐匿、疾病影响因素较多、病程迁延、个体差异性大等发病与病程特点，提出本病以"斡旋三焦"为总体辨证指导思想贯穿各阶段的治疗大法。根据患者的不同证型，"斡旋三焦"治则可以分别以"调畅气机""和解少阳""益气活血""清热化湿"等不同治法，在具体治疗中灵活地、有选择性地联合运用，并结合有关西药，以达到最佳的治疗效果。由于本病每因各种感染使病情加重，大致分为急性发作期和慢性持续期。在慢性持续期，根据相关指标的具体情况，辅以膏方治疗。此时膏方总以养阴复阳，培补肾气为务，具体临证时在此基础上还须详分阴阳胜衰之所在，明辨肝、脾、肺脏腑之所属。如证属肺肾气虚血尿为主者，治拟补益肺肾，调畅气机，清热止血，陈氏血尿3号方（太子参、女贞子、墨旱莲、寄生、生地、龟甲、蛇舌草、生侧柏叶、石韦等）加味或陈氏膏一方（太子参、女贞子、墨旱莲、白术、山药、蛇舌草、生地、牡丹皮、当归、赤芍、金银花、连翘、荠菜花、生侧柏叶、杜仲、寄生、玄参、射干、挂金灯、西青果、生黄芪、菟丝子、黄精、枸杞子、党参、龟甲、槐花、白茅根等）加减调治。方中太子参补肺益气，桑寄生、杜仲补肾强腰，金银花、连翘、玄参等清热宁络，生地榆等凉血止血，标本兼治，共奏补益肺肾、清热止血之功。他如气阴两虚则治拟益气养阴，肾平方（龟甲、女贞子、墨旱莲、生蒲黄、苍术、白术、蛇舌草、米仁、山药等）加减；肝肾阴虚则拟滋补肝肾兼和少阳，肾安方（黄芪、白术、制大黄、续断、炙甘草、党参、丹参、红花、川芎、柴胡、黄芩等）加减；脾肾阳虚则温脾暖肾，以陈氏尿C方（黄芪、葛根、川芎、黄精、枸杞子、杜仲等）或陈氏膏三方（生黄芪、苍术、白术、茯苓、猪苓、党参、丹参、枸杞子、黄精、熟地、当归、山药、仙灵脾、龟甲、蛇舌草、薏苡仁、川断、狗脊、寄生、山茱萸、巴戟天等）加减调治。

肾病综合征：本病水肿原因大致有水钠潴留、低蛋白血症等。中医治疗水肿的方法很多，其中温肾利水法对水钠潴留的水肿效果明显，而健脾补肾法对由低蛋白血症引起之水肿效果较佳。健脾温肾药有生黄芪、黑料豆、淫羊藿、巴戟天、附子、桂枝等，利尿药有葫芦瓢、车前子、泽泻等，在肾病水肿初发阶段应用可以取得明显消肿的效果，起效时间在5~6天以后，一般用药1周后，尿量逐渐增加，水肿随之消退或明显减轻。而膏方治疗则适合肾病综合征缓解期的治疗。肾病综合征大多存在高凝状态，此时消除水肿还必须配合活血化瘀治疗，常需在上述治疗方中加入水蛭、泽兰、益母草等活血化瘀之药，有时临床中并不能找到脉舌之瘀象，但血、尿尿纤维蛋白原降解产物（FDP），血液流变学指标，均提示治疗肾病综合征时活血化瘀的必要性。防止肾病综合征的复发及降低病人对激素的依赖性，应以培补脾肾治本，再配以活血清热化瘀治标，此外还可配合虫草菌丝、胎盘粉、云芝糖肽等增强免疫功能的药物。一般停用激素后最好坚持1年左右的中药调理以巩固疗效，冬季服膏方对一些反复发作的肾病综合征患者是十分有益的。肾病综合征可见于病理类型不同的多种肾小球疾病，不同病理分型有不同的治疗特点，如微小病变型多属脾肾气虚，水湿浸渍，常用温阳利水、益气健脾法；IgA肾炎，气阴两虚为多，常用滋阴清热、祛瘀止血法则，二至丸、知柏地黄加桃红四物汤是常用方剂;而膜性肾病在早期可见气虚血瘀兼夹湿热,可用益气活血清热法,而在后期常见脾肾阳虚,可采用健脾益肾、活血化瘀法治疗;系膜增生性肾炎根据辨证分型常用的治则有清热利湿、健脾固肾、活血祛风、舒肝理脾等不同治法;局灶增生或局灶硬化者用滋阴清热或调补肝肾法治疗常可取得一定疗效。肾病综合征有原发性肾病综合征和继发性肾病综合征之不同,除原发性肾病综合征要分阶段、分类型、分证候进行治疗外,各种继发性肾病综合征也都有各自的客观治疗规律,如狼疮性肾炎多以阴虚为本,瘀热夹杂,治疗以滋阴清热、活血化瘀为大法;糖尿病肾病早期可见气阴两虚,瘀阻肾络,而后期则见脾肾阳虚,气虚血瘀;乙型肝炎病毒相关性肾炎又须注重清热利湿,养血柔肝,健脾补肾分阶段治疗,方能收到满意的疗效,因而中医治疗肾病综合征既要辨证施治也要强调辨病论治。

过敏性紫癜性肾炎(HSPN):该病有内外二因,内因为素体有热,或过食辛辣燥热之品,或药邪入侵等,蕴而化热;外因乃外感风邪。如此内外相合,风热相搏,扰动血脉,迫血妄行所致,内因为本,风热为患。故治疗上应牢牢把握凉血活血祛风的大法,虚实兼顾;初期因血热壅盛兼感风邪,风热相搏,热毒内炽,扰动血络,迫血妄行,应用犀角地黄汤加减治疗,屡有效果,血尿甚者,可加紫草、槐花、三七、白茅根、车前草、侧柏叶以清热通淋、凉血止血。后期热退紫癜反复发作,尿血不止,多由阴虚内热、气阴两虚所致,药用生地、丹皮、女贞子、墨旱莲、山茱萸等滋阴补肾,白茅根、蒲黄、大小蓟等凉血止血,辅以蝉衣、白蒺藜等祛风清热。本病常骤然起病,发无定处,伴有瘙痒,来去皆速,伴有游走性关节疼痛,以及胃肠、肾脏多处受累,变化多端,符合风邪"善行而数变"的特点。常用荆芥、防风、蝉衣、金银花、连翘等祛风之品,不仅在风邪外袭之发病早期,运用消风散或金蝉蜕衣汤加减以祛风散邪,而且在紫癜反复发作时亦可加入,以增强抗过敏的作用,防止紫癜的进一步扩散。瘀血是本病发病发展的关键因素之一,活血化瘀法须贯穿本病治疗之始终。然而,由于本病存在出血表现,活血化瘀药的应用应"有所为有所不为",应选用丹参、川芎、丹皮、赤芍、三七等活血止血之品,而破血之品用之应慎,要做到活血而不伤血,止血而不滞血。同时,应结合现代手段,监测患者出凝血时间、微循环状况等,如此应用方为稳妥。本病以中西医结合疗效较好。对于本病急性发作,表现为肾病综合征者,采用激素标准疗程治疗,在不同阶段配合使用不同的中药,充分发挥中药的"增效减副"作用,可以使紫癜迅速消退,尿蛋白减少。而对于表现为急进性肾炎者,多预后不良,应使西药同时合用活血化瘀中药。雷公藤多苷对本病也有一定疗效,但停药容易复发。为达到完全缓解的目的,同时配合中医中药,可以使激素、雷公藤多苷顺利减停,尿中红细胞消失。对于发生感染者,积极使用抗感染药物,并加重凉血解毒中药的使用。过敏表现严重的,应服用抗组胺药物,合用中药蝉衣、乌梅、徐长卿、白蒺藜等祛风抗敏之品,但祛风活血对紫癜消失有一时之效,终需以益气健脾、活血祛风收功。病程迁延日久,出现脾肾亏虚之证,则培补脾肾、调整免疫功能成为重要治法。

慢性肾衰竭(CRF):临证根据从积辨治的思路,依据癥积形成的原因,主要归属为"虚、痰、瘀、毒"四大病机,强调四大病机实质上是导致癥积发生、发展的关键。四者之中"虚"是癥积的始动因素,痰、瘀是构成癥积的病理基础,而毒是加重癥积不可忽视的方面。因而提出消补兼施、标本同治的治疗大法,尤其在治标上,常以莪术、三棱、鳖甲消积化癥。

除了传统的中医辨证论治外,更注重根据慢性肾衰竭原发性的病因之不同进行辨病论治。陈氏尿C方多适用于一般为肾功能减退,伴大量蛋白尿、高血压者,肾穿刺常为局灶硬化型者;陈氏尿D方(蛇舌草、忍冬藤、紫花地丁、丹参、制川军、赤芍、槟榔、木瓜、山药等)多适用于一般为近期因感染而致肾功能迅速恶化,内热偏重者,或是新月体肾炎等;陈氏肾七方(生黄芪、黄精、狗脊、当归、虎杖等)多适用于痛风性肾病导致的肾功能不全者;陈氏肾八方(黄芪、黄精、灵芝、葛根、川芎、山茱萸等)多适用于糖尿病性肾病导致的肾功能不全者;陈氏肾十方(黄芪、葛根、川芎、黄精、枸杞子、杜仲、山茱萸、金蝉花、莪术等)多适用于马兜铃酸肾病或药物性肾损伤导致的肾小管间质病变者。另外,慢性肾衰竭总属本虚标实之证,临诊之际,需辨明标本缓急,在补益的同时不可忽略标实之证而忽略祛邪。强调临床施治时应中西合璧,补短扬长,要注重护养胃气,使益气而不壅,养阴而不腻,于补益中酌加理气醒脾之品。

慢性肾盂肾炎(CPN):本病顽固难愈,病情迁延,邪气未除,正气已伤,治疗须有一个较长的过程。中医治疗本病应以扶正为主,但同时也当兼顾祛邪。在急性发作期虽投以清利之剂,但切莫苦寒太过,戕伐正气,常可选择既能祛邪又有扶正功效的药味,如仙鹤草、鹿衔草、白花蛇舌草、猪苓、茯苓等,同时配合使用扶正药,使邪去正安。转入稳定期后,要抓紧时机加强扶正之力,益气健脾、补肾活血均有利于肾气的恢复,机体免疫力亦可逐渐增强。治疗上除需强调扶正为主外还需配以清利湿热之品,常可参照中段尿培养之细菌选药,如金黄色葡萄球菌者常选用金银花、连翘、黄芩、黄柏、海金沙等,如为铜绿假单胞菌则选用生地榆、海金沙、萹蓄等,变形杆菌选用丹皮、千里光等,大肠杆菌选白芍、马齿苋、白花蛇舌草、白头翁等。此外,本病是以间质损害为主,故易出现尿浓缩功能下降、恒定的低比重尿及尿 β_2 微球蛋白增加等现象,益智仁、桑螵蛸、覆盆子、蝉花等药物则有利于肾小管间质功能的改善。膏方对本病的康复有很大帮助。不少病人连续治疗 2~3 年后慢性肾盂肾炎发作频率显著下降,有些病人可获痊愈。在开膏方时要重在补虚,虚是引起慢性肾盂肾炎的主要原因,应用“虚则补之”的原则,在临床上,不论春夏秋冬,只要见到虚的现象,都可用补法治疗,但仍应根据气血阴阳的不同,做到辨证施补。慢性肾盂肾炎患者本身正气就不足,在冬季受到严寒气候的影响,抗邪能力就更低下,容易感受外邪。同时,慢性肾盂肾炎病人体内积有热毒、湿浊、食滞、瘀血等实邪,易形成虚中夹实的错综复杂的证候,故多宜采用攻补兼施的方法,以助邪外出。对于邪气盛实的患者,也可先治实邪,等邪气衰减时,再给予膏方治疗。

中医膏方治疗慢性肾盂肾炎等慢性尿路感染性疾病具有疗效稳定、标本兼顾之功,能有效地调节人体免疫功能,恢复保护肾功能。

尿路结石:其病机主要是由于湿热下注,化火伤阴,煎熬尿液,或因日久正气亏耗,虚实夹杂所致。病位在肾或在膀胱或在溺窍。本病的治疗,首先应明确结石性质,施治当分阴阳。对于较大、较难排出的结石,若为草酸钙结石,当加用化石药以缩小或松解结石;若是尿酸盐结石则需配合西药别嘌醇、小苏打等降低血尿酸。对于肾阳不足者,辅助检查中X线片、B超显示有输尿管结石或肾结石,治当温肾排石,方用陈氏排石汤(鹿角霜、菟丝子、淫羊藿、川断、炮附子、桂枝、金钱草、海金沙、鸡内金、威灵仙、王不留行、滑石、冬葵子、小石韦、乌药)。属肾阴亏虚者,治当滋肾化石,方用时氏二金石韦汤(金钱草、海金沙、石韦、女贞子、墨旱莲、牛膝、瞿麦、滑石、冬葵子、王不留行)。欲排石成功,还须注重调畅气机。结石疼痛,病机多属气滞石停,治当调畅气机,排石通淋,缓急止痛,方用芍药甘草汤合三金汤加减。为确保排石成功,首先要鼓舞肾气。肾气得到鼓舞,则膀胱气化功能增强,尿量增加,在补肾通阳的基础上加排石通淋药物,排石成功率能明显提高。补肾药如巴戟天、黄精、淫羊藿,通阳要药为桂枝、鹿角霜。若结石日久,结石与输尿管可能粘连,此时必须加入活血、破气药物,使结石粘连松解,加速结石排出。年老体虚者,可加入黄芪、党参等加强活血之动力。

二、医案精选

1. 慢性肾炎镜下血尿案

郑某，男，12岁，1999年11月26日初诊。反复持续性镜下血尿3个月余。患者于1999年8月初出现面部眼睑浮肿，曾以慢性肾炎诊治。查尿常规示：红细胞(++++)，24小时尿蛋白定量0.9g，$C_3$17.3mg%，$C_4$15.1mg%。尿相差显微镜检查异型红细胞为82%。予抗炎及支持对症治疗后，查尿常规示：红细胞3~4/HP，蛋白阴性。门诊服中药已2个月，尿常规红细胞在(+)以下。现口干，胃纳尚可，夜寐安，二便调。证属正气亏虚，卫表不固，外邪郁络所致，治以益气固表，祛邪活络。处方：

黄芪300g　白术120g　荆芥60g　辛夷120g　黄芩150g　生地150g　龟甲120g　女贞子120g　墨旱莲120g　杜仲120g　桑寄生120g　当归100g　赤芍120g　白芍120g　金银花120g　连翘120g　葛根120g　淫羊藿120g　功劳叶120g　甘草90g　桂枝30g　龙葵150g　马鞭草150g　大蓟300g　槐花300g　荠菜花300g　陈皮45g

另：龟甲胶200g　冰糖500g　收膏

二诊：2000年11月15日。服药后症情好转，1年来反复尿常规检查均为阴性，但诉易感冒，有时出虚汗。上方加生牡蛎150g、生晒参100g、胎盘粉100g，收膏。

按：本例慢性肾炎患者以镜下血尿为主要表现。此尿血患者病在肺肾，《血证论·尿血》认为“肺为水之上源，金清则水清，水宁则血宁，盖此证原是水病累血，故治水即是治血”，因此初诊对病人肺肾兼治，使病情好转。复诊患者诉易外感、自汗出，故加用生牡蛎、生晒参，固表止汗收功。

2. 微小病变肾病案

万某，男，23岁，1999年12月24日初诊。患者1997年行肾穿刺诊为微小病变，长期坚持中药至今，目前病情好转，已停激素月余，尿常规检查阴性。现无不适，胃纳可，夜寐安，二便调，舌净，脉细。BP 100/65mmHg。气阴不足，脾肾两虚，宜益气养阴，培补脾肾。处方：

生黄芪300g　苍术120g　白术120g　生地150g　龟甲120g　猪苓120g　茯苓120g　山药200g　米仁300g　金樱子150g　杜仲150g　桑寄生150g　黄柏120g　党参200g　丹参200g　女贞子150g　白花蛇舌草300g　石韦150g　玉米须300g　生牡蛎150g　莲肉300g　黄精150g　砂仁[后下]30g　鱼腥草150g　枸杞子200g　菊花100g　黄芩150g

另：西洋参50g　胎盘粉100g　龟甲胶150g　冰糖500g　收膏

二诊：2000年12月20日。微小病变肾病已缓解2年，坚持游泳锻炼，无感冒，午饭后感头晕、嗜睡，牙龈易出血，唇干，舌净，脉细。今检查尿常规(-)。拟去年膏方加苦丁茶120g、淡竹叶150g、大蓟300g、茜草根150g。

随访：其后患者已停服中药汤剂，仅每年冬令来服膏方调理，均以前方加减至今，病情稳定，未见复发。

按：此为典型的青少年期发作的微小病变肾病案例。患者21岁时经肾穿刺诊为微小病变，初即以激素加中药汤剂，病情得到很好治疗，乃至停用激素，仅以中药及膏方巩固调理至今未见复发。因前服大量激素，导致气阴亏耗，内热滋生，脾肾两虚，故拟益气养阴、培补脾肾，兼清虚热为治收功。其后，效不更方，巩固调理。

3. IgA 肾病(LeeⅢ级)案

黄某,女,25 岁,2007 年 12 月 13 日初诊。发现 IgA 肾病两年(leeⅢ级)。患者 2006 年初感冒后出现肉眼血尿,尿常规示 RBC>500/μl,蛋白(+++),24 小时尿蛋白 1g 左右。2006 年 2 月行肾穿刺病理示:IgA 肾病(lee Ⅲ级),予甲泼尼龙片(美卓乐)每日 20mg 口服,环磷酰胺(CTX)每日 4 次、每次 0.6g 口服。至 2006 年 5 月尿蛋白转阴,2006 年 8 月因感冒,24 小时尿蛋白又升高至 1.73g,服中药联合甲泼尼龙片治疗后,尿蛋白逐渐下降。2007 年 11 月再次因感冒出现肉眼血尿,查 24 小时尿蛋白 0.58g,尿 RBC(++++)。现甲泼尼龙片及中药已停用半年。现发热 2 天,出现肉眼血尿,乏力,头晕,夜尿 2 次,纳可,眠安,大便日行 1 次。肾功能近 2 年未验。2007 年 12 月 2 日尿常规:蛋白阴性,RBC 15~20/HP,尿比重(SG) 1.01,pH 7.5。证属风热外袭,瘀热交阻,气阴耗伤,肺肾两虚;治宜疏风清热,凉血止血为主,兼以益气养阴,肺肾双补固本。处方:

太子参 300g　女贞子 120g　墨旱莲 200g　白术 150g　山药 150g　蛇舌草 300g　生地 120g　牡丹皮 120g　当归 120g　赤芍 120g　金银花 120g　连翘 120g　荠菜花 300g　生侧柏叶 150g　杜仲 120g　桑寄生 120g　玄参 150g　射干 120g　挂金灯 120g　西青果 120g　生黄芪 300g　菟丝子 150g　黄精 150g　枸杞子 150g　党参 200g　龟甲 120g　槐花 150g　白茅根 300g　生地榆 300g　凤尾草 300g　野菊 120g

另:生晒参粉 150g　天龙粉 100g　三七粉 100g　龟甲胶 150g　阿胶 100g　冰糖 500g　收膏

二诊:2008 年 11 月 20 日。发现 IgA 肾病已 3 年(leeⅢ级),间断性服中药,已停美卓乐 1 年。2008 年 11 月 17 日尿常规示:RBC 12~20/HP,WBC(-),蛋白(+),SG 1.020。24 小时尿蛋白 0.46g/2.35L。现自觉乏力,时有腰酸,月经正常,大小便可,眠可。外感已除,气阴耗伤,肺肾两虚,治宜以益气养阴,肺肾双补固本为主,兼以凉血止血。处方:

龟甲 120g　生地 120g　女贞子 120g　墨旱莲 200g　生蒲黄 100g　桑椹子 120g　山药 200g　苍术 120g　白术 120g　生黄芪 300g　当归 120g　赤芍 120g　龙葵 300g　蛇舌草 300g　川断 120g　狗脊 120g　黄精 200g　枸杞 200g　巴戟天 150g

另:生晒参粉 150g　天龙粉 100g　三七粉 50g　胎盘粉 50g　龟甲胶 150g　阿胶 100g　冰糖 500g　收膏

三诊:2009 年 10 月 22 日。今年 4 月因发热出现肉眼血尿,予青霉素静脉输液治疗 3 天后肉眼血尿消失,未续复查血尿常规。2009 年 10 月 12 日尿常规示:RBC 10~15/HP,蛋白(-),尿胆原(+),SG 1.015,pH 6.5,潜血(BLD)(+++);2009 年 10 月 14 日 24 小时尿蛋白 0.33g/2.1L。服膏方后尿 RBC 波动在 8~30/HP。现自觉乏力,时有腰酸,有尿频感,无尿急、尿痛,纳可,大便调,寐可。拟去年膏方加薏苡仁 300g、地骨皮 200g、茜草 150g、地锦草 300g、仙鹤草 300g、马鞭草 300g。

四诊:2010 年 12 月 30 日。今年 2 次出现扁桃体发炎而发热,伴肉眼血尿,青霉素治疗后热退,肉眼血尿消失,目前仅每年服膏方治疗,余药未服。咽红,右侧扁桃体Ⅱ度肿大。2010 年 12 月 12 日尿常规示:蛋白(-),RBC 0,pH 7.0,SG 1.015。2010 年 12 月 20 日 24 小时尿蛋白 0.39g/2.1L。现腰酸时作,夜尿一二次。拟去年膏方去马鞭草,加漏芦 300g、丹皮 150g、麦冬 150g、玄参 150g、挂金灯 120g、西青果 120g、金银花 120g、连翘 120g。

按:此系以血尿和蛋白尿为主要表现的 IgA 肾病典型案例。西医初以激素加免疫抑制剂治疗,即获佳效。然用久必致免疫功能低下,易招外感而复发。其后,果如是,反复再三。

膏方初诊时已停服中药和激素半年,症虽轻减,然时值外感,血尿反复,属瘀热交阻,耗伤气阴,肺肾两虚之证,故拟陈氏膏一方加重清热凉血、化瘀止血之品治之。二诊时已无外感,故治本为务,以陈氏肾二方(龟甲、生地、女贞子、墨旱莲、生蒲黄等)加味巩固调治。三诊时,兼见轻微湿热下注(轻微尿路感染可能,症见腰酸,尿频感),遂于二诊方中加薏苡仁、马鞭草、地锦草等以清热利湿。四诊时,外感(咽喉炎)余邪尤在,故在前方基础上加清热利咽、养阴润喉之品兼以救标,以收全功。此案治疗过程中充分体现了膏方亦可以清利为主的思想,深值品学。

4. 肾病综合征激素依赖性轻度系膜增生病变案

蒋某,男,21岁。2006年12月7日初诊。反复水肿伴蛋白尿16年余。患者6岁时因面部浮肿经查诊断为肾病综合征,予泼尼松每日55mg治疗后好转,减至每日7.5mg,期间2003年3月曾复发,面部浮肿。查尿常规示:蛋白(+++)。行肾穿刺示:轻度系膜增生病变。IgM(+++),IgA(+),C_3(+),C_4(+),乙型肝炎表面抗体(+)、e抗体(+)。予泼尼松加至每日55mg,另联合降血脂、抗凝治疗,尿蛋白转阴。激素再减至每日7.5mg,维持。目前激素量为隔日2.5mg,尿蛋白阴性,肾功能正常。现无明显不适主诉,纳可,眠安,便调,花剥苔,脉细。证属阴虚内热,脾肾两亏;治拟滋阴清热,健脾益肾。处方:

生黄芪300g　苍术120g　白术120g　猪苓120g　茯苓120g　山茱萸120g　仙灵脾120g　金樱子300g　石韦300g　玉米须300g　防风60g　生地150g　龟甲150g　黄芩150g　莲肉300g　玄参150g　西青果120g　蒲公英300g　芙蓉叶300g　蛇舌草300g

另:生晒参粉100g　胎盘粉100g　龟甲胶150g　阿胶100g　冰糖500g　收膏

二诊:2007年12月14日。中药汤剂及膏方调理,已停激素8个月余。今年来未感冒,未有浮肿,无腰酸,纳可,眠安,便调,手脚易出汗,舌淡,苔白腻,脉细。证属阳虚气弱,脾肾不足;治拟益气温阳,培补脾肾。处方:

生黄芪300g　苍术120g　白术120g　猪苓120g　茯苓120g　党参300g　丹参300g　枸杞子150g　黄精150g　熟地120g　当归120g　山药200g　仙灵脾120g　龟甲120g　蛇舌草300g　薏苡仁300g　川断120g　狗脊120g　桑寄生120g　山茱萸120g　巴戟天120g

另:生晒参粉150g　胎盘粉150g　龟甲胶150g　鹿角胶100g　冰糖500g　收膏

三诊:2008年11月6日。中药汤剂及膏方调理2年,已停激素18个月,尿检恢复正常2年余。2008年3月曾感冒1次。现面部痤疮,纳可眠安,二便调,手足易出汗,舌淡红、边有齿痕,苔黄腻,脉细。此系脾肾不足,复生湿热,宜培补脾肾兼清湿热,拟去年膏方加柴胡90g、焦山栀90g、淡竹叶90g、黄芩120g、地肤子150g、白鲜皮150g、牡丹皮120g、赤芍120g、车前草150g。

四诊:2010年1月6日。中药汤剂及膏方调理3年,已停激素近3年,近尿检阴性。现症情平稳,纳可眠安,二便调,舌净,脉细。效不更方,拟去年膏方再进。其后每年均从此加减调理,巩固防复,迄今未见复发。

按:此例为幼年发作激素依赖性肾病综合征患者,因长期大量服用激素导致阴虚内热,耗气伤阴,脾肾两亏,其苔花剥,即是明证。初诊时尚处于撤减激素中,故予陈氏膏四方(生黄芪、苍术、白术、猪茯苓、茯苓、山茱萸、仙灵脾、金樱子、石韦、玉米须、防风、生地、龟甲、黄芩、莲肉、芙蓉叶、蛇舌草等)化裁以滋阴清热,健脾益肾,防止病情反复。二诊时已停激素8

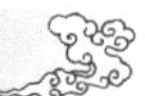

个月余，内热基本已除，阳虚之本渐显，故改陈氏膏三方加减以益气温阳，培补脾肾。

5. **肾病综合征膜性肾病案**

顾某，男，23岁。1998年12月初诊。1年前诊断为膜性肾病，遂于门诊服中药治疗，症情平稳，水肿已退。现感腰乏力，24小时尿蛋白3.4g，尿酸偏高，舌淡，苔薄白，脉细。证属病后脾肾亏虚，治宜健脾补肾，益气活血。处方：

黄芪600g　当归150g　仙灵脾200g　山药300g　薏苡仁300g　益母草150g　苍术150g　白术150g　金樱子150g　菟丝子150g　莲肉300g　石韦200g　续断150g　狗脊150g　土茯苓300g　山萸肉150g　红花90g　桃仁150g　首乌200g　山楂150g　枸杞子150g　黄精150g　陈皮45g　猪苓150g　茯苓150g

另：生晒参粉50g　胎盘粉150g　龟甲胶200g　冰糖500g　收膏

平时服中药治疗。

二诊：1999年11月。病情好转，24小时尿蛋白0.3g，尿酸420mol/L。腰膝酸软，舌淡，苔薄，脉弦细。拟上方去益母草，加巴戟天120g、怀牛膝150g、泽泻120g、龟甲120g。

三诊：2000年12月。服膏方后，已无腰膝软，24小时尿蛋白0.18g。入冬后时有畏寒。拟上方去猪茯苓、泽泻、石韦，加续断120g、狗脊120g。

四诊：2001年11月。去年膏方后症情轻减，24小时尿蛋白0.11g。去年膏方继服。

五诊：2002年12月。服4年膏方，中药汤剂已停，无不适主诉，24小时尿蛋白0.04g，尿酸404 mol/L，面色红润，体重增加5kg，舌淡苔薄，脉细。拟上方去土茯苓，加玉米须300g，继续调治。

按：膜性肾病，以肾小球上皮细胞下弥漫的免疫复合物沉着为特点，临床多表现为肾病综合征。本病的病理特点从中医理论分析属湿热胶着成瘀，因此，膜性肾病总的治疗大法是清热利湿、健脾益肾，重用活血化瘀药并加入清热解毒药，可控制免疫复合物的产生。早期治疗以清热利湿、益气活血为主，中后期以健脾补肾、益气活血为主。益气活血应贯穿治疗始终。肾病综合征水肿明显时不宜用膏方治疗，本案水肿已消，出现脾肾亏虚之证，因此，治疗以健脾补肾、益气活血为主。

6. **过敏性紫癜性肾炎伴哮喘案**

张某，女，13岁。2002年11月1日初诊。哮喘多年，过敏性紫癜性肾炎3年余。平素一直门诊中药汤剂治疗，已停激素近1年，现紫癜、哮喘均偶尔发作，易感冒，过敏性鼻炎时作。近日尿常规检查正常。眼圈黑，纳寐可，大便尚调，冬日畏寒，舌淡，苔薄黄，脉细。证属阴虚内热、脾肾俱亏，治当益气养阴、清热凉血活血兼培补脾肾为法，以虚实同调。处方：

生黄芪300g　白术150g　山药300g　生地120g　丹皮120g　地骨皮150g　莲肉300g　蝉衣90g　乌梅90g　徐长卿150g　当归120g　赤芍120g　黄芩150g　功劳叶120g　仙灵脾120g　蛇舌草300g　仙鹤草300g　黄精150g　山萸肉120g　地肤子150g　党参150g　紫草150g　谷芽150g　麦芽150g　陈皮45g

另：生晒参粉100g　胎盘粉100g　龟甲胶150g　阿胶100g　冰糖500g　收膏

二诊：2003年11月27日。紫癜、哮喘均未发，感冒少有，眼圈黑，胃纳可，夜寐不易入睡，大便调，冬日畏寒，夏日亦不温，舌淡，苔薄黄，脉细。尿常规正常。上方去徐长卿、仙鹤草，加鸡内金120g、丹参300g、酸枣仁300g、菟丝子120g、灵芝150g、珍珠母150g。

三诊：2004年12月24日。平时已停中药，月经已行，紫癜、哮喘均未发。晨起腹泻，因使用注射用核糖核酸Ⅱ过敏引起皮疹，易感冒，纳可，舌净。今日尿常规示：比重1.020，上皮细胞15个/HP,余均正常。拟2003年膏方去紫草,加薏苡仁300g、莲肉300g、防风60g、灵芝300g、甘草60g,收膏加高丽人参精70g。

四诊:2005年12月30日。紫癜、哮喘未发,感冒少,平时畏寒,月经紊乱,经常腹痛阵作,手心多汗,手冷,胃纳佳,二便正常,舌薄白边红,脉细。证情稳定,宜益气健脾、活血祛风防复收功。处方:

生黄芪300g　白术150g　山药300g　生地120g　龟甲120g　丹皮120g　地骨皮200g　当归120g　赤芍120g　功劳叶120g　仙灵脾120g　黄精150g　党参300g　丹参300g　蛇舌草300g　山萸肉120g　薏苡仁300g　防风60g　甘草60g　莲肉300g　菟丝子120g　珍珠母150g　浮小麦300g　糯稻根150g　生龙骨150g　生牡蛎150g　陈皮45g　白芍150g　延胡索150g　地肤子150g

另:高丽人参精70g　胎盘粉150g　龟甲胶150g　阿胶100g　冰糖500g　收膏

五诊:2006年10月27日。进来学业压力重,消瘦。停用激素已5年,无复发,曾发作哮喘1次,月经已正常,左侧下腹部有时痛,大便干结,两日一行,易感冒,畏寒,手足冷汗,胃纳可,肉食偏多,舌净,脉细。今日尿常规示:RBC 109个/μl,WBC 4个/μl,蛋白(-),隐血(BLD)80,尿比重(SG)1.017。2005年膏方去糯稻根、浮小麦,加炮附子90g、桂枝60g、谷芽150g、麦芽150g、怀牛膝150g、徐长卿120g、川芎100g、鸡内金120g。

随访:其后患者每年冬令来服膏方调理,以上方加减至今,均未见复发。

按:此患儿禀赋素弱,故自幼即发哮喘,后合并过敏性紫癜性肾炎多年,复经激素等治疗,耗气伤阴,内热滋生。膏方初诊时病已反复3年余,内热较显、气阴两伤、脾肾不足,故予益气养阴、清热凉血活血、脾肾兼培以标本兼顾、虚实同调。四诊时证情稳定,即转以益气健脾、活血祛风而防复收功。此病治疗过程中,活血化瘀法须贯穿始终,亦于此可见一斑。

7. 慢性肾衰竭案

张某,女,69岁。2007年11月1日初诊。高血压40年伴肾功能减退5年余。40年前妊娠时血压最高测得200/130mmHg,服钙离子拮抗剂等血压控制在140/90mmHg左右。2002年发现血清肌酐升高(具体不详),服肾衰宁治疗,2004年肌酐140μmol/L。门诊服中药复方及膏方治疗,血清肌酐波动在114~128μmol/L左右。同时伴有血尿酸升高(具体不详),2005年左右出现痛风。10年前脑梗死2次,无糖尿病。现头晕,午后尤甚,夜眠差,易早醒,夜尿两次,双膝关节骨刺疼痛,自汗,纳可,大便日两次,舌红苔净,脉细弦。2007年8月23日肾功能:肌酐(Scr)128μmol/L,尿素氮(BUN)9.4mmol/L,尿酸(UA)447μmol/L,2007年10月10日尿常规:蛋白(-),RBC 0~1/HP,pH 5.0,SG 1.010。证属脾肾不足,气血两虚,湿浊内蕴;治宜健脾益肾、温阳活血,辅以通腑泄浊。处方:

生黄芪450g　黄精200g　狗脊120g　当归120g　虎杖150g　川断120g　山萸肉120g　红花100g　鸡血藤300g　炒杜仲150g　桑螵蛸150g　川芎150g　葛根150g　巴戟天150g　党参300g　丹参300g　川牛膝150g　土茯苓300g　粉萆薢150g　秦皮150g　仙灵脾150g　酸枣仁300g　合欢皮150g　百合300g

另:生晒参150g　高丽人参精700g　蛤蚧(研细粉)1对　鹿角胶100g　龟甲胶150g　冰糖300g　收膏

二诊:2008年12月12日。服膏方后自汗改善,夜尿除,头晕时作,双膝关节痛,夜间有干咳,纳可,大便日一二行,眠差畏寒,舌净,脉弦滑。2008年10月28日血常规示:Hb 108g/L,Hct 32.7%。2008年10月28日肾功能:肌酐102μmol/L,尿素氮11.2mmol/L,尿酸

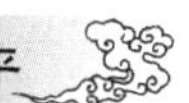

384μmol/L。2008 年 12 月 12 日尿常规示：RBC 4 个/μl，蛋白 30mg/dl，pH 5.5，SG 1.009。去年膏方加荆芥 90g、佛耳草 150g、牛蒡子 150g、炮附子 90g、桂枝 60g、灵芝 300g。

三诊：2009 年 10 月 22 日。平素爱吃花生。现在服利加利仙、肾衰宁及氯沙坦（科素亚）。服上次膏方后自汗、头晕好转，夜间仍干咳，需服复方甘草片后好转，双膝关节仍疼痛，心慌，无胸闷、胸痛，寐安，无怕冷，大小便调，舌薄白，脉弦。2009 年 9 月 7 日肝肾功能：Scr 146μmol/L，BUN 12.4 mmol/L，UA 588μmol/L，2009 年 9 月 2 日尿常规：RBC（-），WBC 2～3/HP，Pro（-），BLD（-），pH 5.0，SG 1.01。2009 年 6 月 12 日 24 小时尿蛋白 0.168g。2007 年 11 月 1 日方加荆芥 90g、牛蒡子 150g、木蝴蝶 90g、蝉花 150g、积雪草 150g、灵芝 300g。

另嘱小苏打口服每次 1g，每日 3 次。

四诊：2010 年 11 月 4 日。目前在服拉西地平、珍菊降压片、科素亚和银杏叶片，同时服外院中药。夜间口干，经常咽痒干咳，腰酸无力，心悸时作。2010 年 10 月 3 日 B 超：双肾囊肿。2010 年 11 月 1 日肾功能：Scr 128μmol/L，BUN 13.2mmol/L，UA 520μmol/L。处方：

生黄芪 450g　黄精 200g　狗脊 120g　当归 120g　虎杖 150g　川断 120g　山萸肉 120g　红花 90g　鸡血藤 300g　川芎 150g　葛根 150g　桑螵蛸 150g　蝉花 150g　巴戟天 120g　忍冬藤 300g　莪术 100g　玉米须 300g　荆芥 60g　仙灵脾 150g　木蝴蝶 90g　天浆壳 90g　首乌 150g　丹皮 150g　苍术 120g　白术 120g　百合 150g　薏苡仁 300g　天花粉 300g　甘草 60g　腊梅花 120g

另：生晒参 150g　蛤蚧^研细粉^1 对　参三七粉 100g　鹿角胶 150g　龟甲胶 100g　冰糖 200g　木糖醇 50g　枸杞子 200g　收膏

按：患者肾功能不全伴痛风多年，证属脾肾不足，湿浊内蕴，为陈氏肾七方适应证。故以此基本方加味调治并以西药配合降血尿酸，连续四载，肾功能指标控制较好，大大延缓了肾功能减退，改善了患者生活质量。综观本案处方用药，体现了陈以平教授强调本病临床施治时应中西合璧，补短扬长，注重护养胃气，使益气而不壅，养阴而不腻，于补益中酌加理气醒脾之品的思想。

8. 慢性肾盂肾炎案

韩某，女，55 岁，2008 年 12 月 11 日初诊。患者近 3 年反复尿路感染，平均每年发作四五次，发作时伴肉眼血尿，于 2008 年 9 月 4 日开始服中药治疗，至今尿路感染未发作。近查尿常规正常。有痔疮病史（内痔合并肛裂）。现夜间畏寒，肩背酸痛，头晕心悸时作，仍有腰酸，纳可眠差，多梦，大便日一行，偏干，夜尿二三次。舌薄白，脉细。证属脾肾两虚，气血不足，湿浊内蕴；治拟健脾补肾，益气养血，利湿化浊。处方：

生黄芪 450g　山茱萸 150g　黄精 150g　续断 150g　狗脊 150g　猪苓 150g　茯苓 150g　鹿衔草 300g　凤尾草 300g　地力梗 300g　萹蓄 300g　当归 120g　桑寄生 120g　蛇舌草 300g　桑螵蛸 150g　覆盆子 300g　制香附 90g　槐米 150g　鸡冠花 150g　怀牛膝 300g　仙灵脾 120g　狗脊 120g　紫地丁 300g　仙鹤草 300g　巴戟天 150g

另：高丽红参 150g　胎盘粉 150g　鹿角胶 100g　阿胶 150g　冰糖 500g　收膏

二诊：2009 年 12 月 17 日。服膏方后症状明显好转，今年尿感仍发作四五次，但每次发作时症状减轻且易愈。最近 10 月发作 1 次，已愈。现无尿频、尿急，腰酸，头晕耳鸣明显（无高血压史），胃胀，不消化，矢气多，大便日一行，寐差，难入睡，夜尿两次，痔疮少发。2009 年 12 月 16 日尿常规示：WBC（-），RBC 12/μl，蛋白（-）。拟去年膏方加灵芝 300g、酸枣仁 300g、珍珠母^先煎^300g。

三诊:2010年12月16日。服膏方后症状明显好转,痔血除。今年尿路感染两三次,症状明显减轻。现头晕,胸闷,时腹胀,嗳气或矢气后减轻或好转,纳佳寐差,咽喉痒,大便时溏,稀多干少,夜尿一二次。2010年8月12日因咽喉不适行喉镜检查示:咽喉炎,会厌囊肿,声带息肉;腹部B超示:胆囊息肉。尿常规示:pH 6.5,RBC 2~3/HP,潜血(++),蛋白(-)。2010年8月25日腹部平片示小肠肠管淤张改变;胃镜示慢性浅表性胃炎。拟去年膏方去槐米,加旋覆花90g、代赭石150g、潼蒺藜150g、白蒺藜150g、青皮60g、陈皮60g、半夏90g、苏梗150g。

按:慢性肾盂肾炎,中医辨证多属劳淋。病情迁延,顽固难愈。陈以平教授认为,脾肾亏虚是引起本病的主要内因,同时可兼有热毒、湿浊、瘀血等实邪,易形成虚中夹实、错综复杂的证候。治疗要点为扶正祛邪,尤以益肾精、补中气为主。本案患病日久,正气耗伤,导致脾肾亏虚,故治以健脾益肾,利湿化浊。

9. 复发性肾结石案

张某,女,38岁。2002年11月19日初诊。肾结石5年余。患者1997年8月出现右肾绞痛,高热。B超示右肾结石,遂开刀取石。1年后复查,右输尿管又出现结石,行体外震波碎石5次。2001年8月肾脏B超示右肾结石3cm,复行震石术。2001年11月肾B超示右肾结石4~5cm。2002年9月肾脏B超示右肾轻度积水,右肾盂分离1.6cm,左肾多发性结石,右肾较左肾略小。2002年10月肾脏B超示左肾大小115mm×57mm,右肾大小70mm×22mm,左肾未见积水及结石,右肾下盏见7mm×6mm稍强光团;肝血管瘤,胆囊息肉。现腰痛,易感冒,怕冷,咽痛,舌质偏红,苔黄厚腻,脉细。证属肾阳不足,瘀浊内结;治以温肾排石,化瘀泄浊。处方:

金钱草300g　海金沙150g　生鸡内金150g　女贞子150g　墨旱莲150g　续断150g　狗脊150g　黄精200g　巴戟天120g　仙灵脾120g　肉苁蓉150g　王不留行150g　海藻120g　昆布120g　桃仁150g　莪术100g　威灵仙150g　川牛膝150g　滑石120g　当归120g　赤芍120g　白芍120g　冬葵子120g　石韦120g　瞿麦120g　野菊花120g

另:生晒参粉150g　胎盘粉150g　龟甲胶250g　胡桃肉炒研细200g　冰糖500g　收膏

二诊:2003年11月17日。膏方已服2料,现感疲劳,近日患上呼吸道感染,苔薄,脉细。拟去年膏方加淡竹叶150g、红藤300g、鹿衔草300g。

三诊:2004年12月17日。易发结石,多次震石、手术取石。已取结石分析:磷酸盐(+++),草酸盐(++)。2004年10月12日B超示:右肾下极见4mm强光点,左肾未见结石,输尿管未见扩张,双肾大小正常。现易感乏力,易外感,易发咽喉炎,畏寒甚,纳可,寐安,二便调,苔白,脉细。处方:

金钱草300g　海金沙150g　鸡内金200g　挂金灯120g　玄参150g　甘草60g　女贞子200g　墨旱莲200g　川断120g　狗脊150g　黄精200g　巴戟天150g　仙灵脾150g　王不留行150g　当归120g　赤芍120g　白芍120g　滑石包120g　瞿麦120g　石韦150g　萹蓄150g　川牛膝150g　鹿角霜150g　威灵仙150g　黄芪450g

另:生晒参150g　胎盘粉100g　龟甲胶150g　鹿角胶100g　冰糖500g　收膏

四诊:2005年11月4日。未尿检。2005年8月29日B超示左肾偏大,右肾大小93mm×22mm,右肾小囊肿可能,右肾结晶。现症情平稳,纳可,偶有腰部刺痛,无肉眼血尿,寐安,月事如常,舌红,苔薄黄微腻,脉细。拟去年膏方加红花100g、鸡血藤300g、莪术100g、金蝉花150g、桑螵蛸150g。

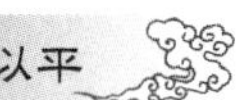

五诊:2006 年 11 月 10 日。2006 年 8 月 16 日 B 超示:右肾大小 93mm×44mm,右肾囊肿、右肾结石(上极 15mm×10mm、10mm×8mm 无回声区,中极、下极 4~5mm 强光点)、右肾慢性病变;左肾增大,大小 122mm×58mm。2006 年 11 月 10 日尿常规示:RBC 4 个/μl,WBC 2 个/μl,蛋白(-),SG 1.005,pH 7.0。现咽炎好转,右侧腰部刺痛感,无肉眼血尿,胃纳可,大便易溏薄,小便畅,易感冒,怕冷、怕热,经期长,舌质淡红,苔薄白,脉细。拟 2004 年 12 月 17 日方去挂金灯、玄参,加桂枝 90g、琥珀 10g、乌药 60g。

其后患者每年冬令来服膏方调理,均从上方出入至今。2010 年 11 月 11 日九诊时,诸症已明显减轻,2010 年 10 月 20 日查肾功能正常,2010 年 10 月 19 日 B 超(BUS)示双肾未见结石,左肾大小 126mm×50mm,右肾大小 92mm×41mm,右肾囊肿(9mm×8mm)。

按:本例为复发性肾结石,属虚实夹杂之证,肾阳虚气化不利为本,湿热淋痛为标。肾虚气化失司,尿浊郁积,虚火煎熬成石。故初诊扶正祛邪兼顾,补肾温阳,鼓舞肾气,活血化瘀,清热通淋,松解已粘连的结石,以利其排出。三诊时患者每年仍见结石再生,内热渐除,虚寒渐显,故以陈氏排石汤酌加鹿角霜等并于收膏中再加鹿角胶温肾助阳之品,加强补肾温阳,鼓舞肾气之力,以增排石之效。五诊时,内热除,阳虚气滞,石停愈显,遂于前方再加桂枝、乌药、琥珀、炮穿山甲粉且再增鹿角胶用量以倍增温阳行气、化瘀排石之功。桂枝、鹿角霜可补肾温阳、鼓舞肾气,为陈教授治疗尿路结石症常用之品。如此连年调理,至 2010 年来诊时未见复发。

10. 胡桃夹肾病血尿伴蛋白尿案

张某,男,12 岁。2004 年 12 月 31 日初诊。胡桃夹肾病史多年,时有血尿、蛋白尿。2004 年 12 月 29 日尿常规:蛋白(-),RBC(-),WBC 1~2/HP。B 超示:左肾静脉轻度受压,血流流速降低,受压比 10.5/3.5,血流 17.1cm/s。现无特殊不适,纳可,寐安,二便调,近日外感,舌尖红。证属肾络瘀阻,气血不足;治拟益气养血,活血通络,健脾益肾。处方:

生地 120g　穿山甲片 100g　当归 120g　赤芍 120g　川芎 60g　龟甲 120g　女贞子 120g　墨旱莲 200g　生蒲黄 100g　黄芪 300g　葛根 150g　白术 150g　山药 200g　米仁 300g　米仁根 300g　金樱子 150g　杜仲 120g　桑寄生 120g　石韦 300g　芙蓉叶 300g

另:生晒参粉 100g　胎盘粉 100g　龟甲胶 250g　冰糖 500g　收膏

二诊:2005 年 12 月 16 日。胡桃夹肾病史,服膏方及中药后缓解,近期多次查尿常规均正常已半年,手指生寻常疣,纳可眠安,二便正常,余无不适。方拟去年膏方穿山甲片改为炮穿山甲粉 50g,胎盘粉改为 50g。

三诊(代诊):2007 年 1 月 5 日。2006 年 7 月 6 日 B 超示:左肾静脉未见受压,血流流速 21.5cm/s,受压比 6.4/2.7。2007 年 1 月 4 日尿常规:蛋白(-),RBC 2 个/μl,WBC 6 个/μl,pH 6.5,SG 1.030。现无明显不适,胃纳可,大便畅,近日未外感,手指寻常疣已除,面部生青春痘。拟去年膏方加蒲公英 300g、紫花地丁 300g、板蓝根 300g、百部 100g、生甘草 60g,胎盘粉改为 100g。

四诊:2008 年 12 月 19 日。患者 1 年中反复复查尿常规 RBC(-),蛋白(-)~(±)。已停中药 2 年。现咽痛,纳可,眠安,大便日一行,平素皮肤易过敏,荨麻疹时作,冬季易发作。处方:

生地 120g　穿山甲片 100g　当归 120g　赤芍 120g　川芎 60g　生黄芪 300g　葛根 150g　白术 150g　羌活 90g　荆芥 90g　防风 90g　徐长卿 150g　地肤子 300g　白鲜皮

150g　黄芩 150g　乌梢蛇 120g　牡丹皮 120g　金银花 120g　连翘 120g　玄参 120g　蝉蜕 90g　柴胡 90g　乌梅 90g　甘草 60g

另:生晒参粉 150g　胎盘粉 50g　天龙粉 50g　龟甲胶 150g　阿胶 100g　冰糖 500g 收膏

按:关于本病的治疗,西医目前除极少数重症者予手术治疗外,尚无特殊治疗方法。陈以平教授认为,从胡桃夹现象血尿的形成机制看,符合中医学血瘀而致出血的理论。脉络受压,脉道受阻,血行不畅,滞而成瘀,进一步阻滞脉络,血不归经而溢于脉外。《血证论》云:"离经之血,与好血不相合,是谓瘀血。"血瘀脉内,气机运行不畅,郁久化热,灼伤脉络,进一步加重出血。因此,瘀、热是胡桃夹性血尿的两个主要病理因素,其病理性质以实证居多。然瘀血不去,新血不生,且久病必虚,久病入络。而久漏宜通,故陈以平教授拟定益气活血、祛瘀清热为治疗大法,自拟肾一方(穿山甲片、生地、当归、赤芍、川芎、生蒲黄等)及儿童血尿方(太子参、生黄芪、生地、当归、生蒲黄、生地榆、龙葵、玄参、女贞子、墨旱莲、凤尾草等)辨证为治。用药多以穿山甲破血消瘀,四物汤活血养血通络,生地榆、龙葵凉血宁络,共奏活血凉血止血之功,临床取得显著疗效。

(英洪友　张春崧)

戴德英

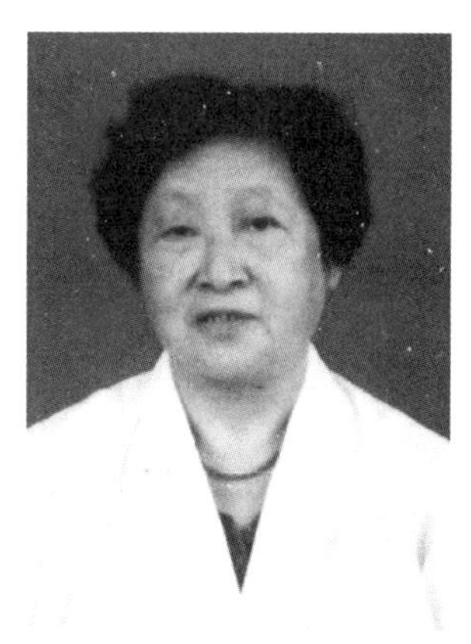

戴德英,1936年出生,上海人。主任医师,博士研究生导师,浦东名中医及名中医工作室导师,从事中医妇科工作40余年,曾任曙光医院妇科主任、教研室主任。兼任上海中医药大学硕士、博士学位评审分会委员,上海中医妇科学会副主任委员、上海市妇科病中医治疗中心副主任委员、上海中医药杂志编委等社会职务。在长期的临床实践中,积累了丰富的临床经验,尤其擅长治疗月经失调、不孕症、痛经、子宫内膜异位、子宫肌瘤、围绝经期综合征、妇科疑难疾病、体虚调理等。先后撰写论文20余篇,主编和参与编写专著10余部,曾获上海市科技进步三等奖。

一、临床经验

(一)膏方组方的总体原则

膏方中虽然药味繁多,但必有其章法和原则可循。开膏方时应考虑以下几方面:祛邪与扶正兼顾、补法与行法互参、协调阴阳整体调理、随症加减处方多变。

扶正与祛邪兼顾:许多来求膏方的妇科病患,往往本身患有子宫肌瘤、痛经、盆腔炎、月经失调等疾病,不是单纯亚健康的调补,因此,如果一味补虚,只会适得其反。因此,在膏方中总能见到补益药与祛邪药并存。如子宫肌瘤,一方面要活血化瘀消癥,用赤芍、丹皮、桃仁、鬼箭羽、水蛭、穿山甲等清热解毒化瘀之品,另一面可酌加党参、炒白术、茯苓等益气健脾之药。活血化瘀药太多势必损伤正气,邪气更难驱除。

补法与行法互参:有时患者不存在任何妇科疾病,只是自觉神疲乏力、烦躁等不适,或者只是久病后体虚不复,抑或妇科疾病属于虚者,会加重补益药用量,同时会配伍行气、活血等药。其原因在于,有"虚者不受补"之说,体虚太过之人,补益之品不但不能发挥药效,反而会使气滞不行,药力受阻。因此,在静补之品中配伍动行之药,助补益药力发挥方能起效。

协调阴阳整体调理:机体阴阳失衡则人体百病丛生,其表现为阳虚、阴虚、阳亢、阴盛、阴阳俱虚等等,治法上总不离阴阳的协调,借药力纠正其偏盛或偏虚的状态。所谓"阴平阳秘,精神乃治"。围绝经期患者多补其阴虚;阳虚不孕者多补其肾阳;产后体虚多汗者多补气敛汗;热入血室则予小柴胡汤清少阳之热。更有阴阳双补、阴中求阳、阳中求阴之治。

随症加减处方多变:把握好治疗患者疾病的大法,又根据不同患者出现迥异的临床表现,加减用药,而不是一成不变。有些患者经前乳胀烦躁则须加舒肝理气之品;有些患者夜寐多梦、易醒则予安神之品;有些患有便秘,则可加通利大便之药,也需视其虚实用药,如果偏于肾虚可用苁蓉,如偏于气滞则可用全瓜蒌等。

(二)不同疾病的具体运用

崩漏:本病多因素体脾虚,或劳倦思虑、饮食不节损伤脾气;或先天肾气不足,房劳多产,久病大病，年老等肾气亏虚；或素体阳盛血热或阴虚内热；或七情内伤，气滞血瘀等使冲任二脉损伤以及肾-天癸-冲任-胞宫生殖轴严重失调，导致冲任不固，不能制约经血，使子宫藏泻失常。故治以调理冲任，补肾固摄养血之法。二至丸补肝肾之阴；熟地、白芍养血柔肝；参芪健脾培中益气；杜仲、仙灵脾补肝肾、强筋骨；蒲黄、茜草散瘀止血。

不孕：本病多由先天肾气不足，或后天肾气亏损；或素性忧郁，七情内伤，气机不畅导致肝郁气滞；或寒、热、虚、实、外伤致瘀滞冲任，胞宫、胞脉阻滞不通；或痰湿内阻造成不能摄精成孕。治疗时根据其具体病机，或重于补益肾气，或重于疏肝理气通络，或行化瘀养血，或行燥湿化痰等。治疗输卵管通而不畅，或轻度伞端粘连的不孕，常用自拟通管汤（黄芪、赤芍、桃仁、红藤、蒲公英、木香、地龙、路路通等）为基本方，随症加减，效果颇好。

痛经：本病病位在子宫、冲任，以“不通则痛”或“不荣则痛”为主要病机。即分为虚实两端，实者有气滞血瘀、寒凝血瘀、湿热瘀阻等；虚者有气血虚弱、肾气亏损等。故治疗时对于实证，行化瘀理气、温经散寒、清热除湿等法；虚证行益气养血、补益肾气之法。戴德英教授根据多年临床经验，总结出治疗瘀热型痛经之有效方剂红藤方（红藤、牡蛎、桃仁、丹皮、生蒲黄、延胡索等）。

子宫肌瘤术后：子宫肌瘤属于中医“癥瘕”范畴，主要是由于机体正气不足，风寒湿热之邪内侵，或七情、房室、饮食内伤，脏腑功能失调，气机阻滞，瘀血、痰饮、湿浊等有形之邪凝结不散，停聚小腹，日月相积，逐渐而成。术后考虑其瘀血未清，在补虚同时又要照顾活血化瘀之法。如为肾阳虚则予杜仲、怀牛膝、巴戟天、紫石英、鹿角胶等温肾壮阳；如为阴虚则予生地、菟丝子、川断、知母、鳖甲、黄柏等清热养阴。党参、生黄芪、炒当归、大生地、川芎、炒白术等益气健脾，扶正养血。

二、防治优势

妇科疾病非常适合服用膏方，如围绝经期综合征是每位妇女必经过的一个生理时期，多由于肝肾亏虚，肾虚肝旺所致，这是生理现象，正如《内经》所说“年四十而阴气自半”。通过膏方补益肝肾、滋水涵木，潮热汗出、心烦易怒等症状则可得到缓解、改善。

膏方功效虽然偏于补益，但膏方不等同于进补。膏方是遵循辨证论治的原则，寒则热之，热则寒之，虚则补之，实则泻之。尚可以使攻补并用法，譬如子宫肌瘤，属中医学“癥瘕”范围，其病机是正气虚弱、气滞血瘀、痰凝湿聚，正如《医宗必读》所说“积之成也，正气不足，而后邪气居之”。故需要通过攻补兼施、虚实兼顾，以达扶正祛邪、恢复健康。子宫肌瘤无手术指征时则可通过膏方扶正化痰、软坚散结、活血化瘀等方法，以防肌瘤进一步长大，已病防变，也有部分患者可以达到消瘤效果。

目前有许多疾病需要靠手术方法治疗，以子宫内膜异位症为例，其术后复发率非常高，且越来越难治。虽然经手术治疗，但尚有残瘀留滞冲任胞络，因此膏方调治主要是扶助正气，活血化瘀，通络消滞，则可以达到瘥后防复发之效果。

三、医案精选

1. 月经量少案

谢某，女，43岁，2008年12月15日初诊。患者经行延后，量少，已半年，烦躁失眠，头晕耳鸣，经前头痛欲吐，夜间盗汗多，乏力倦怠，怕冷，腰酸，易感冒，性事冷淡，视力减退，有全身皮肤过敏史，面部痤疮，大便不畅，纳平，苔薄黄，脉细弦。肝肾阴虚，气血不足。宜益气养

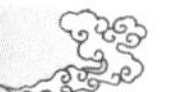

血，调补冲任。处方：

党参 100g　黄芪 300g　焦白术 150g　白芍 120g　茯苓 100g　炙甘草 50g　当归 150g　川芎 150g　生地 300g　防风 120g　白芷 100g　荆芥 120g　地肤子 300g　淮小麦 300g　女贞子 120g　枸杞子 150g　黄芩 120g　柴胡 100g　生山楂 120g　鸡内金 100g　山萸肉 150g　山药 120g　川朴 150g　麦冬 120g　川石斛 100g　红景天 100g　黄精 200g　菟丝子 120g　首乌 150g　仙灵脾 120g　巴戟天 120g　五味子 150g　炒枣仁 150g　莪术 300g　益母草 300g　天麻 150g　钩藤 120g　延胡索 150g　杜仲 120g　火麻仁 120g　石见穿 300g　紫河车 100g　西洋参 50g　生晒山参 2g

另加：阿胶 300g　鹿角胶 150g　红枣 300g　冰糖 300g　饴糖 150g　黄酒 250ml　收膏

服法：早晚空腹各 1 汤匙冲服。忌生萝卜、浓茶。适逢感冒、咳嗽、发热等停服。

按：经期延后量少伴烦躁失眠，头晕耳鸣半年。《素问·上古天真论》云："女子七岁，肾气盛，齿更发长；二七而天癸至，任脉通，太冲脉盛，月事以时下，故有子……七七，任脉虚，太冲脉衰少，天癸竭，地道不通，故形坏而无子也。"患者年过六七，肾气已衰，肝肾阴虚，冲任乏源，故经来量少。肝肾阴虚，肝阳上亢，见烦躁失眠，头晕耳鸣，经前头痛欲吐，夜间盗汗；肾阳不足，命门虚损，温煦无权，故怕冷，腰酸，气虚则卫气不固，易受邪袭患感冒；肾阴不足，津液亏虚，故大便不畅。方用八珍汤、玉屏风散加补肾理气药。全方中党参、黄芪补气，当归、芍药、熟地养血；山药、焦白术健脾，以养后天；巴戟天、仙灵脾、菟丝子、紫河车等补益肝肾，以养先天；天麻、钩藤平肝；夜交藤、合欢皮、茯神养心、解郁安神；益母草养血活血；玉屏风散益气固表；火麻仁润肠通便；肝肾阴虚以致肝郁，故柴胡疏肝理气解郁；山楂、鸡内金理气醒脾和胃助运化。冬令之季，缓图根本，使气血得充，以冀来年康复。

2. 月经先期案

薛某，女，45 岁，2005 年 12 月 3 日初诊。连服膏方 5 年，感冒减少，体力增，唯月经仍先期，经前滴血，脱发，眠尚安，胃稍胀，腰酸。舌苔中裂，脉细。脾失统摄，肾气亏虚。健脾益肾，调经。方用香砂六君子汤、左金丸、右归丸。处方：

党参 200g　太子参 150g　黄芪 300g　白术 150g　白芍 150g　山药 150g　茯苓 120g　黄精 200g　木香 190g　砂仁后下 30g　川连 30g　吴萸 50g　苏梗 120g　生地 200g　仙鹤草 300g　北秫米 150g　炙甘草 30g　夜交藤 200g　女贞子 150g　杞子 120g　丹皮 120g　山茱萸 100g　苍术 120g　麦冬 150g　丹参 150g　怀牛膝 150g　玄参 150g　大青叶 100g　巴戟天 150g　仙灵脾 100g　地骨皮 100g　仙鹤草 300g　墨旱莲 150g　蒲公英 300g　杜仲 150g

另：阿胶 250g　鹿角胶 200g　生晒参 100g　红枣 500g　桂圆肉 100g　核桃 250g　冰糖 150g　饴糖 150g　黄酒 250ml　收膏

按：患者素体虚弱先天不足，加之工作劳累，后天亏虚，导致腠理不固，易患感冒，常觉倦怠乏力，故连续 5 年服用膏方。治拟调补气血，健脾补肾。现感冒减少，体力增强。然患者年已 45 岁，将近七七之年，"任脉虚，太冲脉衰少"加之平素工作繁忙劳心伤神，虚火上炎，迫血妄行，出现月经先期，经前滴血。《傅青主女科》云："妇人有先期经来者……先期而来少者，火热而不足也，治之之法不必泻火，只专补水，水既足而火自消……"发为血之余，气血亏虚，头发失于滋养，则出现脱发。"腰者肾之府"，肾气虚弱则有腰酸。方用香砂六君子汤理气健脾，左金丸清肝和胃，右归丸温补肾阳、填精益髓。

3. 痛经案

程某，女，24岁，2009年10月26日初诊。15岁初潮即痛经已9年余，经行第1天小腹冷痛，出冷汗，便溏，平素便秘，易健忘，胸闷，夜寐易醒，苔薄腻，脉细。湿热内蕴，气滞血瘀，宜清热化瘀、理气止痛。处方：

红藤300g 生牡蛎先煎300g 紫草300g 桃仁100g 米仁100g 丹皮100g 紫丹参100g 六曲100g 延胡索200g 香附150g 炙甘草30g 黄芪150g 白术100g 山药100g 锁阳100g 巴戟天100g 仙灵脾100g 乌药100g 女贞子100g 丹参120g 菟丝子100g 潞党参120g 白术150g 夜交藤150g 枣仁120g 柴胡120g 合欢皮150g 莪术200g 郁金100g 桂枝90g

另加：生晒参50g 陈阿胶200g 鹿角胶200g 红枣300g 胡桃肉250g 冰糖200g 饴糖150g 黄酒200ml 收膏

按：妇女正值经期或者经行前后出现周期性小腹疼痛，甚至剧痛昏厥者，即为痛经。《景岳全书》云："经行腹痛，证有虚实。实者或因寒滞，或因血滞，或因气滞，或因热滞；虚者有因血虚，有因气虚。然实痛者，多痛于未行之前，经通而痛自减；虚痛者，多痛于既行之后，血去而痛未至，或血去痛益甚。"患者禀赋不足，冲任失养，瘀热互结，故初潮即痛经。湿热内蕴，则胸闷，苔腻。湿热内扰心神，故夜寐易醒。戴德英教授根据多年临床经验，总结出治疗瘀热型痛经之有效方剂红藤方。本案以此方为基本方加补益肝肾、理气软坚药物治疗痛经，患者获益良多。全方中红藤苦平无毒，散瘀清热通络，《日华子诸家本草》谓莪术有"通月经，消瘀血、止扑损痛下血及内损恶血"之功效，《本经逢原》谓桃仁为"血瘀、血闭之专药"，丹参"苦微寒无毒，破瘕除瘕，破宿血，生新血，能活血化瘀消瘕"，三药合用更能增强红藤活血祛瘀的作用。丹皮凉血活血，湿为阴邪，湿性黏腻，一旦湿邪附于瘀血，使瘀血凝聚更黏更凝，故加米仁健脾利湿，有利发挥活血化瘀药的消瘕作用。巴戟天、仙灵脾、菟丝子等补益肝肾，以养先天；山药、焦白术健脾，以养后天。香附、延胡索理气行滞止痛。全方合用，共奏清热化瘀、理气软坚止痛之功。

4. 不孕案

王某，女，30岁，2005年12月18日初诊。人工流产2次，自然流产，经量少，偶有月经后期，色黯，怕冷甚，腰酸，乏力，偶尔便秘，纳可，眠安，希望明年怀孕种子。苔薄，脉细。脾肾两亏，气血不足。治宜健脾益肾，补益气血。方用八珍汤加温肾填精等药。处方：

党参150g 黄芪200g 白术120g 白芍120g 茯苓120g 当归90g 川芎90g 熟地200g 炙甘草50g 红藤150g 桃仁150g 米仁150g 丹参120g 丹皮120g 莪术150g 女贞子120g 杞子150g 香附150g 合欢皮120g 柴胡100g 制首乌120g 黄精100g 山药150g 杜仲150g 菟丝子150g 路路通120g 仙灵脾120g 葛根120g 巴戟120g 锁阳120g 南沙参100g 北沙参100g 莲子肉150g 扁豆肉150g 金樱子120g

另：阿胶250g 鹿角胶250g 生晒参100g 红枣500g 胡桃肉250g 冰糖300g 饴糖150g 黄酒250ml 收膏

按：患者有2次自然流产史，且平素月经量少，偶有经行愆期，乃为气血不足，生化无源，无以载胎，故而流产。脾为后天之本，气血生化之源，脾虚则气血匮乏，故月经量少，神疲乏力。《济阴纲目》曰："经水涩少，为虚为涩，虚则补之，涩者濡之。""气为血帅"，气虚无力助血运行，故易成血瘀，经色变黯；"肾主生殖"，先天不足，肾气虚损，导致胎元不固。患者希望

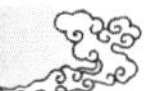

明年怀孕种子，故以八珍汤益气补血；女贞子、杞子、南北沙参、黄精滋阴补肾，填精益髓；杜仲、仙灵脾、巴戟天、锁阳、鹿角胶温肾壮阳，养血填精；红藤、桃米仁、丹皮参、莪术、路路通清热解毒，活血化瘀；山药、莲子肉、扁豆肉固护胃气，诸药收膏补养天癸。《景岳全书》曰："女人以血为主，血旺则经调而子嗣，身体之盛衰，无不肇端于此，故治妇人之病当以经血为先。"来年喜得贵子。

5. 月经后期案

王某，女，29岁，2008年10月26日初诊。月经后期10年余，38～60天转经，量少，常依赖黄体酮转经，痛经9年余，末次月经（LMP）2009年8月21日，停经2个月余，冬天手足不暖，梦多，乏力，大便调，苔薄，脉细。基础体温（BBT）单相。血内分泌：黄体生成激素（LH）、卵泡刺激素（FSH）均下降，孕酮（P）升高。肝肾不足，气滞血瘀。治宜补益肝肾，活血化瘀。处方：

熟地120g　白芍120g　首乌100g　女贞子100g　山茱萸90g　麦冬120g　香附100g　菟丝子120g　黄芪150g　炒白术100g　山药100g　巴戟天100g　仙灵脾100g　乌药100g　丹参120g　潞党参100g　当归90g　桂枝90g　菖蒲90g　粉葛根150g　川芎90g　赤芍120g　枳壳100g　桃仁90g　红花90g　益母草150g　鸡血藤150g　莪术30g

另加：生晒参50g　陈阿胶200g　龟甲胶100g　鹿角胶100g　红枣250g　胡桃肉200g　冰糖200g　饴糖150g　黄酒200ml　收膏

按：《素问·上古天真论》云："女子七岁，肾气盛，齿更发长；二七而天癸至，任脉通，太冲脉盛，月事以时下。"肾精不足，阴血不充，血海不盈；女子以肝为先天，肝阴亏少，疏泄失司，气血运行失畅，冲任受阻，胞宫不能如期满盈，每每至期不来，行则量少。肾阳不足，命门虚损，温煦无权，故冬天手足不暖。精血亏虚，心阴失养，梦多。性激素水平提示卵巢功能欠佳。膏中熟地、白芍、首乌、女贞子、麦冬等补肝肾之阴；炒白术、潞党参、怀山药益气健脾，使气血生化有源；巴戟天、仙灵脾、菟丝子等温肾助阳促排卵；桃仁、红花、益母草活血化瘀。全方共奏补益肝肾，活血化瘀之功。

6. 月经量多案

林某，女，40岁，2008年10月26日初诊。子宫内膜增厚伴经多如崩，诊断性刮宫为"内膜增生"，阴道B超示右卵巢囊肿大小为33mm×32mm×35mm，月经先期4～5天，量多如崩，色红，血块大而多，神疲乏力，头晕目花，胸闷心慌，眠安，便调，纳平，苔薄脉细。肾虚血瘀，脾虚气滞；治宜益肾健脾，理气化瘀。处方：

黄芪150g　白术100g　山药100g　巴戟天100g　仙灵脾100g　乌药100g　女贞子100g　丹参120g　菟丝子100g　潞党参100g　蛇舌草300g　猪苓300g　半枝莲150g　红藤300g　仙鹤草300g　墨旱莲200g　白蒺藜120g　枸杞子120g　郁金150g　紫丹参120g　生山楂150g　苦参150g　荷叶100g　杜仲150g　川断120g　山萸肉120g　黄精100g　茜草120g

另加：生晒参80g　陈阿胶300g　龟甲胶100g　红枣250g　胡桃肉200g　冰糖200g　饴糖200g　黄酒250ml　收膏

按：《证治准绳·女科》曰："经水过多，为虚热，为气虚不能摄血。"患者肾气素虚，年逾五七，肾气渐虚。脾胃为后天之本，气血生化之源，主运化而统血，冲任又隶属于阳明，脾肾气虚，固摄无力，冲任不固，精血失于制约，经行量多。全方党参、黄芪补气固摄，怀山药、白术益气健脾补肾;枸杞子、制黄精益肾养肝,养血益精;杜仲、炒川断、巴戟天补肝肾,强腰膝,固冲任;半枝莲等消癥散结;仙鹤草、茜草固摄冲任止血。

7. 子宫肌腺瘤术后案

周某,女,50岁,2005年11月28日初诊。肌腺瘤,全子宫切除1年余,术后乏力倦怠,腰酸,背痛,关节酸痛,大便溏有酸味,左侧头痛,右少腹有时隐痛,带少,纳可,手足冷,苔薄黄,舌黯,脉细弦。脾肾两虚,气血不足。治宜补肾健脾,益气养血。自拟黄体方(黄芪、白术、山药、锁阳、巴戟天、仙灵脾、乌药、女贞子等),佐以少许滋阴之品。处方:

黄芪150g　白术120g　怀山药100g　锁阳100g　巴戟天100g　仙灵脾100g　乌药100g　女贞子100g　丹参100g　菟丝子100g　杜仲200g　党参100g　白芍120g　鸡血藤200g　杜仲120g　蒲公英300g　红藤150g　怀牛膝150g　川楝子120g　延胡120g　女贞子200g　杞子200g　煨木香150g　焦六曲120g　山楂炭150g　黄精100g　淮小麦300g

另:生晒参100g　阿胶300g　鹿角胶150g　红枣500g　冰糖300g　饴糖100g　黄酒250ml　收膏

按:患者年已五十,气血本虚。1年前因子宫肌腺瘤行全子宫切除术。手术使气血更加亏少。脾为后天之本,气血生化之源,气血亏损,则脾气虚弱,精气不足,故乏力倦怠;脾主运化,脾失健运,则大便溏有酸味;脾虚及肾,肾主骨,肾亏则筋骨失养,故腰酸、背痛、关节酸痛;气虚则阳气不能四布,故手足冷;气为血帅,气虚无以推动血行,“通则不痛,痛则不通”,故头痛,少腹隐痛。膏方用自拟黄体方温肾壮阳,佐以少许滋阴之品,以期阴中求阳,加煨木香、焦六曲、山楂炭理气健脾,活血化瘀;杜仲、怀牛膝、巴戟、鹿角胶温肾壮阳,强筋骨;甘麦大枣汤养心安神,和中缓急。

8. 崩漏案

陈某,女,39岁,2008年11月28日初诊。近5年月经淋漓10余天止,头晕耳鸣,腰酸畏寒。阴道B超示子宫大小:50mm×56mm×57mm,附件(-)。易感冒,面部痤疮,手足冷,苔薄黄,脉细弦。肝肾亏虚,气血不足。治宜补益肝肾,益气养血。处方:

熟地120g　白芍120g　首乌100g　女贞子120g　山茱萸120g　麦冬120g　巴戟天120g　香附100g　菟丝子120g　党参100g　黄芪300g　白术200g　炙甘草50g　土茯苓200g　防风100g　仙鹤草300g　生蒲黄120g　墨旱莲120g　茜草100g　蒲公英300g　杞子120g　杜仲120g　仙灵脾120g　地肤子150g　苦参150g　生地120g　白蒺藜100g　磁石先煎300g　陈皮60g　石决明150g　川朴120g　黄精120g　莲子肉150g

另:生晒参100g　阿胶300g　鹿角胶150g　红枣250g　核桃肉250g　冰糖300g　黄酒250ml　收膏

按:患者既往月经规则,近5年时有月经淋漓10余天止,同时伴有头晕耳鸣,腰酸畏寒诸症。对于崩漏,《内经》曰:“阴络伤则血内溢。”患者年近四旬,肝肾亏虚,久漏冲任损伤,不能固摄精血而致崩漏,治疗重在养肝益肾以固其本。全方中熟地、白芍滋阴养血柔肝,首乌、女贞子、墨旱莲补肝肾之阴。脾胃为气血生化之源,参芪健脾培中益气,虚人宜之。杜仲、仙灵脾补肝肾、强筋骨。蒲黄、茜草散瘀止血。

9. 不孕案

范某,女,34岁,2008年11月21日初诊。结婚8年未避孕未孕,月经2~4个月一转,量少,5日净,无腹痛。4年前子宫输卵管造影示:右伞端粘连,左侧通而不畅。易感冒、尿路感

染(尿痛、尿血)。体检双乳轻度小叶增生,胆固醇增高,苔薄,脉细弦。气滞血瘀,冲任不畅。治宜理气祛瘀,调经助孕。处方:

黄芪 150g 赤芍 100g 桃仁 90g 红藤 150g 木香 90g 蒲公英 300g 米仁 100g 地龙 100g 路路通 120g 茜草 120g 乌贼骨 300g 枳壳 120g 皂角刺 100g 熟地 120g 白芍 120g 首乌 100g 女贞子 100g 山萸肉 90g 麦冬 120g 巴戟天 90g 党参 100g 香附 100g 菟丝子 120g 杜仲 150g 小蓟草 150g 防风 150g 白术 120g 土茯苓 300g 萹蓄 150g 车前草 150g 生山楂 150g 生地榆 120g

另:生晒参 100g 阿胶 300g 鹿角胶 100g 明胶 50g 红枣 500g 核桃肉 250g 冰糖 400g 黄酒 250ml

按:患者婚后 8 年未孕,月经稀发,输卵管右伞端粘连,左侧通而不畅,乳腺小叶增生,证属不孕症,气滞血瘀型。值此隆冬封蛰之际,宜健脾以资血源,养肝肾以充血海,冲任得润,始望有子。临诊时常用自拟通管汤(黄芪、赤芍、桃仁、红藤、蒲公英、木香、地龙、路路通等)为基本方加减治之,多获良效。全方中参芪补气养血;赤芍、桃仁活血化瘀,红藤、蒲公英清解瘀热;熟地、白芍养血敛阴;木香理气行滞,地龙、路路通疏经通络。诸药合用,既有活血化瘀养血之功,又有理气解郁,使气血流畅之效,从而提高受孕率。

10. 围绝经期综合征案

周某,女,50 岁,2008 年 11 月 21 日初诊。绝经 3 年,乏力倦怠,腰背酸楚,有胃脘不适感,慢性肠炎,安眠梦多,大便欠调,面色少华,手麻,血脂高,苔薄舌红,脉细。肝肾亏虚,阴虚火旺。治宜补益肝肾,调和阴阳。处方:

党参 120g 茯苓 120g 黄芪 300g 白术 150g 白芍 120g 生地 150g 熟地 150g 当归 150g 川芎 100g 柏子仁 300g 钩藤 150g 炒山楂 90g 炒六曲 90g 珍珠母 300g 女贞子 150g 仙灵脾 100g 菟丝子 150g 补骨脂 120g 葛根 100g 炙甘草 50g 山萸肉 150g 杜仲 150g 狗脊 150g 夜交藤 150g 酸枣仁 120g 巴戟天 120g 佛手 100g 木香 120g 麦冬 150g 川朴 120g 莲子肉 200g 黄精 120g 枳壳 100g 生山楂 200g

另:生晒参 100g 阿胶 300g 龟甲胶 200g 红枣 500g 冰糖 200g 饴糖 150g 黄酒 250ml 收膏

按:患者绝经 3 年,头晕目眩,乏力倦怠,腰背酸楚,梦多,苔薄舌红,脉细。七七之年,天癸将竭,气血亏虚,血亏心神失养,故神疲乏力,面色少华,夜寐梦多;肾阴不足,肝火偏旺,故时感头痛眩晕。肝火犯胃,肝胃不和,则胃脘不适。方用八珍汤补益气血,杜仲、仙灵脾、巴戟天、女贞子、菟丝子、狗脊补肝肾、强筋骨;柏子仁养心安神,钩藤、珍珠母平肝潜阳;佛手、木香行气解郁。全方共奏滋补肝肾,调和阴阳之功效。

(戴德英 张婷婷 束兰娣)

丁学屏

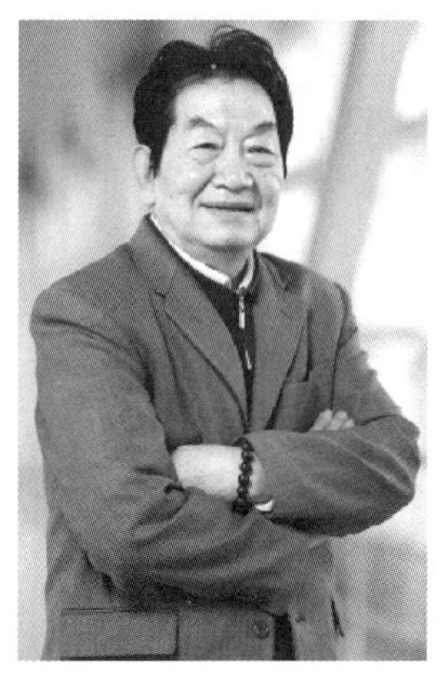

丁学屏，1935年4月出生，汉族，浙江余姚市人。1962年毕业于上海中医学院医疗系。上海中医药大学附属曙光医院终身教授，主任医师。曙光医院内分泌科创始人，上海市糖尿病特色专科学术带头人，现任糖尿病研究室主任、上海市中医糖尿病医疗协作中心主任，世界中医药学会联合会糖尿病专业委员会副主任委员、中国中西医结合学会糖尿病专业委员会委员、上海市中医药学会糖尿病分会主任委员。从事中医内科临床、教学、科研近50年。20世纪90年代迄今，致力于糖尿病的临床研究，于糖尿病周围神经病变、糖尿病肾病尤为擅长。曾担任国家中医药管理局重点课题《中国医籍大辞典》编委，《内科分册》主编。发表论文20余篇。著有《现代中医内科手册》《糖尿病的中医治疗》《中医临床内科学》等专著。论文《燥病证治探源》曾获首届世界传统医学优秀论文金杯三等奖。

医案精选

1. 糖尿病案

李某，女，55岁，1992年12月2日就诊。病消渴11年，始因肺胃燥热，燥伤津液，热烁气液，形神疲惫，倦眼懒睁，便解艰结。阳化内风，风淫末疾，右臂疼痛。舌胖嫩、苔薄净，脉濡滑。际此封藏之季，正宜清热润燥，顾护气液，为治之大本。处方：

霜桑叶90g　小川连30g　珠儿参300g　北沙参120g　肥玉竹90g　天冬90g　麦冬90g　大生地120g　山萸肉150g　女贞子300g　枸杞子300g　桑椹子300g　北五味30g　生黄芪300g　制黄精120g　生怀药120g　菟丝子120g　云茯苓300g　锁阳90g　潼蒺藜90g　白蒺藜90g　桑寄生120g　川续断120g　川杜仲120g　怀牛膝120g　桑枝300g　紫草150g　卫矛300g　僵蚕90g　天花粉120g　百合120g　知母60g　虎杖300g　鸡内金90g　山楂120g　广木香30g　砂仁30g　谷芽120g　麦芽120g

另：阿胶500g　木醇糖200g　收膏

2. 糖尿病合并周围神经病变案

李某，男，64岁，1992年12月8日就诊。病消渴11年，由肺胃燥热而及肝肾精血亏损，夜尿2次，大便艰结，此其症也。液亏风动，旁走四肢，手指麻木。舌嫩红、苔薄，脉左濡滑、右弦滑。际此一阳来复之机，正宜清热润燥，滋水涵木而息内风。处方：

冬桑叶90g　杭甘菊90g　钩藤120g　粉丹皮90g　小胡麻90g　杭白芍150g　桑椹子120g　珠儿参300g　北沙参120g　天花粉120g　天冬90g　麦冬90g　肥玉竹90g　制黄精120g　制首乌90g　枸杞子300g　茺蔚子90g　北五味30g　大生地120g　山萸

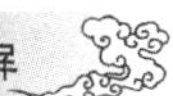

肉 150g　女贞子 300g　墨旱莲 150g　紫草 150g　卫矛 300g　桑寄生 300g　川续断 120g　川杜仲 120g　潼蒺藜 90g　白蒺藜 90g　怀牛膝 120g　菟丝子 120g　百合 120g　知母 60g　地骨皮 300g　槐花 300g　生怀药 120g　茯苓 120g　僵蚕 90g　小川连 30g　山楂 120g　鸡内金 90g　砂仁 30g　谷芽 120g　麦芽 120g

另:入阿胶 500g　木醇糖 200g　收膏

3. 糖尿病合并视网膜微血管瘤破裂出血案

严某,男,64 岁,1993 年 1 月 6 日就诊。消渴几近两年,始因湿热痹阻三焦,湿热久羁,既可化燥,又可化火,燥伤津液,火烁气液,津不化气,气不摄水,夜尿频多,自汗涔泄。寤不安寐,左耳鸣响,视瞻昏渺,视网膜微血管瘤破裂出血。舌嫩红、苔薄黄,脉弦滑。际此一阳来复之季,正宜清热润燥,顾护气液,为治之大本。处方:

霜桑叶 90g　小川连 30g　珠儿参 300g　北沙参 120g　天冬 90g　麦冬 90g　肥玉竹 90g　制黄精 120g　生黄芪 300g　生怀药 120g　白扁豆 120g　湘莲肉 120g　山萸肉 150g　制女贞 300g　枸杞子 300g　桑椹子 300g　菟丝子 120g　茯苓 300g　潼蒺藜 90g　紫草 150g　卫矛 300g　地骨皮 300g　百合 120g　知母 60g　天花粉 120g　桑寄生 300g　川续断 120g　川杜仲 120g　怀牛膝 120g　炒蒲黄[包] 90g　茜草 120g　槐花 300g　鸡内金 90g　山楂 120g　广木香 30g　砂仁 30g　谷芽 120g　麦芽 120g

另:阿胶 500g　木醇糖 200g　收膏

4. 糖尿病合并视网膜及周围神经病变案

黄某,男,48 岁,1992 年 11 月 15 日就诊。《经》云:"高梁之变,足生大丁。"肥甘过享,湿热内蕴,遂病消渴。病起三年之前,尿多泡沫,后项痛肿,经治而后,血糖渐趋正常。湿热化火,精血耗伤,视瞻昏渺。阳化内风,风淫末疾,足底发麻。血枯肠燥,府气艰结。舌淡红、苔薄,脉濡细。际此一阳来复之机,正宜清热润燥,柔肝息风,为治之纲要。处方:

冬桑叶 90g　杭甘菊 90g　珠儿参 300g　天冬 90g　麦冬 90g　北五味 30g　大生地 120g　女贞子 300g　制首乌 150g　枸杞子 300g　桑椹子 300g　山萸肉 150g　菟丝子 120g　云茯苓 300g　生怀药 120g　百合 120g　知母 60g　地骨皮 300g　天花粉 300g　紫草 150g　卫矛 300g　潼蒺藜 90g　白蒺藜 90g　天麻 60g　钩藤 120g　僵蚕 90g　宣木瓜 60g　桑寄生 120g　川杜仲 120g　川续断 120g　怀牛膝 120g　杭白芍 300g　炙甘草 90g　淮小麦 300g　大枣 10 枚　槐花 300g　粉丹皮 90g　当归身 90g　鸡内金 90g　山楂 120g　谷芽 120g　麦芽 120g

另:阿胶 500g　木醇糖 200g　收膏

5. 糖尿病伴胃脘痛案

严某,男,44 岁,1993 年 11 月 16 日就诊。《经》以心移热于肺,传为鬲消。肺胃燥热,几经两年,燥伤津液,热烁气阴,津不化气,气不化水,形神疲惫,小溲勤解。中运不力,水谷精微不归正化,肝内脂肪浸润。肝木乘其所胜,中脘幽痛,嗳嗳频仍。舌淡红、苔黄腻,脉弦缓。际此封藏之季,正宜清热润燥,益气养阴,泄木安中。处方:

霜桑叶 90g　杭甘菊 90g　决明子 90g　夏枯草 120g　小川连 30g　玄参 90g　麦冬 90g　大生地 120g　百合 120g　知母 90g　东白薇 150g　紫草 120g　杭白芍 300g　茺蔚子 90g　女贞子 300g　甘杞子 300g　淡吴萸 20g　桑椹子 300g　制首乌 150g　柏子仁 120g　生黄芪 300g　肥玉竹 90g　制黄精 300g　珠儿参 300g　北五味 30g　生怀药 120g　白扁豆 120g　黑大豆 120g　湘莲肉 120g　云茯苓 120g　菟丝子 120g　潼蒺藜

90g　白花蛇舌草 300g　土茯苓 300g　虎杖 300g　桑螵蛸 120g　蚕茧 90g　锁阳 90g　肉苁蓉 90g　桑寄生 120g　怀牛膝 120g　山楂肉 120g　广木香 30g　砂仁 30g　谷芽 120g　麦芽 120g　莪术 150g　泽泻 300g　鸡内金 90g

另:阿胶 500g　木醇糖 100g　收膏

6. 糖尿病伴失眠案

杨某,男,56 岁,1993 年 12 月 17 日就诊。《经》以心移热于肺,传为鬲消。病消两年而余,善食而瘦。燥热耗气伤津,津不化气,气不摄水,精微下渗,精血日耗,血虚营热,头发早白,血虚神驰,寤不安寐。舌嫩红、苔薄黄,脉弦缓。际此封蛰司令,正宜清热润燥,毓养肝肾,而摄浮阳。处方:

霜桑叶 90g　杭甘菊 90g　夏枯草 120g　粉丹皮 90g　茺蔚子 90g　东白薇 150g　杭白芍 150g　珠儿参 300g　玄参 90g　麦冬 90g　大生地 120g　女贞子 300g　墨旱莲 150g　桑椹子 300g　制首乌 150g　枸杞子 300g　炒枣仁[研] 120g　柏子仁[研] 120g　茯神 120g　怀山药 120g　百合 120g　知母 90g　地骨皮 300g　天花粉 300g　小川连 30g　北五味 30g　鸡内金 90g　桑寄生 120g　川杜仲 120g　怀牛膝 120g　潼蒺藜 90g　白蒺藜 90g　淡苁蓉 90g　菟丝子 120g　补骨脂 120g　珍珠母 300g　苍龙齿 180g　生牡蛎 180g　焦山楂 120g　广木香 30g　砂仁 30g　谷芽 120g　麦芽 120g

另:阿胶 500g　木醇糖 200g　收膏

7. 糖尿病伴失眠胃痛案

朱某,男,43 岁,1993 年 12 月 10 日就诊。《经》以心移热于肺,传为鬲消。病消几经两年,燥伤津液,热烁气液,气阴两伤,神气易疲。阴亏阳亢,寤不安寐。中气既馁,肝木侮其所胜,胃脘当心而痛。舌淡紫、苔薄腻微黄,脉弦濡。际此封藏之季,正宜清热润燥,育阴潜阳,扶木抑土,为治之大本。处方:

霜桑叶 90g　夏枯草 120g　小川连 30g　淡吴萸 20g　半夏 90g　蒲公英 120g　马勃[包] 30g　乌贼骨 120g　象贝母 150g　杭白芍 300g　肥玉竹 90g　制黄精 300g　炙黄芪 300g　大生地 120g　玄参 90g　麦冬 90g　百合 120g　知母 90g　天花粉 300g　地骨皮 300g　制女贞 300g　甘杞子 300g　制首乌 150g　桑椹子 300g　桑寄生 120g　川杜仲 120g　怀牛膝 120g　潼蒺藜 90g　白蒺藜 90g　菟丝子 120g　茯苓 300g　冬葵子 180g　肉苁蓉 90g　炒枣仁[研] 120g　泡远志 60g　生牡蛎 180g　珍珠母 300g　苍龙齿 180g　制甘松 30g　砂仁 30g　广木香 30g　制香附 90g　八月札 120g　香橼 60g　佛手 60g

另:阿胶 500g　木醇糖 200g　收膏

8. 消渴阳痿案

王某,男,42 岁,2000 年 2 月 23 日就诊。病消有年,燥热既久,精血日耗,心血既亏,寤不安寐。心气潜消,动则气促。奇恒失其禀丽,阳事少兴,腰脊酸软。阴损及阳,气不化水,面目浮肿。屡经调治,势已轻瘥。际此一阳萌动之季,正宜坎离既济,和养八脉,斡旋中州,为治之大本。处方:

珍珠母 300g　苍龙齿 180g　灵磁石 300g　生牡蛎 180g　京玄参 90g　麦冬 90g　大生地 120g　山萸肉 90g　甘杞子 300g　茺蔚子 90g　东白薇 150g　杭白芍 150g　当归 120g　制首乌 150g　桑椹子 300g　女贞子 150g　墨旱莲 150g　制黄精 300g　肥玉竹 90g　炒枣仁[研] 120g　柏子仁[研] 120g　泡远志 60g　茯神 120g　百合 120g　知母 90g　党参 300g　炙绵芪 300g　焦白术 90g　茯苓 120g　白扁豆 120g　桑寄生 120g　川续断

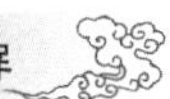

120g　川杜仲 120g　怀牛膝 120g　潼蒺藜 90g　白蒺藜 90g　淡苁蓉 90g　巴戟天 90g　菟丝子 120g　补骨脂 120g　紫河车 100g　紫丹参 150g　山楂 120g　广木香 30g　砂仁 30g　谷芽 120g　麦芽 120g

另：阿胶 200g　龟甲胶 200g　鹿角胶 100g　收膏

9. 糖尿病骨结核案

朱某，女，41 岁，1994 年 11 月 19 日就诊。消证大病，浸延时日，病由肺胃而及肝肾，精血既耗，曾病骨疰，屡经调治，症渐向愈。际此一阳来复之机，正宜清热润燥，毓养肝肾，为治之大本。处方：

冬桑叶 90g　杭甘菊 90g　粉丹皮 60g　东白薇 150g　杭白芍 150g　小胡麻 90g　桑椹子 300g　制首乌 90g　甘杞子 90g　大生地 120g　山萸肉 150g　生怀药 120g　珠儿参 300g　天冬 90g　麦冬 90g　北五味 30g　生黄芪 300g　制黄精 120g　肥玉竹 90g　制女贞 300g　墨旱莲 150g　百合 120g　知母 60g　地骨皮 300g　槐花 300g　桑寄生 300g　川杜仲 120g　怀牛膝 120g　菟丝子 120g　茯苓 120g　潼蒺藜 90g　白蒺藜 90g　锁阳 90g　巴戟天 90g　淡苁蓉 90g　川黄柏 45g　紫草 150g　鬼箭羽 150g　制苍术 90g　鹿衔草 300g　泽兰 90g　泽泻 120g　鸡内金 90g　砂仁 30g　山楂 120g　谷芽 120g　麦芽 120g

另：阿胶 250g　龟甲胶 250g　木醇糖 200g　收膏

10. 糖尿病伴慢性支气管炎冠心病案

夏某，男，63 岁，1994 年 11 月 19 日就诊。病消十五载，脂液日见消亡，津枯肠燥，亦其征也。燥伤津液，热烁气液，金水未能相涵，气虚卫外失护，入冬咳嗽，痰尚稠多。痰踞膈上。阳气不能旷达，五年之前，曾病下壁心肌梗死。精血既亏，神驰不敛，寐短易醒。舌淡胖、苔薄，脉弦滑。际此一阳来复之际，正宜柔戢心肝，斡旋中州，为治之大本。处方：

冬桑叶 90g　水炙桑皮 300g　炒子芩 45g　佛手 90g　黛蛤散[包] 120g　紫菀 90g　南沙参 120g　北沙参 120g　天冬 90g　麦冬 90g　天花粉 120g　肥玉竹 90g　京玄参 90g　制首乌 90g　枸杞子 90g　桑椹子 120g　女贞子 300g　生地 120g　山萸肉 150g　小胡麻 90g　杭白芍 150g　石菖蒲 90g　紫丹参 90g　炒枣仁[研] 120g　柏子仁[研] 120g　泡远志 60g　茯神 120g　炙甘草 90g　淮小麦 300g　大枣 120g　生龙骨 150g　生牡蛎 180g　桑寄生 300g　怀牛膝 120g　潼蒺藜 90g　白蒺藜 90g　枇杷叶 120g　化橘红 45g　珠儿参 300g　制黄精 120g　百合 120g　知母 90g　北五味 30g　生怀药 120g　煨木香 30g　焦楂肉 120g　鸡内金 60g　生谷芽 120g

另：阿胶 250g　龟甲胶 250g　木醇糖 200g　收膏

11. 高血压糖尿病案一

宋某，男，48 岁，1996 年 12 月 3 日就诊。经营无有不劳心，心神过用，暗吸肾阴，坎离未济，寤不安寐。阴亏于下，阳亢于上，厥阳化风，磅礴清灵，血压时高。厥阴少阳，风火相扇，津液消亡，遂病消渴，嘈杂善饥，血糖、血脂升高。木横侮土，逼令胃气上逆，噫嗳频仍，脘宇痞闷。中运不力，水精未能四布，肝内脂肪浸润，筋脉失养，项筋牵掣。舌淡红、苔薄，脉小弦。际此一阳来复之机，正宜滋养潜摄，斡旋中州，为治之大本。处方：

川石斛 120g　北沙参 120g　天花粉 300g　玄参 150g　天冬 90g　麦冬 90g　大生地 120g　肥玉竹 90g　制黄精 300g　女贞子 300g　枸杞子 300g　夏枯草 120g　桑椹子 300g　冬桑叶 90g　杭甘菊 90g　粉丹皮 90g　茺蔚子 90g　东白薇 150g　杭白芍 300g

钩藤 120g　明天麻 60g　柏子仁[研] 120g　炒枣仁[研] 120g　泡远志 60g　小川连 30g　淮小麦 300g　炙甘草 90g　大枣 120g　生石决[打] 180g　珍珠母 300g　苍龙齿 180g　生牡蛎 180g　桑寄生 300g　川杜仲 120g　怀牛膝 120g　潼蒺藜 90g　白蒺藜 90g　地骨皮 300g　槐花 300g　百合 120g　知母 150g　姜半夏 90g　北秫米[包] 120g　败酱草 150g　生苡仁 300g　蒲公英 120g　马勃[包] 30g　象贝母 150g　乌贼骨 120g　制甘松 30g　香橼 60g　佛手 60g　苏梗 60g　砂仁 30g　广木香 30g　莪术 150g　泽泻 300g　鸡内金 90g

另：阿胶 250g　鳖甲胶 250g　木醇糖 200g　收膏

12. 高血压糖尿病案二

沈某，女，56 岁，1992 年 11 月 15 日就诊。素禀木火体质，厥阴风木，少阳相火，风火相扇，磅礴清灵，血压时高，头时昏眩，项筋旁攀。病经三十六载，津液消亡，肺胃热炽，而病消渴，口干渴饮，嘈杂善饥。精血既亏，奇恒失其禀丽，腰膂酸楚。舌嫩红，苔薄，脉形弦滑。际此万类封藏之季，正宜毓养肝肾，息风和阳，为治之大本。处方：

生石决[打] 180g　珍珠母 300g　生牡蛎 180g　苍龙齿 180g　冬桑叶 90g　杭甘菊 90g　丹皮 90g　夏枯草 120g　钩藤 120g　茺蔚子 90g　制首乌 150g　甘杞子 300g　当归身 90g　东白薇 150g　杭白芍 150g　大生地 120g　女贞子 300g　墨旱莲 150g　桑椹子 300g　百合 120g　知母 90g　天花粉 300g　地骨皮 300g　小川连 30g　珠儿参 300g　玄参 150g　天冬 90g　麦冬 90g　北五味[打] 30g　桑寄生 300g　川杜仲 120g　怀牛膝 120g　潼蒺藜 90g　白蒺藜 90g　明天麻 60g　左秦艽 45g　络石藤 120g　鸡血藤 120g　川续断 120g　卫矛 300g　宣木瓜 90g　汉防己 90g　蚕茧 90g　桑枝 150g　荷叶边 120g　山楂 120g　鸡内金 90g　广木香 30g　砂仁 30g　谷芽 120g　麦芽 120g

另：阿胶 300g　鳖甲胶 200g　木醇糖 200g　收膏

（丁学屏　何大平）

何立人

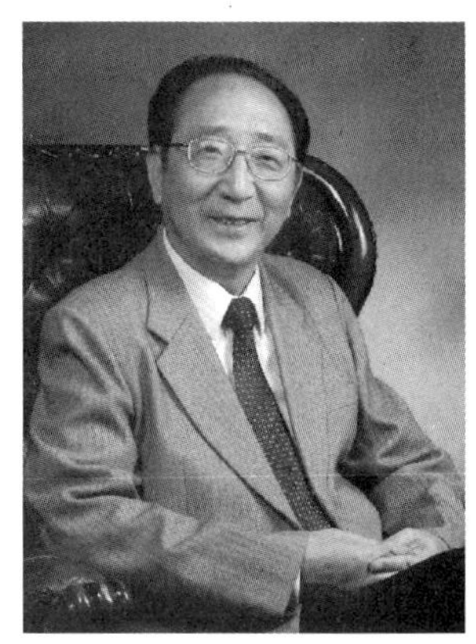

何立人，1942年出生，祖籍江苏仪征。上海中医药大学教授、主任医师，博士生导师。2004年荣获“上海市名中医”称号。2008年评聘为第四批全国老中医药专家学术经验继承工作指导老师。曾任上海中医药大学附属岳阳医院中医内科副主任、急症研究室主任、副院长，上海中医药大学教务处处长；中华中医药学会络病分会副主任委员，上海中医药大学学术委员会委员等职。现任上海市中医药学会理事，上海市中医药学会内科分会常务委员、心病分会主任委员；上海中医药大学专家委员会委员。学术上力主“法于阴阳，和于术数”之理，坚持辨证施治之法，辨证与辨病结合中强调辨证为主，辨病相参，恪守整体原则，信奉天人合一之理，注重体质身心的调摄，主张治病先治“心”，把情志疏导列于治病的首位，力求以平为期。临床用药兼收并蓄，精于辨证，擅长运用中医中药医治冠心病、高血压、病毒性心肌炎、心肌病、心律失常、高脂血症、中风后遗症等常见心脑血管疾病。

一、临床经验和防治优势

（一）以平为期，以和为贵

气血阴阳、五脏六腑之间原有动态平衡的破坏是导致疾病发生的关键因素。主张膏方施治宜“以平为期”“以和为贵”。因阴阳互根，不可偏盛，少偏则病，偏甚则病重。对于阳虚甚者，先回其阳，继而渐加补阴之药，因“无阴则阳无以化”；阴虚甚者，先补其阴，继而渐加补阳之药，乃“无阳则阴无以生”。即《医方集解》中所说：“人之气禀，罕得其平，有偏于阳而阴不足者，有偏于阴而阳不足者，故必假药以滋助之。”临证膏方遣药，常选用黄芪、党参、山萸肉、巴戟肉等温振气阳，女贞子、墨旱莲、何首乌、当归等培补阴血，升麻、柴胡、枳壳、沉香等畅达气机；力求恢复机体内外平衡、脏腑平衡、气血阴阳平衡，从而达到精之充沛、神之安逸、气之行畅、血之通利的目的。亦即《医源》所言：“以药性之阴阳，治人身之阴阳，药性之升降，调人身之升降，则人身之阴阳升降，自合于天地之阴阳升降矣。”

（二）调畅气血，重在脾肾

《医醇賸义》指出：“虚劳内伤，不出气血两途。治气血虚者，莫过于脾肾。水为天一之元，气之根在肾；土为万物之母，血之统在脾。”土为万物之母，脾土受伤，则失其健运之职，临证可见患者饮食不消；兼寒则呕吐，兼湿则濡泄。而饮食减少，众脏无以禀气，则虚羸日甚，诸疾丛生。治脾胃者，当补其虚、除其湿、行其滞、调其气。故处方多选用党参、白术、茯苓、山药、薏苡仁、扁豆、莲子等补脾之药，且茯苓、山药、薏苡仁理脾而兼能渗湿。同时强调脾肾两脏皆为根本，不可偏废。古人谓“补脾不如补肾”，是因命门之火，可生脾土；或谓“补肾不如补脾”，乃因饮食之精，自能下注于肾。然膏方调理，须知脾弱而肾不虚者，宜补脾为亟；肾弱而脾不虚者，则补肾为先；若脾肾两虚，则并补之。

对于脾胃虚者，选用运脾、实脾或消导之法，常用玉竹、北沙参、石斛等养胃阴，黄芪、黄精、党参、白术等益脾气，砂仁、木香、白豆蔻等理脾气，藿香、佩兰、紫苏梗等化脾湿；并慎用大苦大寒、大辛大热的药物，以防止寒凉的药物伐脾阳，辛燥的药物伤胃阴。至于脾胃虚者，阳气不升者，多用葛根、柴胡以佐参、芪升提之力，如补中益气汤、举元煎之类，皆补中升发阳气之要药。肾主藏精，"形不足者，温之以气；精不足者，补之以味"。故肾虚者，宜气浊味厚之品，或血肉有情之物，同类相感，乃克有济。常选用鹿角胶、锁阳、肉苁蓉等壮阳填精，山萸肉、巴戟肉、仙茅、仙灵脾等温肾阳，枸杞子、何首乌、女贞子、墨旱莲等滋肾阴。

（三）虚实互见，攻补兼施

虚证宜补，实证宜泻，此人尽皆知。然临证之时，虚实夹杂之证累见不鲜。有体虚而证实者，如虚体之人冒风、伤食；体实而证虚者，如强壮之人劳倦、失血；或体本不虚，而邪深难出；又或体已极虚，而外邪尚伏等等。若纯用补法，则邪气益固；纯用攻法，则正气随脱。因此，古有攻补同用之法。

膏方施治，虽以补益为主，但绝非专一执补。针对虚实互见患者，膏方选药，可依据药性，攻者攻强，补者补弱，各尽其能。用补之法，贵乎先轻后重，务在成功；用攻之法，必须先缓后峻，及病则已。而对于虚不受补之证，《医医病书》中指出："一者湿热盘踞中焦；二者肝木横穿土位；三者前医误用呆腻、闭塞胃气而然。湿热者，宜其湿而即受补；肝木横者，宜肝络，使不克土即受补；误伤胃气者，先和胃气。"正如《景岳全书》中所言："补泻之法，补亦治病，泻亦治病。"

补益时，常根据兼夹邪实，酌以理气、化痰、清热、祛瘀等药，攻补兼施。如见气滞胃腹胀痛，加木香、苏梗、郁金、八月札等疏肝理气、和胃止痛；脾虚腹泻，加葛根、薏苡仁、荷叶、藿香、佩兰等升清降浊、芳香化湿；肝火犯胃，泛酸，加炙刺猬皮、吴茱萸、黄连、海螵蛸、煅瓦楞等清肝和胃、敛酸止痛。此外，相火上升而咽喉痛者，知柏地黄丸再加玄参、僵蚕、桔梗；乏力神疲体倦，加功劳叶、仙鹤草、景天三七、生黄芪、炙黄芪；心下痞满泛恶，加藿香、佩兰、荷叶、苏梗、旋覆花、丁香；土湿侮木，肝郁木旺，加天麻、生石决明、菊花、蔓荆子等。更有专主一证之要药，如肝肾虚寒腰痛用杜仲，肝肾虚热腰痛用女贞，阳虚劳损脊痛用鹿角片，阴虚劳损脊痛用猪脊髓。

二、医案精选

1. 病毒性心肌炎后遗症案

程某，女，30 岁，2003 年 12 月 4 日初诊。病毒性心肌炎后遗症 5 年，多见胸闷畏寒，手足不温，寐多梦扰易醒，夜尿频，饮少，矢气多，或有口疳，素易感冒，经水先期达旬日，量多色褐不鲜，夹有血块。苔薄，脉小弦。心电图提示心肌供血不良。不惑之年，邪袭留恋五载，正气受损，气阴亏耗。治拟益气养阴，扶正祛邪，时值冬令，制膏代煎，缓以图之。处方：

炒党参 120g　太子参 150g　珠儿参 150g　生地 120g　熟地 120g　丹参 150g　丹皮 150g　赤芍 120g　白芍 120g　生黄芪 180g　炙黄芪 180g　炙瓜蒌皮 90g　天冬 120g　麦冬 120g　玄参 90g　五味子 30g　连翘 90g　生怀山药 300g　炒白术 90g　苦参 90g　生白果 90g　灵芝草 90g　景天三七 90g　益母草 300g　制香附 90g　山萸肉 100g　巴戟肉 50g　白薇 50g　野蔷薇根 90g　桑叶 90g　桑白皮 90g　焦山栀 60g　炒柴胡 60g　穞豆衣 90g　墨旱莲 90g　女贞子 90g　桑椹子 120g　砂仁 30g　蔻仁 30g　仙鹤草 180g

合欢皮 150g　柏子仁 90g　枣仁 90g　枳壳 90g　生山楂 90g　生六曲 90g　炒防风 60g　玫瑰花 90g　月季花 30g　桔梗 30g　生甘草 50g　炙甘草 50g　淮小麦 300g　大枣 200g　莲肉 200g　胡桃肉 200g

生晒参 100g　西洋参 100g　冬虫夏草 15g　陈阿胶 250g　龟甲胶 60g　鳖甲胶 60g　鹿角胶 60g　黄酒 500g　白冰糖 500g　饴糖 200g　蜂蜜 150g　河车粉冲 50g　上药 1 料，如法收膏。

二诊：2004 年 11 月 18 日。岁前膏滋 1 料，冬令尽剂，颇觉佳良。年内感冒少，口疳未起，夜尿仅 1 次，已无畏寒，手足仍不温，中脘痞闷痛，有烧灼感，但无吞酸。寐有梦扰，经水先期，量多色红夹块。脉细小，苔薄。胃镜示：反流性食管炎，糜烂性胃窦炎，局部萎缩。血常规则见血红蛋白低。拟守原膏滋意，益气养阴，扶正祛邪，再增调肝扶脾之法。处方：

炒党参 120g　太子参 150g　珠儿参 150g　炒柴胡 90g　生地 150g　熟地 150g　生怀山药 150g　茯神 180g　五味子 30g　杞子 90g　制首乌 120g　仙鹤草 150g　功劳叶 90g　墨旱莲 90g　女贞子 100g　桑椹子 120g　肥玉竹 100g　制黄精 100g　天冬 100g　麦冬 100g　炒黄芩 90g　焦山栀 90g　生黄芪 90g　炙黄芪 90g　龙葵 120g　石见穿 120g　石打穿 120g　炒当归 100g　炒白术 100g　炒白术 100g　合欢皮 90g　柏子仁 90g　枣仁 90g　白薇 90g　野蔷薇根 90g　山萸肉 100g　巴戟肉 100g　益母草 90g　制香附 90g　灵芝草 100g　景天三七 100g　炒荆芥 60g　炒防风 60g　丹参 90g　丹皮 90g　生山楂 90g　生六曲 90g　淮小麦 300g　苦参 60g　生白果 60g　莲肉 200g　大枣 200g

生晒参 100g　西洋参 100g　冬虫夏草 15g　胡桃肉 200g　陈阿胶 250g　龟甲胶 60g　鳖甲胶 60g　鹿角胶 60g　黄酒 500g　白冰糖 500g　饴糖 150g　蜂蜜 100g　河车粉冲 50g　上药 1 料，如法收膏。

三诊：2005 年 12 月 8 日。岁前膏滋尽剂皆良。年内已少感冒，夜尿转少，中脘转安。二便调，精力较前为佳，唯有身寒怯冷，中脘经寒或受气郁则有痞胀。贫血之证，由经量多且先期旬日而起。口疳仍频见。脉小，苔薄。气虚兼寒，血少不荣，郁火内盛，治拟益气养荣，理气散郁，清脾之法。处方：

生黄芪 150g　炙黄芪 150g　炒当归 100g　生地 120g　熟地 120g　肥玉竹 120g　炒党参 120g　炒苍术 100g　炒白术 100g　砂仁 30g　蔻仁 30g　制首乌 150g　杞子 120g　杜仲 150g　寄生 120g　仙鹤草 180g　功劳叶 100g　稆豆衣 100g　墨旱莲 100g　女贞子 100g　桑椹子 100g　楮实子 100g　炒怀山 120g　山萸肉 100g　巴戟肉 100g　补骨脂 90g　骨碎补 90g　丹参 120g　炒柴胡 100g　枳实 100g　陈皮 30g　姜半夏 90g　茯苓 100g　柏子仁 100g　枣仁 100g　炒川连 30g　肉桂 10g　白薇 90g　青黛末包 30g　白及 30g　玉蝴蝶 30g　无花果 90g　炒黄芩 60g　黑山栀 60g　丹皮 90g　郁金 90g　金樱子 90g　覆盆子 90g　蚕茧壳 90g　莲心 15g　莲肉 200g　大枣 200g

生晒参 100g　西洋参 100g　冬虫夏草 10g　陈阿胶 300g　龟甲胶 100g　鳖甲胶 100g　鹿角胶 50g　饴糖 200g　蜂蜜 100g　河车粉冲 50g　白冰糖 500g　黄酒 300g　上药 1 料，如法收膏。

四诊：2006 年 11 月 30 日。历年膏滋尽剂，皆良。岁中感冒几乎未作，但多口疳。寐多梦扰易醒，但精力尚充，中脘无胀，口不渴。脉细小，苔薄。有“慢性浅表性胃炎”史、“血白细胞减少”史、“贫血”史。经水量多、先期，查见“雌激素水平低下”。原有“病毒性心肌炎后遗症”“糜烂性胃窦炎、局部萎缩、反流性食管炎”。心肾脾胃气阴不足，治拟益气养阴，心肾

脾胃兼顾。处方:

生黄芪 150g　炙黄芪 150g　生怀山药 150g　炒苍术 120g　炒白术 120g　茯神 300g　炒党参 100g　太子参 150g　生地 120g　熟地 120g　砂仁 30g　蔻仁 30g　炒当归 100g　炒赤芍 90g　炒白芍 90g　柏子仁 150g　枣仁 150g　天冬 100g　麦冬 100g　玄参 100g　丹参 100g　丹皮 100g　仙鹤草 150g　功劳叶 100g　蛇舌草 150g　龙葵 150g　石见穿 100g　石打穿 100g　穞豆衣 100g　女贞子 100g　墨旱莲 100g　杞子 120g　制首乌 150g　楮实子 100g　炒川连 30g　肉桂 20g　炒知母 90g　炒黄柏 90g　炙龟甲 90g　炙鳖甲 90g　苦参 100g　生白果 90g　益母草 100g　制香附 100g　无花果 90g　白及 60g　青黛末[包] 30g　石斛 90g　竹叶 60g　玉竹 90g　黄精 90g　山萸肉 120g　巴戟肉 120g　莲肉 200g　大枣 200g

生晒参 100g　西洋参 100g　虫草 10g　陈阿胶 300g　龟甲胶 100g　鳖甲胶 100g　鹿角胶 50g　河车粉[冲] 50g　珍珠粉[冲] 15g　羚羊角粉[冲] 6g　白冰糖 300g　饴糖 150g　蜂蜜 100g　黄酒 100g　上药 1 料,如法收膏。

五诊:2007 年 11 月 22 日。岁前膏滋良。年内感冒已少见,见亦症轻速瘥。口疳未见再作。心胸安适,悸闷未再。劳后神疲乏力。中脘不适,大便日行,经水已见先后无定,有烘热汗出之象。脉细小弦滑,苔薄。岁首复查胃镜示"糜烂性胃窦炎""反流性食管炎",但未见提及局灶萎缩之变。血常规示白细胞减少。素有"病毒性心肌炎""血白细胞低下""贫血""雌激素水平低下"。心肾肝脾气阴不足,冲任先衰之象已现。治拟益气养阴,调和充任,兼顾四脏之法。制膏代煎。处方:

炒党参 120g　炒苍术 90g　炒白术 90g　炒怀山药 150g　炒当归 90g　生地 120g　熟地 120g　山萸肉 120g　巴戟肉 120g　仙灵脾 90g　仙茅 90g　丹参 90g　丹皮 90g　郁金 90g　生黄芪 120g　炙黄芪 120g　猪苓 120g　茯苓 120g　炒白芍 90g　龙葵 90g　石见穿 300g　石打穿 300g　蛇舌草 90g　白及 90g　川贝粉[冲] 60g　仙鹤草 300g　功劳叶 120g　穞豆衣 90g　墨旱莲 90g　女贞子 90g　桑椹子 90g　玉竹 90g　黄精 90g　砂仁 30g　蔻仁 30g　青黛末[包] 30g　炒川连 30g　肉桂 30g　葛根 90g　玄参 90g　石斛 90g　麦冬 90g　炙龟甲 150g　炙鳖甲 150g　苦参 50g　生白果 60g　益母草 90g　制香附 90g　益智仁 120g　锁阳 90g　莲心 30g　莲肉 200g　大枣 200g

生晒参 100g　西洋参 100g　冬虫夏草 10g　陈阿胶 300g　龟甲胶 100g　鳖甲胶 100g　鹿角胶 50g　河车粉[冲] 50g　珍珠粉[冲] 15g　羚羊角粉[冲] 6g　白冰糖 300g　饴糖 150g　蜂蜜 100g　黄酒 100g　上药 1 料,如法收膏。

2. 冠心病心律失常案

汤某,女,65 岁。2002 年 12 月 4 日初诊。年逾花甲,冲任脉衰少,心脾气血不足,枢机不利,胸咽灼痛,好发阴时。心悸室早,发则周身抖颤,平卧气短,寐艰短,纳谷欠馨。脉细弦,苔薄。经查罹有冠心病、心肌缺血、高血压、萎缩性胃炎诸疾。或见中脘难名之不适。治拟调冲任、益心脾、行气血、利枢机之法,制膏代煎。处方:

仙灵脾 60g　仙茅 60g　炒知母 30g　炒黄柏 30g　炒当归 90g　山萸肉 100g　生地 90g　熟地 90g　巴戟肉 60g　砂仁 30g　蔻仁 30g　炒党参 100g　生怀山药 100g　淮小麦 300g　柏子仁 100g　枣仁 100g　五味子 30g　寸麦冬 100g　肥玉竹 90g　制黄精 100g　丹参 150g　益母草 90g　制香附 90g　沉香 30g　木香 90g　炙瓜蒌皮 60g　薤白头 90g　柴胡 90g　枳壳 90g　杞子 90g　生首乌 90g　天麻 90g　生石决 300g　龙齿

150g　苦参 60g　灵芝草 90g　景天三七 90g　生白果 100g　合欢皮 90g　灯心 25g　云茯苓 150g　生黄芪 90g　炒白术 90g　炒赤芍 90g　炒白芍 90g　玳瑁 25g　大枣 180g　莲肉 150g　炒川连 20g　石见穿 90g　蛇舌草 90g　玄参 90g　凤凰衣 90g

生晒参 100g　西洋参 100g　虫草 15g　胡桃肉切小块 150g　陈阿胶 250g　白冰糖 300g　黄酒 300g　上药 1 料，如法收膏。

二诊：2003 年 11 月 20 日。既往因冠心病心律失常，室早频频，心肌缺血及脑供血不足，心绞痛 2 次住院。年前则因频发早搏（期前收缩）频繁就诊急治。前岁冬令进服膏滋 1 料，仅于春二月急诊 2 次，嗣后年内安好，但有暑天胸闷痛时作，易有心烦少寐。迩来曾因"尿路感染"复发而见少腹作痛，却无尿频涩急痛。苔薄，脉细弦有歇止之象。虽有萎缩性胃炎史，但中脘现安。原膏滋服后良，宜守原意再进。补益心脾，滋养肝肾，通利气血，佐以清化之品。处方：

炒党参 120g　炒白术 100g　炒白芍 100g　生黄芪 150g　炒当归 120g　炒川芎 60g　生地 90g　熟地 90g　砂仁 30g　蔻仁 30g　杞子 90g　制首乌 90g　仙鹤草 180g　山萸肉 120g　巴戟肉 100g　仙茅 90g　仙灵脾 90g　潼蒺藜 90g　白蒺藜 90g　灵芝草 100g　景天三七 100g　桃仁 90g　玉竹 100g　黄精 100g　苦参 50g　生白果 50g　藿香 60g　佩兰 60g　苏梗 90g　青皮 90g　陈皮 45g　合欢皮 90g　淮小麦 300g　竹茹 50g　北秫米包 300g　炒知母 60g　炒黄柏 60g　土茯苓 300g　牛膝 90g　炒川连 10g　炙瓜蒌皮 60g　薤白头 60g　穞豆衣 90g　女贞子 90g　桑椹子 90g　墨旱莲 90g　台乌药 90g　沉香 30g　茯神 300g　莲肉 200g　淮小麦 300g　大枣 200g　炙甘草 90g　柏子仁 120g　枣仁 120g

生晒参 100g　西洋参 100g　冬虫夏草 15g　藏红花 6g　玳瑁 30g　胡桃肉切小块 200g　陈阿胶 250g　石见穿 100g　蛇舌草 100g　白冰糖 300g　饴糖 150g　黄酒 300g　上药 1 料，如法收膏。

三诊：2004 年 11 月 11 日。入冬进服膏滋连已二载，尽剂之后诸恙皆安。尿路感染年内未作。中脘安好，心悸早搏显减，头晕未作，胃纳馨，精神佳，但有咽痒咽堵欲咳，紧张之后寐艰，胸部有束压感，便调，但不成形。苔薄，脉小弦。原有"冠心频发室早、心肌缺血、脑供血不足、尿路感染、萎缩性胃炎"史，原膏滋补益心脾，滋养肝肾，通利清化之意，拟当守之。处方：

炒党参 120g　炒怀山 120g　炒白芍 100g　炒白术 100g　生黄芪 150g　炙黄芪 150g　炒当归 120g　生地 90g　熟地 90g　砂仁 30g　蔻仁 30g　杞子 90g　制首乌 90g　仙鹤草 180g　山萸肉 120g　巴戟肉 100g　仙茅 90g　仙灵脾 90g　炒川芎 60g　潼蒺藜 90g　白蒺藜 90g　葛根 90g　灵芝草 100g　景天三七 100g　桃仁 90g　玉竹 100g　黄精 100g　苦参 50g　生白果 50g　合欢皮 90g　淮小麦 300g　桑椹子 100g　墨旱莲 90g　女贞子 90g　穞豆衣 90g　炒川连 10g　炒知母 60g　炒黄柏 60g　土茯苓 300g　苏梗 90g　藿香 60g　佩兰 60g　青皮 90g　陈皮 45g　牛膝 60g　柏子仁 90g　枣仁 90g　北秫米包 300g　炙瓜蒌皮 60g　薤白头 60g　台乌药 90g　沉香 30g　茯神 300g　莲肉 200g　大枣 200g　炙甘草 90g　石见穿 100g　蛇舌草 100g　龙葵 90g　川朴花 30g　玄参 60g　马勃 30g　玳瑁 60g

生晒参 100g　西洋参 100g　虫草 15g　藏红花 4.5g　胡桃肉 200g　陈阿胶 250g　白冰糖 300g　饴糖 150g　黄酒 300g　上药 1 料，如法收膏。

四诊:2005 年 11 月 17 日。冬令膏方连有三载。既往曾因冠心病、心绞痛、心律失常(室性早搏)、高血压,频发头晕瘫软肢颤,或屡次住院,或频繁赴院急诊,现已逐年减少,今年则尚未至急诊医治。多梦,便秘两日一行,咽痒喉堵欲作咳逆。今血压 150/86mmHg,现心律齐。脉细小弦,苔薄根微腻。有"尿路感染""萎缩性胃炎"史。继拟滋养肝肾,补益心脾,清化通利之法,制膏代煎。处方:

灵芝草 150g 景天三七 150g 甜苁蓉 100g 锁阳 100g 潼蒺藜 120g 白蒺藜 120g 炒当归 150g 炒党参 150g 炒白术 150g 炒苍术 150g 砂仁 30g 蔻仁 30g 大枣 200g 炒川芎 50g 川断 90g 虎杖 150g 全瓜蒌切 120g 郁李仁 100g 桃仁 150g 薤白头 100g 天麻 150g 钩藤 150g 生石决明 300g 白僵蚕 100g 水蛭 30g 桂枝 30g 补骨脂 90g 玉竹 120g 黄精 120g 炒怀山药 150g 生地 120g 熟地 120g 杞子 120g 生首乌 300g 制川军 150g 月季花 100g 川朴花 100g 玄参 100g 天冬 100g 麦冬 100g 五味子 30g 远志 30g 淮小麦 300g 穞豆衣 100g 楮实子 100g 望江南 100g 八月札 90g 苦参 100g 生白果 100g 玳瑁 90g 蛇舌草 150g 仙鹤草 180g 功劳叶 100g 土茯苓 300g 茯神 300g 柏子仁 150g 枣仁 150g 莲肉 200g

生晒参 100g 西洋参 100g 冬虫夏草 15g 陈阿胶 250g 白冰糖 300g 饴糖 120g 蜂蜜 100g 黄酒 50g 上药 1 料,如法收膏。

五诊:2007 年 11 月 22 日。历年冬令膏滋 1 料尽剂皆良。心悸早搏已失,虽心痛月作一次且伴咽中灼热,但无需至急诊与住院。未作头晕,肢颤减,腰酸,脘安,干咳作呛无痰,仍有吞酸。便调,"尿路感染"未作。今血压 148/98mmHg。脉细弦滑,苔薄。治守滋养肝肾,补益心脾之法,制膏代煎。处方:

炒党参 120g 炒苍术 90g 炒白术 90g 陈皮 30g 川朴花 30g 苏叶 60g 生炙黄芪各 90g 八月札 90g 玉蝴蝶 30g 马勃包 30g 炒黄芩 90g 炒川连 30g 吴茱萸 30g 生瓦楞 300g 生赭石 150g 旋覆花包 60g 玄参 100g 生地 90g 熟地 90g 砂仁 30g 蔻仁 30g 山萸肉 100g 巴戟肉 100g 丹参 90g 丹皮 90g 炒赤芍 90g 炒白芍 90g 天冬 90g 麦冬 90g 石斛 90g 桑叶 90g 桑白皮 90g 杭菊 50g 天麻 90g 潼蒺藜 150g 白蒺藜 150g 玳瑁 50g 灵芝草 120g 景天三七 120g 炒怀山 150g 炙瓜蒌皮 90g 苦参 60g 生白果 100g 穞豆衣 100g 墨旱莲 100g 女贞子 100g 杞子 100g 制首乌 100g 楮实子 100g 桑椹子 100g 淮小麦 300g 仙鹤草 120g 功劳叶 100g 川贝 90g 象贝 90g 玉竹 120g 黄精 120g 鹿衔草 150g 挂金灯 100g 望江南 100g 葛根 60g 威灵仙 60g 茯神 300g 柏子仁 300g 枣仁 300g 五味子 30g 土茯苓 300g 补骨脂 150g 水蛭 30g 桂枝 30g 莲肉 200g 大枣 200g

生晒参 100g 西洋参 100g 冬虫夏草 15g 陈阿胶 250g 白冰糖 300g 饴糖 150g 蜂蜜 100g 黄酒 50g 上药 1 料,如法收膏。

六诊:2007 年 11 月 22 日。历年膏滋尽剂皆良。年内尿路感染未发,血压稳于正常范围。脘安无痛,寐安多梦。骨质疏松所致腰痛已改善。上半年曾有 3 次发作心胸痛及 1 次心悸早搏感,下半年全无。口干黏乏津,但不欲饮。血糖多次复查均属正常。脉小,苔薄微腻。治仍守滋养肝肾,补益心脾之法。处方:

杞子 100g 制首乌 120g 桑椹子 120g 楮实子 120g 穞豆衣 90g 墨旱莲 100g 女贞子 120g 生白果 90g 山萸肉 90g 巴戟肉 90g 景天三七 90g 灵芝草 90g 炙黄芪 150g 炒党参 120g 炒苍术 90g 炒白术 90g 炒怀山药 120g 苦参 60g 虎杖 90g

大狼耙草 150g　生地 120g　熟地 120g　砂仁 30g　蔻仁 30g　仙鹤草 300g　功劳叶 90g　天冬 90g　麦冬 90g　玉竹 90g　黄精 90g　天麻 90g　潼蒺藜 90g　白蒺藜 90g　玳瑁 90g　陈皮 45g　川朴花 45g　苏叶 50g　八月札 90g　玉蝴蝶 30g　马勃[包] 30g　炒川连 30g　吴萸 30g　石斛 90g　川贝 90g　象贝 90g　鹿衔草 180g　补骨脂 90g　杜仲 120g　寄生 120g　土茯苓 300g　炙瓜蒌皮 60g　薤白头 60g　水蛭 30g　益智仁 120g　桂枝 30g　莲肉 200g　大枣 200g

生晒参 100g　西洋参 100g　冬虫夏草 10g　陈阿胶 250g　白冰糖 300g　饴糖 150g　蜂蜜 100g　黄酒 50g　上药 1 料,如法收膏。

3. 冠心病冠脉搭桥术后案

叶某,男,66 岁。2002 年 12 月 27 日初诊。冠心病,冠脉搭桥术迄今八载,迩来头晕,神疲乏力气短,肢体沉重,活动后增剧,登楼尤甚。颧面多有潮红,小溲频频,前列腺手术 1 年。苔薄根腻黄,脉细弦滑。年近古稀,心肾气衰,血瘀脉中,邪湿易蕴。治拟大补元气,以助化瘀通脉,化湿御邪。际兹冬令,制膏代煎。处方:

灵芝草 100g　景天三七 100g　生黄芪 180g　炙黄芪 180g　炒党参 150g　炒白术 150g　炒赤芍 120g　炒白芍 120g　郁金 120g　丹参 300g　砂仁 30g　蔻仁 30g　沉香 30g　降香 30g　檀香 30g　补骨脂 120g　益智仁 100g　生地 120g　熟地 120g　炒怀山药 150g　炒当归 100g　桃仁 120g　杏仁 60g　苡仁 300g　麦冬 90g　五味子 60g　杜仲 300g　仙鹤草 250g　玉竹 100g　黄精 100g　生蒲黄 120g　虎杖 150g　知母 45g　黄柏 45g　肉桂 20g　桂枝 15g　牛膝 90g　苦参 60g　生槐花 60g　生白果 60g　水蛭 50g　杞子 90g　制首乌 150g　山萸肉 100g　巴戟肉 100g　炒川连 12g　炒条芩 50g　生山栀 60g　苦丁茶 60g　竹沥半夏 60g　猪苓 150g　茯苓 150g　大枣 180g　莲肉 200g　胡桃肉[切小块] 200g

生晒参 100g　西洋参 60g　冬虫夏草 15g　陈阿胶 250g　龟甲胶 60g　鹿角胶 60g　白冰糖 500g　黄酒 500g　上药 1 料,如法收膏。

二诊:2003 年 12 月 4 日。冠心病,冠脉搭桥术迄今八载。岁前进服冬令膏滋 1 料,颇适。仅于年初有动则心悸,胸闷气短,嗣后渐安。频频尿急已减,寐转酣,纳可便调。血压或有增高,今测血压值为 175/100mmHg。脉细小沉弦,苔薄黄腻,质红。治守原膏滋之意,大补元气,化瘀通络,佐以平镇之法。处方:

灵芝草 100g　景天三七 100g　生黄芪 150g　炙黄芪 150g　炒党参 150g　炒白术 150g　炒白芍 150g　丹参 300g　生地 100g　熟地 100g　砂仁 30g　蔻仁 30g　益智仁 90g　山萸肉 120g　巴戟肉 120g　天冬 90g　麦冬 90g　玉竹 90g　黄精 90g　穞豆衣 90g　熟女贞 90g　墨旱莲 90g　沉香 30g　降香 30g　檀香 30g　虎杖 90g　炙甲片 60g　知母 50g　黄柏 50g　肉桂 20g　桂枝 15g　苦参 60g　生白果 60g　天麻 180g　生石决 300g　潼蒺藜 120g　白蒺藜 120g　杞子 90g　制首乌 90g　炒川连 12g　炒条芩 50g　生山栀 50g　杜仲 300g　桑寄生 180g　生蒲黄[包] 120g　水蛭 50g　地鳖虫 60g　莲须 90g　莲肉 200g　桑螵蛸 120g　金樱子 100g　芡实 90g　大枣 200g

胡桃肉[切小块] 200g　虫草 30g　生晒参 100g　西洋参 60g　陈阿胶 250g　龟甲胶 60g　鹿角胶 60g　白冰糖 500g　羚羊角粉[冲] 6g　珍珠粉[冲] 6g　玳瑁 30g　黄酒 500g　上药 1 料,如法收膏。

三诊:2004 年 12 月 2 日。冬令膏滋连已两载皆良。据云:复查冠脉搭桥之处安好,他处冠脉又见不畅，虽无胸痛，但劳后或活动之后，气短之感较往年为甚。年内血压已得控制。且无头晕头痛。中脘安好，纳可寐酣，年内无旱搏见之，咳嗽控制。脉弦细小滑，苔薄根中微黄腻。拟守原膏滋之意，大补元气，化瘀通络。处方：

生黄芪 180g　炙黄芪 180g　桃仁 90g　红花 30g　炒白芍 90g　炒赤芍 90g　景天三七 120g　灵芝草 100g　丹参 150g　炒川芎 90g　山萸肉 100g　巴戟肉 100g　水蛭 30g　地鳖虫 50g　全蝎 30g　蝉衣 90g　白僵蚕 90g　地龙 90g　炒党参 100g　太子参 100g　炒白术 90g　炒怀山 100g　生地 100g　熟地 100g　砂仁 30g　蔻仁 30g　杞子 90g　制首乌 120g　桂枝 15g　白河车 50g　天麦冬[各] 100g　五味子 30g　泽兰叶 60g　合欢皮 90g　姜半夏 60g　陈皮 30g　沉香 30g　降香 30g　木香 90g　玉竹 90g　黄精 90g　女贞子 100g　桑椹子 120g　稆豆衣 100g　墨旱莲 100g　川贝 100g　象贝 100g　炙瓜蒌皮 90g　薤白头 90g　石菖蒲 60g　郁金 90g　仙鹤草 150g　功劳叶 90g　莲肉 200g　大枣 200g

生晒参 100g　西洋参 100g　虫草 15g　陈阿胶 250g　龟甲胶 60g　鹿角胶 60g　羚羊角粉[冲] 3g　珍珠粉[冲] 15g　河车粉[冲] 60g　黄酒 250g　白冰糖 250g　饴糖 150g　上药 1 料，如法收膏。

四诊：2005 年 11 月 24 日。冠心病搭桥术后已 10 年。复查皆好，原膏滋良。迩来阵阵咳嗽无痰，保暖则安，体位变更见头晕，脘安。苔中腻黄，脉弦细滑。头颅 CT 示“基底区见缺血灶”，脑超示“大脑前动脉痉挛”。今血压 156/84mmHg。治守原膏滋意，大补元气，化瘀通络，制膏代煎。处方：

灵芝草 100g　景天三七 120g　桃仁 100g　红花 30g　丹参 120g　炒川芎 90g　炒白芍 100g　炒赤芍 100g　生黄芪 150g　炙黄芪 150g　山萸肉 120g　巴戟肉 120g　水蛭 45g　全蝎 30g　地鳖虫 60g　白僵蚕 100g　地龙 100g　蜈蚣 5 条　坎炁 5 条　生地 120g　熟地 120g　砂仁 30g　蔻仁 30g　炒当归 90g　炒党参 150g　炒苍术 90g　炒白术 90g　桂枝 15g　锁阳 180g　益智仁 100g　菟丝子 100g　甜苁蓉 90g　姜半夏 60g　川贝 100g　象贝 100g　石菖蒲 30g　陈胆南星 30g　全瓜蒌[切] 100g　佛耳草 90g　天麻 150g　潼蒺藜 90g　白蒺藜 90g　白河车 30g　沉香 30g　降香 30g　木香 90g　玉竹 120g　黄精 100g　陈皮 30g　稆豆衣 90g　女贞子 100g　杞子 100g　制首乌 120g　莲肉 200g　大枣 200g

生晒参 100g　西洋参 100g　冬虫夏草 15g　陈阿胶 250g　龟甲胶 50g　鳖甲胶 50g　鹿角胶 50g　河车粉[冲] 50g　羚羊角粉[冲] 3g　珍珠粉[冲] 12g　白冰糖 250g　饴糖 150g　黄酒 200g　上药 1 料，如法收膏。

五诊：2006 年 11 月 30 日。历年冬令进服膏滋 1 料，尽剂皆良，连已四载。年内症安。近无胸闷痛心悸。纳、便俱调，无头晕痛，唯登高后气短，惧寒怯冷，受寒易咳。脉细沉小滑，苔薄。今血压多在 150~160/90~100mmHg。复查搭桥血管畅通，而见他处（左后）不畅血管 1 支。冠脉搭桥术迄今 11 年。古稀之年，心肾真元气耗，虚寒之象迭现。治拟补益真元之法，制膏代煎。处方：

山萸肉 200g　巴戟肉 200g　益智仁 180g　锁阳 150g　炒当归 150g　炒党参 150g　炒苍术 120g　炒白术 120g　陈皮 50g　炒川芎 60g　川断 90g　炒怀山药 150g　川朴 30g　砂仁 30g　蔻仁 30g　生地 150g　熟地 150g　杞子 120g　制首乌 150g　细辛 30g　炙瓜蒌皮 120g　薤白头 100g　桂枝 30g　熟附片 30g　水蛭 30g　地鳖虫 50g　全蝎 30g

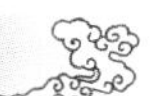

蝉衣 90g　灵芝草 100g　景天三七 100g　苦参 100g　玉竹 120g　桃仁 90g　杏仁 90g　川贝 100g　象贝 100g　炒防风 90g　黄精 90g　补骨脂 100g　骨碎补 100g　虎杖 90g　坎炁 10 条　蜈蚣 10 条　白河车 30g　菟丝子 90g　甜苁蓉 90g　红花 35g　泽兰 100g　茺蔚子 100g　益母草 120g　天麻 180g　潼蒺藜 150g　白蒺藜 150g　佛耳草 90g　白僵蚕 100g　地龙 90g　沉香 30g　降香 90g　石菖蒲 90g　莲肉 200g　大枣 200g　穞豆衣 100g　楮实子 100g

生晒参 100g　西洋参 100g　冬虫夏草 15g　陈阿胶 250g　龟甲胶 50g　鳖甲胶 50g　鹿角胶 50g　河车粉[冲] 60g　羚羊角粉[冲] 6g　珍珠粉[冲] 20g　白冰糖 250g　饴糖 150g　黄酒 200g　上药 1 料，如法收膏。

六诊：2007 年 12 月 6 日。历年膏滋尽剂皆良。冠心病心肌梗死搭桥术后迄今 12 年，胸心无所苦。受寒见咳之象已少，怯寒惧冷之状已无，但较之常人仍对冷汛之临有先知之感。登高后仍有气短。嗜睡困乏，遇寒肩背则稍有牵掣，口干饮多。脉沉小，舌净苔少有剥象，质淡红润。血压稍高为 150/100mmHg。心肾阳虚，真元不足，治拟补益之法，固本培元。处方：

灵芝草 120g　景天三七 120g　炒党参 150g　炒苍术 120g　炒白术 120g　益智仁 120g　锁阳 120g　巴戟肉 150g　山萸肉 150g　生地 150g　熟地 150g　砂仁 30g　蔻仁 30g　细辛 45g　坎炁 10 条　苦参 100g　生白果 100g　炙黄芪 300g　大狼耙草 150g　炒怀山药 150g　杞子 120g　制首乌 120g　川贝 90g　象贝 90g　甜苁蓉 120g　补骨脂 120g　天麻 180g　潼蒺藜 150g　白蒺藜 150g　附片 50g　桂枝 50g　水蛭 45g　地鳖虫 90g　全蝎 60g　炒川芎 90g　川断 120g　白河车 50g　菟丝子 120g　泽兰叶 90g　益母草 120g　茺蔚子 120g　骨碎补 90g　虎杖 150g　川朴 60g　佛耳草 90g　白僵蚕 90g　沉香 45g　降香 90g　玉竹 120g　黄精 120g　穞豆衣 90g　桑椹子 90g　女贞子 90g　墨旱莲 90g　石菖蒲 60g　莲肉 200g　大枣 200g　羚羊角粉[冲] 6g

生晒山参粉 6g　西洋参 100g　虫草 15g　陈阿胶 250g　龟甲胶 100g　鳖甲胶 100g　鹿角胶 60g　河车粉[冲] 60g　珍珠粉[冲] 25g　蛤蚧[去头足研冲] 1 对　白冰糖 250g　黄酒 200g　饴糖 50g　上药 1 料，如法收膏。

4. 高血压伴慢性胃炎案

曹某，女，74 岁。2002 年 12 月 4 日初诊。高血压 10 余年，舒张压高。高血脂、高血黏度、萎缩性胃炎、幽门螺杆菌阳性年余，头晕少寐，咳嗽或伴哮鸣之声，受寒或经劳累则易便稀，或有焦虑。脉弦细滑数，苔腻黄。年逾古稀，肾亏肝旺，中土受制。治拟滋水涵木，抑肝扶土。处方：

明天麻 100g　嫩双钩 120g　生石决 300g　甘杞子 90g　制首乌 120g　茯苓 120g　猪苓 120g　生怀山药 300g　苍术 60g　白术 60g　姜半夏 60g　陈皮 45g　炒党参 100g　龙葵 100g　石见穿 90g　石打穿 90g　蛇舌草 90g　苡仁 300g　炒赤芍 100g　炒白芍 100g　炒防风 90g　仙鹤草 120g　穞豆衣 100g　川贝 60g　象贝 60g　墨旱莲 100g　女贞子 90g　桑椹子 90g　白扁豆 300g　炒川连 15g　焦山栀 90g　焦山楂 90g　焦六曲 90g　苦参 50g　生槐花 90g　肥玉竹 90g　制黄精 90g　山萸肉 90g　巴戟肉 90g　潼蒺藜 100g　白蒺藜 100g　威灵仙 60g　葛根 90g　补骨脂 100g　杜仲 300g　桑寄生 120g　淮小麦 300g　大枣 200g　莲肉 150g

生晒参 100g　西洋参 60g　陈阿胶 250g　胡桃肉 150g　白冰糖 500g　黄酒 300g　上药 1 料，如法收膏。

二诊:2003年11月20日。冬令膏滋尽剂后良。1个月前胃镜示慢性糜烂性胃窦炎,幽门螺杆菌已转阴性,中脘并无痛胀与吞酸。咳、喘、哮未作,焦虑症已瘥。10余年之高血压多暑降冬升,年内虽安,迩来又见头胀颈强。过劳则腰酸坠,尿有少量红细胞,寐有梦扰。血脂转正常,头颅CT正常。脉弦,苔薄黄。拟守原膏滋意,扶土助运,益肾平肝。处方:

明天麻120g　钩藤120g　生石决300g　潼蒺藜120g　白蒺藜120g　杞子120g　制首乌120g　炒白术90g　炒苍术90g　茯神300g　玉竹90g　黄精90g　穞豆衣120g　熟女贞100g　墨旱莲90g　桑椹子150g　炒党参100g　丹参150g　生黄芪120g　炙黄芪120g　生怀山药150g　龙葵90g　蛇舌草300g　石见穿100g　石打穿100g　苡仁300g　白扁豆300g　炒川连15g　苦参50g　生槐花90g　葛根100g　威灵仙90g　补骨脂100g　杜仲300g　寄生150g　仙鹤草300g　生地120g　熟地120g　砂仁30g　蔻仁30g　白及30g　青黛末30g　淮小麦300g　大枣200g　莲肉200g　川贝100g　象贝100g

生晒参100g　西洋参60g　陈阿胶250g　胡桃肉[切小块]150g　白冰糖500g　黄酒300g　上药1料,如法收膏。

三诊:2004年11月18日。经丧偶之痛,焦虑惊恐多思紧张之状又起。肢软,劳后左腰不适,头或胀为裹,见于血压偏高脉压差偏小之时。受寒或咽痒则欲咳逆、作嚏,额痛背疼,手足冷。中脘安。脉细弦滑,苔薄净。年内血脂、血黏度皆正常,唯脂蛋白α增高。七情之伤,调气为先,兼以益肾扶土。处方:

炒柴胡100g　制香附100g　八月札100g　炙枇杷叶90g　炒当归100g　炒川芎60g　川断120g　金狗脊100g　杜仲100g　佛手100g　陈香橼90g　制甘松60g　淮小麦300g　丹参90g　丹皮90g　月季花60g　玫瑰花60g　郁金90g　太子参100g　炒党参90g　炒苍术60g　炒白术60g　炒怀山药100g　白芷90g　生山楂150g　生六曲150g　虎杖150g　生山栀100g　仙鹤草180g　穞豆衣90g　女贞子100g　墨旱莲100g　杞子100g　制首乌100g　苦参60g　生白果90g　龙齿300g　天麻150g　潼白蒺藜[各]120g　钩藤120g　玉竹120g　黄精120g　灵芝草120g　景天三七120g　莲肉200g　大枣200g　玳瑁60g　细辛18g　川贝100g　象贝100g

生晒参100g　西洋参100g　陈阿胶250g　黄酒180g　白冰糖500g　珍珠粉[冲]6g　羚羊角粉[冲]6g　胡桃肉150g　上药1料,如法收膏。

四诊:2005年11月24日。历年膏滋皆良。骤见脘痛及背,进热饮即安。情志转宁,忧伤之感已解。或有心悸,血压增高,手足不温。今血压136/80mmHg。脉细小弦滑,苔薄白中微腻。年内复查胃镜示"疣状胃窦炎",病理示"胃窦黏膜慢性炎症",未再见肠化与萎缩之变,幽门螺杆菌(Hp)(-)。既往B超示"胆囊息肉"。治拟脾肾双补之法,兼佐理气、调肝、散郁。处方:

炒党参100g　炒苍术90g　炒白术90g　炒当归90g　炒柴胡90g　生黄芪90g　炙黄芪90g　砂仁30g　蔻仁30g　枳壳90g　青皮90g　陈皮30g　姜半夏90g　川朴30g　龙葵150g　蛇舌草100g　苡仁300g　石见穿100g　石打穿100g　金钱草300g　虎杖150g　吴茱萸30g　细辛30g　炒防风90g　玉竹100g　黄精100g　穞豆衣100g　女贞子100g　杞子90g　制首乌150g　生地90g　熟地90g　天麻90g　生石决300g　八月札90g　潼蒺藜90g　白蒺藜90g　凤凰衣100g　马勃[包]30g　玉蝴蝶30g　大枣200g　莲肉200g

生晒参 100g　西洋参 100g　珍珠粉冲 15g　羚羊角粉冲 6g　陈阿胶 250g　白冰糖 350g　黄酒 100g　上药 1 料,如法收膏。

五诊:2006 年 11 月 23 日。历年膏滋尽剂皆安。寡欲不欢,手足不温,劳则头痛或早或暮,历 12 小时得缓。不悦或紧张或劳皆令血压增高,现时测压为 120/80mmHg。时口干,寐艰。中脘已转安。原有"胃窦炎"史。脉弦小略数,苔薄中微腻。心率 94 次/min,律齐。血脂检测:胆固醇稍高,血黏度增高。月前 B 超示胆囊息肉与胆囊结晶,心脏彩超(心超)示舒张功能降低。治守补益脾肾,理气散郁,平肝潜阳之法,制膏代煎。处方:

炒党参 100g　炒苍术 90g　炒白术 90g　炒当归 90g　炒柴胡 90g　生黄芪 90g　炙黄芪 90g　砂仁 30g　蔻仁 30g　枳壳 90g　青皮 90g　陈皮 30g　姜半夏 90g　川朴 30g　龙葵 150g　蛇舌草 100g　苡仁 300g　石见穿 100g　石打穿 100g　金钱草 300g　虎杖 150g　吴茱萸 30g　细辛 30g　炒防风 90g　玉竹 100g　黄精 100g　穞豆衣 100g　女贞子 100g　杞子 90g　制首乌 150g　生地 90g　熟地 90g　天麻 90g　生石决 300g　八月札 90g　潼蒺藜 90g　白蒺藜 90g　凤凰衣 100g　马勃包 30g　玉蝴蝶 30g　大枣 200g　莲肉 200g

生晒参 100g　西洋参 100g　珍珠粉冲 15g　羚羊角粉冲 6g　陈阿胶 250g　白冰糖 350g　黄酒 100g　上药 1 料,如法收膏。

六诊:2007 年 11 月 29 日。历年膏滋尽剂皆良。血压随情志而变,年内则较平稳。寐时前额痛,晨起转安,手足冷。丧偶四载,忧郁四年,夜不入寐,神不安守。脉细小弦滑,苔薄。有高血压史,胃窦炎史,脂代谢紊乱史,胆囊息肉史。旬日前胃镜复查示:慢性隆起糜烂性胃炎(Ⅱ度)伴出血,肠化(+),Hp(-)。肝胃不和,心脾两虚,水不涵木,治拟疏肝和胃,补益心脾,滋水涵木。处方:

炒柴胡 90g　炒当归 90g　制香附 90g　郁金 90g　八月札 90g　玫瑰花 60g　苡仁 300g　砂仁 30g　蔻仁 30g　川朴花 60g　生黄芪 300g　仙鹤草 300g　墨旱莲 90g　炒党参 120g　炒苍术 90g　炒白术 90g　陈皮 60g　茯神 300g　丹参 90g　丹皮 90g　炒怀山药 120g　炒赤芍 90g　炒白芍 90g　生山栀 120g　炒黄连 30g　炒黄芩 60g　炒知母 90g　炒黄柏 90g　生地 120g　熟地 120g　金钱草 300g　虎杖 90g　炒川芎 90g　吴茱萸 30g　生升麻 90g　枳壳 90g　龙葵 150g　蛇舌草 90g　石见穿 90g　石打穿 90g　白及 90g　姜半夏 60g　玉竹 90g　黄精 90g　天麻 150g　潼蒺藜 90g　白蒺藜 90g　玳瑁 90g　山萸肉 90g　巴戟肉 90g　杞子 90g　制首乌 90g　益智仁 90g　仙灵脾 90g　仙茅 90g　柏子仁 300g　枣仁 300g　五味子 30g　远志 30g　淮小麦 300g　莲心 30g　莲肉 200g　大枣 200g

生晒参 100g　西洋参 100g　珍珠粉冲 20g　羚羊角粉冲 6g　陈阿胶 300g　饴糖 100g　白冰糖 350g　黄酒 100g　上药 1 料,如法收膏。

5. 窦性心动过速案

张某,女,65 岁。1997 年 12 月 1 日。心悸,中脘不适,时或口疳,痰黏喉间,量少,咳呛,口苦心烦,寐艰,纳可,少饮,便调。苔薄少,舌红,脉细弦。心电图示"窦性心动过速"。开路方:

生地 9g　五味子 3g　薏仁 30g　茯苓 18g　远志 3g　玄参 9g　连翘 6g　莲子心 3g　炒枣仁 12g　炒知母 6g　炒黄柏 6g　淮小麦 30g　娑罗子 12g　八月札 9g　佛手 9g　太子参 10g　川贝 6g　象贝 6g　7 帖

1997年12月7日初诊。处方：

生地150g　麦冬120g　五味子30g　炙瓜蒌皮60g　柏子仁100g　枣仁100g　杏仁90g　薏仁300g　猪苓300g　茯苓300g　青皮100g　陈皮50g　淮小麦300g　百合300g　炙百部180g　玉竹150g　黄精150g　大枣200g　生黄芪120g　太子参300g　南沙参150g　北沙参150g　炒知母60g　炒黄柏60g　远志30g　合欢皮150g　川贝100g　象贝100g　八月札120g　娑罗子120g　柴胡60g　黄芩60g　姜半夏60g　带心莲子肉180g　生白果7枚　生怀山药150g　丹参90g　桃仁60g

生晒参100g　西洋参60g　陈阿胶250g　龟甲胶50g　鳖甲胶50g　白冰糖500g　蜂蜜100g　饴糖150g　胡桃肉100g　龙眼肉60g　黑芝麻150g　黄酒500g　上药1料，如法收膏。

二诊：1998年11月24日。血压较平稳，有心悸、“窦性心动过速”史，易感冒咳嗽，疲乏少力。苔根薄黄，脉细弦。拟益气养心，润肺益肾。处方：

黄芪150g　丹参150g　太子参150g　白术150g　茯苓150g　甘草50g　生地120g　麦冬150g　五味子50g　瓜蒌皮150g　川连50g　半夏150g　远志100g　枣仁150g　合欢皮150g　佛手100g　木瓜120g　柴胡100g　黄芩120g　桃仁150g　薏仁150g　山药150g　大枣150g　山萸肉150g　泽泻120g　丹皮100g　枸杞子150g　川贝粉60g　怀牛膝150g　杜仲150g　天麻150g

胡桃肉150g　阿胶250g　生晒参100g　西洋参50g　龟甲胶150g　冰糖500g　饴糖250g　上药1料，如法收膏。

三诊：1999年11月8日。心悸，口干，足跟痛，头颞胀，口疳时时且痛，胆怯易惊。心率72次/min，律齐。脉细弦，苔薄少津。处方：

生地100g　赤芍90g　白芍90g　制首乌150g　杞子150g　玉竹150g　黄精150g　天冬150g　麦冬150g　生怀山药300g　生白术150g　炙瓜蒌皮50g　潼白蒺藜150g　白蒺藜150g　天麻150g　钩藤120g　郁金100g　山萸肉100g　木瓜60g　晚蚕沙100g　野蔷薇根150g　白薇100g　丹参90g　丹皮90g　苦参90g　灵芝草100g　威灵仙90g　穞豆衣100g　女贞子100g　墨旱莲100g　玫瑰花100g　马勃30g　凤凰衣100g　莲肉150g　大枣150g　杜仲100g　牛膝100g　芡实100g　佛手90g　砂仁20g　蔻仁20g　石斛180g　生白果5枚　北沙参150g　天花粉100g　桃仁90g

生晒参100g　西洋参100g　陈阿胶250g　龟甲胶60g　鳖甲胶60g　白冰糖500g　蜂蜜100g　胡桃肉100g　龙眼肉100g　冬虫夏草10g　上药1料，如法收膏。

四诊：2000年11月9日。脉细小，苔薄。曾有鼻衄，口疳时时，纳可，乏力，寐艰，寐中下肢痉掣，便调，溲畅。余安。心率80次/min，律齐。今测血压150/90mmHg。处方：

生地300g　丹参120g　丹皮120g　赤芍300g　白芍300g　炒白术150g　炒怀山药150g　生槐花120g　苦参100g　灵芝草120g　玉米须100g　茶树根100g　马勃30g　青黛末30g　生白果150g　木瓜150g　炒当归90g　杜仲150g　桑寄生150g　地龙90g　白僵蚕100g　玉竹100g　黄精100g　白茅根100g　茜草100g　景天三七100g　白薇100g　野蔷薇根100g　平地木120g　葛根150g　威灵仙100g　制首乌150g　杞子120g　太子参180g　炙黄芪90g　凤凰衣100g　合欢皮300g　远志30g　大枣200g　柏子仁100g　枣仁100g　淮小麦300g　青皮90g　陈皮50g

生晒参60g　西洋参100g　陈阿胶250g　冬虫夏草15g　龟甲胶60g　鳖甲胶60g

胡桃肉 150g　白冰糖 500g　黄酒 250g　上药 1 料，如法收膏。

五诊：2001 年 12 月 5 日。脉细小，苔薄腻微黄。右口角疳痛，乏力神疲，膝软腰酸，寐则双臂麻，未见鼻衄。处方：

生地 300g　丹参 120g　丹皮 120g　银花 60g　连翘 60g　赤芍 150g　白芍 150g　炒怀山药 120g　淮小麦 300g　炒白术 120g　白扁豆 300g　莲肉 150g　茯苓 150g　桑皮 100g　桑白皮 100g　地骨皮 100g　仙鹤草 150g　炒黄芩 90g　太子参 300g　南沙参 120g　北沙参 120g　平地木 180g　合欢皮 180g　杜仲 150g　牛膝 150g　茜草 100g　墨旱莲 100g　女贞子 100g　玉竹 120g　黄精 120g　北秫米 300g　白茅根 90g　石斛 120g　穞豆衣 100g　桑椹子 100g　大枣 150g　葛根 90g　威灵仙 100g　川贝 60g　象贝 60g　灵芝草 100g　生白果 5 枚　苦参 100g　玉米须 100g　天麻 150g　景天三七 100g　青黛末 30g

生晒参 60g　西洋参 100g　陈阿胶 250g　冬虫夏草 15g　龟甲胶 60g　鳖甲胶 60g　白冰糖 500g　黄酒 200g　上药 1 料，如法收膏。

六诊：2002 年 11 月 12 日。脉细弦，苔根腻黄，舌前苔少而光裂。口干不欲饮，便调，腰酸，寐中臂麻。年内未见鼻衄、口疳及口角生疮。或有心悸，夜寐不酣。处方：

生地 100g　熟地 100g　丹皮 100g　丹参 100g　赤芍 100g　白芍 100g　杞子 150g　制首乌 150g　玉竹 120g　黄精 120g　竹茹 60g　竹沥半夏 60g　川朴花 30g　薏仁 180g　生怀山 300g　炒白术 100g　炒党参 100g　苦参 50g　灵芝草 100g　景天三七 100g　葛根 90g　威灵仙 90g　补骨脂 100g　平地木 300g　茅根 100g　牛膝 90g　知柏[各] 90g　仙鹤草 300g　炒川连 30g　土茯苓 60g　石见穿 120g　蛇舌草 120g　南北沙参[各] 100g　石斛 100g　桑叶皮[各] 100g　地骨皮 100g　麦冬 150g　制川军 90g　合欢皮 100g　竹叶 60g　灯心 50g　墨旱莲 120g　女贞子 120g　桑椹子 90g　茜草 150g　大枣 180g　淮小麦 300g　莲肉 150g　羚羊角粉[冲] 6g

生晒参 100g　西洋参 100g　陈阿胶 250g　虫草 15g　龟甲胶 50g　鳖甲胶 50g　白冰糖 500g　黄酒 200g　上药 1 料，如法收膏。

6. 冠心病心肌梗死支架植入术后案

姜某，男，45 岁。2005 年 12 月 5 日。乏力神疲，面色少华，目花目酸，不耐久视。小溲淋沥，口干不显但喜饮。脉细小，苔薄。高血压史 4 年，今血压 135/90mmHg。“冠心病，急性前壁心肌梗死”半年余，予前降支中段处置入支架，现安。血黏度、肌酐、葡萄糖皆高，有“胆石症”史。肝肾不足，气血不荣，浊瘀阻络，心脉不利，治拟滋养肝肾，补益气血，化浊通瘀，畅脉宁心之法，制膏代煎。处方：

制黄精 120g　肥玉竹 120g　生首乌 180g　甘杞子 100g　穞豆衣 120g　熟女贞 100g　墨旱莲 100g　山萸肉 100g　巴戟肉 100g　炒当归 100g　生黄芪 120g　炙黄芪 120g　生怀山药 120g　炒川芎 60g　川断 90g　炒党参 100g　炒白术 90g　炒苍白术 90g　陈皮 30g　生地 150g　砂仁 30g　蔻仁 30g　丹参 60g　丹皮 60g　苦参 60g　生白果 90g　虎杖 90g　玉米须 90g　茶树根 100g　天冬 100g　麦冬 100g　天花粉 90g　葛根 90g　水蛭 50g　灵芝草 100g　景天三七 100g　天麻 300g　潼蒺藜 120g　白蒺藜 120g　生石决明 300g　钩藤 120g　桃仁 100g　红花 30g　仙鹤草 100g　功劳叶 90g　金钱草 120g　平地木 300g　郁金 100g　泽泻 90g　猪苓 300g　汉防己 100g　莲肉 200g

生晒参 100g　西洋参 100g　冬虫夏草 15g　珍珠粉[冲] 6g　羚羊角粉[冲] 6g　河车粉[冲]

50g　陈阿胶 250g　白冰糖 150g　饴糖 150g　黄酒 50g　上药 1 料，如法收膏。

二诊：2006 年 12 月 22 日。岁前膏滋良。年内心胸脘胁皆安。血脂、血糖、肌酐皆处正常临界高值。但头昏乏力目糊。寐转酣，唯过劳而少寐。口干欲饮，性事冷。溲已转畅，纳可便调。脉沉小弦，苔薄微腻。高血压史 5 年，冠心病心肌梗死前降支中段支架置入年余。今血压 110/80mmHg。曾患“胆结石”。治守原膏滋，补益气血，滋养肝肾，化浊通瘀，畅脉宁心之法，佐助阳之品，合为膏滋。处方：

仙鹤草 150g　功劳叶 120g　炒当归 90g　生地 120g　熟地 120g　山萸肉 120g　巴戟肉 200g　仙灵脾 150g　仙茅 90g　补骨脂 120g　骨碎补 90g　穞豆衣 120g　女贞子 90g　墨旱莲 100g　桑椹子 100g　炙黄芪 150g　炒柴胡 90g　炒怀山药 150g　炒苍术 90g　炒白术 90g　砂仁 30g　蔻仁 30g　台乌药 90g　虎杖 120g　石楠叶 90g　天冬 150g　麦冬 150g　天麻 150g　潼蒺藜 120g　白蒺藜 120g　钩藤 120g　紫石英 300g　益智仁 120g　锁阳 120g　炒党参 150g　茯神 300g　陈皮 30g　姜半夏 90g　楮实子 120g　炒川芎 50g　炒川断 150g　杞子 150g　制首乌 150g　五味子 30g　覆盆子 90g　金樱子 90g　莱菔子 90g　蛇床子 90g　坎炁 10 条　杜仲 150g　水蛭 30g　全蝎 30g　蜈蚣 5 条　细辛 30g　莲心 30g　莲肉 200g　大枣 200g

生晒参 100g　西洋参 100g　冬虫夏草 15g　珍珠粉[冲] 10g　羚羊角粉[冲] 6g　海龙 60g　海马 60g　河车粉[冲] 60g　蛤蚧[去头足,研冲] 1 对　阿胶 300g　黄酒 100g　白冰糖 150g　饴糖 150g　上药 1 料，如法收膏。

三诊：47 岁，2007 年 11 月 16 日。支架置入冠脉 2 年，年内症安，仅偶有胸前针刺样疼。血压、血生化皆正常。性事亦见改善，寐安，精神佳，纳可。口渴欲饮，脉细小沉弦，苔薄腻。今血压 135/105mmHg。有烟酒史、“胆结石”史。治守补益气血，滋养肝肾，化浊通瘀，畅脉宁心之法。佐以助阳之品。处方：

仙灵脾 180g　仙茅 180g　山萸肉 180g　巴戟肉 200g　益智仁 150g　锁阳 300g　生地 150g　熟地 150g　砂仁 30g　蔻仁 30g　穞豆衣 300g　墨旱莲 120g　女贞子 120g　桑椹子 150g　楮实子 90g　水蛭 45g　地鳖虫 90g　白僵蚕 100g　蜈蚣 10 条　细辛 45g　炒党参 150g　炒白术 90g　苍白术 90g　炒怀山药 120g　炙黄芪 120g　苦参 90g　生白果 90g　灵芝草 120g　景天三七 120g　石楠叶 150g　紫石英 300g　阳起石 300g　玉竹 90g　黄精 90g　坎炁 10 根　蛇床子 90g　莱菔子 90g　杞子 120g　菟丝子 120g　乌药 90g　青皮 90g　炒柴胡 60g　补骨脂 90g　骨碎补 90g　天麻 180g　潼蒺藜 120g　白蒺藜 120g　生石决 300g　天麦冬 90g　麦冬 90g　莲心 30g　莲肉 200g　大枣 200g

生晒山参粉[冲] 6g　西洋参 100g　枫斗 30g　冬虫夏草 15g　珍珠粉[冲] 18g　羚羊角粉[冲] 6g　海龙 90g　海马 90g　河车粉[冲] 60g　陈阿胶 300g　蛤蚧[去头足,研冲] 1 对　白冰糖 150g　饴糖 150g　黄酒 100g　上药 1 料，如法收膏。

7. 心律失常

岑某，男，71 岁。2004 年 11 月 24 日初诊。高血压史 40 年，无所苦。阵发性心房扑动 2 个月。平素心动缓，畏寒，手足不温或有汗出。口干饮多，大便干结欠畅，小溲滴沥难尽。脉细弦，苔薄质红。查血甘油三酯偏高。有“鼻炎”“胆石症”“颈腰椎增生”“前列腺增生”。心肾气阳虚弱，浊瘀互结于内。治拟温补心肾，泄浊化瘀之法，制膏代煎。处方：

益智仁 100g　益母草 90g　炒柴胡 90g　制香附 90g　炒当归 90g　虎杖 90g　生石决 300g　夏枯草 90g　生地 90g　熟地 90g　砂仁 30g　蔻仁 30g　炒党参 120g　炒白芍

100g　炒白术 100g　炒怀山药 120g　茯神 300g　南沙参 120g　北沙参 120g　功劳叶 120g　生黄芪 90g　炙黄芪 90g　丹参 90g　丹皮 90g　川贝 100g　象贝 100g　仙鹤草 150g　苦参 100g　生白果 100g　炒知母 100g　炒黄柏 100g　灵芝草 100g　景天三七 100g　全瓜蒌 120g　郁金 100g　金钱草 300g　生山楂 300g　生六曲 300g　生蒲黄 120g　辛夷花 90g　细辛 12g　玉竹 90g　黄精 90g　穞豆衣 90g　五味子 30g　葛根 100g　威灵仙 100g　补骨脂 100g　莲肉 200g　大枣 200g

生晒参 100g　西洋参 100g　冬虫夏草 15g　陈阿胶 250g　龟甲胶 60g　鳖甲胶 60g　鹿角胶 45g　珍珠粉[冲] 15g　羚羊角粉[冲] 6g　黄酒 200g　白冰糖 350g　饴糖 150g　蜂蜜 150g　胡桃肉 180g　上药 1 料，如法收膏。

二诊：2005 年 11 月 17 日。岁前冬令膏滋 1 料，症安半载。畏寒，肢不温。大便素不成形，日或二行。脉弦小缓，苔薄舌净润。年内入暑后，因“腰椎间盘突出症”治疗反应，连夜兼心悸、心房扑动、心房颤动，经数日后乃得转复。血生化各项皆正常。今血压 130/80mmHg。心率 56 次/min，律齐。高血压史 40 年，且有“胆石症”“前列腺增生”“颈腰椎骨质增生”“鼻炎”。年逾七旬，心脾肾气阳皆虚。治守原膏滋意，心脾肾并补，佐以泄浊化瘀。处方：

炒党参 120g　炒苍术 90g　炒白术 90g　炒赤芍 90g　炒白芍 90g　炒怀山药 100g　炒当归 90g　生地 90g　熟地 90g　砂仁 30g　蔻仁 30g　生黄芪 90g　炙黄芪 90g　仙鹤草 100g　功劳叶 90g　益智仁 100g　益母草 100g　炒柴胡 90g　制香附 90g　郁金 90g　夏枯草 90g　虎杖 100g　杞子 100g　制首乌 120g　茯神 300g　玉竹 100g　黄精 100g　灵芝草 90g　景天三七 90g　锁阳 90g　补骨脂 90g　玳瑁 100g　紫石英 300g　紫贝齿 300g　龙齿 300g　柏子仁 100g　枣仁 100g　葛根 90g　威灵仙 90g　生白果 90g　苦参 50g　川象贝[各] 60g　金钱草 300g　茵陈 150g　麦芽 300g　莲肉 200g　大枣 200g　天冬 90g　麦冬 90g　天花粉 90g

生晒参 100g　西洋参 100g　冬虫夏草 15g　陈阿胶 250g　龟甲胶 60g　鳖甲胶 60g　鹿角胶 60g　珍珠粉[冲] 15g　羚羊角粉[冲] 6g　白冰糖 350g　饴糖 150g　蜂蜜 150g　黄酒 200g　上药 1 料，如法收膏。

三诊：2006 年 11 月 30 日。有阵发心房颤动、心房扑动史，年内仅于膏滋尽剂后见 1 次发作伴室早（室性期前收缩）。血脂正常，心动缓，活动量达之后见心悸气短，大便反转干结，但可日行。口渴欲饮，入暮之后心动尤缓，小于 50 次/min，畏寒恶热兼有之，四肢不温。苔薄，脉细迟。既往“胆肿大伴胆结石、肝囊肿、高血压、颈腰椎骨质增生、鼻炎、前列腺增生”等病史。今血脂已正常，今血压 130/80mmHg。脉络瘀滞，心肾气阳不足，治从温补气阳以助推动脉络，以助消散瘀滞。处方：

生黄芪 180g　炙黄芪 180g　炒苍术 150g　炒白术 150g　炒怀山药 150g　炒当归 100g　炒赤芍 100g　炒白芍 100g　炒川芎 60g　川断 90g　生地 120g　熟地 120g　砂仁 30g　蔻仁 30g　桃仁 100g　杏仁 100g　炒柴胡 90g　炒前胡 90g　五味子 30g　灵芝草 150g　景天三七 120g　红花 30g　丹参 90g　丹皮 90g　益智仁 150g　锁阳 100g　山萸肉 100g　巴戟肉 100g　补骨脂 100g　苦参 100g　生白果 100g　葛根 120g　威灵仙 90g　茵陈 90g　金钱草 150g　夏枯草 120g　象贝 90g　川贝 90g　虎杖 90g　石见穿 90g　石打穿 90g　仙茅 90g　仙灵脾 90g　炒党参 100g　菟丝子 100g　甜苁蓉 100g　仙鹤草 150g　功劳叶 100g　穞豆衣 100g　桑椹子 100g　玉竹 90g　黄精 90g　女贞子 100g　墨旱莲 100g　玳瑁 90g　炙鳖甲 100g　炙龟甲 100g　鹿角片 50g　莲肉 200g

大枣 200g

生晒参 100g　西洋参 100g　冬虫夏草 15g　珍珠粉冲 15g　羚羊角粉冲 6g　陈阿胶 250g　龟甲胶 60g　鳖甲胶 60g　鹿角胶 60g　白冰糖 350g　饴糖 150g　蜂蜜 150g　黄酒 150g　上药 1 料，如法收膏。

四诊：2007 年 11 月 15 日。历年膏滋尽剂皆良。高血压、心房颤动伴室早。年内因前列腺增生查及前列腺特异性抗原（PSA）渐次增高，现为 38.5μg/L。经住院行局部 CT、穿刺等检查似无定论，前列腺癌不能除外。于穿刺术后心房颤动病发。夜见口渴，素喜饮。腰酸背疼目糊，偶有右胁作痛。会阴处痛。便调。脉细小，弦苔薄，原有胆囊炎、胆石症、肝肾囊肿、主动脉及腹主动脉皆见硬化。血压 150/75mmHg。脾肾者先后天之本，年逾古稀，本虚气弱血滞，浊瘀湿毒之邪侵扰。治拟补益脾肾，以固本益气；助血行、化瘀泄浊、利湿解毒以祛邪。际兹冬令，制膏代煎。处方：

炒党参 120g　炒苍术 90g　炒白术 90g　苡仁 300g　猪苓 300g　茯苓 300g　炒知母 120g　炒黄柏 120g　牛膝 90g　土茯苓 300g　虎杖 150g　炒当归 90g　泽泻 90g　山萸肉 120g　巴戟肉 60g　炙穿山甲片 90g　露蜂房 90g　白僵蚕 120g　地龙 90g　全蝎 30g　水蛭 30g　苦参 90g　生白果 90g　仙鹤草 300g　功劳叶 90g　穞豆衣 90g　女贞子 90g　桑椹子 120g　五味子 30g　八月札 90g　玉米须 120g　玉竹 120g　生地 300g　蛇舌草 300g　砂蔻仁各 30g　大狼耙草 300g　景天三七 90g　灵芝草 90g　葛根 90g　粉萆薢 90g　生黄芪 90g　生怀山药 90g　天冬 90g　麦冬 90g　天花粉 90g　玄参 90g　炙鳖甲 120g　炙龟甲 90g　金钱草 300g　玳瑁 90g　莲心 30g　莲肉 200g　大枣 150g

生晒参 100g　西洋参 100g　冬虫夏草 15g　珍珠粉冲 15g　羚羊角粉冲 6g　陈阿胶 250g　龟甲胶 60g　鳖甲胶 60g　白冰糖 250g　饴糖 100g　蜂蜜 100g　黄酒 100g　上药 1 料，如法收膏。

（张　焱　沈梦雯）

胡国华

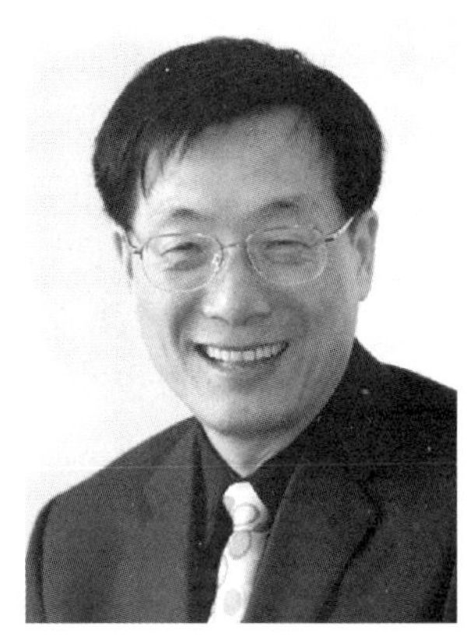

胡国华，上海市中医医院、上海中医药大学附属市中医院副院长，主任医师、教授、博士生导师。兼任中华中医药学会妇科分会副主任委员、世界中医药学会联合会妇科分会副会长、上海市中医药学会常务理事、上海市中医药学会妇科专业委员会主任委员、上海药膳学会副会长等。先后师从哈荔田教授和朱南孙教授，从事中医妇科医、教、研工作37年，发表文章20余篇，主编学术专著10余部，是第五批全国老中医药专家学术经验继承工作指导老师。临床擅长妇科盆腔炎、痛经、不孕症、月经不调、卵巢早衰、围绝经期综合征、产后病等诊治。

一、临床经验

闭经：闭经分虚、实两个方面。虚为血枯，实为血滞，血枯宜补，血滞宜破，而临床以虚证居多，实证偏少，即是实证，也多属本虚标实，绝少见纯粹实证。以肝肾亏虚型和脾虚型为例，肝肾亏虚之闭经属血枯之列，肝肾两脏子母相生，一脏虚损，常常累及另一脏。肝主藏血，肾生癸水，更是与月经息息相关。临床表现以肝血虚之头目眩晕、面色无华和肾虚之腰膝酸软、小便频数为主，治疗当以充养为主，填补肾精，补益肝血，补肾多用紫河车、鹿角霜、巴戟天、肉苁蓉、仙灵脾、杜仲、桑椹子、菟丝子、枸杞子，补肝则常用当归、白芍、川芎、紫丹参等品。脾虚之闭经也较多见，脾为后天之本，精微生化之源，脾不健运则气血无以生，血虚而血海不能满盈为经水。此症多见肢倦神疲，面色萎黄甚则浮肿，食欲不振，脘腹胀闷，大便溏薄，治疗以当归、牛膝、党参、白术、茯苓、白扁豆、山药、莲子肉、薏苡仁等为主。

月经后期：其发病机理是精血不足或邪气阻滞，血海不能按时满溢，遂致月经后期。临床分为肾虚、血虚、血寒、气滞和痰湿5型。在治疗上，治疗须辨明虚实，虚证治以温经养血，实证治以活血行滞。本病虽分虚实，但临床以肾气虚弱、冲任失养，血海不能按时满溢致病者为多。经曰："经水出自肾"，"肾乃封藏之本"。此类常兼有腰酸尿频等肾虚表现，当以巴戟天、肉苁蓉、川断、杜仲、狗脊等补肾之味为主，佐以当归、川芎、白芍等养血调经，肾气充盛，则血海自然充盈而经来。本证由瘀而致者临床少见，不可擅用催经攻瘀之药，不然与膏方中滋腻之品相和，易致胸闷纳呆等症。

带下病：带下的主要病因是湿邪，其核心机理则是带脉失约。临床以虚实夹杂多见。患者或脾虚不运，或肾气亏耗，甚者两者兼而有之，导致带脉失约，任脉不固，湿热之邪趁虚而入，致带下绵绵而下。治法仍以补肾固本为要，补肝肾、益冲任，再佐以清利湿热之品，带脉得固，湿邪拔除，自然带止症安。方中除补肾常用之品外，常以黄芪、白术益气升提，蒲公英、大红藤、败酱草、车前草、刘寄奴、椿根皮利湿清热，椿根皮、芡实、莲须、桑海螵蛸固涩止带。

癥瘕：癥瘕往往并称，癥属血分，坚实成块，瘕属气分，聚散无形，但就其临床所见，每有先因气聚，日久则血瘀成癥，因此不能截然分开。治法以活血化瘀，轻坚散结为主，佐以行气化痰，兼调寒热。癥瘕病因多样，病机复杂，应考虑患者禀赋强弱及病情变化随证治之。正如《济阴纲目》曰："善治癥瘕者，调其气而破其血，消其食而豁其痰，衰其大半而止，不可猛攻峻施，以伤元气。"癥瘕施行手术之后，更宜以扶正固本为主，辨证施治兼理他症。

经绝前后诸证：此证表现多样，病程长短不一，短者数月，长者可迁延数年以至十数年不等。病之本在肾，常累及心、肝、脾等多脏、多经。治疗以调治肾阴、肾阳为大法，若涉及他脏者，则兼而治之。女子更年，体内气血阴阳变化，原本以肝为主，也逐渐转为以脾为主。若转换不利，则出现阴阳不调和之诸般征象。治疗当以清养疏理为法，不可峻补峻泻。临床常用巴戟天、肉苁蓉、仙灵脾、川断、杜仲等温肾助阳，桑椹子、女贞子、菟丝子、枸杞子等补肾滋阴，夜寐不安者配以夜交藤、合欢皮、酸枣仁，肝气不舒者常以青陈皮、柴胡、川楝子、广郁金疏肝理气。

二、防治优势

《灵枢・五味五音》说："妇人之生，有余于气，不足于血。"而血为气之母，气为血之帅，气血相依，一损俱损，临床往往出现"未必有余于气、往往不足于血"的情况，在此基础上感受寒湿热等邪气，往往形成疾患，虚实夹杂，多以虚为主，正合膏方"缓缓图之"之意。月经不调者常调补并用，带下失约者则补中有涩。

临床常见病如先天不足、肝肾亏虚而致的月经后期、闭经、不孕等症，以补肾填精之法治之，虚实夹杂之痛经、盆腔炎等症，常在补益之中寓攻伐之意，使攻不伤正。对于产后病常见的气血大伤、夹带瘀滞等证，也十分适宜。

膏方连年服用，还可增强体质，平衡体内阴阳气血，改善饮食、睡眠、二便等全身状况。尤其适用于多年求孕不得的患者。

三、医案精选

1. 闭经案

周某，女，40 岁，2008 年 12 月 12 日初诊。时值中年，患者经闭二载余，天癸早竭，冲任不足。血虚气乏。血海空虚。服倍美力、黄体酮，经事仍闭塞不通。素有腰酸肢麻，口干夜难眠，大便溏薄，日一行。舌边尖红，苔薄白，脉细弦。患者平素不重调摄，年不足六七，肾气已衰，天癸渐竭，精血不足，脏腑失养，证属肝肾虚损，冲任脉衰，治以养肝益肾，疏冲调经。处方：

西洋参 100g　生晒参 90g　太子参 100g　紫丹参 300g　全当归 120g　赤芍 90g　白芍 90g　生地 120g　熟地 120g　抚川芎 90g　紫石英 300g　覆盆子 150g　菟丝子 120g　桑椹子 120g　泽泻 120g　云茯苓 120g　牡丹皮 120g　川牛膝 120g　泽兰叶 120g　益母草 300g　仙灵脾 120g　炒杜仲 120g　川断 120g　天冬 90g　麦冬 90g　石楠叶 120g　石菖蒲 90g　墨旱莲 100g　莪术 90g　白术 90g　女贞子 120g　炒枣仁 100g　夜交藤 150g　合欢皮 150g　青皮 60g　陈皮 60g　柏子仁 100g　制香附 90g　桃仁 120g　柴胡 90g　粉葛根 300g　红花 90g　鸡血藤 300g　巴戟天 120g　肉苁蓉 120g

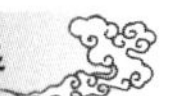

另:陈阿胶 250g　鳖甲胶 100g　胡桃肉 250g　湘莲肉 250g　文冰 250g　陈酒 500g　收膏

二诊:2009 年 10 月 26 日。女子以肾为本,以血为用,时值中年,经涩闭止。诊为卵巢早衰。去年服膏经事渐行,唯量仍少。平素胃脘不舒,夜寐欠安,脉细软,舌偏红,苔薄黄。证属肝肾亏损,冲任失调,治以滋养肝肾,调补冲任,佐以疏肝和胃之品。处方:

西洋参 150g　生晒参 100g　党参 120g　沙参 120g　太子参 150g　紫丹参 200g　全当归 200g　赤芍 120g　白芍 120g　桃仁 90g　红花 90g　生地 120g　熟地 120g　抚川芎 90g　紫石英 300g　女贞子 120g　桑椹子 120g　枸杞子 120g　菟丝子 120g　巴戟肉 120g　肉苁蓉 120g　福泽泻 120g　川牛膝 120g　夜交藤 150g　合欢皮 120g　莪术 90g　白术 90g　柏子仁 120g　鸡血藤 150g　粉葛根 150g　青皮 90g　陈皮 90g　生甘草 60g　炒川断 120g　川杜仲 120g　制香附 120g　石楠叶 120g　石菖蒲 120g

另:陈阿胶 250g　鳖甲胶 150g　胡桃肉 250g　湘莲肉 200g　白文冰 500g　陈酒 500g　收膏

按:患者肾气虚衰,冲任二脉亏虚,精血不足。《医学正传》:"经水全赖肾水施化,肾水既乏,则经水日以干枯。"故经水不行。"肾主骨生髓",肾亏则骨不坚,故时有腰酸,血海空虚而夜寐不安。本方以四物养血,诸参益气,六味地黄丸加紫石英、覆盆子、菟丝子补肾益精,紫丹参、川牛膝活血调经,泽兰叶、益母草、红花、鸡血藤养血活血,炒杜仲、川断、巴戟天补益肝肾,仙灵脾、肉苁蓉温阳补肾,青陈皮、制香附、柴胡、粉葛根理气养肝,枣仁、合欢皮、夜交藤、柏子仁养心安神。全方共奏滋补肝肾、调理冲任之效,次年经水复来。

2. 月经后期案

葛某,女,32 岁。2008 年 12 月 10 日初诊。患者平素体弱,夜寐欠安,经事紊乱,量多延长,时腰酸尿频,脉细软。舌淡红,苔薄。患者中年体虚,经期愆后,证属肝肾不足,冲任失调。处方:

西洋参 150g　生晒参 100g　太子参 100g　党参 90g　沙参 90g　全当归 120g　白芍 90g　白术 90g　仙鹤草 300g　茜草 120g　桑螵蛸 120g　海螵蛸 120g　椿根皮 120g　大红藤 150g　车前草 300g　地骨皮 120g　肥知母 120g　白薇 90g　生地 120g　熟地 120g　柏子仁 120g　玉米须 150g　莪术 90g　炒川断 120g　炒杜仲 120g　桑椹子 120g　女贞子 120g　墨旱莲 120g　怀山药 120g　山萸肉 120g　酸枣仁 90g　制黄精 120g　首乌藤 150g　合欢皮 120g　制香附 120g　金狗脊 120g　黄柏 60g　柏子仁 90g

另:陈阿胶 200g　龟甲胶 100g　白蜜 250g　胡桃肉 200g　湘莲肉 200g　文冰 500g　陈酒 500g　收膏

二诊:2009 年 10 月 27 日。女子以血为用,气血互根,中年体虚。肝肾亏虚,夜寐欠安,经期延长,量少淋漓。平素胸闷神疲,骨质疏松,大便干结,脉细软,舌淡红、苔薄腻。证属肝肾不足,冲任失调。治以补益肝肾,调摄冲任。处方:

西洋参 100g　生晒参 150g　太子参 150g　党参 120g　沙参 120g　紫丹参 120g　生地 120g　熟地 120g　全当归 150g　赤芍 90g　白芍 90g　抚川芎 90g　炒丹皮 90g　桑螵蛸 90g　海螵蛸 90g　茜草炭 150g　柏子仁 120g　全瓜蒌 90g　广郁金 120g　大红藤 300g　苎麻根 300g　女贞子 120g　桑椹子 120g　菟丝子 120g　墨旱莲 150g　炒川断 120g　制香附 120g　青皮 60g　陈皮 60g　苍术 60g　炒谷芽 90g　炒麦芽 90g　焦山

楂 90g　补骨脂 120g　金狗脊 120g　夜交藤 150g　合欢皮 120g　生甘草 60g

另:陈阿胶 200g　鳖甲胶 150g　胡桃肉 250g　湘莲肉 250g　白文冰 500g　陈酒 500g　蜂蜜 250g　收膏

按:该患者中年体弱,肝肾素亏,冲任不固,故经血淋漓不净。本方以六味地黄丸为基础,配四物汤合诸参益气养血,川断、杜仲、狗脊补肝肾、固冲任,桑螵硝、海螵蛸补肾止血,仙鹤草、茜草、玉米须、椿根皮收敛止血,固摄冲任,地骨皮、白薇清虚热,桑椹子、女贞子补益肝肾,酸枣仁、黄精、首乌藤、合欢皮、柏子仁养心安神,制香附疏肝理气,可使补而不滞。全方共奏补肾益气,调摄冲任之功。

3. 带下案

张某,女,2010 年 11 月初诊。患者流刮术后九月余,伴双侧少腹掣痛。术后带下量多,阴痒,素感神疲乏力,腰膝酸楚,劳累后尤甚,便溏,夜寐尚安,脉细弦,舌淡黯,苔薄。流刮术后,正气耗伤,邪侵冲任,郁久助湿生热,湿热与血搏结,致少腹掣痛,湿热下注,带脉失约,则带多阴痒,病久及肾,便溏不实,腰酸肢麻。证属湿热瘀滞,冲任虚损。治拟清热化瘀,补肾疏冲。处方:

生晒参 90g　西洋参 100g　潞党参 150g　沙参 150g　全当归 150g　赤芍 90g　白芍 90g　川芎 90g　生黄芪 90g　莪术 90g　白术 90g　防风 90g　鸡血藤 150g　伸筋草 150g　蒲公英 300g　大红藤 150g　败酱草 200g　羌活 90g　独活 90g　潼蒺藜 120g　白蒺藜 120g　车前草 300g　刘寄奴 150g　皂角刺 120g　延胡索 120g　制香附 120g　生蒲黄 180g　五灵脂 100g　砂仁 20g　炙鸡金 120g　炒杜仲 120g　川断 120g　金狗脊 120g　桑枝 120g　桑寄生 120g　桑椹子 120g　菟丝子 120g　广郁金 120g　柴胡 90g　椿根皮 150g　土茯苓 120g　地鳖虫 90g　青皮 60g　陈皮 60g　炒谷芽 60g　炒麦芽 60g　苍术 60g　炒薏仁 90g　茯苓 120g

另:陈阿胶 200g　鳖甲胶 150g　胡桃肉 200g　湘莲肉 200g　黑芝麻 200g　文冰 150g　陈酒 500g　收膏

二诊:2011 年 1 月 7 日。流刮后正虚邪侵,去年服膏方后正气渐复,少腹掣痛已减,仍感神疲乏力,腰膝酸楚,劳累后尤甚,夜寐尚安,纳可便调,足跟疼痛,脉细弦,舌淡黯,苔薄边有齿印。肝肾不足,冲任瘀滞,胞络不畅。治立清养肝肾,疏理冲任。处方:

生晒参 100g　西洋参 150g　党参 120g　沙参 120g　全当归 150g　赤芍 120g　白芍 120g　抚川芎 90g　生地 120g　熟地 120g　生黄芪 120g　莪术 90g　白术 90g　鸡血藤 150g　伸筋草 150g　蒲公英 300g　大红藤 150g　车前草 300g　川续断 120g　川杜仲 120g　皂角刺 120g　延胡索 120g　青皮 60g　陈皮 60g　金狗脊 120g　桑枝 120g　桑寄生 120g　刘寄奴 150g　椿根皮 120g　女贞子 120g　桑椹子 120g　枸杞子 120g　池菊花 60g　焦山楂 120g　炒谷芽 60g　炒麦芽 60g　生甘草 60g　苍术 60g　茯苓 90g

另:陈阿胶 200g　鳖甲胶 150g　胡桃肉 250g　湘莲肉 250g　蜂蜜 250g　黑芝麻 200g　文冰 150g　陈酒 500g　收膏

按:《傅青主女科》曰:“夫带下俱是湿症,而以带名者,带脉不能约束。”肾虚则冲任不固。患者流产之后,肝肾耗损,冲任受伤,固摄失司,故而带下淋漓量多,故以四物汤去滋腻之熟地、加益气升提之黄芪、白术为基础,调补阴血,固摄正气,再予炒薏苡仁、茯苓益气健脾,又合参苓白术散之方义。蒲公英、大红藤、败酱草、车前草、刘寄奴、椿根皮清热化湿,生蒲黄、五灵脂去瘀生新,炒杜仲、金狗脊、桑枝、寄生、桑椹子、菟丝子温阳补肾,延胡索、制香附、青陈皮理气疏肝。诸药合用,共奏健脾益肾、固冲止带之功。

4. 宫颈癌术后案

孟某,女,35岁。2006年初诊。肾气赋虚,工作劳烦,去年患宫颈癌术后小便失禁,咳则尿出,颇为痛苦,经中药调治及去年膏方调理,症情好转,已能恢复工作。刻下偶有尿失禁,夜寐欠安,纳平,面色萎黄,脉沉细软,舌淡红边有齿印,苔薄腻。肾虚,固摄乏力,膀胱失约,治以补肾缩尿,健脾养血扶正为法。处方:

生晒参60g　西洋参60g　炙黄芪120g　全当归120g　焦潞党150g　白术120g　白芍120g　大熟地120g　缩砂仁20g　扶川芎60g　覆盆子120g　枸杞子90g　桑椹子120g　菟丝子120g　补骨脂120g　女贞子120g　墨旱莲150g　炒川断120g　川杜仲120g　桑寄生120g　芡实90g　莲须90g　桑螵蛸120g　海螵蛸120g　炒谷芽90g　炒麦芽90g　金樱子120g　白花蛇舌草300g　车前草300g　石见穿120g　金钱草90g　益智仁90g　蒲公英200g　制香附90g　青皮60g　陈皮60g　炙甘草60g　夜交藤200g

另:陈阿胶400g　黑芝麻120g　莲肉120g　小红枣120g　龙眼肉90g　文冰500g　胡桃肉120g　白蜜250g　陈酒500g　收膏

二诊:2007年10月15日。肾为先天封藏之本,脾为后天生化之源,宫颈癌术后小便淋漓,经治症缓,劳顿则复,面色微黄,夜寐欠安,食纳尚平,脉细,舌淡红,苔薄白,证属脾肾两虚,膀胱失约,治拟健脾益肾,扶正缩泉。处方:

生晒参90g　西洋参150g　炙黄芪120g　太子参150g　白术90g　白芍90g　全当归120g　细生地120g　大熟地120g　女贞子120g　桑椹子120g　菟丝子120g　缩砂仁20g　枸杞子90g　覆盆子120g　补骨脂120g　桑螵蛸90g　海螵蛸90g　炒川断120g　白花蛇舌草300g　椿根皮120g　蒲公英300g　石见穿150g　金樱子120g　益智仁90g　青皮60g　陈皮60g　苍术90g　白术90g　炒谷芽60g　炒麦芽60g　焦神曲60g　首乌藤300g　合欢皮120g

另:陈阿胶300g　鳖甲胶200g　黑芝麻90g　莲子肉120g　小红枣90g　文冰500g　胡桃肉120g　白蜜250g　陈酒500g　收膏

三诊:2008年。宫颈癌术后,神疲乏力,小便淋漓,2年膏方调治症情缓解。刻下面色萎黄,神疲,夜寐欠安,平时有尿失禁,脉沉细软,舌淡,苔薄。证属肝肾不足,膀胱失约,治以补肾健脾,宁心缩泉。处方

生晒参120g　西洋参150g　炙黄芪150g　白术120g　白芍120g　全当归120g　生地120g　熟地120g　女贞子120g　桑椹子120g　菟丝子120g　桑螵蛸90g　海螵蛸90g　芡实90g　莲子须90g　覆盆子120g　补骨脂120g　炒川断120g　川杜仲120g　蒲公英200g　车前草200g　椿根皮150g　益智仁120g　青皮60g　陈皮60g　石菖蒲90g　苍术90g　白术90g　炒谷芽90g　炒麦芽90g　首乌藤150g　合欢皮120g　白花蛇舌草300g　广郁金120g　焦神曲90g　枸杞子120g　池菊60g

另:陈阿胶300g　鳖甲胶150g　黑芝麻120g　莲子肉120g　胡桃肉150g　白蜜250g　陈酒500g　收膏

四诊:2009年。3年服膏,诸症好转,再拟膏方调治。处方:

生晒参120g　西洋参90g　生黄芪120g　党参120g　沙参120g　太子参120g　女贞子120g　桑椹子120g　菟丝子120g　枸杞子120g　川断120g　川杜仲120g　仙鹤草300g　芡实120g　莲须90g　桑螵蛸120g　海螵蛸120g　全当归120g　赤芍90g　白

芍 90g　覆盆子 120g　补骨脂 120g　大熟地 120g　缩砂仁 20g　细生地 120g　桑寄生 120g　蒲公英 300g　车前草 300g　白花蛇舌草 300g　金樱子 120g　益智仁 120g　青皮 60g　陈皮 60g　制香附 120g　佛手 60g　炒谷芽 60g　炒麦芽 60g　生甘草 60g　首乌藤 150g　合欢皮 120g

另：陈阿胶 250g　鳖甲胶 200g　黑芝麻 120g　莲子肉 150g　小红枣 150g　文冰 500g　胡桃肉 250g　蜂蜜 250g　黄酒 500g　收膏

按：《景岳全书》曰："盖人之始生，本乎精血之源，人之既生，由乎水谷之养，非精血无以立形体之基，非水谷无以成形体之壮……故人之自生至老，凡先天之有不足者，但得后天培养之力，则补天之功亦可居其强半，此脾胃之气所关于人生者不小。"患者肾气素虚，复劳于形体，术后气血大伤，脾亦不足，先后天之精俱伤，故面色萎黄，气虚不能固摄，小便失禁，咳则尿出，故以补中益气汤及四物汤为基础，覆盆子、枸杞子、桑椹子、菟丝子、补骨脂、女贞子补肾益精，炒川断、川杜仲、桑寄生温阳益肾，芡实、莲须、桑螵蛸、海螵蛸、金樱子、金钱草收敛涩尿，制香附、青陈皮理气。全方共收补肾健脾，宁心缩尿之效。

5. 经断前后诸症案

唐某，女，49 岁，2008 年 11 月 25 日就诊。冬至服膏三载有余，诸症见消。时值更年肝肾亏虚，潮热汗出，夜寐难安。四载之前因子宫内膜异位症行子宫次全切和右卵巢囊肿剥除术，至胞宫受损，内有瘀滞。素纳食尚馨，便时溏时结，脉沉细弦，舌淡红，苔薄腻。治以清肝益肾，化瘀疏冲。处方：

生晒参 50g　西洋参 100g　党参 90g　沙参 90g　全当归 120g　赤芍 90g　白芍 90g　紫草根 300g　淮小麦 300g　蒲公英 300g　车前草 300g　夜交藤 150g　女贞子 120g　桑椹子 120g　枸杞子 120g　生地 120g　熟地 120g　合欢皮 120g　碧桃干 200g　糯稻根 300g　椿根皮 90g　怀山药 150g　刘寄奴 150g　皂角刺 150g　柏子仁 90g　池菊花 90g　炒谷芽 90g　炒麦芽 90g　莪术 90g　柴胡 90g　延胡 90g　佛手 90g　青皮 60g　陈皮 60g　生甘草 60g　苍术 60g

另：陈阿胶 200g　鳖甲胶 200g　文冰 500g　胡桃肉 120g　湘莲肉 120g　陈酒 500g　收膏

二诊：2009 年 11 月 18 日。时值更年，肾气已衰，阴阳失衡，阴虚阳亢则潮热汗出，夜寐不安，耳鸣心烦，脉沉细弦，舌黯红苔薄。肝旺肾虚，冲任失调，治以清肝益肾，宁心安神。处方：

西洋参 90g　党参 120g　沙参 120g　太子参 150g　麦冬 90g　枸杞子 120g　池菊 90g　女贞子 120g　桑椹子 120g　菟丝子 120g　淮小麦 300g　首乌藤 150g　合欢皮 120g　紫草根 500g　补骨脂 120g　糯稻根 120g　碧桃干 300g　川连 30g　酸枣仁 60g　广郁金 120g　全瓜蒌 150g　柏子仁 120g　焦山楂 120g　炒谷芽 90g　炒麦芽 90g　陈皮 60g　佛手 60g　草决明 120g　生甘草 60g　巴戟肉 150g　肉苁蓉 120g　细生地 120g　缩砂仁 20g　葛根 150g

另：陈阿胶 250g　鳖甲胶 150g　文冰 400g　湘莲肉 150g　胡桃肉 150g　蜂蜜 250g　黄酒 500g　收膏

按：《哈荔田妇科医案医话选》："本病的发生主要由于患者禀赋不充，或久病失养，兼之七情所伤，饮食失节，劳倦失度，或外邪侵扰等因素，从而导致脏腑功能进一步失和……对于更年期综合征的治疗要以调冲任为本，而调冲任又当调脏腑、和气血，其中尤须注重肝、脾、

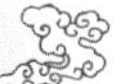

肾三脏。”患者时值更年，水火失衡，肝肾不足，冲任失调，故有潮热汗出、夜寐不安等症，治以清肝益肾、宁心安神。方中以人参、党参、沙参、西洋参补气养阴，当归、赤芍、白芍、熟地补血调血，女贞子、桑椹子、枸杞子补肾填精，淮小麦、夜交藤、合欢皮宁心安神敛汗，刘寄奴、皂角刺、莪术清瘀调血，炒谷麦芽、青陈皮、怀山药健脾和胃，柴胡、延胡索、苍术理气和中。全方共奏清肝益肾，化瘀疏冲，宁心安神之效。

（杨晨雪）

黄吉赓

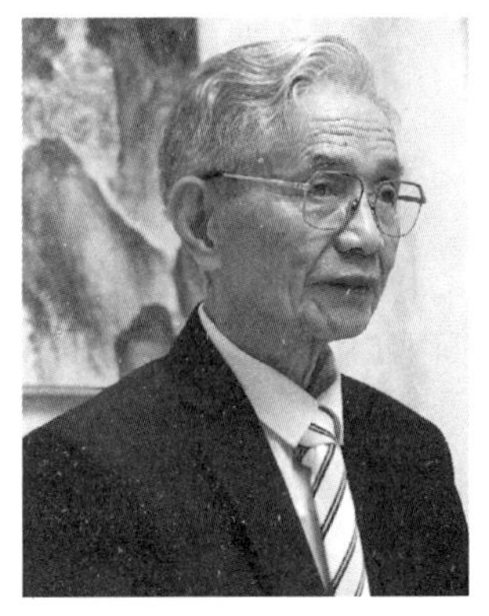

黄吉赓,1929年出生,祖籍江苏南通,上海中医药大学附属曙光医院教授、主任医师,第二批和第三批全国老中医药专家学术经验继承工作指导老师。2011年获上海市名中医称号。现任上海市中医药学会(第八届)内科分会呼吸专业委员会顾问;上海市防治"非典"中医专家咨询组副组长,上海市中医药大学附属曙光医院传统中医诊疗中心、呼吸科顾问。先后研究了"复方龙星片""泽漆片""仙灵合剂""地黄合剂"等治疗支气管哮喘、慢性支气管炎、肺气肿的系列中成药,1976—1978年,参加"慢性支气管炎病人肺泡液巨噬细胞扫描电镜研究"项目,获全国医药卫生科学大会奖,1974—1978年参加的"用现代科学方法研究中医阴阳学说"课题获中央卫生部甲级奖。先后撰写论文40余篇,主编和参与编写《中医临床内科手册》《现代中医内科手册》《临床中医内科学》《慢性肾炎的中医理论和治疗》等专著。

一、临床经验

咳嗽:咳嗽是肺系疾患的主要症状之一。久咳之人,往往虚实寒热错杂。慢性咳嗽患者往往有正虚夹风、夹寒、夹热、夹痰的特点,在治疗时常用扶正祛邪法。扶正辨阴阳、脏腑,祛邪辨病邪性质。在治咳诸方中,推崇《医学心悟》之止嗽散。全方宣肃并用,温而不燥,不但适用于外感咳嗽较久,表邪未净之证,又适用于内伤咳嗽兼有外感症状者,所以止嗽散也常常被运用于冬令膏方中。若为外感风寒,久恋不去,痰湿内阻,止嗽散加炙苏子、杏仁、半夏、前胡等,加强宣肃肺气,化痰之功;若为外感风热之邪,内有痰热阻肺,止嗽散加蝉衣、僵蚕、柴胡、黄芩等,疏散风热,化痰肃肺。若痰多苔腻者,合温胆汤或泽漆汤加减,若久咳不愈需考虑宣肃与涩敛并用,可加入天竺子、腊梅花等。

慢性支气管炎:慢性支气管炎病情反复发作,逐年加重,主要以患者脾肺肾功能失调为基础,一般来说,由肺及脾及肾,往往抗病能力减弱,因虚而易反复受邪,受邪后更伤正气,二者互为因果,因此扶正固本,提高抗病能力是重要措施。当病期处于慢性迁延期和临床缓解期时,应予扶正为主,或兼以治标,特别是在冬令进补时节,可以制定膏方,进行调理,对病人正气的恢复很有帮助。在制方用药时注意以下几点:①以调理肺、脾、肾三脏功能为重点;②由于病人多有夙根,或为痰饮,或为痰热,或为瘀阻,故在用药时应消补兼施,区分阴阳寒热,辨证论治;③因患者多为病程已久,脾胃功能有不同程度的损伤,所以处方用药应时时顾及脾胃运化功能,选药应补而不腻。

哮喘:本病的治疗应痰饮并重。而痰和饮实则同出一源,在一定条件下可互相转换,均为肺、脾、肾气化功能失常,三焦不利,津液输布失施所致。痰饮阻于气道,使气机升降失常,肺闭痰阻,形成恶性循环,则上焦愈加不治。治疗上推崇张元素"治痰者,下气为上"之论,认

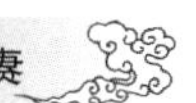

为气壅则痰聚，气顺则痰消，故治疗上除化痰蠲饮外，每每加入枳壳、桔梗、郁金、陈皮等理气药，使气机畅通，痰饮自消。再论痰饮的发生则主于脾，痰饮产生后则贮于肺，而痰饮之根则源于肾。因此，补肺、健脾、益肾是治本之法，应长期坚持。但何时治标，何时治本，抑或标本兼顾，则必须根据证型的变化，结合体质、气候等随机变化。

慢性阻塞性肺疾病：肺脾肾气化失司，痰饮阻肺是慢性阻塞性肺疾病的发病机理。痰饮病早期多为“阳虚阴盛”，但由于长期大量痰液排出，日久津液耗损；或由于反复感受风热、燥热之邪，损耗阴津；或由于经常使用激素及平喘药物，而产生阴虚火旺之象；所以痰饮病日久，可出现气阴两虚，或阴阳两虚，并有痰饮内阻之候。由于反复感邪，肺气阻塞，痰气交结，气滞血瘀；或因饮邪内阻，气机失于温运，血行凝滞；或因久郁化火，灼伤津液，痰瘀交结，临证时常见病人舌质偏黯，或有瘀斑，口唇发黯，胸膺胀闷，疼痛，后期由痰饮凌心，心阳不振，心脉痹阻，可出现面色、唇舌、指甲青紫。补肾益气法是治疗本病的大法，在应用治咳、化痰、平喘、定哮、扶正固本诸法时，可以加入调理气机、活血化瘀之品，此乃治痰先治气，气顺痰自消，气行血亦行。早期运用，可助肺气得宣，气机升降正常，防止病情迁延；后期运用，使气血流通，脏腑功能维持正常。对虚实夹杂的阴虚痰饮之证，不能因见到阴虚之象而大量使用养阴滋腻之品，而以甘寒清润之品合益气生津健脾之品，使脾旺则津液输布正常，肺津得复，痰饮得化。

支气管扩张：本病的临床表现主要有长期咳嗽痰多，或咯吐黄脓痰，或反复咯血，属于中医咳嗽、肺痈、咯血的范畴，临床常表现为痰郁生热，留滞肺胃的痰湿夹热证；痰热内阻，肺失清肃的痰热郁肺证；热郁化火，肺络受损的肺胃实热证；痰热恋肺，脾失健运的肺热脾湿证；痰热伤阴，肺络失宁的阴虚痰热证；以及痰热留恋，气阴已伤的气阴两虚证。在制定膏方时要根据患者气伤阴亏的情况和痰湿、痰热、痰火的程度来权衡用药，若患者表现为实热证为主时，不用膏方。在治疗中既要防止滋腻恋邪，也要避免苦寒败胃，常以麦门冬汤、千金苇茎汤、小柴胡汤为基本方。注意和胃健脾，杜绝生痰之源。

感冒：感冒是肺部慢性疾病急性加重的最常见诱因。反复感冒主要是由于患者先天禀赋不足，或后天劳损，卫外不固，或为年老体弱，诸病缠身，脏腑亏损，反复受邪。对这些患者的治疗中，中医膏方调理是一种很好的方法，在膏方制定中要注意根据患者的发病原因、宿疾、脏腑亏损所在等方面的情况进行综合治疗。在调治过程中，强调李东垣“内伤脾胃，百病由生”的指导意义，十分重视患者脾胃功能，选方用药避免损伤其脾胃之气，须处处顾护好脾胃之气，从而在治疗中收到了很好的效果。如果患者合并有痞满、胃痛、嗳气、泛酸史，则服膏方前针对脾胃虚弱、或夹有痰湿痰热、或夹有食滞者，先予开路治疗，使其增加脾胃运化功能，有利于受纳滋补之剂。在服膏方期间若出现脾胃病候，应停用膏方，仍以调治脾胃为主。

二、医案精选

1. 慢性咳嗽(风邪恋肺)案

王某，女，33岁。2009年12月11日就诊。反复咳嗽8年余，受风为甚，喉痒，痰白黏，平时怕冷，四肢不温，大便干结，月经淋漓，苔薄腻，质黯红，脉细。证属肺卫不固，风邪恋肺，气血不足，冲任失养，肠腑失润；治拟益气固表，祛风肃肺，补益气血，润肠通腑。处方：

炒党参150g　炙黄芪240g　炒白术150g　赤芍100g　白芍100g　炒防风90g　广陈皮90g　射干150g　蝉衣60g　炙僵蚕90g　桑白皮150g　炒白果100g　玉桔梗60g　竹沥半夏150g　前胡150g　醋柴胡150g　淡子芩150g　川朴花30g　炒枳实90g　砂

仁30g 蔻仁30g 款冬花100g 炙紫菀150g 桃仁100g 杏仁100g 当归身90g 炒川芎100g 生地150g 熟地150g 怀山药100g 云茯苓150g 制首乌300g 枸杞子100g 五味子90g 黑玄参150g 仙茅150g 仙灵脾150g 制黄精150g 山萸肉100g 怀牛膝100g 肉苁蓉150g 菟丝子150g 墨旱莲120g 女贞子100g 天冬150g 麦冬150g 川石斛150g 露蜂房90g 紫丹参150g 广郁金90g 决明子150g 炙甘草90g 海螵蛸300g 黑芝麻150g 核桃仁150g 清阿胶150g 鳖甲胶100g 龟甲胶100g 饴糖400g 蜂蜜300g 收膏

按:患者慢性咳嗽,受风为甚,伴喉痒,反复不已,此为肺卫不固,风邪恋肺入络所致,故在补肺固表治疗基础上,加入止嗽散,改荆芥为虫类搜风解痉之蝉衣、炙僵蚕,剔入络之风。

2. 慢性咳嗽(痰湿咳嗽)案

石某,女,45岁,2007年10月20日就诊。反复咯痰史二三年,无季节性及规律性,时伴胸闷、咽痒,素体消瘦,纳呆,苔薄,质淡红,脉细。肺脾不足,痰湿内蕴,肺失清肃,治拟益气健脾化痰,清肃肺气调之。处方:

生晒参另煎冲入50g 西洋参另煎冲入50g 炙黄芪300g 炒白术100g 广陈皮90g 炙甘草60g 炒防风60g 白茯苓150g 怀山药150g 小川连30g 煨木香60g 炒枳壳90g 炙鸡金100g 生地150g 熟地150g 砂仁30g 蔻仁30g 山萸肉90g 生米仁300g 枸杞子100g 五味子60g 菟丝子100g 补骨脂100g 桑寄生150g 仙灵脾150g 首乌150g 怀牛膝150g 紫丹参150g 广郁金90g 赤芍90g 白芍90g 当归90g 川芎100g 嫩射干150g 炙僵蚕90g 净蝉衣60g 炒白果100g 紫苏子100g 白芥子100g 玉桔梗60g 竹沥半夏150g 醋柴胡90g 前胡150g 淡子芩100g 桑白皮100g 炙紫菀100g 开金锁240g 大红枣150g 黑芝麻150g 胡桃肉150g 清阿胶100g 龟甲胶100g 白文冰500g 烊化收膏

二诊:2008年11月28日就诊。去冬服膏方后咽痒咯痰减少,胃纳增加,苔薄腻,质淡红,脉细。治守原意再进。原方减开金锁,加玉蝴蝶30g、炒谷麦芽各150g,改清阿胶150g、龟甲胶150g。

按:患者以慢性咳嗽痰多为临床特点,素体消瘦,纳呆,为脾虚生痰,痰湿蕴肺,故治疗重在健脾和胃助运,化痰降气以止咳。

3. 慢性咳嗽(阴虚痰饮)案

罗某,女,67岁,已婚,退休,2004年11月20日初诊。反复咳嗽6年,痰多,面色萎黄,乏力心慌,头晕,但畏寒烘热汗多,纳差,口干,饮不多,喜温饮,腰背酸痛,夜尿2次,大便欠爽。苔根及中淡黄腻少津,舌胖黯红,脉细沉、止无定数。有慢性心房颤动史。久病咳嗽耗伤肺气,病及心脾,肾精亏虚,证属心肺肾气阴两虚,脾运失健。治拟补肺益肾,养心健脾,滋阴填髓。处方:

生晒参另炖50g 天冬100g 麦冬100g 五味子50g 生地120g 熟地120g 南沙参150g 北沙参150g 甘杞子90g 女贞子150g 制首乌150g 菟丝子150g 制黄精100g 怀牛膝100g 楮实子100g 桑椹子150g 黄芪150g 炒白术100g 云茯苓150g 怀山药150g 全当归100g 大白芍100g 制川芎50g 紫丹参150g 炙甘草100g 广陈皮90g 制半夏90g 宣木瓜90g 广郁金90g 大红枣90g 龟甲胶250g 鹿角胶250g 冰糖500g 烊化收膏

二诊:2005年12月10日。自去冬服膏方后自觉感冒得减,怕冷也轻,烘热如前,咳嗽

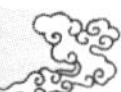

减，痰少，纳减，口不干思饮，大便2日一行，苔腻微淡黄且干，舌黯红，脉细弦缓。症状病机同前，治守原方继治，膏方同前一料调治。

按：本案有慢性咳嗽及慢性心房颤动史。临床以阴阳失调，气阴两虚，痰瘀内阻为特点，表现为咳嗽痰多，心烦烘热，口干，舌红少津，黄吉赓教授称之为阴虚痰饮证，治疗以生脉饮合金水六君煎为主，养阴补肾，益气健脾，化痰消饮。

4. 慢性支气管炎案一

邱某，男，51岁，2009年11月21日就诊。反复咯痰10年，连续冬季服膏方（扶正化痰定喘为主）已4年。咯痰发作减轻，精神增加，近二三年没有感冒。近感腰背发凉，酸痛，咯少量黄痰，不爽，心悸气短，大便干结不畅，苔少，舌偏胖。久咳耗伤肺气，反复咯痰，耗伤阴液，肺肾不足，气阴两虚，内有郁热，肺失清肃。治拟补肺益气纳肾，养心健脾，佐以清肺化痰。处方：

炙黄芪300g　太子参300g　生地150g　熟地150g　南沙参150g　北沙参150g　怀山药150g　女贞子150g　制黄精100g　甘杞子150g　功劳叶150g　仙灵脾150g　巴戟天100g　益智仁100g　制首乌150g　肉苁蓉100g　桑寄生150g　五味子90g　沉香[后下]100g　全当归150g　紫丹参300g　广郁金150g　鸡血藤300g　宣木瓜100g　制半夏150g　广陈皮100g　云茯苓150g　莪术150g　白术150g　穿山甲片60g　川牛膝150g　怀牛膝150g　大白芍150g　射干150g　炙麻黄50g　麻黄根120g　炙苏子150g　鹅管石300g　炙紫菀150g　款冬花150g　防风100g　前胡100g　淡黄芩150g　软柴胡150g　红大枣200g　炙甘草90g　生晒参粉[兑入]100g　虫草粉[兑入]10g　鹿角胶350g　龟甲胶150g　冰糖500g　收膏

按：反复咯痰10年，中医脏腑辨证以肺虚和肾虚症状为主，阴阳辨证以气虚和阴虚为主，夹有痰热之邪。从2004年起连续冬季服膏方（补肾益气、化痰定喘为主）已4年。患者发作显著减轻，特别是感冒明显减少，说明冬令膏方进补确实能够改善体质，增强防御功能，减少感染机会，在处方时应该辨清脏腑、阴阳虚损所在，以及夹痰、夹热、夹瘀之病理产物，往往采用剿抚兼施方法。

5. 慢性支气管炎案二

孟某，女，60岁，退休职员，2008年11月27日就诊。有反复咯痰史七八年，冬季为主，常伴咽痛，头痛，口干喜饮，大便偏干，苔黄腻、质淡黯红，脉小弦。无胃病及糖尿病史，血脂偏高。久病肺肾不足，气阴两虚，复由风燥犯肺，肺失清肃，风邪入络，痰热内蕴，经络阻滞。治拟益气养阴，补益肝肾，清化痰热，润肺通便，活血通络。处方：

西洋参[另煎，冲入]90g　炙黄芪240g　生地150g　熟地150g　怀山药120g　山萸肉100g　知母100g　云茯苓150g　牡丹皮100g　炒白芍150g　怀牛膝100g　黑玄参150g　枸杞子100g　菟丝子150g　制首乌150g　制黄精150g　川石斛150g　仙茅灵脾[各]150g　五味子60g　嫩射干150g　桑白皮150g　净蝉衣30g　炙僵蚕100g　玉桔梗60g　竹沥半夏150g　前胡150g　软柴胡150g　淡子芩150g　炒枳壳90g　款冬花100g　炙紫菀150g　紫丹参150g　广郁金90g　当归身150g　大川芎60g　川藁本90g　石楠叶90g　路路通90g　炙甘草90g　砂仁30g　蔻仁30g　炒白术150g　广陈皮90g　生米仁300g　海螵蛸300g　黄连30g　吴茱萸10g　大红枣100g　黑芝麻150g　胡桃肉150g　清阿胶200g　龟甲胶100g　鳖甲胶50g　木糖醇350g　融化收膏

二诊：2009年12月2日。去冬服膏方后冬季咳嗽减轻，今年精神好转，感冒减少，口干

欲饮，大便1~2日一行，苔薄黄腻、质淡黯，脉小弦。治守原法，原方加天冬150g、麦冬150g、炒防风60g、赤芍90g，去路路通、川藁本，制膏方一料。

按：患者年届花甲，平时口干、便秘，头痛，辨属肝肾阴虚，秋末冬季易受风燥，肺失清肃而发病，冬令膏方一在气阴偏损调治，二在润燥清肺，三在祛风通络活血，四在清化痰热。

6. 慢性支气管炎案三

李某，女，58岁，2007年11月12日就诊。有慢性咳嗽史20多年，秋冬为主，咳嗽，痰出不畅，喉痒，胸闷，口干多饮，腰酸耳鸣，怕冷，夜寐欠安，舌少津、质黯淡红，脉细弦。有胃病史。肺阴不足，肝肾亏虚，风邪恋肺，痰瘀内阻，肺失清肃，治拟益气养阴，补益肺肾，化痰肃肺，和胃安神。处方：

生晒参另煎，冲入50g　西洋参另煎，冲入50g　天冬150g　麦冬150g　五味子90g　生地150g　熟地150g　南沙参150g　北沙参150g　怀山药100g　枸杞子100g　菟丝子150g　制黄精150g　山萸肉100g　怀牛膝100g　川石斛150g　百合150g　补骨脂100g　仙茅150g　仙灵脾150g　炙黄芪300g　炒白术150g　广陈皮90g　云茯苓150g　生米仁300g　熟米仁300g　赤芍100g　白芍100g　紫丹参150g　广郁金90g　当归身90g　炒川芎100g　嫩射干150g　桑白皮150g　炒白果100g　净蝉衣60g　炙僵蚕90g　炒防风90g　前胡150g　软柴胡150g　淡子芩150g　竹沥半夏150g　款冬花100g　炙紫菀150g　炒枳壳90g　玉桔梗60g　砂仁30g　蔻仁30g　紫河车90g　炙甘草90g　夜交藤300g　柏子仁150g　枣仁150g　海螵蛸300g　黄连30g　吴茱萸10g　大红枣100g　黑芝麻100g　胡桃肉100g　蛤蚧1对　清阿胶250g　龟甲胶100g　饴糖800g　融化收膏

二诊：2008年11月23日。服膏方后咳嗽减轻。续服膏方1料。

三诊：2009年11月18日。连服膏方2年，咳嗽发作明显减少。平时怕冷，腰酸头晕，苔薄，质淡红，脉小弦。肺气不足，肝肾亏损，风痰内阻，治拟益气补肾，祛风肃肺。处方：

生晒参另煎，冲入50g　西洋参另煎，冲入50g　生地150g　熟地150g　怀山药100g　天冬150g　麦冬150g　五味子90g　枸杞子100g　菟丝子150g　制黄精150g　山萸肉100g　怀牛膝100g　川石斛150g　野百合150g　补骨脂150g　仙茅150g　仙灵脾150g　赤芍100g　白芍100g　桑寄生150g　炙黄芪300g　炒白术150g　云茯苓150g　广陈皮90g　生米仁300g　熟米仁300g　紫丹参150g　广郁金90g　当归身90g　炒川芎100g　嫩射干150g　桑白皮150g　炒白果100g　玉桔梗60g　竹沥半夏150g　炒防风90g　前胡150g　软柴胡150g　淡子芩150g　炒枳壳90g　砂仁30g　蔻仁30g　款冬花100g　炙紫菀150g　净蝉衣60g　炙僵蚕90g　南沙参150g　北沙参150g　紫河车90g　炙甘草90g　明天麻90g　柏子仁150g　枣仁150g　海螵蛸300g　川黄连30g　吴茱萸10g　大红枣100g　黑芝麻100g　胡桃肉100g　蛤蚧1对　清阿胶250g　龟甲胶100g　黄酒500ml　饴糖800g　融化收膏

按：慢性咳嗽史20多年，肺气肺阴先亏，日久肺肾两亏，肺为娇脏，故在补虚中注意补而不燥，润而不腻，方中予以健脾化湿理气之剂；卫外不固，风邪外受往往是咳嗽加重的主要诱因，所以祛邪中注意疏风宣肺，清肃肺气。

7. 哮喘案一

盛某，男，43岁，已婚，文员，2008年11月15日初诊。反复咳嗽咯痰3年，伴胸闷一二年。咳嗽阵作，痰多白黏，尚易出，夜卧胸闷加重，易汗出，纳可，口微干，大便偏干、日行

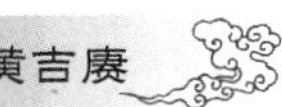

1次，腰酸痛，口腔易溃疡。苔薄腻微黄、中花剥，舌边有齿印、少津、黯红，脉小弦。有上腹胀病史10年余。痰饮伏肺，遇感引触，肺气上逆，反复发作，气阴两伤。治拟益肾健脾，理气和胃，祛痰化饮，降气平喘。处方：

生晒参[另煎,冲入]100g　枫斗[另煎,冲入]150g　炙黄芪300g　熟地黄100g　怀山药150g　川续断150g　金狗脊150g　甘杞子150g　巴戟肉150g　川杜仲150g　桑椹子150g　川怀牛膝[各]150g　补骨脂100g　莪术200g　白术200g　生米仁150g　云茯苓150g　制半夏150g　广陈皮100g　川黄连30g　吴茱萸10g　春砂仁30g　海螵蛸150g　白扁豆150g　广木香90g　炙鸡金100g　北芡实100g　大白芍150g　软柴胡90g　全当归150g　炒枳壳90g　紫丹参300g　广郁金150g　生山楂150g　沉香150g　泽漆300g　紫菀150g　冬花150g　白前150g　桔梗90g　炙甘草90g　大红枣200g　龟甲胶150g　鹿角胶350g　饴糖500g　收膏

二诊：2009年11月14日。去年膏方服后，患者自觉与去年同比咯痰减少。今年以来哮喘未发，精力尚可，胃病未发，口腔溃疡稍减，间断咳嗽，咯痰每日20余口，量少，色白质黏，易咯吐，夜间稍有胸闷，纳可，口不干，畏寒肢冷。大便有时干，苔薄带花，舌边有齿印，偏干微黯，脉小弦。

治守2008年11月15日膏方，改枳实150g、鹿角胶300g、龟甲胶200g，加肉苁蓉100g、升麻100g。

按：本案以咳嗽痰白量多胸闷为特征，属于支饮。黄教授云："痰之动生于脾，痰之成贮于肺，痰之根源于肾。"宗此意，投以健脾补肾、理气化痰之品，使脾运得行，肾气渐充，痰饮渐化，而使症情减轻。

8. 哮喘案二

高某，男，37岁，职员，2003年12月4日就诊。患者哮喘史20余年，秋季为主，喘息不得平卧，1个月余来哮喘又作。咳嗽痰白黏、易咯，夜间哮喘不得平卧，经治标后咳嗽、咯痰、哮鸣显著减轻，纳平，大便干结、二日一行，口不干，腰酸，冬天畏寒，自汗，易反复感冒，鼻塞流涕。苔微黄腻，舌黯红，少津，边有齿印，脉小弦滑。证属哮喘反复日久，耗散肺气，损及肺津，肺卫不固，易感外邪，引动伏饮，乃至复发。治拟益气固表，补肾养肺，佐以消痰化饮，予膏方调之。处方：

生晒参[另煎,冲入]50g　生地150g　熟地150g　怀山药150g　南沙参150g　北沙参150g　女贞子150g　制黄精100g　甘杞子100g　五味子50g　苁蓉100g　怀牛膝100g　功劳叶150g　制首乌150g　炙黄芪150g　炒防风100g　大升麻60g　白芍100g　白术100g　全当归100g　紫丹参150g　广郁金100g　鹅管石300g　炙麻黄50g　嫩射干150g　干泽漆150g　炙苏子150g　炙紫菀150g　款冬花100g　嫩前胡100g　炒黄芩150g　软柴胡150g　徐长卿150g　广陈皮100g　制半夏150g　炒枳壳90g　玉桔梗90g　炙甘草90g　龟甲胶200g　鹿角胶200g　白冰糖500g　收膏

按：哮喘调治以调理肺、脾、肾三脏功能为重点，用药有玉屏风散益气固表，六君子汤健脾化痰，左归丸合龟鹿二仙膏补肾滋阴，由于病人多有病根，已见痰饮化热和夹有瘀阻，故合用射干麻黄汤、泽漆汤及小柴胡之法消补兼施。

9. 哮喘案三

冯某，男，38岁，工人。2002年12月12日就诊。咯痰喘哮反复发作30余年，以春秋季为甚，发病时反复使用氨茶碱、地塞米松静脉注射已10年，本次发作后经住院治疗后症

状减轻，中药治疗后症情缓解，泼尼松由每日 15mg 递减为隔日 2.5mg。刻下汗多，腰酸，大便日行二三次，成形，纳平，口干喜温饮，量少，苔薄腻，质偏黯红，脉小弦滑。宿痰伏饮，遇冷易发，哮喘日久，上病及下，证属肺脾肾同病，痰饮内伏。治以温肾益气，化饮平喘。处方：

红参另煎，冲入100g　潞党参 150g　炙黄芪 150g　防风 100g　仙茅 150g　仙灵脾 150g　巴戟天 100g　锁阳 150g　补骨脂 150g　煨肉果 100g　怀牛膝 100g　菟丝子 150g　枸杞子 100g　女贞子 150g　功劳叶 100g　川断续 100g　金狗脊 150g　川杜仲 100g　五味子 50g　全当归 100g　杭白芍 90g　云茯苓 150g　炒白术 100g　广陈皮 100g　制半夏 150g　嫩射干 150g　炙麻黄 50g　炙紫菀 150g　款冬花 100g　炙苏子 150g　淡黄芩 150g　软柴胡 150g　炮姜炭 60g　鹿角胶 400g　白冰糖 500g　收膏

按：哮喘皆由宿痰伏饮所致，哮喘日久，上病及下，长期用激素，肾气更虚（肾上腺皮质功能减退）则多见阳虚之体。“病痰饮者，当以温药和之。”故以温肾益气固元，健脾助运化饮为主，标本同治。

10. 慢性阻塞性肺疾病合并高血压案

蒋某，男，76 岁，2008 年 11 月 27 日就诊。患者有慢性阻塞性肺疾病史，高血压病史，平时胸闷气喘，动则加重，咯痰白黏，心悸，下肢浮肿，腰酸，耳鸣耳聋，食后胃脘作胀，大便溏薄，苔薄，质黯红，脉细弦。肺脾肾不足，痰瘀内蕴，治拟健脾益气补肾，化痰肃肺，理气活血。处方：

生晒参另煎，冲入90g　炙黄芪 300g　苍术 100g　白术 100g　广陈皮 90g　怀山药 150g　补骨脂 150g　仙茅 150g　仙灵脾 150g　川续断 90g　金狗脊 100g　云茯苓 150g　生米仁 300g　熟米仁 300g　大熟地 150g　枸杞子 100g　五味子 60g　菟丝子 150g　制黄精 150g　山萸肉 100g　怀牛膝 100g　紫丹参 150g　广郁金 90g　当归身 90g　炒白芍 100g　嫩射干 150g　天冬 150g　麦冬 150g　炒白果 100g　玉桔梗 90g　竹沥半夏 150g　炒防风 90g　前胡 150g　软柴胡 150g　炒枳壳 90g　砂仁 30g　蔻仁 30g　炙紫菀 150g　炙苏子 100g　黄荆子 100g　煨木香 90g　车前草 300g　泽泻 90g　泽兰 90g　大川芎 60g　葶苈子 90g　煅龙骨 300g　煅牡蛎 300g　川黄连 30g　吴茱萸 20g　海螵蛸 300g　川桂枝 50g　紫河车 90g　炙甘草 90g　焦山楂 150g　焦六曲 150g　生蒲黄 150g　大红枣 100g　黑芝麻 100g　胡桃肉 100g　蛤蚧 1 对　全蝎 30g　清阿胶 200g　龟甲胶 100g　鹿角胶 100g　黄酒 500ml　饴糖 800g　融化收膏

二诊：2009 年 12 月 12 日。去冬服膏方后发作减轻，冬春季咯痰减少，今年急性加重次数减少，下肢轻度浮肿，腰酸，夜尿频多，食后胃脘作胀，苔薄，质黯红，脉弦滑。肺脾肾不足，痰瘀内蕴，治守前法。原方改五味子 90g、大川芎 90g，加炙鸡金 100g、北芡实 300g，制膏方 1 料。

11. 慢性阻塞性肺疾病合并肺源性心脏病高血压案

严某，男，70 岁，2004 年 12 月 2 日就诊。有慢性阻塞性肺疾病 10 余年及高血压病史，冬季咳喘加重，咳嗽痰白，动则气喘，四肢不温，苔薄白，质黯红，脉细。久患肺疾，年事已高，肺脾肾阳气亏损，痰饮内停，肺失清肃，肾不纳气，阳虚四肢失于温煦，治拟温阳补肾，健脾化痰，肃肺降气，活血通络。处方：

生晒参另煎，冲入50g　炙黄芪 150g　炒防风 90g　白芍 100g　白术 100g　广陈皮 90g　生米仁 150g　熟米仁 150g　大熟地 150g　山萸肉 100g　怀山药 150g　补骨脂 150g

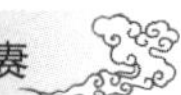

仙茅 150g　仙灵脾 150g　巴戟天 100g　锁阳 90g　川续断 100g　金狗脊 100g　枸杞子 100g　云茯苓 150g　福泽泻 100g　制黄精 150g　怀牛膝 100g　功劳叶 150g　紫丹参 150g　广郁金 90g　当归身 90g　川芎 90g　炙苏子 100g　黄荆子 100g　川桂枝 30g　北细辛 15g　软柴胡 150g　前胡 150g　竹沥半夏 150g　炒黄芩 150g　砂仁 30g　蔻仁 30g　焦山楂 150g　焦六曲 150g　佛手片 60g　煅龙骨 300g　煅牡蛎 300g　粉葛根 150g　炙甘草 90g　大红枣 100g　黑芝麻 100g　胡桃肉 100g　清阿胶 100g　龟甲胶 100g　鹿角胶 100g　黄酒 500ml　饴糖 800g　融化收膏

二诊及三诊:2005—2006 年,每年冬天守前法服膏方 1 料。

四诊:2007 年 12 月 6 日。慢性阻塞性肺疾病、肺源性心脏病、心律失常。时有咳嗽、胸闷、心悸,动则气急,腰膝酸痛,畏寒,四肢不温,夜寐少,苔薄腻,质黯红,脉结代。肺病及肾,心血运行不畅,治温补肺肾,通阳化痰,活血通络。处方:

生晒参另煎,冲入90g　炙黄芪 150g　苍术 150g　白术 150g　广陈皮 90g　怀山药 120g　云茯苓 150g　生米仁 300g　熟米仁 300g　砂仁 30g　蔻仁 30g　生地 150g　熟地 150g　怀山药 120g　山萸肉 100g　枸杞子 100g　菟丝子 150g　补骨脂 150g　仙茅 150g　仙灵脾 150g　制黄精 150g　怀牛膝 150g　制首乌 150g　紫丹参 150g　广郁金 90g　当归身 90g　川芎 90g　天冬 150g　麦冬 150g　前胡 150g　软柴胡 150g　炙紫菀 150g　炙苏子 150g　黄荆子 100g　葶苈子 100g　淡黄芩 90g　炒白芍 100g　石菖蒲 90g　竹沥半夏 150g　瓜蒌皮 90g　上肉桂 30g　熟附块先煎50g　款冬花 100g　煨木香 90g　桑寄生 150g　小川连 30g　淡吴萸 10g　海螵蛸 300g　福泽泻 90g　炙甘草 60g　佛手 60g　大红枣 200g　莲子肉 150g　胡桃肉 150g　蛤蚧研粉,冲入1 对　清阿胶 200g　龟甲胶 100g　鹿角胶 100g　黄酒 500ml　饴糖 600g　融化收膏

按:以上 2 例慢性阻塞性肺疾病患者均以咳喘为主要临床症状,在冬季往往症状加重,多见心肾两虚,脾运失健,水湿内停,痰瘀内阻,所以在制定膏方时往往是剿抚并施,用药虽然较多但不杂乱,扶正而不恋邪,祛邪而不伤正,并注意痰瘀热风之兼夹。

12. 支气管扩张案

任某,男,50 岁,2007 年 12 月 6 日就诊。有支气管扩张史多年,经常咳嗽痰黄黏,胸闷气急,自觉内热,口干,四肢不温,苔薄,质黯红,脉细弦。气阴不足,痰热内蕴,肺失清肃,治拟益气养阴,清肺化痰。处方:

西洋参另煎,冲入90g　天冬 150g　麦冬 150g　生地 150g　熟地 150g　山萸肉 100g　怀山药 150g　云茯苓 150g　枸杞子 100g　菟丝子 150g　功劳叶 150g　南沙参 150g　北沙参 150g　墨旱莲 150g　女贞子 150g　仙灵脾 150g　川石斛 300g　野百合 300g　紫丹参 100g　炒白芍 100g　大川芎 60g　全当归 90g　生苡仁 300g　熟苡仁 300g　合欢皮 150g　茅根 300g　芦根 300g　开金锁 300g　鱼腥草 300g　冬瓜仁 300g　竹沥半夏 150g　前胡 150g　软柴胡 150g　淡子芩 150g　炙紫菀 150g　款冬花 100g　玉桔梗 90g　桑白皮 150g　净蝉衣 60g　炙僵蚕 90g　炙黄芪 200g　炒白术 150g　炒防风 90g　广陈皮 90g　葶苈子 100g　炒枳壳 90g　春砂仁后下30g　川贝粉冲 60g　蒲黄炭包 90g　煅牡蛎 300g　黛蛤散 100g　谷芽 150g　麦芽 150g　煨木香 90g　六一散包 90g　仙鹤草 300g　黑芝麻 100g　莲子肉 100g　陈阿胶 100g　龟甲胶 100g　鳖甲胶 100g　饴糖 600g　收膏

二诊:2009 年 11 月 26 日。时咳嗽,痰黄黏,胸闷,烘热怕冷交作,纳差,苔薄白有裂纹,

质黯红，脉细。肺肾两虚，痰热内蕴，治拟补益肺肾，清肺健脾化痰。

上方加生晒参另煎，冲入60g、苍术 100g，制膏方 1 料。

13. 支气管扩张伴咯血案

崔某，女，79 岁，2008 年 11 月 7 日就诊。有支气管扩张史多年，经常咳嗽痰黄，时有少量咯血，胸闷，胃脘不适，嗳气嘈杂泛酸，腰腿酸痛，苔薄，质淡红，脉弦滑数。肺肾两虚，胃失和降，痰热内蕴，肺失清肃，治拟补益肺肾，清肺化痰，凉血宁络，健脾和胃。处方：

西洋参另煎，冲入60g　天冬 150g　麦冬 150g　生地 150g　熟地 150g　怀山药 100g　枸杞子 100g　菟丝子 150g　潼蒺藜 150g　制首乌 150g　制黄精 150g　功劳叶 150g　怀牛膝 100g　女贞子 150g　墨旱莲 150g　紫丹参 100g　广郁金 90g　当归身 90g　赤芍 100g　白芍 100g　生苡仁 150g　熟苡仁 150g　茅根 30g　芦根 30g　开金锁 300g　冬瓜仁 300g　合欢皮 100g　前胡 150g　软柴胡 150g　淡子芩 150g　炙紫菀 150g　开金锁 300g　玉桔梗 60g　黛蛤散包 100g　款冬花 100g　鱼腥草 300g　野蔷薇花 100g　功劳叶 150g　蒲黄炭包 90g　侧柏叶 300g　藕节炭 100g　炙黄芪 300g　炒白术 150g　炒枳壳 90g　广陈皮 60g　竹沥半夏 150g　云茯苓 100g　佛手片 60g　春砂仁后下30g　小川连 30g　吴茱萸 15g　海螵蛸 300g　煅瓦楞 300g　煨木香 90g　炙甘草 60g　大红枣 200g　黑芝麻 100g　莲子肉 100g　阿胶 150g　龟甲胶 150g　鳖甲胶 150g　饴糖 800g　收膏

14. 支气管扩张伴高血压湿疹案

李某，男，65 岁，2007 年 11 月 12 日初诊。有支气管扩张、高血压、血糖偏高史，时有干咳，大便溏薄，小便欠畅，皮肤瘙痒，头晕目眩，苔薄，质淡黯红，脉小弦。患者肺脾肾气阴亏损，湿热痰瘀内阻，治拟益气养阴，补肾健脾，养肺化痰，清热利湿调之。处方：

西洋参另煎，冲入30g　生晒参另煎，冲入30g　炙黄芪 200g　炒白术 150g　广陈皮 90g　怀山药 120g　云茯苓 150g　天冬 150g　麦冬 150g　生地 150g　熟地 150g　枸杞子 120g　五味子 30g　菟丝子 150g　女贞子 150g　金樱子 150g　补骨脂 90g　制首乌 150g　制黄精 150g　墨旱莲 150g　功劳叶 150g　潼蒺藜 150g　白蒺藜 150g　怀牛膝 100g　百合 150g　粉葛根 150g　紫丹参 100g　广郁金 90g　当归身 90g　赤芍 100g　白芍 100g　生苡仁 150g　熟苡仁 150g　干芦根 300g　徐长卿 150g　冬瓜仁 300g　竹沥半夏 150g　前胡 150g　软柴胡 150g　淡子芩 150g　秦皮 90g　枳壳 90g　春砂仁后下30g　开金锁 300g　炙紫菀 150g　款冬花 100g　蒲黄炭包 150g　玉桔梗 60g　炒枳壳 90g　煨木香 90g　土茯苓 150g　焦山楂 150g　焦六曲 150g　粉丹皮 90g　白鲜皮 120g　夏枯草 150g　大红枣 150g　黑芝麻 100g　胡桃肉 100g　清阿胶 100g　龟甲胶 100g　鳖甲胶 100g　木糖醇 350g

二诊：2008 年 12 月 4 日。今年咯痰不多，腰背疼痛，小便淋漓，口干多饮，苔薄，质黯红，脉细弦。患者肺脾肾不足，湿热痰瘀内阻，治拟益气养阴，补肾健脾，清肺化湿调之。

处方：去冬膏方去生晒参，改西洋参另煎，冲入60g，加决明子 150g。治膏方 1 料。

按：以上 3 例支气管扩张案，虽然症状有所不同，年龄性别有异，但在辨证上有共同之处，即均以气阴亏损为本，痰热内蕴为标。在治疗上，补肺健脾益肾选用麦门冬汤、左归丸、金水六君煎为基础方，并根据不同的表现有所侧重。如案一咳嗽痰多胸闷，故加入桑白皮、葶苈子；案二痰中夹血，故加入凉血止血的侧柏叶、藕节炭、蒲黄炭；案三痰湿郁热较重，加秦皮、土茯苓、白鲜皮清热利湿。

15. **反复感冒案**

方某,女,26岁,职员。2006年12月11日就诊。经常感冒多年,平时经常咽痛,鼻塞,干咳,牙痛,月经量少,冬季四肢不温,梦多,苔薄黄,舌质红,脉细弦。肺肾不足,肺卫不固,内有郁热,气血运行不畅。治拟补肺固表,补肾调经,祛风清热。处方:

西洋参另煎,冲入30g 生晒参另煎,冲入30g 炙黄芪300g 炒白术150g 炒防风90g 广陈皮90g 云茯苓150g 泽泻90g 生地150g 熟地150g 山萸肉90g 怀山药100g 菟丝子200g 枸杞子120g 桑寄生150g 制黄精150g 仙灵脾150g 怀牛膝100g 川石斛150g 天冬150g 麦冬150g 南沙参150g 北沙参150g 制首乌150g 川芎90g 紫丹参150g 广郁金90g 当归身150g 赤芍150g 白芍150g 粉丹皮90g 制香附90g 金银花100g 连翘100g 杭菊花90g 桑白皮90g 射干90g 淡竹叶90g 炒柴胡100g 炒黄芩100g 竹沥半夏150g 净蝉衣60g 炙僵蚕90g 炙紫菀90g 天花粉100g 煨木香60g 益母草150g 苍耳子90g 辛夷90g 炙甘草60g 黄连30g 淡吴萸10g 春砂仁后下30g 海螵蛸300g 大枣100g 莲子肉100g 核桃肉150g 清阿胶200g 龟甲胶150g 白冰糖500g 收膏

患者诉服膏方后感冒次数明显减少,以后每年冬季均来服膏方改善体质。

按:患者以气阴不足、肺肾两虚为体质特点,肺气不足易受外邪,肺阴不足咽干而痛,肾精不足月经量少,故治本以玉屏风散合左归丸为基本用药,因考虑患者内有郁热,且在平时经常感邪,故加清热宣肺之银翘散为佐。补益而不滋腻,清热而不苦寒,祛风而不伤正,和胃而助运化,养血活血诸法调治。

16. **虚人感冒案**

林某,女,31岁,职员。2008年12月9日就诊。冬季怕冷,四肢不温,易感冒,自汗多,苔薄,质黯红,脉小弦。理法:肺气不足,气血运行不畅;治拟补益气血,固表通脉活血。处方:

炒党参150g 炙黄芪300g 炒白术150g 广陈皮90g 炒防风60g 仙灵脾150g 仙茅150g 熟地150g 怀山药150g 云茯苓150g 枸杞子100g 菟丝子150g 五味子60g 制黄精150g 山萸肉100g 川牛膝100g 怀牛膝100g 制首乌150g 桑寄生150g 天冬150g 麦冬150g 紫丹参150g 广郁金90g 当归身90g 大川芎90g 鸡血藤300g 炒白芍100g 粉丹皮90g 灵芝60g 软柴胡90g 炒黄芩90g 竹沥半夏150g 煨木香90g 小川连30g 吴茱萸10g 瓦楞子300g 炙甘草60g 佛手60g 焦山楂150g 焦六曲150g 炒枳壳60g 砂仁30g 蔻仁30g 大红枣200g 粉葛根150g 莲子肉150g 胡桃肉100g 黑芝麻150g 清阿胶250g 龟甲胶50g 鹿角胶50g 饴糖800g 融化收膏

按:该患者辨证以气阳虚弱,卫气不足,血脉不畅为主,故温补阳气,益肺固表,温补不用附桂等温热刚燥之剂,而选用柔剂温养,并加养血通脉之品。

17. **产后反复感冒案**

顾某,女,30岁,职员。2007年12月12日就诊。产后1年,经常感冒,喉痒咽痛,神疲乏力,口干饮多,夜寐欠安,质暗淡红,有瘀点,脉沉细。产后气血不足,肺肾阴亏,风热外袭,反复受邪。拟补益肺肾,益气养血固表,疏风清热。处方:

生晒参另煎,冲入90g 炙黄芪300g 炒白术100g 炒防风60g 川桂枝60g 赤芍100g 白芍100g 广陈皮90g 怀山药120g 云茯苓150g 天冬150g 麦冬150g 生地150g

熟地 150g 枸杞子 100g 五味子 60g 菟丝子 150g 黄精 150g 仙茅 150g 仙灵脾 150g 山萸肉 100g 川石斛 300g 紫丹参 150g 南沙参 150g 北沙参 150g 广郁金 90g 大川芎 90g 当归身 150g 嫩射干 150g 净蝉衣 60g 炙僵蚕 90g 竹沥半夏 100g 福泽泻 90g 前胡 100g 软柴胡 100g 淡子芩 100g 炒枳壳 90g 春砂仁后下 30g 炙紫菀 150g 款冬花 150g 玉桔梗 30g 粉丹皮 90g 夜交藤 300g 柏子仁 150g 枣仁 150g 煅龙骨 300g 煅牡蛎 300g 煨木香 60g 川黄连 30g 炙甘草 90g 吴茱萸 10g 焦山楂 150g 焦六曲 150g 大红枣 150g 胡桃肉 150g 黑芝麻 150g 莲子肉 150g 清阿胶 100g 龟甲胶 100g 鳖甲胶 100g 鹿角胶 60g 饴糖 800g 融化收膏

二诊:2008 年 12 月 26 日。去冬服膏方后感冒减少,夜寐欠安,口干饮多,质暗淡红,脉细。肺肾两亏,再拟补益肺肾,益气养血安神。上方加灵芝 90g。

按:反复感冒常见于儿童、产后、病后等体质虚弱人群,所以膏方调理也非常适用于这些人群。产后气血亏虚,故见神疲乏力;心神失养,故见夜寐不安;肺气不固,故见反复感冒。补益气血,益肾固表,膏方调养,颇为有益。

(余小萍 孙玄厹 周文松)

黄振翘

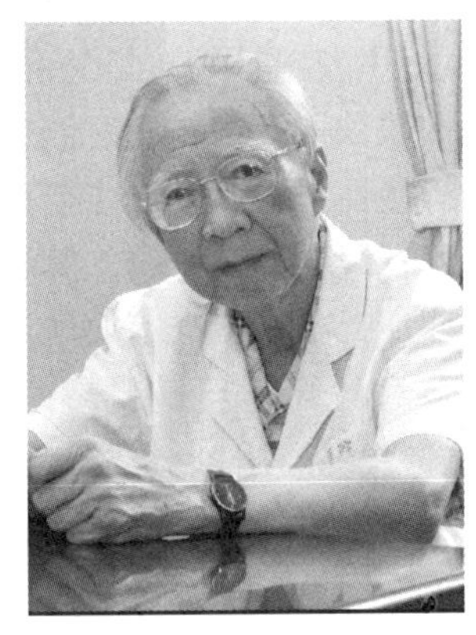

黄振翘,1936年出生,祖籍江苏吴江。上海中医药大学附属岳阳中西医结合医院教授、主任医师、博士研究生导师。1994年获上海市卫生系统首届高尚医德奖,1995年获全国卫生系统先进工作者称号,1999年获国务院颁发的突出贡献证书并享受国务院特殊津贴。2003年被授予第三批全国老中医药专家学术经验继承工作指导老师。现任中华中医药学会内科学会常委、上海市中医药学会理事、上海市中医药学会血液病专业委员会主任委员、上海市中医药学会血液病专业委员会名誉主任委员、上海市名中医黄振翘工作室主持人。主要从事中医药治疗血液病的临床和实验研究。主持血液病中医研究课题获省部级科技进步奖5项,其中原发性血小板减少性紫癜脾肾气火失调病机与健脾补肾泻火方药的免疫学研究,获上海市第二届科技博览会银杯奖;生血灵治疗原发性血小板减少性紫癜的临床观察和免疫调控机理研究,获上海市科学技术进步三等奖;生血宁治疗原发性血小板减少性紫癜的临床观察和免疫调控机理研究,获国家中医药管理局科技进步三等奖。先后发表学术论文60余篇,主编及参编专著9部。

一、临床经验

慢性再生障碍性贫血(慢性再障):膏方治疗的再障患者大多为慢性再障或缓解期的急性再障,治疗一般遵循“缓则治本”的原则,以扶正固本,调养精血为主要治法。健脾补肾法是临床常用的基本方法,但在具体应用时又有所侧重,兼顾养肝填精和祛邪治标。方药多选用归脾汤、八珍汤、大补元煎、黄芪散、归芍六君子汤,药选党参、黄芪、白术、熟地、山萸肉、怀山药、白扁豆、芡实、当归、白芍、枸杞子、怀牛膝、杜仲、菟丝子、茯苓等,人参选用移山参或生晒参;对兼有肾精不足,气阴亏虚,则合用三才封髓丹、知柏地黄丸、大补阴丸等;若肝肾阴亏,血中伏热,则可加墨旱莲、女贞子、丹皮;因有热毒余邪潜伏,可酌选蛇舌草、半枝莲、蛇莓、蒲公英等。血虚证无论是否有邪实的表现,都适当配合藿香、米仁、木香、砂仁、陈皮、半夏、枳壳等化湿调中之品。

血小板减少症:该病属中医“血证”范畴。膏方可标本兼治,治标不离治火,治火不离心肝,应以泻心火、清肝火,尤以制肝木之火,为治血治标之要。实证泻火,予泻心汤、龙胆泻肝汤釜底抽薪,火去则营自安;虚火宜滋阴降火,虚火降则血自止,多选用三才封髓丹、知柏地黄丸;热迫血行者,当犀角地黄汤凉血安营;瘀血阻络者,血府逐瘀汤行瘀活血,凉血泻火调制肝木。在治疗火证时,不论实火虚火,常配伍白芍、生地、麦冬、阿胶、苏梗、柴胡柔肝养血、条达气机之药物;血证治虚不离补益精气,治本不离调理脾肾。尤其血证后期由于出血日久,导致虚劳疾病发生,以大补元煎为主方加减,药用党参、黄芪、熟地、山萸肉、怀山药、生地、当归、阿胶、仙鹤草补脾肾化生阴血，且能统摄血液，以防失血再发，同时配合墨旱莲、麦冬、丹皮、茜草、白茅根滋阴凉血清热。

白细胞减少症：治疗本病以调理脾肾，补养气血为主，选用归脾汤、八珍汤、六味地黄丸、二至丸、大补阴丸等为基础方，药选党参、生炙黄芪、当归、白芍、阿胶、白术、茯苓、枣仁、木香、大枣、生地、熟地、怀山药、川石斛、山萸肉、墨旱莲、女贞子等；同时寓泻于补，治肝泻火，清泄伏热，兼顾驱除瘀毒，药选黄连、黄芩、黄柏、吴茱萸、苏梗、蒲公英、草河车、蛇舌草、制半夏、陈皮、虎杖根、鸡血藤、丹参以治肝脾肾三脏功能之失调，精料常用冬虫夏草、枫斗、西洋参、龟甲胶、鳖甲胶、黑芝麻等之类收膏。

缺铁性贫血：缺铁性贫血多发病隐袭，进展缓慢，病程较长，与崩漏、便血、吐血、衄血、咳血等慢性失血有关。主要病机为脾胃虚弱、气血两亏、肝肾不足；涉及脾脏，累及肾脏；临床以脾胃虚弱、心脾两虚、脾肾亏虚 3 类证型为主。故膏方以调治脾肾，补益气血扶正，兼顾调理冲任，清利湿热，凉血解毒等以控制慢性失血。多选用归脾汤、八珍汤、大补元煎、黄芪散、归芍六君子汤，药选党参、黄芪、白术、熟地、山萸肉、怀山药、白扁豆、芡实、当归、白芍、枸杞子、怀牛膝、杜仲、菟丝子、茯苓等，人参选用移山参或生晒参；对兼有肾精不足，气阴亏虚，则合用三才封髓丹、知柏地黄丸、大补阴丸等；冲任失调，月经量多者，选用丹皮炭、血余炭、益母草、龙骨、牡蛎等；慢性痔疮可加用槐米、地榆、侧柏叶、茜草根等。

二、防治优势

冬令膏方通过调治肝肾以化生精血，促进血红蛋白的合成，提高血小板、白细胞的数量和生成作用，具有较明显的临床优势。膏方调治的患者大多处于缓解期，遵循“缓则治其本”的原则。虽血虚以脾肾精气亏虚为本，然仍有邪热、痰毒、血瘀病标相杂，有以虚为主，本虚标实，标本兼见的辨证关系，故补五脏之血虚特别应注意脾肾、气血、阴阳之间相互关系的施治，补气血阴阳者采用调气生血、养精化血、温阳滋阴；条达脏腑者采用补益心脾、调补肝肾、脾肾双调等治本；然不独所谓“补虚，补不足”，而且扶正祛邪，标本兼顾，寒温并用，兼清伏邪、余邪，从整体上维护机体的阴阳平衡，脏腑气血条达以保证机体的正常生理功能。

三、医案精选

1. 再障脾肾亏虚案

徐某，女，27 岁，2005 年 11 月 29 日初诊。患者有慢性再障病史 10 余年，予雄性激素、环孢素、糖皮质激素等治疗后，症情反复，查血象三系（红系、粒系、巨系）低下。近年来已停用西药，长期服用中药，配合输血支持。平素畏寒肢冷，易感冒，反复齿龈肿痛，咽干便秘，皮肤见瘀点瘀斑，面色灰滞，眼圈黧黑，胃纳一般，夜寐尚可。舌质淡红而干，苔薄黄腻，脉弦数。本患者自幼起病，为先天禀赋不足，肾精亏虚，后天气血不足，脾胃失调；治拟补肾健脾，平调阴阳，补泻兼施。处方：

生黄芪 300g　党参 150g　太子参 150g　炒白术 100g　生地 200g　熟地 200g　麦冬 200g　生白芍 200g　炒丹皮 150g　黄连 50g　炒赤芍 150g　茜草根 150g　女贞子 500g　墨旱莲 300g　枸杞子 200g　干茅根 500g　炒黄芩 100g　炒黄柏 100g　炒知母 120g　制首乌 300g　怀山药 200g　景天三七 300g　制黄精 200g　生地榆 150g　北沙参 300g　枳壳 100g　草河车 300g　陈皮 100g　泽泻 150g　茯苓 150g　当归 100g　炙龟甲 150g　牛膝炭 100g　菟丝子 150g　柴胡 100g

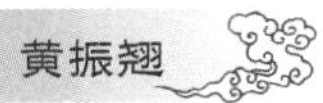

另:生晒参 150g　西洋参 60g　阿胶 400g　龟甲胶 250g　紫河车 200g　枫斗 150g　蜂蜜 500g　黑芝麻 150g　冰糖 250g　饴糖 250g　收膏

该患者 2005 年至今已连续多年服用膏方,平素感冒次数明显减少,即使感冒病程也缩短,皮肤瘀点瘀斑偶见,月经正常,大便调畅。但齿龈肿胀时作时止,疼痛有所缓解。血象基本稳定,输血时间延长。

按:该病例起病缓慢,病程较长,先天不足,肾亏为主,肺卫不固,脾虚胃热,阴阳失衡,故补益肾精,温阳滋阴,平调阴阳;补益气血,凉血解毒,补泻兼施,扶正祛邪同治。用药补而不腻,甘温而不燥热,寒凉而不伤脾。

2. 再障脾胃亏虚、肝肾不足案

黄某,男,68 岁,2008 年 11 月 24 日初诊。患者 3 年前出现头晕乏力,血常规提示白细胞减少,未予重视。1 年前复查血常规提示三系轻度减少,骨髓象提示再生障碍性贫血,但患者拒用西药。长期服用中药调理。既往有慢性胃炎史,经常中脘不适或疼痛,大便溏薄,头晕耳鸣,视物目糊,胃纳可,夜寐尚安。舌质淡红,苔薄黄,脉弦,重按无力。患者脾胃亏虚,肝肾不足;治拟健脾调中,补益肝肾。处方:

生黄芪 300g　党参 150g　炒白术 100g　制半夏 120g　陈皮 150g　生地 150g　熟地 150g　当归 150g　炒白芍 150g　黄连 50g　吴茱萸 30g　茯苓 150g　柴胡 100g　木香 50g　制香附 120g　苏梗 100g　佛手 150g　炒川芎 120g　菟丝子 150g　补骨脂 120g　马齿苋 150g　鸡血藤 200g　仙灵脾 150g　炒黄芩 120g　麦冬 150g　天冬 150g　生姜 30g　大枣 150g　干姜 30g　山茱萸 150g　生地榆 150g　炒杜仲 150g　怀牛膝 150g　怀山药 200g

另:生晒参 150g　人参精 35g　阿胶 300g　鹿角胶 100g　龟甲胶 150g　冰糖 500g　饴糖 500g　收膏

二诊:2009 年 12 月 3 日。患者血象保持稳定,无出血及感染。服药后胃脘不适明显好转,大便成形。仍时有耳鸣头晕,原方加白蒺藜 200g、生牡蛎 300g,改熟地 200g,续治巩固。

按:患者有慢性胃炎史,脾胃虚弱,脉弦,提示肝木有克伐脾土之象,故本方疏肝健脾,和胃理气,药用白芍、香附、苏梗、佛手等,明显改善患者的脾胃功能,胃痛便溏诸症得减;在此基础上配合滋阴温肾之品,阴阳互补,寒温并用,扶正祛邪兼顾。

3. 再障脾肾亏虚、阴损及阳案

罗某,女,40 岁,2008 年 11 月 20 日初诊。患者确诊慢性再障 30 余年。曾予十一酸睾酮(安雄)、输血、中药等治疗,症情尚稳定。2006 年因卵巢囊肿破裂出血,加之工作劳累,血常规提示三系极度低下,白细胞计数(WBC)1.0×10^9/L,血红蛋白(Hb)40g/L,血小板计数(PLT)10×10^9/L。又开始服用安雄及定期输血。2008 年初诊时患者神疲乏力,腰酸耳鸣,口腔溃疡,大便欠调,夜寐多梦,月经尚正常。舌质淡红,苔薄黄腻,脉弦虚细,重按无力。患者久病脾肾亏虚,阴损及阳,肝火热伏;治拟补益脾肾,滋阴助阳,清肝泻火。处方:

生黄芪 300g　党参 150g　炒白术 150g　茯苓 150g　生地 150g　熟地 150g　怀山药 150g　墨旱莲 300g　女贞子 300g　生白芍 150g　炒丹皮 150g　水牛角 300g　黄连 60g　炒黄柏 100g　蒲公英 150g　草河车 150g　菟丝子 150g　仙灵脾 150g　枸杞子 150g　枳壳 50g　陈皮 50g　槐米 150g　生龙骨 150g　生牡蛎 150g　生甘草 100g　炙甘草 100g

另:生晒参 200g　西洋参 60g　龟甲胶 250g　枫斗 150g　阿胶 400g　蜂蜜 250g

冰糖500g　饴糖250g　收膏

二诊：2009年12月15日。患者神疲乏力明显改善，口腔溃疡好转，但腰酸肢软仍作，少寐，伴少量咳嗽，咯痰，咽部不适，原方加补骨脂100g、杜仲100g、制首乌150g、金银花150g、桔梗50g、鱼腥草300g、象贝150g、桑叶100g、杏仁100g，继续治疗。

按：患者病程长久，久病及肾，肾精亏虚，气血阴阳皆不足，肝火伏热郁里，耗伤正气，故除虚损症状，还易口腔溃疡及外感邪气。药用生地、墨旱莲、女贞子、山药滋补肝肾，白芍、丹皮、草河车清泻肝火，黄柏清虚火，蒲公英清胃火，菟丝子、仙灵脾、枸杞子温补肾阳，龙骨、牡蛎滋阴潜阳，配合黄连交通心肾，治疗标本兼顾，寒温并用，以期扶正祛邪。

4. 再障脾肾亏虚、湿热内蕴案

李某，男，58岁，2009年11月21日初诊。患者确诊慢性再障近5年。予安雄及中药治疗4年后，Hb升至正常，停用安雄、中药维持治疗至今。就诊时血象示：WBC 2.0×10^9/L，Hb 120g/L，PLT 25×10^9/L。自觉双下肢酸软乏力，大便溏薄，偶见皮肤瘀点及齿衄，无明显头晕、心悸。胃纳可，夜寐安。舌质淡红，苔薄黄腻，脉弦细。患者脾肾亏虚，湿热内蕴；治拟健脾益肾，清利湿热。处方：

生黄芪300g　党参150g　生白术150g　当归100g　炒扁豆150g　怀山药150g　生白芍150g　藿香60g　生地150g　熟地150g　山茱萸150g　枸杞子120g　菟丝子300g　仙灵脾120g　墨旱莲150g　怀牛膝炭100g　补骨脂120g　白茅根150g　槐米300g　蒲公英300g　炒丹皮150g　黄连50g　陈皮50g　生甘草50g　炙甘草50g

另：生晒参150g　人参精35g　阿胶250g　鹿角胶100g　龟甲胶150g　冰糖250g　饴糖250g　收膏。

患者服药后，湿热渐化，大便转调，舌苔转薄白；下肢酸软有所缓解，原方加杜仲150g、桑寄生150g、木瓜100g、虎杖根300g，继续巩固调理。

按：患者病程5年，血红蛋白已经正常，以白细胞、血小板减少为主。病机以脾气虚弱、肾精不足为特点，脾虚而湿热内停，故治疗健脾益气，填补肾精，喜用炒扁豆、藿香配合蒲公英清化湿热，补中有清，清而不寒，疗效显著。

5. 特发性血小板减少性紫癜脾肾亏虚、阴虚内热案

杨某，女，34岁，2008年11月10日初诊。患者特发性血小板减少性紫癜16年，时有齿鼻衄血及皮肤紫癜瘀斑，血常规提示血小板低下，曾使用糖皮质激素及静脉用丙种球蛋白等治疗，病情反复不愈，就诊时头晕寐少，大便溏薄，胃纳可，夜寐安。舌质尖红，苔薄白，脉细。脾肾亏虚，阴虚内热，治拟健脾益肾，滋阴清热，补泻兼施。处方：

生黄芪200g　炙黄芪200g　党参200g　炒白术300g　熟地150g　生地300g　怀山药300g　茯苓150g　炒丹皮150g　泽泻150g　防风120g　炒黄芩150g　炒黄柏100g　水牛角300g　当归150g　茜草根150g　炙龟甲200g　炙鳖甲200g　藿香100g　木香100g　生甘草60g　炙甘草60g　干茅根300g　生牡蛎300g　炒白芍150g　炒赤芍150g　生龙骨300g　炒知母120g　生地榆200g　炒杜仲150g　牛膝炭150g　菟丝子200g　山萸肉150g　枸杞子200g　大枣200g　苏梗120g　陈皮120g　制香附120g　佛手片120g　珍珠母300g　炒川芎100g　大青叶150g　炒枣仁200g　炙远志50g

另：紫河车200g　湘莲肉150g　龙眼肉150g　生晒参120g　人参精35g　阿胶300g　饴糖500g　冰糖250g　收膏

二诊：2009年12月17日，服药后患者头晕明显缓解，夜寐安和，血常规提示血小板已恢复至正常水平。维持原方巩固治疗。

按：本患者尚在中年，而病程反复已久，寐少便溏提示脾肾已有虚损，故于泻热降火凉血的同时又着重补益脾肾，祛邪补虚，标本兼顾。经治疗后患者诸证明显缓解。

6. 特发性血小板减少性紫癜脾肾阴虚案

张某，男，10岁，2008年11月17日初诊。患者特发性血小板减少性紫癜5年，起病时鼻衄不止，血小板计数最低时$4\times10^{9}/L$，曲安西龙（阿赛松）治疗无效，糖皮质激素治疗产生依赖，治疗后血小板数未明显升高。就诊时，无皮肤紫癜，下肢皮肤潮红，胃纳可，二便调，夜寐安，舌质红，苔薄白，脉细数。脾肾阴虚，兼有血热，治拟调理脾肾，养阴清热，止血凉血。处方：

生黄芪300g　党参150g　太子参150g　炒白术150g　生地150g　熟地150g　山萸肉120g　枸杞子200g　茯苓150g　怀山药150g　炒丹皮120g　泽泻120g　墨旱莲150g　蒲公英150g　大青叶150g　北沙参150g　干茅根300g　鸡血藤150g　仙鹤草300g　巴戟肉150g　炒赤芍120g　炒白芍120g　丹参120g　当归120g　白及120g　炒川芎100g　生甘草50g　炙甘草50g　凤尾草150g　大枣200g　虎杖根150g　景天三七300g　茜草根150g　水牛角300g　炒黄芩100g　菟丝子150g　乌梅120g　黄连30g　制半夏100g　羊蹄根150g　藿香100g　干姜20g

另：生晒参80g　紫河车150g　阿胶300g　莲肉150g　饴糖250g　冰糖250g　蜂蜜500g　收膏

二诊：2009年12月10日，患者无鼻衄，皮肤无紫癜，血小板数稳定。续原方以巩固治疗。

按：患者小儿久服糖皮质激素，脾肾阴虚而热伏血中，故健脾补肾，泻热凉血。小儿体阳，虽先天不足，然温补之力不宜大，须辅以北沙参、大青叶、羊蹄根、凤尾草等养阴清热之品以防其化火动血。

7. 特发性血小板减少性紫癜脾肾阳虚案

陈某，女，46岁，2008年11月14日初诊。患者特发性血小板减少性紫癜3年，以泼尼松治疗未效。就诊时患者神疲乏力，咽痛，时有咳嗽，晨起咯痰带血，月经时鼻衄，背冷，中脘不适，下肢酸楚，大便溏，胃纳可，夜寐安。舌质红，苔薄白，脉细。脾气虚弱，肾阳不足，痰热郁肺，治拟益气健脾，益肾泻火，清肺化痰。处方：

生黄芪300g　党参150g　炒白术150g　茯苓150g　防风120g　陈皮120g　怀山药200g　熟地200g　前胡120g　杏仁100g　桔梗50g　藿香120g　木香60g　当归身150g　炒白芍150g　炒黄柏100g　生地150g　黄连30g　炒黄芩150g　枸杞子200g　山萸肉150g　熟女贞150g　炒扁豆150g　巴戟肉200g　生侧柏叶150g　生甘草50g　炙甘草50g　仙灵脾100g　鸡血藤150g　干茅根300g　生地榆150g　菟丝子150g　仙鹤草300g　乌梅150g　炒干姜30g　苏梗120g　制香附120g　蒲公英300g　草河车150g　荆芥炭120g　炙紫菀120g　炙百部150g　白及150g　开金锁300g　生竹茹50g　炒枳壳100g　白前120g　象贝150g　柴胡100g　生姜30g

另：生晒参120g　鳖甲胶150g　鹿角胶120g　龟甲胶200g　阿胶300g　冰糖50g　饴糖50g　收膏

二诊：2009年12月17日。神疲乏力好转，无咳嗽咯痰，背冷、中脘不适等症状明显缓解。续服原方以固疗效。

按:患者本属脾肾阳虚,冬感风寒,郁而化火,故在健脾补肾扶本之时亦以止嗽散止咳化痰以治标。

8. 特发性血小板减少性紫癜脾虚肝旺案

曹某,女,48岁,2008年11月14日初诊。患者特发性血小板减少性紫癜20余年,有血糖偏高史。皮肤瘀斑,月经量多,曾使用静脉用丙种球蛋白治疗,疗效不显。就诊时头痛阵作,面色潮红,时有泛酸,大便溏薄,夜寐安。随机血糖9.1mmol/L。舌质红,苔薄黄腻,脉沉细。脾气虚弱,肝火犯胃,治拟益气补脾,条达肝胃。处方:

生黄芪300g　太子参300g　炒白术300g　熟地200g　怀山药300g　茯苓150g　当归200g　炒白芍200g　煅瓦楞200g　乌贼骨150g　柴胡100g　炒黄芩150g　黄连30g　乌梅150g　吴茱萸30g　煅牡蛎200g　炒川芎150g　巴戟肉200g　生甘草50g　炙甘草50g　枸杞子300g　蒲公英300g　川石斛150g　炒枳壳100g　生地榆200g　生槐花200g　山萸肉150g　侧柏炭150g　木香100g　熟女贞150g　炒丹皮150g　徐长卿150g　茜草根200g　珍珠母300g　陈皮150g　菟丝子150g　炒扁豆150g　墨旱莲300g　艾叶炭10g　杭菊花100g　麦冬150g　炒赤芍150g　仙鹤草300g　大枣80g　黄柏炭100g　泽泻150g　制黄精200g

另:生晒参150g　鹿角胶100g　紫河车200g　莲肉150g　黑芝麻150g　龟甲胶200g　阿胶300g　收膏

二诊:2009年12月10日,头痛明显缓解,胃脘偶有不适,二便调畅。原方续进,巩固疗效。

按:本患者脾气亏虚,阴虚内热,木旺克土,见泛酸便溏,故治以逍遥散之义行气疏肝,合入肝经之乌梅酸收,川芎升散,一收一散,条达肝木,并佐益气健脾和胃之品,同时以二至丸养阴以制虚热,共收益气健脾、条达肝胃之效。

9. 骨髓增生异常综合征(MDS-RCMD)案

李某,男,48岁,2008年11月20日初诊。患者有“牛皮癣”病史20余年。自服牛皮癣治疗药物后出现头晕乏力,当时查血常规提示三系低下,外院骨髓象提示骨髓增生异常综合征(MDS-RCMD)。患者拒用西药,要求中药治疗,故来我院。就诊时头晕乏力,口干纳差,二便调,夜寐欠安,时有盗汗,左下肢略感麻木。血常规提示:WBC $2.3\times10^9/L$,Hb 87g/L,PLT $15\times10^9/L$。舌质淡红,苔薄白,脉沉细。脾肾亏虚,气血不足,湿热内蕴,毒损骨髓,治拟调理脾肾,补益气血,清理湿毒。处方:

生黄芪200g　党参150g　炒白术150g　熟地200g　当归100g　山茱萸120g　山药120g　制半夏100g　陈皮50g　黄连50g　茯苓120g　炒黄芩100g　米仁150g　蒲公英150g　土茯苓120g　菟丝子150g　仙灵脾100g　怀牛膝150g　杜仲150g　木香100g　生龙骨150g　生牡蛎150g　马齿苋150g　地锦草150g　制黄精150g　制首乌150g　补骨脂150g　女贞子200g　墨旱莲200g　防风150g　炙甘草50g

另:生晒参150g　西洋参100g　龟甲胶250g　鳖甲胶250g　枫斗150g　阿胶300g　冰糖250g　饴糖250g　收膏

二诊:2009年12月16日。患者服药后头晕乏力明显好转,但头皮及下肢仍有麻木,大便溏薄。原方加木瓜150g、炙地龙150g、桑寄生150g、葛根100g,改生黄芪300g,去防风,改防风炭150g。

按:该患者发病前有较长病程的皮肤病及服药史,中医所谓“药毒”入侵骨髓,伏于体内,治疗在调脾肾、补气血等扶正的基础上予土茯苓、蒲公英、马齿苋、地锦草等清理伏邪药毒。

10. 骨髓增生异常综合征(RA)案一

钟某,男,78岁,2008年11月27日初诊。患者诊断为骨髓增生异常综合征(RA)10余年。2006年发现前列腺占位,诊断为前列腺癌,行睾丸切除术。既往曾有血压、血糖偏高史和胆石症史。就诊时面色萎黄,神疲乏力,腰背酸痛,心悸气短,咽干,胃纳可,二便调,偶有便秘,夜寐安。血常规提示:WBC 2.6×10^9/L,Hb 65g/L,血小板正常。舌质淡红而干,苔薄腻,脉弦数。脾虚血亏,肾阴不足,阴损及阳,瘀毒内结;治拟健脾益气补血,补肾滋阴助阳,兼顾化瘀泄毒。处方:

生黄芪300g　党参150g　炒白术100g　熟地200g　制首乌200g　制黄精150g　当归150g　山茱萸120g　补骨脂120g　巴戟天120g　茯苓150g　肉苁蓉150g　陈皮100g　虎杖根200g　羊蹄根300g　半枝莲300g　鳖甲150g　龟甲150g　蒲公英200g　车前子150g　柴胡50g　金钱草300g　炒枳壳100g　炒黄柏120g　炒杜仲150g　怀牛膝150g　炙甘草50g

另:生晒参150g　西洋参100g　龟甲胶250g　鳖甲胶250g　黑芝麻150g　紫河车150g　枫斗150g　阿胶300g　冰糖100g　饴糖100g　收膏

二诊:2009年12月5日。患者神疲乏力明显好转,仍口干,血糖不稳定,原方加川石斛200g、玄参150g、麦冬150g,制首乌改300g继续治疗。

按:该患者肝肾不足,脾虚精亏,瘀毒内伏,治疗上在补益肝肾、平衡阴阳的同时,加用虎杖根、羊蹄根、半枝莲、蒲公英清化瘀毒,调节免疫是其特色。

11. 骨髓增生异常综合征(RA)案二

刘某,女,75岁,2009年12月3日初诊。患者于2007年1月因头晕乏力伴四肢皮肤瘀点瘀斑外院查得三系下降,骨髓检查确诊MDS-RA。予安雄、泼尼松、止血剂、复方皂矾丸等治疗。既往有冠心病、心房颤动、心衰、糖尿病、脑梗死病史。就诊时神疲乏力,胸闷气短,纳差,尿少,腹部膨隆,双下肢浮肿,四肢皮肤散在瘀点瘀斑,夜寐不安。血象:WBC 1.9×10^9/L,Hb 68g/L,PLT 14×10^9/L。舌质淡红,苔薄黄腻,脉沉细。患者肾气亏虚,心阳不振,脾胃虚弱;治拟补益肾气,温振心阳,扶助脾胃,兼以利水止血。处方:

生黄芪300g　党参200g　炒白术150g　茯苓150g　猪苓150g　丹参150g　景天三七300g　车前子150g　茜草根150g　槐米300g　制半夏100g　陈皮50g　水牛角300g　仙灵脾150g　菟丝子300g　巴戟天150g　桂枝50g　熟地150g　山药150g　当归150g　炙甘草50g

另:生晒参200g　人参精100g　龟甲胶200g　鹿角胶100g　紫河车150g　阿胶300g　收膏

二诊:患者服药后,双下肢浮肿改善,尿量增多,胸闷气短缓解,但胃纳不馨,全身乏力,守原方加广木香100g、山楂100g、六曲150g、沉香15g,继续巩固治疗。

按:患者年事高,合并心脑血管疾病多。气血阴精亏虚,日久阴损及阳,心阳不振,心肾不交,故治疗健脾益肾,补益精气,平衡阴阳,振奋心阳,用药扶正为主,寒温并用,标本兼顾。

12. 白细胞减少症伴脾肿大案

周某,女,63岁,2008年11月20日初诊。患者患有白细胞减少症2年余,脾脏轻度肿大。既往有支气管扩张史。平素时感乏力,喜睡,动辄气短,遇冷咳嗽咯痰加重。来诊时咳嗽,偶有胸闷,咯痰量少质黏,小便不畅,有淋漓不尽感,大便偏稀,胃纳可,夜寐安。舌质黯红，苔薄腻，脉弦。肾阴不足，肺脾气虚，痰湿蕴肺，邪热伏里；治拟滋养肾阴，健脾润肺，理气化痰，兼清伏热。处方：

生黄芪 150g　太子参 150g　炒白术 100g　熟地 150g　北沙参 150g　茯苓 150g　山药 150g　炒白芍 150g　杏仁 120g　生米仁 150g　麦冬 150g　炒丹皮 100g　女贞子 300g　墨旱莲 200g　陈皮 100g　象贝 150g　忍冬藤 150g　川石斛 150g　蒲公英 150g　泽泻 150g　炙甘草 50g　炒杜仲 150g　炒枳壳 50g　开金锁 150g　生牡蛎 150g　茜草根 150g　升麻 120g　牛膝炭 100g　生地 120g　乌药 50g

另：生晒参 120g　西洋参 60g　阿胶 250g　鳖甲胶 150g　龟甲胶 150g　冰糖 500g　饴糖 500g　收膏

二诊：2009 年 12 月 3 日。咳嗽好转，咯痰顺畅，白细胞计数稳定，维持在$(3.5\sim3.8)\times10^9/L$左右。原方继续巩固治疗。

按：患者年事已高，有支气管扩张病史。素体肺虚，易感外邪，久病及肾，金水相生，耗损肾阴；脾为生痰之源，脾气虚弱，易生痰湿，日久化热。故治疗以调治肺肾脾三脏固本为主，兼化痰湿、清伏热以治标。

13. 中性粒细胞减少症案

顾某，女，31 岁，2008 年 12 月 18 日初诊。患者白细胞减少 1 年余，以中性粒细胞偏低为主，白细胞总数在$3.7\times10^9/L$左右，但中性粒细胞只有$1.1\times10^9/L$左右。经常口腔溃疡，嗜睡乏力。就诊时口唇溃疡，午后低热，口中异味，口干喜饮，小便黄赤，大便偏干，神疲乏力，胃纳可，夜寐安。舌质干红，舌体胖，苔薄腻，脉细无力。脾气虚弱，肾阴亏乏，肝胃郁热；治拟健脾益气，滋阴补肾，调治肝胃，疏泄郁热。处方：

生黄芪 300g　太子参 200g　党参 150g　炒白术 150g　生地 150g　熟地 150g　枸杞子 200g　山药 200g　麦冬 150g　川石斛 150g　茯苓 150g　炒黄柏 100g　炒黄芩 150g　柴胡 100g　炒白芍 150g　当归 120g　蒲公英 300g　草河车 300g　玄参 120g　炒山栀 60g　生甘草 60g　炙甘草 60g　炒丹皮 120g　山茱萸 150g　泽泻 150g　女贞子 300g　地骨皮 150g　巴戟天 150g　炒知母 120g　陈皮 100g　佛手 120g　墨旱莲 200g　炒枳壳 60g　竹茹 50g　香附 120g　苏梗 120g　玉竹 150g　制黄精 150g　菟丝子 200g　黄连 30g　大枣 200g　丹参 150g　青蒿 60g　白鲜皮 150g

另：生晒参 120g　西洋参 60g　紫河车 150g　阿胶 250g　龟甲胶 200g　莲肉 150g　枫斗 150g　蜂蜜 250g　冰糖 250g　饴糖 250g　收膏

二诊：2009 年 12 月 21 日。患者口腔溃疡已愈，口干口臭及尿赤便干明显好转。中性粒细胞计数升至$1.6\times10^9/L$左右。查得血清免疫球蛋白偏高，原方加虎杖根 150g、石韦 300g，继续巩固调治。

按：该患者属典型的本虚标实证。脾肾亏虚为本，中气虚，阴精亏，正气不足，外邪易侵，郁里化热而见口腔溃疡、口干口臭、尿赤便秘三焦郁热之标实。故健脾益肾，补中气化阴精以扶正固本，疏肝清胃以解郁热而除标实。

14. 原发性白细胞减少症案

郝某，男，58 岁，2008 年 12 月 27 日初诊。患者发现白细胞减少近 10 年。白细胞计数维持在$3.6\times10^9/L$左右。平素易感冒，动则汗多。来诊时神疲乏力，双下肢软弱，偶有腰酸，胃纳可，二便调，夜寐安。舌质淡红，舌体胖，苔薄，脉沉细。脾肾亏虚，气血失调，卫表不固；治拟健脾温肾，益气调血，固卫实表。处方：

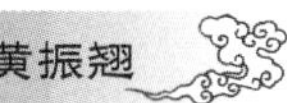

生黄芪 400g　党参 300g　炒白术 200g　熟地 300g　山药 200g　山茱萸 150g　炒杜仲 200g　川牛膝 200g　补骨脂 300g　鸡血藤 300g　菟丝子 300g　防风 120g　女贞子 300g　灵芝草 300g　茯苓 200g　葛根 400g　仙灵脾 150g　黄连 50g　木香 50g　车前子 200g　当归 200g　紫河车 200g　制半夏 150g　陈皮 150g　巴戟天 150g　泽泻 150g　淮小麦 300g　炙甘草 100g　益母草 300g　炮姜 50g　马齿苋 150g　大枣 150g　五味子 100g

另:生晒参 200g　阿胶 250g　鹿角胶 150g　龟甲胶 150g　冬虫夏草 20g　冰糖 250g　饴糖 250g　收膏

二诊:2009 年 11 月 20 日。服药后感冒次数明显减少,即使感冒程度减轻。出汗量减少,但动则仍易汗多,原方去炮姜,加乌梅 150g,继续巩固治疗。

按:该患者虽有脾肾亏虚,但主要表现为气的温煦、卫外功能不足,故治疗以益气温阳固表为主,用药偏于温热,但其中熟地、山药、山茱萸取其六味滋阴,一味马齿苋清解而不伤中焦脾土,预防感邪,监制温药,可谓用药精当。

15. 过敏性紫癜案一

舒某,男,34 岁,2008 年 11 月 21 日初诊。患者过敏性紫癜 4 年,双下肢偶有少量紫癜,尿常规提示少量血尿和蛋白尿。无腹痛及关节酸痛。劳累后时有乏力,腰酸肢软。胃纳可,二便调,夜寐安。舌质淡紫红,舌体胖,苔薄黄腻,脉弦细无力。脾肾亏虚,风热瘀结,治拟健脾益气,补肾滋阴,活血祛风。处方:

生黄芪 300g　炙黄芪 300g　党参 150g　太子参 150g　炒白术 150g　生地 150g　熟地 150g　山茱萸 150g　枸杞子 200g　炒黄柏 50g　炒黄芩 150g　炒丹皮 150g　泽泻 150g　茅根 300g　仙鹤草 300g　当归 150g　川芎 150g　炒杜仲 300g　川牛膝 150g　炒赤芍 300g　丹参 200g　益母草 300g　桑寄生 150g　生槐米 300g　知母 120g　大枣 200g　巴戟天 150g　菟丝子 300g　山药 200g　秦艽 150g　防风 100g　独活 50g　葛根 300g　柴胡 100g　陈皮 150g　生炙甘草[各] 60g　青蒿 50g　竹茹 50g　制半夏 150g　炒枳壳 50g　蒲公英 300g　石韦 300g

另:生晒参 120g　紫河车 200g　莲肉 150g　阿胶 300g　龟甲胶 150g　冰糖 250g　饴糖 250g　收膏

二诊:2009 年 12 月 3 日。服药后乏力腰酸明显好转,复查尿常规无异常。双下肢偶有少量紫癜。续服原方巩固治疗。

按:该患者年龄较轻,但病程不短,尿液异常,舌质色紫,提示体内有瘀;故治疗除健脾补肾,还顾及祛风凉血化瘀,标本兼顾而收效。

16. 过敏性紫癜案二

李某,女,6 岁,2008 年 11 月 20 日初诊。患者过敏性紫癜 1 年,外院予糖皮质激素维持治疗近半年。皮肤无紫癜,尿常规无异常。平素畏热,易感冒。就诊时咽痒不适,偶有咳嗽,咯痰色白,胃纳可,大便偏溏,夜寐偶有盗汗。舌质淡红,舌体胖,苔淡黄腻,脉数。脾虚气弱,风热蕴肺,肝肾失调;治拟健脾益气固表,疏风宣肺清热,调治肝肾。处方:

生黄芪 200g　太子参 150g　炒白术 100g　防风 100g　茯苓 120g　槐花 150g　炒黄芩 120g　女贞子 150g　生米仁 150g　炒赤芍 150g　墨旱莲 150g　生地 120g　生甘草 30g　炙甘草 30g　陈皮 100g　蒲公英 150g　生白芍 150g　熟地 150g　山茱萸 120g　枸杞子 120g　前胡 120g　淮小麦 150g　北沙参 150g　炒丹皮 100g　杏仁 100g　象贝

50g　竹茹 50g　炒枳壳 50g　泽泻 100g　苏梗 60g　山药 150g　当归 100g　淡竹叶 50g

另:生晒参 30g　莲肉 150g　西洋参 20g　阿胶 150g　冰糖 250g　饴糖 250g　收膏

二诊:2009 年 12 月 10 日。服药后咳嗽咯痰明显减轻,怕热出汗亦好转。维持原方继续巩固治疗。

按:患儿年龄较小,平素易外感,提示肺脾虚弱;因服用糖皮质激素,易损肾阴。故治疗侧重调理脾肺,兼顾肝肾。用药少而精,无寒凉伤脾之虞。

17. 缺铁性贫血案

陈某,女,38 岁,2008 年 12 月 2 日初诊。患者近 1 年来月经量增多,外院妇科检查未见异常;来我院血液科诊断缺铁性贫血。服用铁剂治疗后,血红蛋白明显升高。但仍自觉神疲乏力,经常头晕,腰背酸痛,易腹泻,胃纳可,夜寐多梦,易惊醒。舌质淡红,苔薄,脉弦细。患者气血不足,脾肾亏虚,肝木失调;治拟调补脾肾,滋养气血,条达肝木。处方:

生黄芪 300g　党参 150g　炒白术 150g　熟地 150g　麦冬 200g　生白芍 150g　怀山药 200g　制首乌 150g　当归 120g　枸杞子 200g　茯苓 150g　墨旱莲 300g　茜草根 150g　仙鹤草 300g　木香 60g　炙远志 100g　陈皮 100g　景天三七 150g　炒黄芩 120g　侧柏叶 150g　生牡蛎 300g　生龙骨 300g　炒枣仁 300g　制半夏 120g　炮姜 30g　山茱萸 150g　合欢皮 150g　夜交藤 150g　黄连 30g　白蒺藜 150g　柴胡 100g　炒川芎 120g　大枣 200g　川断 150g　桑寄生 150g　益母草 150g　怀牛膝 100g　藿梗 100g　炒扁豆 120g　生姜 20g　生甘草 50g　炙甘草 50g

另:生晒参 120g　龙眼肉 150g　紫河车 150g　莲肉 150g　阿胶 300g　鹿角胶 100g　蜂蜜 250g　冰糖 250g　饴糖 250g　收膏

二诊:2009 年 11 月 30 日。服药后乏力头晕症状明显改善,续方调治巩固。

按:本方包含归脾汤、参苓白术散、柴胡疏肝散及六味地黄丸 4 个组方。补益脾肾以调养气血,条达肝木以养心安神。气血充足,肝木条达而诸症得减。

（许　毅）

李庚和

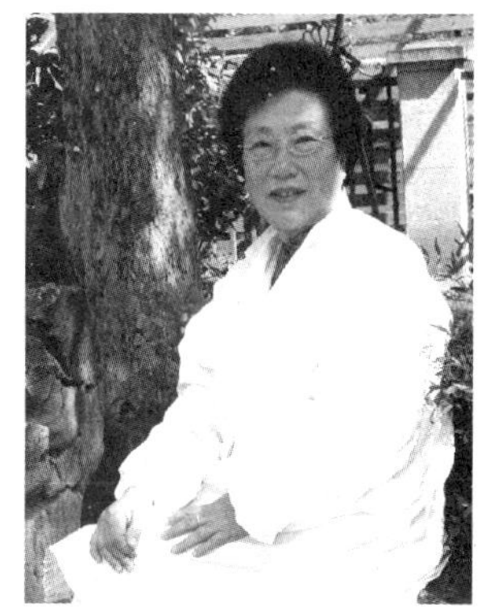

李庚和,1936年出生,祖籍山东济南。上海市中西医结合医院中医内科主任,上海市中医重症肌无力医疗协作中心主任,上海中医学会内科副主任委员,上海中医学会理事、脑病分会副主任委员,上海中医药大学兼职教授,2004年被评为上海市名中医。从事中医内科临床与科研工作40余年,致力于神经内科疾病方面如重症肌无力、多发性肌炎等的临床探索和研究。提出"脾肾学说"为指导,培补脾肾为治则,中西医结合治疗重症肌无力,取得了满意的疗效,充分发挥了中医药的优势,具有复发率低、副作用小、疗效巩固等优点。"重症肌无力脾虚证型辨证论治疗效与治疗机理的临床与实验研究"课题,入围国家"七五"攻关重大科研项目。该项目获卫生部科技进步三等奖,上海市科技进步二等奖。撰写论文30余篇,发表在国内外医学刊物上。1997年被评为上海市医学领先学科特色专科学科带头人。

一、临床经验

神经系统疾病多见慢性病程,病因复杂多样,症状变化多端,运用膏方治疗时当审慎辨证,对适合的病患、在适合的病程阶段使用膏方才能起到事半功倍的效果。先天性疾病如进行性肌营养不良、遗传性共济失调、腓骨肌萎缩症、线粒体病、遗传性痉挛性截瘫等,中医多责于肾,治疗上应重视培补肾元,虽然此类疾病无论中西医治疗,短期内未必会见到明显改善,但膏方治疗在延缓疾病发展、提高免疫、减少并发症,以及改善生活质量方面有一定的意义。后天获得性疾病如重症肌无力、周期性麻痹、多发性肌炎、皮肌炎、多发性硬化、运动神经元病等,这类疾病病机复杂,运用膏方治疗要严格把握"时间窗",若体内邪毒未尽之时盲目补益则有"闭门留寇"之嫌。如多种细菌、病毒性脑炎,归于"温病"范畴,然温热毒邪侵袭与肺卫门户密切相关,气分更是传变转折的要冲(少数逆传,直入营血)。因此要高度关注肺胃气阶段的诊治,其意义在于能否截断防变。治疗上可归纳于宣、泄、清、透诸法,膏方未必适合。对于锥体外系症状,如静止性震颤、舞蹈症、手足徐动症、偏身投掷运动、抽动-秽语综合征等,应从肝风主动、血虚生风理解,运用膏方治疗上应柔肝养血息风,而慎用大补元气之品。对于肌强直、肌张力障碍等症状,多属中医"痉证"范畴,治疗当以柔肝养阴、舒筋和络为主。对于肌无力、肌萎缩,应从脾主四肢、肌肉理解,重视益气健脾,强力生肌,可重用"参""芪"之品。对于认知功能减退、进行性遗忘症状,应从脑髓空虚入手,治拟温肾添髓,脾肾双调。对于痫性发作、晕厥症状,应重视心主神明,药用养心开窍、安神定志之品。

强调斡旋脾胃升降,以胃喜为补:清代著名医家叶天士曾谓"食物自适者即胃喜为补",为临床药物治疗及食物调养的重要法则,同样适合于膏方的制订。口服膏方后,胃中舒服,能消化吸收,方可达到补益的目的,故制定膏方,总宜佐以运脾健胃之品,或取檀香拌炒麦芽，以醒脾开胃；或用桔梗、枳壳，以升降相因；或配伍陈皮、楂曲以消食化积；尤其是苍术一味，气味辛香，为运脾要药，加入众多滋腻补品中，则能消除补药黏腻之性，以资脾运之功。习惯在服用膏方进补前，服一些开路药，或祛除外邪，或消除宿滞，或运脾健胃，处处照顾脾胃的运化功能，确具至理。

重症肌无力：膏方治疗重症肌无力主要用于病情相对稳定的阶段。本病由脾胃虚损而起，脾虚及肾，依据这一认识，在临床确立了培补脾肾的基本法则，可概括为补益真气、振元治痿，注重在辨病中抓病机特点、辨证中抓证候态势特征，病证结合、病机与证势结合，这是治疗重症肌无力的要点。膏方治疗重症肌无力主要遵循其证治观点中的“正治观”，即运用补益真气、振元治痿法则，在实施中有三个基本证方：①脾虚气弱型，治法补中益气升阳，基本方：黄芪、党参、升麻、柴胡、白术、葛根、当归、黄精、陈皮、甘草、大枣。②脾肾气阴两虚型，治法益气补肾滋阴，基本方：黄芪、党参、生地、熟地、山药、何首乌、枸杞子、山茱萸、麦冬、龟甲、白术、甘草。③脾肾阳虚型，治法益气补肾温阳，基本方：黄芪、党参、制附子、鹿角胶、熟地、巴戟肉、锁阳、脐带、怀山药、补骨脂、甘草。

多发性肌炎：其病因病机主要是由于邪热灼伤阴液，筋脉失于濡养；或因湿热浸淫筋脉肌肉，而弛纵不用；或因体虚久病，肝肾亏虚，精血不足，不能濡养肌肉筋骨，或瘀阻脉络等因而成。该病属于中医学的“肌痹”和“痿证”范畴。其治疗原则不外乎“各补其荥而通其俞，调其虚实，和其顺逆”而已。在治疗时主张标本兼治，祛风解毒、清热除湿以治其标，养血荣肌、活血华肤以治其本。膏方治疗本病在缓解期，遵循“缓则治其本”的原则，以扶正培元、健脾益气生肌为宗旨，随证兼以清热通络、活血化瘀或清肺化痰解毒等。在药物使用上，强调益气健脾以黄芪为君，先实脾土扶助正气，生黄芪又有益气托毒之功，有助于化湿解毒，因此黄芪一药而多功，在膏方中更是重用黄芪、结合患者体质及辨证思路进行相应的配伍。

吉兰-巴雷综合征：其病机主要责之于湿热浸淫、寒湿阻络、气虚血瘀、脾胃虚弱、肝肾不足，以致筋脉肌肉弛纵不用。本病急性期由于病症进展迅猛，多以西医治疗为主，恢复期中医药治疗及针灸腧穴则具有显著的优势。以扶正固本培元为要，结合辨证分别加上化湿、通络、活血等药物。在用膏方治疗减轻激素的副作用方面颇有意义，如有肾阳虚征象时，处方中加入仙灵脾、菟丝子、肉苁蓉、巴戟天、补骨脂、锁阳、肉桂等，而在有肾阴虚征象时，可加玄参、生地黄、百合、知母等。

肌营养不良症：其病机主要责之先天不足，脾肾虚损，治疗仍遵从“痿证”治则——补益脾肾，用药以黄芪、白术、当归、熟地等为主。若见颈软、抬举无力，可加葛根、柴胡以升阳举陷；若见病在背部、上肢，可加姜黄、桑枝活血化瘀；若病在腰部以下，则用牛膝、威灵仙补益肝肾、强健筋骨；若四肢拘挛无力，常用伸筋草舒筋和络；若病情发展过程中出现头晕耳鸣、疲乏无力、腰膝酸软等肾元亏虚之象，常根据“肝肾同源”之说，加用杜仲、川断、桑寄生等药培补肝肾。

二、防治优势

运用膏方治疗重症肌无力，在防止其复发或加重、减少危象发生、缩短减量激素时间、减少激素副作用等方面优势明显。

重症肌无力属于自身免疫性疾病，这类疾病的特点之一就是病程呈慢性迁延性，缓解与恶化交替，大多数病人经过治疗可以达到临床痊愈（即临床症状和体征消失，和常人一样能正常生活、学习、工作，并停止一切治疗重症肌无力的药物）。有的患者可有一个长时间的缓

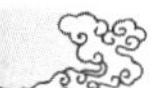

解期，但本病患者往往由于精神创伤、全身各种感染、过度劳累、内分泌失调、免疫功能紊乱、妇女月经期、激素减量或停药等等多种因素而复发或加重病情，当病情突然加重或治疗不当，易引起呼吸肌无力或麻痹而致严重呼吸困难，即发生重症肌无力危象导致出现生命危险。因此，重症肌无力症状的反复性成为本病的特点，其发生危象及高复发性即为临床治疗的难点。此外，对本病西医治疗常用放化疗、激素和免疫抑制剂，此类治疗方法和药物明显的副作用、激素如何递减的难题始终困扰着患者以及临床医生，而且这些方法在治疗疾病的同时亦不可避免地损害患者的免疫功能造成患者易于感染，由此反复诱发或加重疾病。

此外，肌无力的发病与过度劳累有很大关系，该病患者往往与劳累过度、用眼过度、日夜操劳，或因奔波而起居失常有关，以致耗伤气血、体质下降、外邪乘虚而入导致本病发生和发展。

三、医案精选

1. 重症肌无力全身型案

汪某，女，47岁，2008年11月20日初诊。患重症肌无力1年，开始为全身乏力，吞咽、咀嚼困难，构音不清，眼睑下垂，有复视，经中西医结合治疗半年后，症状缓解。目前纳好、二便调顺，唯时疲乏，精神不济，舌质淡，苔薄腻，脉细滑。脾主肌肉，又主四肢，眼睑也属脾轮。肾主精，为先天之本，五脏六腑之精气，皆上注于目，《难经》曰“精脱则视歧”（复视）。证为脾肾两虚，拟从培补脾肾为先。处方：

生黄芪150g　炙黄芪150g　炒党参150g　全当归150g　炒白术150g　生甘草60g　葛根150g　升麻100g　柴胡100g　甘枸杞150g　女贞子150g　墨旱莲150g　黄精120g　锁阳120g　仙灵脾150g　蛇舌草150g　制首乌150g　山萸肉120g　莲子100g　夜交藤150g　桑椹子120g　怀山药150g　广郁金120g　炒陈皮60g　丹参150g　红枣80g　黑芝麻200g　核桃肉200g　炒枣仁120g　杜仲120g　桑寄生150g　西洋参100g　生晒参100g　坎炁8条

另：鹿角胶250g　阿胶150g　龟甲胶100g　黄酒200g　冰糖200g　收膏

二诊：2009年11月27日。服药后，中西药物停服，自觉全部症状消失，纳好便调、精力充沛，投入全天工作，今年再服膏方，前方中加入北沙参150g、金樱子120g、防风100g，去方中坎炁，改为胎盘粉80g，入膏。

按：全方以“补中益气汤”为基础，运用补益真气、振元治痿法则。方中重用黄芪且生炙并用，以温分肉而固实腠理、补中气而强肌健力、壮脾胃而升清养肌、益正气而抑邪内生，合党参、白术、红枣以健脾助运，西洋参、生晒参大补元气。而于补脾中强调升清调畅，则中焦枢机转运，清阳四达，精微敷布，药用升麻、葛根、柴胡、陈皮等。因脾胃虚损是重症肌无力的本质，脾虚及肾、脏腑失衡是重症肌无力的病机转归，脾肾同治是本病的治疗常法，故方中含较多补肾滋阴之品以期脾肾同治，如黄精、锁阳、怀山药、核桃肉、杜仲、桑寄生、当归、枸杞、首乌、山萸肉、龟甲胶、鹿角胶、坎炁等，仙灵脾、白花蛇舌草共用调节免疫，二至丸补益肝肾、提高免疫。全方甘温滋养以调补脾胃，补气填精而不忘醒脾运中、升举调畅。

2. 胸腺增生合并重症肌无力全身型案

禹某，女，39岁，2007年12月1日初诊。患者于2004年出现全身乏力，吞咽、咀嚼困难，2005年行“胸腺增生切除术”，术后症状有所改善。2007年由于劳累，症状加重，“泼尼松”加量至60mg/d，经治疗后症状逐渐好转。目前“泼尼松”已停服，四肢肌力好，纳好便调，脉

细苔薄。脾肾两虚之体,经治疗脾肾之气已复。处方:

生黄芪 150g　炙黄芪 150g　炒白术 150g　炒党参 150g　葛根 150g　升麻 100g　甘枸杞 150g　仙灵脾 150g　白花蛇舌草 150g　黄精 120g　柴胡 60g　大熟地 150g　半枝莲 150g　防风 60g　制首乌 150g　女贞子 120g　墨旱莲 150g　山萸肉 100g　杭白芍 120g　生甘草 60g　莲子 100g　炒枣仁 120g　夜交藤 150g　怀山药 150g　茯苓 100g　红枣 80g　黑芝麻 150g　核桃肉 150g　桂圆肉 150g　红参 50g　生晒参 80g　胎盘粉 50g　西洋参 50g　阿胶 250g　龟甲胶 200g　冰糖 200g　黄酒 100g　收膏

目前激素已停用,按疗效判定为临床痊愈,嘱患者避免劳累,预防感冒为本症的第一要事,感冒、咳嗽、咽痛、发热时尽早服用抗生素控制感染,以免症状复发。

二诊:2008 年 12 月 5 日。药后近 1 年,病情稳定无复发,四肢肌力好,体力充沛,精神状态佳,胜任全职工作,中西药全停,为临床痊愈案。今年为巩固疗效再求膏方,宗前法拟益气健脾、补益肝肾立方。

三诊:2009 年 12 月 2 日。连续 2 年服用膏方,诸症消失,纳佳便调寐安,精力旺盛,舌质淡红、苔薄白,脉细。脾肾之气已得调整,守方续进。

按:张锡纯所著《医学衷中参西录》之药物篇谓:"黄芪之性,又善治肢体痿废,然须细审其脉之强弱。"黄芪补脾气,助脾"游溢精气",营养四肢。因此,李庚和主任在治疗重症肌无力患者时,常常重用黄芪,有时可达 30~60g,膏方中更是生炙同用而为君药,针对重症肌无力脾气虚损、脾虚及肾的病机特点,组方强调补益真气、脾肾双调,并党参、白术、山药等诸药相辅,以培补脾气,强肌健力,同时体现补脾三宜的学术思想,即宜甘温滋养(党参、熟地黄)、宜升举调畅(升麻、葛根)、宜健脾运中(白术),又合制首乌、仙灵脾等,以臻脾肾先后天互为相济。经临床反复验证,对重症肌无力具有确切的治疗作用。

3. 多发性肌炎案

赵某,女,30 岁,2008 年 11 月 15 日初诊。患者于 2 年前起无明显诱因下出现四肢肌肉疼痛伴发热,经检查,血清肌酶增高,肌酸激酶(CPK)达 2000U/L 以上,肌电图提示为多发性肌炎,主要症状为肌肉疼痛,肌肉无力,登楼、下蹲均有困难,经中西医结合治疗后,肌酶降至正常,肌肉疼痛已缓解,但仍有乏力、面色少华、气短等症,舌质淡、苔薄白,脉细。脾虚气弱,邪毒内犯,经治邪毒已清,然脾气未复,脾虚则湿邪不化,气虚则血行不畅,脉络痹阻,病程已进入缓解期,时值冬日,以膏方扶正培元兼化湿活血通络,以期渐渐恢复体力。处方:

黄芪 200g　炒党参 150g　炒白术 150g　川桂枝 60g　全当归 150g　大熟地 150g　茯苓 150g　防风 100g　秦艽 120g　独活 120g　桑寄生 150g　杜仲 120g　威灵仙 150g　川断 150g　木瓜 100g　防己 100g　生米仁 150g　白花蛇舌草 150g　半枝莲 150g　丹参 150g　忍冬藤 150g　虎杖 150g　鸡血藤 150g　制首乌 150g　黄精 120g　红枣 80g　黑芝麻 150g　核桃肉 150g　陈皮 60g　生甘草 60g　生晒参 100g　红参另煎冲入 50g　胎盘粉冲 80g　冰糖 200g　黄酒 150g　阿胶 250g　鹿角胶 100g　龟甲胶 100g　收膏

二诊:2009 年 11 月 13 日。服药后,症状基本消失,CPK 正常,血沉正常。治则宗前,前方加减,去部分化湿药秦艽、独活、桑寄生、生米仁,加山萸肉 150g、肉苁蓉 100g、玄参 120g、甘枸杞 150g,以期酸甘化阴、脾肝肾同治。

按:全方重用黄芪为君,以实脾土扶助正气、益气化湿托毒固表,伍党参、茯苓、白术、陈皮、防己、秦艽、木瓜、米仁健脾化湿利水,伍半枝莲、白花蛇舌草清热解毒辅助黄芪为臣,以独活寄生汤为基础加川断、首乌、黄精、核桃肉、生晒参、红参、胎盘粉补肾填精、大补元气,更

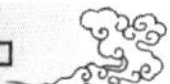

添桂枝、丹参、忍冬藤、虎杖、鸡血藤、威灵仙活血化瘀通络为佐,酌加当归、熟地、阿胶、鹿角胶、龟甲胶滋阴为使以期气血兼顾、阴阳脾肾同治。另,方中防风乃合黄芪、白术、甘草共用取"玉屏风散"方义以益气固表敛汗,现代医学研究有提高并调节免疫之效。

4. 吉兰-巴雷综合征案

邵某,男,43岁,2007年11月24日初诊。于2006年患吉兰-巴雷综合征,于某院住院治疗,当时有突发性下肢瘫痪,左侧颈肩背部麻木,时而酸痛,曾有吞咽不利,经中西医结合治疗后症状有所好转,但下肢仍麻木乏力,肩背部麻木板滞,纳食尚可,夜寐不佳,脉沉细,苔薄腻。禀赋不足,脾胃虚弱,脾主土恶湿,湿邪乘虚而入,浸淫筋脉,影响气血之运行布达,以致筋脉肌肉弛缓而不收,致使正气不足以抗邪,使用激素治疗后虽症状稳定,但仍需扶正达邪。处方:

生黄芪200g 苍术150g 茯苓150g 黄柏100g 制半夏120g 炒陈皮60g 防己100g 怀牛膝120g 川桂枝60g 附片60g 麻黄60g 仙灵脾150g 巴戟肉100g 仙茅100g 大熟地150g 细辛30g 桑枝150g 桑寄生150g 独活100g 川芎100g 鸡血藤150g 忍冬藤150g 木瓜60g 泽泻100g 生米仁150g 肉苁蓉100g 杜仲120g 桂圆肉150g 核桃肉150g 红枣80g 红参50g 西洋参80g 鹿角胶200g 阿胶150g 龟甲胶100g 冰糖200g 黄酒150g 收膏

二诊:2008年11月15日。服膏方后近1年四肢麻木渐消失,肌力增长,夜寐改善,精神食欲正常,已投入工作,症状稳定,中西药物停服,属临床痊愈。再拟培补脾土、化湿祛邪、补肾填精、活血通络立方。

按:本方为麻黄附子细辛汤基础上加味而成,以祛寒湿、温脾肾。方中附子味辛大热,为补益先天命门真火之第一要药,通行十二经,能迅达内外以温阳逐寒,红参大补元气,助运化而正升降,二药相合为君,脾肾双补,阳气乃振;麻黄温阳化气以散外寒,细辛通行经络以祛内寒,共为臣药;苍术健脾燥湿,牛膝活血通络补肾而为佐使,诸药相合温脾肾,助阳气,俾内外之寒湿去而经脉条达。此外,方中加入大剂量黄芪以实脾土,合西洋参、红参大补元气;仙灵脾、巴戟肉、仙茅、桑寄生、肉苁蓉、杜仲、桂圆肉、核桃肉补肾纳气、固本培元;茯苓、防己、木瓜、泽泻、生米仁健脾渗湿利水;辅川芎、鸡血藤等活血行血以气血并治;桑枝、桂枝、独活、牛膝上下并行、化湿通络;更添鹿角胶、阿胶、龟甲胶以滋阴养血,正合"善补阳者,必于阴中求阳,则阳得阴助而生化无穷"之古义。

5. 肌营养不良症案

周某,男,35岁,2008年11月29日初诊。患肌营养不良症,上肢乏力,无力抬举,上下肢均有肌萎缩,自幼开始,成年后逐渐加重,怕冷,有全身乏力感,但生活能自理,仍能坚持工作。睡眠较差,纳食尚可,二便尚调顺,脉细苔薄。先天不足,肾气衰弱,脾主肌肉,为后天之本,脾虚则津气无以输布,故肌肉萎缩无力。时值冬令,制调补二天之剂,以期本元之气旺盛。处方:

生黄芪150g 炙黄芪150g 全当归150g 大熟地150g 甘枸杞150g 杭白芍150g 葛根150g 柴胡100g 黄精120g 鸡血藤150g 巴戟天120g 锁阳120g 川桂枝60g 淡附片100g 仙灵脾150g 杜仲120g 狗脊150g 川牛膝150g 夜交藤150g 炒枣仁120g 肉苁蓉120g 伸筋草150g 桂圆肉150g 黑芝麻200g 核桃肉200g 大红枣80g 炒陈皮60g 威灵仙150g 灵芝120g 红参50g 生晒参100g 西洋参100g 胎盘粉80g 鹿角胶200g 阿胶200g 龟甲胶150g 黄酒200g 冰糖250g 收膏

二诊:2009 年 12 月 3 日。去年 1 年服膏,症状无发展,夜寐改善,怕冷感觉也减轻,仍能坚持工作。前方之中再加入千年健 150g、虎杖 150g、丹参 150g。将生晒参改为生晒参粉,以期症状稳定,保持肌力。

按:本方重用黄芪以培补脾气、强肌健力,合红参、生晒参、西洋参大补元气;熟地、黄精之属以补脾中振奋中阳,寓意于阳中求阴使生化有常;葛根、柴胡、陈皮以升举调畅利于中焦枢机转运、清阳四达、精微敷布;附子温壮元阳,加胎盘粉、巴戟天、锁阳、仙灵脾、杜仲、狗脊、牛膝、肉苁蓉、桂圆肉、核桃肉补肾培元;当归、白芍、枸杞、鸡血藤以柔肝养血;伸筋草、桂枝、威灵仙舒筋和络;夜交藤、炒枣仁宁心安神。全方共奏益气健脾、培补肾元、补气养血之功。

（侯霄雷）

李祥云

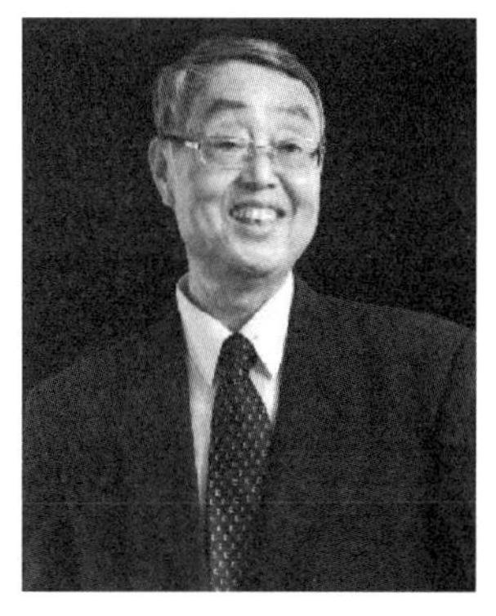

李祥云，1939年5月出生，山东省济南市人，教授，主任医师，博士生导师。1964年毕业于上海中医学院六年制医疗系，毕业后任职于上海中医药大学附属龙华医院，从事中医妇科医疗、教学、科研工作已40年。曾任上海中医药大学学位评定委员会委员、上海中医药大学附属龙华医院妇科教研室主任、上海市中医妇科学会副主任委员、上海市中医妇科医疗协作中心副主任、上海中医药杂志社编委、香港大学专业进修学院《中医药课程》评审委员会委员等。治疗疾病不拘一法，将针灸、外治、理疗等法融为一体，创立了很多有效的处方，被收录在《全国妇科名医验方集锦》《江浙沪名医秘方精粹》等书中，有些验方通过动物实验证实疗效好。在学术上提出了“肾亏瘀阻”的观点，应用于临床取得满意的疗效。先后在国内外杂志上发表论文100余篇，完成了国家自然基金及上海市科学技术委员会等多项科研课题，曾获国家及上海市重大科技成果奖。

一、临床经验

月经病：包括月经先期、月经后期、月经过多、月经过少、经间期出血、崩漏、闭经、痛经、经行头痛等。对本病而言，不同的病因往往会导致不同病症，但主要病机却是相同的，都是脏腑功能失调，气血不和，冲任二脉受损，以及肾-天癸-冲任-胞宫轴失调。故治疗上重在调经治本，调经总以调养气血为先，可采用健脾益气、养肝藏血、补肾填精等法，以四物汤为调经的基本方，体现动静结合。健脾补中益气法，常用补中益气汤、举元煎等。养肝藏血法，常用调肝汤、开郁种玉汤。补肾填精可选用龟鹿二仙膏、归肾丸等。需要注意的是，调治月经病应根据年龄侧重用药：青春期重在补肾，育龄期重在调肝，围绝经期重在健脾。

带下病：带下是生理性的阴液，与脾、肾、任脉、带脉关系密切，如果它们受损则会产生带下病。带下病是妇科的常见病和多发病，常常伴有月经不调、阴痒、阴痛、不孕症等病证。本病的主要病机是湿邪伤及任带二脉，任脉不固，带脉失约，其中湿邪是主要原因。带下色淡质稀者多为脾肾阳虚，色黄质稠有臭者多为湿热，故治疗关键重在阴湿，治脾者宜运、宜升、宜燥，治肾者宜补、宜固、宜涩，治湿热或热毒宜清、宜利。常用的药对有：白芷配鸡冠花燥湿止带，椿根皮配墓头回清热利湿，白芷配乌贼骨燥湿固涩等。

产后病：导致产后病的常见原因主要有四个：失血过多、元气受损、瘀血内阻、外感六淫或饮食房劳。由于产后亡血伤津、元气受损、瘀血内阻易形成“多虚多瘀”的病理状态，故临证时应遵从“勿居于产后，亦勿忘于产后”的原则。对于产后病的膏方调理，多先予开路方。以产后恶露不绝为例，在补益气血的同时，还应加用活血祛瘀之剂及固涩之品，基本方用党参、生地、熟地、益母草、乌贼骨、生茜草等，待瘀血去恶露止，再予健脾益肾、补气生血之膏方续以调理。

不孕症：本病自古就是妇科的常见病和多发病，治疗上主要采用以下原则：调经为先，重在周期；健脾疏肝，治肾为本；辨病施治，专病专方；用药灵活，方法多变。如对于无排卵性不孕，可采用补肾活血疏肝之助黄汤加减治疗，基本药物包括菟丝子、肉苁蓉、仙灵脾、红花、香附、当归、熟地、枸杞子、鸡血藤等。

围绝经期综合征：主要指49岁前后，肾气渐衰，天癸将竭，冲任二脉虚衰，月经不调而至绝经的女子，同时也包括因双侧卵巢切除或放射治疗后卵巢功能衰竭而出现围绝经期综合征表现者。本病的主要病机是肾阴阳失调，肾阴不足往往导致心阴不足，心火内炽或肝阴亏虚，肝阳偏亢，肾阳不足多兼有脾阳不振，因此在治疗时要注意兼顾调理脾胃，同时重视滋水涵木、泻火宁心，对脾虚有痰之内聚之证需要健脾化痰。临证时多用归脾汤、肾气丸、二至丸、补心丸等加减，对于精神症状明显者，可合用甘麦大枣汤和生铁落饮。

二、防治优势

膏方的主要作用是补益，通过补益，可达到扶正祛邪，强身健体，抗衰防老，延年益寿的目的。妇女具有特殊的经、带、胎、产、乳的生理特点，特别是月事、产后失血等均可使女子在气血方面表现不足。《金匮要略》所云“妇人之病，因虚、积冷、结气”，概括了妇科病的病因病机主要为虚、积冷、结气，其中虚占首位，故补虚是治疗妇科病常用的方法。通过膏方可以补益女子脏腑精、气、血的不足并通过配伍以达到祛病养生的目的，故膏方在妇科病的调治中拥有其独特的优势。

临证时通过四诊详细了解疾病的发生、发展及诊治概况，并将所采病史按八纲理论进行详细辨证。临床常见的分型有：阳虚型、阴虚型、气虚型、血虚型、肾虚型、脾虚型、肝郁型、血瘀型、痰湿型、血热型。这些分型可以二型、三型或者多型同时出现，在开处膏方时应详精辨证。具体而言，月经不调、闭经者，多因机体气血不足、气机不畅而致病，使用膏方可调补气血使病向愈。痛经者，多因寒湿凝滞、气滞血瘀、脉络不通所致，应用膏方可以温经散寒，活血止痛兼以益气养血，调理冲任。带下病者，多因脾肾亏虚、带脉失约、湿邪下注所致，膏方可以补脾益肾，固涩止带。滑胎者，多因肾虚肝郁夹痰湿瘀血，膏方可起补肾填精、疏肝活血化痰之效。在一些急性病或大失血如崩漏、产后大出血之后，气血耗损，体质虚弱，且产后女性又要负责哺乳的重任，故产后妇女更需调理，在产后调理方面膏方亦是专长。

此外，随着生活节奏的加快及竞争压力的日益激烈，许多女性长期处于紧张的环境中，很容易进入亚健康状态。《素问·四气调神大论》云：“是故圣人不治已病治未病，不治已乱治未乱，此之谓也。”妇科膏方体现了中医“治未病”的特色。在冬藏之季服用膏方，通过辨证施治、辨证施补、整体调理可以增强亚健康女性的免疫力，提高机体的适应性，从而使机体恢复到健康状态。

总之，凡因气血亏虚，阴阳失调，五脏亏损、生活失度等而罹患妇产科疾病的女性及处于亚健康状态者均可服用膏方。通过膏方可以起到防治结合，激发和提高机体抗病能力的作用，从而达到祛病强身、抗衰益寿的目的。

三、医案精选

1. 宫颈癌术后案

张某，女，53岁，已婚。2005年11月17日初诊。宫颈癌术后6年，体虚未复。6年前患

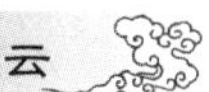

宫颈癌而行全子宫广泛淋巴清扫手术,术后行化疗及放疗治疗,以后经常有大便出血。目前有时仍有大便出血,大便每日一解,常觉内热,面目潮热发红,胸闷不舒,头晕神疲,腰膝酸软,小便增多,带多色白,无臭味,夜寐欠眠,胃纳尚可,但有时胃痛泛恶,畏寒身楚,血压略高。苔薄,舌根微腻,脉细。证属脾虚肾亏。治拟健脾补血,补肾养精,调和营卫,和胃止呕,固涩止血,佐养心安神。处方:

党参 300g　黄芪 300g　茯苓 300g　柏子仁 150g　夜交藤 300g　怀山药 300g　熟地黄 300g　山茱萸 300g　枸杞子 150g　炒槐花 300g　炒地榆 300g　何首乌 150g　仙鹤草 300g　黄柏 300g　夏枯草 300g　知母 300g　陈棕炭 300g　鸡内金 250g　杜仲 300g　白术 300g　白芍 300g　益智仁 300g　姜半夏 300g　狗脊 300g　谷芽 300g　麦芽 300g　炙甘草 100g　陈皮 150g　桂枝 100g　木香 150g　罗布麻叶 300g　龙骨 300g　牡蛎 300g

另:生晒参 100g　生姜 50g　大红枣 100g　冰糖 500g　饴糖 100g　胡桃肉 120g　阿胶 250g　收膏

按:宫颈癌是我国女性中最常见的恶性肿瘤之一,对于早期宫颈癌患者,手术是首选的治疗方法。本案患者因广泛手术后气血损伤,加之化疗等机体损伤更重,长期大便带血,故气血不足,血去阴伤,而致内热,面目升火潮红;营卫失和,畏寒身楚;血不养心,心悸怔忡;病久及肾,肾虚则腰酸、头晕、尿频;脾胃失和,泛恶欲吐。本案以四君子汤、两仪汤、保元汤、十全大补汤、补气养血膏、知柏地黄丸、桂枝汤、固冲汤等方加减组方,具有补益气血,健脾补肾,调和营卫,养心安神,调冲止血之功。并随证又加减用药,如欠眠加夜交藤;溲频加益智仁;便血加炒槐花、炒地榆等。药证相符,因而有较好的疗效。膏方后,患者门诊随访精神已振,便血止,门诊续治,次年又续服膏方而调理之。

2. 月经过少案

易某,女,39 岁,军官。2007 年 11 月 5 日初诊。月经量少 10 年。患者月经 14 岁来潮,每 30 日左右一行,量少,色黯。10 年前因妊娠后难免流产而行清宫术,术后周期规则,但经量减少,渐至月经 2 天即净,至今未育。平素带下量少,易疲劳,胃纳可,寐尚安,二便调。末次月经为 10 月 21 日—10 月 22 日,量少,色黯,无血块,无痛经。舌质红,苔薄,脉细。证属脾肾两虚。治拟健脾滋肾,调理冲任。处方:

党参 300g　黄芪 300g　白术 120g　白芍 120g　黄精 120g　生地 120g　熟地 120g　杞子 120g　桑椹子 120g　首乌 120g　女贞子 120g　墨旱莲 90g　乌贼骨 120g　茜草 45g　茯苓 120g　当归 300g　川芎 60g　鸡血藤 300g　桃仁 90g　丹皮 120g　丹参 120g　仙灵脾 300g　仙茅 90g　胡芦巴 120g　陈皮 90g　皂角刺 120g　天花粉 120g　象贝 90g　川楝子 120g　大腹皮 90g　麦冬 120g　谷芽 150g　麦芽 150g

另:白参 100g　阿胶 250g　桂圆肉 150g　饴糖 200g　冰糖 100g　蜂蜜 100g　核桃肉 150g　黑芝麻 100g　收膏

按:月经过少的发生有多种原因。本案患者是由于人工流产术后,损伤胞宫,累及冲任而发为月经量少。由于患者脾肾素弱,而致气血衰少,无法修复胞宫、充溢冲任,日久发为月经过少,不能受孕。因此治疗从脾肾入手,调理冲任,使气血充盛,胞宫得复,血海满溢,经血转为正常。方中以四君子汤加黄芪、谷芽、麦芽健脾益气,使气血化生源源不绝,又以生熟地、首乌、黄精滋肾填精,二至丸、杞子、桑椹子滋补肾阴,仙灵脾、仙茅、胡芦巴补肾助阳,使阴阳并补而助气血生化,再佐以四物汤和鸡血藤以补血和血。诸药共奏健脾益气,补肾填精,调理冲任之效。患者服膏方后精神体力好转,经量增多,血内分泌检查正常,为巩固疗效,次年又来服用膏方,以原方为主加减,效果较好。

3. 绝经后体虚案

时某,女,52岁,退休工人。2005年11月10日初诊。绝经后乏力、心悸5年。患者47岁时绝经,至今已5年。绝经后常感神疲乏力,心悸,胃纳不佳,形体消瘦,血压时有升高,二便正常,时有尿频及耳鸣,头晕,带下量少。舌质红,苔薄,脉细数。证属气虚血亏,心肾不足。治拟益气补血,养心补肾,平肝潜阳。处方:

党参300g　黄芪300g　杞子120g　菊花90g　淮小麦300g　生地120g　熟地120g　地骨皮120g　青蒿90g　知母90g　黄精120g　女贞子120g　墨旱莲120g　天麻90g　罗布麻叶120g　钩藤150g　覆盆子120g　蚕茧120g　益智仁120g　黄芩90g　黄柏90g　珍珠母300g　丹参150g　丹皮150g　首乌120g　太子参300g　桑椹子120g　蝉衣90g　磁石300g　煅瓦楞300g　煅螺蛳壳300g　姜半夏90g　杜仲120g　川断120g　谷芽150g　麦芽150g　鸡内金90g　陈皮90g　大腹皮90g　山萸肉120g　狗脊150g

另:高丽参精35g　阿胶250g　饴糖300g　蜂蜜250g　冰糖150g　黑芝麻150g　胡桃肉150g　收膏

二诊:2006年10月23日。药后较舒,心缓,胃脘和,耳鸣减轻,形体渐胖,时有腹胀及血压升高。舌质红苔薄,脉细。宗原法出入。处方:

党参300g　黄芪300g　杞子120g　菊花90g　淮小麦300g　生地120g　熟地120g　地骨皮120g　青蒿90g　知母90g　黄精120g　女贞子120g　墨旱莲120g　罗布麻叶120g　钩藤150g　覆盆子120g　蚕茧120g　益智仁120g　黄芩90g　黄柏90g　珍珠母300g　丹参150g　丹皮150g　首乌120g　太子参300g　桑椹子120g　蝉衣90g　磁石300g　姜半夏90g　杜仲120g　川断120g　谷芽150g　麦芽150g　鸡内金90g　陈皮90g　姜黄90g　山楂90g　红枣150g　大腹皮90g　山萸肉120g　狗脊150g

另:生晒山参50g　阿胶250g　饴糖300g　蜂蜜250g　冰糖150g　黑芝麻150g　胡桃肉150g　收膏

三诊:2007年12月25日。去年11月血压升高,最高达160/90mmHg,目前在服氨氯地平,血压已控制,药后耳鸣、胃痛已止,目睛昏花。苔薄,质微红,脉细。原有颈椎病史。继以原法加减调理。处方:

党参300g　黄芪300g　杞子120g　菊花90g　淮小麦300g　生地120g　熟地120g　地骨皮120g　青蒿90g　知母90g　黄精120g　女贞子120g　墨旱莲120g　天麻90g　罗布麻叶120g　钩藤150g　覆盆子120g　蚕茧120g　益智仁120g　黄芩90g　黄柏90g　珍珠母300g　丹参150g　丹皮150g　首乌120g　太子参300g　桑椹子120g　蝉衣90g　磁石300g　煅瓦楞300g　煅螺蛳壳300g　姜半夏90g　杜仲120g　川断120g　谷芽150g　麦芽150g　鸡内金90g　陈皮90g　大腹皮90g　山萸肉120g　狗脊150g　姜黄90g　山楂120g　地龙120g　石决明300g　决明子120g

另:生晒山参50g　羚羊角粉10支　阿胶250g　饴糖300g　冰糖150g　黑芝麻150g　胡桃肉150g　收膏

按:患者已过七七之年,此时肾阴亏虚,阴损及阳,故初诊时可见耳鸣,头晕,带下量少,时有尿频,肾水不足不能下济心火,心肾不交,心悸频作,加之患者素体虚弱,气虚血少,脾气不足,无力化生水谷精微,故形体消瘦,神疲乏力。治以益气补血,养心补肾为要。本案中太

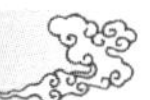

子参、党参、黄芪、黄精、谷芽、麦芽、鸡内金、陈皮健脾化生气血；生地、熟地、女贞子、墨旱莲、山萸肉、杜仲、川断、狗脊滋肾益精，平补肾中阴阳；地骨皮、青蒿、知母、磁石、煅螺蛳壳、珍珠母滋阴清热，宁心安神。患者服膏方后诸恙均减。

4. 子宫内膜异位症案

唐某，女，28岁，职员。2007年11月27日初诊。婚后3年未孕。患者平素月经周期正常，经量中，但因痛经剧烈而去医院检查，诊断为子宫内膜异位症。B超检查：左侧5cm×6cm大小囊肿，疑为子宫内膜异位囊肿。经前乳胀，腰酸，神疲乏力，头晕心悸，带下不多，大便干结，三日一解。苔薄，质淡，脉细。测基础体温呈双相，但黄体期基础体温上升不良，呈起伏状。子宫输卵管碘油造影（HSG）通畅。证属肝郁气滞，瘀阻冲任。治拟疏肝理气，活血化瘀，消癥散结，益气补血，扶正止痛。处方：

党参300g　黄芪300g　白术300g　白芍150g　赤芍150g　生牡蛎先煎300g　威灵仙150g　象贝母150g　穿山甲150g　路路通120g　丹参300g　延胡索150g　茯苓300g　制乳香45g　制没药45g　血竭60g　苏木150g　地鳖虫150g　三棱150g　海藻150g　海带150g　桂枝45g　桃仁150g　附子120g　生大黄后下45g　肉苁蓉300g　紫石英300g　红花120g　失笑散包50g　车前子包50g　墨旱莲300g

另：白参100g　阿胶250g　黑芝麻250g　胡桃肉250g　冰糖500g　饴糖500g　收膏

按：子宫内膜异位症是指具有生长功能的子宫内膜组织出现在子宫腔被覆黏膜以外的身体其他部位所引起的一种疾病。继发性、渐进性痛经是其典型的临床表现。本案患者肝郁气滞，气滞血瘀，瘀血阻于冲任、经络而为癥瘕。又素体气虚，血不养心则头晕、心悸。本案采用逍遥散疏肝理气，健脾解郁；用桂枝茯苓丸活血化瘀，消癥散结；用内异消方（三棱、莪术、菟丝子、仙灵脾、水蛭、地鳖虫）加减，散结消癥，补肾助阳，升高基础体温。方中如穿山甲、血竭、路路通、象贝母、牡蛎、海藻、海带、肉苁蓉，是治疗子宫内膜异位症之要药。全方配伍，证脉合拍，故而奏效。患者膏方后又门诊调理半年，之后受孕，生一子，随访，母子健康。

5. 围绝经期综合征案

周某，女，52岁，退休职工。2003年11月18日初诊。月经不调3年。患者近3年来月经紊乱，时有头晕，视物旋转，神疲乏力，夜寐欠眠，烘热汗出，耳鸣，尿频，苔薄脉细。证属脾肾两虚，治拟健脾益气，补肾滋阴，平肝潜阳，养心安神。处方：

党参300g　黄芪300g　白术120g　白芍120g　当归90g　鸡血藤150g　香附120g　淮小麦300g　生铁落先煎450g　桂枝45g　首乌120g　煅龙骨300g　煅牡蛎300g　熟地150g　女贞子120g　墨旱莲120g　仙灵脾150g　苁蓉120g　夜交藤300g　合欢皮300g　天麻90g　钩藤120g　石决明300g　黄芩90g　黄柏90g　珍珠母先煎300g　罗布麻叶120g　覆盆子120g　益智仁120g　蚕茧120g　米仁120g　地龙120g　蝉衣90g　柏枣仁各90g　麦芽120g　谷芽120g　陈皮90g　大腹皮90g　红枣120g

另：生晒山参50g　桂圆肉150g　阿胶250g　饴糖250g　蜂蜜200g　冰糖250g　胡桃肉150g　收膏

二诊：2004年12月28日。去年7月20日绝经，神疲乏力，头晕耳鸣，下肢无力疼痛，足底痛，腰酸纳差腹胀，夜眠欠佳，疲劳白带多，舌紫黯，苔薄，畏寒肢冷，脉弦细。治以健脾补肾，养阴平肝，调理阴阳。处方：

党参300g　黄芪300g　白术120g　白芍120g　黄精120g　女贞子120g　墨旱莲

120g　仙灵脾 150g　苁蓉 120g　天麻 90g　钩藤 120g　石决明 300g　地龙 120g　石菖蒲 120g　蝉衣 90g　葛根 150g　桂枝 60g　茯苓 120g　谷芽 120g　麦芽 120g　柏子仁 120g　枣仁 120g　陈皮 120g　大腹皮 120g　罗布麻叶 120g　羌活 120g　独活 120g　千年健 300g　海风藤 300g　苍术 90g　白术 90g　珍珠母 300g　益智仁 120g　蚕茧 120g　桑螵蛸 120g　乌药 90g　煅瓦楞先煎 300g　煅螺蛳壳先煎 450g　木香 90g　鸡内金 90g　首乌 150g　杜仲 150g　寄生 120g　红枣 120g　炙甘草 60g

另:生晒山参 50g　羚羊角粉 6g　桂圆肉 150g　阿胶 250g　饴糖 250g　蜂蜜 200g　胡桃肉 150g　收膏

三诊:2005 年 12 月 22 日。烘热汗出,神疲乏力,背脊冷,脑供血不足,胃脘不舒,手足麻木,夜尿频,每晚 2 次,心悸,苔薄脉细。宗前法出入。处方:

党参 300g　黄芪 300g　白芍 120g　白术 120g　黄精 120g　女贞子 120g　墨旱莲 120g　仙灵脾 150g　苁蓉 120g　天麻 90g　钩藤 120g　石决明 300g　地龙 120g　石菖蒲 120g　蝉衣 90g　葛根 150g　桂枝 60g　茯苓 120g　谷芽 120g　麦芽 120g　柏子仁 120g　枣仁 120g　陈皮 120g　大腹皮 120g　罗布麻叶 120g　羌独活各 120g　千年健 150g　海风藤 150g　苍术 90g　白术 90g　珍珠母 300g　益智仁 120g　蚕茧 120g　桑螵蛸 120g　乌药 90g　煅瓦楞先煎 300g　木香 90g　鸡内金 90g　首乌 150g　杜仲 150g　桑寄生 120g　红枣 120g　炙甘草 60g　淮小麦 300g　磁石 300g　附子先煎 90g　丹参 150g　延胡 90g　夜交藤 300g

另:生晒山参 50g　桂圆肉 150g　阿胶 250g　饴糖 250g　蜂蜜 200g　胡桃肉 150g　收膏

按:围绝经期综合征是妇科的常见病和多发病。《素问·阴阳应象大论》云:"年四十而阴气自半也。"本案患者素体亏虚,脾气不足,不能化生水谷精微濡养全身,故神疲乏力,时有头晕,苔薄脉细,加之年已七七,肾阴不足,冲任失调,可见月经紊乱、耳鸣、尿频;阴虚不能制阳,虚阳上浮,内扰心神,则烘热汗出,夜寐不安。治疗上应健脾益肾,同补先后天,兼以宁心安神。方中党参、黄芪、白术、白芍、谷芽、麦芽、陈皮、米仁健脾益气,熟地、女贞子、墨旱莲、仙灵脾、苁蓉补肾填精,夜交藤、合欢皮、珍珠母、柏子仁、酸枣仁、煅龙骨、煅牡蛎宁心安神。经过 3 年调治后,患者自觉症状好转,次年续服膏方进一步调理。

6. 月经后期案

许某,女,32 岁,职员。2004 年 11 月 2 日。月经稀发 2 年。患者近 2 年月经延后,约 40 天,经期 7 天,经量少,色黯,腰酸痛,目糊,纳可,便调。初潮:12 岁,经期 7 天,周期 30~40 天,已婚,1-0-2-1。末次月经:2004 年 10 月 10 日,行经 7 天。苔薄腻,脉细弱。证属脾肾两虚。治拟健脾养血,补肾调经。处方:

党参 300g　黄芪 300g　白术 120g　怀山药 150g　黄精 120g　生地 120g　熟地 120g　茯苓 120g　香附 120g　当归 90g　川芎 45g　杞子 120g　菊花 90g　女贞子 120g　墨旱莲 120g　谷芽 150g　麦芽 150g　菟丝子 120g　杜仲 150g　狗脊 150g　川断 120g　鸡血藤 150g　桑椹子 120g　首乌 120g　山萸肉 120g　补骨脂 120g　石决明先煎 300g　仙灵脾 300g　仙茅 90g　苁蓉 120g　丹皮 120g　丹参 120g　鸡内金 90g　陈皮 90g　大腹皮 90g　红枣 120g

另:白参 100g　阿胶 250g　饴糖 250g　蜂蜜 250g　冰糖 500g　胡桃肉 250g　桂圆肉 200g　黑芝麻 200g　收膏

二诊:2005年11月17日。去年服膏方后,现月经基本正常,仅经行3~5天,经色已转正常,腰酸,无耳鸣,带下少,舌红苔薄,脉细数。继以原法加减调理。处方:

党参300g　黄芪300g　白术120g　白芍120g　怀山药150g　黄精120g　生地120g　熟地120g　茯苓120g　香附120g　当归90g　川芎45g　杞子120g　菊花90g　女贞子120g　墨旱莲120g　谷芽150g　麦芽150g　菟丝子150g　杜仲300g　狗脊300g　川断120g　鸡血藤150g　桑椹子120g　首乌120g　山萸肉120g　补骨脂120g　石决明先煎300g　仙灵脾300g　仙茅90g　苁蓉120g　丹皮120g　丹参120g　鸡内金90g　陈皮90g　大腹皮90g　红枣120g　桑寄生150g　鸡血藤200g

另:白参100g　阿胶250g　饴糖250g　蜂蜜250g　冰糖150g　胡桃肉250g　桂圆肉200g　黑芝麻200g　收膏

三诊:2006年10月30日。月经好转,停药后又不正常,带下少,腰酸减轻,无腹痛,舌微红苔薄,脉细沉。宗原法出入。处方:

党参300g　黄芪300g　白术120g　白芍120g　怀山药150g　黄精120g　生地120g　熟地120g　茯苓120g　香附120g　当归90g　川芎45g　杞子120g　菊花90g　女贞子120g　墨旱莲120g　谷芽150g　麦芽150g　菟丝子150g　杜仲300g　狗脊300g　川断120g　鸡血藤150g　桑椹子120g　首乌120g　山萸肉120g　补骨脂120g　石决明先煎300g　仙灵脾300g　仙茅90g　苁蓉120g　丹皮120g　丹参120g　鸡内金90g　陈皮90g　大腹皮90g　红枣120g　桑寄生150g　鸡血藤200g　决明子90g　密蒙花90g

另:白参100g　阿胶250g　饴糖250g　蜂蜜250g　冰糖500g　胡桃肉250g　桂圆肉200g　黑芝麻200g　收膏

四诊:2007年11月26日。近来月经正常,二便为常,但目糊,无耳鸣,现无腰酸,舌淡红苔薄,脉细。继以原法出入。处方:

党参300g　黄芪300g　白术120g　白芍120g　怀山药150g　黄精120g　生地120g　熟地120g　茯苓120g　香附120g　当归90g　川芎45g　杞子120g　菊花90g　女贞子120g　墨旱莲120g　谷芽150g　麦芽150g　菟丝子120g　杜仲150g　狗脊150g　川断120g　鸡血藤150g　桑椹子120g　首乌120g　山萸肉120g　补骨脂120g　石决明300g　仙灵脾300g　仙茅90g　苁蓉120g　丹皮120g　丹参120g　鸡内金90g　陈皮90g　大腹皮90g　红枣120g　密蒙花90g　决明子120g　五味子60g　锁阳90g　桔梗60g

另:白参100g　阿胶250g　饴糖250g　蜂蜜250g　冰糖500g　胡桃肉250g　桂圆肉200g　黑芝麻200g　收膏

按:肾藏精,主生殖,"经水出诸于肾"。脾为后天之本,气血生化之源。月经的产生和调节与脾肾二脏密切相关。本案患者素体虚弱,肾虚精亏血少,冲任不足,血海不能按时满溢;脾虚生化之源亏乏,冲任气血不足,血海空虚,亦不能满溢,故月经延后,经行量少,色黯。腰酸、目糊亦为脾肾亏虚之象。《景岳全书》曰:"欲其不枯,无如养营;欲以通之,无如充之,但使血消则经水自来,血盈则经脉自至,源泉混混,又孰有能阻之者。"因此,对于本案的治疗应脾肾双补,方药以八珍汤、左归丸、二至丸、二仙汤、归肾丸等方加减组成,使气血充足,冲任满盈,月经按时来潮。故经膏方连续调治,患者月经恢复正常,腰酸明显缓解,效果显著。

7. 经行乳胀案

邹某，女，33岁，已婚。2006年11月27日初诊。经行乳房胀痛已3年。近3年来，经行乳房胀痛，痛甚不能着衣，检查乳房无肿块触及，经行泛恶，胃脘不舒。结婚2年未孕，经期尚准，15岁初潮，行经日数为5~6日，月经周期为30日，经行量多，夹血块，时常头晕，有时腰酸，大便干结。苔薄，质红，脉细小弦。今年行子宫输卵管碘油造影术（HSG），显示双侧输卵管不通，左侧伴积水。证属肝郁瘀阻。治拟疏肝解郁，活血化瘀，清解逐水，调理冲任。处方：

当归150g　川楝子90g　穿山甲250g　牡丹皮90g　夏枯草120g　蒲公英300g　香附120g　党参300g　黄芪300g　丹参300g　川芎60g　茯苓300g　枳实90g　橘叶120g　三棱150g　莪术150g　车前子90g　火麻仁90g　橘核120g　娑罗子120g　生牡蛎300g　熟地黄300g　葶苈子150g　炙甘草60g　鸡内金90g　赤芍90g　白芍90g　地鳖虫120g　路路通90g　陈皮45g

另：白参50g　饴糖500g　鹿角片150g　冰糖500g　阿胶250g　收膏

按：乳房为肝经所过，肝主疏泄，喜条达，肝郁气滞则乳胀，肝气上逆犯胃则呕吐。患者婚后2年不孕，HSG报告为双侧输卵管不通伴左侧输卵管积水，此为瘀阻所致。本案选逍遥散、柴胡疏肝散、四逆散为主方，疏肝解郁，加用橘叶、橘核、娑罗子等疏肝解郁止乳胀之药。肝气疏则不再上逆犯胃，又加用半夏、白术可和胃止呕，故经行泛恶得愈；又因输卵管不通，故采用自拟峻竣煎（穿山甲、三棱、莪术等）加减。以后门诊随访，患者经行时乳房胀痛与恶心的症状已获痊愈。

8. 月经后期伴痛经案

王某，女，21岁，学生，未婚。2005年11月3日。经行腹痛10年。患者11岁月经初潮，7天/30~37天，量中，无血块，经行第1天小腹胀痛，抽痛，痛甚汗出，伴恶心，欲解大便，末次月经为9月28日，平时天气冷觉手足冰凉，纳尚可，二便尚调，带下量不多，脸部痤疮。苔薄，脉细弦。证属肾虚寒凝。治拟温经止痛调经。处方：

附子（先煎）90g　肉桂60g　当归90g　川芎45g　鸡血藤150g　丹参120g　丹皮120g　川楝子120g　延胡索120g　艾叶45g　紫石英120g　川乌90g　远志90g　木香60g　党参150g　黄芪150g　黄精120g　香附120g　天花粉120g　麦冬90g　白术90g　白芍90g　赤芍90g　锁阳90g　仙灵脾300g　阳起石120g　胡芦巴120g　夜交藤300g　合欢皮300g　土茯苓150g　金银花90g　生甘草60g　穞豆衣120g　白芷90g　羌活90g　独活90g

另：高丽参精35g　阿胶250g　桂圆肉200g　饴糖300g　木糖醇50g　胡桃肉150g　红枣150g　收膏

二诊：2006年11月20日。药后月经改善，每月行经1次，痛经仍有，但已减轻，易感冒，肢冷，带多色白，神疲乏力，夜寐已安。苔薄脉细。继以原法加减调理。处方：

附子（先煎）90g　肉桂60g　当归90g　川芎45g　鸡血藤150g　丹参120g　丹皮120g　川楝子120g　延胡120g　艾叶45g　紫石英120g　川乌90g　远志90g　木香60g　党参150g　黄芪150g　黄精120g　香附120g　天花粉120g　麦冬90g　白术90g　白芍90g　赤芍90g　锁阳90g　仙灵脾300g　阳起石120g　土茯苓150g　金银花90g　生甘草60g　穞豆衣120g　白芷90g　羌活90g　独活90g　吴茱萸60g　川椒目45g　炒荆芥90g　炒防风90g　椿根皮150g　煅龙骨300g　煅牡蛎300g

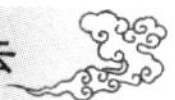

另:高丽参精 35g　阿胶 250g　桂圆肉 200g　饴糖 300g　木糖醇 50g　胡桃肉 150g　红枣 150g　收膏

按:原发性痛经的发生与子宫内膜分泌的前列腺素过量、子宫后位、宫颈管狭窄、精神紧张、内分泌失调等诸多因素有关。中医认为气滞、寒凝、湿热、气虚、血虚、肾亏均可导致经行腹痛。本案患者素体较弱,肾气不足,冲任失调,又外感寒邪,寒邪客于冲任、经络、胞宫,致月经延迟,经血凝滞不畅而痛经,故治疗以温经止痛调经为要。方药以经验方温经止痛方(当归、川芎、熟地、附子、桂枝、红花、香附、延胡索、小茴香、白芷)及艾附暖宫丸、当归芍药散等合方加减组成,又入党参、黄芪、黄精、锁阳、仙灵脾、阳起石、胡芦巴补肾益气温阳以调整月经周期。诸药温阳活血以止痛,补益肾气以调经,故能显效。

9. 产后关节酸痛案

李某,女,37 岁,财务。2007 年 12 月 17 日初诊。产后关节酸痛 4 年。患者 2003 年 11 月分娩后,腰酸,关节酸痛,时发风疹,皮下结节,痤疮,小叶增生,头痛,目前月经周期正常,夜寐欠眠。苔薄,舌尖红,脉细。证属气血不足,肾虚肝郁。治拟养血活络,补肾填精,平肝祛风。处方:

党参 300g　黄芪 300g　白术 150g　白芍 150g　茯苓 150g　生地 120g　熟地 120g　首乌 120g　黄精 150g　杞子 120g　女贞子 120g　墨旱莲 120g　八月札 120g　淮小麦 300g　夜交藤 300g　合欢皮 300g　米仁 120g　远志 90g　五味子 90g　羌活 90g　独活 90g　白芷 90g　地龙 120g　全瓜蒌 120g　麦冬 120g　火麻仁 90g　郁李仁 90g　辰灯心 3 扎　蔓荆子 120g　潼蒺藜 120g　白蒺藜 120g　菊花 90g　决明子 120g　桑叶 120g　谷芽 120g　麦芽 120g　陈皮 90g　大腹皮 90g　桑椹子 150g　娑罗子 120g　杜仲 300g　全蝎 60g

另:生晒山参 50g　阿胶 250g　饴糖 250g　蜂蜜 150g　桂圆肉 150g　冰糖 150g　胡桃肉 150g　黑芝麻 150g　龟甲胶 150g　鹿角胶 150g　红枣 100g　收膏

二诊:2008 年 12 月 15 日。药后较舒,脱发,大便干,直肠镜已切除息肉,痔疮,头痛,胆囊痛,口疮,头痛,欠眠。苔薄脉细。宗原法出入。处方:

党参 300g　黄芪 300g　白术 150g　白芍 150g　茯苓 150g　生地 120g　熟地 120g　首乌 200g　黄精 150g　杞子 120g　女贞子 120g　墨旱莲 120g　八月札 120g　淮小麦 300g　夜交藤 300g　合欢皮 300g　米仁 120g　远志 90g　五味子 90g　羌活 90g　独活 90g　白芷 90g　地龙 120g　全瓜蒌 120g　麦冬 120g　火麻仁 90g　郁李仁 90g　辰灯心 3 扎　蔓荆子 120g　潼蒺藜 120g　白蒺藜 120g　菊花 90g　决明子 120g　桑叶 120g　谷芽 120g　麦芽 120g　陈皮 90g　大腹皮 90g　桑椹子 150g　娑罗子 120g　杜仲 300g　全蝎 60g　丹皮 120g　丹参 120g　徐长卿 150g　虎杖 150g　磁石 300g　炒槐花 90g　蝉衣 90g　生大黄 90g　火麻仁 90g

另:生晒山参 50g　阿胶 250g　饴糖 250g　蜂蜜 150g　桂圆肉 150g　冰糖 150g　胡桃肉 150g　黑芝麻 150g　龟甲胶 150g　鹿角胶 150g　红枣 100g　收膏

按:产后病的发生多是由于:①气血虚损:因产程中的用力及出血,易亡血伤津,荣卫不和,产后多虚。②瘀血内阻:分娩时的出血及产后恶露均可内阻脉络,致产后多瘀。③饮食起居不当:产后气血虚损,血脉空虚,易外感六淫,易为七情及饮食所伤,若生活失度可致产后诸疾。本案患者年近高龄受孕,本肾精亏虚,产程中又耗气伤血,故产后气血不足,百节空虚,肾虚精亏,可见腰酸,关节酸痛;病程迁延,日久伤肝,肝郁不舒,则见痤疮,小叶增生;肾亏不能济心，心肾不交，夜寐不安，舌尖红。方中以四君子汤、谷芽、麦芽、陈皮健脾益气生血，二至丸、生地、熟地、首乌、黄精、杞子、杜仲滋肾填精，八月札、娑罗子、潼蒺藜、白蒺藜、菊花疏肝解郁，夜交藤、合欢皮、远志、五味子养心安神，又随症加入羌活、独活、全蝎、地龙祛风通络，故药后诸恙均减，效果较好。

10. 围绝经期综合征(内膜增厚)案

陈某，女，48岁，营业员。2005年11月3日初诊。月经紊乱1年。患者1年前出现月经紊乱，经量时多时少，时有烘热汗出，心烦不安，夜寐梦多，畏寒肢冷，尤以腰部为甚，大便较干，末次月经10月3日。今年4月20日B超：子宫45mm×56mm×50mm，内膜厚15mm。外院数次建议诊刮，患者畏惧而拒绝。既往患者阴道出血较多。苔薄黄，脉细数。证属阴虚阳亢。治拟滋肾养阴，清热泻火，养心安神通便，燮理阴阳。处方：

潞党参 300g　绵黄芪 300g　白术 120g　白芍 120g　怀山药 150g　制黄精 120g　女贞子 120g　墨旱莲 120g　枸杞子 120g　当归 90g　川芎 45g　生地 120g　熟地 120g　制香附 120g　何首乌 150g　丹皮 120g　丹参 120g　川楝子 120g　夜交藤 300g　合欢皮 300g　柏子仁 90g　酸枣仁 90g　远志肉 90g　肥知母 90g　麦门冬 90g　鸡血藤 150g　杜仲 150g　金狗脊 150g　山萸肉 120g　熟附子 90g　川桂枝 60g　煅龙牡[各] 300g　五倍子 45g　淮小麦 300g　火麻仁 90g　谷芽 120g　麦芽 120g　川断 150g　陈皮 90g

另：高丽参 100g　陈阿胶 250g　饴糖 250g　桂圆肉 200g　胡桃肉 250g　黑芝麻 150g　收膏

二诊：2006年11月6日。去年服膏方后较舒，1年内未有感冒，仍烘热汗出，夜寐梦多，大便秘结，月经已2个月未行，末次月经9月8日，目前仍无行经之意。5月23日B超：子宫大小42mm×49mm×50mm，内膜厚15mm(3个月未行经时检查的数值)，右卵巢27mm×28mm×27mm，见小暗区，提示右卵巢囊肿。苔薄黄尖红，脉细。宗原法兼以化瘀软坚，通便散结。处方：

潞党参 300g　绵黄芪 300g　白术 120g　白芍 120g　怀山药 150g　制黄精 120g　女贞子 120g　墨旱莲 120g　枸杞子 120g　当归 90g　川芎 45g　生地 120g　熟地 120g　制香附 120g　何首乌 150g　丹皮 120g　丹参 120g　川楝子 120g　夜交藤 300g　合欢皮 300g　柏子仁 90g　枣仁 90g　远志肉 90g　肥知母 90g　麦门冬 90g　鸡血藤 150g　杜仲 150g　金狗脊 150g　山萸肉 120g　熟附子 90g　川桂枝 60g　煅龙骨 300g　煅牡蛎 300g　五倍子 45g　淮小麦 300g　火麻仁 90g　谷芽 120g　麦芽 120g　川断 150g　陈皮 90g　三棱 90g　莪术 90g　夏枯草 120g　生大黄 60g

另：高丽参 100g　陈阿胶 250g　饴糖 250g　桂圆肉 200g　胡桃肉 250g　黑芝麻 150g　收膏

三诊：2007年11月5日。B超示卵巢囊肿已消失。

四诊：2008年11月17日。该两诊均在服膏方，在服膏方的半年内收效较好，诸恙减轻，用药基本同前。

五诊：2009年11月6日。服膏方以来身体状况较好，感冒较少，烘热汗出减少，今年元月起绝经。2009年9月25日B超：子宫42mm×39mm×29mm，内膜厚4mm，时有心烦，夜寐失眠，秋天之后咳嗽有痰，腰背酸楚，胸闷不舒，心电图检查正常，大便干结。苔薄脉细。治拟滋阴补肾，养心安神，清解通便。处方：

潞党参 300g　绵黄芪 300g　白术 120g　白芍 120g　制黄精 150g　女贞子 120g

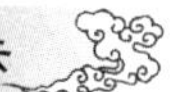

墨旱莲 120g　枸杞子 150g　杜仲 150g　金狗脊 150g　何首乌 150g　淮小麦 300g　炙甘草 90g　生铁落 300g　生大黄 60g　肥知母 90g　黄芩 90g　黄柏 90g　鸡血藤 150g　川芎 60g　夜交藤 300g　合欢皮 300g　柏子仁 90g　枣仁 90g　远志肉 90g　五味子 60g　桑白皮 120g　炙紫菀 120g　炙款冬 120g　谷芽 120g　麦芽 120g　陈皮 90g　大腹皮 90g　薏苡仁 150g　藿香 90g　佩兰 90g　川厚朴 60g　炒枳壳 60g　全瓜蒌 120g　火麻仁 90g　羌活 90g　独活 90g

另:高丽参 100g　陈阿胶 250g　饴糖 250g　桂圆肉 200g　胡桃肉 250g　黑芝麻 150g　收膏

六诊:2010 年 11 月 8 日。膏方后胸闷,腰背酸楚均消失,夜寐已安,已无咳嗽,汗出亦减,尚偶有烘热,大便较干。今年 B 超:子宫已萎缩,测血促卵泡生成素(FSH)80IU/L,雌二醇(E_2)26Pmol/L。苔薄腻微黄,脉沉细。继以原法加减调理。处方:

潞党参 300g　绵黄芪 300g　白术 120g　白芍 120g　制黄精 150g　女贞子 120g　墨旱莲 120g　枸杞子 150g　杜仲 150g　金狗脊 150g　何首乌 150g　淮小麦 300g　炙甘草 90g　生铁落 300g　生大黄 60g　肥知母 90g　黄芩 90g　黄柏 90g　夜交藤 300g　合欢皮 300g　柏子仁 90g　枣仁 90g　远志肉 90g　五味子 60g　桑白皮 120g　炙紫菀 120g　炙款冬 120g　谷芽 120g　麦芽 120g　陈皮 90g　大腹皮 90g　薏苡仁 150g　藿香 90g　佩兰 90g　川厚朴 60g　炒枳壳 60g　全瓜蒌 120g　火麻仁 90g　羌活 90g　独活 90g　麦冬 90g　软柴胡 90g　八月札 120g　姜半夏 90g

另:高丽参 100g　陈阿胶 250g　饴糖 250g　桂圆肉 200g　胡桃肉 250g　黑芝麻 150g　收膏

按:《类经》指出:"天癸者,言天一之阴气耳,气化为水,因名天癸。"马玄台曰:"天癸者,阴精也。盖肾属水,癸亦属水,由先天之气蓄极而生,故谓阴精为天癸也。"本案患者阴虚为本,虚火上炎,则烘热汗出,火扰神明,心烦不安,夜寐梦多,阴阳不调,则畏寒肢冷,阴津亏少,肠燥便结,均为阴虚阳亢之征。今患者为围绝经期综合征,月经紊乱,内膜过厚,唯恐转为子宫内膜腺癌,属高危人群,其服膏方已数年,现已转危为安,子宫已萎缩,诸恙均已明显好转。《素问》云:"年四十而阴气自半也。"本患者表现为阴虚阳亢之征,故选用李氏更年方(知母、黄芩、黄柏、菊花、淮小麦、生铁落、枸杞子、首乌、生地、熟地、肉苁蓉)、二仙汤、二至丸、八珍汤、甘麦大枣汤、知柏地黄丸、补心汤等合方治之而收显效。

(付金荣　许华云)

林钟香

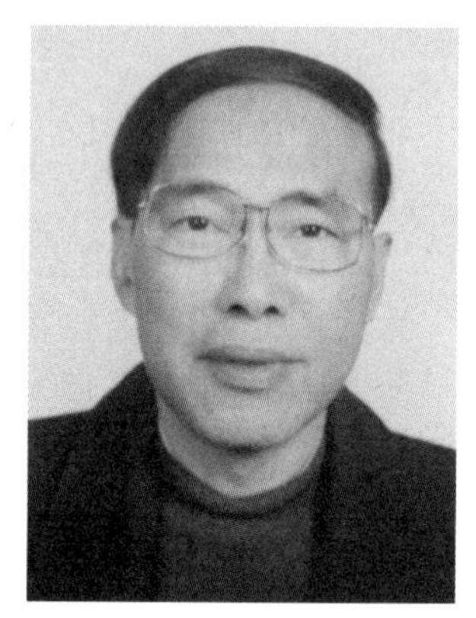

林钟香，1938年出生，福建省福州市人，上海中医药大学附属龙华医院主任医师、终身教授、博士生导师，龙华医院名中医工作室指导老师。曾任中华中医药学会老年病分会常务委员，全国无创心功能学会委员，上海中医学会老年病分会副主任委员，上海中医学会心病分会顾问。曾担任世界卫生组织远东分部传统医学高级顾问。长期担任龙华医院心血管内科主任，主要从事中医药防止心血管病的研究，对冠心病、心律失常、病毒性心肌炎等常见心血管疾病有较高的临床造诣，在总结前人经验的基础上，提出了“心悸从肝论治”“豁痰祛瘀法治疗顽固性心律失常”“益气养阴法治疗气阴两虚型冠心病”“益气温阳法治疗肾阳虚心衰”等观点，并结合自己多年的临床经验，组方创制了“复律宁冲剂”和“舒心饮口服液”，先后负责和承担参与省部级和市局级课题10余项，1996年完成上海市自然科学基金课题“携带式阻抗法动态心输出量监护仪的研制”并取得国家专利。共发表论文50余篇。参与多部中医高校教材的编写，曾担任上海市卫生局主办的高级西医学习中医班的导师。先后培养研究生30余名（包括外国留学生），其中博士研究生13名。

一、临床经验

冠心病：本病的发生多与寒邪内侵、饮食不当、情志失调、劳倦内伤及年迈体虚等有关。冠心病患者大多年老体衰，脏腑功能减退，气阴两虚证比较明显，且以心、肾气阴虚衰尤为突出，故临证时常采用益气养阴法治之，常用黄芪、太子参、麦冬、五味子以益气养阴，杜仲、桑寄生、枸杞子以滋补肝肾，收膏时可用阿胶、鳖甲胶、西洋参及生晒参。若脾胃虚弱者，加用炒白术、鸡内金、山楂肉、麦谷芽等健脾化湿和胃；气滞心胸明显者，加用制香附、川芎、丹参、郁金、枳壳等以疏肝行气止痛。近年来发现，在益气养阴基础上加用祛风药如羌活、防风、威灵仙、葛根、秦艽等药物，借其辛香走窜特性治疗冠心病每每能收到很好的疗效。

高血压：多属中医学“眩晕”范畴，病程较长，反复发作，遇劳即发，与肝、脾、肾三脏功能密切相关，属本虚标实，发病多以阴虚阳亢者居多，治以滋阴潜阳为主。若肝阳上亢者，则以天麻、石决明、钩藤平肝潜阳息风；牛膝、杜仲、桑寄生补益肝肾；若肝火上炎者，酌加龙胆、丹皮、夏枯草以清肝泻火；若肝肾阴虚较甚，予枸杞子、首乌、生地、麦冬、玄参滋补肝肾；脾胃虚弱者，治以党参、白术、黄芪益气健脾；脾失健运，痰湿中阻者，予半夏、陈皮健脾燥湿化痰，白术、苡仁、茯苓健脾化湿；肾精不足者，治以熟地、山萸肉、山药滋阴补肾；龟甲、鹿角胶、紫河车滋肾助阳，益精填髓等。

心律失常：本病的发生多与素体亏虚、饮食失节、情志失调、劳欲过度等有关，致心气亏虚、心脉痹阻不畅，尤其与情志因素关系密切。《丹溪心法·六郁》云：“气血冲和，百病不生，一有怫郁，诸病生焉。故人身诸病，多生于郁。”肝脏疏泄不及，气机郁滞而致心情抑郁，嗳气叹息，胸胁胀满、心悸心慌者，多疏之以刚克柔，采用疏肝理气、疏肝活血、疏肝清热等方法使其气机调畅，气血和调，心脉通畅。常用柴胡疏肝散、逍遥散、越鞠丸等加减化裁。若由于肝脏疏泄太过，气机逆乱而致肝火上炎，肝阳上亢者，多柔之以柔克刚，采用清肝泻火、平肝潜阳、平肝息风等方法使其肝气冲和，肝体充实，气血畅通。常用天麻钩藤饮、镇肝熄风汤、丹栀逍遥散等加减治疗。

风湿性心脏病：多为素体亏虚复感受外邪所致，而“风邪”为先，寒湿热诸邪与“风邪”合而为病。治疗上利用防风、葛根、羌活等风药辛散温通，祛除致病因素，使气血条达，瘀滞消散，同时在风湿性心脏病的治疗中不离“疏肝”之法。七情气郁造成血脉不畅也是其发病的重要原因。常用柴胡、芍药、枳实、陈皮、香附之品以疏肝柔肝，理气通络。对于风湿性心脏病后期出现水肿明显时，治疗应标本兼顾，攻补兼施，常用防己、葶苈子、泽兰、泽泻、陈葫芦、益母草等以活血利水消肿，结合生黄芪、党参、附子、桂枝等益气温阳以扶正。

病毒性心肌炎：属中医学“心悸”范畴，其本病多与素体亏虚复感受外邪、致水饮内停及瘀血阻络等有关，属“正虚邪恋、虚实夹杂”，好发于青壮年，根据临床表现不同，可分为急性期、恢复期、慢性期及后遗症期等。急性期以治标为主，恢复期以治本为主。急性期则清热解毒、养心复脉为主，选用板蓝根、金银花、苦参、黄连、丹参、黄芪、白术、防风等；恢复期以益气养阴、强心复脉为主，选用生脉散合炙甘草汤加减。

心血管神经症：其发病与情志因素密切相关，都市人群生活节奏快、工作压力大，长期忧思不解，心气郁结，久则化火生痰，致痰火扰心，心神不宁而发为心悸不安；治疗上以疏肝理气、宁心安神为主，常用药物为柴胡、香附、枳壳、川楝子、川芎、绿萼梅、代代花以疏肝理气，龙骨、远志、琥珀、茯神以宁心安神，生地、枸杞子、麦冬滋阴养血以防止理气药香燥太过以耗气之弊。

二、防治优势

膏方防治心血管系统疾病的临床疗效较好，优势明显。通过个体化诊治，对冠心病患者可减少其心绞痛发作频次，慢性心功能不全患者可减轻气急喘促的表现，使水肿得以消退，症状得到缓解。这是膏方作用的一个重要方面，也就是其针对病变脏腑的直接治疗作用，可以起到改善、缓解、控制症状的作用。

另外，由于膏方组方中药味多于平时之处方，并且加用了较多的细料药物，增强了补益的力量，故可以更多地对一些兼症进行调治，这些兼症的改善甚至在某些情况下对症状的缓解起着较大的作用，从而体现出较之一般处方更全面的功效。这也是其作用的另一个方面，即间接的、整体的治疗作用。心血管疾病患者多为年老久病体虚之人，故而很多患者在第二年冬天复诊时常反映服用膏方后畏寒怕冷、腰膝酸软等症状明显改善，平时都很少有感冒等发生。正如《内经》所云：“正气存内，邪不可干。”

其次是可减少西药的剂量及毒副作用，如心绞痛患者通过服用膏方后心绞痛发作频次明显减少，故可减少硝酸甘油的含服剂量。心血管疾病患者大多是好几种药物合并使用，通过膏方调理可以减少西药的毒副作用，并且有些患者一般症状明显改善后可以减少一些西药的服用剂量。

再者可以改善患者的生活质量，有些患者虽然在影像学、实验室或其他客观检查的结果中未见明显的改善，但是通过膏方的干预后，明显感觉到精神、体力较过去大为改善，活动能力有所提高。如病毒性心肌炎及心血管神经症患者通过膏方调理后胸闷心慌、头晕、失眠、气急等症状显著改善,最后健康如常人,西药可完全停用。

三、医案精选

1. 冠心病冠脉造影案

李某,男,72 岁,2006 年 11 月 21 日初诊。反复胸闷胸痛 10 年余。患者 10 年前与邻居发生口舌后出现左侧心前区压榨、闷窒痛明显,查心电图(EKG)示窦性心律、T 波倒置,当时予静脉滴注单硝酸异山梨酯(异舒吉)及前列地尔(凯时),含服硝酸甘油后,胸闷痛较前缓解。后行冠状动脉造影示左前降支狭窄 65%,回旋支狭窄 70%,未植入支架,长期服用拜阿司匹林、单硝酸异山梨酯(长效异乐定)及曲美他嗪(万爽力)等药物,病情维持尚稳定。患者平常时有形寒肢冷,伴心悸、四肢欠温;1 周前查心超示左室壁收缩功能降低、射血分数(EF)46%,心电图示窦性心律、ST-T 改变,查心肌酶谱及急性心肌梗死标志物均正常。胸闷气憋阵作,以心前区为显,心慌时作,纳可,寐欠安,二便调,舌胖紫黯,舌苔白腻,脉沉滑。证属痰瘀阻滞,胸阳不振;治拟活血化痰,宣痹通阳。拟瓜蒌薤白半夏汤加减。处方:

瓜蒌皮 210g　枳实 210g　姜半夏 140g　茯苓 210g　竹茹 201g　炒白术 210g　木香 84g　炙远志 126g　葛根 280g　制附片 210g　防风 140g　丹参 210g　川芎 210g　延胡索 280g　益母草 280g　三棱 210g　莪术 210g　桂枝 126g　仙茅 210g　仙灵脾 210g　香白芷 210g　参三七片 140g　杜仲 210g　桑寄生 210g　当归 210g　制狗脊 280g　威灵仙 210g　煅龙骨 210g　煅牡蛎 210g　炙甘草 126g

另:生晒参 200g　西洋参 200g　阿胶 200g　鹿角胶 200g　饴糖 200g　桂圆肉 100g　收膏

二诊:2007 年 10 月 19 日。胸闷痛明显减轻,心绞痛发作次数明显减少,活动后无明显不适感,仍感畏寒,四肢欠温,纳可,夜寐安,二便调,舌质淡胖,色黯,苔白,脉沉缓。复查心超示:左室壁收缩功能降低,EF 66%。治拟活血化痰,宣痹通阳。处方:

瓜蒌皮 210g　黄芪 420g　枳实 225g　姜半夏 140g　茯苓 210g　竹茹 210g　炒白术 210g　木香 84g　炙远志 126g　葛根 280g　制附片 210g　防风 168g　丹参 210g　川芎 210g　延胡索 280g　益母草 280g　三棱 210g　莪术 210g　桂枝 126g　仙茅 210g　仙灵脾 210g　香白芷 210g　参三七片 140g　杜仲 210g　桑寄生 210g　当归 210g　制狗脊 280g　威灵仙 210g　煅龙骨 210g　煅牡蛎 210g　炙甘草 126g

另:生晒参 200g　西洋参 200g　阿胶 200g　鹿角胶 200g　饴糖 200g　桂圆肉 100g　收膏

按:《金匮要略·胸痹心痛短气病脉证治》提出"阳微阴弦"的论点,指出胸痹的治疗以宣痹通阳为主。患者素体阳气不足,阴寒之邪乘虚侵袭,寒凝气滞,痹阻胸阳,而成胸痹;同时患者形体肥胖,肥人多痰湿,痰阻脉络,胸阳失展,而成胸痹;心阳被遏,心气不足,鼓动乏力,而见心悸;寒主收引,其性凝滞,故每遇阴寒天冷时,寒凝气滞,胸阳痹阻更甚,故胸痹加重;舌紫黯,苔白腻,脉沉细滑皆为佐证。故治拟活血化痰,宣痹通阳为主,以瓜蒌薤白半夏汤加减治之。

2. 冠状动脉球囊扩张支架植入术(PCI)后案

翟某,男,58 岁,2007 年 10 月 29 日初诊。胸骨后压榨性疼痛 1 天,缓解两月余,患者有高脂血症史 10 年余,平时不规则服用辛伐他汀等,未严格监测血脂水平。饮酒应酬较多,2

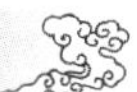

个月前患者至泰山旅游，在登山途中突然感觉胸骨后压榨性疼痛明显，伴呼吸不畅，脸色苍白，大汗淋漓，急送至当地医院，查 EKG 示急性广泛前壁心肌梗死，行冠脉造影示左前降支近段狭窄 90%，当时植入金属支架 2 枚，术后经抗血小板聚集治疗后出院，一直服用阿司匹林及氯吡格雷(波立维)等，胸闷心慌时作，休息后可缓解，无放射至左侧肩胛部，神疲乏力，头晕明显，动则气急，活动后汗出较多，纳谷欠佳，寐安，二便调，舌质黯红，苔少，脉细涩。证属心气亏虚，气虚血瘀；治拟益气养心，活血化瘀，黄芪四物汤合失笑散加减。处方：

炙黄芪 420g　当归 210g　川芎 210g　熟地 210g　益母草 420g　生蒲黄包煎 252g　丹参 210g　红花 126g　桃仁 126g　地龙 210g　杜仲 210g　桑寄生 210g　炙鳖甲 126g　羌活 126g　独活 126g　威灵仙 210g　伸筋草 420g　炒白芍 126g　炒白术 126g　党参 210g　麦冬 210g　女贞子 210g　墨旱莲 210g　山萸肉 126g　苍术 420g　黄精 420g　鸡血藤 210g　川断 210g　制狗脊 210g　炙甘草 126g　玉竹 420g　砂仁后下 42g　木香 126g

另：生晒参 200g　西洋参 150g　阿胶 250g　西红花 10g　鳖甲胶 150g　特级枫斗 100g　饴糖 250g　收膏

二诊：2007 年 12 月 3 日。胸闷心慌不明显，活动后气急明显改善，动则汗出较前好转，仍时有头晕，神疲乏力，无恶心呕吐，纳谷馨，寐安，二便调，舌质淡红，苔薄白，脉细涩。治拟益气养心，活血化瘀。处方：

炙黄芪 420g　当归 210g　川芎 210g　熟地 210g　益母草 420g　生蒲黄包煎 252g　丹参 210g　红花 126g　桃仁 126g　地龙 210g　杜仲 210g　桑寄生 210g　炙鳖甲 126g　羌独活各 126g　威灵仙 210g　伸筋草 420g　炒白术 126g　炒白芍 126g　党参 210g　麦冬 210g　女贞子 210g　墨旱莲 210g　山萸肉 126g　苍术 420g　黄精 420g　鸡血藤 210g　川断 210g　制狗脊 210g　炙甘草 126g　玉竹 420g　仙鹤草 210g

另：生晒参 200g　西洋参 150g　阿胶 250g　西红花 10g　鳖甲胶 150g　特级枫斗 100g　饴糖 250g　收膏

按：冠心病属中医学“胸痹”范畴，病机为本虚标实，其发生多为虚实夹杂，治疗上应抓住标本缓急，孰主孰次之分。本病患者心气亏虚及血瘀并存，故予益气养心、活血化瘀以标本施治。方中黄芪、党参、当归、熟地、白术益气养心，川芎、生蒲黄、丹参、红花、桃仁等以活血化瘀。诸药合用，共收益气养心、活血化瘀之功。

3. 中年女性高血压案

蔡某，女，49 岁，2006 年 12 月 18 日初诊。阵发性头晕 3 年，加重 2 个月，患者有高血压病史 10 余年，最高血压 180/100mmHg，平素服用贝那普利(洛汀新)、氨氯地平(络活喜)等药，血压控制在 140/90mmHg 左右，时感头晕，脑后及颈项胀痛明显，心慌阵作，烘热汗出，腰酸乏力，近 2 个月来血压不稳定，波动于 140~165/90~100mmHg，加用美托洛尔(倍他乐克)后血压水平较前有所下降，一般在 140/90mmHg 左右。现头晕，脑后及颈项胀痛明显，心烦易怒，烘热汗出，腰酸乏力，纳少，夜梦多，大便干结，两日一行。舌质红，苔薄黄，脉弦细。证属肝肾阴虚，肝阳上亢；治拟平肝潜阳，滋养肝肾，天麻钩藤饮加减。处方：

天麻 210g　钩藤 280g　潼蒺藜 210g　白蒺藜 210g　石决明先煎 420g　当归 210g　炒白芍 140g　川芎 210g　益母草 280g　夏枯草 210g　丹参 140g　生蒲黄包煎 252g　桑寄生 210g　杜仲 210g　黄芩 126g　枳实 210g　竹茹 210g　参三七片 140g　川牛膝 210g　怀牛膝 210g　杞子 140g　山萸肉 126g　女贞子 210g　墨旱莲 210g　仙茅 210g

仙灵脾 210g　知母 140g　黄柏 140g　山楂 140g　苍术 420g　玉竹 420g　姜半夏 140g　肉苁蓉 420g　茯苓 210g　木香 84g　远志 126g　生甘草 84g

另：生晒参 200g　西洋参 150g　西红花 20g　阿胶 200g　特级枫斗 100g　鳖甲胶 100g　龟甲胶 150g　饴糖 200g　收膏

二诊：2007 年 11 月 15 日。头晕偶作，脑后及颈项胀痛明显好转，心慌阵作，烘热汗出明显减轻，时有腰酸乏力，纳可，夜寐安，二便调，舌质红，苔薄，脉弦细。治拟平肝潜阳，滋养肝肾。处方：

天麻 210g　钩藤 280g　潼蒺藜 210g　白蒺藜 210g　石决明先煎 420g　当归 210g　炒白芍 140g　川芎 210g　益母草 280g　夏枯草 210g　丹参 140g　生蒲黄包煎 252g　桑寄生 210g　杜仲 210g　黄芩 126g　枳实 210g　竹茹 210g　参三七片 140g　川牛膝 210g　怀牛膝 210g　杞子 140g　山萸肉 84g　女贞子 210g　墨旱莲 210g　仙茅 210g　仙灵脾 210g　知母 140g　黄柏 140g　山楂 140g　麦冬 210g　玉竹 420g　姜半夏 210g　肉苁蓉 420g　茯苓 210g　木香 84g　远志 126g　生甘草 84g

另：生晒参 200g　西洋参 150g　西红花 20g　阿胶 200g　特级枫斗 100g　鳖甲胶 100g　龟甲胶 150g　饴糖 200g　收膏

按：高血压属中医学"眩晕""头痛"范畴。本案患者为中年女性，阴液不足，无以濡养脏腑经络，肝脏体阴而用阳，阴精亏虚，则阳气偏亢，上扰清窍，则发为头晕，肾阴不足则腰酸乏力，故治拟天麻、钩藤、潼白蒺藜、石决明、夏枯草以平肝潜阳，杜仲、桑寄生、山萸肉、女贞子、墨旱莲、仙茅、仙灵脾以滋补肝肾，川怀牛膝以引火归原，诸药共用以收平肝潜阳、滋养肝肾之效。

4. 老年男性高血压合并脑梗死案

傅某，男，81 岁，2006 年 11 月 11 日初诊。头晕反复发作 20 余年，患者有高血压病史 20 余年，最高达 180/100mmHg，平时服用赖诺普利、左旋氨氯地平（玄宁）控制血压，血压一般控制在 140/90mmHg 左右。今年 5 月 3 日下午患者头晕加剧，走路不稳，无恶心呕吐，至急诊就诊。查头颅 CT 示：两基底节外囊、右侧丘脑腔隙性脑梗死，脑萎缩。故予疏血通（水蛭、地龙）、盐酸甲氯芬酯（脑瑞苏）静脉滴注，拜阿司匹林、银杏叶片口服治疗 2 周后出院，未遗留后遗症，仅头晕时作，动则加剧，汗出较多，神疲乏力，腰膝酸软，面色淡暗，纳可，夜寐尚安，二便调，舌质黯红，苔薄，脉细涩。证属气虚血瘀；治拟补养气血，活血通络，补阳还五汤加减。处方：

炙黄芪 420g　太子参 140g　当归 210g　川芎 210g　赤芍 210g　白芍 210g　香白芷 210g　党参 210g　炒白术 140g　防风 210g　炙五味子 140g　姜半夏 140g　茯苓 210g　杜仲 280g　桑寄生 280g　红花 84g　制香附 210g　益母草 280g　蒲公英 420g　贯众 420g　炒枣仁 420g　延胡 420g　仙茅 210g　仙灵脾 210g　麦冬 210g　黄精 420g　地龙 210g　炙甘草 140g

另：生晒参 250g　西洋参 100g　桂圆肉 150g　阿胶 300g　特级枫斗 80g　冰糖 200g　收膏

二诊：2007 年 11 月 9 日。头晕改善，汗出减轻，神疲乏力，腰膝酸软，纳可，寐安，二便调，舌质黯红，苔薄，脉细涩。治拟补养气血，活血通络。处方：

炙黄芪 420g　太子参 140g　当归 210g　川芎 210g　赤芍 210g　白芍 210g　香白芷 210g　党参 210g　炒白术 140g　防风 210g　炙五味子 210g　姜半夏 210g　茯苓

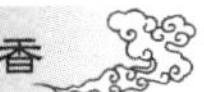

210g　杜仲 280g　桑寄生 280g　红花 84g　制香附 210g　益母草 280g　蒲公英 420g　贯众 420g　炒枣仁 280g　延胡 280g　仙茅 210g　仙灵脾 210g　麦冬 210g　黄精 420g　地龙 210g　炙甘草 140g

另:生晒参 250g　西洋参 100g　桂圆肉 150g　阿胶 300g　特级枫斗 80g　冰糖 200g　收膏

按:高血压患者最多的并发症是心、脑、肾等脏器的损害,患者高龄男性,肝肾不足,气血亏虚,气虚则清阳不展,血虚则脑失所养,气虚运血无力,脑络瘀滞,发为脑梗死,治以黄芪、当归、党参、太子参、白术补益气血,赤芍、红花、川芎、益母草、地龙活血通络。诸药合用,共收补养气血、活血通络之效。

5. 心律失常期前收缩(早搏)案

孙某,女,54 岁,2006 年 10 月 25 日初诊。间断性胸闷、心慌月余,加重 1 周,患者近 1 个月来无明显诱因下出现活动后胸闷、心慌时作,之前未曾有感冒发热及腹泻病史。查心电图示:频发房性期前收缩(房早),部分呈二联律,偶发室性期前收缩(室早)伴有 ST-T 改变。24 小时动态心电图(Holter)示:频发房早 5728 次/24h,偶发室早 649 次/24h。予普罗帕酮(心律平)、阿司匹林及稳心颗粒等药物口服后,胸闷心慌症状未见明显改善,近 1 周来患者由于工作繁忙,过于劳累,胸闷、心慌症状呈加重倾向,无胸骨后疼痛,门诊查 EKG 示频发房早。胸闷心慌时作,动则心悸较甚,易汗出,情绪低落,神疲乏力,头昏头晕阵作,纳谷欠佳,夜寐欠酣,二便调,舌质淡红,苔薄白,脉结代而弦。证属肝郁气滞,心肾不交;治拟疏肝理气、交通心肾,柴胡疏肝散合二仙汤加减。处方:

柴胡 126g　炒白芍 168g　当归 168g　川芎 168g　制香附 168g　枳实 210g　青蒿 210g　苦参 210g　益母草 210g　竹茹 210g　丹参 168g　制狗脊 210g　杜仲 210g　桑寄生 210g　木香 84g　谷芽 210g　麦芽 210g　炙鸡金 210g　白术 210g　茯苓 210g　党参 210g　仙茅 210g　仙灵脾 210g　知母 126g　黄柏 126g　生龙骨 210g　炙远志 126g　夜交藤 420g　炙甘草 126g

另:生晒参 200g　西洋参 200g　阿胶 200g　特级枫斗 100g　饴糖 200g　桂圆肉 100g　收膏

嘱其心律平、阿司匹林继续维持;畅情志,不宜有思想负担;慎起居,注意作息规律;调饮食,注意饮食宜忌,忌食辛辣发物。

二诊:2007 年 11 月 22 日。患者精神状态良好,胸闷、心慌明显改善,发作次数明显减少,气短乏力时有,纳谷可,寐尚安,二便尚调。舌质淡红,苔薄白,脉结代。治拟疏肝理气,交通心肾。处方:

柴胡 126g　炒白芍 168g　当归 168g　川芎 168g　制香附 168g　枳实 210g　青蒿 210g　苦参 210g　益母草 210g　竹茹 210g　丹参 168g　制狗脊 210g　杜仲 210g　桑寄生 210g　木香 84g　谷芽 210g　麦芽 210g　炙鸡金 210g　白术 210g　茯苓 210g　党参 210g　仙茅 210g　仙灵脾 210g　知母 126g　黄柏 126g　生龙骨 210g　炙远志 126g　夜交藤 420g　炙甘草 126g　黄芪 210g　合欢皮 210g

另:生晒参 200g　西洋参 200g　阿胶 200g　特级枫斗 100g　饴糖 200g　桂圆肉 100g　收膏

嘱其继服心律平、阿司匹林。

按:方用柴胡疏肝散合二仙汤加减以疏肝理气、交通心肾为主。酌加远志、生龙骨、青蒿、苦参、夜交藤等宁心安神定悸之品，以进一步改善患者心悸不宁症状，以收到“标本兼治”之效。方中柴胡疏肝解郁，调畅气机，合白芍“敛肝阴”，以制约柴胡的升散之弊，当归“血中之气药”补血行血；川芎“行气开郁”，配香附“利三焦，解六郁”收行气解郁之功；苦参“治心经之火”，青蒿“治郁火不舒”，两者相配以解郁除烦；仙茅合仙灵脾“补腰膝，强心力”，知母“补不足，益气”，黄柏“补肾不足，壮骨髓”，枳实“利五脏，益气轻身”，远志“定心气，止惊悸”，生龙骨“镇心，安魂魄”，夜交藤“养肝肾，安神催眠”，炙甘草以起“调补之功”。诸药合用，共收疏肝理气、交通心肾之效。

6. 心房颤动合并慢性心功能不全案

戴某，男，72岁，2007年12月15日初诊。胸闷心慌反复发作10年余，加重伴双下肢浮肿1个月。患者10年前因劳累后出现胸闷心慌阵作，尤以活动后悸动不安较显，神疲乏力，无心前区及胸骨后疼痛，之前未曾有外感病史。当时EKG示心房颤动伴快速心室率，ST-T改变，HR 130次/min。住院治疗，予舒血宁、异舒吉（硝酸异山梨酯注射液）静脉滴注，阿司匹林、长效异乐定（单硝酸异山梨酯胶囊）等药物口服后胸闷心慌明显改善，住院期间曾予胺碘酮（可达龙）复律治疗，但心房颤动未曾转复，医院建议其行射频消融术，患者因惧怕手术予以拒绝，经药物控制患者病情稳定后出院。出院后常服地高辛、拜阿司匹林、长效异乐定等药物，心房颤动心率控制在75~85次/min左右。1个月前因为家事过于操劳，出现胸闷心慌逐渐加重，伴活动后气促明显，尿少，双下肢肿胀，午后及夜间为甚。门诊查EKG示心房颤动，ST-T改变，HR 105次/min；心超：左房、右房、左室增大，二尖瓣、三尖瓣中度反流，左室舒张功能降低，EF 47.6%。胸闷心慌时作，动则气急、汗出，面色无华，畏寒肢冷，尿少，神疲乏力，双下肢肿胀，午后及夜间明显，无咳嗽咯痰，纳谷欠佳，夜寐欠酣，大便可，舌质淡胖有齿印，苔白滑，脉结代。证属水饮凌心；治拟振奋心阳，化气行水，防己黄芪汤合真武汤加减。处方：

炙黄芪420g　制附片210g　防风210g　防己210g　炒白术140g　云茯苓210g　当归210g　炒白芍126g　葶苈子210g　川芎210g　丹参210g　泽泻210g　川桂枝126g　大腹皮210g　川厚朴168g　杜仲210g　桑寄生210g　仙茅210g　仙灵脾210g　姜半夏140g　枳实210g　竹茹210g　制狗脊280g　葛根280g　煅龙骨210g　煅牡蛎210g　益母草420g　碧桃干280g　威灵仙210g　青蒿280g　苦参210g　三棱210g　莪术210g　炙甘草140g

另：生晒参150g　西洋参100g　红参50g　西红花20g　鳖甲胶100g　阿胶300g　冰糖250g　收膏

另嘱维持地高辛、阿司匹林、长效异乐定等西药用量，并嘱其低盐饮食，注意作息规律，保持情绪舒畅。

二诊：2007年12月22日。胸闷心慌及活动后气急明显改善，畏寒肢冷好转，双下肢肿胀明显减轻，面色较前红润，纳可，夜寐欠佳，二便调，舌质淡胖，苔薄白，脉结代。治拟振奋心阳，化气行水。处方：

炙黄芪420g　制附片210g　防风210g　炒白术140g　云茯苓210g　当归210g　炒白芍126g　葶苈子210g　川芎210g　丹参210g　党参210g　川桂枝126g　夜交藤420g　川厚朴168g　杜仲210g　桑寄生210g　仙茅210g　仙灵脾210g　姜半夏140g　枳实210g　竹茹210g　制狗脊280g　葛根280g　煅龙骨210g　煅牡蛎210g　益母草420g　碧桃干280g　威灵仙210g　青蒿280g　苦参210g　三棱210g　莪术210g　怀

山药 210g　炙甘草 140g

另:生晒参 150g　西洋参 100g　红参 50g　西红花 20g　鳖甲胶 100g　阿胶 300g　冰糖 250g　收膏

嘱维持原西药用量,低盐饮食及注意起居、情志的调摄。

按:本案患者活动后气急及双下肢肿胀明显,方中重用黄芪以益气助阳,补益心气,合附子"补阳气,散阴寒"共为君药,防己"善走下行,长于除湿、利道"、泽泻"泻膀胱之邪气"、益母草活血利水消肿,取其"血不利则为水"之旨,葶苈子以泻肺利水消肿,桂枝合茯苓、炒白术辛甘化阳,温通心阳,使心阳复则心悸自安,佐以芍药"收肝而敛阴气",厚朴行气宽胸,大腹皮"消肌肤中水气浮肿";防风与黄芪、白术共成"玉屏风"以益气固表止汗,炙甘草益气调中。全方共奏温阳益气、健脾利水之功。

7. 慢性充血性心力衰竭

王某,男,74 岁,2006 年 11 月 19 日初诊。患者有冠心病、高血压多种基础疾病,近 1 年反复出现气急喘促,夜不平卧,下肢浮肿,曾因慢性心衰两次住院治疗。2006 年 11 月 16 日动态心电图(Holter)示室性期前收缩 6458 次/24h,成对 2255 次,短阵室速 9 次,ST-T 改变。现胸闷心悸阵作,动则气急,头昏乏力,腰膝酸软,尿少肢肿,畏寒肢冷,下肢尤甚,纳眠可,大便正常。舌质淡胖,苔薄白,脉细。证属心肾阳虚,水气凌心。治以益气温阳,泻肺平喘,利水消肿。处方:

黄芪 210g　党参 210g　制附片 126g　川桂枝 126g　防风 168g　防己 168g　葶苈子 210g　枳实 210g　葛根 252g　生蒲黄[包] 252g　茯苓 210g　白术 210g　泽兰 210g　泽泻 420g　茯苓 210g　冬瓜皮 420g　益母草 210g　龙骨 210g　杜仲 210g　桑寄生 210g　青蒿 210g　苦参 210g　仙茅 210g　仙灵脾 210g　炙甘草 126g

另:生晒参 150g　西洋参 100g　西红花 10g　阿胶 250g　鳖甲胶 100g　冰糖 200g　饴糖 100g　收膏

二诊:2007 年 11 月 11 日。患者胸闷气急喘促明显缓解,双下肢浮肿消失,能进行日常活动。11 月 2 日复查 Holter 示室性期前收缩 863 次/24h,成对 74 次,ST-T 改变。纳眠可,二便调,舌质淡胖,苔薄白,脉细。治以益气温阳,泻肺平喘,利水消肿。处方:

黄芪 210g　党参 210g　制附片 126g　川桂枝 126g　防风 168g　防己 168g　葶苈子 210g　枳实 210g　葛根 252g　生蒲黄[包] 252g　茯苓 210g　白术 210g　泽兰 210g　泽泻 420g　茯苓 210g　丹参 210g　益母草 210g　川芎 168g　杜仲 210g　桑寄生 210g　青蒿 210g　苦参 210g　仙茅 210g　仙灵脾 210g　炙甘草 126g

另:生晒参 150g　西洋参 100g　西红花 10g　阿胶 250g　鳖甲胶 100g　冰糖 200g　饴糖 100g　收膏

按:本例患者反复出现心衰,一派心肾阳虚,水饮不化,上凌心肺的表现,故治以制附片、川桂枝、仙茅、仙灵脾温肾助阳,诸参、黄芪、白术、炙甘草健脾益气,葶苈子泻肺平喘,茯苓、泽兰、泽泻、冬瓜皮、防己、益母草等利水消肿,葛根、枳实一升一降,调理气机兼化瘀活血,青蒿、苦参以改善心悸心慌及抗心律失常作用。诸药合用,共奏益气温阳、泻肺平喘、利水消肿之效。

8. 风湿性心脏病瓣膜置换术后案

张某,女,58 岁,2007 年 11 月 20 日初诊。反复胸闷憋气 40 余年,加重 1 个月。患者 40 年前出现胸闷心慌时作,当时未予重视。后毕业体检发现心脏听诊杂音(具体不详),经查诊断为“风湿性心脏病”,未经服药治疗。患者于1973年行“二尖瓣分离术”,于1994年行“主动脉瓣、二尖瓣置换术”,术后患者胸闷憋气症状较前明显好转。出院后长期服用抗凝、强心药物。2006年患者因肺部感染后出现胸闷憋气症状加重,诊为“风湿性心脏病,人工机械二尖瓣瓣周漏”,再次行“二尖瓣置换术”,术后长期服用华法林、地高辛等抗凝、强心药物。患者1个月前因受寒出现咳嗽咯痰阵作,胸闷胸痛明显,心悸气急,活动后加重。胸片示支气管炎伴两下肺感染;风湿性心脏病、二尖瓣病变术后改变。经抗感染、强心利尿等治疗后,咳嗽咯痰明显好转,胸闷憋气未见明显改善,常欲太息似感舒畅,偶有夜间憋气端坐,偶伴胸痛,心悸时作,头晕乏力,动则气短汗出,双下肢轻度肿胀,胃纳可,夜寐欠安,二便尚调。舌质淡黯,苔薄,脉细结。证属气阴两虚,兼夹瘀血;治拟益气养阴,疏肝通络,生脉饮合柴胡疏肝散加减。处方:

生黄芪210g　潞党参210g　麦冬210g　五味子126g　春柴胡126g　杭白芍168g　广陈皮210g　制香附168g　川芎168g　炒白术168g　葶苈子420g　熟附子168g　防风126g　葛根210g　桑寄生168g　杜仲210g　汉防己168g　枳实210g　竹茹210g　丹参168g　龙骨210g　桂枝126g　仙茅210g　当归210g　苦参210g　青蒿210g　茯苓210g　茶树根210g　泽泻210g　炙甘草126g

另:生晒参150g　西洋参100g　西红花10g　阿胶250g　鳖甲胶100g　木糖醇200g　饴糖100g　收膏

嘱其维持华法林、地高辛等药物服用,低盐饮食,运动适度。

二诊:2008年11月13日。胸闷憋气明显改善,无夜间呼吸困难。头晕,仍有心悸乏力,动则气短汗出,双下肢浮肿改善,纳可,二便调,夜寐安。舌质淡红,苔薄微腻,舌底脉络青紫迂曲,脉细结。治拟益气养阴,疏肝通络。处方:

生黄芪210g　党参210g　麦门冬210g　五味子126g　柴胡126g　白芍168g　陈皮210g　制香附168g　川芎168g　炒白术168g　葶苈子420g　熟附子168g　防风126g　葛根210g　桑寄生168g　杜仲210g　汉防己168g　枳实210g　竹茹210g　丹参168g　桂枝126g　仙茅210g　当归210g　苦参210g　青蒿210g　茯苓210g　茶树根210g　泽泻210g　生龙骨210g　生牡蛎210g　炙甘草126g

另:生晒参150g　西洋参100g　西红花10g　阿胶250g　鳖甲胶100g　木糖醇200g　饴糖100g　收膏

嘱其维持华法林、地高辛等药物服用,低盐饮食,运动适度。

按:本案为老年女性,“年四十而阴气自半”,复加久病、术后失于调养,耗伤人体正气、阴液,而致心气、心阴不足。心气不足,鼓动无力,血行不畅,痹阻心脉而见心胸憋闷疼痛;气虚无以化水,水液内停而见肢体、颜面浮肿;气虚清阳不升,故见头晕乏力;气虚不摄,营阴不能内守,故见动则汗出;阴虚不能制阳,虚火内生则见两颧潮红;瘀血内阻而见入夜胸闷憋气加重;舌脉均为其佐证。本病的病机为气阴两虚,兼有瘀血,取法益气养阴,活血通络。但该病人常欲太息似感舒畅,有心肝合病之症,酌加疏肝理气之剂,以达“肝气通则心气和”。方以生脉饮合柴胡疏肝散加减治疗,以收益气养阴、疏肝通络之效。

9. 风湿性心脏病二尖瓣狭窄案

李某,女,48岁,2007年10月30日初诊。活动后气急喘促2年余,患者有风湿性心脏病二尖瓣狭窄史30余年,未行二尖瓣置换术,平时以阿司匹林、银杏叶片(斯泰隆)及益心舒口服以活血通络,益气养心,病情维持尚稳定,近2年来患者轻体力活动后即觉喘促气急,常

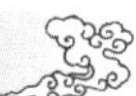

伴双下肢浮肿，平时呈二尖瓣面容。心超示：二尖瓣狭窄伴关闭不全，主动脉瓣中度反流，左室收缩功能降低，EF 42%，每搏输出量（SV）102ml。现患者气急气促反复发作，活动后尤甚，胸闷心慌阵作，伴双下肢浮肿，纳呆，寐欠安，小便少，大便调，舌淡胖，苔薄白腻，脉沉细。证属水饮凌心；治拟健脾温阳利水，真武汤合防己黄芪汤加减。处方：

黄芪 420g　熟附片 210g　茯苓 210g　白术 210g　白芍 168g　桂枝 126g　防己 210g　葶苈子 420g　益母草 280g　川芎 168g　当归 210g　丹参 210g　煅龙骨 210g　煅牡蛎 210g　杜仲 210g　桑寄生 210g　仙茅 210g　仙灵脾 210g　制狗脊 280g　葛根 280g　青蒿 280g　苦参 210g　生蒲黄[包] 252g　怀牛膝 210g　冬瓜皮 420g　米仁 420g　威灵仙 210g　合欢皮 210g　夜交藤 420g　山萸肉 140g　杞子 140g　炙甘草 126g

另：生晒参 150g　西洋参 100g　红参 50g　西红花 20g　鳖甲胶 100g　阿胶 300g　冰糖 250g　收膏

二诊：2008 年 11 月 3 日。气急喘促明显好转，胸闷心慌偶作，双下肢浮肿明显改善，纳可，寐安，二便调，舌淡胖，苔薄白滑，脉沉细。治拟健脾温阳利水。处方：

黄芪 420g　熟附片 210g　茯苓 210g　白术 210g　炒白芍 168g　桂枝 126g　防己 210g　葶苈子 420g　益母草 280g　川芎 168g　当归 210g　丹参 210g　煅龙牡[各] 210g　杜仲 210g　桑寄生 210g　仙茅 210g　仙灵脾 210g　制狗脊 210g　葛根 280g　青蒿 280g　苦参 210g　生蒲黄[包] 252g　怀牛膝 210g　冬瓜皮 420g　米仁 420g　威灵仙 210g　合欢皮 210g　夜交藤 420g　山萸肉 140g　杞子 140g　炙甘草 126g

另：生晒参 150g　西洋参 100g　红参 50g　西红花 20g　鳖甲胶 100g　阿胶 300g　冰糖 250g　收膏

按：肺为气之主，司呼吸，肾为气之根，与肺同司气体之出纳。本病属虚中夹实。治拟温阳利水，方用真武汤合防己黄芪汤加减。方中以大辛大热的附子为君药，温肾助阳，以化气行水，兼暖脾土；臣以茯苓、白术健脾化湿利水；桂枝温经通络；黄芪益气固表、行水消肿，防己祛风湿、利水消肿；葶苈子泻肺平喘，利水消肿；炒白芍可防化湿利水太过而伤及阴液；水饮停留，恐气血运行易受阻，故予益母草、川芎以活血行气。诸药合用，以奏补益肺脾肾、温阳利水之效。

10. 病毒性心肌炎案

奚某，男，27 岁，2007 年 11 月 7 日。持续性心悸 2 年余。患者 2 年前曾患水痘，之后则无明显诱因下心慌时作，动则尤剧，安静状态时心率为 110~120 次/min。查 EKG 示窦性心动过速，柯萨奇病毒抗体为阳性，服倍他乐克治疗至今未见明显改善。心悸心慌时作，神疲乏力明显，劳则尤甚，口干喜饮，纳可，寐安，二便调，舌红苔薄白，脉细数。证属气阴两虚；治拟益气养阴，黄芪生脉饮加减。处方：

黄芪 280g　太子参 210g　麦冬 210g　五味子 140g　当归 210g　川芎 210g　炒白芍 140g　益母草 280g　丹参 140g　姜半夏 140g　茯苓 210g　木香 84g　炙远志 140g　枳实 210g　青蒿 280g　仙茅 210g　仙灵脾 280g　知母 140g　黄柏 140g　杜仲 210g　桑寄生 420g　延胡 280g　制狗脊 210g　制香附 140g　青蒿 420g　苦参 210g　威灵仙 280g　炒枣仁 280g　连翘 210g　山楂 140g　炙甘草 140g

另：生晒参 200g　西洋参 150g　西红花 20g　阿胶 200g　桂圆肉 150g　特级枫斗 80g　木糖醇 200g　收膏

二诊：2008 年 12 月 11 日。心悸心慌明显改善，神疲乏力好转，劳则尤甚，口干喜饮，纳

可,寐安,二便调,舌红,苔薄白,脉细。治拟益气养阴。处方:

黄芪 280g 太子参 210g 麦冬 210g 五味子 140g 当归 210g 川芎 210g 炒白芍 140g 益母草 280g 丹参 140g 姜半夏 140g 茯苓 210g 木香 84g 炙远志 140g 玉竹 210g 青蒿 280g 仙茅 210g 仙灵脾 280g 知母 140g 黄柏 140g 杜仲 210g 桑寄生 420g 延胡 280g 制狗脊 210g 制香附 140g 青蒿 420g 苦参 210g 威灵仙 280g 炒枣仁 280g 连翘 210g 山楂 140g 炙甘草 140g

另:生晒参 200g 西洋参 150g 西红花 20g 阿胶 200g 桂圆肉 150g 特级枫斗 80g 木糖醇 200g 收膏

按:《济生方·惊悸论治》指出:"惊悸者,心虚胆怯之所致也。"患者体质虚弱,易感外邪,邪正相搏,正气损耗,气阴两虚,心失所养,心不藏神,则悸动不安,易疲劳,口干喜饮,舌红苔薄白,脉细数,为气阴两虚表现。治拟益气养阴,黄芪、太子参、麦冬、五味子合用以益气敛气,养阴生津;知母、黄柏滋补肾阴,提高机体免疫力;连翘清热解毒,以驱除毒邪;青蒿、苦参现代药理研究具有抗心律失常的作用。诸药合用,共奏益气养阴之功。

11. 病毒性心肌炎后遗症案

吴某,女,48 岁,2007 年 11 月 22 日。胸闷不适半年余,加重 2 个月伴心悸。患者半年前因感冒发热后出现胸闷不舒明显,心电图示室上性心动过速,柯萨奇病毒抗体试验阳性,拟诊为病毒性心肌炎,经西药心律平、辅酶 Q_{10} 等治疗症情尚稳定。2 个月前因与邻居发生纠纷后,胸闷心慌明显加重,症见心悸烦躁,夜寐不安,常因噩梦而惊醒,午后烦热,烘热汗出,伴纳呆食减,口干口苦,二便尚调,舌尖红,苔黄腻,脉滑数。证属痰热内扰,心脉失和;治拟清肝化痰,镇惊定悸,柴胡龙牡汤合黄连温胆汤加减。处方:

柴胡 140g 川连 84g 龙骨 210g 川朴 140g 防风 140g 乌梅 140g 黄芩 210g 蒲公英 420g 茯苓 210g 丹参 210g 姜半夏 140g 赤芍 210g 白芍 210g 当归 210g 川芎 210g 生地 280g 山萸肉 140g 杞子 140g 夏枯草 140g 丹皮 210g 枳实 210g 竹茹 210g 潼蒺藜 280g 白蒺藜 280g 黄精 420g 炙远志 140g 苍术 420g 黄柏 140g 泽泻 280g 苦参 210g 山楂 140g 连翘 210g 青蒿 280g 生甘草 140g

另:西洋参 100g 西红花 10g 阿胶 200g 鳖甲胶 100g 冰糖 100g 饴糖 200g 收膏

二诊:2008 年 12 月 1 日。胸闷心悸较前明显好转,但仍有心烦不寐、纳差等症,二便尚调,舌尖红、苔黄腻,脉滑数。治拟清肝化痰,镇惊定悸。处方:

柴胡 140g 川连 84g 龙骨 210g 川朴 140g 防风 140g 乌梅 140g 黄芩 210g 蒲公英 420g 茯苓 210g 丹参 210g 姜半夏 140g 赤芍 210g 白芍 210g 当归 210g 川芎 210g 生地 280g 山萸肉 140g 栀子 210g 淡豆豉 210g 丹皮 210g 枳实 210g 竹茹 210g 潼蒺藜 280g 白蒺藜 280g 黄精 420g 炙远志 140g 苍术 420g 黄柏 140g 泽泻 280g 苦参 210g 山楂 140g 连翘 210g 青蒿 280g 生甘草 140g

另:西洋参 100g 西红花 10g 阿胶 200g 鳖甲胶 100g 冰糖 100g 饴糖 200g 收膏

按:本证为肝郁化火,灼津凝痰,痰火扰心,壅遏气血,心脉阻滞,脉道不通,则见心悸胸闷,烦躁惊恐,时有头晕,故治疗宗"治痰必降其火,治火必顺其气",守清肝泻火,化痰降气,宁心安神之治。方中柴胡、龙骨、川连、竹茹疏肝解郁,清心泻火;半夏、枳实燥湿行气消痰;丹参养血活血;茯苓、远志养心安神化痰;青蒿、苦参、连翘清心经之热;炙甘草养心清热,调

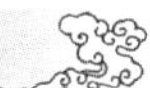

和诸药。诸药合用，使心脉畅通，则胸闷心悸自平。

12. 心血管神经症案

郑某，女，35岁，2006年11月28日初诊。反复心慌月余。患者诉近1个月来工作繁忙，常感心悸心慌时作，脾气急躁易怒，头晕明显，夜寐较差，时感四肢酸痛，神疲乏力，无胸骨后闷痛及放射痛，无恶心呕吐，EKG及Holter均未见明显异常。现心悸心慌时作，急躁易怒，头晕、神疲乏力，四肢时有酸痛，纳可，夜寐差，二便调，舌偏红，苔薄，脉弦。证属肝郁血虚；治拟疏肝解郁、健脾和营，逍遥散加减。处方：

柴胡140g　川连42g　当归210g　桂枝140g　龙骨210g　茯苓210g　薄荷后下84g　枳实210g　竹茹210g　川芎210g　炒白芍140g　羌活210g　络石藤210g　木香84g　炙远志140g　炙甘草140g　仙鹤草420g　酸枣仁210g　杜仲210g　姜半夏140g　桑寄生210g　生蒲黄252g　丹参140g　益母草210g　葛根280g　制香附126g　知母140g　黄柏140g　黄精420g　玉竹420g　山楂140g　炙甘草140g

另：生晒参200g　西洋参200g　阿胶200g　鳖甲胶150g　饴糖200g　桂圆肉100g　收膏

二诊：2007年11月20日。心悸明显减轻，夜寐好转，四肢酸痛消失，偶有头晕、神疲乏力改善，无胸骨后闷痛及放射痛，纳谷可，夜寐尚安，二便调，舌偏红，苔薄，脉弦。治拟疏肝解郁，健脾和营。处方：

柴胡140g　川连42g　当归210g　桂枝140g　龙骨210g　茯苓210g　薄荷后下84g　枳实210g　竹茹210g　川芎210g　炒白芍140g　山楂140g　络石藤210g　木香84g　炙远志210g　炙甘草210g　仙鹤草420g　酸枣仁210g　杜仲210g　姜半夏140g　桑寄生210g　生蒲黄252g　丹参140g　益母草210g　葛根280g　制香附126g　知母140g　黄柏140g　黄精420g　玉竹420g　炙甘草140g

另：生晒参200g　西洋参200g　阿胶200g　鳖甲胶150g　饴糖200g　桂圆肉100g　收膏

按：心血管神经症属中医"胸痹""心悸"范畴，发病与情志因素关系密切。该患者近遇工作压力过大，平时性格又好胜，故焦虑、情志不畅，肝气不得疏泄，肝郁生热化痰，灼耗阴血。阴血虚，肝失濡养而燥，燥则生风、生火，耗伤阴血，加重血虚，血虚又导致肝郁，两者互相影响。治疗时要照顾到两方面。肝气横逆则犯脾，脾不生血，心血不足，心神失养，脾失健运，痰湿内生，扰动心神。方以柴胡、木香、枳实疏肝理气，以川连降心经实火，以当归、川芎、白芍养阴血、安心神，以茯苓健脾，以炙甘草、桂枝补益心气，龙骨重镇平肝潜阳，半夏、竹茹清热化痰，远志交通心肾、安定神志。诸药合用，共收疏肝解郁、健脾和营之效。

（谢　心）

马贵同

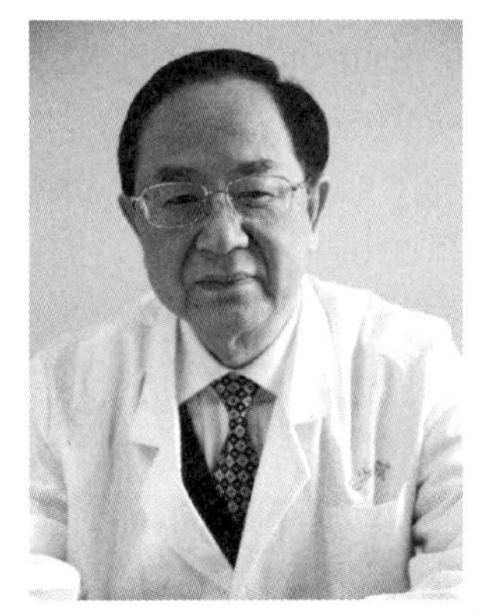

马贵同(1938—2014),男,上海市名中医,博士生导师,龙华医院终身教授、主任医师。享受国务院特殊津贴。1965年毕业于上海中医学院,师承全国著名老中医、中医脾胃病学家、原上海中医学院院长黄文东先生,从事临床、科研、教学工作近50年。曾任中华中医药学会脾胃病分会委员,上海市中医药学会理事、脾胃病分会主任委员、老年病分会副主任委员,上海市中西医结合学会消化病分会副主任委员;中华中医药学会脾胃病分会顾问、上海市中医药学会脾胃病分会荣誉主任委员、上海中医药大学专家委员会委员、龙华医院专家委员会委员、上海市溃疡性结肠炎中医特色专科主任、上海市名中医工作室及龙华医院名中医工作室导师,《中国中西医结合消化杂志》编委、《中国中医药年鉴》编委、《上海中医药大学学报》及《上海中医药杂志》常务编委等职。马贵同在继承发扬黄文东先生脾胃病学术思想的基础上,结合自己多年临床诊治经验,主张脾胃当分析而论,提出补通结合的治疗法则。曾获国家中医药管理局科技成果三等奖、上海市科技进步三等奖及中华中医药学会科技进步三等奖及局级科研成果奖数项。发表论文50余篇,参加编写专业书籍26部,其中主编5部,副主编2部,包括《实用中医脾胃病学》《中国医籍大辞典·综合分册》《中医内科临床手册》《腹泻的自测与治疗》《慢性胃炎患者必读》《中医膏方治病百问》《中医胃肠病学》《临床中医内科学》等。

一、临床经验和防治优势

(一)辨病辨证相结合

个体化、"因人而异"的重要体现在于注重"辨证论治",在辨证论治基础上,根据个体的阴阳气血的不同之处,进行处方调配,才能做到有的放矢、功效卓著。如气虚之人,常表现为神疲乏力、倦怠、动则汗多、脉弱等,可在膏方中重用人参、黄芪、茯苓、白术之品;血虚之人,多表现为面色苍白、健忘、失眠、脉细等,可在膏方中重用阿胶、熟地、当归、白芍之品;阴虚之人,常表现为口干咽燥、欲饮、潮热盗汗、手足心热、脉细数等,可在膏方中重用天冬、麦冬、沙参、生地之品;阳虚之人,表现为畏寒肢冷、尿频遗尿、性欲淡漠,脘腹冷痛,可在膏方中重用鹿角胶、肉苁蓉、杜仲、锁阳、蛤蚧之品。

在辨证的基础上,注重辨病(现代医学对疾病的诊断),尤其有些疾病寒、热、虚、实均不太明显,此时辨病而治显得非常重要。此外,对于已经诊断明确的疾病,采集内镜、病理等的资讯,特别是患者有无黏膜萎缩、肠化、不典型增生等微观指标,统筹地进行分析,能起到不俗的效果。

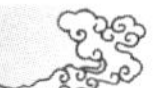

（二）重点补肾，呵护脾胃

肾主藏精，为先天之本。《素问·六节藏象论》云："肾者主蛰，封藏之本，精之处也。"然其所藏之精有赖后天脾胃化生的水谷精微的充养。若患病日久，充养不足，必然损及肾脏。而肾为阴阳之根本，久而久之必然阴阳失调、脏腑衰败。故在治疗之时，补肾是重点。

脾胃乃后天之本，气血生化之源。若脾胃虚弱，舌苔厚腻，此时虽有虚证，也不适合马上进补。不然加重脾胃负担，出现纳差、腹胀等不良反应，即所谓"虚不受补"。此时当先用健脾胃、化湿浊的"开路药"，使脾胃功能恢复，湿浊去除之后，方可用补。此外，膏方中补益药较多，且多滋腻之品，如熟地、龟甲、阿胶等，脾胃功能欠佳者服用后容易损伤脾胃。故常在方中增加半夏、陈皮、木香、佛手等理气和胃之品。

（三）不同疾病的具体应用

反流性食管炎：本病病位虽在食管，但却关乎中焦脾胃。脾主运化，胃主受纳，二者相辅相成。此外，脾胃为气机升降之枢纽，脾主升清，胃主通降。二者升降有度，相得益彰。倘若外邪入侵、饮食辛辣、情志不畅、先天禀赋不足，均可引起导致脾胃亏虚，脾不升清，胃失和降，发为本病。此外，若肝气不疏，可横逆犯胃，以致胃失和降，胃气上逆，或携带酸水上攻，发为本病。治疗当从和胃降逆入手，可选用旋覆花、代赭石、降香等下气降逆之品，再予黄芪、党参、白术、茯苓健脾益气，以求使脾胃气机升降功能恢复，脾气等升则胃气可降；同时选用柴胡、郁金、八月札、佛手等疏肝开郁之品，使肝气条达，使之不横逆犯胃，本病可愈也；再予乌贼骨、煅瓦楞收敛制酸，白及敛疮生肌，切合本病酸水上攻，灼伤咽喉的特点；再则可予半夏、陈皮化痰开结，黄连、芙蓉叶、蒲公英清化湿热，莪术、失笑散活血化瘀，切合本病痰、湿、热、瘀等病理产物郁结的病理特点。

功能性消化不良：功能性消化不良属于中医"痞满"的范畴。本病属本虚标实之病，本虚乃脾气亏虚，标实乃气滞、血瘀、食积、痰湿等邪气壅盛。二者相互影响，互为因果。脾气亏虚，气机升降失常，脾主升清、胃主通降功能失常。胃肠弛缓无力，排空缓慢。气滞、血瘀、食积、痰湿等邪气借机壅盛于中焦。临证之时，常用炙黄芪、党参、白术、茯苓等健脾之品，以求迅速鼓舞脾气。但补气的同时，须不忘疏肝理气，以免满中之弊。常用柴胡、香附、郁金、八月札、大腹皮、枳壳等，湿浊明显的，当分清寒热。寒邪甚者，加用苍术、半夏、陈皮、紫苏等温中散寒；热邪甚者，加用川连、黄芩、厚朴、薏苡仁等清热利湿；血瘀甚者，加用刺猬皮、丹参、莪术等活血化瘀；食积甚者，加用山楂、神曲、谷麦芽、鸡内金等药健脾助运。

溃疡性结肠炎：本病的发病与饮食、起居关系最为密切，病变在于大肠，但与脾关系密切，久病可及肾。常因实致虚，以虚致实，病势缠绵，反复发作。调理当以健脾益气、温肾固本为治疗大法，常用参苓白术散、六君子汤等加减。选用黄芪、党参、炒白术、茯苓、山药等药；脾气当固，但湿热仍在，故予马齿苋、生地榆、秦皮、红藤等药清化湿热。大便的性质对辨证有着非常重要的指导意义，若大便黏腻，白多赤少，可加苍术、藿香、佩兰、厚朴、砂仁、生熟苡仁等化湿别浊；若便血较多，或赤多白少，予加用参三七、白及、仙鹤草等宁血止血；若大便肛门灼热，可加败酱草、蛇舌草、青黛散等。若正气已虚而后重不除，坠胀不适者，可加煨葛根、升麻等以求升提阳气；若病久及肾，脾肾两亏，可加益智仁、黄精、仙灵脾、狗脊等温肾之药；或有滑脱不禁，泻下不止，可加五倍子、赤石脂、煨诃子、乌梅、粟壳等收敛固涩之品。

消化性溃疡：其病理特点主要是脾虚、气滞、血瘀三者互为因果。常用炙黄芪、党参、白术、茯苓等健脾益气；再以桂枝、炮姜等品温补中虚，芍药、甘草补益阴血。不少消化性溃疡的发生与患者情绪紧张有明显的关系，属中医学“肝气犯胃”范畴，可加用青陈皮、柴胡、郁金、香附等疏肝理气之品。而消化性溃疡病久难愈，多与血瘀有关，可加用丹参、桃仁、红花、刺猬皮等活血化瘀之品。若患者反酸明显者，可加用乌贼骨、瓦楞子、螺蛳壳等以减少胃酸黏膜的侵蚀。同时也可以与理化检查相结合，对于胃镜下黏膜潮红、糜烂、充血者，或发现有Hp感染者，可在不影响辨证论治的基础上，加用黄连、蒲公英、半枝莲、蛇舌草等清热解毒之品。

功能性便秘：功能性便秘是指临床上存在或持续性或间歇发作，而又缺乏可解释的器质性病变的便秘症状，目前将其归为功能性胃肠疾病范畴。本病病位虽在大肠，但与脾、胃、肺、肝、肾等脏腑功能失调密切有关。辨证当首先区分为虚、实二端。实证以气秘居多，当以调畅肠腑气机为要，重在疏肝理气、润肠顺气，可选柴胡、枳壳、香附、郁金、白芍、木香、槟榔、八月札、大腹皮、厚朴、苍白术、莱菔子等；若嗳气、泛酸频作，则可加旋覆梗、代赭石、半夏、黄芩之类；若出现不寐、心烦等肝郁化火或心肝火旺之象，可加丹皮、栀子、茯神等；处方最后常会酌加瓜蒌仁、郁李仁、火麻仁、桃仁等仁类润肠通下之品。虚秘当从气血阴阳来辨证，但以脾失健运所致的气虚津亏血少者居多。常选炙黄芪、党参、白术、山药、茯苓为基本药，并根据气、血、津液亏虚的不同侧重调整用药。若气虚较甚，常重用炙黄芪、党参等补气之品；若见津枯血少，则加当归、生地、玄参等养血润燥；老年可见肾阳不足，可加用肉苁蓉、何首乌、女贞子、墨旱莲等以滋肾益精、润肠通便。临证时，还可加用苏子、枳壳、杏仁、瓜蒌等开肺降气药物，取“釜上揭盖”“开上窍以通下窍”之意。必须指出，治疗便秘当强调保护正气，慎用硝黄等峻下之品，以免过下伤正。

慢性萎缩性胃炎：因素体虚弱、外邪入侵、饮食不节、七情过极、劳倦过度，导致脾胃受损，气血生化乏源，胃络失于濡养而渐成胃黏膜腺体萎缩。宜以健脾益气、理气通降作为治疗大法。多以炙黄芪、党参、白术、茯苓等为主，以求迅速鼓舞脾胃之气，使脾升胃降，枢机运转正常，气血生化有源，则病邪可祛。同时配以大剂理气和胃之品如枳壳等，可缓补益药满中之弊，加入陈皮、半夏、砂仁、蔻仁等降通醒胃之品，其效倍捷；胃阴亏虚者，可视大便情况遣方用药，便溏者多选用酸甘化阴之品，如白芍、乌梅、北沙参等；便秘者可用生地黄、玄参、麦冬等。肝郁明显者，多选用柴胡、郁金、香附、八月札、佛手、枳壳之类；血瘀明显者，用莪术、丹参、郁金、延胡索、炙刺猬皮等；湿重者，予苍术、厚朴等；热重者，予黄连、黄芩、蒲公英等；若患者胃酸过多，可选用煅瓦楞、乌贼骨、白螺蛳壳以制酸；如患者胃酸减少，可选用山楂、乌梅、木瓜等以助酸；若还兼有胆汁反流者，可加旋覆花、柴胡、郁金以疏肝利胆。对于肠上皮化生或不典型增生者，往往在辨证基础上加用有防癌、抗癌药理作用的药物，如薏苡仁、半枝莲、藤梨根、石见穿、八月札、白花蛇舌草等。

肠易激综合征：可由饮食不节，耗伤脾胃所致，也可由情志失调，肝气郁结横逆犯脾所致。脾胃受困，则运化水液失司，发为本病。或可因泄泻久而耗气伤阴，最终导致脾胃虚损。因泻致虚，因虚而泻，互为因果，缠绵难愈。治疗应抓住脾虚这一根本环节，从健脾入手。临证常用炙黄芪、炒党参、炒白术、茯苓、炮姜等。然无湿不成泻，脾虚为泄泻之本，湿浊乃泄泻之标。故泻下清稀而无热象者，可加用薏苡仁、苍术、砂仁等化湿之品；而对于湿热下滞于肠，大便黏滞不爽者，可加用白头翁、秦皮、红藤、生地榆、银花炭等清热化湿之品；若气机受阻，腹胀或大便黏滞不爽者，加用大腹皮、枳壳等理气宽肠之品；若泻前腹痛较剧烈，有攻撑

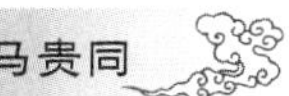

之感，痛而即泻，泻后痛减者，可用抑肝扶脾之法，可重用白芍、陈皮、炒防风等；若泄泻日久，肾阳虚衰者，失于温煦，阴寒内盛，可见五更泄泻，腹痛绵绵，当可用益智仁、菟丝子、附子等温煦肾阳。

胃癌术后：目前认为胃癌的发生发展是个因虚致实、因实更虚的恶性发病过程。患者正气亏虚，阴阳失调，脏腑功能失司，以致痰、湿、热、毒、瘀等病理产物蓄积，蕴郁成癌肿。癌肿的生长会损害正气，而手术及放、化疗治疗会再一次损害正气。胃癌术后患者气阴两伤的现象较为明显。手术以后，若仍以峻猛之药伐之，恐害多益少。因此，采用益气养阴法、健脾化痰法、活血化瘀法、清热解毒法治疗，可以取得不俗的疗效。临证中常用黄芪、党参、白术、茯苓等药，调理脾胃以扶助正气。重用补气药虽好，但用量过大则有满中之弊。故当佐以木香、砂仁等芳香醒脾之药，使补而不滞。再者，术后病人不仅表现为气虚，阴亏者也不少见。临证常见舌红少津，故同时须兼养脾胃之阴，常予麦冬、北沙参、玉竹、石斛、太子参等药。不主张重用熟地黄、阿胶等滋腻之品，以免满中碍胃。同时加用山楂、神曲、谷芽、麦芽、鸡内金等药健脾助运，增进食欲以滋化源。临床上对于有血瘀者，加用丹参、莪术、赤芍、红花等，但应强调攻邪祛毒不可伤及正气；有出血倾向者，可予茜草、三七等，起到活血止血的目的。对于有痰湿者，加用半夏、胆南星、茯苓、猪苓等化痰导浊之药，以求荡涤邪浊。对于术后患者常有的嘈杂、吞酸、灼热、烧心等症状，多属热象，治当清热解毒。常选用白花蛇舌草、半枝莲、蒲公英等。此外，在符合辨证的基础上，又尽可能根据药理研究，选用具有抗癌作用的药物，如猪苓、莪术、白花蛇舌草、半枝莲、藤梨根、八月札、薏苡仁等。

二、医案精选

1. 反流性食管炎案一

邵某，女，68 岁，2009 年 12 月 2 日初诊。有胃食管反流病 10 余年，平素中上腹闷胀不适，烧心、反酸，喉部梗咽感明显。口苦，口干，腰膝酸软。胃纳良好，夜寐欠安，便秘难解。胃镜提示：反流性食管炎。舌尖偏红，苔薄少津，脉细弦。证属肝胃不和，肾阴不足。治拟疏肝和胃，理气降逆，养阴滋肾。处方：

柴胡 126g　广郁金 210g　制半夏 210g　炒枳实 210g　苦黄连 84g　吴茱萸 42g　象贝母 210g　乌贼骨 210g　瓦楞子 420g　白螺蛳壳 210g　旋覆梗 168g　紫苏梗 210g　炙黄芪 420g　炒党参 210g　焦白术 210g　云茯苓 210g　炒川芎 126g　炒白芍 210g　大生地 210g　油当归 210g　怀山药 210g　山萸肉 168g　枸杞子 210g　肥知母 168g　关黄柏 168g　怀牛膝 210g　酸枣仁 210g　柏子仁 210g　淮小麦 210g　何首乌 210g　肉苁蓉 168g　巴戟天 168g　大红枣 210g　炙甘草 84g

另：龟甲膏 100g　鳖甲膏 100g　阿胶 250g　鹿角胶 100g　冰糖 250g　饴糖 250g 收膏

二诊：2010 年 10 月 25 日。服膏方后，诸症缓解，夜寐仍欠佳。舌红，苔薄，脉弦。处方：

柴胡 126g　广郁金 210g　炒枳实 210g　八月札 210g　苦黄连 84g　吴茱萸 42g　象贝母 210g　乌贼骨 210g　瓦楞子 420g　白螺蛳壳 210g　旋覆梗 168g　紫苏梗 210g　炙黄芪 420g　炒党参 210g　炒白术 210g　茯神各 210g　茯苓 210g　炒川芎 126g　炒白芍 210g　大生地 210g　油当归 210g　怀山药 210g　山萸肉 168g　枸杞子 210g　肥

知母 168g　关黄柏 168g　怀牛膝 210g　酸枣仁 210g　柏子仁 210g　淮小麦 210g　何首乌 210g　肉苁蓉 168g　巴戟天 168g　大枣 210g　甘草 84g　合欢皮 210g　夜交藤 210g

另:龟甲膏 100g　鳖甲膏 100g　阿胶 250g　鹿角胶 100g　冰糖 250g　饴糖 250g　收膏

按:反流性食管炎是消化科中常见病、多发病。本病多因情志不畅、饮食失调,劳累过度而发病。久病伤脾,脾气亏虚,木不疏土,则使肝胃不和,均可使痰、气、瘀互结中焦,使胃之通降受阻;若情志不畅,肝失疏泄,气机失调,以至肝胃不和,胃失和降。本方选用黄芪、党参、白术、茯苓等益气健脾,和营养胃;合柴胡、郁金、黄连、旋覆梗等疏肝和胃,降逆止痛;予海螵蛸、白螺蛳壳、象贝母止酸护胃,怀牛膝、肉苁蓉、巴戟天、知母、黄柏、酸枣仁、柏子仁等共奏滋养肝肾、固卫敛汗,宁心安神之效。

2. 反流性食管炎案二

冯某,女,55 岁,2009 年 12 月 9 日初诊。自诉中上腹胀痛不适 10 余年,进食后烧心、反酸明显。自诉口干,胃纳差,二便自调,夜寐安好。舌红,苔根薄腻,脉细弦。胃镜示反流性食管炎。证属脾胃不和,胃失和降。拟健脾和胃,调畅气机。处方:

炙黄芪 420g　炒党参 210g　炒白术 210g　云茯苓 210g　炒白芍 210g　大生地 168g　麦冬 126g　油当归 168g　旋覆花 210g　代赭石 210g　半夏 210g　枳实 420g　川朴 126g　川黄连 84g　吴茱萸 42g　香附 168g　象贝母 210g　白螺蛳壳 210g　乌贼骨 210g　瓦楞子 420g　蒲公英 210g　徐长卿 210g　芙蓉叶 210g　莪术 210g　刺猬皮 168g　九香虫 126g　肥知母 84g　关黄柏 84g　怀山药 420g　莲子肉 210g　甘草 84g

另:龟甲膏 100g　鳖甲膏 100g　阿胶 250g　生晒参 100g　冰糖 250g　饴糖 250g　收膏

按:本病病位虽在食管,但却关乎中焦脾胃。脾胃亏虚,则胃失和降。本方以黄芪、党参、白术、山药、莲肉、茯苓、甘草益气健脾;当归、生地黄、白芍和营养胃;柴胡、香附、枳实、厚朴、旋覆花疏肝解郁,理气降逆;黄连、吴萸辛开苦降,和胃止呕;象贝母、海螵蛸、白螺蛳壳止酸护胃;徐长卿、蒲公英、芙蓉叶清胃中积热;莪术、九香虫活血化瘀,通络止痛。

3. 糜烂性胃炎、十二指肠球部溃疡案

张某,女,48 岁,2007 年 11 月 9 日初诊。自诉反复胃脘隐痛 20 年余,近 1 年来,胃脘隐痛加剧,进食生冷后益甚。嘈杂、嗳气、泛酸均有。四肢不温,口不干,自觉面部烘热,手足汗出,小便清长,大便不成形,脉沉细,苔薄。2007 年查胃镜示糜烂性胃炎、十二指肠球部溃疡。证属脾胃虚寒,肾精不足;治拟健脾益肾,温中和胃。处方:

炙黄芪 420g　桂枝 168g　黄精 210g　炒白芍 168g　潞党参 168g　云茯苓 420g　半夏 140g　陈皮 140g　高良姜 84g　香附 126g　延胡 168g　木香 140g　莪术 210g　半枝莲 210g　黄连 63g　吴茱萸 42g　蒲公英 420g　芙蓉叶 210g　白及 126g　乌贼骨 420g　瓦楞子 420g　熟地 168g　仙灵脾 210g　仙茅 210g　怀山药 420g　山萸肉 168g　肉苁蓉 168g　枸杞子 168g　灵芝 168g　炙甘草 168g

另:阿胶 300g　龟甲胶 200g　生晒参 100g　饴糖 500g　冰糖 200g　收膏

二诊:2008 年 11 月 7 日。胃脘疼痛缓解,时有腹胀。时有嘈杂,频频泛酸,嗳气。自觉倦怠体乏,盗汗明显,自觉面部烘热减轻。胃纳可,大便不成形。脉弦细,苔薄。处方:

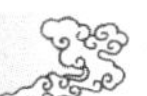

炙黄芪 420g　桂枝 168g　黄精 210g　炒白芍 168g　潞党参 168g　茯苓 210g　茯神 210g　半夏 140g　陈皮 140g　地枯萎 210g　大腹皮 210g　益智仁 168g　藤梨根 210g　高良姜 84g　香附 126g　延胡 168g　木香 140g　莪术 210g　半枝莲 210g　黄连 63g　吴茱萸 42g　蒲公英 420g　芙蓉叶 210g　白及 126g　乌贼骨 420g　瓦楞子 420g　熟地 168g　仙灵脾 210g　仙茅 210g　怀山药 420g　山萸肉 168g　肉苁蓉 168g　枸杞子 168g　五味子 126g　糯稻根 210g　瘪桃干 210g　炙甘草 168g

另：阿胶 300g　龟甲胶 200g　生晒参 100g　饴糖 500g　冰糖 200g　收膏

三诊：2009 年 12 月 14 日。自诉胃脘不适、嘈杂、反酸等症状明显减轻。胃纳可，二便调，汗出缓解。脉细弦，苔薄。处方：

炙黄芪 420g　桂枝 168g　黄精 210g　炒白芍 168g　潞党参 168g　茯苓 210g　茯神 210g　半夏 140g　陈皮 140g　益智仁 168g　扁豆 168g　藤梨根 210g　地枯萎 210g　高良姜 84g　香附 126g　蒲公英 420g　乌贼骨 420g　莪术 210g　半枝莲 210g　黄连 63g　吴茱萸 42g　瓦楞子 420g　熟地 168g　仙灵脾 210g　仙茅 210g　怀山药 420g　山萸肉 168g　肉苁蓉 168g　枸杞子 168g　五味子 126g　糯稻根 210g　瘪桃干 210g　女贞子 168g　墨旱莲 210g　仙鹤草 420g　炙甘草 168g

另：阿胶 300g　龟甲胶 200g　生晒参 100g　饴糖 500g　冰糖 200g　收膏

按：消化性溃疡的病理特点主要是脾虚、气滞、血瘀三者互为因果。治疗也从健脾理气、活血化瘀入手。方中以黄芪建中汤为基本方，益以黄精、党参、半夏等健脾益气，再以良附丸温中伤寒。延胡、木香疏肝理气，黄连、吴茱萸乃左金之意平肝泻火。患者胃镜见胃黏膜糜烂，故加以蒲公英、芙蓉叶清胃中积热。患者十二指肠球部溃疡，频频反酸，故加乌贼骨、瓦楞子等抑酸护胃。患者肾精不足，故调理中注重滋补肾精，以二仙汤合六味地黄汤为底滋肾培元。二诊患者腹胀明显，故加用地枯萎、大腹皮理气消胀，盗汗则加用糯稻根、瘪桃干等敛汗。

4. 便秘案一

孙某，女，52 岁，2009 年 12 月 9 日初诊。自诉大便艰涩 20 余年，5～6 日一行。大便质硬，时腹自胀，需服导泻药方可得解。胃纳差，口干多饮，心烦、多梦、少寐。自诉有慢性支气管炎病史，气候突变时咳嗽痰多色黄。舌淡红、少苔，脉细。考虑脾胃亏虚，肺气失宣，阴津耗伤，大肠传导失司。拟健脾宣肺，养阴润肠。处方：

生黄芪 420g　炒党参 210g　炒白术 210g　云茯苓 210g　玄参 168g　生地 210g　麦冬 126g　枳壳 420g　川朴 168g　生首乌 210g　油当归 168g　柏子仁 210g　大腹皮 420g　莱菔子 420g　广木香 126g　广郁金 168g　瓜蒌仁 420g　火麻仁 420g　郁李仁 210g　杏仁 126g　苏子 126g　紫菀 168g　鹿含草 210g　开金锁 210g　牛蒡子 210g　决明子 168g　女贞子 168g　墨旱莲 210g　菟丝子 210g　肉苁蓉 168g　桔梗 84g　生甘草 126g

另：阿胶 200g　龟甲胶 200g　西洋参 100g　生晒参 200g　饴糖 150g　核桃肉 200g　黑芝麻 200g　上白冰 150g　收膏

二诊：2010 年 12 月 23 日。其大便干结好转，自诉多汗出，手脚心热，余无明显不适。舌淡，苔少，脉细。处方：

生黄芪 420g　炒党参 210g　炒白术 210g　云茯苓 210g　玄参 168g　大生地 210g　麦冬 126g　枳壳 420g　川朴 168g　生首乌 210g　油当归 168g　北沙参 210g　大腹

皮 420g　莱菔子 420g　香附 126g　广郁金 168g　瓜蒌仁 420g　火麻仁 420g　郁李仁 210g　杏仁 126g　苏子 126g　紫菀 168g　糯稻根 420g　瘪桃干 210g　知母 126g　关黄柏 84g　女贞子 168g　墨旱莲 210g　菟丝子 210g　肉苁蓉 168g　桔梗 84g　生甘草 126g

另:阿胶 200g　龟甲胶 200g　西洋参 100g　生晒参 200g　枫斗 60g　饴糖 150g　黑芝麻 200g　上白冰 150g　收膏

按:本案初诊由三方组成,一以四君子汤加减健脾益气,再予增液汤增水行舟,再予苏子、紫菀等宣肺顺气之药,意在提壶揭盖,开上窍以通下窍,下病取上。再用大腹皮、莱菔子等宽肠理气,瓜蒌仁、火麻仁、郁李仁等仁类滋润肠道,再予鹿含草、开金锁等清肺部之热。患者便秘,故在辅料中加用核桃肉、黑芝麻润肠通便。二诊时在上方基础上,加入滋阴泻火敛汗之药。另嘱养成良好生活习惯,将糟粕定时而排出体外。

5. 便秘案二

王某,男,65 岁。2003 年 11 月 12 日就诊。自诉大便秘结 5 年余,平素 3~4 日一行,临厕努挣乏力,大便干结,呈粒状,脘腹胀满。平素自汗出,口干多饮,精神不振。胃纳尚可,小便正常。舌质偏红,舌体胖大、边有齿印,苔薄白,脉沉细无力。其证属脾气虚弱,阴液不足,气机不畅。治拟益气养阴,行气通腑,润肠通便。处方:

炙黄芪 420g　党参 210g　生白术 420g　茯苓 168g　炙升麻 126g　桔梗 84g　生地黄 210g　玄参 210g　麦门冬 210g　玉竹 210g　陈皮 126g　枳壳 420g　降香 126g　台乌药 210g　何首乌 420g　当归 168g　火麻仁 420g　柏子仁 210g　炙甘草 126g

另:阿胶 200g　黑芝麻 150g　蜂蜜 300g　饴糖 100g　收膏

按:患者年老体弱,气虚肠道传送乏力,加之阴液不足,肠道失润,故见大便干结难解。自汗出,口干多饮,均为气阴不足之象。方中黄芪、党参、白术、茯苓健脾益气;生地、玄参、麦冬、玉竹等滋补阴液,增液行舟;升麻、桔梗升提阳气,法"欲降先升"之意;陈皮、枳壳、降香、乌药理气宽肠;最后佐以首乌、当归、火麻仁、柏子仁润肠通便。

6. 慢性萎缩性胃炎案一

王某,女,41 岁,2009 年 12 月 6 日初诊。患者中上腹隐痛不适 10 余年,热饮后好转。时有进食后腹胀感,嗳气反酸。平素乏力,纳谷不香,夜寐安好。舌淡,苔薄,脉细涩。胃镜示"慢性萎缩性胃炎",病理示"中度萎缩、中度肠化"。证属脾胃虚弱,气血亏虚,气机失畅。治拟健脾和胃,补益气血,理气止痛。处方:

炙黄芪 420g　炒党参 210g　炒白术 210g　云茯苓 210g　熟地 168g　炒白芍 210g　当归 168g　川芎 168g　柴胡 126g　黄芩 126g　制半夏 126g　青皮 126g　陈皮 126g　黄连 84g　吴茱萸 42g　郁金 168g　大腹皮 210g　莪术 210g　徐长卿 210g　蛇舌草 210g　麦冬 126g　枳实 210g　瓦楞子 420g　乌贼骨 420g　象贝母 210g　九香虫 84g　刺猬皮 168g　凤凰衣 84g　玉蝴蝶 126g　谷芽 210g　麦芽 210g　焦山楂 168g　炙甘草 126g

另:阿胶 400g　生晒参 200g　饴糖 300g　收膏

二诊:2010 年 11 月 18 日。诉诸症皆减,无明显不适。舌淡,苔薄,脉细涩。处方:

炙黄芪 420g　炒党参 210g　炒白术 210g　云茯苓 210g　熟地 168g　炒白芍 210g　当归 168g　川芎 168g　柴胡 126g　黄芩 126g　制半夏 126g　陈皮 126g　黄连 84g　吴茱萸 42g　郁金 168g　八月札 210g　莪术 210g　徐长卿 210g　蛇舌草 210g　麦冬 126g

枳实 210g　乌贼骨 420g　象贝母 210g　广郁金 168g　九香虫 84g　刺猬皮 168g　凤凰衣 84g　玉蝴蝶 126g　谷芽 210g　麦芽 210g　焦山楂 168g　炙甘草 126g

另:阿胶 400g　生晒参 200g　饴糖 300g　收膏

按:在本病的治疗方面,宜采用健脾益气、理气通降作为治疗大法。本案选用八珍汤为主加减,以求迅速补益气血,配柴胡、黄芩、川连、半夏理气和胃,九香虫、刺猬皮活血化瘀。乌贼骨、贝母、瓦楞子制酸止痛,谷麦芽、山楂消导助纳。患者病理示"中度萎缩、中度肠化",故同时配伍莪术、蛇舌草等有防癌、抗癌药理作用的药物。

7. 慢性萎缩性胃炎案二

周某,男,49 岁,2009 年 12 月 21 日初诊。患者 2006 年起多次来我院就诊,自诉反复胃脘痞胀 6 年余,觉恶心、嘈杂、反酸,咽干、口苦,稍有畏寒,大便秘结。外院查胃镜示:慢性萎缩性胃炎;病理示:幽门螺杆菌阳性、中度萎缩,轻度肠化生。外院曾予抗幽门螺杆菌三联疗法治疗,患者不能忍受。舌质红,苔黄腻,脉滑数。证属脾胃湿热,胃阴不足,胃失和降;治以清热和胃,健脾化湿,滋阴养胃。考虑患者舌苔厚腻,故先予连朴饮合半夏泻心汤加减健脾化湿开路,服 2 周,再以膏方调治。处方:

黄连 126g　吴茱萸 42g　制半夏 126g　陈皮 126g　柴胡 126g　黄芩 126g　广郁金 210g　枳壳 210g　八月札 210g　炙黄芪 210g　炒党参 168g　白术 210g　白芍 210g　大腹皮 210g　西砂仁[后下] 84g　蔻仁[后下] 84g　生地 210g　玄参 168g　麦冬 168g　火麻仁 420g　全瓜蒌 420g　旋覆梗 168g　紫苏梗 210g　瓦楞子 420g　乌贼骨 210g　象贝母 168g　路路通 168g　蜀羊泉 420g　菝葜 210g　蛇舌草 420g　芙蓉叶 210g　蒲公英 420g　谷芽 210g　麦芽 210g　炙甘草 126g

另:阿胶 200g　龟甲胶 200g　生晒参 100g　西洋参 100g　上白冰 300g　收膏

二诊:2010 年 12 月 2 日。服膏方后胀满好转,饮食有增,大便仍干。复查胃镜示轻度萎缩,未见肠腺化生。舌偏红,苔薄黄腻,脉滑。处方:

黄连 126g　吴茱萸 42g　制半夏 126g　陈皮 126g　柴胡 126g　黄芩 126g　广郁金 210g　枳壳 210g　八月札 210g　炙黄芪 210g　炒党参 168g　白芍 210g　白术 210g　黄精 210g　西砂仁[后下] 84g　蔻仁[后下] 84g　生地 420g　玄参 168g　麦冬 168g　火麻仁 420g　瓜蒌仁 420g　旋覆梗 168g　紫苏梗 210g　瓦楞子 420g　乌贼骨 210g　象贝母 168g　虎杖 210g　蜀羊泉 420g　菝葜 210g　蛇舌草 420g　芙蓉叶 210g　蒲公英 420g　谷芽 210g　麦芽 210g　望江南 168g　炙甘草 126g

另:阿胶 200g　龟甲胶 200g　生晒参 100g　西洋参 100g　上白冰 300g　收膏

按:本方以左金丸、半夏泻心汤加减治疗寒热错杂痞证具有不俗的疗效,配合黄芪、党参、白术、茯苓健脾益气,再予增液汤加减火麻仁、瓜蒌等通便。方中蜀羊泉、菝葜、蛇舌草均有清热消肿、抗肿瘤作用,对于肠化生的病人尤其适合,黄连、黄芩、虎杖等均有抗幽门螺杆菌作用,其他如党参、川朴亦有相似作用,对于西药治疗不能接受者,可辨证治疗,疗效良好。此类病人亦当注意饮食调摄。

8. 慢性萎缩性胃炎案三

胡某,男,55 岁,2006 年 12 月 10 日就诊。胃脘作胀数年,食后明显,时有撑顶感。嗳气、吞酸,饥则胃脘隐痛,时有嘈杂。胃纳尚可,大便干结不畅,成形。腰膝酸软,神疲乏力。舌淡苔薄白,脉细弦。胃镜示萎缩性胃炎,病理示慢性萎缩性胃炎(中度)、肠上皮化生(中度)、幽门螺杆菌阴性。其证属脾虚气滞,久病肾气亏虚;治拟健脾益气,理气活血,兼以补益肝肾。处方：

炙黄芪420g　党参210g　当归168g　赤芍168g　白芍168g　白术168g　茯苓210g　半夏140g　陈皮126g　降香126g　郁金168g　蛇舌草210g　莪术210g　半枝莲210g　枳壳420g　八月札420g　佛手140g　黄精210g　淫羊藿420g　肉苁蓉168g　何首乌210g　巴戟天168g　川续断168g　狗脊420g　木香140g　菝葜210g　石见穿210g　藤梨根210g　路路通168g　旋覆花[包]168g　砂仁[后下]84g　生甘草84g

另：阿胶400g　冰糖200g　饴糖300g　生晒参粉200g　收膏

按：慢性萎缩性胃炎治疗方面，宜以健脾益气、理气通降作为治疗大法。方中黄芪、党参、白术、茯苓、当归、赤白芍等品补益气血，以求迅速鼓舞脾胃气血。气血充养则可濡养胃络。加半夏、陈皮、降香、郁金、枳壳、八月札等理气化浊通降之品以缓补益药满中之弊。再以淫羊藿、肉苁蓉、何首乌、巴戟天等补益肝肾。患者病理示肠上皮化生，故再加莪术、半枝莲、菝葜、藤梨根等具有防癌、抗癌药理作用的药物。

9. 肠易激综合征案一

何某，男，40岁，2008年12月15日初诊。既往有肠易激综合征病史5年余，平素工作紧张，压力较大。腹痛而泻，泻后痛减，日行3~5次。或因精神紧张则腹泻增加，纳谷不香。食后脘腹作胀，心烦易怒，夜寐欠安，腰酸乏力，夜尿频数，精神倦怠。舌淡红，苔薄白腻，脉细弦。证属肝气乘脾，脾失健运，肾气不足。治以疏肝健脾，补益肾精。处方：

炒党参168g　炒白术210g　茯苓210g　茯神210g　炙甘草126g　柴胡126g　白芍168g　枳壳420g　延胡索168g　炒防风168g　陈皮126g　怀山药420g　西砂仁[后下]84g　炒米仁210g　泽泻168g　大腹皮420g　地枯蒌210g　玫瑰花84g　香附168g　广郁金168g　补骨脂210g　熟地210g　山茱萸210g　巴戟天210g　杜仲210g　益智仁210g　泽泻168g　粉丹皮168g　怀牛膝210g　合欢皮210g　夜交藤210g

另：阿胶200g　鹿角胶200g　生晒参200g　饴糖150g　上白冰150g　收膏

二诊：2009年11月20日。腹痛腹泻次减，日行1~2次，夜寐安好。仍有腰膝酸冷，夜尿频数，神疲乏力，畏寒肢冷，舌淡红，苔薄白腻，脉细弦。处方：

炒党参168g　炒白术210g　云茯苓210g　炙甘草126g　肉桂70g　炮姜炭126g　柴胡126g　白芍168g　枳壳420g　延胡索168g　炒防风168g　陈皮126g　怀山药420g　西砂仁[后下]84g　麦冬168g　北沙参210g　炒米仁210g　泽泻168g　大腹皮420g　玫瑰花84g　香附168g　广郁金168g　补骨脂210g　金狗脊210g　熟地210g　山茱萸210g　巴戟天210g　杜仲210g　益智仁210g　泽泻168g　粉丹皮168g

另：阿胶200g　鹿角胶200g　生晒参200g　核桃仁200g　饴糖150g　上白冰150g　收膏

按：初诊时以痛泻要方疏肝理脾；以香砂六君子理气健脾，再予六味地黄滋补肾精。同时予玫瑰花、茯神、合欢皮、夜交藤解郁安神。二诊，腹泻、夜寐已有改善，阳虚症状明显，故加以肉桂、炮姜温补脾肾之阳。

10. 肠易激综合征案二

李某，女，65岁，2007年11月15日初诊。患者肠鸣腹痛而泻5年余，自觉近2年来症状加重。大便日行5~6次，脘腹时有冷痛，得温则减，形寒肢冷，腰膝酸软乏力。苔薄，舌淡

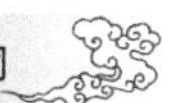

胖,脉沉细无力。多次检查肠镜示"慢性结肠炎"。证属脾肾阳虚,命门火衰;治以温补脾肾之阳。处方:

淡附片 84g　炒党参 168g　炒白术 210g　茯苓 210g　肉桂 84g　炮姜炭 126g　补骨脂 210g　益智仁 210g　煨肉果 210g　柴胡 126g　白芍 168g　陈皮 126g　枳实 210g　广郁金 210g　广木香 126g　麦冬 168g　北沙参 210g　煨诃子 126g　怀山药 420g　熟地 168g　巴戟天 210g　菟丝子 168g　杜仲 210g　大腹皮 420g　玫瑰花 84g　香附 168g　怀牛膝 210g　炙甘草 126g

另:阿胶 200g　鹿角胶 200g　生晒参 200g　饴糖 150g　上白冰 150g　收膏

二诊:2010 年 11 月 20 日。自诉因故中断膏方治疗,目前一般情况尚可,但觉乏力困倦。苔薄,舌淡胖,脉沉细。处方:

淡附片 84g　炒党参 210g　炒白术 210g　茯苓 210g　炙黄芪 210g　炮姜炭 126g　补骨脂 210g　益智仁 210g　柴胡 126g　白芍 168g　升麻 168g　葛根 126g　枳实 210g　广郁金 210g　广木香 126g　麦冬 168g　北沙参 210g　煨诃子 126g　怀山药 420g　补骨脂 210g　巴戟天 210g　菟丝子 168g　杜仲 210g　大腹皮 420g　玫瑰花 84g　香附 168g　怀牛膝 210g　炙甘草 126g

另:阿胶 200g　鹿角胶 200g　生晒参 200g　饴糖 150g　上白冰 150g　收膏

按:初诊时以附子理中丸、四神丸等温补脾肾之阳,再予柴胡、白芍等疏肝缓急。二诊时,乏力倦怠明显,故加黄芪、升麻、葛根升提阳气。

11. 胃癌术后案

李某,男,67 岁,2010 年 12 月 2 日初诊。患者 2004 年我院内镜检查发现"胃癌",具体不详。2005 年在外院行"胃癌根治术,胃大部切除术",病理确诊。2009 年 2 月起反复胃脘隐痛不适,嘈杂反酸不明显,纳谷不香。当时复查胃镜示"吻合口溃疡"。另诉既往高血压、肾功能不全病史,时有乏力头晕,腰膝酸痛,夜寐可。舌红,苔薄,脉沉细无力。证属中气亏虚,肾精不足。治以健脾益气,调补肝肾,和胃止痛。处方:

生黄芪 420g　炒党参 168g　制黄精 210g　炒白术 168g　云茯苓 210g　麦冬 168g　肥玉竹 210g　炒白芍 168g　柴胡 126g　广郁金 210g　乌贼骨 420g　象贝母 126g　谷芽 420g　麦芽 420g　焦山楂 210g　玉蝴蝶 84g　凤凰衣 84g　蜀羊泉 420g　天龙 42g　西砂仁[后下] 84g　煨木香 126g　金樱子 210g　益智仁 126g　补骨脂 168g　怀牛膝 168g　怀山药 210g　山萸肉 126g　巴戟肉 210g　明天麻 168g　熟地黄 168g　川杜仲 210g　泽泻 210g　粉丹皮 126g　潼蒺藜 168g　炙甘草 84g

另:阿胶 200g　龟甲胶 200g　白参 150g　饴糖 300g　收膏

二诊:2011 年 11 月 28 日。服膏方后,诸症缓解,复查胃镜吻合口溃疡好转,但觉口稍干,夜寐欠安。舌红,苔薄,脉沉弦。处方:

生黄芪 420g　炒党参 168g　制黄精 210g　炒白术 168g　茯苓 168g　茯神 168g　麦冬 168g　肥玉竹 210g　大生地 210g　炒白芍 168g　柴胡 126g　广郁金 210g　乌贼骨 420g　谷芽 420g　麦芽 420g　焦山楂 210g　玉蝴蝶 84g　凤凰衣 84g　蜀羊泉 420g　藤梨根 210g　西砂仁[后下] 84g　煨木香 126g　金樱子 210g　益智仁 126g　补骨脂 168g　怀牛膝 168g　怀山药 210g　山萸肉 126g　巴戟肉 210g　明天麻 168g　熟地黄 168g　川杜仲 210g　泽泻 210g　粉丹皮 126g　合欢皮 210g　夜交藤 210g　炙甘草 84g

另:阿胶 200g　龟甲胶 200g　白参 150g　枫斗 80g　饴糖 300g　收膏

按:方中以黄芪、党参、黄精、白术、茯苓健脾益气,麦冬、玉竹等补益胃阴,柴胡、郁金、乌贼骨、贝母等和胃止痛,又予熟地、山药、补骨脂、杜仲等滋补肾精。方中蜀羊泉、天龙、藤梨根有抗肿瘤作用。二诊诉说夜寐欠安,故加茯神、合欢皮、夜交藤等安神助眠。

（柳　文）

马绍尧

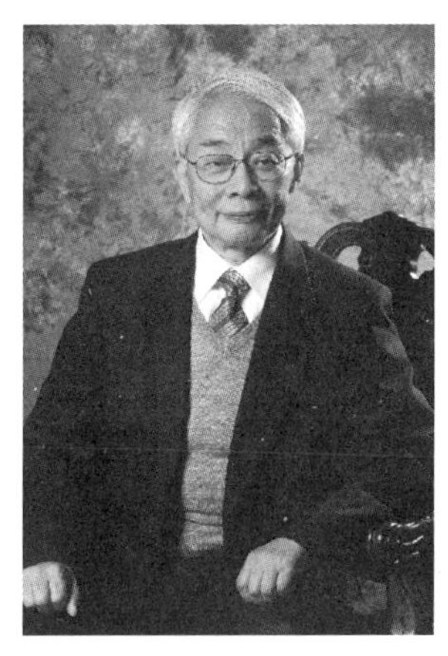

马绍尧，男，1937年出生，安徽淮南人。1962年上海中医学院毕业。上海中医药大学附属龙华医院皮肤科主任医师，教授，上海市名中医，第三批全国老中医药专家学术经验继承工作指导老师，上海市高级西医学习中医研修班指导老师。马绍尧工作室导师。上海市中医药学会皮肤科分会顾问，上海市中西医结合学会皮肤性病专业委员会顾问。《中国中医药学术年鉴》编委。曾主编《现代中医皮肤性病学》《现代中医皮肤性病诊疗大全》《实用中医皮肤病学》《中医皮肤病手册》《中医外科》《顾伯华外科经验选》《中医外科学》《中医治疗疑难疾病皮肤科》《中医外科学》《中医外科学多选题》《中医外科学问答题》等。

一、临床经验

皮肤病虽多属“疥癣”之疾，主要发生于皮肤肌表，但其发生与发展均和体内阴阳变化、气血盛衰，脏腑功能密切相关，即所谓“有诸内必形诸外”。所以中医治疗皮肤病，往往局部与整体并重，着眼于调节整个机体功能，即“治外必本诸内”。膏滋方也遵循这一原则的。

膏方调治皮肤病当重视脾胃，兼补气血。气血在人体生命活动中具有重要的作用，而脾胃是气血生化的源泉。无论是气血的生成，脏腑的濡养，乃至气机的升降出入均与脾胃有着密切关联。所谓“邪之所凑，其气必虚”，《金匮要略》有“四季脾旺不受邪”之说，脾胃有病，势必影响其他脏腑的正常功能，脾胃健运则四脏气旺，不为外邪所侮。所以调补气血，健旺脾胃，是调补祛病之根本大法。而欲补脾者，健运为要，即在于使脾的运化功能恢复正常。运脾法，是属于八法中的和法；具有补中寓消，消中有补，补不碍滞，消不伤正之功用。运脾的作用在于解除脾困，舒展脾气，恢复脾运，达到脾升胃降，脾健胃纳的正常生化之目的。若脾气健运，即使是邪毒内侵，脾能分清泌浊，将所中之“毒”邪排出体外，则可安然无恙。

此外，还当重视解毒，以平为期。刘河间认为“六气皆从火化”。风寒湿燥，皆易化火、化热，而暑是时令之“热”，五气之外还有一个“火”字。《素问·至真要大论》中病机十九条，属火热的记载多达九条。随着自然环境的变迁、饮食结构和生活居住条件的变化等因素导致火热越来越多。首先是自然环境的变化，由于人类社会的发展，空气的工业污染，二氧化碳等温室气体大量排放等，使当今气候发展的整体趋势变暖，夏季炎热，冬季不冷。故而六淫之中的火热之邪为病的概率大增。另外，人们的饮食结构和生活居住条件也发生了有利于火热致病的变化，如饮食中过食膏粱厚味、油腻煎炸之物，致使热毒内生；家居衣被过暖，体质渐壮，也是产生内热的重要原因。内有积热之人，更易感受外邪，即便是感受寒邪，也多呈外寒内热，且易化热入里。所以现代火热致病的广泛性更甚以往。“火毒”和“热毒”的用药主要还是清热解毒之品，即属苦寒泻火之剂。此外，还有攻下泄毒、清营凉血解毒、清化解毒等法，通过不同的祛邪方法来清解、清除、清化“火毒”或“热毒”。在运用清热解毒法时应注意以下几点：①根据病人的热势轻重及体质强弱，投以适当的药量。寒凉之品用之过重，有损伤脾胃之弊。②清热解毒当中邪即止，避免用药失误，贻误病情。用药应“勿伐天和，勿伐无过”。③热证病因较多，病机复杂，因此务必审证求因。《医学心悟》说：“实郁之热，以攻而用；蕴闭之热，以利而用；阴虚血燥，以补而用。风寒闭火，散而清之；伤食积热，消而清之。”

二、防治优势

膏方一般作滋补调养之用，素质性湿疹、白癜风、黄褐斑、脱发、银屑病、硬皮病、红斑狼疮等慢性、顽固性、消耗性皮肤病应用膏方调治有一定优势，急性皮肤病或慢性皮肤病急性发作，外邪正盛时是不太适合服用膏滋药。

对慢性复发性皮肤病，能通过服用膏方调整患者的体内环境，使之趋向平衡状态，可明显减少疾病的发作频率和发作烈度。如对素质性湿疹患者，患者本人及其家族成员中常有哮喘、枯草热、过敏性鼻炎和荨麻疹等过敏性疾病病史。如在冬季服用膏方调理，不仅能有效缓解患者的临床症状和体征，更能改善患者的高度敏感状态，减少疾病复发的机会，从而具有防治兼顾的效果。

对碍容性的色素性皮肤病，如白癜风、黄褐斑等，中医药治疗的疗效是持续而稳定的，往往需要相对较长的疗程，膏滋药物由于其缓和而持久的剂型特点，更加适合该类患者的治疗。同时注意保持愉快的心情，树立战胜疾病的信心，坚持连续治疗。

三、医案精选

1. 银屑病案

秦某，女，24 岁。2006 年 11 月 11 日初诊。全身皮疹反复发作 20 年，复发 1 个月，伴瘙痒。患者有银屑病病史已逾 20 年，每年冬季发作，伴剧烈瘙痒，夜难安寐，曾经复方氨肽素片（迪银片）及中药治疗，皮疹仍时有发作，月前皮疹复发以来，瘙痒仍剧，纳可，夜寐差，二便尚调。检查：躯干、四肢散见大小不等点滴状至钱币状红斑，色泽鲜红至淡红，伴有少量细薄脱屑，皮肤干燥。苔薄舌红，脉细数。证属气阴两虚，肝火易升，风邪外袭，夹内热蕴积，日久耗津，肌肤失养，血燥显现。宜养阴清热，益气养血，祛风止痒，所谓“治风先治血，血行风自灭”，此之理也。处方：

生地 300g　玄参 120g　麦冬 120g　赤芍 90g　丹皮 90g　板蓝根 300g　桔梗 90g　白茅根 300g　蛇舌草 300g　白鲜皮 300g　苦参 120g　土茯苓 300g　菝葜 300g　蜀羊泉 300g　石见穿 300g　丹参 300g　虎杖 300g　平地木 300g　苏木 90g　煨木香 90g　枳壳 90g　柴胡 90g　黄芩 90g　生甘草 30g　杞子 120g　女贞子 120g　墨旱莲 300g　当归 90g

另：生晒参 50g　阿胶 100g　龟甲胶 50g　饴糖 100g　冰糖 50g　共制成膏

二诊：2007 年 11 月 17 日。服膏方后皮疹未有复发，有乏力，夜尿多。苔薄舌红，脉濡细。乃气血渐复，肝肾有亏损之象，拟前法，加补益肝肾之药。续守前方，酌加山萸肉 120g、桑寄生 150g、焦山楂 120g、焦六曲 150g、谷芽 150g、麦芽 150g。

另：生晒参 50g　西洋参 50g　阿胶 100g　龟甲胶 50g　鹿角胶 300g　鳖甲 50g　饴糖 150g　冰糖 150g　共制成膏

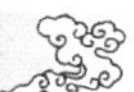

按：白疕是一种以红斑、丘疹、鳞屑损害为主要表现的慢性皮肤病，因抓去脱屑，有点状出血，如匕首刺伤皮肤之状，故而称之，俗称牛皮癣，相当于西医的银屑病。该病特点以侵犯青壮年为多，病程慢性，易于反复，难以根治。中医药临床辨证治疗该病一般分为血热证、湿热蕴结证、血虚风燥证、寒湿阻络证、热毒炽盛证等型。若辨为热毒炽盛证者，因邪毒过盛当"急则治其标"，以清瘟败毒饮或清营汤速去其毒，不太适合服用膏滋药之类和缓之剂，其余证型患者都可辨证依方制膏而治。其中血虚风燥证更适宜用膏方治疗，因为该证型的邪毒并不是主要矛盾，而正气虚衰是需要纠正的主要癥结，需要通过膏滋药物缓和滋养气血偏衰，而达血行风自灭之效。银屑病患者主因肝郁肾虚，营血亏损，生风化燥，肌肤失养而成，临证治疗以清肝胆之火、解营血之毒、化络脉之瘀、润肌肤之燥为中心进行辨证加减，可缓解症状。本方以清营汤、小柴胡汤合方加健脾补肾和胃之药而取效，对治疗疑难皮肤病另开途径而取效。

2. 湿疹案

徐某，女，41岁。2005年12月23日初诊。全身反复发疹瘙痒10年余。患者病史10年余，反复发作。经常腹泻，纳食一般，夜寐尚安，小便畅。检查：全身片状红斑、丘疹、结痂，伴有少量脱屑，苔薄舌红，脉濡细。合并有"肠炎"病史，证属肺虚风热内侵，脾虚湿邪内生，肝虚肌肤失养，肠虚湿注便溏，病损脏腑；宜益肺健脾、养血润肤，厚肠胃，利湿浊，风热可除。处方：

生黄芪150g　北沙参120g　百合90g　党参120g　焦白术120g　茯苓120g　熟地200g　当归90g　桑叶90g　菊花90g　荆芥90g　防风90g　银花炭120g　黄芩炭90g　马齿苋300g　山药150g　焦扁豆120g　炒米仁300g　白鲜皮150g　地肤子90g　苦参90g　煨木香90g　炒枳壳90g　桔梗90g　姜半夏90g　陈皮90g　谷芽150g　麦芽150g　鸡内金120g　徐长卿150g　乌梢蛇150g　夜交藤300g　焦山楂120g　焦六曲150g　生甘草30g

另：生晒参50g　西洋参50g　龟甲胶50g　鳖甲胶50g　饴糖150g　冰糖150g　共制成膏

嘱：感冒发热，腹泻或胃不适，暂停服药，症缓续服。

二诊：2006年12月15日。去年服膏方，皮疹未发，近日胸部瘙痒，腰酸，眠差，时便溏，苔薄，舌红，脉细。前方有效，不予更改，酌加制狗脊120g、桑寄生120g、酸枣仁90g、败酱草150g、阿胶100g。

按：湿疮是一种皮损形态多样、总有瘙痒糜烂流滋的急性、亚急性和慢性过敏性炎症性皮肤疾患。中医文献记载有浸淫疮、血风疮、粟疮等多种名称，相当于西医的湿疹。中医学认为其病因主要是由于禀性不耐，脾胃失司，内有胎火湿热，外受风湿热邪，营卫失和，气机受阻，湿热蕴结，浸淫肌肤所致；或由饮食失节，伤及脾胃，脾失健运，湿热内生，留恋于内不得疏泄，外泛肌肤而成。膏滋药物由于药物剂型及组方的特点，不太适合于湿热毒邪正盛，疾病急性发作的时候，而治疗慢性湿疹，预防疾病复发可以发挥其作用。本方以参苓白术散健脾气，百合地黄汤养肺阴，二陈汤化痰湿，再加和胃气、助消化之药，以防祛风止痒药伤脾胃，止泻补肾随证加之，组方全面，效果明显。

3. 皮肤瘙痒症案

张某，男，75岁，2005年12月1日初诊。全身皮肤瘙痒反复10年余。10年前冬季起病，其后持续反复发作，冬季更甚，夜痒难眠，曾服各种抗组胺药无效。头晕乏力，时有便溏，夜眠梦多，白日欲睡，血压正常。检查：皮肤干燥，脱屑，抓痕，血痂。苔少舌淡红，脉濡涩。伴冠心病。乃年高气衰，营血亏损所致。经云："痒者为虚"，"六十岁……血气懈惰，故好卧"，"七十岁，脾气虚，皮肤枯"，心脾两亏，皆血不足也。"中焦受气取汁，变化而赤，是谓血。"肾主水，受五脏六腑之精方充足。治宜健脾益气生血，养血宁心安神，补肾填精和胃，以助运化。处方：

党参 150g　焦白术 150g　茯苓 150g　山药 150g　焦扁豆 150g　炙黄芪 300g　制首乌 150g　熟地黄 200g　当归 120g　大白芍 150g　山萸肉 90g　金樱子 90g　炙黄精 120g　枸杞子 120g　女贞子 100g　墨旱莲 300g　丹参 200g　川芎 90g　仙鹤草 300g　肥玉竹 120g　知母 90g　鸡内金 120g　桔梗 90g　姜半夏 90g　陈皮 90g　夜交藤 30g　酸枣仁 90g　柏子仁 90g　白鲜皮 150g　防风 90g　火麻仁 90g　大腹皮 90g　瓜蒌皮 150g　焦山楂 120g　焦六曲 150g　生甘草 30g　淮小麦 200g　大枣 200g

另：生晒参 50g　西洋参 50g　阿胶 150g　龟甲胶 50g　鳖甲胶 50g　饴糖 150g　冰糖 100g　蜂蜜 50g　共制成膏

二诊：2006 年 11 月 24 日。服膏方后未再发疹，要求再服，无不适。苔薄舌淡红，脉濡细，拟前法前方。

按：瘙痒症是以全身皮肤瘙痒为主症而无原发性皮损的皮肤病，患者以老年人多见，主要表现为皮肤干燥，剧烈瘙痒，搔抓后引起抓痕、血痂、皮肤肥厚和苔藓样变等皮损，中医文献称之为"痒风"。清代《外科证治全书》中形容痒风为"遍身瘙痒，并无疮疥，搔之不止"。中医学认为老年患者年老体弱，气血两虚，血虚则燥自内生，肌肤失于濡养；气虚则卫外不固，易受风邪侵袭。时值冬令，风邪正盛，风邪侵入血虚之体，失血更燥，故形成该病。本病例患者年高体衰，证属血虚风燥之证，"虚者补之"而治宜养血润肤，祛风止痒。本例方用当归饮子加减为主，膏滋药物本就以滋养为其长，用之治疗血虚风燥的顽疾，正和其用。在服药的同时嘱咐：注意保持居处的适当湿度，室内外温差不要太大，适当涂抹油脂类护肤膏，以免皮肤干燥或突然受冷；内衣要柔软宽松，宜穿棉织品或丝织品，尽量避免穿化纤和毛纺织物；增加营养摄入，多食蔬菜、水果，忌食辛辣刺激食品和酒类；可在气温允许情况下，至户外适当活动，提高对气候变化的适应力。

4. 素质性湿疹案

周某，女，31 岁。2006 年 12 月 23 日初诊。反复皮疹瘙痒 10 年。确诊为素质性湿疹 10 年，以往有"鼻炎"病史，其子患有"哮喘"，曾经常规抗组胺药及中药治疗，改善不显。平素工作精神紧张，今日因工作劳累，皮疹再次加重，而同时经期出现"痛经"，大便干结，夜寐欠安。检查：患者颈、胸背及腹部可见片状干燥性红斑、丘疹，表面浅薄鳞屑，部分浸润性斑块，因瘙痒搔抓而可见抓痕、血痂。苔薄舌淡胖边有齿印，脉沉细。该患者乃先天禀赋弱，后天肝脾伤，气虚血不适，阴虚内热生，体弱感风湿，肌肤生皮疹。宜疏肝健脾，益气养血，和胃化湿，祛风清热。处方：

柴胡 90g　当归 90g　赤芍 90g　白芍 90g　香附 90g　郁金 90g　延胡索 120g　党参 120g　焦白术 120g　茯苓 120g　焦扁豆 120g　山药 150g　苍术 150g　黄柏 90g　萆薢 120g　猪苓 120g　土茯苓 300g　生米仁 300g　白鲜皮 300g　地肤子 90g　苦参 120g　苍耳草 90g　辛夷 90g　生地 200g　丹皮 90g　豨莶草 120g　车前草 300g　夜交藤 300g　桔梗 90g　姜半夏 90g　陈皮 90g　谷芽 150g　麦芽 150g　焦山楂 120g　焦六曲 150g　生甘草 30g

另:生晒参 50g 西洋参 50g 龟甲胶 50g 鳖甲胶 50g 饴糖 150g 冰糖 150g 共制成膏

二诊:2007 年 12 月 5 日。去年服膏方皮疹无新发,检查:躯干头面无皮疹,仅四肢弯处皮肤粗糙肥厚,呈苔癣样变,苔薄舌淡红,脉细。因前方有效,要求不改,但酌情加丹参 300g、留行子 120g、熟地黄 200g、鸡血藤 300g,并加蜂蜜 50g,共成膏。

按:素质性湿疹是一种慢性瘙痒性炎症性皮肤病。该病与遗传相关,所以称为先天过敏性湿疹。相当于西医的异位性皮炎。常伴发鱼鳞病、掌纹症、毛周隆起、苍白面容及皮肤白色划痕反应等。同时实验室检查可发现:血清 IgE 多有增高,血嗜酸性粒细胞计数常可增高,患者本人及其家族成员中常有哮喘、花粉症(枯草热)、过敏性鼻炎和荨麻疹等过敏性疾病病史。本病属于广义湿疹范畴中的一个特殊类型。由于该病的特殊性,通过服用膏方调整患者的体内环境,使之趋向平衡状态,不仅能有效缓解患者的临床症状和体征,更能改善患者的高度敏感状态,减少疾病复发的机会,从而具有防治兼顾的效果。中医学认为本病主因先天禀性不耐,腠理不密,复感风湿热邪,加之脾胃薄弱,失于健运,湿热内生,阻于肌肤所致,反复发作或病久不愈,耗伤阴液,营血不足,血虚风燥,肌肤失养而成慢性发作。儿童期最突出的特点是稚阴稚阳,脏腑柔弱,形气未充,患儿使用药味尽量避免过分滋腻,而到成年后体质基本定型,根据阴阳偏衰辨证论治即可,但仍应注意饮食劳逸。本方以四君子汤、二陈汤、逍遥散为主,再加健脾和胃,养血祛风止痒诸药,每年冬季服药,预防复发,实乃治本病之良法。另外,诊治本类患者,需要详细询问患者的过敏史,注意所用药物中尤其是那些如阿胶、鹿角等血肉有情之品,是否会引起患者的过敏反应,以免治疗适得其反。

5. 白癜风案

李某,女,30 岁,2005 年 12 月 15 日初诊。白癜风病史反复 10 年余,曾经外院紫外光疗、自体植皮手术等治疗,疗效欠佳,平素体质娇弱,易感冒,每至冬日手足偏冷,肌肤瘙痒。日常工作紧张,婚后家务劳累,夜寐不安。检查:面部蚕豆大、腹部和下肢伸侧手掌大白斑 5 处。苔薄白舌红,脉细数。该患者肺脾气不足,易感风湿之邪,脾气不健,气血易于亏损,紧张劳累,肝肾耗伤渐成。白癜风乃营血不养肌肤,风湿相搏所致。治宜益肺健脾,补肝肾,和胃气。处方:

北沙参 120g 炙黄芪 120g 炙百合 120g 党参 120g 焦白术 120g 茯苓 120g 枸杞子 120g 女贞子 120g 墨旱莲 300g 生地 200g 熟地 200g 当归 90g 川芎 90g 蛇舌草 300g 鹿衔草 150g 仙灵脾 150g 白鲜皮 150g 车前子 150g 桔梗 90g 夜交藤 300g 姜半夏 90g 陈皮 150g 煨木香 90g 枳壳 90g 谷芽 150g 麦芽 150g 焦山楂 120g 焦六曲 150g 肥玉竹 90g 鸡内金 120g 生薏苡仁 300g 玄参 120g 麦冬 90g 生甘草 30g

另:生晒参 50g 西洋参 50g 阿胶 100g 龟甲胶 50g 鳖甲胶 50g 饴糖 150g 冰糖 150g 共制成膏

二诊:2006 年 12 月 7 日就诊。去年冬天首服膏方,症情有好转,颜面部白斑消失,手部皮疹固定未发展,感冒明显减少,续服原方。

按:白癜风,中医文献称“白癜”,《医宗金鉴》称“白驳风”,“由风邪相搏于皮肤,而令气血失和”所致。《医林改错》则有“血瘀于皮里”之说。本病多属疑难之疾,一般治疗难以奏效。该患者属于稳定期患者。白斑固定,境界清楚,脱色明显,白斑内毛发多变白,白斑边缘皮肤色暗,病程长。除了传统辨证为肝肾不足外,更主要的是肺脾气不足,易感外邪。处方在使用二仙汤合四物汤基础方药的同时,合以四君子汤、二陈汤,兼以祛风活血之品,达到初步稳定病情的疗效。而中医药治疗白癜风的疗效是持续而稳定的,需要相对较长的疗程。同时嘱托患者注意保持愉快的心情,树立战胜疾病的信心,坚持连续治疗,总能达到控制病情,防止复发乃至治愈疾病的目的。当然如皮损泛发,尤其在应激状态,皮疹发展迅速,必要时可结合小剂量皮质激素治疗。

6. 荨麻疹案

刘某,男,23岁,2006年12月7日初诊。病程反复2年,曾服西替利嗪、氯雷他定(开瑞坦)等药物1年余无效,也曾口服中药汤药治疗,皮疹有所控制,但停药后再次复发。每年冬季更甚,夜痒难眠,头晕乏力,时有便溏。检查:白色风团,大小不一,苔薄舌淡红,脉浮数。该患者属肺气虚,腠理疏,风易侵袭;脾不健,内生湿,下注于肠。风湿搏于肌肤发为隐疹,寒湿注于大肠则为溏泄。治宜益气润肤,健脾和胃,祛风化湿。处方:

生黄芪150g　白术150g　白芍150g　北沙参120g　款冬花90g　炙紫菀90g　桔梗90g　党参120g　茯苓120g　山药200g　焦扁豆120g　生米仁300g　白鲜皮200g　浮萍草90g　豨莶草90g　紫草120g　茜草120g　墨旱莲300g　乌梅90g　防风90g　车前草300g　马齿苋300g　败酱草150g　姜半夏90g　陈皮90g　谷芽150g　麦芽150g　焦山楂120g　焦六曲150g　煅瓦楞先煎200g　生甘草30g

另:生晒参50g　西洋参50g　阿胶100g　龟甲胶50g　鳖甲胶50g　饴糖150g　冰糖150g　共制成膏

二诊:2007年11月29日。患者服膏方后未再发疹,无不适,要求再服。苔薄,舌淡红,脉细。再拟前法,守前方继服。

按:“瘾疹”相当于西医之“荨麻疹”,因其时隐时现,抓之即起而得名。中医文献对其论述颇多,在病因方面,宋代《三因极一病证方论·瘾疹证治》已注意到了内因的作用,如“内则察其脏腑虚实,外则分寒暑风湿”。本病患者素体禀赋不耐,平素肺脾失健,风邪易于内侵,内不得疏泄,外不得透达,气血失和,邪壅腠理,而致发病。故首拟健脾益肺,祛风止痒之法加以治疗。方中党参、白术健脾益气;沙参、款冬润肺止咳,苍耳草、浮萍草入肺达表,散风止痒;酌加清热凉血之紫草、茜草凉血清心,以断风热内炽之后路,更助祛邪止痒之功;白芍养血活血,取“血行风自灭”之意,亦有助止痒之力。防风气味俱薄,性浮达表,《本经》主“大风”冠于句首,乃治风必不可少之药,黄芪、白术配防风成玉屏风散益气固表以资巩固。诸方合用,肌腠乃密,则邪侵无隙,复发无由。慢性荨麻疹,病因复杂,辨证分型虽多,难以根治。本例患者服用膏方治愈,值得思索,用药繁杂,只要有效,也是一法。

7. 硬皮病案

李某,女,18岁,2004年12月27日初诊。局限性硬皮病2年余,经皮肤病理切片确诊,外搽复方卤米松软膏(适确得软膏)、他卡西醇软膏(萌尔夫软膏),口服积雪苷片治疗,皮疹尚稳定。但经常咳嗽,自觉乏力,平时学业紧张,夜寐不安,月经量可。检查:左肩背、下肢不规则形斑块,色泽淡白,周围色素稍深,局部皮肤纹理消失,局部僵硬,不能捏起。苔薄,舌红,脉濡细。脾虚皮腠不密,寒湿内侵;脾弱不能化湿,日久化热;肾亏肝火偏旺,风湿热蕴阻肌肤而成皮痹。宜益气养阴,疏肝补肾。气血充足则邪可除。处方:

太子参120g　焦白术120g　茯苓120g　生地300g　玄参90g　麦冬90g　枸杞子

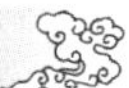

120g　女贞子 120g　墨旱莲 300g　丹参 300g　川芎 90g　蛇舌草 300g　柴胡 90g　当归 90g　赤芍 90g　白芍 90g　香附 90g　煨木香 90g　枳壳 90g　仙灵脾 150g　桔梗 90g　姜半夏 90g　陈皮 90g　谷芽 90g　麦芽 150g　鹿衔草 150g　金银花 120g　虎杖 300g　平地木 300g　焦山楂 120g　焦六曲 150g　生甘草 60g

另:生晒参 50g　西洋参 50g　阿胶 100g　龟甲胶 50g　鳖甲胶 50g　饴糖 120g　冰糖 150g　共制成膏

二诊:2005 年 12 月 1 日。患者服膏方后皮疹有好转。月经欠调,量少,腰酸乏力,怕冷。检查:斑块明显渐软。苔薄舌红,脉细濡。方药:前方酌加益母草 150g、留行子 120g、桑寄生 120g、炙狗脊 120g。

另取:生晒参 50g、西洋参 50g、阿胶 150g、龟甲胶 50g、鹿角胶 50g、鳖甲胶 50g、饴糖 150g、冰糖 150g,文火共制成膏。

按:硬皮病是以皮肤硬化为主要表现的结缔组织病。临床多见于青、中年女性,男性也可有发生,可分为局限性和系统性两型。系统性硬皮病常伴有内脏损害,预后较差。系统性硬皮病又分为弥漫性及肢端硬化型硬皮病,临床以肢端型为多见。此病中医文献谓之"皮痹"。《素问·痹论》说:"风寒湿三气杂至,合而为痹","以至阴遇此者为肌痹,以秋遇此者为皮痹","肌痹不已,夏感于邪,内舍于脾;皮痹不已,夏感于邪,内舍于肺。所谓痹者,各以其时重感于风寒湿之气也"。传统辨证一般认为本病为肾阳亏虚,卫外失固,风寒湿之邪外侵于内,阻于肌肤、肌肉之间,痹塞不通,营卫失和,气滞血瘀或寒邪由络深入,内侵脏腑,气血失和而成。治疗当兼顾扶正祛邪。肺虚则咳嗽,脾虚则疲软,肾虚则腰酸,虽是皮肤之疾,与内脏息息相关,补肺脾之气,益肝肾之阴,气血旺盛,则风湿热之邪可除。

8. 脱发案

王某,男,21 岁,2006 年 12 月 7 日初诊。头发片状脱落两月余。患者 2 个月前因考试紧张,常常熬夜而致多处头发片状脱落,伴周围毛色变白,皮损渐渐扩大。曾自服首乌片,外用"101"生发水,均不奏效。自觉夜寐不安,多梦易醒,纳谷不馨。检查:头顶、枕后、颞部见多处钱币状秃发,局部头皮可见少量毳毛,周围发色夹杂有白发,眉毛略稀疏,苔薄,舌淡红,脉细。乃属肝失条达,气机失畅,脾胃失健,风邪外袭,上扰头部。治拟疏肝理气,健脾和胃,祛风活血,养血生发。处方:

柴胡 90g　当归 120g　白芍 150g　赤芍 120g　川芎 90g　生地 180g　熟地 180g　防风 90g　黄芪 150g　党参 90g　白术 120g　茯苓 150g　白扁豆 150g　怀山药 300g　莲子肉 150g　薏苡仁 300g　制何首乌 150g　墨旱莲 300g　女贞子 120g　桑椹 120g　夜交藤 300g　合欢皮 150g　陈皮 90g　广木香 90g　佛手 90g　合欢皮 150g　谷麦芽各 150g　生甘草 30g

另:生晒参 50g　西洋参 50g　阿胶 100g　龟甲胶 50g　鳖甲胶 50g　饴糖 120g　冰糖 150g　共制成膏

二诊:2007 年 11 月 22 日就诊。上药服后 1 个月,毛发停止脱落,局部皮损处见白色毳毛新生,3 个月后患者秃发区均已长出新发,周围白发渐黑,眉毛增多。刻下面色润泽,无不适之诉,纳增寐安,大便调畅。原方去防风、柴胡,续以理气和胃活血之治。

按:斑秃,《医宗金鉴》名为"油风"。其实,"油风"之症,亦包括脂溢性脱发在内,属于血气虚、肝肾虚所致。《医宗金鉴》认为油风"由毛孔开张,邪风乘虚袭入,以致风盛燥血,不能荣养毛发”而致。中医治疗脱发多从气血入手，治以益气养血，滋补肝肾，药方可用二至丸、归脾汤、六味地黄汤等加减。而该患者发病前有紧张和熬夜劳累病史，肝失条达，风邪上扰为其主要诱因，同时内有脾胃失健。故以女贞、旱莲、桑椹之类补益肝肾，地黄、芍药活血养血，同时兼加理气和胃、疏肝理气、宁心安神之品，如柴胡、夜交藤、合欢皮等，以达肝肾同补、气血兼顾之功。但值得注意的是，在治疗的同时应注意加强锻炼身体，增强体质，避免过度劳累或精神紧张，注意饮食营养均衡，往往能达到较好的治疗效果。

（宋　瑜）

彭培初

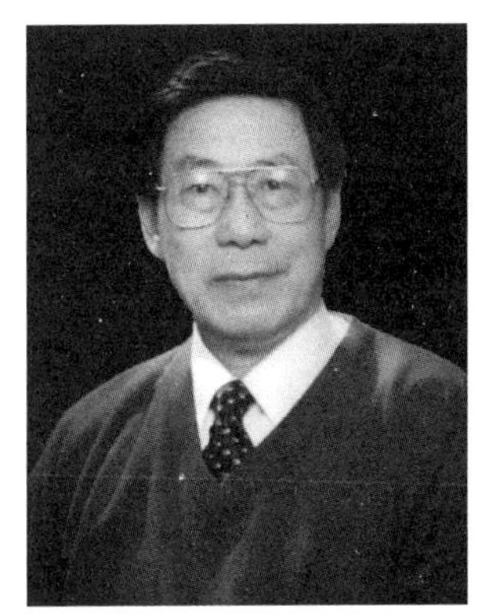

彭培初，男，汉族，上海人，1936 年 3 月出生。1962 年毕业于上海中医学院（现上海中医药大学）。获国务院有突出贡献专家特殊津贴，上海市名中医，第三批全国老中医药专家学术经验继承工作指导老师，2004 年建立上海市彭培初名中医学术经验研究工作室。曾任中国中医药学会前列腺疾病专业委员会副主任委员，上海市中医前列腺专病医疗协作中心主任委员，上海市第四人民医院（现第一人民医院分院）中医科主任，并兼任上海中医药大学教授，上海市中医药学会内科分会副主任委员，上海市中医脾胃病医疗协作中心副主任委员等职。对泌尿、消化、内分泌等系统各种疑难杂病均有丰富的临床诊治经验，尤其擅长治疗前列腺疾病的炎症、增生和癌症。曾主持国家中医药管理局、上海市科学技术委员会、市卫生局等课题十多项，并多次获得上海市科技成果奖。

一、临床经验

前列腺增生：治疗以滋肾活血，化痰软坚，清热利湿立论。用知母、黄柏之类清泻相火，或以龟甲之属滋养亏虚之阴以制妄动之相火，或以柴胡疏泄肝经郁火，重者可加用萹蓄、瞿麦、龙胆泻肝汤等。日久可在方中加入穿山甲等活血软坚，对前列腺增生有明显抑制作用，甚至能使增大的前列腺缩小。在前列腺癌的诊治中，对于病灶局限于前列腺的原位癌，其治疗可仿良性前列腺增生治疗，即清泻相火、清热解毒等，加重化痰软坚药力即可。但当肿瘤转移后，要根据转移部位的组织特性做相应调整，如最常见的骨转移，可仿瘰疬、痰核之治，增加化痰软坚药力，如穿山甲、玄参、象贝、牡蛎等；转移至膀胱，出现血尿，可加用养阴清热之品如生地、丹皮、连翘、半枝莲等。常用药物中，生、熟地滋补肾阴，浙贝母、牡蛎、玄参以化痰软坚散结，知母、黄柏、半枝莲、白花蛇舌草、蜀羊泉以清热利湿、解毒消肿，萹蓄、瞿麦利尿通淋。临床应用此方时亦可随症加减。如见尿点滴而出、排尿不畅，可加龙葵、鬼针草、金钱草、凤尾草以加强利湿通淋之效；若见排尿灼热，加龙胆草、山栀、柴胡加强清泄湿热；若兼见会阴小腹胀痛，加麻黄、白芥子、小茴香以温通肝脉；若出现突然尿闭、小便不通者，则非膏方所宜。

慢性前列腺炎：慢性前列腺炎患者常见小腹会阴胀痛，腰臀酸痛，当责之肾气亏虚。当急性发作表现为尿频、尿急、尿道灼热时，是由于湿热下注。故治疗总的原则是急则治其标，缓则治其本。在急性发作期，往往以清利湿热为主，方用龙胆泻肝汤加减。主要药物：龙胆草、山栀、柴胡、知母、黄芩、黄连、黄柏、龙葵、鬼针草、金钱草、凤尾草等。在迁延期，则以温补肾阳为主，兼以利湿。主要药物：知母、黄柏、生熟地、仙茅、仙灵脾、鹿角片、阳起石、胡芦巴、补骨脂、附子、肉桂、茯苓、猪苓、苍术、白术等。随症加减：若见小腹会阴胀痛明显，则由于寒滞肝脉，予以加暖肝煎或阳和汤等，药如麻黄、白芥子、小茴香、吴茱萸等暖肝散寒；若见有睾丸胀痛明显，则为肝气郁结，予以橘核、荔核、枸橘李、青皮等疏肝理气；若见有尿道不适、尿后余沥，为肝经湿热，予以柴胡、黄芩、知母、连翘、制大黄等疏利肝经湿热；若兼有尿频尿急症状，则为湿热下注膀胱，予以黄芩、黄连、瞿麦、车前子等；若小腹会阴隐痛不适，绵延日久，是为血虚寒凝，予以当归、川芎、阿胶、凌霄花以补血活血；若见有精索静脉曲张，则由于瘀血阻络，予以三棱、莪术活血化瘀。

二、防治优势

慢性前列腺炎膏方治疗效果类似于中药煎剂，可改善症状，减轻病人痛苦，提高生活质量，从而达到治疗的目的。膏方治疗不同于一般煎剂之处就是口感较好，易于服用，对于慢性前列腺炎、前列腺增生等病程较长，取效缓慢的病种十分合适，一般1料膏方即可取得明显效果，减轻50%以上的症状，如果能够在生活起居、饮食等方面加以注意，可达到更好的疗效。

慢性前列腺炎不仅病程长，治疗难度大，而且主观症状往往较严重，即使是大多数非细菌性前列腺炎，以及治疗后前列腺液已没有炎症的情况下，主诉症状并未明显缓解，这时膏方的优势就会突出表现出来，治疗前列腺疾病，还可突破中药煎剂药味的局限，使用的药物种类较多，兼顾得更加全面，病人的自我症状感觉改善甚佳。

三、医案精选

1. 慢性前列腺炎伴胃炎案一

陈某，男，61岁。慢性前列腺炎史，会阴胀痛，小腹不适，经治有改善。有慢性胃炎史，嗳气，餐后腹胀，时觉心悸，早搏频作，脉弦苔薄。证属下焦寒湿阻滞，兼有肝气犯胃，胃气上逆。处方：

苍术300g　白术300g　赤茯苓150g　猪苓150g　橘核150g　荔核150g　枸橘李150g　青皮150g　胡芦巴150g　补骨脂150g　附片150g　柴胡120g　黄芩150g　知母150g　连翘90g　150g　制军90g　佛手片90g　八月札120g　半枝莲150g　蛇舌草150g　蜀羊泉150g　石上柏150g　炙甘草90g　淮小麦150g　大枣150g　柏子仁150g　龟甲120g　桂心90g　桂枝90g　丹参150g　玄参150g　太子参150g　麦冬150g　五味子60g

另：鳖甲胶250g　阿胶250g　陈绍酒半斤　冰糖500g　依法收膏

3个月后随访，诸症缓解，慢性前列腺炎及胃炎均未再复发。

按：慢性前列腺炎类似于中医的“淋浊”“腹痛”“寒疝”等，早期湿热下注，久则阳虚寒盛，寒湿阻滞，气机不畅，故多胀痛。本例兼有胃病，故用了调肝和胃之品，方中黄芩、知母、玄参等是治疗慢性胃炎的经验用药，可防止理气药辛温助热生燥，变生他证，使疗效持久。慢性前列腺炎久病痛苦折磨，易伤及心肝阴血，故方中用了甘麦大枣汤等滋养心肝，安定神志，有助于病情控制。

2. 慢性前列腺炎伴胃炎案二

王某，男，39岁。前列腺炎经治已减轻，仍觉睾丸胀、腹痛，苔薄脉弦，有慢性胃脘不适史。寒湿阻滞肝经，胃气不和，拟兼顾肝胃，温肾暖肝，清热养阴，健脾补气。处方：

胡芦巴150g　补骨脂150g　附片150g　肉桂90g　苍术300g　白术300g　赤茯苓

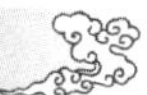

150g　猪苓 150g　橘核 150g　荔核 150g　枸橘李 150g　青皮 150g　柴胡 150g　黄芩 150g　知母 150g　连翘 90g　玄参 150g　制军 90g　佛手 90g　八月札 120g　川朴 90g　炒枳实 90g　党参 150g　怀山药 90g　白扁豆 120g　白芍 100g　女贞子 120g　墨旱莲 100g　黄精 150g　玉竹 150g　北沙参 150g　枸杞子 150g

另:龟甲胶 250g　鳖甲胶 250g　陈绍酒半斤　冰糖 500g　依法收膏

膏方 1 料后来诊,慢性前列腺炎及胃炎均已控制,再拟中药和胃暖肝,巩固疗效。

3. 慢性前列腺炎伴胃炎案三

张某,男,45 岁。小腹胀痛,腰背酸痛,久坐加重,脉弦小,苔薄腻,是乃前列腺炎之明证,患有胃病,当兼顾胃气,证属肾虚寒凝,治拟益肾固损,调肝和胃,兼以通痹。处方:

知母 150g　黄柏 150g　生地 150g　熟地 150g　龟甲 150g　仙茅 150g　仙灵脾 150g　女贞子 120g　墨旱莲 120g　阳起石 150g　胡芦巴 150g　补骨脂 150g　附片 150g　肉桂 40g　苍术 300g　白术 300g　赤茯苓 150g　猪苓 150g　橘核 150g　荔核 150g　枸橘李 150g　青皮 150g　麻黄 90g　白芥子 150g　柴胡 90g　黄芩 150g　连翘 90g　玄参 150g　制军 90g　佛手片 90g　八月札 120g　半枝莲 150g　蛇舌草 150g　蜀羊泉 150g

另:鳖甲胶 250g　龟甲胶 250g　冰糖 500g　陈绍酒半斤　依法收膏

膏方后即症状减轻,再续服中药治疗 3 个月而康复。

4. 慢性前列腺炎案一

李某,男,43 岁。曾有“滴白”,近则腰酸乏力,小腹胀,尿频尿急,尿变细,尿后余沥不尽,脉弦细,苔薄,质淡红。证属肾虚,湿热下注,膀胱气化不利;治拟益肾以图气化,化湿热清相火以利膀胱。处方:

知母 150g　黄柏 150g　肉桂 90g　生地 150g　熟地 150g　仙茅 150g　仙灵脾 150g　阳起石 150g　胡芦巴 150g　补骨脂 150g　附片 150g　苍术 300g　白术 300g　赤茯苓 150g　猪苓 150g　橘核 150g　荔核 150g　枸橘李 150g　青皮 150g　女贞子 150g　墨旱莲 150g　北沙参 150g　川连 60g　黄芩 150g　玉竹 150g　炒枳壳 120g　苦参 150g　紫草 150g　一见喜 120g　龙胆草 60g　三棱 150g　柴胡 150g　连翘 90g　玄参 150g　制军 90g　佛手片 90g　八月札 120g　半枝莲 150g　蛇舌草 150g　蜀羊泉 150g

另:鳖甲胶 500g　陈绍酒半斤　冰糖 500g　依法收膏

3 个月后随访,发作已控制。

5. 慢性前列腺炎案二

林某,男,66 岁。慢性前列腺炎,前列腺特异性抗原(PSA)升高,中药治疗后症状缓解,PSA 下降。现感腰酸小腹胀痛,尿频尿急,尿道不适,脉弦苔薄。肾虚湿热兼有,拟清利湿热,通利尿道,暖肝益肾,以固本元。处方:

知母 150g　黄柏 150g　生地 150g　熟地 150g　龟甲 150g　仙茅 150g　仙灵脾 150g　阳起石 150g　胡芦巴 150g　补骨脂 150g　附片 150g　肉桂 90g　苍术 300g　白术 300g　赤茯苓 150g　猪苓 150g　橘核 150g　荔核 150g　枸橘李 150g　青皮 150g　女贞子 120g　墨旱莲 120g　柴胡 150g　黄芩 120g　连翘 90g　玄参 150g　制军 90g　佛手 90g　八月札 120g　半枝莲 150g　蛇舌草 150g　蜀羊泉 150g　黄连 60g　龙胆草 90g　山栀 150g　玉竹 120g　炒枳壳 120g　苦参 150g　紫草 150g

另:鳖甲胶 500g　陈绍酒半斤　冰糖 500g　依法收膏

2 个月后复诊,病已明显减轻,再以中药煎剂治疗 2 个月康复。

6. **慢性前列腺炎案三**

罗某,男,30岁。慢性前列腺炎,小腹会阴胀痛,腰酸滴白。神疲乏力,脉弦苔薄腻,肾虚肝寒,湿热下注。拟益肾固摄,温通肝脉,兼清湿热,以利尿道。处方:

知母150g　黄柏150g　生地150g　熟地150g　肉桂90g　仙茅150g　仙灵脾150g　阳起石150g　女贞子150g　墨旱莲150g　胡芦巴150g　补骨脂150g　附片150g　苍术300g　白术300g　赤茯苓150g　猪苓150g　麻黄90g　白芥子150g　橘核150g　荔核150g　枸橘李150g　黄精150g　玉竹150g　柴胡90g　黄芩150g　连翘90g　制军90g　佛手片90g　八月札120g　半枝莲150g　蜀羊泉150g　蛇舌草150g

另:龟甲胶250g　鹿角胶250g　陈绍酒半斤　冰糖500g　依法收膏

服用膏方后症状已经大为减轻,嘱其注意饮食勿过辛辣、勿久坐,后未再复发。

7. **慢性前列腺炎案四**

钱某,男,51岁。尿后余沥不尽,抑郁寡欢,夜寐欠安,脉弦小,苔薄白,时有白浊自流,是乃前列腺炎轻症,湿热不去,肝肾不足,心神不安,拟先清理,兼调肝气。处方:

知母150g　黄柏150g　生地150g　熟地150g　龟甲120g　仙茅150g　仙灵脾150g　阳起石150g　女贞子120g　墨旱莲120g　柴胡150g　黄芩150g　连翘90g　玄参150g　制军150g　佛手片90g　八月札120g　半枝莲150g　蛇舌草150g　蜀羊泉150g　石上柏150g　当归90g　赤芍120g　白芍120g　白术150g　茯神90g　远志90g　炒枣仁150g　木香90g　川芎150g　炙甘草90g　淮小麦150g　大枣300g　百合120g　生地300g　天冬150g　麦冬150g　玉竹150g

另:龟甲胶250g　鳖甲胶250g　陈绍酒半斤　冰糖500g　依法收膏

半年后随访,膏方1料后症状大为减轻,情绪舒解,再以中药煎剂治疗两月余未发。

8. **慢性前列腺炎案五**

钱某,男,29岁。慢性前列腺炎,延今7年,腰酸滴白,神疲乏力,尿频尿急,劳后发作,腹痛,睾丸酸胀,会阴重坠,压之不适,脉虚弦,苔薄质淡红。肾虚湿热下注,拟益肾利尿,暖肝通络。处方:

知母150g　黄柏150g　生地150g　熟地150g　龟甲150g　仙茅150g　仙灵脾150g　阳起石150g　女贞子150g　墨旱莲150g　胡芦巴150g　补骨脂150g　附片150g　肉桂90g　苍术300g　白术300g　赤茯苓120g　猪苓120g　橘核150g　荔核150g　枸橘李150g　青皮150g　麻黄90g　白芥子150g　龙胆草90g　山栀150g　川连60g　一见喜90g　苦参150g　紫草150g　广郁金150g　炒枳壳120g　青蒿150g

另:龟甲胶250g　鳖甲胶250g　冰糖200g　陈清酒半斤　依法收膏

2个月后复诊,膏方后症状已明显减轻,忌辣、酒、骑车、久坐,后未再发作。

9. **慢性前列腺炎案六**

沈某,男,52岁。慢性前列腺炎,会阴胀痛,尿道刺痛,脉弦数,苔薄腻微黄。肝寒肾虚,湿热下注膀胱,拟调肝益肾,清热利湿。处方:

知母150g　黄柏150g　生地150g　熟地150g　龟甲120g　仙茅150g　仙灵脾150g　阳起石150g　胡芦巴150g　补骨脂150g　附片150g　肉桂90g　苍术300g　白术300g　赤茯苓120g　猪苓120g　橘核150g　荔核150g　枸橘李150g　青皮150g　麻黄90g　白芥子150g　柴胡150g　黄芩150g　连翘90g　玄参150g　制军90g　佛手90g　八月札120g　半枝莲150g　蛇舌草150g　蜀羊泉150g　川连90g　龙胆草90g

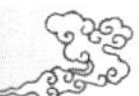

山栀 150g　郁金 150g　炒枳实 90g　紫草 150g　苦参 150g　黄精 150g　玉竹 150g

另:龟甲胶 250g　鳖甲胶 250g　陈绍酒半斤　冰糖 120g　依法收膏

翌年再来诊,告知膏方后病已缓解,后未复发。

10. 慢性前列腺炎案七

谢某,男,39 岁。尿频尿急,排尿不畅,已有半年余,劳后加重,伴有腰酸乏力,肾虚湿热下注,益肾利尿,兼清相火。处方:

知母 150g　黄柏 150g　生地 150g　熟地 150g　仙茅 90g　仙灵脾 90g　北沙参 150g　天门冬 150g　龟甲 150g　半枝莲 150g　蒲公英 150g　车前子 120g　柴胡 150g　黄芩 150g　连翘 90g　玄参 150g　制军 90g　佛手片 90g　八月札 120g　蛇舌草 150g　蜀羊泉 150g　竹叶 120g　石膏 150g　生草梢 30g　桂枝 90g　赤茯苓 120g　猪苓 120g　泽泻 120g　苍术 300g　白术 300g　鸭跖草 150g　冬葵子 240g　石韦 240g

另:鳖甲胶 500g　冰糖 500g　陈绍酒半斤　依法收膏

3 个月后复诊,症状明显减轻。

11. 慢性前列腺炎案八

叶某,男,27 岁。腰酸滴白,小腹胀痛,重坠不适,排尿不畅,尿余沥、分叉,脉弦,苔薄。肝肾虚而湿热下注,拟调肝益肾,兼清湿热。处方:

知母 150g　黄柏 150g　生地 150g　熟地 150g　龟甲 120g　仙茅 150g　仙灵脾 150g　阳起石 150g　女贞子 120g　墨旱莲 120g　胡芦巴 150g　补骨脂 150g　附片 150g　肉桂 90g　苍术 300g　白术 300g　赤茯苓 120g　猪苓 120g　橘核 150g　荔核 150g　枸橘李 150g　青皮 150g　柴胡 150g　黄芩 150g　连翘 90g　玄参 150g　制军 90g　八月札 120g　半枝莲 150g　蛇舌草 150g　蜀羊泉 150g　黄连 90g　龙胆草 90g　山栀 150g　郁金 150g　炒枳壳 120g　苦参 150g　紫草 150g

另:龟甲胶 250g　鳖甲胶 250g　冰糖 500g　陈绍酒半斤　依法收膏

膏方后复诊,症状大为减轻,再以中药治疗 2 个月而康复。

12. 慢性前列腺炎案九

张某,男,65 岁。腰酸痛,左小腹隐隐胀痛,劳后尤甚,自觉疲乏,脉弦,苔薄腻。肾虚肝寒,经脉疏导不利,拟温通下焦,补益肾脏。处方:

知母 150g　黄柏 150g　生地 150g　熟地 150g　怀山药 150g　山萸肉 150g　丹皮 120g　龟甲 120g　仙茅 150g　仙灵脾 150g　阳起石 150g　鹿角片 90g　胡芦巴 150g　补骨脂 150g　附片 150g　肉桂 90g　苍术 300g　白术 300g　赤茯苓 120g　猪苓 120g　麻黄 90g　白芥子 150g　橘核 150g　荔核 150g　枸橘李 150g　青皮 150g　淡吴萸 90g　川连 60g　柴胡 90g　黄芩 150g　连翘 90g　玄参 150g　制军 90g　佛手 90g　八月札 120g　半枝莲 150g　蛇舌草 150g　蜀羊泉 150g　玉竹 150g

另:鳖甲胶 250g　鹿角胶 250g　冰糖 500g　陈绍酒半斤　依法收膏

3 个月后随访,症状明显减轻,再以中药治疗两月余而未发。

按:慢性前列腺炎病程绵长,顽固难愈,治疗时需要极大的耐心,膏方是一种合理选择,因膏滋口感温和,苦涩药味不明显,易于坚持,对于本病的痊愈非常有利,多数患者较易接受膏方的调理。膏方时需要注意,患者虽然按时服用膏方,但仍然要禁忌辛辣之品、酒精、骑自行车、骑摩托车、长时间开车、久坐等,尽量少用前列腺局部按摩、不做局部注射等治疗,以减少对前列腺的压迫和刺激,并且服用膏方需要较长时间,一般要 3 个月以上。如果有急性发作,还要用汤剂治疗。

13. **前列腺增生伴脉管炎案**

陈某，男，66岁。前列腺增生10年，夜尿一二次，伴睾丸隐痛，尿线变细，有残尿感，右足曾患血栓闭塞性脉管炎，近患肢冷痛夜甚，为轻度复发。脉沉弦，舌淡紫，苔薄。证属相火偏亢，肾虚气不化水，下肢瘀血阻滞；拟清相火，滋肾通关，活血化瘀。处方：

知母150g　黄柏150g　肉桂90g　玄参150g　象贝90g　川贝90g　牡蛎150g　半枝莲150g　蛇舌草150g　蜀羊泉150g　瞿麦150g　萹蓄150g　龙胆草90g　山栀150g　柴胡150g　姜黄150g　葛根150g　虎杖150g　半夏150g　陈皮150g　龙葵150g　鬼针草150g　金钱草150g　凤尾草150g　炮山甲60g　当归150g　赤芍150g　川芎150g　苏木150g　毛冬青150g　三棱300g　莪术300g　川连90g　郁金150g　苦参150g　紫草150g

另：龟甲胶250g　鳖甲胶250g　陈绍酒半斤　冰糖500g　依法收膏

3个月后随访，膏方后诸症均缓解，排尿通畅，疼痛缓解。

按：前列腺增生，原名前列腺肥大，是前列腺增生压迫尿道引起的一系列排尿障碍为主要表现的疾病。我们通过临床观察，认为本病始于相火偏亢，嗜食肥甘等高热量、动物性食物，为其诱因，更兼年老肾虚，三焦气化不利。其标为痰瘀互结，阻滞尿道，是其病机。治疗既要清泻相火，如龙胆草之类，又要滋肾助三焦之气化，方如滋肾通关丸。本例兼有脉管炎，故加用了活血化瘀以通血脉，止疼痛。

14. **前列腺增生案一**

顾某，男，76岁。前列腺增生（BPH），夜尿多，一般四五次，尿变细无力，尿线中断，尿后余沥，脉弦苔薄。肾虚气化不利，痰瘀互结尿道，拟清泄相火益肾以助气化利尿道，化痰软坚以祛邪通痹阻。处方：

知母150g　黄柏150g　生地150g　熟地150g　龟甲120g　肉桂90g　玄参150g　象贝90g　川贝90g　牡蛎150g　半枝莲150g　蛇舌草150g　蜀羊泉150g　瞿麦300g　萹蓄300g　龙胆草90g　山栀150g　龙葵150g　金钱草150g　鬼针草150g　凤尾草150g　炮山甲90g　鹿角片30g　琥珀10g　姜黄150g　旋覆花90g　代赭石150g　半夏150g　石决明150g

另：龟甲胶250g　鳖甲胶250g　陈绍酒半斤　冰糖500g　依法收膏

膏方后复诊，夜尿次数明显减少，排尿通畅。

15. **前列腺增生案二**

任某，男，45岁。肾虚，湿热与瘀互结，肾虚则固摄无权；肾又主水，故夜尿频多，尿流变细并且尿后余沥不尽，脉弦细，苔薄腻，乃肾虚湿热与瘀互结于尿道，拟滋肾通关，清热利湿通瘀。处方：

知母150g　黄柏150g　肉桂90g　玄参150g　象贝120g　牡蛎150g　半枝莲150g　蜀羊泉150g　蛇舌草150g　龙胆草90g　山栀150g　柴胡90g　黄芩150g　连翘90g　制军90g　佛手90g　八月札150g　龙葵150g　鬼针草150g　金钱草150g　凤尾草150g　姜黄150g　虎杖150g　葛根150g　南沙参150g　北沙参150g　天冬150g　麦冬150g　天花粉150g　黄精150g　玉竹150g

另：龟甲胶250g　鳖甲胶250g　陈绍酒半斤　冰糖500g　依法收膏

2个月后复诊，夜尿减少，尿流变粗，继续中药治疗3个月余，病情基本控制。

16. **前列腺增生伴慢性前列腺炎案**

郑某，男，62岁。慢性前列腺增生，夜尿增多，下肢麻。腰酸乏力，小腹隐隐胀痛，为兼

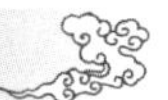

有炎症之明证。脉弦，苔薄腻，肾虚肝寒，湿热阻滞，拟温肾暖肝、清利湿热、行气导滞兼顾之。处方：

知母 150g　黄柏 150g　生地 150g　熟地 150g　龟甲 120g　仙茅 150g　仙灵脾 150g　阳起石 150g　肉桂 90g　玄参 150g　象贝 120g　牡蛎 150g　半枝莲 150g　蛇舌草 150g　蜀羊泉 150g　龙胆草 90g　山栀 150g　柴胡 150g　胡芦巴 150g　补骨脂 150g　附片 150g　肉桂 90g　苍术 300g　白术 300g　赤茯苓 150g　猪苓 150g　橘核 150g　荔核 150g　枸橘李 150g　青皮 150g　龙葵 150g　鬼针草 150g　凤尾草 150g　金钱草 150g　炮穿山甲 60g

鹿角胶 200g　鳖甲胶 300g　陈绍酒半斤　冰糖 500g　依法收膏

2 个月后随访，夜尿频及小腹胀痛等均已缓解，再以中药巩固治疗 2 个月。

按：前列腺增生是老年男性的常见病、多发病，本类病无论良性增生还是前列腺癌，都是相火偏亢所为。其发生是一个缓慢的过程，在 60 岁以后高发，除了高龄外，与饮食过多的肉类等高脂肪、高热量等有关，故治疗时要减少这类饮食的摄入。膏方总的原则是清泻相火与化痰软坚并举，同时避免过度劳累，预防外感发热等，不使病情急性加重而导致尿潴留，就可以逐渐减轻前列腺增生和梗阻，即使是前列腺癌也会延缓病势的发展，达到膏方调理的目的。

17. 前列腺癌案

钱某，男，70 岁。前列腺癌去势术后已 2 年，前列腺特异性抗原（PSA）0.73ng/ml。有糖尿病史。脉弦小，苔薄。证属肝肾不足，相火湿热，痰瘀结毒，拟清养肺阴以滋水之上源，化癥软坚以消积聚。处方：

南沙参 150g　北沙参 150g　天冬 150g　麦冬 150g　天花粉 150g　黄芩 150g　桂枝 90g　赤芍 150g　白芍 150g　知母 150g　垂盆草 150g　青风藤 150g　玄参 150g　象贝 150g　川贝 150g　牡蛎 150g　半枝莲 150g　蛇舌草 150g　蜀羊泉 150g　姜黄 150g　葛根 150g　青蒿 150g　青黛 120g　半夏 120g　陈皮 150g　茯苓 150g　炙甘草 30g　白芥子 150g　萹蓄 150g　铁树叶 150g　龙胆草 90g　三棱 150g　柴胡 90g　玉竹 150g　黄精 150g　附片 150g　制军 400g

另：龟甲胶 150g　鳖甲胶 250g　冰糖 500g　陈绍酒半斤　依法收膏

膏方后仍以中药煎剂调理，迄今 2 年，病情稳定。

按：前列腺癌虽然也是前列腺的增生，但较之良性前列腺增生有明显不同，是恶性肿瘤，故正气更虚，邪毒更甚，不仅病及于肾，而且不离肝经，不仅有相火之偏亢，也有气阴之亏虚，故相应用药力度都要加大，不唯滋肾，还要养肺，此正合五行生克之金水相生，金木相克的规律。本例用了沙参等滋养肺肾阴液之品，再辅以化痰软坚、解毒清热。

18. 弱精症伴鼻炎案

尹某，男，40 岁。结婚 5 年未育，弱精症；经常鼻咽不适，从而反复感冒，咳嗽咽痛，鼻塞，脉弦，苔薄质淡胖、边有齿痕。肺虚毒热，表邪未尽，肾精亏损；拟养阴清肺以卫表，益肾固摄以强精。处方：

南北沙参各 150g　桑白皮 150g　黄芩 90g　知母 150g　连翘 90g　玄参 150g　蜂房 150g　辛夷 90g　川椒目 50g　鹿衔草 150g　鱼腥草 150g　开金锁 150g　生地 150g　熟地 150g　怀山药 150g　山萸肉 150g　丹皮 90g　桑螵蛸 150g　益智仁 150g　鹿角片 150g　海马 30g　僵蚕 150g　自然铜 150g　生黄芪 150g　炙黄芪 150g　党参 150g　白

术 150g　茯苓 150g　黄精 150g　玉竹 150g

另：龟甲胶 250g　鳖甲胶 250g　陈绍酒半斤　冰糖 500g　收膏

2009 年 11 月 26 日。半年后随访，患者精子质量提高达到正常，女方已经受孕，鼻炎也得到缓解。

按：弱精一症，占男性不育症的大多数，无论先天后天，总是肾精亏虚，先天之精不足，治疗以补肾为主，兼调五脏，还要注意去除其他诱发因素，如前列腺炎、精索静脉曲张等。本例兼有鼻炎、咽喉炎反复发作，也需要扶助正气，与治疗弱精症并不矛盾，经补肾填精、健脾补肺、利咽通肺，均获得疗效，可谓一举两得。

19. 血尿案

宋某，男，55 岁。血尿延今五六年，无自觉不适，脉弦，苔薄腻。肾虚，湿热下注，拟补肾清化湿热。处方：

生地 150g　怀山药 90g　茯苓 150g　丹皮 150g　泽泻 150g　山萸肉 120g　柴胡 90g　黄芩 150g　知母 90g　连翘 90g　玄参 150g　制军 90g　佛手 90g　八月札 120g　半枝莲 150g　蛇舌草 150g　蜀羊泉 150g　石上柏 150g　川连 90g　龙胆草 60g　山栀 150g　柴胡 90g　郁金 120g　炒枳壳 120g　银花 120g　板蓝根 150g　玉竹 120g　黄精 150g　猪苓 150g　桂枝 90g　赤芍 120g　白芍 120g　垂盆草 150g　青风藤 150g　虎杖 150g　姜黄 150g　象贝 150g　乌贼骨 150g

另：龟甲胶 250g　黄明胶 250g　冰糖 500g　陈绍酒半斤　依法收膏

2 个月后随访，血尿减至正常范围以内，无明显不适，再以六味地黄丸常服巩固疗效。

按：血尿一症，见于多种疾病中，无痛性血尿多为炎症等肾脏损伤引起，病机以虚损为主，可兼有热毒、湿热等，用六味地黄丸为主方治疗本病，多数都有良效，即使是肾癌等也可获得较长时间的控制，血量太多可加三七粉，即可收到血止病减的疗效。

（要全保　陈　敏）

秦亮甫

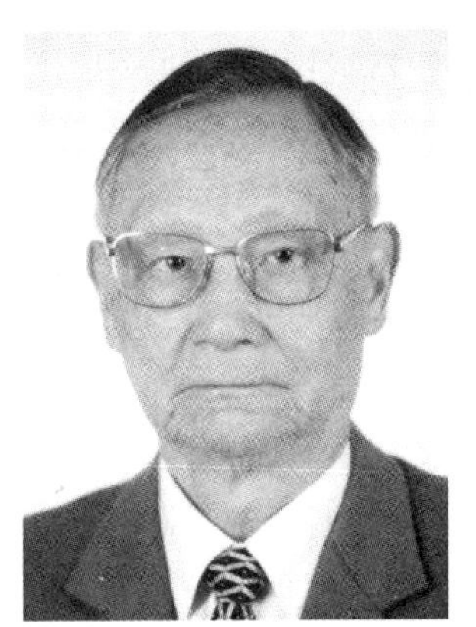

秦亮甫,1924年12月出生,江苏武进人。1946年获全国第一届高等中医师资格考试及格证书及中医师证书,1958年进入上海第二医科大学附属仁济医院从事医、教、研工作。历任中医科主任,中医教研室主任,上海第二医科大学高级专业技术职务任职资格评审委员会委员兼中医学科组组长。上海市名中医,中国针灸学会理事,上海针灸学会常务理事,《上海针灸杂志》常务编委,上海市中医药学会理事,上海中医药大学、上海市中医研究院专家委员会名誉委员。法国路易斯巴士德大学医学院客座教授,获对教育贡献卓著的"依堡卡特"奖章。两次赴澳洲讲学,聘为澳大利亚维多利亚澳洲全国中国医药针灸联合会高级顾问及墨尔本皇家理工大学中医系高级顾问。享受国务院特殊津贴,第一至第四批全国老中医药专家学术经验继承工作指导老师,上海市继承老中医药专家学术经验指导老师。曾获"首届中华中医药学会中医药传承特别贡献奖"、全国第三批继承工作优秀指导老师。对针刺麻醉技术的研究曾获1990年国家科技进步一等奖。著有《杂病医案录》《中国医学食物应用(法文版)》《妇人诀》,参加编写《针刺麻醉》《新针灸疗法手册》《新编中国针灸学》《名医忠告》等著作,并与国内外弟子们主审合著《秦亮甫临床经验集萃》《跟秦亮甫抄方》。先后发表了《水蛭汤治疗门静脉高压脾切除后血小板增多症》《经络学说与辨证论治》等学术论文百余篇。

一、临床经验

(一)补肾益精,延缓衰老

《素问·金匮真言论》曰:"夫精者,身之本也。"人体的衰老是一种病理变化,又是一种不可避免的生理过程。其中,肾的精气是最主要的物质之一,肾为先天之本,肾中精气是构成人体的基本物质,也是人体生长发育和各种功能活动的物质基础。先天之精禀受于父母,"以母为基,以父为楯"孕育出新的生命。

精气的盛衰决定了人的寿命。《景岳全书》曰:"凡此形体血气,既已异于上寿,则其中寿而尽,固有所由,此先天之禀受然也。"《论衡·气寿》曰:"禀气渥则体强,气薄则其体弱,体弱则命短,命短则多病、寿短。"人从出生后,"先天之精"不断得到"后天之精"所养。精、气、神为生命之根本,肾之精气的盛衰不仅主宰着人的寿命和生存质量,而且人的寿命极限也是由先天之精所决定的。肾为脏腑之本,十二经脉之根,不是孤立存在的,是通过脏腑的五行生克与其他脏腑紧密相连,相互资生,相互制约,维护机体的平衡调节。肾为先天之本,肾藏精,脏腑、经络、四肢百骸皆倚其濡养;肾精化肾气,是激发和推动脏腑经络之气的源泉,是维系人体生长发育的原动力。所以膏方的制定原则当从补肾出发。补益肾气必须依据

“精中生气”，以“阴中求阳，阳中求阴”为准则，采用补肾填精，助阳化气之法，使精生气，气生精，精气充足，从而推动脏腑功能，达到神聪形健，延缓衰老的目的。

中年早衰或年老体弱者均为膏方适应证。老年人脏气衰退，精力不足，中年人脏器功能日趋下降，加上工作、家庭与社会等多方面压力，容易导致未老先衰，若在冬令进补膏滋药，可以抗衰延年。如头发早白、头晕眼花、齿摇耳鸣、腰膝酸软、神疲乏力、心悸失眠、记忆衰退、痹病、围绝经期综合征、脱发、黄褐斑等衰老现象，均可通过膏滋方来强肾补体，抗衰延年。

常选用六味地黄丸、左归丸补肾，龟鹿二仙膏益气养血，填精补髓。常用熟地、黄芪、太子参、杜仲、桑寄生、制首乌、黄精、枸杞子、仙灵脾、狗脊、牛膝、山萸肉、女贞子、天麻、钩藤、羚羊角、鹿角胶、龟甲胶等等。

（二）健脾和胃，养生防病

《景岳全书·杂证谟·脾胃》云：“凡欲察病者，必须先察胃气；凡欲治病者，必须常顾胃气。胃气无损，诸可无虑。”脾主升清，胃主和降，胃主受纳，脾主运化，因而在制定膏方时一定要注重对脾胃的调养，健脾和胃，使得谷气充，元气盛，正气强，邪气不能侵袭人体，达到养生防病的目的。适用于消化系统功能失常，腹胀，便溏，神疲乏力，头晕目眩，内脏下垂，月经过多，崩漏，便血、尿血，肌衄，糖尿病，代谢综合征等。

常选用四物汤、参苓白术散、归脾丸、八珍汤等健脾和胃，助运化。常用药物有党参、茯苓、白术、山药、鸡内金、焦山楂、砂仁、蔻仁、焦六曲、炒麦芽、炒谷芽等。糖尿病患者可辨证选用具有降糖作用的药物如怀山药、苍术、玄参、生地、黄连、天花粉、石膏、知母等，合并高脂血症者可辨证选用决明子、粉葛根、泽泻、山楂、荷叶、莱菔子等具有降血脂作用的药物。

二、防治优势

膏方的优势符合现代“治未病”的理念，同时为中医养生、保健、防病、治病的手段之一。

（一）未病养生，欲病防微

《素问·四气调神大论》云：“是故圣人不治已病治未病，不治已乱治未乱，此之谓也。”朱丹溪云：“与其救疗于有疾之后，不若摄养于无疾之先……是故已病而不治，所以为医家之法；未病而先治，所以明摄生之理。夫如是则思患而预防之者，何患之有哉？”《素问·上古天真论》阐述“未病先防”，提出“虚邪贼风，避之有时，恬惔虚无，真气从之，精神内守，病安从来”。在未病之前先预防，对可能导致疾病的各种原因采取针对性措施，预防疾病的发生。

在疾病无明显症状之前采取措施，治病于初始阶段，可以避免症状增多，病情加重。《素问·八正神明论》云：“上工救其萌芽……下工救其已成，救其已败。”《素问·刺疟》云：“凡刺疟，先发如食顷，乃可以治，过之则失时也。”即强调在疾病发生的初期，应及时采取措施，防微杜渐，积极治疗，防邪传变。

膏方适用于神疲乏力、腰膝酸痛、四肢怕冷、睡眠轻度障碍、头发发白，心悸等，纠正亚健康状态，使人体恢复到最佳状态，着重在于调节人体的阴阳平衡，提高机体的免疫力，防患于未然。

（二）防病治病，平衡阴阳

膏方能防病治病，补虚纠偏，调和气血，平衡阴阳，调节脏腑功能，多用于虚证，慢性病缓解期或稳定期，如对慢性支气管炎、肺气肿、肺源性心脏病、哮喘、冠心病、贫血、消瘦、糖尿

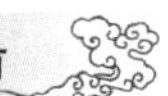

病、代谢综合征和中风后遗症等疾病，在缓解期与稳定期服用，对提高机体免疫能力、改善心脑血管供血，减少急性发作有一定的作用。围绝经期综合征、老年脏气功能衰退，处于康复期的癌症病人，在冬令服食扶正膏滋药，不仅能提高免疫功能等，而且有助于防复发、抗转移。膏方可以通过补肾调肝、益精补血来调节冲任二脉，治疗妇科疾病和男性病，如月经不调、痛经、子宫肌腺症、盆腔炎，遗精、早泄及性功能障碍等疾病。另外，膏方可以美容养颜益智，治疗痤疮、黄褐斑，增强记忆力等等。

（三）扶正补虚，防其复发

疾病初愈之时，邪气未尽，正气未复，五脏亏虚，气血不足，阴阳虚损，体质虚弱，所以要通过培补正气，调理脏腑功能，使机体得以恢复。扶正先从后天入手，使脾胃健运，气血化生，先天之本得以滋润充养，补肾固精。如外科手术之后、妇女产后以及大病、重病、慢性消耗性疾病处于恢复阶段出现各种虚弱证候，均为适应证。可通过膏方调补、滋养，有效改善虚弱证候，恢复健康，增强体质，提高生活质量。

三、医案精选

1. 阴挺（子宫脱垂）案

李某，女，50岁。2008年11月6日初诊。久患子宫脱垂，为肾气虚亏，中气下陷故也。近月曾患急性胃肠炎，愈后稍进生冷之食物即胃脘不适，大便不实，此脾胃虚寒也，故现舌黯苔淡，脉沉细软。时届冬令封藏之际，施以补肾健脾、温中益气之剂，以冀来年体健耳。处方：

高丽参（另煎汁，收膏时和入）100g　生晒参（另煎汁，收膏时和入）100g　奎潞党300g　炙绵芪300g　焦白术150g　云茯神150g　炙甘草30g　高良姜30g　缩砂仁（后下）30g　白蔻仁（后下）30g　广陈皮100g　姜半夏100g　焦山楂100g　焦鸡金100g　焦扁豆150g　石榴皮150g　广木香60g　绿升麻300g　煅龙骨300g　煅牡蛎300g　嫩柴胡150g　金樱子300g　巴戟肉150g　仙灵脾150g　补骨脂150g　白归身（炒）100g　大熟地150g　茱萸肉150g　炒白芍100g　大川芎100g　怀山药150g　福泽泻100g　大麦冬100g　川石斛100g　桑螵蛸300g　奎红枣500g　龙眼肉100g　陈阿胶300g　建文冰500g　陈黄酒100g　后三味收膏时用

按照传统方法熬膏。如有感冒发热、消化不良等，应暂停服，愈后再服。

按：阴挺，又称阴脱，指妇人阴中有物下坠，或突出阴道口外的一种病证。早见于《针灸甲乙经》。本病证与现代西医学之子宫脱垂相当。子宫下垂一般的症状为少腹部下坠感（下腹有东西要掉出来的感觉），平时就会腰酸背痛，严重时则累及膀胱及直肠，出现尿频、小便解不尽或大便不畅之感。本病病因与气虚关系密切，或因素体虚弱，中气不足，无力系胞，或因生育过多，损伤胞络，肾气亏损，失于固摄等，导致脱出不收。本病与肾气亏虚有关，加上患者近来患急性胃肠炎，脾胃虚寒，而加重阴挺之症，故在治疗上理当补肾健脾，温中益气。

2. 胃窦炎案

王某，男，38岁，2009年11月23日初诊。曾患胃窦炎，有时胃中嘈杂、中上腹胀，夜睡盗汗，血压、血脂偏高。今年夏季患大腿部带状疱疹，现有疼痛后遗症。又做过甲状腺瘤手术。自感乏力。脉略弦滑，舌苔薄白。治以益气扶正，和胃止酸，平肝降压，降脂解毒。处方：

西洋参（另煎汁，收膏时和入）100g　生晒参（另煎汁，收膏时和入）150g　太子参150g　南沙参300g　北沙

参 300g　潞党参 300g　炙黄芪 300g　云茯神 150g　炙甘草 60g　白归身 100g　生地 150g　熟地 150g　大川芎 100g　炒白芍 100g　茱萸肉 100g　补骨脂 100g　怀山药 150g　福泽泻 100g　粉丹皮 100g　煅瓦楞 300g　炙海螵蛸 150g　浙贝母 100g　川楝子 100g　延胡索 100g　广陈皮 100g　缩砂仁后下 30g　白蔻仁后下 30g　焦谷芽 100g　焦麦芽 100g　焦鸡金 100g　炒川连 30g　制香附 100g　石决明 300g　广木香 30g　罗布麻 300g　明天麻 150g　浮小麦 300g　碧桃干 300g　煅龙骨 300g　煅牡蛎 300g　糯稻根 150g　北五味 100g　大麦冬 100g　湘杞子 150g　制黄精 150g　生山楂 150g　决明子 300g　炒莱菔子 300g　杭甘菊 150g　金银花 100g　板蓝根 300g　黑玄参 100g　干芦根 100g　生米仁 150g　熟米仁 150g　茯苓皮 150g　车前草 300g　葫芦壳 150g　奎红枣 500g　陈阿胶 300g　建文冰 500g　后二味收膏时用

熬膏不用酒，按传统方法熬膏滋。如有感冒发热、消化不良等，应暂停服用，愈后再服。

按：胃窦炎是以胃黏膜的非特异性慢性炎症为主要病理变化的疾病，属中医“胃脘痛”范畴。本病多因饮食不节，饥饱失常，脾胃受损；合并高血压，为肝气横逆，犯胃克脾；又因手术后体虚，故膏方的制定原则当从脾胃着手，脾胃和则脾气强，谷气充则元气盛。同时佐以理气降浊清热之药以抗邪毒，共同起到益气扶正、健脾和胃的作用。

3. 胆囊多发性结石案

陈某，女，48 岁。2008 年 12 月 3 日初诊。饥饿时胃脘部不适，有时头晕，有子宫肌瘤，偶有早搏，疲劳感。脉缓软，苔薄，舌偏淡。平时有高血压史，以药物控制。体检报告提示：肝囊肿，胆囊多发性结石，右侧脑血管流速轻度降低，慢性鼻炎。治以疏肝理气，利胆排石，健脾化湿，活血散瘀，益气补肾。处方：

西洋参另煎汁，收膏时和入 100g　生晒参另煎汁，收膏时和入 100g　太子参 300g　炙黄芪 300g　制黄精 300g　制首乌 300g　生地 150g　熟地 150g　茱萸肉 100g　怀山药 150g　福泽泻 100g　粉丹皮 60g　潞党参 300g　焦白术 100g　云茯苓 150g　炙甘草 60g　焦白芍 100g　大川芎 100g　白归身 100g　五味子 100g　大麦冬 100g　香白芷 100g　明天麻 150g　冬桑叶 150g　杭甘菊 100g　罗布麻叶 300g　石决明 300g　炒枣仁 150g　炙远志 100g　焦鸡金 100g　焦山楂 100g　焦谷芽 100g　焦麦芽 100g　缩砂仁后下 30g　白蔻仁后下 30g　干芦根 100g　川石斛 100g　绵茵陈 300g　金钱草 300g　苍耳子 100g　冬葵子 100g　海金沙包 300g　葫芦壳 150g　茯苓皮 150g　川楝子 100g　延胡索 100g　京三棱 100g　莪术 100g　奎红枣 500g　核桃肉 100g　陈阿胶 300g　建文冰 500g　后二味收膏时用

熬膏不用酒，按传统方法熬膏滋。如有感冒发热、消化不良等，应暂停服用，愈后再服。

按：胆依附于肝，胁为胆之分野。肝失疏泄，脾之运化受阻，水停化湿生热，湿热之邪熏蒸肝胆，致使胆亦受累，久则胆汁受煎熬，凝结成石。本方中健脾补肾为基本方，尚着重于疏肝理气，利胆排石，清利湿热，选用茵陈、金钱草、冬葵子、海金沙、葫芦壳、茯苓皮、川楝子、延胡索，其中川楝子、延胡索有能使肝胰括约肌放松的作用。同时兼以平肝降压，活血散瘀。

4. 面部痤疮案

王某，女，34 岁。2010 年 12 月 9 日初诊。经常失眠，胃纳不佳，心慌，面部痤疮，大便三四日一行。脉缓软，苔少，舌偏淡。治以清热解毒，除湿清肠。处方：

西洋参另煎汁，收膏时和入 150g　生晒参另煎汁，收膏时和入 150g　太子参 300g　炙黄芪 300g　制黄精 300g　制首乌 300g　生地 150g　熟地 150g　茱萸肉 100g　怀山药 150g　福泽泻

100g　粉丹皮 60g　潞党参 300g　焦白术 100g　云茯苓 150g　炙甘草 60g　焦白芍 100g　大川芎 100g　白归身 100g　五味子 100g　大麦冬 100g　地丁草 150g　冬桑叶 150g　杭甘菊 100g　白鲜皮 150g　地肤子 150g　蒲公英 150g　炒枣仁 150g　炙远志 100g　焦鸡金 100g　焦谷芽 100g　焦麦芽 100g　焦山楂 100g　干芦根 100g　缩砂仁后下 30g　白蔻仁后下 30g　川石斛 100g　葫芦壳 150g　茯苓皮 150g　火麻仁 200g　全瓜蒌 150g　制川军 30g　荆芥 100g　防风 100g　炒杜仲 150g　炒狗脊 150g　仙灵脾 150g　奎红枣 500g　核桃肉 150g　建文冰 500g　陈阿胶 300g　后二味收膏时用

熬膏不用酒,按传统方法熬膏滋。如有感冒发热、消化不良等,应暂停服用,愈后再服。

按:面部痤疮往往因生活习惯和饮食结构的改变而反复发作,多由素体蕴湿,饮食不节,过食肥甘之物,加上情志内伤,使中焦积热,湿毒凝聚,肠胃燥结,而郁于面部皮肤。在治疗上理应清热解毒,除湿清肠。注意在膏方上的用药,以偏凉性药为主,少用燥性药和热性药。在饮食上,痤疮患者应避免食用酒、咖啡、辛辣刺激与油炸的食品,饮食应清淡,多吃水果蔬菜。可多吃绿豆、冬瓜、莲子、苦瓜等清热利湿排毒食品。改变不良的生活习惯,减少压力,让心情舒畅,可以减少痤疮的复发。

5. **专病膏方**

(1)类风湿关节炎——秦氏搜风蠲痹膏方组成

潞党参 300g　炙黄芪 300g　焦白术 100g　云茯苓 100g　粉猪苓 100g　炙甘草 60g　全当归 100g　生地 150g　熟地 150g　炒白芍 100g　大川芎 100g　怀山药 100g　福泽泻 100g　枸杞子 150g　制狗脊 150g　木防己 100g　左秦艽 100g　羌活 100g　独活 100g　川黄柏 100g　炒桑枝 150g　焦苍术 100g　桑寄生 100g　川牛膝 150g　葫芦壳 150g　茯苓皮 150g　黑白丑 100g　炒车前子包 100g　延胡索 100g　制首乌 300g　骨碎补 150g　奎红枣 250g　冰糖 500g　陈阿胶 500g　后二味收膏时用

熬膏不用酒,按传统方法熬膏滋。

(2)强直性脊柱炎——秦氏补肾舒督膏方组成

潞党参 300g　炙黄芪 300g　焦白术 100g　云茯苓 100g　炙甘草 60g　全当归 100g　大熟地 200g　炒白芍 100g　大川芎 100g　炒杜仲 300g　川断肉 100g　炒狗脊 300g　羌活 100g　独活 100g　怀山药 100g　延胡索 100g　茱萸肉 100g　杜红花 100g　紫丹参 100g　补骨脂 100g　骨碎补 100g　鹿角霜 100g　仙灵脾 100g　左秦艽 100g　黑玄参 100g　川石斛 150g　奎红枣 500g　建文冰 500g　鹿角胶 250g　龟甲胶 250g　陈黄酒 100g　后四味收膏时用

按传统方法熬膏滋。

(3)痛风——秦氏祛痛清利膏方组成

潞党参 300g　炙黄芪 300g　焦白术 100g　炙甘草 60g　葫芦壳 150g　茯苓皮 150g　福泽泻 100g　粉猪苓 100g　怀山药 100g　大生地 150g　延胡索 150g　汉防己 100g　生米仁 300g　车前子炒 150g　大青叶 150g　板蓝根 150g　忍冬藤 150g　马齿苋 150g　豨莶草 150g　斑虎杖 100g　川黄柏 100g　肥知母 100g　锦茵陈 150g　枸杞子 100g　制黄精 100g　生甘草 60g　奎红枣 100g　陈阿胶 300g　建文冰 250g　后二味收膏时用

熬膏不用酒,按传统方法熬膏滋。

(4)老年性骨质疏松——秦氏补肾壮骨膏方组成

高丽参研粉加入膏中 100g　潞党参 300g　炙黄芪 300g　焦白术 100g　云茯苓 100g　炙

甘草 60g　全当归 100g　大熟地 150g　制首乌 300g　茱萸肉 150g　怀山药 150g　粉丹皮 100g　巴戟肉 100g　淡苁蓉 100g　仙灵脾 100g　炒白芍 100g　大川芎 100g　炙鳖甲 300g　炙龟甲 300g　鸡血藤 150g　煅龙骨 300g　煅牡蛎 300g　补骨脂 100g　五味子 100g　骨碎补 100g　焦谷芽 100g　焦麦芽 100g　炙鸡内金 100g　大麦冬 100g　黑玄参 100g　干芦根 100g　川石斛 100g　奎红枣 500g　鹿角胶 100g　龟甲胶 100g　陈阿胶 150g　建文冰 250g　陈黄酒 100g　后五味收膏时用

按传统方法熬膏滋。

按:中医学认为,上述四种疾病都是属于“痹病”范畴,均为骨质关节疾病。根据“肾主骨”的理论,这四种疾病的根源均在于“肾之精气”不足或虚亏,骨节坚实次于常人。长期感受风、寒、湿、热之邪,侵袭于骨节,留而不去,气血失荣,瘀凝着于骨节,遂致骨节发生变性及病变。由于发生病变的部位及症状不同,故病名不同,可谓“异病而同源”。治则均应以补肾壮骨、益气养血为主。再根据寒、热、虚、实不同的症状辅以对症之方药。

在类风湿关节炎、痛风、强直性脊柱炎的方剂中均加入渗利之药,使风、寒、湿、热及瘀凝之邪从小便中排出,有利于病症较快缓解或者减轻。但对于老年性骨质疏松则不宜用渗利之药。

（洪钰芳　程　玲）

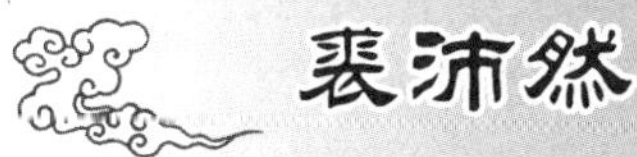

裘沛然

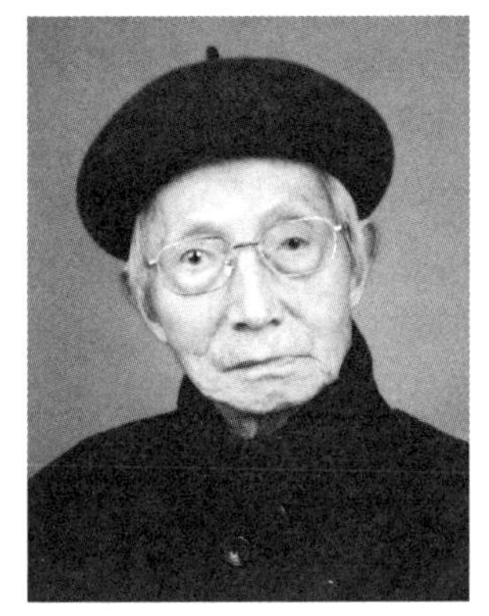

裘沛然(1916—2010),祖籍浙江慈溪。生前为上海中医药大学终身教授,博士生导师,上海中医药大学及上海市中医药研究院专家委员会主任,上海文史馆馆员,《辞海》编委会副主编兼中医学科主编,是全国500名老中医药专家学术经验继承人的导师之一。曾于1980年担任国家科委中医组成员,1981年任卫生部医学科学委员会委员,1979年被评为上海市劳动模范,1983年荣获英国剑桥国际名人传记中心颁发的"20世纪成就奖",2008年获上海市医学贡献奖,2009年被人力资源和社会保障部、卫生部、国家中医药管理局评为首届"国医大师"。曾主持编写和主编的著作达40余部。其中《裘沛然选集》获中华中医药学会学术著作奖一等奖,主编《中国医籍大辞典》获第五届国家辞书奖一等奖、教育部科技进步二等奖。所撰论文30余篇,其中《疑难病症中医治法研究》一文获中华全国中医学会颁布的优秀论文一等奖。早年主持研究的"经络玻璃人"模型及脉象模型,曾分别荣获国家工业二等奖、三等奖。

一、临床经验

(一)识病务精

临床辨证施治开膏方最关键的是识病要精确。如何做到辨证识病之精,首先要树立正确的临床思维方法。所谓"医者意也"一语,其意字属于广义的"意",它包括《内经》中所述的"心-意-思-虑-智"等对客观事物的反映和思维活动的全过程。故许胤宗说:"医特意凭,思虑精则得之。"所以意即指精湛的思虑而言。《素问·金匮真言论》谓:"谨察五脏六腑,一逆一从,阴阳表里,雌雄之纪,藏之心意,合心于精。"说明医者诊察疾病必须谨慎而尽心,要细致入微地观察病者脏腑阴阳的偏性和逆从情况,分析病情必须极为精细,只有专心致意,精心思虑,才能作出精密的识病判断。识病之精,还强调须讲究原则性和灵活性。所谓原则性,就是紧扣疾病之本质,通过审证求因,即精心观察而辨析机体,通过对致病因素及外界环境的反应情况来把握疾病的本质;所谓灵活性,即对疾病的演变过程作全面的观察分析,既注意邪正相争的态势,又关注各种环境因素以及病者的体质、精神状况等对疾病的密切影响,然后根据邪正盛衰和标本缓急等具体情况,作出客观而全面的识病判断,才能制订切合个体实际的膏方治疗措施。

(二)大方复治

膏方的配伍组方最能体现大方复治的特点。先生曾经对《备急千金要方》《外台秘要》等文献中针对复杂病情而设的一些所谓"大方",熔寒热补泻于一炉的大量方剂以及孙思邈“反、激、逆、从”等治法，做过潜心研究，并仔细梳理分析其组方特点，认为许多大方复治的良方其组方原则和配伍方法，并非“杂乱无意”，而是“杂而有序”“乱中有序”，其严谨而灵动的配伍之法，独具匠心，既有章法，又次序井然，深感其制方奥妙无穷，并经过几十年临床实践的尝试和探索，才真正体会到大方复治的独特功效。

大方复治的关键是广集寒热温凉气血攻补于一方，来治疗某些病机表现为气血同病，病邪久恋、寒热虚实兼杂的病证。在临床上，尤其是针对病势缠绵，症情复杂之证，采用大方复治的膏方来调治颇为适宜。是法所用药味多，药性寒热温凉、补泻疏调兼融，与复杂病机更为合拍。如治疗支气管哮喘、十二指肠溃疡、高血压、高脂血症、肝炎、肾炎等反复发作、迁延难愈的顽症痼疾，只要对大方复治的膏方运用恰当往往具有意想不到的疗效。仔细分析诸多膏方，可以发现，常常是补血又祛瘀，补气又散结，培脾又攻下，温阳又清热，收涩又通利，可谓集众法于膏方之中，看似药味庞杂，实乃治有章法，故多可取桴鼓之效。

（三）培补脾肾

在中医理论体系中十分强调“肾为先天之根，脾为后天之本”。水谷之精微赖脾气之输化，脏腑之功能恃肾气以鼓舞。因此，古代名家遇到宿疾缠绵之证，多强调调补脾肾。自孙思邈等医家提出“补肾不如补脾”之后，南宋严用和更重视“补脾不若补肾”说，历史的经验告诉我们两者皆不可偏废。实际上脾肾之间在生理上相存相依，病理上又互为因果，所以脾肾同治在膏方中颇为适用。在临床上所见诸多疑难病、慢性病证，大多表现为脾肾两亏，故以培补脾肾作为主要治法正是切合此类病机，只是孰轻孰重尚须仔细分辨，设方遣药更应灵活变化，主次分明。

补脾重在升降，益肾主于水火。即补脾须寓于调节升降，既用人参、黄芪、白术、甘草之类健脾以升发，又多伍入黄芩、黄连、半夏之属以辛开苦降，以升降相合共奏补脾滋养化源之功；而补肾之法常水火并调，以生地、龟甲、山萸肉、黄柏等补肾水，用巴戟天、枸杞子、锁阳、仙灵脾、仙茅、鹿角胶等温肾阳，冀培补肾中阴阳而收精气互生之效。如治疗支气管哮喘，在缓解期常用膏方来调治，除了治痰饮之法“当以温药和之”，因临证还多见患者有气短、语言低微、食少脘痞，或大便不实，并常因饮食不当而诱发，故治宜健脾益气，行气化痰，药用党参、生晒参、黄芪、苍术、白术、茯苓、陈皮等；又因多见肾虚之象，如短气息促，动则更甚，吸气不利，腰膝酸软，耳鸣眩晕等，因此，宜补肾以纳气，常用补骨脂、巴戟天、紫河车、坎炁等。总之，诸多慢性病或迁延顽症，大多采用以脾肾双补为基础的膏方来调治。

（四）补泻互寓

补法与泻法乃中医治病之常法，是针对正虚与邪实而设。补泻相兼在膏方治疗中极为多见，其关键是辨证须精准，补泻配伍须精妙。秦伯未大师曾云：“治内伤于虚处求实，治外感于实处求虚，乃用药之矩镬。”无论是内伤致虚，抑或邪实新感，凡证见病邪内蕴与正气削伐并存，皆属本虚标实之证。诸多病证迁延，缠绵顽症，疑难杂病，多为虚实相兼，运用膏方治疗时须根据虚实之多寡，又有“寓补于泻”及“寓泻于补”之殊。如当归六黄汤，以补气养血与清热泻火并重，不仅常用于治疗糖尿病、皮肤瘙痒症等，甚至还可移用于治疗肝硬化等疾病，其病机特点皆为热毒未清、正气已虚，因此可攻补兼施。既可以此为基础方加减变化，又可数病合参，只要病机相合，均可依据

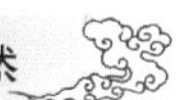

具体病证之异同而消息进退，灵活化裁。如治疗糖尿病、高脂血症，既有党参、人参、黄芪、山药等健脾补气，以及熟地黄、山萸肉、潼蒺藜、冬虫夏草等补肾壮阳，同时又见藿香、紫苏梗、苍术、厚朴、半夏、陈皮等燥湿化痰，其补泻互寓之法，对降糖消脂颇有疗效。

（五）寒热并投

临床所见一些疑难病证其病机单纯寒热者较少见，而以寒热错杂者为多，此乃阴阳互根，寒热转化之理。诸多慢性疾患，以膏方调治，其处方遣药强调以平为期，以和为贵，依据疾病特点，常寒热并投。如治疗十二指肠溃疡，既有高良姜、荜茇、香附、木香之温中理气，也有党参、人参等温中补气，以及桂枝、细辛温经通阳，同时还配伍黄连、黄芩等寒凉泻火之品；其阴阳寒热并调，可明显缓解胃痛，有利于溃疡之愈合。又如治疗月经失调，不仅有黄芩、黄连清肝泻火，牡丹皮之凉血清热，并参入冬虫夏草、仙灵脾、仙茅、续断等温补肾阳，此寒热并投，反激逆从之法，更有助于调整月经先期或衍后。再如治疗支气管哮喘，以黄芩、桑白皮、龙胆草清泻肺火，与麻黄、桂枝、干姜、细辛温化寒饮为伍，又以补骨脂、巴戟天等温补肾阳，寒凉与温热并投，此补肾纳气与清肺化饮熔于一炉，可使阳气得振则浊饮潜消，肺气清利而气道通畅。

（六）动静结合

人身本乎阴阳，阴阳见乎动静。动静合宜，气血和畅，动静失调，气血乖乱。故凡膏方用药，必须把握动静变化，既不可拘泥，又不能偏颇。如治疗偏头痛之膏方，既用丹参、藏红花、大蜈蚣通利血脉以止痛，又配伍芍药、甘草以缓急止痛，再结合野山人参、地黄、首乌益气养血，此动静相合，补中寓行，气旺而血行，气机流畅则通而不痛。充分体现静中佐动，动中有静而相得益彰之要旨。即使是调理亚健康状态的膏方，同样应遵循动静相合的原则，如以丹参、川芎、藏红花之灵动，再配伍山萸肉、金樱子等固摄内敛，此乃动中兼守补的巧妙配合运用，更有利于机体气血顺畅、阴阳调和，以达健体强身之效。

（七）敛散相合

敛，指收敛耗散之阳气阴津；散，指解除邪气。敛散相合的配伍法更适用于正虚邪恋的复杂病情。例如，膏方治疗支气管哮喘，肺气正虚，伏饮留恋，又多兼夹外邪，此时可仿仲景小青龙汤法，用麻黄、桂枝、细辛等以宣散在表之邪；以细辛、干姜等散寒蠲饮，并配合五味子、蛤蚧、诃子肉等收敛耗散之肺气，两者一散一收，使邪气去而肺气和，咳喘之疾多可向愈。

（八）不同疾病的具体运用

高血压：本病属中医学“眩晕”“头痛”等范畴。其发病多与情志失调、饮食不节、内伤虚损等因素有关，尤其是与精神心理因素、外界不良刺激密切相关。如长期精神紧张或忧思恼怒、心情压抑，使肝气郁结，郁久化火；或恣食肥甘，或饮酒过度，痰湿内生，久蕴化火；或烦劳过度，暗耗气阴，气虚不荣，肾水不足，水不涵木，遂成肝阳上亢；或水液不能上承于心，则心火内扰而夜不安眠；或房室不节，肾精亏损，因肝肾同源，使肝失所养，肝阴不足，肝阳偏亢。诸多外因、内因皆可导致高血压。病情严重者，甚至会发生中风、昏厥等危象。故宜平肝潜阳、育阴益精、清热化痰、活血通络为主要治法。因此，可用天麻、钩藤、石决明、地黄、麦冬、黄芩、黄连、半夏、茯苓之属；并加用丹参、红花、川芎等活血行气；见气虚明显者，用人参、黄芪等补气健脾；夜寐不安者，加当归、酸枣仁、茯神、五味子、夜交藤、远志等养血宁心；头胀痛严重者，加白芷、延胡索、大蜈蚣等通络止痛。如与心理因素、情志失调有明显关联，除了疏肝解郁、清心宁神，更应注意心理疏导，晓之以理，以情感化。尤其值得注意的是，高血压往往病情复杂，不要把高血压的中医病机过于简单化、刻板化，切不可局限于所谓临床分型的诊疗思路，而拘泥于成法套方，而更应重视整体观，不仅辨其风、火、痰、虚、瘀，更须综合辨其气血、寒热、标本、缓急以及体质类型，方可使膏方治疗达到更佳疗效。

支气管哮喘：本病属中医学“咳嗽”“喘息”“痰饮”等范畴，是一种以呼吸喘促、喉间哮鸣有声伴咳嗽为特征的疾病，在哮喘缓解期其症状相对轻微，或伴有乏力、胸闷、动则气短等。本病可因感冒、鼻炎、气候变化、疲劳、饮食不当、起居失宜，以及特殊环境等诱因而发作，病程常历时数年，甚至数十年而反复发作不愈。痰饮内伏是哮喘迁延难愈的宿根，多遇新邪引动而触发，故新感与伏饮交炽，痰气搏击，痰随气上，壅塞气道，使肺气宣发、肃降功能失常，是哮喘的基本病机。饮为阴饮，性质属寒；外邪入里又易化热，故表现为外邪与伏饮胶结，寒邪与痰热混杂；而脾虚生痰，肾虚泛饮等均可以波及于肺。肺金肾水，金水相生，共主呼吸运动，同司水液代谢，故本病出现气短不续、呼多吸少、喉间痰鸣多与肺肾相关。如林珮琴《类证治裁·喘证》谓：“肺为气之主，肾为气之根；肺主出气，肾主纳气，阴阳相交，呼吸乃和。若出纳升降失常，斯喘作矣。”南宋杨士瀛《仁斋直指方论·咳嗽》强调指出：“肺主气也，肾纳气也；肺为气之主，肾为气之藏。凡咳嗽暴重，引动百骸，自觉气从脐下逆而上者，此肾虚不能收气归元也，当以补骨脂、安肾丸主之，勿徒从事于宁肺。”鉴于本病既为肺、脾、肾之虚，又见痰饮内伏之实，故以小青龙汤、金水六君煎、真武汤三方合参，加减化裁以标本兼施。小青龙汤温肺化饮，平喘止咳；金水六君煎以当归、熟地黄滋养肺肾，养阴和血治其本，二陈汤燥湿化痰以治标，真武汤以温脾肾阳气、散内停水饮。如见肺脾两虚加北沙参、南沙参、生黄芪、生晒参，肺热未清加黄芩、龙胆草等，止咳化痰可加紫菀、款冬、浙贝母、川贝母，大剂量用甘草，旨在甘草为止咳之良药，用参蛤散配伍之药对，则重在补气摄纳。数方相配，合理化裁而组成的膏方，对于治愈哮喘之宿疾颇有疗效。

十二指肠溃疡：本病属中医学“胃脘痛”“吞酸”“嘈杂”等范畴。临床上以反复发作性、节律性中上腹疼痛为特点，多伴有反胃、吞酸、嗳气、嘈杂，进则呕血、便血等症。其发病多由饮食不节，过食炙煿肥腻，生冷腌制、辛辣厚味之物以及饮酒过度所致，或长期忧思郁怒，精神紧张，以致损伤脾胃之气，使脾升胃降失去平衡，导致脾胃虚衰，湿浊内生，久郁化火，灼伤胃络，使水谷不能腐熟，津液不得化生；如此日久反复发作，使脾胃之气更虚，久病及肾，使脾肾两亏；湿热之邪，久羁胃中，更难速愈。导致胃气上逆而反胃吐酸，嗳气频频；胃略灼伤则胃痛而嘈杂；嗜食寒凉生冷，饥饱失常，损及脾阳，以致脾胃虚寒，不能消化谷食，终致反胃欲吐；酒食不节，七情所伤，肝胃气机不利，郁滞胃络，气滞上瘀使胃络受阻，气血不和，使胃腑受纳、和降功能不及，饮食蕴结不化而成反胃或疼痛。“诸逆冲上，皆属于火”“诸呕吐酸，皆属于热”，故胃脘疼痛大多属于热，也有寒凉伤胃或脾胃虚寒者，或为气滞血瘀，胃络不通者。故宜温中散寒，或清化湿热，理气活血，或健胃理气，或和胃降逆，或健脾培补，或脾胃兼顾，或补脾温阳等。常以高良姜、制香附、荜茇、枳壳、竹茹、旋覆花、砂仁、佛手、香橼皮等温中理气降逆；以煅牡蛎、

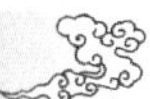

煅海螵蛸、延胡索、木香等止酸止痛；以黄芩、黄连、川厚朴、苍术、制半夏、广陈皮、云茯苓、藿香、苏梗清化湿热、芳香化湿；又以党参、太子参、生晒参、生白术、怀山药等健脾益气。全方温中有清，补中寓化，寒热并投，升降合度，补泻兼施。既以治本为重，又以祛邪相合，整体调治，方可提高疗效。

二、防治优势

通过膏方治疗临床疑难杂症，除了针对疾病可以辨病施治外，更重要的是可以全方位来分析病性，即辨证论治，使辨病与辨证相结合，因此能全面加以兼顾，其大多采用大方复治的方法，既有重点治疗方案，又有次症与兼症的治疗措施，在中医学整体观理论指导下，加以整体调治，其功效甚至有可能超过平时单独处方所产生的功效。如治疗高血压，除了滋阴潜阳法可有效控制或降低血压，再通过补气养血，清利虚热，或清化湿热、疏肝解郁、活血化瘀、温补肾阳等法，能使高血压患者得以全身心调治，许多高血压患者通过1个多月膏方的服用后，其第二年春季时的血压大多比较平稳，有的病人甚至血压降到临界状态，并能维持较长的时间而未出现血压反弹现象，还可辅助早期高血压患者降压药减量或在夏季时可撤停西药。

由于膏方组成的药味明显多于平时的处方，尤其是扶正的药味更是明显增多，而且扶正的方法更为丰富，有补气养血、健脾补肾、益精填髓、纳气归元，甚至可五脏并调，润筋通络等，通过整体的补养，使扶正达邪的效果更胜一筹。如治疗十二指肠溃疡，平时大多针对湿热气滞、胃气不和，或中焦虚寒，分别采用清化湿热、和胃降逆，理气解郁、温中散寒等，然而膏方中能够在这些治法的基础上，加大益气补血、健脾补肾之力，更有助于患者正气恢复，加快溃疡的愈合。实践证明，此类患者通过服用含有熟地黄、阿胶、鹿角胶以及大剂量的生晒参等，同时又能合理伍入白术、茯苓、佛手、砂仁、苍术、香橼皮、怀山药、六神曲等，患者在服用膏方后并未出现纳呆、腹胀等症。因此，只要配伍巧妙，扶正与祛邪合理搭配，终能使临床疗效进一步提高。

又如治疗支气管哮喘这类疾病，平时处方大多针对急性期或缓解期的不同特征而分别加以治疗，又多局限于临床分类而施治，大多有一定的疗效，但是常有反复发作之象，多数未能彻底治愈宿疾。而在开具膏方时，可以将临床数种分类加以整合，再根据患者体质特征，年龄层次以及不同证候特点加以整体考虑，分清主次与兼症，加以甄别辨析，这样可以得出一个完整的治疗方案，更具有针对性和整体性，也就更具有个性化的特点。治疗支气管哮喘的膏方还有一个特点，就是明显加大补益肺气与补肾纳气的作用，使其真正达到治本的效果，许多患者通过服用1料膏方，甚至2料、3料膏方之后，其“痰饮内伏”之宿根得以完全消除，最终使哮喘顽疾临床治愈。

三、医案精选

1. 支气管哮喘案

朱某，女，63岁。2007年12月6日就诊。支气管哮喘反复发作20多年，秋冬与冬春季节发作较频，经常因感冒而诱发，咳嗽痰稀，多泡沫痰，时有黄痰，入夜咳甚，喘促气短，上楼气急，伴有胸闷、疲倦乏力、喉间痰阻，纳食欠佳，寐安，便畅，下肢无水肿。脉细弦带滑，苔薄腻，舌淡红。处方：

净麻黄120g　川桂枝120g　炙苏子120g　淡干姜90g　北细辛100g　淡黄芩150g

龙胆草 45g　制半夏 150g　广陈皮 90g　生白术 120g　补骨脂 180g　全当归 150g　大熟地 250g　云茯苓 150g　生甘草 180g　赤芍 150g　白芍 150g　五味子 90g　大枣 90g　青防风 150g　玉蝴蝶 45g　桑白皮 120g　嫩前胡 100g　嫩白前 100g　天竺子 120g　诃子肉 240g　炙紫菀 120g　炙款冬 120g　杏仁 150g　桃仁 150g　炒枳壳 120g　巴戟天 150g　南沙参 180g　北沙参 180g　生黄芪 250g　象贝 90g　川贝 90g　焦山楂 150g　焦六曲 150g　生晒参 120g　蛤蚧研细末 2 对

上药和匀，浓煎取汁，共煎 3 次，和匀。加阿胶 500g、紫河车粉 100g、冰糖 400g、黄酒 250g，浓缩收膏。

按：高年体虚，肺脾肾俱亏，内有伏邪，兼夹痰热，故以小青龙汤、金水六君煎、玉屏风散、苓桂术甘汤、肾着汤、参蛤散等数方合参，咳喘兼施，标本兼顾。加紫河车粉以增强补肾纳气之功。全方寒热并投，补泻兼施，有利于最终控制哮喘顽疾。

2. 高血压失眠案

于某，女，63 岁，2005 年 11 月 29 日初诊。高血压近 10 年，长期服降压药，血压经常在 130~140/90~96mmHg 左右，头晕头痛，心情烦躁，容易紧张，夜寐欠安，梦多纷扰，视力模糊，疲惫乏力，腰膝酸软，纳食不馨，二便调畅。脉弦细，苔薄白，舌偏黯红。治拟益气养血，育阴潜阳，宁心安神，活血通络。处方：

野山人参 8g　潞党参 150g　生黄芪 300g　全当归 180g　生地 250g　熟地 250g　丹参 180g　五味子 80g　酸枣仁 180g　延胡索 180g　霍山石斛 25g　广木香 100g　麦门冬 150g　生白术 150g　川雅连 45g　制香附 120g　藿香 150g　苏梗 150g　川厚朴 100g　制木香 150g　冬虫夏草 25g　藏红花 10g　焦山楂 150g　焦六曲 150g　夜交藤 150g　黄芩 120g　炙甘草 120g　香白芷 120g　天麻 120g　石决明 300g　滁菊花 90g　茯苓神各 120g　大蜈蚣 20 条　制苍术 150g　炙远志 50g　大川芎 150g

上药和匀，浓煎 3 次取汁，加阿胶 250g、龟甲胶 250g、胡桃肉 100g、饴糖 200g、冰糖 400g、黄酒 250g，收膏。

四诊：2008 年 12 月 12 日。血压基本稳定，仅偶有升高，不服降压药，血压多为临界状态。夜寐时好时差，不足为病。纳可，便畅，脉小弦，苔薄白，舌略偏黯红。处方：

野山人参 15g　生地 200g　熟地 200g　铁皮枫斗 100g　炒白术 180g　枸杞子 150g　墨旱莲 120g　制首乌 150g　冬虫夏草 30g　丹参 180g　制半夏 150g　酸枣仁 200g　夜交藤 150g　茯苓神各 120g　雅连 90g　淡黄芩 150g　大蜈蚣 20 条　藏红花 10g　藿苏梗 150g　江枳壳 150g　香白芷 150g　生白芍 150g　炙甘草 150g　滁菊花 150g　怀山药 150g

上药和匀，煎取浓汁，共煎 3 次，和匀后加龟甲胶 250g、阿胶 250g、胡桃肉 90g、冰糖 250g、饴糖 180g、陈酒 250g，浓缩取汁，收膏。

日服 2 次，每次 1 匙，开水冲服。

按：年过花甲，气阴两亏，肝肾不足，肝阳上亢为高血压之本；血不养心则失眠。故以益气滋阴、平肝潜阳、养血宁心为主要治法。并以大蜈蚣、香白芷、延胡索等通络以止头痛，以丹参、川芎、藏红花活血化瘀，以黄芩、滁菊花清肝明目，以黄连、茯苓、藿香、紫苏梗、厚朴等清化湿热，又以冬虫夏草温补肾阳，使其阴得阳助。全方阴中有阳，阳中有阴，寒温并用，补中有泻，配伍合理，主次分明。患者每年冬季以膏方调补，平时基本不服药，多年来精力体力

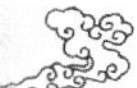

充足，亦无小恙染身。

3. **糖尿病伴高脂血症案**

李某，男，53岁。2008年10月31日就诊。高血压12年，高脂血症5年。神疲乏力，口干欲饮，腰酸腿软，尿多泡沫，偶有眩晕，夜寐不佳，心情烦躁，手足欠温，无下肢麻木疼痛，纳佳，大便较干。脉濡软，苔薄腻，舌红。治拟益气滋阴，健脾补肾，清热化浊。处方：

潞党参90g　苍术90g　白术90g　茯苓120g　茯神120g　炙甘草90g　大熟地150g　山萸肉120g　怀山药100g　广木香90g　全当归120g　大川芎90g　生白芍90g　粉葛根200g　天花粉180g　蚕茧壳150g　酸枣仁150g　远志肉60g　铁皮枫斗50g　川厚朴60g　藿苏梗60g　厚杜仲90g　潼蒺藜60g　紫丹参90g　黄精60g　肥玉竹60g　制半夏60g　广陈皮50g　女贞子60g　墨旱莲60g　生黄芪150g　川桂枝80g　川雅连60g　野山人参15g　冬虫夏草12g

上药和匀，浓煎取三汁，和匀加龟甲胶250g、阿胶400g、木糖醇500g、饴糖150g、胡桃肉100g、陈黄酒250g，浓煎取膏。

按：气阴两虚，脾肾两亏；湿浊内蕴，郁久化热。故以四君子汤、六味地黄汤、当归六黄汤、二陈汤数方合力为治，以扶正为主，脾肾双补，调理气血，清化湿浊。补泻兼顾，寒热并用，相辅相成。尤其是用桂枝一味，寓有反激之意，独具匠心，颇有特色。

4. **十二指肠溃疡案**

林某，男，46岁，2006年11月26日就诊。十二指肠溃疡史5年，胃痛反复发作。半年前查胃镜示：十二指肠球部见两处溃疡（0.8cm×1.0cm、0.4cm×0.6cm）。常规西药治疗1个月后疼痛明显减轻，2个月前因饮食不慎饮酒过量，胃痛复作，改服中药治疗，症情略有好转。刻下胃脘痞满胀痛，饥饿时疼痛更甚，进食稍安，得温痛减，摩腹后疼痛胀满暂得缓解；平素嘈杂泛酸，嗳气频作，畏凉喜温，纳食尚可，大便先干后稀、日行2次；不耐劳累，神疲困倦；面色少华，形体消瘦。脉弦细，苔薄白腻，舌淡红。治拟健脾温中，理气降逆，和胃止酸，清化湿热。处方：

高良姜120g　制香附120g　潞党参200g　炒白术150g　云茯苓120g　生甘草120g　川雅连120g　全当归180g　延胡索200g　轻马勃[包]45g　煅牡蛎400g　煅海螵蛸180g　荜茇100g　北细辛90g　大蜈蚣20条　香橼皮90g　佛手柑45g　炒枳壳120g　广木香100g　藿苏梗120g　川厚朴120g　制苍术120g　麦门冬150g　姜竹茹90g　旋覆花[包]120g　淡黄芩150g　青皮60g　陈皮60g　生黄芪250g　大砂仁90g　大熟地180g　怀山药150g　霍山石斛30g　生晒参180g　太子参150g　焦六曲120g

上药和匀，共煎3次取浓汁，加阿胶200g、鹿角胶200g、冰糖250g、饴糖250g、陈黄酒250g，浓缩取汁，收膏。

按：本病属中医学“胃脘痛”“嘈杂”“吐酸”等范畴。多因饮食失调、精神紧张、思虑过度、禀赋不足等综合因素而致病。饮食生冷，则寒凉伤胃；过食辛辣香燥、醇酒肥甘，则痰湿内聚，郁久化热；情志失调，则肝胃不和，气失顺降；思虑过劳，则伤及肝胃心脾；体质虚弱则脾失健运。本案患者素来体亏，长期过劳，运筹谋虑过度，加之饮食不节，导致胃痛反复缠绵，迁延未愈。故设寒温并蓄，攻补兼施之法，以良附丸、香砂六君子汤、不换金正气散、甘草泻心汤等方相合。补脾胃用太子参、党参、黄芪、生晒参等，温中理气用高良姜、制香附、荜茇、香橼皮、陈皮等，清化湿热用黄连、黄芩、川厚朴、制苍术、云茯苓、制半夏等，芳香化湿用藿香、紫苏梗、佛手柑等，止酸用煅牡蛎、煅海螵蛸，降气用竹茹、旋覆花、砂仁等，理气通络止痛用延胡索、北细辛、广木香、大蜈蚣等，滋养胃阴用麦门冬、怀山药、霍山石斛等；其中甘草用量达120g之多，乃取甘草泻心汤（即半夏泻心汤加甘草一两）之意，重在和胃消痞。体现了扶正而不碍邪，祛邪而不伤正，理气而不伤脾，和胃而不伤气的中医整体观、恒动观的学术特色。全方巧妙配伍，灵活化裁，颇有章法。

5. 月经失调案

屠某，女，37岁，2003年11月30日初诊。近2年来月经或提前或衍后，经量逐渐减少，经色偏黯，夹有血块，平素精神委顿，疲惫乏力，腰膝酸软，夜寐多梦，纳食欠佳，大便时调时溏。脉细少力，苔薄白，舌淡黯。治拟调理冲任，益气养血，宁心健脾，补益肝肾。处方：

野山人参5g　生晒参150g　生黄芪300g　炒白术180g　茯苓100g　茯神100g　炙甘草100g　大熟地300g　全当归180g　藏红花30g　紫丹参180g　益母草180g　枸杞子200g　酸枣仁150g　广木香100g　藿苏梗150g　炙龟甲200g　厚杜仲150g　霍山石斛30g　炒怀山药150g　夜交藤150g　墨旱莲120g　女贞子120g　大川芎150g　焦山楂120g　焦六曲120g

上药捣碎，浓煎取汁，共煎3次和匀，过滤后加阿胶500g、鹿角胶300g、胡桃肉200g、饴糖500g、冰糖300g，收膏。

五诊：2008年12月12日。每年冬季膏方调理，坚持数年。经汛按期而至，经量时多时少，经血偏紫黯，但无血块。近2个月漏下不止，10日净，夜寐多梦，晨起眩晕，乏力神疲，仍有腰酸，偶有胃中嘈杂，纳食尚可，二便调畅。脉细软少力，苔薄白，舌淡红。治拟补气活血，健脾补肾，宁心安神，调经止带。处方：

野山人参15g　全当归180g　制香附120g　炒白术150g　霍山石斛80g　川厚朴100g　广木香120g　冬虫夏草30g　牛角腮150g　仙灵脾150g　仙茅180g　香白芷150g　炙甘草120g　杜仲120g　明天麻120g　大熟地200g　川芎150g　川雅连90g　藏红花15g　珍珠母300g　左牡蛎300g　焦山楂120g　焦六曲120g　黄芩180g　酸枣仁200g　远志肉100g　川续断120g　丹皮120g　丹参120g　陈皮90g

上药和匀，煎取浓汁，共煎3次，和匀，加阿胶250g、龟甲胶250g、胡桃肉100g、冰糖250g、饴糖150g、陈酒250g，浓煎收膏。

日服2次，每次服1匙，开水冲服。

按：《妇科经纶》载曰："经者常候也，谓候其一身之阴阳衍伏，知其安危，故每月以至，太过不及，皆为不调，阳太过则先期而至，阴不及则后时而来；其乍多乍少，断绝不行，崩漏不止，皆由阴阳盛衰所致。"《傅青主女科·调经》认为："先期而来少者，火热而水不足也。"《景岳全书·妇人规》亦谓："后期而至者，本属血虚。"本案患者经期或前或后，量少色黯，漏下不止，夜寐不宁，此乃阴阳俱亏，气血不足，冲任失调，心失所养。《内经》认为，年过五七，阳明脉衰；又与劳逸适度，情志失调，饮食不节有关。故治宜滋养温阳，补气养血，调理冲任，健脾补肾为主，辅以清热宁心，行气活血。本膏方合四物汤、四君子汤、左归丸、右归丸，龟鹿二仙膏等组方。方中以大熟地、女贞子、枸杞子、炙龟甲、鹿角胶、仙灵脾、仙茅、杜仲、川续断、冬虫夏草等滋肾阴、温肾阳；以野山人参、生晒参、生黄芪、全当归、阿胶等

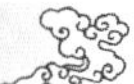

补气养血；以制香附、全当归、益母草、大川芎等调理冲任；龟甲走任脉、鹿角走督脉，一阴一阳，相互为用，有助于调经；以合欢皮、制香附疏肝解郁；以酸枣仁、夜交藤、茯神、远志肉、左牡蛎、珍珠母等以宁心安神；更以丹参、西藏红花、大川芎等行气活血；又以黄连、黄芩等清心胃之火，还可调和方中药味温热之性。全方阴中寓阳，阳中寓阴，动静结合，温凉并用，攻补兼施。

（李孝刚　王庆其）

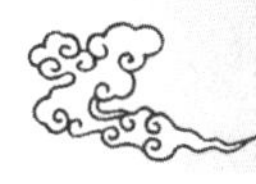

邵长荣

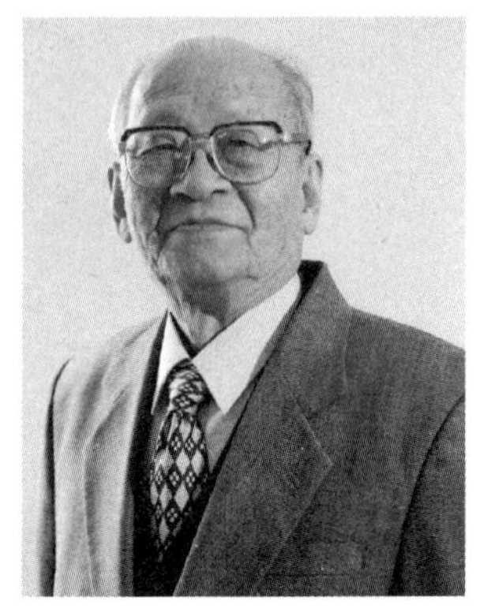

邵长荣(1925—2013),浙江慈溪人,上海中医药大学附属龙华医院教授、主任医师,上海市名中医,第二批全国老中医药专家学术经验继承工作指导老师。曾任全国中西医结合呼吸病专业委员会顾问,上海市中西医结合学会呼吸病专业委员会名誉主任委员,上海中医药大学及上海市中医药研究院专家委员会副秘书长,上海市结核病防治所顾问等职。共发表论文120余篇,主编、参编《龙华名医临证录——邵长荣学术经验撷英》《邵长荣肺科经验集》《邵长荣谈咳喘》《邵长荣实用中医肺病学》等著作15部。根据多年的临床经验,研制了系列抗痨中成药“芩部丹”“三草片”“复方功劳叶”“八宝养肺汤”“雪花片”等,其中“芩部丹”已获全国科技部“863”计划创新药物阶段成果奖、第二十一届上海市优秀发明选拔赛优秀发明二等奖、2009年中国国际工业博览会中国高校展区优秀展品奖三等奖;此外,还研制了治疗支气管哮喘和慢性支气管炎、肺气肿的系列中成药“川芎平喘合剂”“三参养肺汤”“三桑肾气汤”“平咳化痰合剂”“镇平片”“保肺片”等,其中“川芎平喘合剂”获上海市卫生局中医药科技进步奖三等奖。

一、临床经验

(一)强调辨证施治

在运用膏方治疗肺系疾病时,强调辨证施治为使其更有针对性。强调辨证施治,细察体质状况,分别施以益气、养血、滋阴、温阳的方法,又结合具体证候,兼顾温肺、清肺、化痰、消瘀等原则,常常将固本与治标相结合,扶正祛邪,平衡阴阳,调畅气血。既然膏方是以固本扶正为主,所以治疗亦从益肺、健脾和补肾入手。

肺虚:一般用于肺系疾病病史不长,发作症状较轻,周期较短的患者,以“参芪汤”及“玉屏风散”为代表,常用中药为黄芪、白术、防风、太子参等,可以补益肺气,祛风固表,增加免疫功能,对感冒有预防作用。在治疗中常选择胡颓叶(又名蒲颓叶),其性平味酸,治咳嗽上气,取其酸涩轻散,收敛肺气之功,胡颓叶与太子参等分,即古方“清肺散”之意,尤其适用于哮喘辨证有肺虚征象者。

脾虚:肺系疾病病期较长,缓解期常伴有咳嗽、咯痰,并伴有面色萎黄、胃纳不佳、神疲肢软等症,根据辨证,采用健脾和中法或健脾化痰法,常用处方为六君子汤加减,或用朱丹溪的“参术饮”等。脾胃乃后天之本,气血生化之源。健脾可以强肺,乃培土生金之理论;健脾又可以化痰,因为痰湿往往通过脾阳的运化功能而消除。

肾虚:一些肺系疾病既可以由于先天禀赋不足,肾气不充,也可因为病情反复,导致肾元亏虚,肾不纳气。即使在缓解期也常见动辄喘促、腰酸耳鸣、夜尿清长等肾虚证,所以在缓解期,补肾益气是关键。若肾阴亏虚以补肾养阴为基本法则,常选“七味都气丸”及“左归饮”

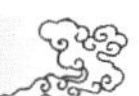

加减,常用药物有熟地、女贞子、黄精、枸杞、桑寄生、桑椹子等。若肾阳不振以温肾纳气为主,常常选择“金匮肾气丸”和“右归饮”等,常用药物为补骨脂、菟丝子、杜仲、狗脊、附子、巴戟天、肉苁蓉、紫河车、胡桃肉、仙灵脾、何首乌等。至于阴阳两虚者,应根据阴阳亏损的具体情况进行补益,以期达到阴阳平衡。

(二)不同疾病的具体运用

哮喘:在治本的同时,尚须注意分清寒哮与热哮。寒哮采用温肺散寒,化痰平喘法。《伤寒论》的“小青龙汤”往往在轻、中度发作时有一定的效果,是治疗“寒哮”有名的古方。对高血压、心脏病患者麻黄须慎用或避免使用,常以黄荆子代替,黄荆子是马鞭科黄荆的果实,性温,味辛苦,有祛风化湿、降气平喘的功效,而无麻黄升高血压、收缩血管的副作用。若咽喉不利,痰声辘辘者,在小青龙汤中加入射干一味,取“射干麻黄汤”之意;若伴有咽喉耳鼻发痒,及易打喷嚏流涕等情况,可加入辛夷、苍耳子、藿香、川芎等,芳香宣窍,顺气宽胸,可提高平喘效果;对于寒哮而兼痰湿阻肺的病人,在用药中可加入健脾化痰或温肺化饮之品,如橘皮、姜竹茹、熟附块、肉桂等。热哮治以清热宣肺,化痰定喘法。方用麻杏石甘汤或定喘汤,两方均由“三拗汤”加味而来。前者加石膏,后者加白果、黄芩、桑白皮、款冬花、苏子、半夏。若在治疗效果不甚显著时,还常加入地龙、蝉衣二味,地龙咸寒解痉,清热通络,蝉衣咸而甘寒,清咽宣肺,祛风解痉,可获疗效。

慢性阻塞性肺疾病:对于久咳久喘的患者当重视郁证和瘀证调治,反复咳喘,则肺气胀满,肺失治节,气滞血瘀。肝为一身气机调节之枢纽,故此时治疗常结合疏肝理气、活血化瘀的方法。常选中药有柴胡、郁金、川楝子、延胡索、川芎、赤芍、白芍、丹参、石菖蒲等。赤芍、白芍相配,取白芍柔肝理气,赤芍凉血散瘀,气血同治;石菖蒲、川芎同用,二者皆辛温味苦,辛开苦降,协同起到化湿开窍、活血行气的作用。

二、防治优势

肺系疾病如哮喘,中医认为多与“夙根”有关。“夙根”的含义较广,体质虚弱、过敏体质、气道高反应性都可能是形成支气管哮喘的“夙根”。就哮喘患者体质而言,多呈现虚寒、痰湿、瘀郁等特定状况,也印证了“久病必有痰”“久病必有瘀”的中医理论。正是由于“夙根”的存在,常常导致哮喘因感受外邪、饮食不慎、过度劳累而反复发作,迁延不愈。膏方则适合哮喘缓解期的病人(指服用膏方期间哮喘症状基本无发生),或相对缓解期的病人[指服用膏方期间哮喘症状未有急性发作,但间歇和(或)轻度地出现喘息、咳嗽、胸闷症状者]。根据辨证,或以扶正为主,或攻补兼施,融治疗、保健、养生为一体,通过膏方调治,起到“治未病”的作用。

间质性肺病是呼吸系统的疑难疾病,往往与肺脾肾三脏的虚损有关。这三脏的虚损发展先后有序,常常是先由肺及脾,再由脾及肾,或直接由肺及肾。本病初期病位在肺,病情较轻,肺组织器官的损害比较浅表,肺功能受影响也较小,此时虽然临床虚象不最显著,但不能等肺虚发展到脾虚、肾虚时才注意到补虚的问题。慢性肺病从肺虚发展到脾虚、肾虚往往需要经过一段时间,此时若及时予以益肺补气,可提高机体防御功能,阻断病情的进一步发展,药物可选太子参、玄参、沙参、黄芪、仙鹤草等,防患于未然。

三、医案精选

1. 哮喘合并肺气肿、肺源性心脏病案

朱某,女,41岁,1998年12月16日初诊。患者自1岁起出现喘息气促,后反复发作,未经控制。近年来仍发作频频,并逐渐出现活动后气促,下肢浮肿。来诊时仍间断发作喘促,咳嗽,咯吐黄痰,量不多,咯吐爽利。伴畏寒肢冷,口干,自汗,夜寐不安,胃纳尚可,二便通畅。舌质淡,苔薄白,脉细。患者自幼起病,为先天禀赋不足,肾气虚弱,哮喘久作,肾气肾阳更虚,而出现肾不纳气,阳不化阴的局面。治拟平喘止咳,补肺益肾。处方:

黄荆子 100g　麻黄根 100g　川桂枝 60g　赤芍药 200g　白芍药 200g　细辛 50g　青皮 100g　陈皮 100g　姜半夏 100g　嫩射干 150g　胡颓叶 150g　何首乌 150g　川芎 90g　石菖蒲 150g　川续断 100g　石韦 100g　仙鹤草 300g　女贞子 150g　杜仲 150g　狗脊 120g　牛膝 120g　蝉蜕 45g　黄芩 150g　补骨脂 150g　山茱萸 100g　生晒参另煎汁冲入100g

加:饴糖 250g　白冰糖 300g　陈阿胶加黄酒200ml炖烊500g　冲入收膏

二诊:1999 年 11 月 30 日。服药后哮喘发作明显减轻,但仍活动后气促。目前咳喘未作,再拟健脾固肺益肾立方。处方:

黄荆子 100g　麻黄根 100g　川桂枝 60g　赤芍药 180g　白芍药 180g　青皮 60g　陈皮 60g　麦门冬 100g　天门冬 100g　白茅根 300g　芦根 300g　女贞子 120g　杜仲 120g　补骨脂 120g　全瓜蒌 120g　猪苓 180g　茯苓 180g　薏苡仁 180g　狗脊 120g　怀山药 120g　芡实 60g　黄精 120g　生晒参煎汁冲入100g

加:饴糖 250g　白冰糖 250g　蜂蜜 150g　陈阿胶加黄酒200ml炖烊500g　冲入收膏

按:本案膏方,将治标与培本相结合。一诊处方包含四组用药:其一,小青龙汤中加射干一味,取“射干麻黄汤”之意,平喘而温化痰饮,为扶正中祛邪者,但在处方中以药性比较温和的黄荆子替代麻黄,同时麻黄根配合黄荆子起平喘止汗作用;其二,青皮、陈皮、半夏、川芎、石菖蒲健脾理气,化痰开窍,培本助运,疏通上下;其三,何首乌、女贞子、补骨脂、川续断、杜仲、狗脊、山茱萸等补肾填精,又配伍牛膝壮肾且引血下行;其四,酌配黄芩、蝉蜕清肺祛风。另外,用生晒参煎汁冲入,配胡颓叶、仙鹤草以收敛肺气,用阿胶养阴补血、冰糖润肺、饴糖温中健脾共同收膏。二诊时过 1 年,哮喘减轻。来诊时喘促未作,但舌苔薄腻,故在原方的基础上增加健脾祛湿之品,诸如猪苓、茯苓、薏苡仁、山药等。

2. 咳嗽变异型哮喘案

沈某,男,12 岁,2005 年 12 月 30 日初诊。患者自幼咳嗽,经久不愈,咳嗽少痰,质黏难咯,咳甚则喉中似有水鸡声。黄梅季节症状加重。无明显气喘,畏寒、流涕、喷嚏,过敏原测试对螨虫过敏。平素极易感冒,易汗出,胃纳不馨,大便偏干,舌淡,苔黄腻,脉细弦。患者过敏体质,自幼起病,又极易感冒出汗,胃纳不馨,结合舌象、脉象,证属先天禀赋不足,肾气未充,肺虚不固,脾失健运。治拟益肺固表,健脾化痰,补肾益气。处方:

黄芪 100g　白术 100g　防风 100g　姜竹茹 100g　炙款冬 100g　嫩射干 100g　青皮 60g　陈皮 60g　姜半夏 60g　太子参 100g　辛夷 50g　黄芩 100g　路路通 60g　薏苡仁 100g　茯苓 100g　藿香 100g　女贞子 100g　杜仲 100g　补骨脂 100g　胡颓叶 100g　益智仁 100g　焦六曲 60g　谷芽 100g　麦芽 100g　大枣 60g　生晒参另煎汁冲入100g

加:饴糖 150g　蜂蜜 100g　白冰糖 200g　陈阿胶黄酒200ml炖烊400g　如法收膏

按:本方以玉屏风散、六君子汤益肺健脾为基础,黄芩、辛夷、路路通、藿香芳香通窍抗过敏,配合女贞子、补骨脂、杜仲、益智仁补肾,焦六曲、谷芽、麦芽助运和胃。值得一提的是,在治疗儿童、少年哮喘时,选用补肾药物非常谨慎,尽量避免会引起性早熟的补肾之品,主要以提高机体免疫力,改善体质为重点。患者服用膏方之后,又以中药汤剂调理 3 个月,黄梅季

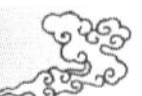

节未再发病。

3. **慢性阻塞性肺疾病案**

周某，男，65岁，1998年11月2日初诊。慢性支气管炎病史20余年，常年咳嗽，咯吐黏痰，如发作则痰色黄，咽痒，口干欲温饮，畏寒肢冷，胸闷，活动后气短，腰酸，胃纳可，二便调，夜寐安。既往有冠心病、心房颤动病史。舌质偏红，苔薄白，脉小弦。患者久咳，迁延不愈，兼见畏寒肢冷，动则气短，腰酸，结合舌脉，证属肺肾不足，气失摄纳，脾失健运。治拟泻肺补肾，健脾化痰。处方：

桑叶100g　桑白皮100g　桑椹子150g　桑寄生150g　平地木300g　功劳叶150g　青皮100g　陈皮100g　姜竹茹150g　女贞子150g　杜仲150g　补骨脂150g　淮小麦300g　黄芪300g　苍术150g　白术150g　猪苓150g　茯苓150g　防风100g　防己100g　藿香100g　全瓜蒌150g　黄芩150g　苍耳子100g　荜澄茄100g　益智仁150g　巴戟天150g　生晒参另煎汁冲入150g

加：阿胶黄酒200ml炖烊400g　鳖甲胶黄酒200ml炖烊150g　饴糖250g　白冰糖250g　收膏

二诊：1999年11月30日。经膏方服用后，患者咳嗽平息未发作，平日多痰，呈白色泡沫样，活动后气急，有时胸闷、腰酸，自汗以头部为甚，纳便调，夜寐安。舌质红，苔薄白，舌体胖，脉细滑。病位涉及肺、脾、肾，结合舌脉，辨证为肺肾不足，脾胃虚弱，治拟补益肺肾，健脾和胃。处方：

桑白皮100g　桑椹子100g　桑寄生120g　平地木300g　功劳叶150g　大丹参120g　白茅根300g　芦根300g　川芎60g　石菖蒲100g　款冬花100g　荜澄茄60g　吴茱萸50g　白蒺藜100g　苍术100g　白术100g　猪苓100g　茯苓100g　防风100g　防己100g　黄芪150g　西洋参粉冲150g　白冰糖300g　饴糖200g

加：陈阿胶用黄酒200ml炖烊400g　鳖甲胶用黄酒200ml炖烊150g　收膏

按：本案为慢性支气管炎、肺气肿的常见案例，咳喘日久，多累及肺、脾、肾三脏，因此在慢性支气管炎患者膏方处方中多运用固表补肺、健脾助运以及补肾益精之法，初诊主要以经验方“三桑汤”以及六君子汤加减组成，其中荜澄茄可起收敛温胃作用，多用于痰多胃寒者。二诊时，患者经膏方调理后，咳嗽有所缓解，但腰酸乏力，又见胸闷痰多，呈泡沫样，属于肾精未充，脾运不健，肺卫失固，所以益肾健脾补肺治之。

4. **陈旧性肺结核伴反复肺炎案**

董某，男，71岁，2006年12月11日初诊。患者反复咳嗽咯痰20年余，平素易感冒，咽中常有异物感，音哑，现咳嗽，痰多色黄白相兼，动则气急，怕冷甚，纳可，夜尿多，大便干，夜寐安。舌红，苔薄腻，脉小滑。有肺结核（右肺上叶已切除）史、咽喉炎史、反复肺炎史。证属肝郁肺热，气阴两虚，久病及肾，肾不纳气。治拟清肺平肝，益气养阴，补肾纳气。处方：

黄芩180g　炙百部100g　大丹参100g　鹿衔草120g　六月雪100g　平地木150g　功劳叶100g　天冬100g　麦冬100g　柏子仁120g　女贞子100g　杜仲100g　补骨脂100g　黄精100g　芦根100g　白茅根100g　炙款冬100g　仙鹤草100g　藏青果60g　蝉衣30g　西洋参100g　生晒参另煎汁冲入150g　蜂蜜250g　饴糖200g

加：陈阿胶加黄酒200ml炖烊300g　龟甲胶加黄酒200ml炖烊150g　冲入收膏

二诊：2007年12月5日。去年服用膏方后，感冒减少，未患肺炎，咳嗽咯痰减轻，痰白质黏，音哑，怕冷，动则气急，口干，纳可，夜尿频，大便干结，两日一行，夜寐安。舌红，苔根薄腻，脉细弦滑。再拟益气养阴，平肝清肺，健脾化痰，补肾纳气。处方：

炙黄芪 150g　炒白术 150g　炒防风 150g　潞党参 150g　麦门冬 120g　五味子 60g　平地木 150g　功劳叶 120g　淡子芩 150g　大丹参 100g　粉丹皮 100g　云茯苓 150g　广陈皮 100g　姜半夏 100g　姜竹茹 100g　炙紫菀 120g　款冬花 120g　川朴花 60g　桑叶 100g　桑白皮 100g　桑寄生 150g　桑椹子 120g　女贞子 150g　补骨脂 120g　制黄精 150g　制首乌 150g　六神曲 100g　西洋参[另煎汁冲入] 100g　生晒参[另煎汁冲入] 150g　蜂蜜 200g　饴糖 100g

加:陈阿胶[加黄酒200ml炖烊] 300g　龟甲胶[加黄酒200ml炖烊] 100g　冲入收膏

按:首诊中以清肺平肝为重点,选用自拟方"芩部丹"(黄芩、百部、丹参等)为治疗核心。"芩部丹"是治疗肺结核的基本用方。本患者肺结核虽已痊愈,但肺痨之后,大多气阴两虚,肺热内盛,此时仍当重视肺热在治疗中的地位,黄芩、鹿衔草、六月雪即为肺热而设,配以平地木、功劳叶平肝清热,天门冬、麦门冬养阴清热。二诊中除继续平肝清肺治疗外,予玉屏风散、生脉散、二陈汤、三桑汤加味益气养阴,健脾化痰,补肾纳气。

5. 体虚易感冒案

卢某,女,74 岁,2006 年 11 月 30 日初诊。近 3 年来反复感冒,平时稍遇风寒则感冒,咽痒咳嗽,无痰,感冒症状持续 2 周以上方痊愈。今年 5 月感冒后咳嗽咯痰症状加重,胸片示左下肺炎。平素易疲乏,动则汗出明显,口不干,腰酸,胃纳欠馨,二便调,夜寐安。舌淡黯苔薄白、边齿痕,脉细。本病证属肺脾气虚,卫外不固,加之患者年老体弱,肾气亏虚,故治拟益气固表、健脾补肾。处方:

炙黄芪 150g　炒白术 120g　荆芥 100g　防风 100g　青皮 100g　陈皮 100g　姜半夏 100g　猪苓 100g　茯苓 100g　怀山药 120g　薏苡仁 100g　湘莲子 100g　女贞子 120g　补骨脂 120g　益智仁 100g　厚杜仲 100g　狗脊 120g　桑寄生 120g　怀牛膝 100g　全当归 120g　川芎 100g　六神曲 120g　西洋参[另煎汁冲入] 60g　生晒参[另煎汁冲入] 150g　饴糖 200g

加:阿胶[加黄酒200ml炖烊] 300g　冲入收膏

二诊:2007 年 11 月 15 日。患者服用膏方后感冒明显减少,汗出少,其余诸症均有好转,近日来稍有咳嗽,偶有黄痰,较以前明显减轻。舌淡红苔薄白,脉细。再拟益气固表,清肺化痰,健脾补肾。处方:

炙黄芪 150g　炒白术 150g　荆芥 100g　防风 100g　黄芩 120g　连翘 120g　炙紫菀 100g　款冬花 100g　青皮 100g　陈皮 100g　姜半夏 100g　茯苓 100g　怀山药 120g　薏苡仁 120g　湘莲子 100g　补骨脂 120g　龙眼肉 100g　厚杜仲 100g　狗脊 120g　桑寄生 120g　怀牛膝 100g　全当归 120g　大丹参 150g　大川芎 100g　六神曲 120g　西洋参[另煎汁冲入] 100g　生晒参[另煎汁冲入] 150g　饴糖 200g　白冰糖 200g

加:阿胶[加黄酒200ml炖烊] 350g　龟甲胶[加黄酒200ml炖烊] 150g　冲入收膏

按:现代都市生活的人因劳累过度经常感冒而来求膏方调理的病人年年增多,大多调理后症状都得到明显改善。肺主皮毛,肺脾气虚则卫表不固,冬令进补,补益肺脾肾,精藏于内,春不病温。本案在首诊中通过益气固表、健脾补肾的方法使患者抗病能力明显增强,感冒明显减少,二诊中考虑患者体质尚虚,继续运用益气固表以实表卫,并清肺化痰,调补脾肾,标本同治。

6. 慢性咽炎案

林某,女,66 岁。2008 年 11 月 26 日初诊。患者反复咽痛咽痒、咳嗽 2 年余,喉中自觉

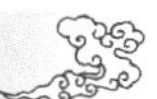

有梗阻感，吞之不下，吐之不出，痰少难咯，咳嗽以夜间剧烈，咳剧则两胁疼痛，易怒，脾气急躁，每遇情志不畅时则咳甚，晨起口干苦，口臭，头晕耳鸣，胃纳欠馨，大便溏薄，每日一行，夜间烦躁少寐。舌质偏红，苔薄黄腻，脉微弦滑。证属肝气郁结，郁而化火，木火刑金，故反复咽痛咽痒、咳嗽，喉中自觉有物梗阻，吞之不下，吐之不出，痰少难咯，咳剧则两胁疼痛，易怒，脾气急躁，每遇情志不畅时则咳甚，晨起口干苦，口臭；木旺克土，致心脾两虚，则见头晕耳鸣，胃纳欠馨，大便溏薄，夜间烦躁少寐。治拟疏肝解郁，清肺利咽，健脾养心。处方：

柴胡 100g　前胡 100g　赤芍药 180g　白芍药 180g　平地木 120g　功劳叶 150g　青皮 100g　陈皮 100g　姜半夏 100g　川楝子 100g　延胡索 100g　淮小麦 300g　炙甘草 100g　大枣 150g　蚤休 100g　半边莲 150g　石菖蒲 100g　怀山药 300g　湘莲子 150g　茯苓 150g　茯神 150g　西洋参另煎汁冲入 60g　生晒参另煎汁冲入 60g　白冰糖 200g　饴糖 200g

加：阿胶加黄酒200ml炖烊 300g　冲入收膏

按：受《景岳全书》柴胡疏肝散的启发，自拟“柴胡清肺饮”（柴胡、前胡、赤芍、白芍、平地木、功劳叶、青皮、陈皮、姜半夏等），其中柴胡、前胡相伍，柴胡疏肝理气，前胡润肺降气，加金铃子散可使气机更为调畅；慢性咽炎的临床表现类似于中医的“梅核气”，与情志不畅、肝气失于条达有关。肝经别支上达于喉，肝气郁而不畅，则可导致咽部不适，咽痒、咳嗽，喉中自觉有物梗阻，吞之不下，吐之不出。甘麦大枣汤出自《金匮要略》，主治脏躁，配合“柴胡清肺饮”，用于咽痒咳嗽伴有情绪易怒不安、寐差者，多可起效。

7. 过敏性鼻炎案

蒋某，男，14 岁，2003 年 12 月 5 日初诊。患者有过敏性鼻炎史 8 年余，季节变化或晨起遇风则喷嚏、鼻塞、流涕，反复咳嗽咯痰，痰黄难咯，甚则喉中似有水鸡声，胸闷憋气。平时极易感冒，幼年有奶癣史。二便调，胃纳可，夜寐安。舌红，苔花剥，脉滑数。患者属过敏体质，禀赋不足，自幼发病，有奶癣史；卫外不固，不耐寒热，故季节变化或晨起遇风则喷嚏、鼻塞、流涕；肺开窍于鼻，感受外邪，鼻窍不利，肺失宣肃，痰气搏击于喉，则咳嗽咯痰，甚则喉中似有水鸡声；肺气郁闭，郁而化热，见胸闷不适，痰黄难咯；舌红，苔花剥，脉滑数为气阴两虚，痰热内蕴之证。故治拟益气养阴，清肺通窍，健脾补肾。处方：

炙黄芪 150g　太子参 120g　炒白术 100g　炒防风 100g　荆芥 100g　黄芩 100g　辛夷 60g　苍耳子 100g　路路通 60g　青皮 100g　陈皮 100g　姜竹茹 100g　炙款冬 100g　嫩射干 100g　女贞子 100g　厚杜仲 100g　何首乌 100g　补骨脂 100g　益智仁 100g　胡颓叶 100g　陈香橼皮 60g　西洋参另煎汁冲入 150g　生晒参另煎汁冲入 100g　白冰糖 200g　饴糖 200g

加：陈阿胶加黄酒200ml炖烊 400g　冲入收膏

按：鼻为肺之窍，外邪袭肺，往往先侵犯鼻窍，长期鼻炎，病邪伏而不去，成为宿根。本案已出现了肺失宣肃、肺气郁闭致咳嗽咯痰、喉中痰鸣、胸闷不适等症，所以鼻炎往往是肺系疾病的关键因素，诊治中应重视肺鼻同治。本案用玉屏风散加生晒参、西洋参、太子参益气固表，黄芩、辛夷、苍耳子、路路通清肺通窍，是治疗过敏性鼻炎的常用药物，再以健脾化痰、补肾培元治其根本。

8. 支气管扩张案

凌某，女，40 岁，2005 年 11 月 22 日初诊。患者有支气管扩张史 10 年余，平时容易感冒，易汗出，怕冷，手足冷；刻下因感冒而咳嗽加重，痰黄，甚则痰中带血或纯咯鲜血；夜寐不安，噩梦频频，大便干结，三四日一行。苔薄，脉弦。证属表卫不固，营卫不和，外寒里热，故平时容易感冒，易汗出，怕冷，手足冷，咳嗽痰黄，大便干结，三四日一行；热伤血络，则痰中带血或纯咯鲜血；病久心脾两虚，则夜寐不安，噩梦频频。急则治其标，缓则治其本，先拟清肺化痰开路。处方：

鹿衔草 15g　黄芩 18g　连翘 12g　开金锁 30g　薏苡仁 18g　冬瓜仁 9g　桃仁 9g　瓜蒌仁 9g　芦根 30g　白茅根 30g　青皮 9g　陈皮 9g　姜半夏 9g　蚤休 9g　佛耳草 12g　7 帖

二诊：2005 年 11 月 29 日。患者服用开路清肺化痰泄热，治疗后黄痰减少，诸症好转。苔脉同前，再拟益气固表、健脾养心、调和营卫治其本，清肺化痰治其标。处方：

炙黄芪 150g　炒白术 100g　炒防风 100g　炙甘草 100g　淮小麦 300g　大红枣 60g　川桂枝 60g　赤芍药 180g　白芍药 180g　黄芩 180g　炙紫菀 100g　款冬花 100g　嫩射干 100g　五味子 50g　薏苡仁 180g　云茯苓 100g　青皮 100g　陈皮 100g　姜半夏 100g　女贞子 100g　补骨脂 120g　仙灵脾 100g　生地黄 100g　全当归 100g　仙鹤草 150g　西洋参（另煎汁冲入）100g　生晒参（另煎汁冲入）150g　白冰糖 200g　饴糖 200g

加：龟甲胶（加黄酒200ml炖烊）150g　阿胶（加黄酒200ml炖烊）300g　冲入收膏

按：开路方中以自拟方鹿衔芩连汤（鹿衔草、黄芩、连翘等）及《千金》苇茎汤为主清肺化痰泄热。鹿衔芩连汤药用鹿衔草、黄芩、连翘，其中鹿衔草为清热凉血之品，对金黄色葡萄球菌有抑制作用，大剂量的黄芩，再配以开金锁、蚤休、佛耳草可增加清肺泄热作用。二诊待诸症改善后以益气固表、健脾养心、调和营卫为原则行膏方调理。

（郑敏宇）

施　杞

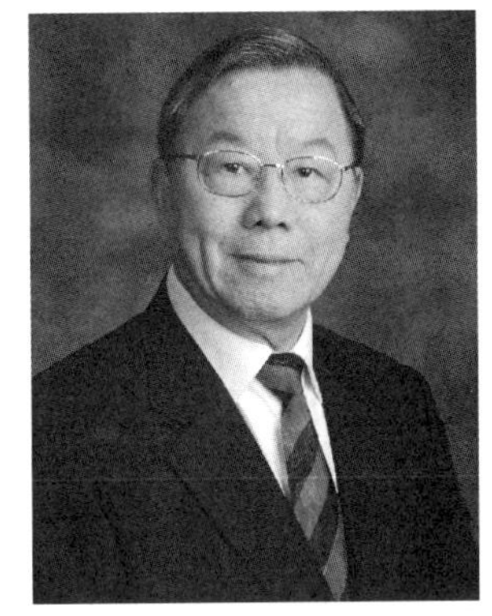

施杞，男，汉族，1937年8月出生于江苏东台市。1963年毕业于上海中医学院，现为上海中医药大学终身教授、专家委员会主任委员、主任医师、博士生导师、博士后指导老师，上海市名中医，第二、第三、第四批全国老中医药专家学术经验继承工作指导老师，香港大学名誉教授，第一批国家级非物质文化遗产中医正骨代表性传承人。国务院有突出贡献专家，享受政府特殊津贴。师从石筱山、石幼山先生，为石氏伤科传人。在中医药防治慢性筋骨病和骨代谢性疾病的临床和基础研究方面有较深造诣，形成了“以气为主，以血为先，痰瘀兼祛，内损外伤兼顾，心身结合，脏腑同治，重在肝脾肾”的防治学术思想。提出了“颈腰椎病从痹论治”以及“动力失衡为先、静力失衡为主”是颈腰椎病发病力学基础等观点，创立了“三步九法整脊平衡手法”及“施氏十二字养生功”。率领研究团队先后承担国家及部市级课题76项，共发表论文318篇，获国家科技进步奖二等奖1项，部、市级科技成果奖一等奖5项、二等奖12项、三等奖5项。培养硕士研究生79名、博士研究生48名，指导博士后7名，学术继承人14名。曾获上海市劳动模范、全国中医骨伤名师等称号，曾任上海中医药大学校长、中华中医药学会副会长、中华中医药学会骨伤科分会会长、上海市中医药学会会长。现任世界中医骨科联合会主席，中华中医药学会骨伤科分会及整脊学分会名誉会长。

一、临床经验

（一）膏方治疗慢性筋骨病的学术思想

（1）证病结合，主副相参：骨伤科膏方门诊就诊患者大多属老年人，往往症状较多、病情繁杂、病程较长，应全面把握患者虚实状态。主张辨证与辨病、辨型相结合；宏观辨证与微观辨证相结合；辨证与基础实验、现代诊察手段相结合的原则。由于多数患者往往不是单纯患有慢性筋骨病，常合并有其他系统疾病，应首先明确主病、主证，确定主方，其次还应兼顾合并其他的病、证，做到全面把握，证病结合、主副相参，谨守病机、有的放矢。

（2）气血为纲，标本兼顾：“血气不和，百病乃变化而生”“肢体损于外，则气血伤于内，营卫有所不贯，脏腑由之不和”，慢性筋骨病皆因气血亏虚，外邪乘虚而入，痰瘀内生，致经脉闭阻，脏腑失调而作。防治慢性筋骨病应以扶正祛邪为大法，既要调和气血以固本，倡导应用吴谦《医宗金鉴》圣愈汤（较《兰室秘藏》圣愈汤多白芍、柴胡）作为治疗的基础方，贯穿始终，又要祛风除湿、化痰通络以治标，从而达到标本兼顾（常用秦艽、羌活、独活、荆芥、防风、牛蒡子、僵蚕、半夏之品随证加减）。

（3）整体调摄，重在肝脾肾：人体是一个有机整体，在结构上不可分割，在功能上相互协调、相互为用，在病理上相互影响，同时人体与自然环境密切相关。由于慢性筋骨病病程较长，患者年龄偏大，症状较多，膏方治疗尤其应从全局出发，整体调摄。

五脏有化生气血和贮藏精气的功能，五脏失和，则皮肉筋骨失却濡养，而肝脾肾和慢性筋骨病的关系最为密切。肾为水火之宅，内寓元阴元阳，为五脏之本。故在治疗慢性筋骨病过程中务必注重补肾，常合用左归丸、右归丸等。肝有贮藏血液和调节血量的功能，肝血不足，则血不荣筋，常使用养血柔肝、舒筋通络之品，如白芍、川牛膝、鸡血藤、伸筋草、当归等。脾可运化水谷，四肢百骸皆赖其濡养。“脾主身之肌肉”“脾气虚则四肢不用”，调摄时应兼顾健脾化源，常常选用四君、六君及补中益气汤等健脾之品顾护后天之本。

（4）心身同治，精气神共养：筋骨病大多病程较长，且因为疼痛、麻木影响到患者精神，往往神情疲惫、夜寐不宁。而心身欠佳反过来可能会进一步加重病情，精神好转，则病已去半。在运用膏方治疗此类疾病时，一定要调理患者的精神、睡眠。常常应用逍遥散、越鞠丸、归脾汤、交泰丸等疏肝解郁、行气散结、养血安神、交通心肾，且在交谈问诊过程中注重心理疏导。强调“精、气、神”的协调和统一，补精必安其神，安神必益其气，医其身，并治其心，心身同治，精气神共养。

（二）膏方在慢性筋骨病中的具体运用

颈椎病：①神经根型颈椎病：患者的主要症状是痛和麻，而在膏方治疗阶段一般属于缓解期。该病的主要病机是气血亏虚、痰瘀闭阻、经脉不通，属本虚标实之证。病程较短偏实者治以活血祛瘀、祛风除湿、通痹止痛，方用益元舒筋煎（黄芪、党参、当归、白芍、川芎、生地、柴胡、秦艽、川芎、桃仁、红花、羌活、没药、五灵脂、香附、牛膝、地龙、甘草等）加减；病程较长者往往偏虚，治以祛风湿、止痹痛、益肝肾、补气血，方用益元养身煎（黄芪、党参、当归、白芍、川芎、生地、柴胡、独活、桑寄生、杜仲、牛膝、细辛、秦艽、茯苓、桂心、防风、川芎、人参、甘草等）加减。疼痛麻木症状较重者，可加用通络煎（粉葛根、青风藤、威灵仙、老鹳草、希茜草、络石藤）祛瘀通络。②脊髓型颈椎病：当从“痉”“痿”论治，重点应观察患者肌张力的高低和肌力的强弱。肌张力增高、肌力降低，从“痉”论治，主要由于恶血留于肝经，气机受阻，肝气不舒所致，治以活血祛瘀，疏肝通络，方用益元解痉煎（黄芪、党参、当归、白芍、川芎、生地、柴胡、瓜蒌根、红花、穿山甲、大黄、桃仁、甘草等）加减。肌张力降低、肌力降低，当从“痿”论治，主要病机为气阴两亏，经脉失养，治以益肾阴、补肾阳、化痰通络，方用益元养痿煎（黄芪、党参、当归、白芍、川芎、生地、柴胡、熟干地黄、巴戟天、山茱萸、石斛、肉苁蓉、附子、五味子、官桂、白茯苓、麦门冬、菖蒲、远志、生姜、大枣等）加减。③椎动脉型颈椎病：患者主要症状为眩晕，往往头项旋转时引起眩晕发作，治以平肝息风，养阴清热，补益肝肾，方用益元通脉煎（黄芪、党参、当归、白芍、川芎、生地、柴胡、天麻、钩藤、生石决、山栀、黄芩、川牛膝、益母草、杜仲、桑寄生、夜交藤、朱茯神等）加减。伴有头痛、颈项肩部四肢麻木、刺痛等痰瘀互结证者，可合用血府逐瘀汤活血行气、逐瘀化痰；伴有头胀、头重如蒙，恶心欲呕，胸脘痞闷等痰湿中阻证者，可合用半夏白术天麻汤健脾燥湿、息风化痰；伴有口苦胁痛虚烦不眠，眩晕心悸，痰多泛恶呃逆，颈项酸楚不舒等湿热内扰证者，可合用温胆汤清胆化痰，理气和胃；伴有头晕乏力、倦怠神疲等气血亏虚证者，可合用益气聪明汤益气养血，提升清阳。

腰椎间盘突出症：本病属本虚标实之证，偏实者腰背疼痛、下肢麻木较重，治疗重在祛瘀通络、益气活血，方用益元舒筋煎合止痉散、乌头汤加减。偏虚者治以祛风湿、止痹痛、益肝肾、补气血，方用益元养身煎加减；偏肾阴虚者，宜滋阴补肾、柔肝益精，可合用左归丸，或用益元滋肾煎（黄芪、党参、当归、白芍、川芎、生地、柴胡、大怀熟地、山药、山茱萸、枸杞、川牛膝、鹿角胶、龟甲胶、菟丝子等）加减；偏肾阳虚者，宜温补肝肾、充养精髓，可合用右归丸，或用益元温肾煎（黄芪、党参、当归、白芍、川芎、生地、柴胡、熟地黄、山药、山茱萸、枸杞子、菟丝子、鹿角胶、杜仲、肉桂、制附子、当归等）加减。患者后期麻木迁延不愈者，可加用三藤饮（鸡血藤、青风藤、络石藤）、薏苡仁、生米仁、三七粉、蟾蜍皮；症状较重、经济宽裕者，可加用珍珠粉、人工牛黄、人工麝香。

腰椎管狭窄症：主要症状为间歇性跛行、腰部后伸受限及疼痛。多为继发性病变，可由椎间盘突出的慢性期、轻度腰椎滑脱、椎管粘连及蛛网膜炎所致，主要引起椎管内脂肪堆积、微循环障碍。治疗基本同腰椎间盘突出症。对于骨质疏松压缩骨折所致者，可加促进成骨细胞（仙灵脾、蛇床子、骨碎补、自然铜、地鳖虫等）、抑制破骨细胞（知母、黄柏）之品；对于雌激素水平较低者，可加二仙汤、首乌、知母；对于症状较重者，可加化痰利水药（泽兰、泽泻、泽漆、葶苈子、防己等）。

腰肌劳损：该病多见于中老年人，以腰部隐痛反复发作，伴有酸楚乏力，劳累后加重，休息后缓解为主要表现，属本虚标实之证，治以祛风湿、止痹痛、益肝肾、补气血，方用益元养身煎加减。偏肾阴虚者，宜滋阴补肾，可合用左归丸，或用益元滋肾煎加减；偏肾阳虚者，宜温补肾阳，合右归丸，或用益元温肾煎加减；腰背酸楚怕冷较甚者，治以温阳补血、散寒通痹，加用阳和汤、麻桂温经汤。

强直性脊柱炎：主要出现腰椎的活动受限、胸腰部和腰骶部疼痛、僵硬等症状。此病之始乃因先天禀赋不足或后天摄养失调，风、寒、湿、热、痰、瘀、毒之邪乘虚袭入，以致气血不通、筋脉闭阻、肝肾亏虚、督脉失荣，属本虚标实之证。以瘀血阻络为主者，治以益气化瘀、通痹止痛，方用益元舒筋煎；湿热阻络者，治以清热利湿、祛风通络为主，兼以益气化瘀、健脾疏肝，方用益元祛痹煎（黄芪、党参、当归、白芍、川芎、生地、柴胡、羌活、升麻、葛根、白术、苍术、人参、苦参、黄芩、知母、茵陈、猪苓、泽泻、甘草等）加减；寒湿痹阻者，治以散寒通滞、温阳补肾为主，兼以益气疏肝，方用益元温经煎（黄芪、党参、当归、白芍、川芎、生地、柴胡、熟地、肉桂、麻黄、鹿角胶、白芥子、炮姜炭、生甘草等）加减。患者症状较重，可加用通络之品，如通络煎或露蜂房、全蝎、蜈蚣；痰湿较重者，加僵蚕、白芥子、制南星等。

骨质疏松症：骨质疏松症的本体症状以腰背酸痛为主，常伴有身高缩短、驼背，严重者引起脊柱的应力降低，甚则发生骨折。治疗应壮筋健骨，益脾强肌为主。原发性骨质疏松症多与冲任失调有关，常伴有痰、瘀、寒、湿等外邪犯病，用益元养身煎加减。偏肾阴虚者，宜滋阴补肾，可合用左归丸，或用益元滋肾煎加减；偏肾阳虚者，宜温补肾阳，可合右归丸，或用益元温肾煎加减。

膝骨关节炎：主要临床表现为肿胀、疼痛、酸楚，应注重三期辨证。早期以肿胀疼痛、关节僵直为主，滑膜炎病变所致，治疗宜活血利水通络，方用益元舒筋煎合防己黄芪汤、三妙丸加减。中期以关节酸痛为主，疼痛肿胀减轻，平地行走正常，上下楼梯困难，此期主要是关节软骨病变所致。后期以关节乏力，行走酸软为主，主要由骨质增生和骨质疏松病变所致。对于中后期，多以气血辨证为基础，结合脏腑阴阳理论，在调和气血的基础上注重滋阴补阳。偏肾阴虚者，宜滋阴补肾，可用益元滋肾煎加减；偏肾阳虚者，宜温补肝肾，可用益元温肾煎加减。另外，症状较重者可加用通络煎祛瘀通络，三妙丸、三泽（泽兰、泽泻、泽漆）等化湿利水。

股骨头缺血性坏死：以髋部疼痛、关节功能障碍为主要临床表现，常常由创伤、脱位、皮质类固醇的应用及酗酒引起，导致气滞血瘀、痰湿蕴结、肝肾亏虚而发病。治疗应气血并重、筋骨同治、痰瘀兼祛、补益肝肾。早期以气滞血瘀为主者，应益气化瘀通络，方用益元舒筋煎加减；中期以痰湿蕴结为主者，治以化痰利水通络，圣愈汤合防己黄芪汤加白芥子、制南星、生米仁、炙僵蚕等；后期以肝肾亏虚为主者，治以补养肝肾、化瘀通络，方用益元养身煎加减，加用促进骨形成、抑制骨丢失的补肾药。

二、防治优势

中医骨伤科疾病无论属急性筋骨损伤，还是慢性退行性筋骨病变，其发病机理均与气血失和、经脉痹阻、脏腑失调、筋骨失养有关。因而在发病后，急性损伤经急诊治疗后进入调养康复阶段，此时需要通过调和气血、畅通经脉、摄养脏腑，达到消肿止痛、接骨续筋之治疗及预防损伤后遗症之目的。而慢性筋骨病之发生不仅有自然退变因素，往往还有外邪入侵，脏腑气血亏乏，导致本虚标实的疾病特点，由于这类疾病病程长、病情复杂，往往有多种疾病并存，因而无论是治疗还是预防保健，往往用药时间长，处方涉及面广，需要进行整体调养，多靶点治疗。以上这些骨伤科常见的或疑难的急、慢性损伤性病变，运用一般的内外治疗方法，不仅难以全面兼顾，而且由于患者往往活动困难，陡增就诊之不便。虽然这些疾病病因明确，病机清晰，但是筋伤骨损修复过程又较长，因而选用膏方调治是最佳的方案。

膏方具有整体调摄、攻补兼施的功能，可以做到攻可祛实，活血化瘀、祛痹通络，补可养虚，调中保元、阴阳平衡、脏腑和顺。且膏方服用方便，口味宜人，不伤胃气，往往 1 料膏方，服用两三个月，诸恙皆瘥。慢性筋骨病患者冬季服用膏滋又可与冬令进补相结合，一举几得，不仅颈腰四肢关节病痛解除，功能复原，而且气血流畅，肝脾肾滋养，整体健康水平得到提高，精盈气足神清，令许多亚健康状态不治而愈，实现了“治未病”的目的，亦充分显示了运用膏方防治急慢性筋骨病的优势。

三、医案精选

1. 神经根型颈椎病案

周某，女，46 岁，2005 年 12 月 8 日初诊。头颈酸楚、头晕、头痛伴有双手麻木 2 年余，劳累、遇寒后加重，胃纳二便尚可，夜寐欠佳。检查：颈部肌肉紧张，颈椎活动稍受限，颈椎旁压痛(+)，霍夫曼征(-)。X 线片示：颈椎生理弧度消失，$C_{3\sim6}$骨质增生。苔薄白质紫，脉弦细。治以通经活络，填精益髓。处方：

炙黄芪 90g　党参 120g　当归 90g　白芍 120g　川芎 120g　熟地 120g　柴胡 90g　独活 90g　桑寄生 120g　杜仲 120g　川牛膝 120g　白术 90g　茯苓 150g　秦艽 90g　桂枝 90g　防风 120g　明天麻 100g　大蜈蚣 30g　炙全蝎 30g　制川乌 50g　制香附 100g　春砂仁 50g　山楂曲 150g　首乌藤 150g　炒枣仁 100g　肉苁蓉 120g　炒桑枝 100g　菟丝子 120g　熟附片 90g　怀山药 250g　生米仁 100g　熟米仁 100g　炙甘草 60g　枫斗 80g　西洋参 100g　蛤蚧 1 对　紫河车 80g　阿胶 250g　鹿角胶 100g　龟甲胶 100g　净胶饴 350g　精制蜜 350g　大红枣 250g　陈酒 500g　收膏

二诊：2006 年 12 月 4 日。去冬调摄，诸恙均瘥。近日稍有头晕，手麻，便燥，苔薄脉细，守原方调摄。处方：

炙黄芪 90g　党参 120g　当归 90g　白芍 120g　川芎 120g　熟地 120g　柴胡 90g　独活 90g　桑寄生 120g　杜仲 120g　川牛膝 120g　白术 90g　茯苓 150g　秦艽 90g　桂枝 90g　防风 120g　明天麻 100g　大蜈蚣 30g　炙全蝎 30g　制川乌 50g　制香附 100g　福泽泻 100g　丹皮 100g　首乌藤 150g　炒枣仁 100g　制女贞 120g　墨旱莲 100g　仙

灵脾 100g　肥知母 100g　肉苁蓉 150g　火麻仁 250g　郁李仁 180g　炒桑枝 100g　菟丝子 120g　怀山药 250g　生米仁 100g　熟米仁 100g　炙甘草 60g　枫斗 80g　西洋参 100g　阿胶 250g　龟甲胶 100g　净胶饴 350g　精制蜜 350g　大红枣 250g　陈酒 500g 收膏

随访：患者半年后诸症消失，嘱避风寒，勿劳累。

按：患者头颈酸楚、伴有两手麻木，结合体征属于神经根型颈椎病。且劳累遇寒症状加重，苔薄白质紫，脉弦细，故为气血亏虚、痰瘀闭阻、经脉不通所致，属本虚标实之证。治当扶正祛邪，标本兼顾，益气养血、补益肝肾、通络止痛，方用益元养身煎加减。益元养身煎即圣愈汤合独活寄生汤。圣愈汤，源自清代吴谦《医宗金鉴》，施教授将此方作为治疗慢性筋骨病的基础方，贯穿治疗的始终。该方由黄芪、党参、当归、白芍、川芎、生地和柴胡组成。前六味"皆醇厚和平而滋润，服之则气血疏通，内外调和，合于圣度矣"，四物汤补养营血、调畅血脉，加入人参、黄芪既能气血双补，又有固元摄血之功。而柴胡性味苦平，气质轻清，为肝经要药，更切理伤续断之要，其能司升降、通达上中下三部，疏解瘀滞，化瘀散结。独活寄生汤出自唐代孙思邈《备急千金要方》，由独活、桑寄生、杜仲、牛膝、细辛、秦艽、茯苓、桂心、防风、川芎、人参、甘草、当归、白芍、生地组成。该方具有祛风湿、止痹痛、益肝肾、补气血之功。益元养身煎主要用于痹证日久，肝肾两虚、气血不足所致腰膝疼痛，痿软，肢节屈伸不利，或麻木不仁。患者平素劳累遇寒加重，夜寐欠佳，气血不足、心脾之气耗损、肝肾亏虚，经脉失养，佐以养血填精安神、温阳通络之品。二诊时诸恙均瘥，稍有头晕，手麻，便燥，苔薄脉细，属阴津不足，故继续守法，加滋阴润肠之品调理。随访半年后患者诸症消失。

2. 脊髓型颈椎病案

张某，女，63 岁，2008 年 11 月 8 日初诊。颈项疼痛，下肢酸楚、乏力已 10 余年，两双上肢抬举无力，行走困难，四肢畏寒、麻木，夜寐不宁，胃纳尚可，大便三日一行。检查：步态不稳，肌张力不高，上肢肌力Ⅲ级，霍夫曼征(++)，磁共振(MRI)：$C_{3\sim4}$椎间盘突出，脊髓受压明显，后纵韧带骨化，苔薄腻，脉弦滑。脊髓型颈椎病，病属中医痿证，痰瘀内结，脾肾不足，治以健脾温肾、化痰通络。处方：

炙黄芪 90g　党参 100g　当归 90g　白芍 100g　川芎 100g　柴胡 90g　熟地 100g　山茱萸 100g　巴戟天 100g　肉苁蓉 100g　附子 90g　肉桂 60g　五味子 90g　麦冬 100g　石斛 90g　石菖蒲 180g　淡远志 90g　茯苓 150g　生川军 30g　制川军 90g　炒枳实 100g　络石藤 100g　鸡血藤 100g　老鹳草 100g　左秦艽 100g　羌活 100g　独活 100g　伸筋草 100g　制地鳖 90g　大蜈蚣 30g　炙僵蚕 60g　牛蒡子 120g　甘杞子 100g　姜半夏 90g　青礞石 200g　首乌 150g　首乌藤 150g　炒枣仁 100g　生晒参 150g　西洋参 100g　红参 50g　鹿角胶 200g　阿胶 200g　饴糖 150g　木糖醇 300g　陈酒 500g　收膏

二诊：2009 年 11 月 9 日。去冬进补诸恙逐渐改善，颈项疼痛、下肢酸楚、乏力均已好转，行走尚可，夜寐易醒，胃纳二便可，四肢稍有畏冷、麻木，苔薄腻，脉沉细，再拟调摄。处方：

炙黄芪 90g　党参 100g　当归 90g　白芍 100g　川芎 100g　柴胡 90g　熟地 100g　山茱萸 100g　巴戟天 100g　肉苁蓉 100g　附子 90g　肉桂 60g　五味子 90g　麦冬 100g　石斛 90g　石菖蒲 180g　淡远志 90g　茯苓 150g　肉苁蓉 120g　炒枳实 100g　络石藤 100g　鸡血藤 100g　老鹳草 100g　左秦艽 100g　羌活 100g　独活 100g　伸筋草 100g　制地鳖 90g　大蜈蚣 30g　炙僵蚕 60g　甘杞子 100g　姜半夏 90g　北秫米 100g　枣仁 90g　合欢皮 100g　夜交藤 100g　抱茯神 100g　首乌 150g　青礞石 200g　生晒参 150g

西洋参 100g　红参 50g　鹿角胶 200g　阿胶 200g　饴糖 150g　木糖醇 300g　陈酒 500g　收膏

随访:半年后患者诸症消失,嘱患者避风寒,勿劳累。

按:脊髓型颈椎病当从"痉""痿"论治。该患者肢体筋脉弛缓软弱属于痿证。患者年老体虚,病程缠绵,属痰瘀内结、脾肾不足,脾虚不能运化水湿,四肢不用,肾虚不能灌溉,阴阳亏损、经脉失养。治以健脾化湿、补肾填精、化瘀通络,方用益元养痿煎合运脾煎加减。益元养痿煎即圣愈汤合地黄饮子。地黄饮子出自宋代《圣济总录》,由熟干地黄、巴戟天、山茱萸、石斛、肉苁蓉、附子、五味子、官桂、白茯苓、麦门冬、菖蒲、远志、生姜、大枣组成。具有滋补气血、益肾祛痰、温阳通督之效。施教授常将益元养痿煎用于脊髓型颈椎病,痿证肾亏所致颈项腰膝酸软、四肢不举、筋脉弛缓、肌肉萎缩、下肢痿废、肌力下降明显者,也可用于伴有阳痿遗精,言语含糊不利的部分患者。运脾煎由陈皮、佛手片、八月札、春砂仁、六神曲、制苍术、制川朴、生姜、大枣、制香附、蛇舌草、炒谷芽组成,具有健脾行胃、化食消积之功,常用于胃纳欠佳,脾胃运化较差者。二诊患者诸恙均缓,再前法调摄,夜寐欠佳,佐以安神煎加减。安神煎由姜半夏、北秫米、枣仁、合欢皮、夜交藤、抱茯神组成,具有养血补肝、宁心安神之效,主要用于夜寐不宁,精神不佳者。心身同治,半年后诸恙自除。

3. 椎动脉型颈椎病案

严某,女,61 岁,2008 年 10 月 27 日初诊。半年前始发头晕,发作时自觉房屋旋转,伴呕吐,嗣后头晕不已,颈项酸楚、背脊牵掣。平素泛酸,口干,有胃溃疡,时有牙龈肿胀,二便可,血压 140/90mmHg,自服珍菊降压片。磁共振血管造影(MRA):左侧椎动脉痉挛。苔薄质紫,脉弦滑。椎动脉型颈椎病,证属肝阳偏亢,痰瘀内结;治以平肝潜阳,化痰通络。处方:

炙黄芪 90g　党参 100g　当归 90g　白芍 100g　川芎 100g　熟地 90g　柴胡 90g　天麻 100g　钩藤后下 100g　石决明 300g　山栀 100g　黄芩 90g　益母草 150g　茯神 150g　夜交藤 180g　桑寄生 100g　川牛膝 100g　杜仲 100g　大元参 120g　鸡血藤 120g　白蒺藜 100g　生龙骨 200g　生牡蛎 200g　粉葛根 100g　炒羌活 100g　左秦艽 100g　石菖蒲 120g　淡远志 90g　炒防风 100g　猪苓 100g　茯苓 100g　紫菀 100g　象贝母 100g　陈皮 60g　佛手片 90g　八月札 90g　春砂仁 30g　六神曲 100g　制苍术 90g　制川朴 90g　蛇舌草 100g　煅瓦楞 350g　炒谷芽 100g　参三七粉 30g　生晒参 150g　西洋参 100g　阿胶 350g　饴糖 250g　白冰 250g　陈酒 500g　收膏

二诊:2009 年 11 月 2 日。今岁诸恙已缓,自觉精神已振,偶有头晕、颈项酸楚,胃脘怕冷,夜寐可,二便调,苔薄脉弦。再前法,以资稳固疗效。原方加熟附片 120g、干姜 90g、白术 120g。

随访:半年后患者诸症消失,嘱患者避风寒,勿劳累。

按:椎动脉型颈椎病的主要症状为眩晕,根据四诊可辨证为肝阳偏亢、痰瘀内结,方用益元通脉煎合运脾煎加减,具有平肝息风、清热活血、补益肝肾、健脾化痰的功效。益元通脉煎由圣愈汤合天麻钩藤饮加减而成。天麻钩藤饮出自胡光慈《中医内科杂病证治新义》,由天麻、钩藤、生石决、山栀、黄芩、川牛膝、益母草、杜仲、桑寄生、夜交藤、朱茯神组成。《中医内科杂病证治新义》云:"本方为平肝降逆之剂。以天麻、钩藤、生决明之平肝祛风、潜阳降逆为主,辅以清降之山栀、黄芩,活血之牛膝、益母草,滋补肝肾之桑寄生、杜仲等,滋肾以平肝之逆;并辅以夜交藤、朱茯神以安神镇静,缓其失眠,故为用于肝厥头痛、眩晕、失眠之良剂。"具有养阴通络、平肝潜阳的作用。二诊诸恙已缓,再前法巩固疗效,胃脘怕冷加熟附片、干姜、白术温中散寒。半年后体健安康。

4. 腰椎间盘突出症案

卫某，女，59岁，2007年11月13日初诊。腰痛伴右下肢麻木2年余，胃纳、二便尚可，夜寐可，42岁经绝。检查：腰椎叩击痛(++)，腰椎生理弧度消失。CT示L_{4-5}椎间盘突出。苔薄质紫，脉弦细。腰椎间盘突出症，证属气滞血瘀，经脉痹阻；治拟行气活血，通痹止痛。处方：

炙黄芪90g　党参100g　当归90g　白芍100g　川芎100g　熟地90g　柴胡90g　桃仁90g　红花90g　乳香90g　五灵脂[包]100g　秦艽90g　羌活90g　制香附100g　川牛膝100g　广地龙90g　粉葛根120g　青风藤120g　威灵仙120g　老鹳草120g　豨莶草120g　络石藤120g　熟地120g　山萸肉120g　怀山药150g　茯苓120g　枸杞子120g　天冬90g　肉苁蓉120g　巴戟天120g　麦冬90g　远志90g　石菖蒲120g　柏子仁120g　杜仲120g　地骨皮90g　广木香90g　灵磁石300g　生米仁150g　伸筋草150g　鸡血藤150g　甘草100g　人参120g　鹿角胶150g　龟甲胶150g　红枣250g　木糖醇100g　陈酒500g　收膏

二诊：2008年10月27日。药后气血渐和，近期劳累，腰膝周身酸楚，经络不利，夜寐不宁，四肢少温，二便尚可，晨起汗出较多，苔薄质紫，脉细弦。再拟调中保元，肝脾肾同治。处方：

炙黄芪90g　党参120g　当归90g　白芍120g　川芎120g　熟地90g　柴胡90g　茯神150g　远志90g　酸枣仁150g　木香90g　苍术90g　制香附120g　山栀90g　神曲120g　大枣90g　姜半夏90g　明天麻120g　左秦艽100g　羌活90g　独活90g　鸡血藤120g　络石藤120g　海风藤120g　首乌120g　首乌藤120g　合欢皮150g　小川连60g　生龙骨200g　生牡蛎200g　熟附片60g　川桂枝90g　大玄参100g　仙灵脾100g　肥知母100g　糯稻根200g　浮小麦150g　大蜈蚣30g　灵芝草100g　地锦草150g　福泽泻100g　桑椹子200g　山楂120g　神曲120g　炙甘草60g　琥珀粉60g　西洋参150g　大红参150g　枫斗100g　鹿角胶150g　龟甲胶150g　木糖醇100g　红枣200g　陈酒500g　收膏

随访：3个月后患者诸症已除，行走自如。嘱患者避免弯腰劳累。

按：患者年逾六旬，反复劳损，疼痛较甚，证属气滞血瘀，经脉痹阻，不通则痛，方用益元舒筋煎。益元舒筋煎由圣愈汤合身痛逐瘀汤组成，具有行气活血、疏通经络之效，再佐以补益气血、肝肾之品。身痛通瘀汤出自清代王清任《医林改错》卷下，由秦艽、川芎、桃仁、红花、甘草、羌活、没药、当归、五灵脂、香附、牛膝、地龙组成。《医林改错》云："凡肩痛、臂痛、腰疼、腿疼，或周身疼痛，总名曰痹症……总逐风寒、去湿热，已凝之血，更不能活。如水遇风寒，凝结成冰，冰成风寒已散。明此义，治痹症何难？古方颇多，如古方治之不效，用身痛逐瘀汤。"该方具有活血祛瘀、祛风除湿、通痹止痛的功效。施教授在本方基础上合圣愈汤常用于瘀血夹风湿，经络痹阻所致颈肩臂疼痛、腰腿痛，或周身疼痛、麻木，以痛为主，经久不愈，疼痛难忍，夜间尤甚者。二诊药后诸恙均缓，气血渐和，但因近期劳累后症状反复，方用益元养心煎。该方由圣愈汤合归脾汤、越鞠丸组成，以益气化瘀、补益心脾，再佐以温补肾阳之品。另嘱患者避风寒，勿劳累。归脾汤出自宋代严用和《济生方》，由白术、当归、白茯苓、黄芪、龙眼肉、远志、酸枣仁、木香、甘草、人参组成，具有益气补血、健脾养心之功。越鞠丸出自元代朱震亨《丹溪心法》卷三，由川芎、苍术、香附、山栀、神曲组成，具有行气解郁之效。施教授将圣愈汤、越鞠丸合归脾汤而成益元养心煎，主要用于颈腰椎病思虑过度，劳伤心脾，气血亏虚，精神不宁者。慢性筋骨病大多病程较长，且因一些症状影响患者的精神状态，致神情疲惫、夜寐不宁，而精神欠佳会进一步加重病情。故施教授认为在治疗此类疾病时，应心身同治，从而达到整体治疗。

5. **腰椎管狭窄症案**

顾某，女，63岁，2006年1月4日初诊。腰痛已有多年，腰骶疼痛牵掣，劳累后加重，休息后减轻，间歇性跛行，只能行走500m，腰部怕冷，胃纳夜寐尚可，尿路感染频发，府行正常。检查：腰部过伸活动受限，并引起小腿疼痛。磁共振（MRI）：黄韧带钙化，椎管狭窄。苔薄腻质紫，脉沉滑。诊断和辨证：腰椎管狭窄症（肝肾亏虚，经脉痹阻）。方拟标本兼顾，治以补益肝肾，化瘀通络。处方：

炙黄芪90g　党参120g　当归90g　白芍120g　川芎120g　熟地120g　柴胡90g　独活90g　桑寄生120g　白术90g　茯苓150g　秦艽90g　羌活90g　防风120g　桂枝90g　杜仲120g　川牛膝120g　鸡血藤100g　海金沙150g　车前子80g　车前草80g　泽兰100g　泽泻100g　泽漆100g　葶苈子150g　防己120g　青风藤100g　肥知母100g　山楂150g　神曲150g　大蜈蚣30g　炙地鳖30g　炙甘草60g　生晒参100g　西洋参80g　大红参50g　灵芝草100g　枫斗100g　紫河车100g　鹿角胶100g　精制蜜350g　净饴糖350g　大红枣250g　陈酒500g　收膏

二诊：2008年11月17日。连续二冬调摄诸恙均缓，近期胃脘怕冷略胀，腰部怕冷，苔薄质紫，脉滑，再守标本兼顾之法，以冀调中补元。2006年方加减，去海金沙、车前子草，加益智仁100g、台乌药100g、仙灵脾100g、肥玉竹80g、熟附片60g、蛇舌草120g、猴头菇150g、灵磁石200g、广木香80g。

三诊：2009年11月16日。腰痛调摄已缓，二便正常，胃纳欠佳，偶有泛恶，苔薄脉细，四肢畏冷，便溏，胆结石，再拟调中保元。处方：

炙黄芪90g　党参120g　当归90g　白芍120g　川芎120g　熟地120g　柴胡90g　山萸肉120g　怀山药180g　甘杞子120g　鹿角片120g　菟丝子120g　熟附片90g　桂枝90g　杜仲120g　香谷芽120g　陈皮60g　佛手片90g　八月札90g　春砂仁30g　六神曲100g　制苍术90g　制川朴90g　蛇舌草100g　煅瓦楞350g　炒谷芽100g　粉葛根120g　青风藤120g　威灵仙120g　老鹳草120g　豨莶草120g　络石藤120g　仙灵脾100g　肥知母100g　蛇舌草100g　益智仁100g　台乌药100g　红枣250g　干姜80g　肉苁蓉150g　参三七粉50g　金钱草120g　炒枳壳80g　炒子芩60g　炙草60g　高丽参精1支　生晒参100g　灵芝草100g　绞股蓝100g　鹿角胶180g　龟甲胶180g　饴糖250g　冰糖250g　陈酒500g　收膏

随访：3个月后患者诸症已除，行走自如。嘱患者避免弯腰劳累。

按：腰椎管狭窄症临床可见长期反复的腰腿痛和间歇性跛行，腰痛在前屈时减轻，后伸时加重，腿痛多为双侧，可交替出现，站立和行走时腰腿疼痛或麻木无力，疼痛和跛行逐渐加重，休息后好转，严重者可引起尿频或排尿困难，虽然临床主诉症状很多，但检查阳性体征很少，可仅有腰过伸试验阳性，借助影像学诊断常常可以明确。本患者年老体虚，症状劳累后加重，休息后减轻，属肝肾亏虚证，方用益元养身煎加减，佐以利水通络之品。二诊诸恙均缓，胃脘略胀，加理气健脾之品。三诊见四肢畏冷、便溏，此属肾阳不足、脾不运化水湿所致，故方用益元温肾煎合通络煎、运脾煎，温补肾阳，益气养血通络，健运脾胃。通络煎由粉葛根、青风藤、威灵仙、老鹳草、豨莶草、络石藤组成，具有祛风除湿、化瘀通络的作用。益元温肾煎即圣愈汤合右归丸而成。右归丸出自明代张介宾《景岳全书》，具有温补肾阳、填精益髓之功，主治肾阳不足，命门火衰所致神疲气怯，畏寒肢冷，腰膝酸软。施教授将益元温肾煎常用于治疗颈腰椎病、骨关节炎以肾阳虚为主的颈腰肢节痹痛。

6. **强直性脊柱炎案**

谈某，男，27 岁。2008 年 11 月 3 日初诊。素有强直性脊柱炎史已 6 年余，腰骶及两髋酸楚，活动牵掣不耐久立久坐，夜寐不宁，口干便秘。检查：腰前俯 70°，生理弧度消失。CT 示：双侧骶髂关节模糊不清，轻度破坏。血清 HLA-B_{27}阳性，C-反应蛋白（CRP）17.9mg/L。苔薄质红，脉细滑。强直性脊柱炎，证属湿热阻络，精血不足；治以清热利湿、祛瘀通络为主，兼以益气化瘀、健脾疏肝。处方：

炙黄芪 90g　党参 100g　赤芍 100g　川芎 100g　当归 90g　生地 90g　柴胡 90g　防风 100g　羌活 100g　升麻 90g　葛根 90g　白术 90g　苍术 90g　苦参 90g　黄芩 90g　知母 90g　猪苓 100g　茵陈 100g　天冬 100g　麦冬 100g　大元参 100g　制女贞 100g　墨旱莲 100g　桑寄生 100g　桑椹子 100g　桑白皮 100g　甘杞子 100g　泽漆 100g　泽兰 100g　泽泻 100g　炒黄柏 100g　制地鳖 90g　蛇舌草 150g　肉苁蓉 150g　火麻仁 150g　熟地 150g　佛手片 90g　陈皮 60g　八月札 90g　春砂仁 30g　六神曲 100g　制苍术 90g　制川朴 90g　蛇舌草 100g　炒谷芽 100g　姜半夏 90g　北秫米 100g　枣仁 90g　合欢皮 100g　夜交藤 100g　抱茯神 100g　炙甘草 60g　生晒参 150g　红参 100g　枫斗 150g　陈阿胶 380g　饴糖 250g　冰糖 250g　小胡麻 250g　陈酒 500g　收膏

二诊：2009 年 11 月 16 日。诸恙已缓，腰骶及两髋酸楚，活动尚可，夜寐二便可。检查：腰前俯 90°，生理弧度基本正常。血清 HLA-B_{27}阳性，CRP 12.7mg/L，苔薄质红，脉细。再守前法治疗。处方：

2008 年方去安神煎，加露蜂房 30g、制南星 90g。

随访：3 个月后患者诸症已除，颈腰活动自如。嘱避免劳累，禁食烟酒。

按：强直性脊柱炎目前尚无特效治疗方法，但早期治疗可缓解疼痛和减轻脊柱强直，抑制症状发展，预防畸形和治疗并发症。本患者主要为湿热阻络所致，治以清热利湿、祛瘀通络止痛为主，方用益元祛痹煎，夜寐不宁佐以安神煎。益元祛痹煎由当归拈痛汤合圣愈汤化裁而成。当归拈痛汤出自金代张元素《医学启源》卷下，由羌活、升麻、葛根、白术、苍术、当归、人参、甘草、苦参、黄芩、知母、茵陈、猪苓、泽泻组成，具有清热化湿、祛风止痛之功。施教授在本方基础上合圣愈汤而成益元祛痹煎，主治湿热为病，常用于强直性脊柱炎肢节烦痛，肩背沉重，遍身疼痛，下注于胫，肿痛不可忍者。二诊诸恙已缓，原方去安神煎，加露蜂房、制南星通络化痰止痛。强直性脊柱炎早期病人，应嘱其不要总是卧床。本病同其他炎症性疾病一样，应适当休息，休息期间要进行适当活动、散步。

7. **骨质疏松症案**

冯某，女，67 岁，2008 年 11 月 30 日就诊。颈腰酸痛，两膝疼痛，素有骨质疏松症病史 10 余年，口腔每见溃疡，下肢无力，夜寐不宁，头晕目眩，潮热盗汗，咽干颧红，胃纳、二便可，舌红少津，苔薄腻、脉细沉。骨质疏松症，证属肾阴亏损；治以滋阴补肾，化瘀通络。处方：

炙黄芪 90g　党参 100g　当归 90g　白芍 100g　川芎 100g　熟地 100g　柴胡 90g　山萸肉 100g　怀山药 180g　甘杞子 100g　川牛膝 100g　菟丝子 100g　鸡血藤 100g　香谷芽 100g　姜半夏 90g　北秫米 100g　枣仁 90g　合欢皮 100g　夜交藤 100g　抱茯

神 100g　粉葛根 100g　左秦艽 100g　威灵仙 100g　老鹳草 100g　炒羌活 100g　络石藤 100g　陈皮 60g　佛手片 90g　八月札 90g　春砂仁 30g　六神曲 100g　制苍术 90g　制川朴 90g　蛇舌草 100g　炒谷芽 100g　生龙骨 250g　生牡蛎 250g　生石膏 150g　肥知母 100g　仙灵脾 120g　灵芝草 100g　炙草 60g　炙龟胶 90g　鹿角胶 100g　生晒参 150g　西洋参 100g　枫斗 100g　陈阿胶 100g　饴糖 250g　冰糖 200g　红枣 250g　陈酒 500g　收膏

二诊:2009 年 12 月 4 日。去冬调摄,诸恙均瘥。素有骨质疏松症病史,不耐久立,二便尚可,苔薄脉细,再守原意。原方加骨碎补 120g、巴戟天 100g。

随访:2 个月后患者诸症已除,行走自如。嘱患者避免弯腰劳累,适当运动,补充钙剂,多晒太阳。

按:骨质疏松的发病机制尚未完全明确,普遍认为与人体内激素调控、物理、营养、遗传等因素导致骨吸收增加,骨形成下降有关。中医学将其归入“骨痹”“骨痿”范畴,认为骨质疏松与肾的关系最为密切,亦与肝、脾有一定的关系。根据患者病史可以明确诊断为骨质疏松症,辨证为肾阴虚证。治以滋阴补肾,化瘀通络,方用益元滋肾煎,即圣愈汤合左归丸加减。左归丸出自明代张介宾《景岳全书》,由熟地、山药、山茱萸、枸杞、川牛膝、鹿角胶、龟甲胶、菟丝子组成,具有滋阴补肾、填精益髓之效,主治真阴不足,精髓亏损所致头晕目眩,腰酸腿软。施教授常用益元滋肾煎治疗颈腰椎病、骨关节炎、骨质疏松症以肾阴虚为主者。《灵枢·本神》云:“脾气虚则四肢不用。”《素问·痿论》云:“治痿独取阳明。”脾为后天之本,主四肢百骸,先天之精有赖于后天之脾胃运化水谷精微的不断充养,故运脾煎健脾强肌。患者夜寐不宁,安神煎调节睡眠,患者病程较长,“不通则痛”,故佐以通络煎化瘀通络。二诊诸恙均瘥,不耐久立,故加骨碎补、巴戟天温肾填精。

8. 膝骨关节炎案

归某,女,55 岁,2009 年 11 月 2 日初诊。两膝疼痛、略肿,关节僵硬半年余,腰肩酸楚,平素多汗,心烦,夜寐欠佳,胃纳尚可,便溏。X 线片:关节囊略肿胀,苔薄脉细。膝骨关节炎,证属气滞血瘀,治以行气化瘀、通络消肿。处方:

炙黄芪 90g　党参 100g　当归 90g　白芍 100g　川芎 100g　熟地 90g　柴胡 90g　桃仁 90g　红花 90g　乳香 90g　五灵脂[包] 100g　羌活 90g　秦艽 90g　制香附 100g　川牛膝 100g　广地龙 90g　制苍术 90g　黄柏 90g　牛膝 150g　薏苡仁 150g　陈皮 60g　佛手片 90g　八月札 90g　春砂仁 30g　六神曲 100g　制川朴 90g　蛇舌草 100g　炒谷芽 100g　姜半夏 90g　北秫米 100g　枣仁 90g　合欢皮 100g　夜交藤 100g　抱茯神 100g　甘杞子 100g　地骨皮 100g　糯稻根 250g　仙茅 100g　仙灵脾 100g　菟丝子 120g　大蜈蚣 30g　补骨脂 100g　桑寄生 100g　厚杜仲 100g　大元参 100g　威灵仙 100g　瓜蒌皮 100g　茶树根 150g　小川连 30g　鸡血藤 100g　猪苓 150g　赤茯苓 150g　炙甘草 60g　生三七粉[冲] 50g　景天三七 120g　灵芝草 100g　红枣 250g　陈阿胶 380g　饴糖 250g　冰糖 250g　陈酒 500g　收膏

二诊:2010 年 11 月 8 日。去冬调摄,诸恙均瘥。两膝偶有疼痛,行走活动尚可,精神较振,时有夜间足尖抽搐,夜寐、二便、纳食均可,苔薄腻,脉弦细,再拟调摄。处方:

炙黄芪 90g　党参 100g　当归 90g　白芍 100g　川芎 100g　熟地 90g　柴胡 90g　桃仁 90g　红花 90g　乳香 90g　五灵脂[包] 100g　羌活 90g　秦艽 90g　制香附 100g　川牛膝 100g　广地龙 90g　陈皮 60g　佛手片 90g　八月札 90g　春砂仁 30g　六神曲 100g

制苍术 90g　制川朴 90g　蛇舌草 100g　炒谷芽 100g　首乌藤[各] 150g　肥知母 100g　生龙骨 150g　生牡蛎 150g　明天麻 100g　地锦草 120g　怀山药 200g　甘杞子 100g　炙甘草 60g　大枣 200g　龟甲胶 250g　鹿角胶 150g　木糖醇 300g　饴糖 150g　胡桃仁 250g　高丽参精 70g　山楂精 2 袋　陈酒 500g　收膏

随访:3 个月后患者诸症已除,行走自如,嘱患者避免劳累。

按:膝骨关节炎早期以肿胀疼痛、关节僵直为主,主要为滑膜炎病变所致,治疗宜活血利水通络,方用益元舒筋煎合四妙丸加减;脾主运化、主湿,故运脾煎运化水湿;患者夜寐欠佳佐以安神之品,再加补肾强骨之品。二诊诸恙已瘥,去四妙丸及安神煎,再前法巩固疗效。膝骨关节炎中医属于痹证。痹证发病,往往由于患者正气先虚,六淫外邪遂能乘虚而入,盘踞经隧,导致气血闭阻,留滞于内而发病。正气不足是痹证发生的内因。正所谓"邪之感人,非虚不痹",各种外邪侵袭虽然是引起痹证发生的重要因素,但都是在人体正气虚弱的情况下而成为致病因素,因此在治疗过程中应以扶助正气固其本,祛邪通络治其标。

9. **股骨头缺血性坏死案**

朱某,女,29 岁,2008 年 12 月 14 日就诊。右髋疼痛、行走困难、跛行已 3 年余,每易外感,平素畏冷,胃纳、二便可。检查:右侧髋关节活动受限、外展内旋受限、"4"字试验阳性、屈曲挛缩试验阳性。X 线片:右侧股骨头部囊性变、股骨头外形正常,无塌陷。素有鼻炎史、肾盂肾炎服用激素史。苔薄黄,脉细,方拟调摄。股骨头缺血性坏死,证属气滞血瘀,治以行气化瘀通络。处方:

炙黄芪 90g　党参 100g　当归 90g　白芍 100g　川芎 100g　熟地 90g　柴胡 90g　桃仁 90g　红花 90g　乳香 90g　五灵脂[包] 100g　羌活 90g　秦艽 90g　制香附 100g　川牛膝 100g　广地龙 90g　陈皮 60g　佛手片 90g　八月札 90g　春砂仁 30g　六神曲 100g　制苍术 90g　制川朴 90g　蛇舌草 100g　炒谷芽 100g　辛夷花 90g　炒子芩 90g　金银花 100g　苏子 90g　苏叶 90g　桑白皮 90g　车前子 100g　车前草 100g　生米仁 150g　巴戟天 100g　仙茅 100g　炒防风 100g　伸筋草 120g　鸡血藤 120g　仙灵脾 100g　菟丝子 100g　甘杞子 100g　厚杜仲 100g　桑寄生 100g　炙甘草 60g　参三七粉[冲] 50g　生晒参 150g　西洋参 100g　高丽参精 35g　阿胶 380g　饴糖 250g　蛤蚧 1 对　白冰 250g　陈酒 500g　收膏

二诊:2009 年 11 月 8 日。药后稳定渐缓,右髋稍疼痛,活动欠利,经行超期量少,苔薄脉细,再守前法。处方:

炙黄芪 90g　党参 100g　当归 90g　白芍 100g　川芎 100g　熟地 100g　白术 90g　柴胡 90g　独活 90g　桑寄生 100g　秦艽 90g　防风 100g　桂枝 90g　茯苓 150g　杜仲 100g　川牛膝 100g　陈皮 60g　佛手片 90g　八月札 90g　春砂仁 30g　六神曲 100g　制苍术 90g　制川朴 90g　蛇舌草 100g　炒谷芽 100g　辛夷花 100g　炒子芩 100g　制女贞 100g　墨旱莲 100g　仙灵脾 100g　肥知母 100g　紫丹参 120g　制川军 100g　单桃仁 100g　地鳖虫 90g　鸡血藤 120g　甘杞子 100g　首乌 150g　首乌藤 150g　炙甘草 60g　高丽参精 2 支　山楂精 2 袋　龟甲胶 200g　鹿角胶 200g　饴糖 250g　白冰 250g　陈酒 500g　收膏

按:股骨头坏死与肝、脾、肾三脏相关。患者疼痛活动受限较重,且有肾盂肾炎服用激素史。气血对骨骼的滋养是骨骼能保持正常形态和功能的关键,患者瘀血阻滞,脉络不通,骨骼失去滋养，方用益元舒筋煎益气化瘀通络，改善血液循环，运脾煎补益后天之本，再佐以补益肝肾之品。二诊药后稳定渐缓，治以补养肝肾、化瘀通络，方用益元养身煎合运脾煎加减，加用促进成骨细胞、抑制破骨细胞之品。该病的治疗应气血并重、筋骨同治、痰瘀兼祛、兼补肝肾。

（李晓锋　叶秀兰　莫　文　王拥军）

石印玉

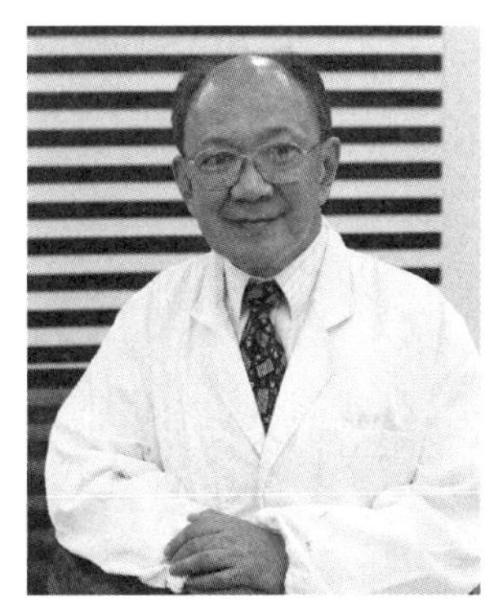

石印玉，1942年出生，祖籍江苏无锡，石氏伤科第四代传人。上海中医药大学附属曙光医院教授、主任医师，上海市首届名中医。现任中华中医药学会骨伤分会顾问、上海市中医药学会骨伤科分会名誉主任委员、《中国中医骨伤杂志》副主编，《中医骨伤》《中医正骨》编委，享受中华人民共和国国务院政府特殊津贴，2008年聘为上海市文史馆馆员。石印玉教授继承和发扬石氏伤科的理论和经验，秉传承而不拘泥，兼收各家之长，行变法且合宗，在骨关节疾病、骨质疏松症和脊柱相关疾病的诊治和研究中提出"筋骨痹痛，本痿标痹"的理念。主持承担了世界卫生组织资助项目、国家"863"计划、国家"九五"攻关、国家自然科学基金、国家新药办、上海市科学技术委员会等数十项科研项目。先后获国家教育部科技进步奖(自然科学)一等奖、国家中医药管理局中医药基础研究奖、中华中医药学会科学技术奖三等奖、中国中西医结合学会科学技术奖三等奖、上海市科技进步奖、上海市卫生局临床成果奖、上海市卫生局中医科技进步奖等各类奖项10余项。主编和参编各类著作20余部，发表论文近90余篇。

一、临床经验

当前日趋多见的骨关节炎、骨质疏松症、颈椎病、腰腿痛等骨与关节退行性疾病及脊柱关节疾病，中医病名当称为"筋骨痹"，是人体衰老在筋骨上气血失衡的表现。症状明显时宜汤药、手法、针灸、外敷等综合治疗。症情缓解后可用膏剂继续清除症状，并巩固疗效，延缓衰老。在治疗中强调以整体观念指导骨关节炎的治疗，顾及全身及骨伤科本病才会有更好的治疗效果，是中医治疗以人为本整体观念的体现。骨关节炎属本痿标痹。本质上属痿证是因为：①它符合痿证病机。即多由肝肾不足、阴液不足、滋生内热而发病。②本病多发于中老年，女子六七，男子六八，肝气衰，筋不能动，进而肾脏衰，形体皆极，临床所见，呈痿弱少力，筋急而挛，动作牵强等。③在临床治疗上，从痿治之能取效且巩固。认为它标属痹证，乃本病因痛而就治，痛者不通，筋脉气血痹阻或失荣泣行；多为劳损耗伤，或步入老年，肝肾不足，皆气虚血瘀，或风寒湿气外袭，以致疼痛发病。因此为本痿标痹、痹痿并存、先痹后痿。其病在筋骨，在内则与肝肾密切相关。益肾不忘柔肝，活血还需养血。因此从总体上讲，骨关节炎为本痿标痹、痹痿并存、先痹后痿。其病在筋骨，在内则与肝肾密切相关。

治疗中还强调筋骨并重，体现中医"筋为骨用、筋骨并重"的理论。中医学中"筋"的概念涵盖了现代解剖学所称的软骨和肌肉、肌腱、韧带、筋膜等组织器官。《内经》云"诸筋者，皆属于节"；"宗筋主束骨而利机关也"，说明中国古代医家已经认识到"筋"与关节功能结构的相关性。"膝为筋之府"，筋与关节尤其是膝关节的生理病理实有莫大干系。现代研究认为，膝骨关节炎以关节软骨退变为主要病理改变，而病变可累及包括关节软骨、肌肉、关节滑膜、关节囊、半月板以及软骨下骨等关节的全部组织。除外软骨下骨，其他组织都归属于中医学“筋”的范畴。因此，膝骨关节炎的病机与“筋”密切相关，以传统中医观来看，关节功能障碍是在临床检查基础上得出的“筋骨错缝”的病症。由错缝而气血痹阻，病疼痛、屈伸障碍。治疗后，错缝纠正、气血畅通、筋脉复归于旧位而告痊愈。

二、防治优势

冬令进补是中国传统医学保健养生的重要内容之一。按照中医“人与天地相应”说，自然界的春生、夏长、秋收、冬藏的规律，在人身上也有相应的表现。中医认为冬天应给予足够的补充，尽量减少消耗，使五脏六腑在代谢消长过程中积累的精微物质转变为肾精贮藏起来。肾精充足则元气充沛，为来年打好扎实的体质、体力基础。有些慢性病就不容易发病。那么有退行性骨关节疾病的人是否也要进补呢？

由于老年人的生理、病理特点与青壮年不同，其临床表现有一定的特殊性。从中医的角度考虑，我们认为有以下特点：①正气虚损，肝肾不足。老年人正气不足，肝肾亏损，气血衰弱，机体失于濡养，故生理功能低下。②多病相兼，虚实夹杂。老年人阴阳失衡，脏腑虚损，气血不足，一处有病，往往引起周身脏器的气血功能失调。人体是一个内外统一的整体，经络为气血运行的通道，内联于脏腑，外络于肢节，因此无论是伤气血或伤脏腑，均可导致经络阻滞。反之经络受阻，可引起气血紊乱，脏腑功能失调。中医认为“肾主骨、生髓”，髓居骨中，骨赖髓以充养，肾精亏损而不能生髓，更不能养骨。另外，还有邪侵、损伤等因素可引起本病。

因此，适当进补可以补益肝肾，平衡阴阳，疏通经络，调和气血、改善关节症状、增强机体免疫功能、促进功能康复。“肝藏血”“肾藏精”，冬三月是“生机潜伏、阳气内藏”的季节，应讲究“养藏之道”。而且冬天食欲大增，脾胃运化转旺，此时进补能更好地发挥补药的作用。冬令进补不仅能调养身体，还能增强体质，强筋健骨，提高机体的抗病能力。

三、医案精选

1. 脊柱骨关节炎案

吴某，女，41岁，2008年11月3日初诊。左腰骶时有酸楚，颈抑或不适，活动好，压痛轻，反射存在，又多饮，大便日二三行，成形，苔脉平平。宜调和并增益。处方：

秦艽100g　白芍120g　熟地150g　仙灵脾180g　骨碎补150g　苁蓉100g　砂仁30g　鸡血藤120g　鹿衔草150g　附片80g　桂枝80g　葛根150g　黄芪200g　白术100g　玉竹80g　黄精80g　木香50g　扁豆80g　川芎100g　当归100g　红花100g　半夏120g　陈皮80g　南星100g　白芷80g　羌活80g　丹参120g　土茯苓150g　炮姜80g　大枣100g　炙甘草100g　山楂80g　六曲80g　鹿角胶100g　龟甲胶100g　阿胶100g　陈酒烊化后冲入

再入：三七粉16g　地鳖虫粉16g　全蝎粉16g　蜈蚣粉16g　明胶50g　木糖醇200g　文火收膏

按：《素问·阴阳应象大论》说：“年四十而阴气自半。”正气虚弱，血行不畅，或又感受风、寒、湿等邪，渐积而使体质衰弱，元气损伤而致。此病可40岁以后即发病，抑或50岁、60岁以后才病。目前多从骨从肾论治。中年肝气先衰，先病在筋，由养血软坚润筋而得效，可选用自拟养血软坚胶囊（白芍、秦艽、牡蛎、甘草等）。唯起效较缓，增入蝎、蜈等搜

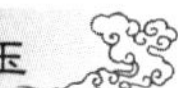

剔通络之品能较快见效。步入老年则以刘柏龄之骨质增生丸(熟地、仙灵脾、骨碎补、苁蓉、莱菔子、鸡血藤、鹿衔草等)为基础。临床观察或丸或煎皆有效。只是从肝从肾均须加入活血通络之品,才能较快缓解疼痛。本案从膏滋冬令调补而肝肾兼顾,综合上述二法,并崇"脾统四藏"之意,予益气健脾、化痰助运之品。用胶通常鹿角胶、龟甲胶、阿胶各等量,若有阴阳偏虚,则予调整用量。粉剂增入是石教授膏方特点,此四味活血通络,络通则痛自解。

2. 腰椎骨关节炎案一

马某,男,48岁,2008年11月17日初诊。腰背痛多年。每于晨起时较为明显,起床活动片刻后改善,但不耐久立。查体下腰椎多处部位皆有明显压痛,反射正常。口干喜饮,饮而不多,尿色偏黄,大便干结,纳寐尚安;舌偏红,苔薄,脉细弦略数。X线示:腰椎生理弧度变直,第3~5腰椎椎体见唇样增生,腰椎间隙无明显改变。阴虚郁热,络脉痹阻,宜清热活血,通络止痛。处方:

桂枝60g　白芍80g　知母80g　防风80g　附片50g　白术100gg　芦根120g　桃仁80g　秦艽100g　羌活100g　川芎100g　黄芪200g　虎杖120g　蛇舌草150g　土茯苓120g　忍冬藤150g　玉竹120g　香附120g　萆薢80g　菟丝子100g　补骨脂100g　生地150g　山萸肉120g　鸡血藤100g　鹿衔草100g　仙鹤草120g　胆南星80g　陈皮80g　太子参100g　炙甘草80g　山楂80g　六曲80g

鹿角胶80g　龟甲胶100g　阿胶100g　陈酒烊化后冲入

再入:参三七粉12g　地鳖虫粉12g　全蝎粉12g　蜈蚣粉12g　明胶50g　木糖醇200g　文火收膏

按:当前本病患者以办公室人员居多,多为持续保持于某个体位,又少运动锻炼造成的筋骨劳损,与以往患者不同。此外,因工作紧张、压力重重、心绪操劳,故一方面劳损瘀阻,日久而郁,瘀郁而化热;另一方面,生活工作压力易致内火偏旺。相当数量的患者既表现出劳伤元气虚弱,又表现为瘀热内伤阴分。其疼痛特点,一是每于卧床休息后晨间起床时疼痛最重,活动后减轻;二是临床体检时有较浅表、广泛、敏锐的压痛。亦可见阴虚内热症状,如口干欲饮,饮而不多,尿色偏深,大便干结等,且舌质多偏红,脉见数。宜清热养阴药物为主,以地骨皮、土茯苓、忍冬藤滋阴清热,黄芪、牛膝、骨碎补益气活血,且牛膝、骨碎补又能补肾壮腰,运用于以腰痛为主症者;玉竹养血润燥;香附解郁理气;萆薢利湿通达;神曲健脾调和为佐。三七、地鳖虫、全蝎、蜈蚣4味研粉入药,活血通络,治疗筋骨疼痛。本案病痛已多年,用桂枝芍药知母汤治顽痹之意。患者偏阴虚内热,去麻黄加入清热活血之品。

3. 腰椎骨关节炎案二

王某,女,76岁,2007年11月1日初诊。左腰腿痛,天气变化和劳累后症状加重,查体压痛较多,腰部活动好,踝反射存在。另有高血压仍尚未控制,纳好,二便尚调,平素较易出汗,而又畏冷恶热,苔薄脉稍弱。予豁痰通络与滋益肝肾同用。处方:

熟地200g　砂仁30g　仙灵脾100g　骨碎补100g　炒莱菔子30g　鸡血藤100g　鹿衔草100g　黄芪200g　金雀根300g　制南星100g　制苍术100g　桂枝60g　地龙100g　杜仲150g　桃仁150g　红花100g　赤芍80g　白芍80g　木瓜80g　川牛膝80g　怀牛膝80g　秦艽80g　羌活80g　白芷80g　川芎80g　当归100g　柴胡60g　香附60g　桔梗60g　半夏100g　陈皮80g　乌贼骨先煎150g　煅瓦楞先煎150g　蒲公英120g

佛手60g　山楂80g　六曲80g

鹿角胶80g　龟甲胶100g　阿胶100g　陈酒烊化后冲入

再入:三七粉20g　地鳖虫粉20g　全蝎粉20g　蜈蚣粉20g　鹿角粉20g　木糖醇200g　文火收膏。

二诊:2008年11月3日。去年下肢痹痛服膏方后改善,且无畏冷感,血压稍高,血脂亦稍高,现膝酸楚午后尤觉乏力,脉数苔薄。年及耄耋,肝肾精元不足,宜调和增益。处方:

柴胡80g　黄芩100g　半夏100g　太子参150g　肉桂30g　桂枝30g　制大黄50g　茯苓100g　茯神100g　生牡蛎[先煎]150g　生龙骨[先煎]150g　大枣100g　炮姜80g　熟地200g　仙灵脾120g　骨碎补120g　杜仲150g　土茯苓150g　苁蓉100g　鸡血藤100g　鹿衔草150g　川芎80g　金雀根300g　丹参180g　红花90g　川牛膝80g　怀牛膝80g　白芍50g　黄芪120g　防风30g　白术150g　鸡内金50g　羌活80g　秦艽80g　黄连30g　蒲公英100g　佛手60g　乌贼骨[先煎]150g　煅瓦楞[先煎]150g　炒莱菔子50g　砂仁30g　炙甘草80g　山楂80g　六曲80g

鹿角胶100g　龟甲胶100g　阿胶100g　陈酒烊化后冲入

再入:三七粉20g　地鳖虫粉20g　全蝎粉20g　蜈蚣粉20g　鹿角粉20g　坎炁粉20g　木糖醇200g　文火收膏

按:腰背痛其压痛局限者多因瘀结,压痛不显者常因气滞;压痛浅表、广泛、敏锐者多属瘀热阻遏,多有热证的症状或舌脉表现。患者年逾七旬,肝肾已亏,又兼杂多种病证,膏方以调和兼顾,用上中下痛风通用方合骨质增生丸随证加减。次年痹痛见减,以柴胡龙骨牡蛎汤合上中下痛风通用方,更添调和之意。

4. 髋骨关节炎案

赵某,男,56岁,2008年11月17日初诊。髋关节酸痛,疲劳乏力,不耐久行,下肢稍萎,关节旋转活动受限。苔脉平平。10余年前有外伤史。X线示:髋关节、股骨头密度增高。久劳肝肾亏虚,瘀血痹阻关节,不通则痛。处方:

熟地200g　仙灵脾100g　附片50g　骨碎补100g　山药120g　山萸肉150g　首乌100g　怀牛膝120g　肉苁蓉100g　黄柏100g　知母100g　黄芪200g　党参150g　当归100g　石斛100g　丹参150g　生枣仁150g　南星100g　半夏100g　陈皮80g　苍术80g　白术80g　白芷100g　砂仁30g　杭菊80g　虎杖100g　鸡血藤100g　土茯苓100g　制大黄50g　生龙牡[先煎,各]180g　茯苓100g　茯神100g　鹿衔草120g　鹿角胶150g

龟甲胶100g　阿胶100g　陈酒烊化后冲入

再入:三七粉18g　地鳖虫粉18g　全蝎粉18g　蜈蚣粉18g　乌梢蛇粉18g　坎炁粉18g　文火收膏

按:放射影像学显示股骨头和髋关节有密度改变,均被称为"坏死"。其实大部分是骨关节炎的中后期表现,可见关节间隙变窄。用中药益肾壮骨、活血通络可缓解症状,并且较长时间维持在比较稳定的状态,处方可从骨质增生丸、六味地黄丸、八味地黄丸为基础合益气通络药。

5. 膝骨关节炎案一

朱某,女,48岁,2008年11月17日初诊。膝痛,服用膏方4年,疼痛基本控制,时有酸楚,工作劳累后或稍作痛,纳便俱安,但夜寐欠佳,口干苦,舌略红少苔,脉细。冬日再予调

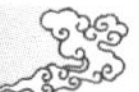

摄。处方：

熟地 200g　仙灵脾 100g　骨碎补 100g　山药 120g　山萸肉 150g　黄柏 100g　知母 100g　附片 50g　仙灵脾 100g　苁蓉 100g　砂仁 30g　黄芪 200g　当归 100g　石斛 100g　丹参 150g　怀牛膝 120g　丹参 150g　生枣仁 150g　柴胡 100g　黄芩 120g　半夏 100g　党参 150g　肉桂 50g　桂枝 50g　制大黄 50g　生龙牡先煎,各 180g　茯苓 100g　茯神 100g　大枣 100g　炮姜 60g　南星 100g　陈皮 80g　苍术 80g　白术 80g　首乌 100g　杭菊 80g　鸡血藤 100g　虎杖 100g　鹿衔草 120g

鹿角胶 150g　龟甲胶 100g　阿胶 100g　陈酒烊化后冲入

再入：三七粉 18g　地鳖虫粉 18g　全蝎粉 18g　蜈蚣粉 18g　乌梢蛇粉 18g　坎炁粉 18g　文火收膏

随访：本例已经连续服用膏方 5 年，症情基本稳定。

6. **膝骨关节炎案二**

朱某，女，45 岁，2008 年 11 月 17 日初诊。膝病步态蹒跚，体态较丰满，膝较肿，检查发现膝部伸直受限，内外膝眼有压痛，稍有积液，髌后有摩擦感，推髌时疼痛，苔薄，脉有力。肝肾不足，瘀痰留络，予益肝肾、通经络，用膏滋缓调。处方：

熟地 150g　首乌 150g　生地 100g　山萸肉 120g　山药 100g　丹皮 120g　茯苓 150g　泽泻 100g　胆南星 100g　天麻 100g　半夏 100g　陈皮 80g　苍术 100g　白术 120g　猪苓 120g　知母 100g　黄柏 100g　丹参 150g　川牛膝 100g　怀牛膝 100g　潼蒺藜 100g　白蒺藜 100g　仙灵脾 100g　骨碎补 100g　补骨脂 100g　桂枝 50g　杭菊 80g　石斛 100g　当归 100g　川芎 100g　白芍 100g　桃仁 100g　红花 100g　鸡血藤 120g　鹿衔草 120g　虎杖 120g　山楂 100g　六曲 100g

鹿角胶 100g　龟甲胶 100g　阿胶 100g　陈酒烊化后冲入

再入：三七粉 20g　地鳖虫粉 20g　全蝎粉 20g　蜈蚣粉 20g　坎炁粉 20g　明胶 50g　木糖醇 200g　文火收膏

按：肿痛日久，气血瘀滞，聚湿成痰，痰湿阻滞经络而致疼痛。病久损及肝肾，故运用益气豁痰、活血通络以及补益肝肾之药品。

7. **膝骨关节炎案三**

耿某，女，36 岁，2008 年 11 月 17 日初诊。膝痛于产后而始，怀孕时保胎较多卧床，履地即有不适感，治疗后有改善，查关节不肿，活动无障碍，髌尖轻压痛，饮较多，大解似有完谷，脉细，苔薄。筋骨失养，予扶正。处方：

党参 150g　苍术 80g　白术 120g　茯苓 120g　半夏 120g　陈皮 80g　木香 30g　砂仁 30g　怀牛膝 100g　白芍 100g　秦艽 100g　生牡蛎 240g　熟地 180g　仙灵脾 120g　附片 50g　桂枝 80g　骨碎补 100g　南星 80g　鸡血藤 100g　鹿衔草 120g　山药 100g　山萸肉 120g　黄芪 200g　当归 100g　黄柏 100g　丹参 150g　石斛 100g　川断 100g　狗脊 100g　炙甘草 100g　川芎 80g　山楂 80g　六曲 80g

鹿角胶 100g　龟甲胶 100g　阿胶 100g　陈酒烊化后冲入

再入：三七粉 16g　地鳖虫粉 16g　全蝎粉 16g　蜈蚣粉 16g　白冰糖 300g　文火收膏

按：患者产后气血不足，筋脉失养。血虚则不能营养筋骨，宗筋纵而不能束筋骨、利关节。因而在治疗时应用香砂六君补益后天之本，秦艽、白芍、甘草、牡蛎等药物养肝柔筋。尤其是芍药和甘草相配运用，具有养血柔肝舒筋，缓急止痛解痉，疏通经络筋脉，增加关节活动的作用。再用三七，入血分，化瘀活血而不伤新血。全蝎祛风利湿除痹，蜈蚣走窜力强而迅速，凡气血痰湿凝结之处皆能开之。地鳖虫能攻逐破瘀。四药合用，活血破瘀，搜筋剔络，在益气血、健脾肾的基础上予以通剔，从而解痛健壮两顾。

（石　瑛）

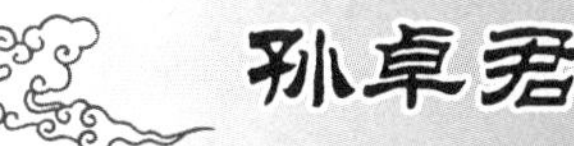

孙卓君

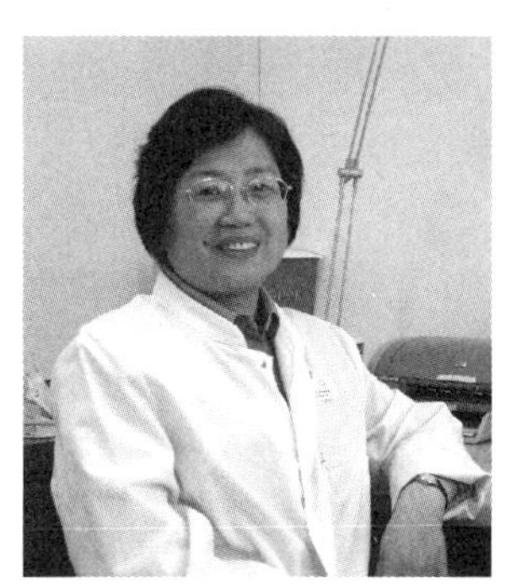

孙卓君,1945年出生,祖籍浙江宁波。上海中医药大学附属曙光医院主任医师、教授、博士生导师。历任中华中医药学会妇科分会常务委员、上海市中医药学会妇科分会副主任委员、世界中医药学会联合会妇科专业委员会理事、上海中医药大学专家委员会委员。在40余年的医疗实践和教育工作中,刻苦勤奋,精益求精,通过长期临床观察、总结,采用调补肝肾法、滋肾(阴)清热法、疏肝和营法分别诊治围绝经期综合征、青春期崩漏、经前期紧张综合征等疾病;采用周期性给药,内服和外治相结合的方法诊治不孕,取得较好临床疗效。并总结出"调更汤""调经1号方""调经2号方""青功1号方""青功2号方"等一系列行之有效的经验方。此外,还主持和承担了多项国家、市级科研项目工作,主编全国高等中医药院校统编教材1部,副主编"十五"国家规划教材1部,发表专业论文27篇,专著5部。

一、临床经验和防治优势

(一)女子冬令重在调补肝肾

女子病与肝肾关系最为密切。肾藏精,主生殖,经水有赖肾水施化,肾气的旺盛主宰着女子冲任气血流畅、月经定时满溢和胞宫正常孕妊。"女子以肝为先天",肝藏血,主疏泄,司血海定期蓄溢。肝血充盈,肝气条达则血海气血畅达,冲任、胞宫满溢如常。冲、任起于胞宫,与带脉同源于肾,三脉相合均通于肝,精藏于肾,疏泄于肝。肝肾两脏,冲、任、带三脉与奇恒之腑胞宫相互协调,共同完成调节女子生长、发育和生殖,维持正常的生理功能。肝肾不足则冲任失调,带脉失约,胞宫气血失调,引发月经失调、不孕、带下、癥瘕等诸病。

《素问·五运行大论》云:"北方生寒,寒生水,水生咸,咸生肾,肾生骨髓,髓生肝。"乙癸同源、精血互生,肝肾两脏之间相互联系、相互影响。张介宾《类经·藏象类》曰:"肝肾为子母,其气相通也。"《临证指南医案·肝风》:"故肝为风木之脏,因有相火内寄,体阴用阳,其性刚,主动主升,全赖肾水以涵之,血液以濡之。"肾精滋养于肝,使肝之阴血充足,以制约肝阳过亢,即所谓"滋水涵木";肾精又赖肝血的不断补充而化生,使肾精充足以维持肾阴、肾阳的协调稳态。冬令为"养藏"之际,此时依据患者气血阴阳之偏颇,肝肾同治,气血并投,方得精血旺盛,阴阳协调,气血调畅。

(二)不同疾病的具体运用

围绝经期综合征:此病为女子正值"七七"之际,肾-天癸-冲任-胞宫生殖轴日渐衰老,肾精、肝血日益不足,无以濡养脏腑,阴阳失衡,脏腑功能失调所致。其中以肾虚为本,肝血不足为辅，两脏亏虚致脏腑阴阳失衡，阴虚阳亢，君相火旺；水火失济，心肾不交；水不涵木，肝火上炎，而见诸多阴虚于下，阳浮于上、于外的症状，并可合并气郁、血瘀、痰浊等兼证。临证当调整患者脏腑阴阳的失衡，肝肾平调，阴阳兼顾，滋养精血之不足，苦泻君火、相火之有余。可与巴戟天、仙灵脾和生地、白芍配伍，阴阳并补；配以知母、黄柏滋阴泻相火，川连、莲子心清热泻心火；合龙骨、牡蛎重镇安神；收膏时投以龟甲胶骤补真阴，滋阴潜阳，养血补心。

经间期出血：此病多为肾中精少阴亏，阴虚滋生内火，于氤氲期阳气内动之际，流驻冲任，损伤胞宫、胞脉而致阴道出血。此类病人多伴水不涵木，肝失所养，肝郁不舒，气机不畅之证。临证生、熟地并投，生地入心、肝、肾经，可清热凉血，养阴生津，熟地入肝、肾经，可滋阴补血，益精填髓，两者合用，寒温并用，补血而凉血止血，滋阴而生津退热，补肾而填精益髓；配山茱萸、杞子、墨旱莲、川断加强补益肝肾之功；白芍酸甘化阴，敛阴养血柔肝；收膏时投以阿胶补血、止血。若兼之素有气血瘀滞之宿疾致胞脉气血不畅，血不归经，当以益母草、生蒲黄等活血祛瘀调经。

不孕症：不孕病因病机复杂，或肾虚，或肝郁，或痰湿，或血瘀。肾藏精，主生殖。《灵枢·本神》曰："生之来谓之精，两精相搏谓之神。"精血同源，肝肾同源，互相资生。气血相生，血充则气旺，冲任血海旺盛，才能受孕胎长。因此，正常怀孕需要精、气、血、脏腑协调运作，方能成功。治宜补肝肾，填精血，调冲任，健中土。可以仙灵脾、菟丝子、覆盆子温肾壮阳填精；山萸肉入肝肾两经，性微温质润，既能补肾益精，又能温肾助阳，阴阳双补；炙黄芪甘温补气，温中助阳，配人参、党参共用，补气作用更强。收膏时加以鹿角胶、龟甲胶充盈精血，振奋肾阳。

经前期综合征：《景岳全书·妇人规》谓女子"以血为用"，经、孕、产、乳均耗伤阴血，故女子常血不足而气有余。女子经前当阴血下注胞宫，充盈血海，机体阴阳循环处于阳气渐甚，而阴气渐衰阶段，因此全身阴血相对不足，容易肝失滋养，肝郁气滞，而见诸多肝经郁滞或肝经、冲脉气逆症状，如乳房胀痛、头晕头痛、胸胁满闷、烦躁易怒等。治疗时当注重滋养阴血，养肝调肝。药用熟地、首乌、制黄精、枸杞子、桑椹子等补肝肾，填精血；白芍养阴柔肝；加以巴戟天、淡苁蓉补肾阳、益精血，并柴胡、川楝子清疏肝郁，条达气机。

月经失调：《临证指南医案》曰："女子以肝为先天。"故女子月信如期而行，与肝肾关系密切。肾精不足，阴血不充，血海不盈；肝阴亏少，疏泄失司，气血运行失畅，冲任受阻，胞宫不能如期满盈，每每至期不来，行则量少。《证治准绳》云："经水涩少，为虚为涩，虚则补之，涩则濡之。"治宜补肝肾，疏肝气，调冲任。可以一贯煎滋阴柔肝以疏肝不伤阴；熟地、首乌补肾益阴，养血填精；川牛膝补益肝肾，活血祛瘀，引血下行血海；炒白术、潞党参、炙黄芪、怀山药益气健脾，使气血生化有源。

慢性盆腔炎：此病为外邪侵袭胞宫、冲任后，湿热余毒未尽，正气已然受损，邪恋正虚所致。"久病及肾"，邪气内恋，伤及肾气，易见神疲乏力、腰酸诸证；湿热余邪内阻胞宫，气血阻滞，经行之时新血难安，多见经期延长，淋漓难净；气滞血瘀，不通则痛，可见下腹隐隐作痛；湿热下注，可见带下量多色黄。治宜党参、黄芪、人参补气益肾健脾，一则扶助正气以祛邪，二则健脾助运以渗湿；平胃散、鸡内金、云茯苓、炒白术、薏苡仁行气和胃，运脾燥湿；鸡血藤行血补血，调经通络；红花、蒲黄等活血化瘀。

子宫内膜异位症：子宫内膜异位症为具有生长功能的子宫内膜组织，出现在子宫腔被覆

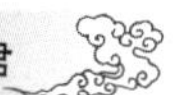

黏膜以外的身体其他部位所引起的病变，临床可见盆腔痛、月经不调、不孕等症状。中医称为“离经之血”，“离经之血”流于脉外，当行不行，当泻不泻，成为瘀血。瘀血滞留胞宫、胞脉，而成癥瘕，所以瘀血内阻是本病的病理基础。“久病多虚”“久病及肾”，临床本病多见虚实夹杂，或气滞血瘀，或肾虚血瘀，或阴虚血瘀，变化多端。治疗当以攻补兼施，扶正祛邪为要。可予以蒲黄、五灵脂、乳香、没药化瘀止痛；赤芍、川芎、桃仁、莪术活血化瘀；皂角刺、炙鳖甲、牡蛎软坚散结；大红藤、败酱草、忍冬藤清热活血通络；附子、桂枝温经通络。

子宫肌瘤：子宫肌瘤属于中医学“癥瘕”范畴，或因脏腑虚弱，或因寒、热、湿诸邪中伤，致使气滞、瘀血、痰湿流注冲任、胞宫，气血瘀结，积结日久而成。癥瘕多虚实夹杂，治疗当辨清脏腑、虚实、寒热，攻补兼施。诚如《医宗金鉴·妇科心法要诀》所言：“凡治诸癥积，宜先审身形之壮弱，病势之缓急而治之”，“衰其大半而止，盖恐过于攻伐，伤其气血也”。攻邪药物可予桃仁、赤芍、川芎、三棱、莪术等活血化瘀、缓消癥瘕；鳖甲、牡蛎、皂角刺等消瘀散结；海藻、昆布等化痰散结；木香、大腹皮、枳壳、槟榔等理气行血，随证下药。

二、医案精选

1. 月经失调案

言某，女，29岁。2009年12月1日就诊。素病月经逾期不至，行则经量颇少。经行乳房胀痛，心烦易怒，腰酸如折，口干欲饮，大便干结。苔薄，脉细弦。此为肝肾同病，肝失疏泄，气血运行失畅，冲任受阻，血海满盈失常。宜补肝肾，疏肝气，调冲任。处方：

全当归100g　山茱萸90g　杭白芍100g　怀山药120g　巴戟天90g　炙甘草60g　北沙参90g　细生地100g　麦冬90g　甘杞子90g　川楝子100g　云茯苓120g　柴胡90g　炒白术90g　潞党参150g　枳壳120g　山栀90g　苍术90g　熟地100g　柏子仁120g　生首乌100g　苦丁茶90g　陈皮60g　大枣100g　木香60g　大川芎90g　川断90g　杜仲90g　丹参90g　丹皮90g　全瓜蒌[打]90g　红花90g　川牛膝120g　厚川朴90g

另：龟甲胶100g　胡桃肉300g　陈阿胶100g　生晒参[煎汁另入]90g　西洋参[煎汁另入]90g　冰糖400g　收膏

二诊：2010年12月3日。服膏后经水渐多，30~40天一行。苔薄，脉细弦。处方：

全当归100g　山茱萸90g　杭白芍100g　怀山药120g　巴戟天90g　炙甘草60g　沙参90g　细生地100g　麦冬90g　甘杞子90g　川楝子100g　云茯苓120g　柴胡90g　炒白术90g　潞党参150g　枳壳120g　山栀90g　苍术90g　熟地100g　柏子仁120g　生首乌100g　苦丁茶90g　陈皮60g　大枣100g　木香60g　大川芎90g　川断90g　杜仲90g　丹参90g　丹皮90g　全瓜蒌[打]90g　红花90g　川牛膝120g　厚川朴90g

另：龟甲胶100g　胡桃肉300g　陈阿胶100g　生晒参[煎汁另入]90g　西洋参[煎汁另入]90g　冰糖400g　收膏

按：患者病肝肾阴虚，精血不足。肾亏腰府失养，见腰酸如折；精血不足，心神失养，则心烦易怒；阴血虚少不能上承，见口干欲饮；无以下润肠道，见大便干结；肝血不足，疏泄不畅，经前乳房胀痛。治宜补肝肾，疏肝气，调冲任。膏中以龟甲胶、阿胶、熟地、首乌补肾益阴，养血填精；川牛膝补益肝肾，活血祛瘀，引血下行血海；炒白术、潞党参、炙黄芪、怀山药益气健脾，使气血生化有源。总旨在于补益精血，而非一味活血下经，冀服膏后气血旺盛，冲任充盈，气机调畅，血海按时满溢，来年月事得调。

2. 围绝经期综合征案

刘某，女，50岁。2008年12月1日初诊。时届更年，天癸已竭，肝肾阴虚，相火上扰，阳无所附，营阴外泄，则潮热频频，汗出涔涔。肝失疏泄，则情志不畅，抑郁不欢，头胀头痛，脘胀泛酸。肾阴不足，故口干欲饮，耳鸣目糊而干涩，精神倦怠，面色不华。心阴失济，君火不宁则心烦寐少，关节酸痛，大便秘结。苔薄边齿形，脉沉细。处方：

怀山药120g　全当归120g　山茱萸100g　杭白芍100g　巴戟天90g　炙甘草60g　肥知母100g　川黄柏90g　制黄精120g　细生地150g　夜交藤300g　甘杞子120g　女贞子90g　墨旱莲150g　百合150g　麦冬100g　川连30g　莲子心50g　五味子90g　炒白术90g　山栀120g　柴胡90g　川楝子120g　党参150g　炙黄芪150g　苍术90g　枳壳120g　苦丁茶90g　灵芝90g　菟丝子120g　仙灵脾100g　景天三七300g　柏子仁150g　大川芎90g　天麻90g　决明子120g　丹参120g　嫩钩藤[后下]120g　生龙骨300g　生牡蛎300g　南沙参120g　北沙参120g

另：龟甲胶150g　湘莲肉150g　胡桃肉400g　阿胶200g　冰糖150g　白蜜200g　生晒参[煎汁另入]90g　西洋参[煎汁另入]90g　收膏

二诊：2009年11月23日。潮热汗出明显减少。情志不畅，抑郁不欢。口干欲饮，耳鸣时作。舌边齿形，苔薄，脉沉细。宜补益肝肾。处方：

怀山药120g　全当归120g　山茱萸100g　杭白芍100g　巴戟天90g　炙甘草60g　肥知母100g　川黄柏90g　制黄精120g　细生地150g　夜交藤300g　甘杞子120g　女贞子90g　墨旱莲150g　百合150g　麦冬100g　川连30g　莲子心50g　五味子90g　炒白术90g　山栀120g　柴胡90g　川楝子120g　党参150g　炙黄芪150g　苍术90g　枳壳120g　苦丁茶90g　灵芝90g　菟丝子120g　仙灵脾100g　景天三七300g　柏子仁150g　大川芎90g　丹参120g　生龙牡[各]300g　南北沙参[各]120g

另：龟甲胶150g　湘莲肉150g　胡桃肉400g　阿胶200g　冰糖150g　白蜜200g　生晒参[煎汁另入]90g　西洋参[煎汁另入]90g　收膏

按：患者已届围绝经期，肾精渐衰，肝血不足，脏腑失于濡养，见肝肾阴虚、水不涵木；君相火旺、水火失济；阴阳俱虚于下，虚火亢盛于上等复杂病机。本膏制方立足于补肝肾，调阴阳。以核桃肉、仙灵脾、巴戟天温壮肾阳；龟甲胶、制黄精、甘杞子、女贞子、墨旱莲滋补肝肾；黄柏、知母泻火益阴；党参、怀山药、白术健补后天气血之源。

3. 经间期出血案

方某，女，41岁。2008年11月24日初诊。病月经中期出血1年。经事如期而至，行经量少欠畅。经前乳房胀痛，心烦易怒，口干，面部发疹，牙龈肿痛，纳食不佳，二便如常。苔薄，脉细弦。年近六七，肝肾不足，肝失疏泄。正值封蛰之际，不求峻补，旨在却病。处方：

细生地100g　川楝子100g　厚川朴90g　砂仁[后下]30g　甘杞子100g　炙甘草60g　云茯苓120g　怀山药120g　麦冬100g　全当归120g　炙黄芪150g　潞党参150g　鸡血藤120g　怀牛膝120g　柴胡90g　桔梗90g　升麻90g　熟地100g　苍术90g　瓜蒌100g　灵芝90g　夜交藤150g　五味子90g　炙远志90g　莲子心50g　合欢皮120g

柏子仁 150g　山栀 90g　肥玉竹 90g　苦丁茶 90g　鸡内金 90g　陈皮 60g　丹参 90g　丹皮 90g　南沙参 100g　北沙参 100g

另:龟甲胶 150g　胡桃肉 350g　阿胶 150g　冰糖 150g　生晒参[煎汁另入] 90g　西洋参[煎汁另入] 90g　收膏

二诊:2009 年 11 月 30 日。去年服用膏方后,病情好转,近 3 个月月经间期出血又现,伴经前乳房胀痛,心烦易怒,口渴欲饮,大便调畅。苔薄,脉细弦。续治从前。处方:

细生地 100g　川楝子 100g　厚川朴 90g　砂仁[后下] 30g　甘杞子 100g　炙甘草 60g　云茯苓 120g　怀山药 120g　麦冬 100g　全当归 120g　炙黄芪 150g　潞党参 150g　鸡血藤 120g　怀牛膝 120g　柴胡 90g　桔梗 90g　升麻 90g　熟地 100g　苍术 90g　灵芝 90g　夜交藤 150g　五味子 90g　炙远志 90g　白芍 120g　莲子心 50g　合欢皮 120g　柏子仁 150g　山栀 90g　肥玉竹 90g　苦丁茶 90g　鸡内金 90g　丹参 90g　丹皮 90g　陈皮 60g　南沙参 100g　北沙参 100g

另:龟甲胶 150g　胡桃肉 350g　阿胶 150g　冰糖 150g　生晒参[煎汁另入] 90g　西洋参[煎汁另入] 90g　收膏

按:患者因平素精血耗伤太过,致使肾阴不足,阴虚内热伏于冲任,在氤氲时期随阳气内动,迫血妄行,以致经间期出血。肝肾同源,阴血不足,肝失所养,气郁不舒,郁久化火,而见心肝两经郁热症状。治宜滋肾益阴,清肝解郁,固冲止血。方中除加入生地、龟甲胶、枸杞子、麦冬、玉竹、南北沙参等养阴清热之品,还以山栀、苦丁茶、莲子心清泻心肝郁火。

4. 经前期综合征案

周某,女,36 岁。2004 年 12 月 2 日初诊。工作繁忙,压力颇大,劳心劳力,暗耗心营。头晕眼花,腰酸如折,面色不华。经前乳房胀痛,心烦,面部发疹。夜寐尚安,二便如常。苔薄,脉细。证属精血不足,肝失所养,疏泄失司。宜滋肾填精,疏肝和营。处方:

熟地 100g　怀山药 120g　山萸肉 90g　茯苓 120g　粉丹皮 90g　泽泻 90g　甘杞子 100g　杜仲 100g　菟丝子 120g　怀牛膝 150g　鸡血藤 150g　柴胡 90g　川楝子 120g　制香附 120g　枳壳 120g　首乌 120g　炙甘草 60g　山栀 90g　杭白芍 100g　淡苁蓉 120g　党参 150g　黄芪 150g　紫河车 30g　制黄精 100g　紫丹参 90g　红枣 200g　炙远志 90g　桑椹子 90g　苍术 90g　白术 90g

另:龟甲胶 150g　鹿角胶 120g　胡桃肉 500g　陈阿胶 250g　生晒参[煎汁另入] 90g　西洋参[煎汁另入] 90g　冰糖 500g　收膏

二诊:2007 年 11 月 30 日。服膏方后症情好转。月经如期,经前乳房作胀,面部发疹频频。苔薄,脉细。处方:

熟地 100g　怀山药 120g　山萸肉 90g　茯苓 120g　粉丹皮 90g　泽泻 90g　甘杞子 100g　杜仲 100g　菟丝子 120g　怀牛膝 150g　鸡血藤 150g　柴胡 90g　川楝子 120g　制香附 120g　枳壳 120g　首乌 120g　炙甘草 60g　山栀 90g　杭白芍 100g　淡苁蓉 120g　党参 150g　紫河车 30g　制黄精 100g　紫丹参 90g　红枣 200g　炙远志 90g　桑椹子 90g　金银花 150g　苍术 90g　白术 90g

另:龟甲胶 150g　鹿角胶 120g　胡桃肉 500g　陈阿胶 250g　生晒参[煎汁另入] 90g　西洋参[煎汁另入] 90g　冰糖 500g　收膏

按：女子经前期阴血下注胞宫，充盈血海，因此全身阴血相对不足，容易肝失滋养，肝郁气滞，而见诸多肝经郁滞或肝经、冲脉气逆症状。本患者素来劳心劳力，阴血暗耗，症情尤为明显。宜补益肝肾，兼疏肝理气。以六味地黄汤为主方，滋补肝肾，养阴填精。加以杜仲、怀牛膝、菟丝子补肝肾、强筋骨、壮腰府；紫河车温肾补精，益气养血；首乌、制黄精、枸杞子、桑椹子补肝肾，填精血；淡苁蓉补肾阳、益精血，杭白芍养阴柔肝；并柴胡、川楝子清疏肝郁，条达气机。

5. 子宫内膜异位症案

倪某，女，30岁。2005年11月24日初诊。卵巢巧克力囊肿5年，现术后9个月，曾用醋酸亮丙瑞林（抑那通）治疗3个月。月经延后而至，伴小腹隐痛，经量中。经前乳房胀痛，腰酸肢冷，二便如常，纳可。苔薄，脉细弦。素有宿疾，瘀阻胞脉，手术所伤，精血不足。宜滋肾填精，活血通络。处方：

生黄芪 150g　当归 100g　怀山药 120g　大川芎 90g　京赤芍 100g　潞党参 90g　云茯苓 120g　莲肉 120g　白术 90g　熟地 100g　桑椹子 120g　山茱萸 90g　大红藤 150g　败酱草 150g　制黄精 120g　薏苡仁 120g　女贞子 90g　续断 120g　生甘草 60g　肥玉竹 90g　益母草 200g　桃仁 90g　甘杞子 90g　柴胡 90g　广郁金 100g　制香附 100g　皂角刺 120g　忍冬藤 150g　巴戟天 90g　丹参 90g　丹皮 90g　炙鳖甲（先煎）150g

另：鹿角胶 150g　胡桃肉 300g　阿胶 150g　冰糖 150g　生晒参（煎汁另入）100g　西洋参（煎汁另入）90g　白蜜 200g　收膏

二诊：2006年12月4日。服膏方后，B超证实现卵巢巧克力囊肿未复发。经行腹痛好转，伴腰冷。舌淡黯，苔薄，脉细弦。处方：

生黄芪 150g　全当归 100g　怀山药 120g　大川芎 90g　京赤芍 100g　潞党参 90g　云茯苓 120g　莲子肉 120g　白术 90g　熟地 100g　桑椹子 120g　山茱萸 90g　大红藤 150g　制黄精 120g　薏苡仁 120g　桂枝 90g　女贞子 90g　续断 120g　生甘草 60g　肥玉竹 90g　益母草 200g　桃仁 90g　甘杞子 90g　柴胡 90g　广郁金 100g　制香附 100g　皂角刺 120g　忍冬藤 150g　巴戟天 90g　熟附片 90g　丹参皮（各）90g　炙鳖甲（先煎）150g

另：鹿角胶 150g　胡桃肉 300g　阿胶 150g　冰糖 150g　生晒参（煎汁另入）100g　西洋参（煎汁另入）90g　白蜜 200g　收膏

按：卵巢巧克力囊肿是子宫内膜异位症的一种临床表现，为异位在卵巢的子宫内膜组织周期性出血，致使卵巢胀大，周围组织纤维化日久形成的囊肿，中医学属于“癥瘕”范畴，为“离经之血”留滞胞脉而成。本患者为肾虚血瘀之证，治宜补肾填精、活血化瘀为大法。方中药物基本可分为两大类，一为补虚，用生黄芪、党参、生晒参等补益元气，气旺则血行，寓有形之血生于无形之气；桑椹子、黄精、女贞子、山萸肉、阿胶等填补肾精，使肾气生发有源；二为攻邪，以赤芍、川芎、桃仁活血化瘀；皂角刺、炙鳖甲软坚散结；大红藤、败酱草、忍冬藤活血通络；附子、桂枝温通经络。

6. 人工流产术后案

石某，女，36岁。2006年11月11日初诊。4年前行人工流产术后经量减半，经事如期，经前乳房胀痛，腰酸如折，心烦易怒，抑郁不欢，纳食欠佳，夜寐多梦，神疲乏力。平素畏寒，面色欠华，舌尖红，苔薄，脉细弦。宜补肝肾，疏肝气，调冲任，宁心神。处方：

全当归 100g　怀山药 120g　山茱萸 90g　墨旱莲 150g　云茯苓 120g　菟丝子 120g

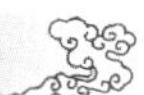

甘杞子 90g　杜仲 100g　仙灵脾 120g　巴戟天 90g　肉桂 30g　潞党参 200g　炙黄芪 150g　苍术 90g　枳壳 120g　湘莲肉 150g　灵芝 90g　柴胡 90g　广郁金 120g　川楝子 120g　制香附 120g　鹿角片 120g　紫河车 60g　川芎 90g　制首乌 120g　制黄精 120g　怀牛膝 120g　红花 90g　山栀 90g　酸枣仁 100g　续断 120g　砂仁 30g　五味子 90g　广木香 60g　陈皮 60g　炙甘草 50g　女贞子 90g　生地 100g　熟地 100g　丹参 90g　丹皮 90g

另:龟甲胶 150g　胡桃肉 500g　陈阿胶 250g　生晒参煎汁另入 90g　西洋参煎汁另入 90g　冰糖 500g　收膏

二诊:2007 年 12 月 3 日。服膏方后,月经仍少,但兼证均减。经色鲜红,苔薄,脉细弦。处方:

全当归 100g　怀山药 120g　山茱萸 90g　墨旱莲 150g　云茯苓 120g　菟丝子 120g　甘杞子 90g　杜仲 100g　仙灵脾 120g　巴戟天 90g　肉桂 30g　潞党参 200g　炙黄芪 150g　枳壳 120g　湘莲肉 150g　灵芝 90g　柴胡 90g　制香附 120g　紫河车 60g　川芎 90g　制首乌 120g　制黄精 120g　怀牛膝 120g　红花 90g　山栀 90g　酸枣仁 100g　续断 120g　砂仁 30g　广木香 60g　陈皮 60g　炙甘草 50g　女贞子 90g　生地 100g　熟地 100g　丹参 90g　丹皮 90g

另:龟甲胶 150g　鹿角胶 150g　胡桃肉 500g　陈阿胶 250g　生晒参煎汁另入 90g　西洋参煎汁另入 90g　冰糖 500g　收膏

按:本患者人工流产术之后,肾精亏损,冲任不盈,血海空虚,致经量减少;且手术易损伤胞宫、胞脉,使瘀血内阻,经血不畅,亦致经血减少。《医学正传》云:"月经全借肾水施化。"治宜攻补兼施,补中寓通,重在补益肝肾,充养冲任,佐以健益脾胃,以冀化源充盛,经水自调。膏方中生、熟地养阴清热,补血填精;紫河车温肾补精,益气养血,培本滋源;首乌、制黄精、枸杞子、桑椹子、女贞子、墨旱莲补益肝肾,填充精血;杜仲、怀牛膝、菟丝子补肝肾、强筋骨、壮腰脊;仙灵脾、巴戟天、鹿角片壮肾阳,益精血,强筋骨;红花、川芎、丹参、丹皮活血化瘀调经。

7. 慢性盆腔炎案

王某,女,40 岁。2009 年 12 月 5 日初诊。慢性盆腔炎病史 5 年,瘀阻胞络,时时小腹隐痛,月经中期、经前多发;经期长,淋漓 10 余日方净。腰酸如折,耳鸣频发,神疲乏力,带下量中等,色黄,大便如常。经前乳房胀痛,心烦易怒。苔腻,舌质黯,脉沉细。处方:

细生地 100g　云茯苓 120g　炒白术 90g　炙甘草 60g　杭白芍 100g　柴胡 90g　枳壳 100g　鸡内金 90g　怀山药 120g　潞党参 150g　防风 90g　大血藤 250g　败酱草 250g　延胡索 150g　川楝子 100g　厚川朴 90g　鸡血藤 150g　全当归 100g　制首乌 120g　制黄精 120g　山栀 90g　苦丁茶 90g　女贞子 100g　桑叶 90g　墨旱莲 150g　甘杞子 100g　菟丝子 120g　巴戟天 90g　苍术 90g　红花 90g　生远志 90g　薏苡仁 150g　菖蒲 100g　黄柏 90g　南沙参 90g　北沙参 90g　广木香 90g　陈皮 60g　青皮 60g　生蒲黄包 120g　五灵脂 90g

另:胡桃肉 500g　陈阿胶 500g　冰糖 500g　生晒参煎汁另入 90g　西洋参煎汁另入 90g　收膏

二诊:2010 年 12 月 11 日。服膏后,月经七八日净,仍有腹痛隐隐。舌黯,苔薄,脉沉细。处方:

细生地 100g　云茯苓 120g　炒白术 90g　炙甘草 60g　杭白芍 100g　柴胡 90g　枳壳 100g　鸡内金 90g　怀山药 120g　潞党参 150g　黄芪 150g　防风 90g　大血藤 300g　败酱草 300g　延胡索 150g　川楝子 100g　厚川朴 90g　鸡血藤 150g　全当归 100g　制首乌 120g　制黄精 120g　山栀 90g　苦丁茶 90g　女贞子 100g　桑叶 90g　墨旱莲 150g　甘杞子 100g　菟丝子 120g　巴戟天 90g　苍术 90g　红花 90g　生远志 90g　薏苡仁 150g　菖蒲 100g　黄柏 90g　南沙参 90g　北沙参 90g　陈皮 60g　青皮 60g　生蒲黄[包] 120g　五灵脂 90g

另：胡桃肉 500g　陈阿胶 500g　冰糖 500g　生晒参[煎汁另入] 90g　西洋参[煎汁另入] 90g　收膏

按：患者正虚邪恋，湿瘀互结，迁延不愈。"久病及肾"，湿瘀之邪伤及肾气，肾虚精亏，则腰酸如折，耳鸣；湿热余邪内阻胞宫，气血阻滞，经行之时新血难安，故经期延长，淋漓难净；湿热下注，则带下量多色黄。证属肾虚血瘀，湿热未净。治宜补肾益气，理气渗湿，活血调冲。方中党参、黄芪、人参补气健脾，一则扶助正气以祛邪，二则健脾助运以渗湿；另予平胃散、鸡内金、云茯苓、炒白术、薏苡仁行气和胃，运脾燥湿；大血藤、败酱草清热活血；枳壳、延胡索理气止痛；红花、蒲黄、五灵脂活血化瘀止痛；鸡血藤行血补血，调经通络。诸药合膏，攻补兼施。

8. 子宫肌瘤经间期出血案

林某，女，35 岁。2009 年 12 月 15 日初诊。患者病子宫肌瘤 2 年，瘀阻胞宫。经事如期而至，经前腰酸耳鸣，疲劳乏力，纳可寐安，大便干结。氤氲之期阴道流血，量少，色黯，数天而止。苔薄，脉细弦。肝失疏泄，瘀血内阻，封蛰之际，补之不足，泻其有余。处方：

全当归 100g　大川芎 90g　桃仁 90g　红花 90g　京赤芍 90g　杭白芍 90g　桂枝 90g　益母草 200g　云茯苓 120g　党参 150g　黄芪 150g　枳壳 100g　苦丁茶 90g　怀山药 120g　煅牡蛎 300g　山萸肉 90g　肉苁蓉 100g　甘杞子 100g　广郁金 100g　女贞子 90g　墨旱莲 150g　肥玉竹 90g　川楝子 100g　夏枯草 150g　川断 90g　杜仲 90g　全瓜蒌[打] 100g　柏子仁 100g　丹参 90g　丹皮 90g　生蒲黄[包] 100g　苍术 90g　白术 90g　生地 100g　熟地 100g　南沙参 90g　北沙参 90g　陈皮 60g　青皮 60g

另：龟甲胶 150g　胡桃肉 500g　陈阿胶 300g　生晒参[煎汁另入] 90g　西洋参[煎汁另入] 90g　冰糖 200g　白蜜 300g　收膏

二诊：2010 年 12 月 3 日。服膏后，经间期流血已止，苔薄，脉细弦。处方：

全当归 100g　大川芎 90g　桃仁 90g　红花 90g　京赤芍 90g　杭白芍 90g　桂枝 90g　益母草 200g　云茯苓 120g　党参 150g　黄芪 150g　枳壳 100g　苦丁茶 90g　怀山药 120g　煅牡蛎 300g　山萸肉 90g　肉苁蓉 100g　甘杞子 100g　广郁金 100g　女贞子 90g　墨旱莲 150g　肥玉竹 90g　川楝子 100g　夏枯草 150g　川断 90g　杜仲 90g　全瓜蒌[打] 100g　柏子仁 100g　丹参 90g　丹皮 90g　生蒲黄[包] 100g　苍术 90g　白术 90g　生地 100g　熟地 100g　陈皮 60g　青皮 60g

另：鳖甲胶 150g　胡桃肉 500g　陈阿胶 300g　生晒参[煎汁另入] 90g　西洋参[煎汁另入] 90g　冰糖 200g　白蜜 300g　收膏

按：患者病气血瘀结，留滞胞宫冲任，积结日久，结为癥瘕。氤氲之期，阴阳交替，胞宫气血旺盛，今兼有气血瘀滞之宿疾，胞脉气血流通不畅，血不归经，故见经间期出血。经行之

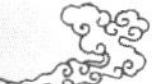

际，阴血下聚胞宫、冲任，脏腑失养，见疲劳乏力、腰酸耳鸣、大便干结。证属阴血不足，肝失疏泄，当攻补兼施，养阴柔肝，疏肝理气，活血调经。方中桂枝茯苓丸活血化瘀，缓消癥瘕；四物汤补血活血调经；二至丸补肾养肝；益母草、生蒲黄活血祛瘀调经；鳖甲胶、煅牡蛎软坚散结；夏枯草清疏肝气，消郁散结。

（徐莲薇）

唐汉钧

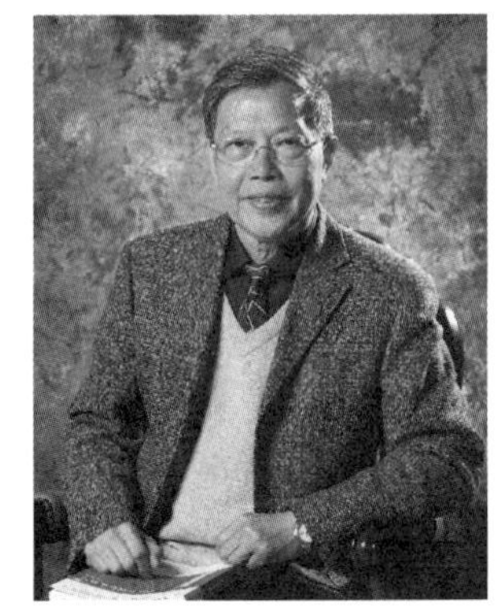

唐汉钧,1938年生于上海,祖籍江苏江阴。上海中医药大学附属龙华医院主任医师、终身教授,国家教育部、国家中医药管理局重点学科、上海市临床医学中心——中医外科学术带头人。首届上海市名中医,第三、第四批全国老中医药专家学术经验继承工作指导老师。享受国务院特殊津贴。目前担任中华中医药学会外科分会顾问、中华中医药学会乳腺病专业委员会副主任,上海市中医药学会常务理事、上海市中医药学会外科分会主任、上海市中医乳腺病临床医疗协作中心主任。内科功底深厚,外科诸法精通,主张"治外必本诸内"的学术思想,外病内治,内治与外治相结合,辨证与辨病相结合,擅长治疗疮疡、乳腺病、甲状腺病、周围血管病、皮肤难愈性溃疡、肛痔顽疾、淋巴结肿、乳癌术后、放化疗不良反应调治,以及外科疑难杂病等,均有精深独到的治疗经验。先后获得国家教育部、中医药管理局、上海市科学技术奖18次。发表专业论文百余篇,主编卫生部全国高等中医药院校研究生教材《中医外科临床与研究》和专著《现代中医乳房病学》,主审《中医外科学》教材2部,主编、参编专著40余部。曾获全国卫生系统先进个人,上海市劳动模范、十佳医师、高尚医德奖,上海市职业道德先进个人等称号。

一、临床经验

膏方组方的总体原则:膏方总是以通补相兼、动静结合、升降合度、气血相顾、阴阳和合、平和与渐进为进补的宗旨与原则。

(一)膏方施治主要法则内外相通

膏方施治要注意辨证、辨体质。首先应辨患者虚之属性,包括气虚、血虚、气血两虚以及阴虚、阳虚、阴阳两虚等。其次是辨患者虚之部位:心、肝、脾、肺、肾。辨明属哪一脏腑虚或是两个脏腑联合虚损,则应按虚之脏腑进行调补,这一点与内科是相通的。

(二)膏方要注意与辨病结合

《兰台轨范》云:"欲治病者,必先识病之名,能识病之名,而后求其病所由生,知其所由生,又当辨其所生之因各不同,而病状所由异,然后考虑其治之法,一病必有主方,一病必有主药。"中医外科辨病论治可以明确疾病发展的基本规律,在运用膏方调治外科疾病过程中针对性更强,尤其是一些顽症沉疴的治疗。比如丹毒患者酌加清热消肿、祛瘀活血药物可以防止来年复发;带状疱疹后遗神经痛患者酌加养血柔肝、镇痉祛风药物可以镇痛安神;淋巴结肿大、瘰疬患者加用健脾化痰、益肾补肺药物常可健壮体质,消除瘰疬、痰核;而对外科大手术后如胃、肠肿瘤,甲状腺、乳腺肿瘤术后,以及肿瘤化疗、放疗后的患者,通过辨病,并予膏方调理,常使患者精气神得到恢复。

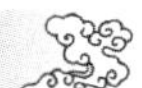

（三）膏方要注重“顾护胃气”

运用膏方必须顾护胃气，这在内妇儿各科中都公认，在外科中亦甚重视，因在外科病证中，大多因“火热”致因，药治多采用三黄苦寒之品，最易损伤胃气，是其一；而冬令进补药物又多温热、滋腻、呆胃之品，过则易损伤脾胃，是其二；一些外科手术后患者、慢性外科病患者，多虚实夹杂，全身属虚，局部属实，须要审证调治，虚实兼顾，药物性味亦常有相生相左之处，均易损伤脾胃，是其三；故外科进补，特别要“顾护胃气”。适量的砂仁、豆蔻、橘皮、玫瑰花、佛手片、绿萼梅、木香、川朴芳香醒脾、理气开胃之品，可加强胃肠功能的消化吸收，从而使膏滋药物补而不腻，不伤败脾胃。

（四）外科膏方注重培元补肾

《内经》载有“肾藏精，肾为先天之本”“藏于精者，春不病温”。冬令进补与滋肾藏精是密切相关的，不仅经典著作有述，在临床实际中，亦是有共识的，无论是慢性外科顽疾，肿瘤术后，放化疗期间，还是外科、妇科手术后康复等多与肝肾不足、肾元亏虚有关，“冬令进补”多与“培元补肾”相结合的。

有诸多外科病证，如瘰疬、瘿瘤、骨痨、流痰、脱疽、痹证、乳癖（小叶增生）、乳痰、岩肿（术后）等，究其根本，多与肝肾不足、肾元虚亏有关。“冬令进补”考虑到与“培元补肾”结合，当可使诸种顽疾，药到病除，身体康复。“异病同治”的原则在膏方调治中尤显重要。

（五）膏方须标本兼顾

冬令膏方进补，拟“标”“本”兼顾，应以“本虚”为主。本虚的辨析，前述之“后天之本在脾胃”“先天之本在肝肾”是属本虚外，人体气血之盛衰，阴阳之乖逆，经络脏腑之失调均属本虚调治的范围。而现今工作繁忙，身体透支，上网熬夜，脑力、心力、体力损耗甚大，而锻炼又少，需要心脑、心神、心气、心脾从本的诊治。其实外科病与内科慢性病一样，皆可透过病证的表象，辨析病证之本质，进行调补。

然而亦应顾及治“标”。外科之“标”亦即疾病之表浅症状，如患桥本甲状腺炎兼有咽炎、咽红、颌下淋巴结肿大，拟在治本的基础上加清咽润喉、化痰消核之品；肠癌术后出现舌苔腻的，拟加芳香化湿之品；乳癌术后手臂瘀肿者，拟加通络消肿之品；化疗期恶心呕吐者加降逆止呕之品；放疗期口干舌燥、伤阴失液者，拟加养阴生津之品；放化疗期血象下降者，拟加血肉有情之品等。

（六）膏方拟求和图渐

外科用药多清热挫阳之品，容易造成阴阳、寒温失调，这是膏方进补需要避免的。经云：“孤阴不生，独阳不长”，“阴平阳秘，精神乃治”。故膏方应协调阴阳，平衡寒温，以平为期。对于阳虚恶冷，腰膝酸冷，须用温阳之附块、川草乌、肉桂、炮姜等，为虑其辛燥温热，拟加用生地黄、黄精、山萸肉等养阴生津之品相制，以达阴阳和合。患者经崩血亏，须用当归、熟地、阿胶、黄精等补血药，又虑血虚伤气，“血气不和，百病乃变化而生”，加用黄芪、党参、白术、茯苓等益气健脾之品，血气相生相合，达到气血和合。

二、防治优势

膏方进补与外科病证结合，既能防治疾病，又能提高体质。例如丹毒、流火患者，冬令补方中酌加清热消肿、舒筋活络中药，可以防止来年复发；蛇丹、带状疱疹后遗神经痛患者，冬令补方中酌加养血柔肝、镇痉止痛中药，可增强体质，镇痛安神；慢性骨髓炎、骨结核患者，加用补肾壮骨中药，来年可体健身轻，步履有力；多发性疖肿、面部痤疮患者，加用益气清肺、消痤祛脂中药,可使患者痤疖少发或不发,皮肤光洁生辉;淋巴结肿、瘰疬患者,加用健脾化痰、益肾补肺中药,常可消除瘰疬、痰核,健壮体质;脱疽、血管炎患者加用祛瘀通脉、滋肾补肝中药,常可使重症转危为安,使轻症解除病恙;乳腺小叶增生症患者加用疏肝活血、调摄冲任中药,常可使多年之疾发生转机;肝胆结石患者加用疏泄肝胆、养肝柔肝中药,常使来年体质恢复,肝胆管道畅通,而使胆石症轻发、少发或不发:痔瘘患者,加用清泄脏毒之品;前列腺肥大患者,加用通淋除湿之品;阳痿早泄患者,加用滋肾降火之品;尤其外科大手术后,如胃、胆、肠、乳腺肿瘤手术后,肿瘤化疗、放疗后各自“辨病进补”,常使来年开春出现较大的转机,或是疾病得到缓解,或是机体得到康复。

三、医案精选

1. 乳腺增生伴萎缩性胃炎案

盛某,女,45岁。2008年11月20日初诊。双乳经前胀痛已年余,逐渐加重,两乳外上象限可及片状肿块,质地软韧,有触痛,月经先后不调。B超:双乳乳腺增生。又萎缩性胃炎5年许,入晚胃脘两胁胀气不适,大便有时干或稀薄不调,舌红,苔薄,腻脉细。肝气郁滞,冲任不调,肝气犯胃;治拟疏肝理气,调摄冲任,健脾和胃。处方:

柴胡50g　广郁金150g　制香附50g　川芎100g　紫丹参300g　赤芍药100g　仙灵脾150g　肉苁蓉150g　鹿角片100g　天冬100g　全当归300g　首乌200g　生地200g　熟地200g　炙黄芪300g　潞党参300g　於白术200g　云茯苓200g　麦冬100g　白芍药100g　川朴50g　枳实50g　佛手片50g　大腹皮50g　紫苏梗50g　谷芽50g　麦芽50g　滁菊花50g　黄芩50g　上方1料

另加:核桃肉150g　红枣150g　阿胶400g　西洋参100g　生晒参200g　饴糖200g　锦纹冰糖250g　依法制膏

二诊:2009年12月3日。乳部肿块已散,经前偶发胀痛,月经亦调;然仍过劳则胃脘胀满,寐差易醒,经量减少,体检发现宫颈息肉,苔薄,舌红,脉濡。心脾两虚、肝肾不足,拟兼顾之。处方:

全当归300g　生地200g　熟地200g　川芎150g　杭白芍300g　佛手片50g　紫丹参300g　蔻仁(后下)50g　五味子150g　酸枣仁150g　合欢皮150g　北秫米100g　女贞子100g　墨旱莲100g　首乌300g　炙黄芪300g　潞党参200g　於白术300g　云茯苓300g　陈皮50g　姜半夏50g　紫苏梗50g　黄精300g　山茱萸300g　杜仲300g　桑椹子200g　灵芝草200g　仙灵脾200g　肉苁蓉300g　吴茱萸50g　海螵蛸100g　地锦草100g　鹿衔草100g　蛇舌草100g　上方1料

另加:核桃肉150g　红枣100g　莲肉100g　龙眼肉100g　阿胶500g　西洋参100g　生晒参200g　红参100g　饴糖200g　锦纹冰糖200g　依法制膏

按:乳癖以乳房胀痛、乳房部多形性肿块为主症,疼痛与肿块多在月经前加重,经后减轻,月经先后不调,情绪波动或劳累过度时明显。一般临床多从肝郁气滞、冲任失调辨治。治疗本病应从肝、脾、肾三脏入手,除选用疏肝理气、化痰散结、调摄冲任诸法外,还增用益气健脾、疏肝活血法治疗本病。本例患者气血暗耗而伤脏腑,又兼素有胃疾,脾气虚弱无疑;情志不畅则肝气不舒,郁滞为患而克脾土;乳房结块与疼痛随月经来去而消长,此肝肾不足、冲任失调之证。处方以黄芪、党参、白术、茯苓健脾益气;麦冬、白芍滋养脾阴;川朴、枳实、佛手片、大腹皮、紫苏梗、谷麦芽调中化痰湿;郁金、香附、川芎、丹参、赤芍疏肝活血;仙灵脾、肉苁

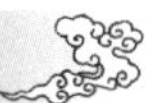

蓉、鹿角片、天冬、全当归、首乌、生熟地黄补肝肾调冲任，其中鹿角片、天冬散结消肿效果较佳；疾患日久，容易郁热，故酌加黄芩、菊花。二诊大法未变，根据体检宫颈息肉情况，酌加治疗下焦湿热的地锦草、鹿衔草、蛇舌草等。患者经过调治，经前双乳胀痛症状明显缓解，多年胃疾也少有发生，再以煎剂予适当巩固，并嘱劳逸结合，张弛有度。

2. 乳腺增生伴迟发性痤疮案

杨某，女，43岁。2008年11月27日初诊。工作操持，劳累透支，面色不华，精神欠佳，素有乳癖，经前乳胀，经临腹痛，痤瘰屡发，腰酸梦多，苔薄，舌红边痕，脉濡。肝脾失和、冲任不调、肝肾不足，当拟滋养肝肾以补先天之本，健脾益气以补后天之本，兼以清热消痤。处方：

全当归 300g　紫丹参 300g　生地 200g　熟地 200g　蔻仁后下 50g　女贞子 100g　墨旱莲 100g　首乌 300g　赤芍 150g　白芍 150g　佛手片 100g　绿萼梅 50g　玫瑰花 50g　川芎 150g　炙黄芪 300g　潞党参 200g　於白术 300g　云茯苓 300g　陈皮 50g　姜半夏 50g　紫苏梗 50g　黄精 300g　山茱萸 300g　川续断 150g　桑寄生 200g　灵芝草 200g　鹿角片 50g　仙灵脾 200g　肉苁蓉 300g　五味子 150g　酸枣仁 150g　合欢皮 150g　菊花 50g　黄芩 50g　枇杷叶 100g　蛇舌草 100g　寒水石 100g　上方 1 料

另加：核桃肉 150g　红枣 100g　莲肉 100g　龙眼肉 100g　阿胶 400g　西洋参 100g　生晒参 150g　红参 100g　饴糖 200g　锦纹冰糖 150g　依法制膏

二诊：2009年12月4日。痤瘰少发，经前偶有乳胀，腰酸明显减轻，苔薄腻，脉濡细。再拟健脾补肾，养肝调冲任巩固。处方：

炙黄芪 300g　潞党参 200g　於白术 300g　云茯苓 300g　黄精 300g　山茱萸 300g　杜仲 200g　桑椹子 200g　灵芝草 200g　仙灵脾 200g　全当归 300g　生地 200g　熟地 200g　蔻仁后下 50g　川芎 150g　杭白芍 300g　佛手片 100g　广郁金 100g　香附 100g　天冬 300g　五味子 150g　陈皮 50g　姜半夏 50g　紫苏梗 50g　上方 1 料

另加：核桃肉 100g　红枣 100g　莲肉 100g　桂圆肉 50g　阿胶 500g　西洋参 150g　生晒参 200g　饴糖 200g　锦纹冰糖 200g　依法制膏

每日晨起或睡前沸水冲饮 1 匙。

按：乳腺增生属乳癖，与肝、脾、肾与冲任有关。肝藏血主疏泄，关乎冲任之通调，且“精血同源”，互生互化。故肝肾精血充足，则冲任二脉充盛，乳房胞宫得养。对于月经不调，经前乳胀结块加重，腰酸疼或经临少腹坠疼，情绪不适者，当属冲任失调、肝肾不足型；治疗应从调摄冲任、补益肝肾入手，方选四物汤、二仙汤加减；肝郁克脾、脾虚生痰、痰瘀互结，留滞乳络的，治疗应从脾入手，治则以健脾化痰为主，方选参苓白术散加减；痤瘰频发，内有郁热，选用枇杷清肺饮化裁。经过调治，患者乳胀、痛经、腰酸、痤瘰诸症均明显改善。

3. 乳腺增生伴结节性甲状腺肿、子宫肌瘤案

秦某，女，37岁。2008年11月27日初诊。双乳经前胀痛2年余，平素月经周期短，量少，双乳房触及散在条索状结节，轻度触痛。颈结部有异物感不适，检查左甲状腺下极触及一肿块，大小约 1cm×1.5cm，质软韧，边界清楚，随吞咽上下活动，无明显触痛。舌红，苔薄，脉细濡。甲状腺腺瘤史半年，子宫肌瘤病史半年。彩超示：双乳回声不均，左侧甲状腺下极见一大小约 10mm×11mm 低回声区，包膜完整，未见异常血供，子宫后壁见一肿块约 8mm×5mm。证属气滞肝郁，冲任失调，血瘀痰凝，拟疏肝理气，调摄冲任，化痰散结。处方：

柴胡 50g　象贝 100g　玄参 100g　黄芩 50g　郁金 100g　香附 100g　八月札 90g

仙灵脾 150g　肉苁蓉 90g　鹿角片 100g　党参 200g　於白术 150g　茯苓 150g　黄精 150g　丹参 300g　天冬 150g　当归 150g　生地 150g　川芎 100g　佛手 50g　延胡索 100g　夏枯草 100g　莪术 300g　王不留行 100g　土茯苓 150g　菟丝子 150g　上方 1 料

另加：核桃肉 100g　红枣 100g　莲肉 100g　桂圆肉 50g　阿胶 500g　西洋参 100g　生晒参 200g　饴糖 200g　锦纹冰糖 200g　依法制膏

二诊：2009 年 12 月 3 日。双乳胀痛有所好转，经行量中等，体检子宫肌瘤未见，甲状腺结节缩小至 5mm×6mm，吞咽时不活动，舌质偏红苔薄，脉细濡。再拟益气健脾，疏肝理气，调摄冲任，补益肝肾调理。处方：

炙黄芪 300g　潞党参 200g　於白术 300g　云茯苓 200g　黄精 300g　山茱萸 300g　柴胡 50g　黄芩 50g　郁金 100g　香附 50g　天冬 300g　麦冬 300g　佛手片 50g　全当归 300g　生地 200g　熟地 200g　蔻仁后下 50g　川芎 100g　杭白芍 300g　女贞子 100g　墨旱莲 100g　杜仲 300g　桑椹子 200g　首乌 300g　酸枣仁 100g　合欢皮 200g　仙灵脾 200g　肉苁蓉 300g　灵芝 200g　蚕茧 100g　海浮石 100g　夏枯草 50g　玫瑰花 50g　上方 1 料

另加：核桃肉 100g　红枣 100g　莲肉 100g　桂圆肉 50g　阿胶 500g　西洋参 100g　生晒参 200g　饴糖 200g　锦纹冰糖 200g　依法制膏

每日晨起或睡前沸水冲饮 1~2 匙。

按：乳癖兼有瘿肿（结节性甲状腺肿）、瘿痈（亚急性甲状腺炎）疾患的，常参合瘿疾之辨治而获效。若伴有瘿痈的，可加用清瘿消肿之品，如玄参、黄芩、连翘、南沙参、夏枯草、大青叶等；伴有瘿肿、瘿瘤的可加用活血消肿、化瘀软坚之品，如参三七、当归片、桃仁、泽兰、海浮石、莱菔子、山慈菇、八月札等。瘿疾位于颈前结喉两侧，是任脉与肝肾两经所系，其病亦与肝郁失养，肾阴不足，气血瘀滞，冲任失调，痰浊壅阻有关，故其辨治原则亦与乳癖有共同之处。乳腺增生病同时伴有子宫肌瘤、卵巢囊肿的患者，这时可加用理气活血、软坚散结之品，如小茴香、金铃子、当归尾、王不留行、莪术、土茯苓、菟丝子等。妇人癥瘕与乳癖同系于冲任之脉。冲任之脉起于胞中，冲任之气血上行为乳、下行为月水，如若冲任失调，肝郁气滞积聚于乳房和胞宫，便可导致乳癖与妇人癥瘕，故其治则是类同的。

4. 乳腺癌根治术后行放化疗后案

张某，女，56 岁。2010 年 12 月 2 日初诊。左乳岩根治术后，又经放化疗，面皖色晦，神疲肢软乏力，不思纳食，夜寐欠安，腰膝酸软，白细胞、红细胞、血红蛋白均下降，舌质淡红，舌边瘀斑，舌苔花剥，脉虚细无力。证属气血两虚，肝肾亏损，邪浊瘀滞，当拟扶正祛邪，培补气血、滋养肝肾以扶正，清解痰浊以祛邪。处方：

炙黄芪 300g　潞党参 200g　白术 200g　茯苓 200g　苏梗 50g　当归 300g　熟地 300g　杭白菊 250g　黄精 300g　山萸肉 300g　杜仲 250g　桑椹子 250g　肉苁蓉 250g　灵芝 250g　仙灵脾 200g　薏苡仁 200g　莪术 300g　石见穿 300g　露蜂房 50g　天冬 250g　蔻仁后下 50g　重楼 200g　绿萼梅 50g　玫瑰花 50g　五味子 100g　枣仁 100g　首乌 300g　丹参 200g　南沙参 300g　黄芩 100g　蛇舌草 200g　怀牛膝 50g　枸杞子 100g　女贞子 100g　墨旱莲 100g　上方 1 料

另加：核桃肉 150g　龙眼 100g　莲肉 100g　红枣 100g　龟甲胶 100g　阿胶 300g　西洋参 100g　铁皮枫斗 80g　饴糖 200g　锦纹冰糖 100g　依法制膏

按：乳岩术后正气已虚，又经放疗、化疗，正气益虚，女子之正虚多属气血虚，肝肾亏，故

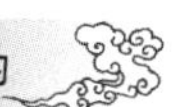

选八珍补益气血，六味地黄丸、二仙汤补益肝肾，加用女贞子、墨旱莲、南沙参、枫斗、龟甲胶等滋养阴液之品，有助于消除放疗损阴耗液之弊，选用蜂房、莪术、重楼、石见穿等清解痰浊之品以防余邪复炽。

5. 乳腺癌术后腋下淋巴转移案

乔某，女，48岁。2001年11月22日初诊。2000年8月15日行右乳腺肿瘤扩大根治术。病理示：浸润性导管癌，右腋下淋巴结20/20(+)，雌激素受体ER(+++)，孕激素受体PR(++)。术后化疗CEF(环磷酰胺+表阿霉素+5-氟尿嘧啶)方案6次。化疗结束采用三苯氧胺进一步内分泌治疗。初诊时患者头晕目眩，面色㿠白，心悸气短，神疲乏力，腰膝酸软，寐差易醒，头发稀少，右中颈部小淋巴结肿大。血常规：WBC 4.1×10^9/L，RBC 3.76×10^{12}/L，Hb 114g/L，血小板计数196×10^9/L；B超示：脂肪肝，左乳小叶增生，部分导管扩张。舌质黯，边有齿痕，脉濡。证属正虚邪滞，脾肾两虚，心失所养。拟健脾益肾，养心安神以扶正，解毒化浊以祛邪。处方：

炙黄芪300g　潞党参200g　於白术200g　云茯苓200g　广陈皮100g　砂仁(后下)30g　紫苏梗100g　佛手片100g　全当归300g　白芍药200g　生地黄200g　熟地黄200g　川芎100g　首乌300g　山萸肉150g　黄精200g　灵芝草100g　仙灵脾150g　肉苁蓉150g　杜仲200g　桑寄生200g　天冬200g　枸杞子100g　远志150g　五味子100g　酸枣仁150g　生米仁150g　莪术300g　干蟾皮30g　上方1料

另加：核桃肉150g　红枣100g　龙眼肉80g　阿胶500g　西洋参100g　生晒参200g　饴糖100g　锦纹冰糖400g　依法制膏

二诊：2002年11月21日。乳部大手术后，体质虚损，寐差易醒，入秋以来，时有咳嗽，痰少而稀，苔薄舌红，脉濡细。拟益气补血，养心安神，滋补肺脾。处方：

炙黄芪300g　潞党参150g　於白术150g　云茯苓150g　广陈皮50g　姜半夏100g　紫苏梗100g　佛手片100g　全当归200g　川芎100g　熟地黄200g　砂仁(后下)30g　五味子100g　紫丹参300g　酸枣仁150g　仙灵脾200g　肉苁蓉200g　天冬200g　麦冬200g　桔梗50g　山萸肉200g　黄精200g　灵芝草200g　生米仁150g　莪术300g　干蟾皮30g　石见穿150g　上方1料

另加：核桃肉150g　红枣100g　枸杞子150g　桂圆肉80g　阿胶500g　西洋参100g　生晒参200g　饴糖150g　锦纹冰糖350g　依法制膏

三诊：2003年11月27日。乳岩术后2年余，外院体检报告未见特别异常，恢复正常工作近年余，工作时容易劳累、疲乏，容易感冒，久坐腰膝酸软，苔薄脉濡。当拟补益气血，补养肝肾。处方：

炙黄芪300g　潞党参200g　於白术200g　云茯苓300g　全当归200g　川芎100g　熟地黄200g　砂仁(后下)30g　杭白芍200g　仙灵脾200g　肉苁蓉200g　杜仲300g　桑椹子200g　首乌300g　黄精200g　山萸肉200g　紫丹参300g　广陈皮50g　姜半夏100g　佛手片150g　玫瑰花50g　灵芝草100g　生米仁150g　莪术300g　干蟾皮30g　蛇舌草150g　上方1料

另加：核桃肉150g　红枣150g　枸杞子50g　桂圆肉80g　阿胶500g　西洋参100g　生晒参150g　饴糖150g　锦纹冰糖250g　依法制膏

按：乳腺癌发病主要是正气不足，气血亏虚，内为七情所困，外为六淫侵扰，引起阴阳失和，冲任失调，脏腑功能失衡，经络运行受阻，气血循环失常，湿、热、痰、浊、瘀、毒等各种病理产物不能及时有效排除，积聚于胸乳，邪实停滞而机体大损，致有癌瘤之患。乳腺癌手术后气血更加亏虚，大实虽去，但正气不足、情志刺激、外邪侵扰等致病因素并没有消除，残留的邪毒和放化疗、内分泌、靶向、基因治疗造成的药毒积滞于体内，形成正虚邪滞的局面。一旦操劳过度或者情绪不稳，可能死灰复燃，癌毒再炽，而出现正虚邪炽的局面。鉴于此，制定"扶正祛邪"为治疗乳腺癌的根本大法，并强调扶正为主，辅以祛邪。本例患者手术后又行化疗，气血虚弱瘀滞无疑。脾为后天之本，主运化气血生化之源，心藏神，肾藏精，补精必安其神，安神必益其气。因此治疗上以归脾汤加减健脾益气、养心安神，六味地黄丸加减补肾生精，生米仁、莪术、蛇舌草、干蟾皮等解毒化浊以祛邪。经过调治，患者面色红润，精神振作，发乌寐佳，颈部淋巴消失，重返工作岗位。以后再根据患者出现的不同症状，服用中药治疗。并于冬至到立春期间加服膏方培补，续服2料。随访5年，始终保持良好的精神状态和工作状态，定期复查各项相关指标均正常。

6. 乳岩术后未行化疗案

吴某，女，80岁。2003年11月20日初诊。2003年7月5日行左乳腺肿瘤改良根治术。病理示：浸润性导管癌，左腋下淋巴结0/7，雌激素受体ER(+)，孕激素受体PR(+)。术后未行化疗。平素体虚，胃纳一般，容易腹泻，遇寒肢冷乏力，关节酸痛。刻下神疲乏力，面色萎黄，语声低微，四肢不温，爪甲不荣。舌淡质嫩苔白滑，边有齿痕，脉沉细。耄耋之年，肝脾肾俱虚，气血本已生化不足，不能荣养于体，复加手术新损，血亏气耗。当拟温补气血，补益肝肾。处方：

全当归300g　附块100g　肉桂100g　杭白芍200g　川芎100g　熟地黄200g　砂仁[后下]30g　炙黄芪300g　党参200g　於白术200g　吴茱萸50g　怀山药200g　黄精150g　山萸肉150g　灵芝草100g　仙灵脾150g　肉苁蓉150g　虎杖100g　巴戟肉150g　菟丝子150g　桑椹子200g　杜仲150g　首乌150g　参三七100g　生米仁200g　广陈皮100g　姜半夏100g　紫苏梗100g　干蟾皮30g　莪术200g　蛇舌草150g　上方1料

另加：核桃肉150g　红枣150g　桂圆肉100g　阿胶400g　鹿角胶100g　别直参100g　山参[另煎兑]6g　饴糖150g　锦纹冰糖350g　依法制膏

二诊：2004年11月4日。平素饮片汤药扶正祛邪治疗，近体检复查指标均正常。畏寒肢冷、神疲腰酸均减轻，腹泻次数已经减少，大便尚不实，往年入秋畏寒肢冷，今年改善，唯左膝仍有酸痛，舌苔薄，脉濡细。当拟补养肝肾，温中祛寒。

全当归300g　杭白芍200g　川芎100g　熟地黄300g　砂仁[后下]30g　炙黄芪300g　潞党参300g　於白术200g　云茯苓200g　吴茱萸50g　附块100g　炮姜50g　怀山药300g　白扁豆100g　灵芝草100g　仙灵脾200g　肉苁蓉200g　虎杖200g　杜仲300g　薏苡仁200g　佛手片100g　巴戟肉150g　黄精300g　山茱萸300g　谷麦芽[各]50g　露蜂房50g　莪术200g　石见穿150g　上方1料

另加：核桃肉150g　红枣150g　桂圆肉100g　阿胶500g　朝红参150g　生晒参200g　饴糖200g　锦纹冰糖300g　依法制膏

每日晨起或睡前沸水冲饮1~2匙。

按：高年素体虚弱，经常腹泻，损伤脾气，伤及阳气，时有寒象，法当温补气血，补益脾肾阳气。叶天士曰："女子以肝为先天。"且乳岩大手术后，气血亏耗，养血补肝视为正途。因此选择附桂地黄丸、八珍汤为主方加减，以温补肝肾气血为主。因体质虚弱手术后未行化疗，而且手术后并无腋下淋巴转移，因此初诊在膏方中酌加化痰祛浊之品。

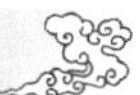

患者连服2料后，脾肾阳虚诸症均减，随访坚持服用中药汤剂治疗，至今仍健在，已逾七年。

7. 乳腺癌术后骨转移案

王某，女，54岁。2007年11月29日初诊。2005年12月2日行右乳癌改良根治术，ER(+)、PR(+)、CerbB(++)，腋下淋巴结0/7，未进行化疗，口服依西美坦片和阿那曲唑片，2006年10月发现骨转移。ECT：左侧第5肋局部，T_{12}～L_4椎体放射性摄取增高。腰背疼痛，腰膝酸软，情绪低落，神疲乏力，食纳不思。舌质淡胖，舌苔薄白，脉濡细。术后正虚邪滞，肝肾不足，气血两虚，余毒炽盛，乘虚走窜复发，攻注骨骼。当拟扶正祛邪，补养气血，补益肝肾，化浊解毒。处方：

生黄芪300g　太子参200g　白术200g　茯苓200g　山萸肉150g　黄精150g　首乌150g　当归300g　大熟地300g　蔻仁50g　杜仲150g　仙灵脾150g　灵芝150g　肉苁蓉150g　补骨脂150g　骨碎补150g　狗脊150g　米仁150g　蛇舌草150g　龙葵150g　蜂房90g　石见穿150g　莪术300g　重楼150g　延胡索100g　陈皮50g　姜夏50g　紫苏梗100g　上方1料

另加：核桃肉100g　红枣100g　莲肉100g　龙眼肉50g　阿胶300g　龟甲胶100g　鹿角胶100g　西洋参100g　生晒参200g　饴糖100g　锦纹冰糖350g　依法制膏

二诊：2008年12月4日。乳岩骨转移腰背酸痛减轻，平素汤剂调治，入冬膏方调补。近查ECT：左侧第5肋局部、L_2椎体放射性摄取与原相仿。偶有头晕，睡寐易醒，舌淡，苔薄，脉濡细。再拟前法巩固。处方：

生黄芪300g　太子参300g　白术200g　茯苓200g　生米仁150g　仙灵脾150g　肉苁蓉150g　黄精150g　山茱萸150g　灵芝150g　狗脊150g　杜仲150g　补骨脂150g　骨碎补150g　当归150g　川芎100g　参三七100g　蛇舌草100g　延胡索100g　龙葵150g　菊花100g　夏枯草100g　五味子150g　酸枣仁150g　合欢皮150g　佛手片100g　苏梗100g　上方1料

另加：核桃肉100g　红枣100g　莲肉100g　龙眼肉50g　阿胶300g　龟甲胶100g　鹿角胶100g　西洋参100g　生晒参200g　饴糖100g　锦纹冰糖350g　依法制膏

每日晨起沸水冲饮1～2匙。

三诊：2009年12月3日。乳岩骨转移偶见腰背酸痛。ECT：左侧第5肋局部放射性摄取与原相仿，胸腰椎无明显异常。精神振作，面色光泽，食纳正常，舌苔薄腻，脉濡细。再拟健脾益气，补益肝肾，化痰散结。处方：

生黄芪300g　太子参300g　白术200g　茯苓200g　当归150g　川芎100g　生地200g　熟地200g　砂仁50g　白芍150g　仙灵脾150g　肉苁蓉150g　黄精150g　山茱萸150g　灵芝150g　狗脊150g　杜仲150g　补骨脂150g　骨碎补150g　赤芍150g　生米仁150g　蛇舌草100g　白芥子150g　制南星50g　制半夏50g　陈皮50g　佛手片100g　苏梗100g　酸枣仁150g　上方1料

另加：核桃肉100g　红枣100g　莲肉100g　龙眼肉50g　阿胶300g　龟甲胶100g　鹿角胶100g　西洋参100g　生晒参200g　饴糖100g　锦纹冰糖350g　依法制膏

每日晨起沸水冲饮1～2匙。

按：乳腺癌术后并发骨转移，除应必要的西医药治疗外，中医调治应标本兼顾，治本重视肝脾肾，以补益肝肾、益气健脾、养荣扶正为主，针对骨转移加用补骨脂、杜仲、续断、骨碎补等补肝肾、强筋骨的药物；同时选用化痰解毒、化瘀通络的药物，如南星、半夏、象贝、石见穿、七叶一枝花、干蟾皮、露蜂房、莪术、地龙、地鳖虫等，若患者寒凝气滞明显，可加用麻黄附子细辛汤加减温经通络止痛。

8. 男性乳腺癌术后伴前列腺炎案

沈某，男，47岁。2010年12月9日初诊。乳岩术后，正虚邪滞，夜寐多梦，心悸胸闷，腰膝酸软，腿踝无力，肢冷畏寒。又有尿频、尿急，前列腺炎，舌苔腻，舌质淡红，舌边齿痕，脉濡细。当拟益气健脾，温补肝肾以扶正，清化湿浊以祛邪。处方：

炙黄芪300g　党参200g　白术300g　茯苓200g　黄精300g　山萸肉300g　首乌300g　当归300g　熟地300g　赤芍150g　白芍150g　蔻仁后下50g　巴戟肉150g　锁阳150g　丹参300g　附块50g　肉苁蓉200g　杜仲300g　桑椹子200g　川楝子100g　蚕茧100g　地锦草150g　仙灵脾200g　女贞子100g　墨旱莲100g　黄柏100g　玉米须100g　六月雪100g　芙蓉叶15g　蛇舌草150g　莪术200g　干蟾皮50g　合欢皮150g　五味子150g　酸枣仁100g　上方1料

另加：核桃肉150g　莲肉100g　龙眼50g　红枣100g　龟甲胶100g　鹿角胶100g　阿胶300g　朝红参100g　生晒参150g　饴糖200g　锦纹冰糖100g　依法制膏

每日晨起或睡前沸水冲饮1~2匙。

按：乳岩亦可见于男性，其调治之重点在于温补脾肾。该案除运用附块、巴戟天、蚕茧、仙灵脾、锁阳、苁蓉等温阳之品外，还选朝红参、鹿角胶等助之。又因兼有前列腺炎，故选用地锦草、黄柏、玉米须、六月雪、芙蓉叶等清热利湿之品。

9. 桥本甲状腺炎案

钱某，女，47岁。2005年12月1日初诊。工作操持，案牍劳形，颈背板滞不舒，易烦易躁、易疲乏，常患感冒，咽红咽炎咽部不适，喉旁常有紧压感，两侧甲状腺轻度肿大，质地韧，慢性咽炎时发，有经前乳胀，胃纳尚可。实验室检查：T3、T4、FT3、FT4、TSH均正常，TG-Ab 64%，TPO-Ab 74.8%。B超、甲状腺细针穿刺提示桥本甲状腺炎。舌尖红、苔薄腻，脉濡。劳则伤精，思虑伤神，肝郁脾虚，风邪易侵，痰浊结滞颈瘿部，当拟疏肝健脾，清化痰热。处方：

软柴胡100g　广郁金100g　制香附100g　八月札100g　夏枯草100g　象贝100g　海浮石100g　莪术200g　赤芍药100g　广陈皮100g　姜半夏100g　黄芩100g　银花100g　婆婆针100g　炙黄芪300g　潞党参200g　白术200g　茯苓200g　生地200g　熟地200g　玄参150g　天冬200g　黄精300g　山茱萸200g　丹参200g　白芍药100g　天麻200g　杜仲200g　当归300g　仙灵脾200g　肉苁蓉200g　上方1料

另加：核桃肉150g　红枣100g　莲肉100g　枸杞子150g　阿胶500g　西洋参150g　生晒参200g　饴糖200g　锦纹冰糖250g　依法制膏

并嘱劳逸结合，惜养心体，忌辛辣饮食。

二诊：2006年11月30日。去岁调治，自感精、气、神日渐恢复，感冒也很少发生。复查血清甲状腺自身抗体检测恢复正常。舌苔薄腻，脉濡细。拟疏肝化痰，补益脾肾调理。处方：

软柴胡50g　黄芩100g　广郁金100g　制香附100g　八月札100g　象贝100g　海藻100g　炙黄芪300g　潞党参200g　白术200g　茯苓200g　广陈皮50g　姜半夏50g　当归300g　生地200g　熟地200g　砂仁50g　玄参150g　天冬200g　黄精300g　山茱

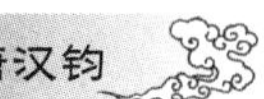

萸 200g　灵芝草 150g　仙灵脾 150g　肉苁蓉 200g　参三七 150g　莪术 300g　赤芍药 100g　白芍药 100g　天麻 200g　川芎 100g　杜仲 200g　上方 1 料

另加：核桃肉 150g　红枣 150g　莲肉 100g　枸杞子 150g　阿胶 500g　西洋参 200g　生晒参 200g　饴糖 200g　锦纹冰糖 250g　依法制膏

按：桥本甲状腺炎是一种自身免疫性疾病，属中医学瘿瘤范畴，常发生于中年女性。近年来，由于饮食、工作节奏加快等因素造成本病发病率逐渐增加。唐教授认为桥本甲状腺炎内由情志不畅，忧思郁怒，或操劳过度，或饮食不当，偏嗜其味，导致脾土失运，气血不能输布，湿痰内生，与体内瘀血痰浊互结，兼感外袭风温之邪，积蕴颈部而成。肝郁脾虚为其本，痰瘀互结为其标。本例患者长年从事文字工作，伏案日久，气血欠畅，故用柴胡、郁金、香附、八月札以疏肝理气，冀肝气条达，升降有常，使人体气机调畅，肝气平则木不克土，脾土自安，水谷得以健运，而使气血生化功能正常，气血充盛，则邪气不能胜正矣。夏枯草辛以散结，象贝、海藻咸而软坚，莪术、赤芍药、参三七等活血散结，陈皮、半夏健脾化痰湿，诸药相伍，共奏“坚者削之”之功；黄芩、银花、婆婆针疏风清热，既疏解外感风温之邪，又清化内生之痰浊。扶正以六君子汤加黄芪健脾益气，同时注重滋阴固本，采用地黄、玄参、天冬、黄精、山茱萸、枸杞、莲肉、丹参、白芍滋养五脏之元。另以天麻、杜仲治颈背不舒；当归、仙灵脾、肉苁蓉调冲任治经前乳胀。

10. 结节性甲状腺肿案

汤某，女，47 岁。2008 年 12 月 4 日初诊。咽部不适，颈前部可触及数个大小不等结节，左侧偏大，质地中等，表面光滑，皮色如常，可随吞咽动作上下活动。外院 B 超示：甲状腺叶多发性结节。自觉身疲乏力，胃纳可，夜寐尚安，大便偏干，舌淡苔薄白，脉濡。肝郁脾虚，痰湿郁结，当拟疏肝健脾、化痰散结。

柴胡 100g　郁金 100g　香附 100g　黄芩 100g　天冬 200g　菊花 50g　婆婆针 100g　夏枯草 50g　莪术 200g　海藻 100g　当归 200g　赤芍药 100g　白芍药 100g　生地 200g　熟地 200g　砂仁 50g　川芎 50g　女贞子 100g　墨旱莲 100g　炙黄芪 300g　党参 200g　白术 200g　茯苓 200g　黄精 300g　山茱萸 200g　陈皮 50g　制半夏 50g　紫苏梗 100g　上方 1 料

另加：核桃肉 150g　龙眼肉 50g　莲肉 100g　红枣 100g　阿胶 500g　西洋参 150g　生晒参 200g　饴糖 200g　锦纹冰糖 250g　依法制膏

二诊：2009 年 12 月 17 日。去岁经治，咽部不适已消失。B 超示：双侧甲状腺内质地不均，未见结节影。腰酸，白带绵绵，工作操持，睡寐梦多，苔薄腻，舌红脉濡。拟肝脾肾调治，兼清化痰热。处方：

柴胡 50g　郁金 100g　象贝 100g　黄芩 100g　天冬 200g　麦冬 200g　八月札 100g　薏苡仁 100g　夏枯草 50g　苍术 100g　陈皮 50g　制半夏 50g　紫苏梗 100g　当归 200g　生地 200g　熟地 200g　川芎 200g　蔻仁 30g　赤芍药 150g　白芍药 150g　佛手 100g　炙黄芪 300g　党参 200g　白术 300g　茯苓 300g　黄精 300g　山茱萸 300g　灵芝草 200g　仙灵脾 100g　肉苁蓉 300g　五味子 150g　酸枣仁 150g　杜仲 300g　桑椹 200g　合欢皮 200g　地锦草 100g　白果 50g　蛇舌草 100g　绿萼梅 50g　上方 1 料

另加：核桃肉 150g　龙眼肉 100g　莲肉 100g　红枣 100g　阿胶 400g　鹿角胶 100g　西洋参 150g　生晒参 200g　饴糖 200g　锦纹冰糖 150g　依法制膏

按：本病多因工作繁忙，心体透支，情志失调，思虑过度所致，肝失条达，肝郁侮脾，脾气受损，脾失健运，痰湿内生，痰瘀互结于颈前瘿处。据此病机，治疗当以疏肝解郁，健脾化痰。肝为刚脏，性喜条达，肝郁得疏，脾不受侮，脾气健运，则运化输布水液正常，湿邪得祛，则无以生痰，气机调畅则痰瘀自解而肿块得消。应以柴胡、香附、郁金等疏肝理气，海藻、贝母、婆婆针等化痰散结，香砂六君益气健脾，四物汤、山茱萸、仙灵脾等补养肝肾。另以杜仲、桑椹、白果、地锦草等调治腰酸带多。

11. 甲状腺癌术后案

江某，女，62岁。2008年11月12日初诊。2006年8月22日行左甲状腺全切术+右甲状腺次全切术+左颈淋巴结清除术，病理示甲状腺乳头状癌伴淋巴结转移，2007年3月行同位素治疗，目前每日服用左旋甲状腺素钠片125μg。咽部不适，颈颌淋巴结肿胀，神疲乏力，头晕欲寐，周身肌肉酸痛，不思纳食。舌红，苔薄腻，脉濡。肝脾失和，痰凝气滞，拟健脾疏肝，理气化痰。处方：

生黄芪300g　太子参300g　白术150g　茯苓150g　陈皮50g　制半夏50g　谷芽150g　麦芽150g　薏苡仁100g　黄精300g　山茱萸300g　天麻150g　川芎100g　当归300g　熟地300g　蔻仁50g　灵芝200g　仙灵脾200g　肉苁蓉300g　天冬150g　麦冬150g　柴胡100g　郁金100g　黄芩100g　香附120g　象贝100g　玄参100g　板蓝根150g　石见穿150g　蛇舌草150g　莪术300g　上方1料

另加：核桃肉150g　龙眼肉100g　莲肉100g　红枣100g　阿胶400g　鹿角胶100g　西洋参150g　生晒参200g　饴糖200g　锦纹冰糖150g　依法制膏

二诊：2009年12月11日。去岁膏方调治，咽部不适、颈项淋巴结肿胀、神疲乏力等症均减轻，然劳累后仍易头晕，且手指偶有麻木感，疑有颈椎病压迫之征，寐差，畏寒。舌红，苔薄腻，脉濡。再拟肝脾肾调治，兼化痰湿。处方：

柴胡100g　郁金100g　黄芩100g　天冬200g　麦冬200g　薏苡仁100g　夏枯草100g　苍术150g　陈皮50g　制半夏50g　紫苏梗100g　当归200g　生地200g　熟地200g　蔻仁50g　赤芍药150g　白芍药150g　佛手100g　炙黄芪300g　党参200g　白术300g　茯苓300g　黄精300g　山茱萸300g　灵芝200g　仙灵脾100g　肉苁蓉300g　天麻200g　桑枝100g　川芎200g　杜仲300g　五味子150g　酸枣仁150g　桑椹200g　合欢皮200g　石见穿150g　蛇舌草150g　莪术300g　上方1料

另加：核桃肉150g　龙眼肉100g　莲肉100g　红枣100g　阿胶500g　西洋参150g　生晒参150g　朝红参50g　饴糖250g　锦纹冰糖100g　依法制膏

按：甲状腺癌术后患者，多有体质虚弱，正气不足，邪毒留滞的状况。故临床应注重疏肝健脾、补益肝肾、养阴生精，扶助正气，同时选用清热解毒、化浊消瘀、清解余邪的中药治疗。膏方调治常以生黄芪、党参、白术、茯苓等健脾益气；柴胡、郁金、黄芩、香附疏肝理气，生地、何首乌、玄参、天麦冬、黄精、山萸肉、仙灵脾等补益肝肾，养阴生精；夏枯草、白花蛇舌草、石见穿、山慈菇、龙葵、八月札、莪术、制南星等清热解毒、化浊消瘀、清解余邪。

12. 非霍奇金病案

陆某，男，70岁。2008年12月4日初诊。2年前右颈肿核穿刺活检病理诊断为“非霍奇金淋巴肉瘤”，经化疗6次、放疗40次后肿核缩小但未消除。近神疲乏力，面色少华，口干咽燥，大便偏干，颈部肌肉僵硬，触诊有肌纤维增厚感，肿核分别为直径1.2cm、1.5cm大小，质地硬，活动度小，舌红，苔薄，脉濡细。气滞痰凝久聚成毒发病，化、放疗后热毒又耗气伤阴，证属气阴两伤，痰浊凝滞，当拟健脾益气，养阴生津，清化痰浊。处方：

生黄芪 300g　太子参 300g　茯苓 150g　白术 150g　陈皮 100g　姜半夏 100g　黄精 300g　山茱萸 300g　灵芝 200g　仙灵脾 100g　肉苁蓉 300g　玄参 120g　生地 180g　天麦冬[各] 150g　天花粉 180g　百合 150g　桔梗 50g　猫爪草 150g　莪术 300g　上方 1 料

另加：核桃肉 150g　红枣 100g　莲肉 100g　枸杞子 150g　阿胶 500g　西洋参 200g　生晒参 200g　饴糖 200g　锦纹冰糖 250g　依法制膏

二诊：2009 年 12 月 11 日。去岁调治，精神渐振，感冒减少，颈颌淋巴肿核缩小，仍易疲劳乏力，腰膝酸软及口干舌燥等，苔薄中剥，舌红，脉濡。痰湿之体，气阴两虚，脾肾不足，当拟兼顾。

柴胡 50g　天冬 300g　象贝 150g　黄芩 100g　玄参 100g　夏枯草 100g　蛇舌草 100g　莪术 200g　薏苡仁 150g　制南星 100g　制半夏 100g　紫苏梗 100g　南北沙参[各] 150g　石斛 200g　苍术 200g　丹参 300g　百部 100g　百合 100g　炙黄芪 300g　党参 200g　白术 300g　茯苓 300g　佛手 50g　黄精 300g　山茱萸 300g　杜仲 300g　桑椹 200g　灵芝 200g　仙灵脾 100g　肉苁蓉 300g　当归 300g　熟地 300g　蔻仁 50g　白芍药 300g　绿萼梅 50g　参三七 100g　葛根 150g　上方 1 料

另加：核桃肉 150g　龙眼肉 100g　红枣 100g　莲肉 100g　阿胶 200g　龟甲胶 150g　鹿角胶 150g　西洋参 150g　生晒参 150g　红参 50g　饴糖 150g　锦纹冰糖 100g　依法制膏。

按：非霍奇金淋巴肉瘤是恶性淋巴瘤的一种。临床表现与中医“石疽”“失荣”“恶核”等相似。本例患者在化、放疗后既见气血不足、阴津亏耗、脾肾双亏的虚证，又见痰浊凝结、邪滞不清的实证。膏方调理当拟兼顾，选用六君子汤、六味地黄丸、二仙汤加减益气健脾，补养肝肾；黄精、玄参、生地、天冬、天花粉、石斛、葛根、百合等养阴生津；夏枯草、象贝、猫爪草、莪术、制南星、百部等疏肝化痰、软坚散结。

13. 肺癌术后脓胸案

黄某，男，52 岁。2010 年 12 月 7 日初诊。右肺岩术后形成支气管脓胸内瘘 2 年，反复发作，咯黄脓痰伴胸痛发热。痰培养示：铜绿假单胞菌、大肠埃希菌生长，经多种抗生素治疗后继发真菌感染。刻下见咯痰黄稠，胸痛气短，胸闷汗出，肢冷腰酸，腿膝少力，纳食不正，苔腻中剥，舌红边痕，脉濡细数。证属邪浊滞肺，脾肾受损。当拟清肺败毒、培土生金、补益肝肾、兼祛邪毒。处方：

南沙参 300g　百合 200g　百部 150g　黄芩 100g　鱼腥草 150g　皂角刺 100g　象贝 150g　薏苡仁 200g　桔梗 50g　冬瓜仁 100g　桃仁 100g　芙蓉叶 200g　莪术 300g　丹参 300g　太子参 200g　於白术 300g　云茯苓 300g　山萸肉 300g　黄精 300g　炙黄芪 300g　天冬 200g　麦冬 200g　肉苁蓉 300g　杜仲 300g　仙灵脾 200g　桑椹子 200g　菟丝子 150g　灵芝草 200g　熟地 300g　蔻仁[后下] 50g　石上柏 150g　蛇舌草 150g　上方 1 料

另加：核桃肉 150g　莲肉 100g　龙眼 50g　红枣 100g　铁皮枫斗[另煎兑入] 80g　冬虫夏草[另煎兑入] 30g　阿胶 500g　西洋参 150g　生晒参 150g　饴糖 200g　锦纹冰糖 100g　蜜糖 100g　依法制膏

按：肺支气管脓胸瘘当属肺痈范畴，屡经抗生素治疗，多有抗药导致真菌生长，又是肺癌术后，正虚邪滞，其正虚自当责之于肺脾肾，故膏方拟从肺脾肾调理之，选用沙参、百合、天冬养肺，太子参、白术、茯苓等健脾，二仙、地黄益肾，另选铁皮枫斗、冬虫夏草、山参等益气养肺、培元固本之精料助之。由于邪热浊痰恋肺，故选黄芩、鱼腥草、皂角刺、薏苡仁、冬瓜仁、桃仁、芙蓉叶、象贝等清化痰浊，蛇舌草、石上柏、莪术等兼祛邪毒。

（黄　纲）

王大增

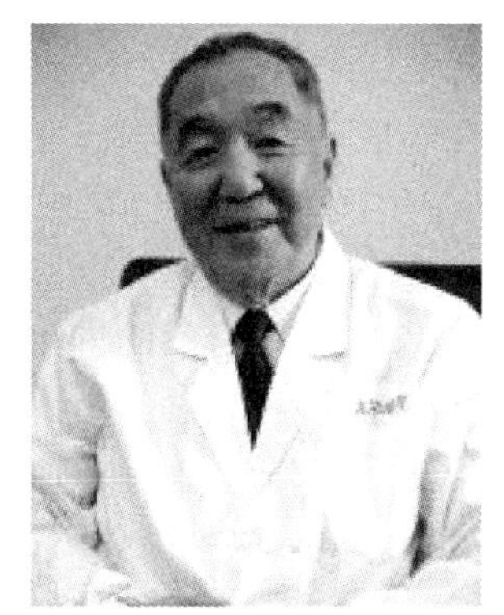

王大增，男，1924年出生，浙江宁波人。教授、主任医师，上海市名中医。1956—1959年参加第一届西医离职学习中医研究班，获中央卫生部奖状和银质奖章。1960年迄今在上海中医药大学附属龙华医院工作，曾任妇科教研组主任、妇科主任，中国中西医结合学会理事、上海市分会常务理事，上海市中医学会理事、妇科分会副主任委员，《中国中西医结合杂志》和《上海中医药杂志》编委。现任上海中医药大学、上海中医药研究院、龙华医院专家委员会委员，《上海中医药大学学报》常务编委、顾问。曾任上海市第五、第六、第七届政协委员。享受国务院特殊津贴。1996年获上海市中西医结合优秀工作者奖。中药天花粉中止妊娠的研究获全国科学大会奖、上海市科技成果奖、上海市卫生局科技成果奖，并获得中央卫生部和国家卫生和计划生育委员会的奖状奖章和荣誉证书。学术上主张妇女病应重在治肝、注重气血和冲任的调整。主张妇科辨证论治和疾病的病理生理相结合；首创化瘀通腑法治疗子宫内膜异位症，清心平肝法治疗围绝经期综合征，为同行专家肯定、获市级和局级科技进步成果奖。对月经病、产后病和手术前后的调治，以及不孕症、子宫肌瘤的治疗都有较深的研究和体会，先后在全国性和上海市杂志发表科研论文50余篇。其中有多篇被译成英文、日文和朝鲜文发表。负责和参与编写《中医妇科学》教材、西学中的《中医妇科学》与《中医妇科临床手册》等著作。

一、临床经验

（一）膏方治疗的学术思想

膏方调治疾病，其对象多为慢性病。妇人以血为本，经、孕、产、乳的生理易耗血伤气，临床上以虚证较为多见，非常适合用膏方调治。遣方用药注重肝、肾、脾、气血、冲任、胞宫、胞脉的调养，以求达到扶正却病、未病先防、既病防变的效果。

1. 肝肾为纲，顾护脾胃 女子以肝为先天。因女子阴性偏执，易使肝失疏泄而致气机升降出入失常，引起诸疾，因此疏肝理气、调畅气机之法，可谓是妇科常用之法；而肾为天癸之源，若肾气亏损，阴阳失衡，致使冲任二脉通盛失调，就能产生经、带、胎、产的疾病。此外，肝藏血而主疏泄，肾藏精而主封藏，肝气的疏泄可促使肾气开合有度，肾气的封藏可防止肝气疏泄太过，二者相互为用的同时又相互制约，从而维持女子“经孕产乳”的正常生理功能。

脾胃乃后天之本。饮食药饵全赖此以受气取汁，化生精微，传导运化。膏方多用厚味胶质，滋腻之品易碍脾胃，如果不加留意，则滋补之功尚未显现，而痞满、腹胀、泄泻诸症叠加。故在遣方用药时不但忌用大苦、大寒、大热等克伐之品，以免遏郁中阳，还应适量加入健脾开胃之品以畅通道路，建筑中焦。常用四君子汤益气健脾，人参、黄芪升阳培中，陈皮、谷麦芽等和胃消积，砂仁、木香等行气消滞。

2. **气血调和，阴阳平衡** 妇女以血为用，而气与血相互依存，不仅气之病变会影响及血之病变，血之病变也易引起气之病变，故调气理血常同时进行，调气必兼理血，理血必兼调气，但各有侧重。如月经量少，大多为气血交亏，在大队补益气血药中也须加入活血通经药物，冀望使气血冲任调和以达治病之本。

五脏六腑皆可出现阴阳失调的病变，使女子机体达到阴平阳秘的状态，是膏方调治妇科疾患的宗旨。女子本为阴血不足之体，故以无形生有形，每在危急之日；而有形生无形，需于平常安适之时。常用药物有熟地、生地、当归、白芍、枸杞、龟甲、女贞子等，尤以熟地为首选。然在注重补精血的同时，又需阴阳互济，不可偏补，即效法张景岳“阴中求阳”“阳中求阴”“精中生气”“气中生精”之法则。常以熟地与人参相伍，一阴一阳，相为表里，一形一气，互佐生成。

（二）不同疾病的具体运用

绝经前后诸症：部分女性在绝经期前后，出现一些与绝经有关的证候。比如：心慌气短、烦躁不安、情绪波动、焦虑失眠等。这些都是女性绝经期间，阴阳二气失衡，脏腑气血失调而造成的。常治以平衡阴阳、清心平肝、养血安神之法，所投膏方，多用甘麦大枣汤、百合地黄汤加减。

产后病：结合产后瘀血内阻，多虚多瘀等病理特点，针对病情和“产后宜温”的原则用膏方调治，有助于产妇恢复元气。常选用熟地黄、怀山药、当归、茯苓、黄芪、党参、炮姜、白芍、五味子、益母草诸药制成膏方服用。若症见产后恶风恶寒、关节麻木疼痛者，善用玉屏风散加减，再以鸡血藤、羌独活通络止痛。

月经过少：月经过少总属不足之症，要防止发展成经闭，治宜培本固源、补肾益精、益气养血。胶艾四物汤、十全大补丸、当归补血汤等均可加减运用。常用药物有黄芪、党参、白术、当归、白芍、熟地、陈皮、阿胶等。

痛经：属气血虚弱者，症见经净后小腹绵绵作痛，喜按，经水色淡质薄，舌质淡，脉细软者，治宜温养气血，予《金匮》温经汤、艾附暖宫丸出入，常用艾叶、香附、当归、白芍、熟地、党参、白术、吴茱萸诸药。

不孕症：经妇科检查、卵巢功能测定等各项检查，属内分泌失调导致不孕者，以及有反复早期流产而未查出确切原因者，和准备来年受孕的女性，都可进补。针对不同病因，补气理血，调经种玉，始望有子。常选用生晒参、白术、茯苓、熟地、川断、菟丝子、肉苁蓉、柴胡等。

二、防治优势

补虚扶弱：凡气血不足、脏腑亏损、体质虚弱或因妇科手术、产后以及大病、重病出现各种虚弱症状，均宜进补膏方，如血虚、肾精亏虚的月经量少，不孕症，产后身痛等进补膏方，能有效促使虚弱者恢复健康，增强体质，改善生活质量。

防病治病：针对患者不同病症开列的膏方确能防病治病，尤其对处于围绝经期的妇女，尤需膏方调理。因“年逾四十而阴气自半”，肾气渐衰，天癸将竭，卵巢功能减退，女性雌激素急剧下降，月经紊乱而至断绝，易引发围绝经期综合征、骨质疏松症等，出现烘热汗出、心悸失眠、腰腿疼痛、肢体发麻等症状。此时膏方调理可有效补肝肾，调阴阳，疏肝健脾，宁心安神，缓解和预防上述病证的发生。老年妇女气血衰退，精力不足，脏腑功能下降，可在冬令进补膏方，以增强体质，抗衰延年。

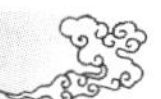

此外，膏方以补为主，纠偏却病，对调节阴阳平衡，纠正亚健康状态，使人体恢复到最佳状态的作用较为显著。在节奏快、压力大的环境中工作，不少年轻人因精力透支，出现头晕腰酸、疲倦乏力、闭经、月经量少等亚健康状态，膏方可使他们恢复常态，防患于未然，大多数患者服用后反映在新的一年精神见佳，工作效率提高，有些慢性病亦见少发。

三、医案精选

1. 产后体虚案

尉某，女，30 岁。顺产断乳，月经已转，形寒乏力，头晕耳鸣，睡眠欠佳，大便不畅。舌淡苔薄，脉细。《景岳全书·妇人规》云："产后气血俱去，诚多虚证……"患者产后多耗气伤血，气虚，气血不能充盈血脉，形体失养，故而神疲乏力；经脉失于温煦，则见形寒肢冷；血虚，血脉不充，无以上荣头目，故头晕耳鸣，并见舌淡，脉细；心血亏虚，血不养心，则心神不宁，睡眠欠佳；产后阴亏津耗，致肠道失润，大便不畅。证属产后劳累，气血两虚，肝肾不足。治疗以补益气血，滋养肝肾，养心安神，润肠通腑为则。处方：

黄芪 200g　党参 90g　白术 90g　茯苓 90g　甘草 60g　肉桂 30g　当归 90g　川芎 60g　白芍 90g　生地 150g　熟地 150g　砂仁 30g　陈皮 60g　大枣 100g　山药 90g　山茱萸 90g　升麻 60g　柴胡 60g　黄精 90g　玉竹 90g　潼蒺藜 90g　白蒺藜 90g　远志 60g　炒枣仁 90g　木香 60g　首乌 150g　决明子 150g

另：阿胶 200g　龟甲胶 100g　鹿角胶 100g　人参 100g　冰糖 200g　蜂蜜 200g　胡桃肉 200g　黑芝麻 200g　收膏

按：方中黄芪、白术、人参、茯苓、甘草、大枣、山药、陈皮健脾益气，益气血生化之源；当归、川芎、白芍、熟地、首乌补益精血；潼白蒺藜养血柔肝；砂仁理气醒脾，与补气养血药配伍，使之补不碍胃，补而不滞；柴胡、升麻轻清升散，如李杲所云"胃中清气在下，必加柴胡、升麻以引之，引黄芪、人参、甘草甘温之气味上升……引清气上升也"，使头目得以濡养；肉桂、木香温元行气；远志、炒枣仁养心安神；龟甲胶、鹿角胶、阿胶滋肾填精；黄精、玉竹、生地养阴生津，协决明子共奏润肠通便之效。

2. 经断前后诸症案

张某，女，48 岁。1 年来头晕头痛，肩背酸楚，心烦易怒，颈椎退行性改变，轻度贫血，便秘，睡眠欠佳。舌偏红，苔薄，脉细弦。《素问·上古天真论》曰："七七任脉虚，太冲脉衰少，天癸竭，地道不通，故形坏而无子也。"患者年近七七，肾气虚，肾精亏，阴阳失于平衡。肾亏精少，骨失所养，则肩背酸楚；肾阴亏于下，则肝阳亢于上，木旺耗水，水不涵木，阴不制阳，症见头晕头痛，烦躁易怒，夜寐难安；精血同源，精亏则血虚，并致肠道失于濡养，便秘不畅。证属气阴两虚，肝阳偏亢，脉络闭阻。拟方补养气阴，平肝安神，化瘀通络。处方：

黄芪 200g　党参 90g　白术 90g　茯苓 90g　甘草 60g　当归 60g　白芍 90g　生地 150g　熟地 150g　砂仁 30g　佛手干 30g　大枣 50g　升麻 60g　柴胡 60g　川芎 60g　赤芍 60g　桃仁 60g　红花 60g　地龙 90g　丹参 60g　丹皮 60g　焦山栀 60g　远志 60g　炒枣仁 90g　杞子 90g　潼蒺藜 90g　白蒺藜 90g　菊花 90g　首乌 150g　决明子 150g　女贞子 90g　桑椹子 90g

另：阿胶 200g　龟甲胶 100g　鹿角胶 100g　冰糖 300g　胡桃肉 200g　黑芝麻 200g　收膏

按：本案属"经断前后诸证"之范畴，主要以丹栀逍遥散、归脾汤、桃红四物汤等方加减化裁。方中党参、黄芪、山药、白术、白芍补益气血；砂仁、佛手健脾和胃助运，补而不滞；枸杞、首乌、桑椹、女贞子、阿胶、龟甲胶等滋阴补肾，滋水涵木；山栀子、丹皮清热泻火；菊花、潼白蒺藜平肝潜阳，清利头目；远志、炒枣仁养心安神；当归、川芎、生地、白芍、红花、桃仁、赤芍、丹参等养血活血，化瘀通络。

3. 绝经综合征案

宋某，女，54岁。绝经2年，烘热汗出，形寒，心烦头晕，夜眠梦多，尿失禁，舌偏红，苔净。患者年过五旬，肾气衰弱，肾与膀胱相表里，肾气不足则膀胱虚寒，下元虚冷，不能约束、固摄水液，以致小便失禁；肾精亏虚，肾阴不足，肾水既亏，肝失肾水之滋养，则刚强之性凸现，水不涵木，肝阳上亢；同时，由于水火不济，心火不能下及于肾，肾阳虚衰则形寒肢冷；肾水不能上济于心，而出现烘热汗出、心烦头晕、夜寐梦多等心火独亢、心肝火旺之证候。结合舌脉，证属心肝火旺，阴虚阳亢，脬气失养。拟方益气养阴，清心平肝，宁心安神，益肾固脬。处方：

黄芪200g　党参90g　白术90g　茯苓90g　甘草60g　当归60g　白芍90g　生地150g　熟地150g　砂仁30g　佛手干60g　大枣100g　黄连30g　麦冬90g　丹参60g　丹皮60g　焦山栀60g　远志60g　炒枣仁90g　夜交藤150g　乌药90g　益智仁90g　桑螵蛸60g　首乌150g　决明子150g　杞子90g　菊花90g　龙骨150g　桑叶60g　桑椹子90g

另：阿胶250g　龟甲胶100g　鹿角胶50g　西洋参100g　冰糖300g　收膏

按：本案以滋水清肝汤、黄连阿胶汤、缩泉丸、桑螵蛸散加减合成。方中黄芪、党参、白术、茯苓、甘草、当归、白芍、大枣健脾益气，养血补血；首乌、桑椹、枸杞滋阴补肾；丹皮、焦山栀清热泻火；砂仁、佛手健脾和胃助运；黄连、阿胶交通心肾。章楠曰："心烦不得卧者，是阴亏而水不济火也……故以芩、连泄火，芍药、阿胶滋阴……水火既济，自得安卧矣。"并以桑螵蛸配伍龟甲、龙骨、远志养心安神，交通上下，共达调补心肾之目的；益智仁、乌药温肾固精，缩泉止遗；菊花平肝潜阳，清利头目。

4. 产后大出血案

张某，女，47岁。17年前产后大出血史，目前月经已不调，但量多，时感头晕，神疲乏力，胃纳尚可，二便正常。脉细弦，苔薄。妇人以气血为本，以血用事。患者曾有产后大出血史，致失血耗气、亡血伤津，使气血常处于相对不足状态，削弱了气血对五脏六腑的推动滋养作用，引起脏腑功能衰退，故出现神疲乏力；气血两虚，冲任亏损，统摄无权致月经不调，经量过多；阴血耗伤日久，致阴虚无以制阳，肝阳偏亢，而见头晕不适，脉细弦亦为佐证。证属气血不足，阴虚阳亢。治拟培补气血，滋养肝肾。处方：

黄芪200g　党参90g　白术90g　茯苓90g　甘草60g　升麻60g　柴胡60g　当归60g　白芍90g　生地150g　熟地150g　砂仁30g　陈皮60g　大枣60g　木香60g　知母90g　丹参60g　丹皮60g　焦山栀60g　杞子90g　菊花90g　山药90g　山茱萸90g　桑椹子90g　女贞子90g　黄芩60g　墨旱莲90g　黄精90g　玉竹90g

另：阿胶200g　龟甲胶100g　鹿角胶50g　人参100g　冰糖300g　收膏

按：本案选方滋血汤、杞菊地黄丸、二至丸加减。血为气母，气为血帅，二者互因互用，是故血虚均伴有不同程度的气虚症状，所以补血不宜单用血药，而应适当配伍气药，以达益气生血的目的。如《名医方论》吴鹤皋说："有形之血不能自生，生于无形之气故也。"故方中人参、党参、黄芪、白术、山药、茯苓、甘草、陈皮、大枣健脾益气，当归、熟地、白芍、丹参、枸杞养血和血，益气与养血相融治之；升麻、柴胡升提固摄；知母、黄芩滋阴降火；丹皮、山栀清热泻火；菊花平肝潜阳，清利头目；山茱萸、桑椹子、阿胶、龟甲胶、鹿角胶益肾填精；女贞子、墨旱莲二药相合补肝益肾，滋阴养血，补而不滞，滋而不腻；黄精、玉竹、生地养阴滋液，壮水以制火；全方之中寓以砂仁、木香二味，醒脾和胃，疏理气机，使补不碍胃，滋而不腻。

5. 人工流产术后月经量少案

仁某，女，32岁。剖腹产继又人工流产，月经量减少，腹胀便秘。舌红苔薄，脉细弦。患者剖腹产后又行人工流产术，致气血耗伤，冲任受损。"冲为血海"，"任主胞宫"，二者受损，则血海少贮，月经渐少，又因情志怫郁不畅，肝失疏泄，亦可致月经量少；肝气失于条达，则见腹胀、便秘等症。因肝为血脏，体阴用阳，具有贮藏血液，调节全身血液以及疏调气机，调畅气血，疏泄经络的功能，故肝气条达则脏腑安和，气血津液生生不息。肝之功能正常，藏血守职，则冲任通盛，月事以时下。证属冲任受损，肝气不舒。拟方补养气血，调理气机，润肠通腑。处方：

黄芪200g　党参90g　白术90g　茯苓90g　甘草60g　升麻60g　柴胡60g　当归90g　白芍90g　川芎90g　生地150g　熟地150g　砂仁30g　陈皮60g　大枣100g　木香90g　丹参60g　香附60g　枳壳90g　穿山甲90g　皂角刺90g　首乌150g　决明子150g　桑椹子90g　火麻仁60g　郁李仁60g　焦山栀60g

另：阿胶250g　龟甲胶100g　西洋参100g　冰糖200g　蜂蜜300g　收膏

按：本案属于"月经失调"之范畴，方用圣愈汤、四君子汤、柴胡疏肝散加减。参、芪、术、草、枣甘温补脾益气；熟地、当归、白芍、川芎养血和血；气充血沛，血海充盈，冲任复其濡养，月事自调。又引方约之曰："凡妇人病，多是气血郁结，故治以开郁行气为主。郁开气行，而月候自调，诸病自瘥矣。"故以柴胡疏肝散，使"木郁达之"，加丹参、木香疏肝行气，活血调经；穿山甲、皂角刺疏通气血经络，共奏活血调经之功；首乌、桑椹、阿胶滋阴养血；鹿角胶、龟甲胶为血肉有情之品，益精填髓，调补冲任两脉；火麻仁、郁李仁、决明子润肠通便。诸药合用，补养气血、疏肝行气、调理冲任而收功。

6. 子宫肌瘤术后合绝经综合征案

申某，女，52岁。已绝经，烘热汗出，乍寒乍热，心烦眠差，便秘，血压偏高，体胖，有子宫肌瘤摘除史，脑供血不足。脉弦，苔薄。患者年已七七而过，月事已断，任脉虚，太冲脉衰少，肝肾不足而见阴虚阳亢之象。阴虚于下，阳冒于上，肝阳上腾，故平素血压偏高；阴阳失衡，营卫不和，则乍寒乍热、烘热汗出；肾阴虚而肾水不济心火，则心神被扰，见心烦眠差；体胖痰浊内蕴，日久痰热内扰，亦可致虚烦不眠；结合舌脉，证属肝肾不足，阴虚阳亢，痰热内扰。拟方清心平肝安神，化痰和胃，润肠通腑，活血通络。处方：

黄连30g　黄芩90g　焦山栀90g　丹参60g　丹皮60g　柴胡60g　当归60g　川芎60g　赤芍60g　桃仁60g　红花60g　地龙90g　半夏60g　陈皮60g　茯苓90g　甘草60g　生地150g　熟地150g　黄芪200g　枳实90g　竹茹60g　首乌150g　决明子150g　远志60g　炒枣仁90g　木香90g　夜交藤150g　杞子90g　菊花90g　白蒺藜90g　桑椹子90g　知母90g

另：阿胶250g　龟甲胶150g　鹿角胶50g　西洋参100g　冰糖150g　蜂蜜150g　胡桃肉200g　黑芝麻200g　收膏

按：本案患者证属"经断前后诸证"之范畴。"七七之年"，肾阴不足，天癸渐竭，脏腑失养，逐发经断前后诸证。肾水不足，水不涵木，易致肝肾阴虚，肝阳偏亢；亦可致心火独亢，热扰心神，然均以阴虚为本，火动为标，治宜滋阴补肾为主，"壮水之主，以制阳亢"，方以黄连阿胶汤、杞菊地黄丸、温胆汤、桃红四物汤化裁治之。方中黄连直折心火；黄芩、山栀、知母、丹皮清热泻火；阿胶、龟甲胶、鹿角胶滋阴润燥；生地、西洋参养阴生津；白芍、桑椹养血敛阴，并佐诸泻火之药不致伤阴；远志、枣仁、夜交藤养心安神；枸杞、菊花相合，清肝平肝，清利头目；诸药相合，使阴复火降，心肾相交。另以温胆汤化痰和胃，清热除烦。患者曾有子宫肌瘤史。《校注妇人良方》云："妇人腹中瘀血者，由月经闭积，或产后余血未尽，或风寒滞瘀，久而不消，则为积聚癥瘕。"故以桃红四物汤养血活血，通经活络，此意即在此。方中首乌、决明子、黑芝麻、蜂蜜等润肠通便，兼可导热而出。纵览全方，共奏清热泻火，凉血养阴，滋阴壮水，益肾养心之功，水足火自平，阴复而阳自秘，使热去而阴不伤。

7. 产后体虚案

董某，女，32 岁。1 年前顺产，哺乳 8 个月。今年 1 个月前又行人工流产手术致冲任受损，气血两亏，腰酸乏力，胃纳、夜寐可，脉苔如常。患者病起于产后，产后多虚，气血两亏，四肢百骸空虚，筋脉失于濡养，而肢软乏力；近期又行人工流产术，手术损伤冲任，冲任脉虚，肾精不足；"肾者，作强之官，伎巧出焉"，肾精不足，影响作强能力，故腰酸不适。四诊合参，证属气血亏虚，肝肾不足。拟方治以培补气血，补养肝肾。处方：

黄芪 200g　党参 90g　白术 90g　茯苓 90g　甘草 60g　当归 90g　川芎 60g　白芍 90g　生地 150g　熟地 150g　砂仁 30g　陈皮 60g　大枣 100g　升麻 60g　柴胡 60g　木香 90g　玉竹 90g　桑椹子 90g　女贞子 90g　杞子 90g　首乌 150g

另：阿胶 200g　龟甲胶 100g　鹿角胶 100g　人参 100g　冰糖 300g　收膏

按：本案方中人参大补元气，黄芪、白术、茯苓、陈皮、甘草与之相配，健脾益气，补气生血；当归、川芎、白芍、熟地、大枣、首乌养血和血；生地、玉竹养阴生津；桑椹、枸杞、阿胶、龟甲胶、鹿角胶滋补肝肾，益肾填精，精血同源，亦可充盈血液；升麻、柴胡疏肝理气；木香疏调气机，砂仁醒脾和胃，寓于方中，使补而不滞，滋不碍胃。全方随证加减，药证相符，共奏培补气血、补养肝肾之效。

8. 月经量少案

张某，女，35 岁。多次人工流产，月经量少，轻度腹痛偶发，偏头痛，面色无华，形寒，神疲乏力，大便欠畅，胃纳尚可，脉濡苔薄。患者屡行手术，耗伤肾气，冲任俱虚，精血不足，故经行量少；血海空虚，子宫、冲任失于濡养，则小腹时有绵绵作痛；肾气虚损，精血亏少，则阳气不足，无以温煦，正如《诸病源候论・冷气候》所云"夫脏气虚，则内生寒也"，故见面色无华，形寒畏冷；脑为髓海，肾虚精亏，无以充髓，濡养脑窍，故作偏头痛；神疲乏力、大便欠畅皆为气虚无力之症。结合舌脉，四诊合参，当属气血不足，耗伤阳气，冲任亏损之证。前两年膏方调理有效，仍拟培补气血，益气温阳，调理冲任。处方：

黄芪 200g　党参 90g　白术 90g　茯苓 90g　甘草 60g　升麻 60g　柴胡 60g　熟附片 60g　肉桂 30g　山药 90g　山茱萸 90g　生地 150g　熟地 150g　丹参 90g　香附 90g　仙灵脾 150g　菟丝子 150g　木香 60g　桑椹子 90g　女贞子 90g　杞子 90g　玉竹 90g　黄精 90g　砂仁 30g　陈皮 60g　大红枣 100g　知母 60g　黄芩 60g　当归 90g　川芎 90g　白芍 90g

另：阿胶 200g　龟甲胶 100g　鹿角胶 100g　高丽参 100g　冰糖 300g　龙眼肉 100g　收膏

按：《女科经纶》引程若水曰："妇人经水与乳，俱由脾胃所生。"脾胃虚弱，不能化生水谷精微为血；肾气不足，冲任亏虚，血海不能满溢，均可致月经失调，经行量少，故本案以归脾汤健脾养心、培补气血，以右归丸益肾温阳、填精益髓，并随症加减用药。方中人参、党参补气生血，养心益脾，正如《女科经纶》引薛立斋曰“补脾和胃，血自生矣”；黄芪、白术、山药助其益气补脾；熟地、当归、桑椹、枸杞、女贞子、丹参诸药相合，养血补心，充盈血海，濡养冲任；香附为“血中气药”，引补血药至气分以生血；龙眼肉养血安神；仙灵脾、菟丝子、熟附片、肉桂温肾补阳；阿胶、龟甲胶、鹿角胶益精填髓；柴胡、升麻载药上行，升举清阳之气，以濡养脑窍；砂仁理气醒脾，使滋腻之药补不碍胃。

9. 原发闭经案

张某，女，25岁。原发闭经，卵巢未发育，激素治疗能转经，胃纳一般，夜寐欠安，大便秘结，脉细苔薄。患者卵巢未发育，先天禀赋不足，肾气未盛，精气未充，天癸匮乏，故月经未潮。元气精血不仅禀受于先天，亦赖于后天脾胃之生化。经云：“中焦受气取汁，变化而赤，是谓血。”又云：“营出中焦。”患者胃纳不旺，水谷精微不足，化生乏源，生化无力，营血不足，何以藏血疏泄？故月事不至。元气亏虚，运化无权，鼓动无力，致大便秘结；血虚失养而心神不宁，则夜寐欠安。结合脉细、苔薄，辨其证属气血不足，奇经失利。治拟培补气血，温养奇经，活血通络。处方：

黄芪300g　党参100g　白术100g　茯苓100g　甘草60g　升麻60g　柴胡60g　当归100g　川芎100g　赤芍100g　生地150g　熟地150g　桃仁100g　红花100g　地龙150g　牛膝100g　砂仁30g　陈皮60g　大枣100g　黄连30g　肉桂30g　熟附片30g　紫石英150g　首乌150g　决明子150g　木香100g　琥珀粉60g

另：阿胶100g　龟甲胶150g　鹿角胶150g　高丽参100g　河车粉200g　冰糖200g　蜂蜜200g　收膏

按：本案患者年逾十六，月经尚未来潮，《素问·阴阳别论》称之为“女子不月”，属“闭经”范畴。全方以人参养荣汤、桃红四物汤化裁，并随证加减。方中高丽参、党参大补元气，健脾和胃；配黄芪、白术、茯苓、甘草，补中益气，以益气血生化之源；当归、熟地、白芍、大枣，补血合营调经；陈皮理气行滞；诸药合奏，气血双补，气充血旺，血海充盈则月经通行。肉桂、熟附片温阳和营，振奋阳气；紫石英、鹿角胶、琥珀温养奇经，调补八脉；黄连一味，寓于辛温香燥之剂中，佐制劫津伤阴之弊；河车、阿胶补精养血；龟甲胶、鹿角胶益精填髓；诸药合用，既温肾助阳，又益肾填精，使冲任得养，血海渐盈，经行正常。经血闭而不行，日久成瘀，瘀血阻塞脉络，影响新血化生，即所谓“瘀血不去，新血不生”，故以桃仁、红花、地龙活血化瘀，使血行通畅，冲任瘀阻消除而经行；并以木香疏调气机；牛膝引经血下行；柴胡、升麻疏肝理气，使气行则血行，气血流畅，经闭得通。

10. 月经量多案

王某，女，30岁。咽痛，形寒乏力，易于感冒。劳累后月经量增多，大便欠畅，有子宫肌瘤病史。患者由于素体气虚，卫阳不密，腠理疏松，风寒之邪乘虚侵袭肌表腠理，而易于感冒，常见形寒乏力；风寒上受，则咽痛不适；因劳累后体虚益甚，经行阴血下注胞宫，因气虚固摄无权，则经行量多；气虚推动无力，故时常大便欠畅。证属气血虚弱，卫表不固。治拟培补气血，益气固表，利咽，软坚散结，润肠通腑。处方：

黄芪200g　党参90g　白术90g　茯苓90g　甘草60g　升麻60g　柴胡60g　防风90g　乌梅45g　当归60g　川芎60g　白芍90g　生地150g　熟地150g　砂仁30g　陈皮30g　大枣100g　木香90g　首乌150g　决明子150g　玄参90g　桔梗45g　麦冬90g　象贝母60g　海藻90g　牡蛎150g　制军90g　三棱90g　莪术90g　桃仁90g

火麻仁 60g

另：阿胶 200g　龟甲胶 100g　鹿角胶 100g　人参 100g　冰糖 200g　蜂蜜 100g 收膏

按：明代《证治准绳·妇科·调经门》认为“经水过多……为气虚不能摄血”，应以补气养血立法。本方以玉屏风散、八珍汤、香棱丸、增液汤加减为之。其中党参、白术、茯苓、甘草、陈皮、大枣、人参健脾益气，与黄芪、防风相配，卫外固表，防风寒之邪侵入；气虚则摄血无权，故方中升麻、柴胡二味药，取之升提固摄之意；又合桔梗，引药上行，达清利咽喉之目的；川芎、白芍、熟地、当归、首乌养血补血；精血同源，故以阿胶、龟甲胶、鹿角胶滋肾填精；砂仁一味，取其意在理气和中，与诸滋补之剂相伍，使补而不滞。患者有子宫肌瘤病史，方中木香理气通络，疏理气机；三棱破血中之滞，莪术逐气分之血瘀，二者相伍加强行气导滞之功；桃仁、象贝、海藻、牡蛎活血化瘀，软坚散结。麦冬、玄参，生地三者增液润肠，配以首乌、决明子、火麻仁共奏润肠通腑之功效。

（李　佶）

王翘楚

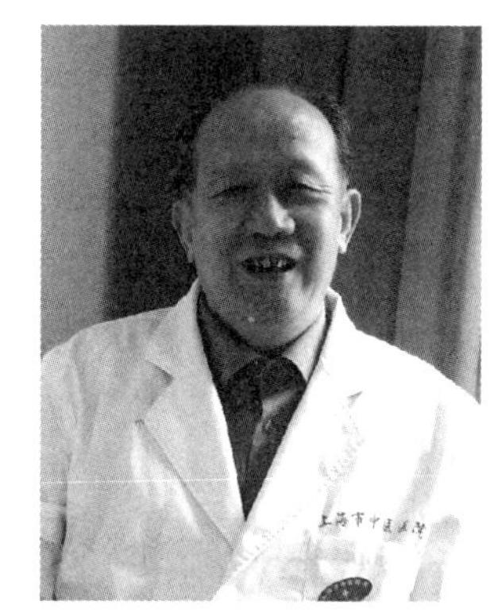

王翘楚,1927年出生,祖籍江苏海安。上海中医药大学附属上海市中医医院终身教授,主任医师,首届上海市名中医,第二、第三批全国老中医药专家学术经验继承工作指导老师,上海市名老中医专家学术经验继承高级研修班导师。现任上海市中医医院专家咨询委员会主任,中医睡眠疾病研究所名誉所长,中国睡眠研究会理事会顾问,中医睡眠医学专业委员会名誉主任。上海市中医文献馆首届专家顾问团顾问。以中医"天人相应"理论指导临床防治睡眠疾病研究,提出"脑主神明,肝主情志,心主血脉"和"五脏皆有不寐"的学术思想,立从肝论治法治疗失眠、焦虑、抑郁症等相关内科杂病。研制落花安神合剂治疗失眠症。又从"治未病"指导思想出发,对失眠症康复和预防提出"尊重自然,合理作息,早睡早起,有益健康"的指导原则,编制防治失眠症科普教育"十二讲",为降低人群失眠症发病率做贡献。先后获得上海市科技进步奖1项,上海市卫生局局级奖3项,国家发明专利3项。发表论文50余篇,专著5部。

一、临床经验

失眠症,中医古籍记载为"不寐""不得眠""不得卧""目不瞑"等。其含义与西医学"失眠"概念基本一致,但对失眠症的理论认识和诊治方药却有所不同,各有特色。近十几年来,由于社会经济的发展和自然环境的变化,以及人类疾病谱的改变,失眠症的发病率急剧上升。据世界卫生组织调查:巴西人群发病率为40%,美国35%,英国、法国分别在30%、25%。中国据2002年3月21日中华精神科学会对北京、上海、广州、杭州、南京、山东等地区的调查,轻度失眠加显著失眠占43.5%。

失眠症往往因情志不悦、精神过劳或惊吓而诱发,临床表现以入睡困难或早醒,或中间间断,多梦易醒,甚则通宵难寐等为特征,纯属肝阳偏亢的一种表现。而白天头晕或胀痛,或心慌心烦,或口干苦,或胃胀不适,或大便不调等,亦因肝阳偏亢而上亢脑络,则头胀痛,或犯心则心慌、心烦,口干苦,或犯胃则胃失和降,胃脘胀闷,嘈杂,泛酸,嗳气频作等,无不从肝而起,再波及其他脏腑,甚则多脏腑功能紊乱,使临床症状多样化、复杂化,故有五脏皆有不寐之说,但其根源不离于肝,临床辨证立法当从肝论治,以肝为中心,兼顾调整其他四脏紊乱功能,颇能收良效。

由于上述发病原理,故在临床上以失眠为主症而就诊者,常表现五脏皆有不寐现象,如肝病(肝炎、肝硬化)患者在发病之后,由于情志不悦而并失眠者多见;胃病(慢性胃炎、胃溃疡、十二指肠球部溃疡等)患者,常因"胃不和则卧不安"或"寐不安则胃不和";脾虚(慢性肠炎、肠易激综合征、慢性腹泻等),常因腹泻早醒或早醒腹泻,互为因果;心病(冠心病、心肌炎、心律不齐等)患者常因情志不悦或精神过劳,或感冒后复发胸闷、心慌、心悸、早搏、心动过速等，并严重失眠。心病与不寐，谁是因？谁是果？往往一时难以分清。肾虚（女性尿道综合征、围绝经期综合征等）患者腰酸乏力、尿频、尿急或失禁，或因绝经前后出现时烘热、自汗、心烦易怒、面色少华、眶下晦暗色斑，常并严重失眠。肺病（燥咳）患者，常因感冒后未能适当休息和治疗，再加情志不悦或精神过劳，而致呛咳阵作，并严重失眠，缠绵数月不愈。

综合上述临床所见脏腑病变，多与不寐先后同见，且相互影响，互为因果，其论治当分清主次，分别论治。以柴胡、龙骨、牡蛎、天麻、钩藤、葛根、川芎、郁金、菖蒲、山栀、黄芩、赤白芍、丹参、合欢皮、远志、蝉衣、僵蚕等为基本方加减应用。

二、防治优势

膏方是中医临床从“治未病”指导思想出发，于疾病治疗康复期或素禀体弱者以保健预防疾病的发生而创制的一种专用制剂和方药。古人以“冬不藏精，春必病温”“正气内存，邪不可干”理论指导，于冬至前后给病人或体弱者予以膏方调治，补益脾肾，益气养血，平衡阴阳，以充其本。加针对某病某证治疗后期尚有余邪未清或素体偏瘀、偏痰或偏湿者之药味，达到标本兼治，以治本为主，治标为辅。对以失眠为主症及其相关躯体疾病或其他精神疾病的康复期患者予以膏方调治，有明显的优势。近几年来，根据现代家庭均有冰箱设备的特点，尝试于夏季亦用膏方给一些慢性杂病调治，经两年观察确能收到较好效果。故膏方不仅冬天可用，一年四季均可用，将更有利于膏方这一特殊剂型和立法处方用药思路的推广应用，并走向规范化。

三、医案精选

1. 失眠并眩晕案

施某，男，57 岁，2008 年 12 月 23 日初诊。失眠 10 年，加重 1 年伴眩晕，始于精神过劳。现每日服酒石酸唑吡坦（思诺思）1 粒，夜寐二三小时，多梦早醒，畏寒膝痛，时有耳鸣，颈滞肩凝，右胁下隐痛，腰酸腿软，皮肤干痒，纳便尚调。有高血压病史 5 年，过敏性鼻炎史，脂肪肝史，乙型病毒性肝炎史。面色潮红，舌质黯红，苔薄微黄，脉弦。血压 175/100mmHg。此患者不寐、眩晕为多年宿疾，辨证属肝阳偏亢，肾气不足，兼有瘀热。治宜在平肝潜阳、化瘀清热基础上健脾补肾。处方：

桑白皮 300g　白蒺藜 300g　怀牛膝 300g　夏枯草 300g　天麻 140g　钩藤 200g　葛根 300g　川芎 200g　蔓荆子 200g　威灵仙 300g　鸡血藤 300g　柴胡 140g　煅龙骨 300g　煅牡蛎 300g　灵磁石 300g　郁金 200g　菖蒲 140g　蒲公英 300g　白花蛇舌草 300g　地鳖虫 140g　焦山栀 200g　黄芩 200g　赤芍 200g　白芍 200g　丹参 300g　决明子 300g　荷叶 300g　桃仁 80g　红花 80g　黄芪 300g　党参 200g　焦白术 200g　茯神 300g　甘草 80g　苦参 200g　麦冬 200g　北沙参 300g　山萸肉 140g　制首乌 140g　枸杞子 200g　女贞子 200g　黑大豆 300g　墨旱莲 300g　淡附片 120g　桂枝 120g　羌活 140g　独活 140g　生晒参[另煎冲入] 150g　冰糖 200g　阿胶 250g　收膏

二诊：2009 年 3 月 20 日。服膏方后疗效显著，夜寐增加，约五六小时，耳鸣未作，不畏寒，精力较前充沛，腰膝酸软改善，肝区隐痛消失，纳好便调，皮肤不干，血压稳定。

按：冬令膏方不宜只求进补，而应根据病情治疗与调补兼施，方能取得良好的疗效。因此，膏方多在治疗原发病的基础上根据病情加以健脾补肾之品，以培补先天后天之本。用药力求以平实价廉的药物取得最好的疗效，以减轻患者的负担。方用桑白皮、白蒺藜、夏枯草、

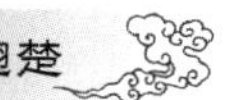

怀牛膝四味清热平肝、凉血解毒、引火下行。此四味药是王教授治疗高血压的常用方,认为配伍应用可以减缓动脉硬化程度。并以天麻、钩藤、平肝息风,葛根、川芎理气行血,郁金、菖蒲开窍醒神,柴胡和解表里、疏肝,煅龙牡镇惊安神,焦山栀清热,赤白芍、丹参和营化瘀,合欢皮、远志解郁和血定志,蝉衣、僵蚕息风,威灵仙、鸡血藤通络利关节,蒲公英、白花舌蛇草清热解毒,辅以健脾助运之品以增强脾胃运化功能使精微得化,又以山萸肉、枸杞子等补益肾精,淡附片、桂枝、羌独活温阳散寒祛湿,共奏温肾健脾平肝之功。

2. 眩晕案

朱某,男,76岁,2007年11月28日初诊。患者5年来眩晕反复发作。视物模糊,颈项板滞,不伴耳鸣,口干,夜尿频繁,足冷,纳食一般,大便尚调。过敏性鼻炎史,遇冷风则喷嚏连连。慢性前列腺炎病史8年,高血压病史10年,长期服用降压药。舌质淡红,边有齿印,苔薄少,脉弦滑。老年男性,肝阳偏亢,清窍失养,故眩晕;肾阳不足,故夜尿频繁、足冷。治宜平肝补肾。处方:

仙灵脾200g　地骨皮200g　菟丝子200g　补骨脂140g　芡实300g　石韦300g　炙狗脊200g　桑寄生200g　杜仲200g　制首乌140g　山萸肉140g　枸杞子200g　女贞子200g　墨旱莲300g　淡附片120g　桂枝120g　当归140g　熟地140g　赤芍200g　白芍200g　丹参300g　葛根300g　川芎200g　鸡血藤300g　威灵仙300g　广郁金200g　石菖蒲150g　全瓜蒌300g　苦参200g　北沙参200g　芦根300g　桑白皮300g　天麻140g　钩藤200g　决明子300g　炙黄芪300g　党参200g　炒白术200g　焦山栀200g　茯神300g　合欢皮300g　密蒙花140g　生晒参另煎冲入200g　冰糖200g　阿胶250g　收膏

二诊:2008年3月7日。服上方1料后精神振作,喷嚏少作,一冬无感冒。眩晕明显减轻,血压平稳,夜尿减少、一二次,足部转暖。

按:眩晕之病机,不外清气不升、浊阴不降。《素问·上古天真论》认为男子“七八,肝气衰,筋不能动,天癸竭,精少,肾脏衰,形体皆极。八八,则齿发去”。此老年患者,眩晕阵作,伴畏风恶寒,尿频足冷,乃肾阳不足,肝阳偏亢所致,所谓“风胜则动”。处方冠以平肝补肾之义,实则是平肝、补益肾之精气与健脾助运三部分。天麻、钩藤平肝潜阳,郁金、菖蒲开窍宁神,山栀清热除烦,仙灵脾、菟丝子、补骨脂、芡实补益肾气,地骨皮清虚热,制狗脊、桑寄生、杜仲强腰脊,石韦清利下焦湿热,淡附片、桂枝温阳助运,赤白芍、丹参和营活血,党参、黄芪、白术健脾助运,又以阿胶等补益气血,标本兼治。

3. 失眠焦虑肾虚案

林某,女,34岁,2009年11月6日初诊。失眠8年,始于产后。不服安眠药,夜寐二三小时,入睡困难,多梦早醒,头晕胀,耳鸣,心烦意乱,胸闷,腰酸,足跟痛,脱发斑秃,月经量多,舌偏黯红,苔薄白,脉细微弦。患者产后调养失当,情志不悦,导致不寐,证属肝郁瘀阻,肾气不足。先治以平肝解郁,再以膏方调补肾气。处方:

淮小麦30g　甘草10g　苦参15g　蝉衣6g　僵蚕10g　柴胡10g　煅龙骨30g　天麻10g　钩藤15g　葛根30g　川芎15g　郁金15g　菖蒲10g　焦山栀15g　黄芩15g　赤芍15g　白芍15g　丹参30g　合欢皮30g　远志10g　14帖

每日1帖,两煎分服。

二诊:2009年11月27日。上药服后夜寐明显改善,约4~6小时,仍早醒,梦减少,头晕胀明显减轻,心情较前平静,胸闷减轻,仍有足跟痛,腰痛,脱发。再以上方续服14帖平肝解郁之后以膏方调补。处方：

淮小麦 300g　甘草 100g　苦参 200g　蝉衣 80g　僵蚕 140g　柴胡 140g　煅龙骨 300g　天麻 140g　钩藤 200g　葛根 300g　川芎 200g　郁金 200g　菖蒲 140g　焦山栀 200g　黄芩 200g　赤芍 200g　白芍 200g　丹参 300g　合欢皮 300g　远志 140g　蒲公英 300g　麦冬 200g　五味子 140g　芦根 300g　当归 140g　熟地 140g　柏子仁 140g　制首乌 140g　山萸肉 140g　枸杞子 200g　女贞子 200g　墨旱莲 300g　黑大豆 300g　菟丝子 200g　仙灵脾 200g　地骨皮 200g　补骨脂 140g　骨碎补 140g　制狗脊 140g　桑寄生 200g　杜仲 200g　怀牛膝 300g　全瓜蒌 200g　薤白 140g　灵磁石 300g　淡附片 140g　桂枝 140g　生黄芪 300g　党参 200g　茯神 300g　生晒参另煎冲入 150g　冰糖 200g　阿胶 250g　收膏

按：该患者失眠起于产后。妇女生产过程中耗伤气血，产后应适当调养，但是有些妇女由于身体尚未恢复，再加上新生儿和环境的干扰致使产妇不能得到正常的休息，或因产后情绪紧张，导致肝气不舒，郁而化热。肝经上达巅顶，故而头痛胀重；母病及子，心气不达，故而胸闷气短；肾气未复故而脱发腰酸。处方以淮小麦、甘草为主药。经云："肝苦急，急食甘以缓之。"甘草、大枣甘缓润燥，能缓诸急。麦为肝家之谷，辅以平肝疏肝之品，又以天麻、钩藤等平肝，郁金、菖蒲开窍醒神，则肝气平、客邪除而气血调和。调养肝气、疏达解郁，以顺应肝喜条达、恶抑郁的特性，使肝气调畅，恢复其条达之性，调顺肝的气血阴阳，以恢复肝的正常生理功能。治疗 2 周后，头胀晕明显减轻，睡眠改善，故续服原方 14 剂，之后以膏方以治其本。在原方平肝解郁的基础上加用养血补肾温阳之品及健脾安神之品，如此则依次递进，标本兼治，以期来年身体健旺。

4. 脾肾两虚不寐案

颜某，男，39 岁，1993 年 12 月 23 日初诊。畏寒怕冷 5 年。经常腰酸乏力，肩背、胃脘均有冷感，食入时胀，屡见大便溏薄，呈不消化状，夜寐欠安，左脚跟时酸楚不适。苔薄白，舌偏黯，脉迟缓无力，面色少华。该患者由于素体偏虚，肾气不足，再加精神过劳，经常夜寐欠安，致脾胃虚寒，运化失司。治拟温肾健脾。膏方调治，处方：

补骨脂 140g　骨碎补 140g　仙灵脾 200g　菟丝子 200g　威灵仙 300g　桑寄生 200g　党参 200g　焦白术 200g　甘草 80g　川断 200g　怀牛膝 300g　杜仲 200g　生黄芪 300g　茯苓 300g　鸡内金 80g　生麦芽 200g　生龙骨 300g　生牡蛎 300g　淡附片 100g　桂枝 80g　当归 140g　生晒参另煎冲入 150g　冰糖 200g　阿胶 250g　收膏

二诊：1994 年 11 月 21 日。上膏方服 3 个月后，1 年来畏寒有所减轻，腰酸消失，胃脘不胀，体重增加，面色转华，睡眠安，大便仍稍溏，胃纳略增，稍有怕冷。苔薄白，舌偏红，脉缓。再续前方出入。处方：

补骨脂 140g　肉豆蔻后下 80g　木香 80g　焦山楂 200g　北秦皮 200g　桂枝 80g　淡附片 100g　当归 140g　桑寄生 200g　杜仲 200g　生黄芪 300g　党参 200g　焦白术 200g　茯苓 200g　甘草 80g　鸡内金 80g　生麦芽 200g　生龙牡各 300g　川断 200g　生晒参另煎冲入 150g　冰糖 200g　阿胶 250g　收膏

按：该患者由于素体偏虚，肾气不足，再加精神过劳，经常夜寐欠安，致脾胃虚寒，运化失司，故临床表现怕冷畏寒，胃脘肩背冷感，食入时胀，大便溏薄，呈不消化状，腰酸乏力，脚跟酸楚。实属一派脾肾两虚之象。治疗当以温肾助阳治先天之本，益气健脾以治后天之本。

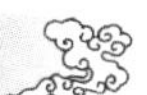

5. 肝亢肾虚案

李某,女,62岁。2008年11月27日初诊。失眠10余年。始于精神过劳,睡眠时好时差,安睡可五六小时,差时则三四小时,梦不多,尿频多醒,尿量清长,无尿感史。脚跟时痛,精神疲乏,记忆力减退,头晕或胀,颈板牵时痛,手麻,耳鸣,眼干,常易感冒,胃脘时觉嘈杂,口干苦,大便日行。苔薄少津,舌黯红,脉细微弦。血压160/100mmHg。患者工作繁忙,长期精神过劳,睡眠不足,加之年已花甲有余,肾气亏虚,而肝阳上亢,血压时高,证属肝亢肾虚。治拟平肝活血,温阳补肾。处方:

桑白皮300g　白蒺藜300g　怀牛膝300g　夏枯草300g　天麻140g　钩藤[后下]200g　葛根300g　川芎200g　蔓荆子200g　威灵仙300g　鸡血藤300g　柴胡140g　煅龙骨300g　煅牡蛎300g　乌贼骨300g　蒲公英300g　广郁金200g　石菖蒲140g　焦山栀200g　黄芩200g　芦根300g　北沙参300g　赤芍200g　白芍200g　丹参300g　桑寄生200g　杜仲200g　淡附片140g　桂枝120g　补骨脂140g　墨旱莲300g　山萸肉140g　枸杞子200g　仙灵脾200g　地骨皮200g　女贞子200g　黑大豆300g　菟丝子200g　芡实300g　生黄芪300g　党参200g　焦白术200g　茯神300g　甘草80g　合欢皮300g　远志140g　蝉衣80g　酸枣仁300g　金樱子200g　生晒参[另煎冲入]150g　冰糖200g　阿胶250g　收膏

二诊:2009年11月12日。去冬服上述膏方,1年来自觉体质明显增强,精神转振,体重增加,面色转华,血压稳定在正常范围,间有夜间醒眠欠安,或早醒。近1个月因杂事过多,夜寐三四小时,白天头稍晕或胀,耳鸣又作,颈板牵较轻,手不麻。时心烦,口干,大便日行,胃纳可,夜尿频,四五次,痔疮易脱坠,咽喉部时觉异物感,痰难咯出。苔薄微黄,舌黯红,脉细微弦。再予平肝活血,固肾安神法调治。处方:

桑叶200g　白蒺藜300g　天麻140g　钩藤[后下]200g　葛根300g　川芎200g　蔓荆子200g　柴胡140g　煅龙骨300g　煅牡蛎300g　广郁金200g　石菖蒲140g　焦山栀200g　黄芩200g　芦根300g　赤芍200g　白芍200g　丹参300g　合欢皮300g　远志140g　柏子仁140g　蝉衣80g　僵蚕140g　仙灵脾200g　地骨皮200g　菟丝子200g　金樱子200g　升麻200g　生黄芪300g　党参200g　焦白术200g　茯神300g　甘草80g　制首乌200g　山萸肉140g　枸杞子200g　女贞子200g　红藤300g　紫花地丁300g　芡实300g　生晒参[另煎冲入]150g　冰糖200g　阿胶250g　收膏

按:患者,女,年已62岁,本已肾气亏虚,现仍在职工作,长期精神过劳,睡眠不足,则肾气更虚,而血压升高,头晕或胀,颈板牵时痛,手麻等表现乃肝阳上亢之征。实属肝亢肾虚之象,故以桑叶、白蒺藜、天麻、钩藤等以平肝潜阳,治其标;仙灵脾、地骨皮、菟丝子等以补肾精,治其先天之本,再加生黄芪、党参、白术等以补脾益气,治其后天之本。

6. 失眠合并胃病案

倪某,男,55岁,2007年11月27日初诊。反复失眠3年,起于精神过劳。曾服用三唑仑、艾司唑仑、氟哌噻吨美利曲辛片、盐酸氟西汀等。经汤药调治后,现停服安眠药,夜寐五六小时。头痛时作,记忆力减退,颈部板滞,口干欲饮,胃脘嘈杂、胀闷,嗳气频作,胃纳一般,大便偏干,一二日一行,性功能减退。曾因长期服用百忧解引发白细胞偏低($3.5\times10^9/L$)。有慢性胃炎病史。舌质偏红,苔薄,脉细微弦。血压110/70mmHg。证属肝亢肾虚,胃失和降,气血不足。治拟平肝益肾,和胃健脾,补益气血安神。处方:

生黄芪300g　党参200g　焦白术200g　茯神300g　甘草80g　生地200g　知母

200g　柴胡140g　煅龙骨300g　煅牡蛎300g　煅瓦楞300g　八月札300g　蒲公英300g　乌贼骨300g　焦山栀200g　银花200g　连翘200g　黄芩200g　赤芍200g　白芍200g　丹参300g　天麻140g　钩藤后下200g　葛根300g　川芎200g　蔓荆子200g　白芷200g　制首乌200g　山萸肉140g　枸杞子200g　女贞子200g　墨旱莲300g　黑大豆300g　仙灵脾200g　地骨皮200g　桑寄生200g　杜仲200g　生麦芽300g　当归140g　熟地140g　生晒参另煎冲入150g　冰糖200g　阿胶250g　收膏

二诊:2008年2月26日。服药后睡眠改善,夜寐6小时左右,无头痛,口干稍作,胃部转舒,胃纳可,大便不干,日行1次。

按:患者长期精神过劳,肝木偏旺,全身气机紊乱,阳不能入于阴,阴不能潜阳,故久不能寐。不寐之人,肝阳上亢,脑府失养,故头痛、记忆力下降;气血紊乱,津液不能上承,则颈部板滞、口干欲饮;肝气横逆犯胃,胃失和降,脾失健运,则胃脘嘈杂。《素问·逆调论》曰:"胃不和则卧不安。"胃者,五脏六腑之海,其气亦下行,阳明逆,不得从其道,故不得卧也。患者年过半百,体内的阴精和阳气渐衰,生殖能力减退而至衰竭。脾失健运,气血生化无源,故大便偏干,白细胞偏低。白细胞偏低除上述原因外,还与长期服用百忧解引起的副作用有关。方中黄芪、党参、焦白术、茯神、甘草益气健脾;生地、知母滋阴泻火;柴胡、煅龙牡疏肝解郁;煅瓦楞子、八月札、蒲公英、乌贼骨清热解毒,疏肝和胃,制酸止痛;焦山栀、银翘、黄芩清热利湿除烦;赤白芍、丹参活血化瘀柔肝;天麻、钩藤平抑肝阳;葛根、川芎、蔓荆子活血解肌;白芷温通阳气;制首乌、山萸肉、枸杞子、女贞子、墨旱莲、黑大豆滋补肝肾;仙灵脾、地骨皮补肾填精,凉血退蒸;桑寄生、杜仲补肾强腰;当归、熟地滋阴养血。全方共奏平肝益肾、和胃健脾、补益气血安神之功,经膏方调养后,来年诸恙基本康复。

7. 失眠焦虑肝亢肾虚案

杨某,女,47岁,2008年12月12日就诊。失眠10余年。始于情志不悦。曾服佳静安定(阿普唑仑片),现停服。夜寐四五小时,入睡浅而间断易醒。头胀,视物模糊,颈部板滞,无手麻,口干欲饮,胸闷沉重,善叹息,心慌、心烦,易紧张,嗳气频作,胃脘嘈杂,腰膝酸软,夜尿2次,时有失禁,月经紊乱,量少。带下量多,色黄,小腹不适。潮热汗出时作。舌质微黯,苔薄微黄,脉细微弦。血压122/62mmHg。肝郁阳亢,肾气不足,心血痹阻,胃失和降,湿热下注。刻值冬藏之时,治拟平肝解郁,和胃降逆,补益肾气,活血养心,清利湿热安神。处方:

淮小麦300g　甘草140g　苦参200g　蝉衣80g　僵蚕140g　全瓜蒌打200g　薤白头140g　麦冬200g　五味子140g　赤芍200g　白芍200g　丹参300g　葛根300g　川芎200g　蔓荆子200g　柴胡140g　煅龙骨300g　煅牡蛎300g　八月札300g　蒲公英300g　苏梗200g　旋覆花包140g　代赭石先煎140g　广郁金200g　石菖蒲140g　焦山栀200g　黄芩200g　芦根300g　制首乌200g　山萸肉140g　枸杞子200g　女贞子200g　墨旱莲300g　仙灵脾200g　地骨皮200g　菟丝子200g　生黄芪300g　党参200g　焦白术200g　茯神300g　生麦芽300g　黑大豆300g　北沙参300g　密蒙花140g　生晒参另煎冲入150g　冰糖200g　阿胶250g　收膏

二诊:2009年3月6日。服药后睡眠好转,夜寐6小时左右,质量可,精神转振,心情平静,胃部转舒,无腰酸,潮热汗出改善,尿频消失,胃纳可,大便不干,日行1次。

按:肝藏血,主情志,司疏泄。《灵枢·本神》曰:"愁忧者,气闭塞而不行。"患者因情志不悦,肝失疏泄,肝气郁结,引起脏腑气机失调,阴阳失衡而致病。《素问·上古天真论》曰:"女子……七七,任脉虚,太冲脉衰少,天癸竭,地道不通,故形坏而无子。"患者年近七七,肾

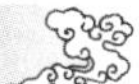

气亏虚，月事将尽，尿失禁、腰膝酸软、带下多。阳气上越，则头胀、颈部板滞；气机阻滞郁结于胸，则胸闷、心慌、心烦、紧张；肝气横逆犯胃，胃气上逆，则嗳气、胃脘嘈杂，胃不和则卧不安。方中淮小麦、甘草、苦参解郁除烦，宁心安神；蝉衣、僵蚕解郁开窍，养心安神；全瓜蒌理气宽胸，散结止痛；麦冬、五味子养心安神；赤白芍、丹参活血化瘀柔肝；葛根、川芎、蔓荆子活血解肌；柴胡、煅龙牡疏肝解郁；八月札、蒲公英、紫苏梗疏肝和胃，消痈散结，理气宽中；旋覆花、代赭石下气降逆；郁金、菖蒲解郁安神开窍；焦山栀、黄芩清热利湿除烦；芦根、北沙参养阴清热生津；制首乌、山萸肉、枸杞子、女贞子、墨旱莲、黑大豆滋补肝肾；仙灵脾、地骨皮补肾壮阳，凉血退蒸；菟丝子滋补肝肾，固精缩尿；黄芪、党参、焦白术、茯神益气健脾；生麦芽消食和中；密蒙花祛风凉血，润肝明目。

（王翘楚　王惠茹）

王庆其

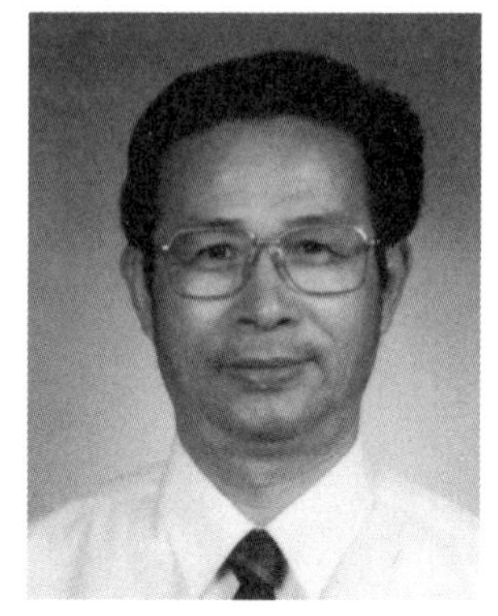

王庆其，1944年出生，上海嘉定人，毕业于中国中医科学院研究生院，获医学硕士学位。先后师承全国著名中医专家方药中教授、国医大师裘沛然教授，是裘沛然教授的学术传承人。现为上海市名中医，上海中医药大学名师、教授、主任医师、博士生导师，享受国务院政府特殊津贴。兼任中华中医药学会内经专业委员会顾问、上海市中医药学会中医内科学分会顾问、上海中医药大学中医药文化研究与传播中心顾问、复旦大学哲学学院特聘教授、第二军医大学中医系兼职教授、美国加州中医药研究院学术顾问、台湾长庚大学中医学院客座教授等。培养硕士、博士20名，博士后4名。从事中医内科临床40余年，擅长治疗消化系统疾病、心身疾病及其他内科疑难杂症等。承担国家科技部“十五”“十一五”攻关课题及支撑计划等课题，发表学术论文160余篇，主编学术著作30余部。曾经获得中华中医药学会科技成果二等奖，国家中医药管理局科技成果二等奖等。荣获上海市劳动模范、国家中医药管理局全国中医药优秀临床人才研修项目“优秀指导老师”、全国医德医风先进工作者、中华中医药学会“名师高徒奖”等称号。

一、临床经验

（一）辨病与辨质相结合

王庆其教授认为，膏滋方的主要功用有二，一是调理慢性病，一是增强体质。故拟定膏滋方必须辨病与辨质相结合。祛邪即可以安正，扶正有助于达邪，两者相辅相成。辨病无外乎以气血阴阳、寒热虚实，治疗以协调气血阴阳，以平为期；辨质按阳虚质以壮阳祛寒法，阴虚质以滋阴清热法，气血偏虚质以益气生血法，痰湿质以除湿化滞法，瘀血质以行血消瘀法等。辨病与辨质相结合，既疗病又强身，一箭双雕，事半功倍。

（二）阴中求阳与阳中求阴

“一阴一阳之为道”，人体阴阳气血的协调平衡是健康的标志。拟定膏方之要诀，贵在调节人体气血阴阳之偏颇，所以邪气侵犯人体，即使只是损伤人体的阳气，但由于阴阳互根，阳气亏损不能化生阴液，必进而损伤人体之阴精，反之亦然。最终均可导致阴阳两虚。注重张介宾提出的“阴中求阳”与“阳中求阴”要则，“求阳”必佐以补阴药，“则阳得阴助而生化无穷”；“求阴”必佐以补阳药，“则阴得阳升而泉源不竭”。须分清阴阳虚损之主次，阴精虚损，久而及阳者，当滋阴为主，同时辅以少许补阳之品，如治疗肾阴虚之患者，往往在熟地、山茱萸、首乌、枸杞子、龟甲等滋阴药中配以少量诸如菟丝子、仙灵脾等扶阳之属；若属阳气匮乏，久病及阴者，则补阳之时不忘护阴，如以二仙汤治疗围绝经期综合征，仙茅、仙灵脾、巴戟天等温肾助阳的同时，辅知母、黄柏泻相火，滋阴润燥。阳虚当温阳以益阴，阴虚则当滋阴以和阳，诚能识契阴阳互涵之妙，自能提高膏方调理之疗效。

（三）大方复治，组药配伍

一料膏方数十味药，属于大方。大方的组合大致由四部分组成，一是针对病因的药物，二是针对体质偏颇的药物，三是调和胃气的药物，四是辅料。关于药物、药量的选择，重在配伍，而在配伍时应斟酌疾病的主要矛盾与次要矛盾，采用组药相配的方式，有的以古代成方为组药，如四君子汤、四物汤、当归补血汤、交泰丸、芍药甘草汤、桂枝甘草汤等；或以功效相得益彰之对药，如枳壳与枳实、茯苓与茯神，旋覆花与代赭石、半夏与黄芩；或以川断、杜仲、狗脊、桑寄生等功用相类同的药物组方补肝肾健腰膝，或以黄芪、白术、党参等健脾益气，诸类组药相配，杂而不乱，搭配精妙，大方复治，紧扣病机，灵活运用，这样组方，彰显用药思路清晰，收效甚好。

处方用药"如迎浮云，若视深渊"，必须认真揣摩，细细品味。冬令进补，护胃为首，所谓"有胃气则生，无胃气则亡"；同时辨病因人施补，有的放矢；尽管膏滋方药味较多，却是杂而不乱，配伍精妙而别开生面；另外，膏滋用药以补益为主，若同样能够治病，须选用毒性较小或是无毒的平和之药，祛邪而不伤正。正如先圣所云："大毒治病，十去其六……无毒治病，十去其九。"处方当以"平淡之中见神奇"，实寓"借和平而藏妙"之意。如此，一帖处方，公允熨帖，杂而有序，兼备而有奇，和平但藏妙，方可获佳效。

二、防治优势

中医药膏方对下列四种情况治疗有一定优势：一是对长期患有某些慢性疾病，久病体质虚弱者，通过中医膏方调理，既可以改善体质，又有助于慢性疾病的控制与康复；二是对一些疾病经过手术、放疗、化疗后元气亏虚的患者，或产后气血不足者，用膏方调治，有很好的功效；三是对亚健康者，在辨证的情况下，适当调治，使其走向健康；四是对某些小儿营养不良、发育不良者，中医膏方治疗有较好疗效。

另外，膏方充分体现了"大方复治，反激逆从"的组方优势，即采用大队组对方药相配伍，展示了方剂组合中的相使、相须、相制、相畏等作用，可以增强药力，产生协同作用，相激相成，扩大治疗范围，适应复杂病情，控制药物的毒副作用等。

消化系统和神经系统等疾病中，中医药膏方有明显优势。一是在拟定膏方时，处处顾护胃气，有助于消化吸收，对脾胃病的康复有很好的防治作用；二是体现中医标本兼顾的治疗原则，有效地处理好原发病与体质的关系；三是服用方便，易于保存，适合冬季服用。

三、医案精选

1. 慢性泄泻案

胡某，男，45岁。2004年11月22日就诊。患者经年腹泻，恙起五六载，因畏惧而未做过肠镜检查。刻下大便一日五六行，不能成形，腹部或胀或隐隐作痛或伴里急后重，遇寒加剧，得温则舒。纳谷不馨，食之无味，形瘦质弱，面色不华。经服中西药收效甚微。舌淡苔薄，脉细无力。证因久泻脾胃日虚，中宫羸弱，火不生土而成；治拟膏滋方补中州，培脾土，壮元阳。处方：

黄芪200g　党参200g　太子参200g　焦白术150g　炒薏仁200g　莲肉200g　炒扁豆200g　制半夏90g　青皮40g　陈皮40g　巴戟天150g　怀牛膝150g　杜仲150g　桑寄生150g　大枣100g　熟附片先煎60g　肉桂后下30g　炮姜60g　炒石榴皮60g　煨诃

子 40g　煨葛根 150g　煨木香 60g　炒白芍 150g　川连 30g　炒黄芩 60g　制香附 40g　枸杞子 150g　菟丝子 150g　芡实 150g　延胡索 60g　砂仁 30g　茯苓 150g　焦山楂 50g　焦六曲 50g　佛手 60g　藿香 60g　苏梗 60g

另:红参 30g　生晒参 120g　河车粉 40g　鹿角胶 250g　龟甲胶 250g　饴糖 200g　冰糖 200g　收膏

随访:服膏方 1 料后,大便已实,食欲转佳,形体渐丰,精力充沛。

按:本案患者一派虚象,但临证用药并非单纯的补药堆砌。患者的腹泻乃脾肾阳虚所致,审因论治,以《太平惠民和剂局方》之参苓白术散加味健脾和胃;附片、肉桂温补元阳;炮姜温中土;杜仲、桑寄生、怀牛膝、枸杞子、菟丝子补益肝肾;党参、太子参等同类药配伍相得益彰。诸药构成旨在调理气血阴阳,补其虚,行其滞,调其气,和脾胃,培肾阳,体质强,诸症自除。

2. 十二指肠溃疡案

孙某,男,47 岁,2008 年 11 月 25 日就诊。患者有十二指肠溃疡史。中上腹偏右处经常不适,易胀气,矢气多,胃纳平,大便不畅。有高血压,长期服用珍菊减压片控制较好,目前血压在正常范围。寐安,易头眩晕、头痛,目涩。舌淡黯,苔薄腻,脉微弦。体质因肝肾不足,原有十二指肠溃疡史,气机升降失调。治拟益肾平肝,佐以调理脾胃。处方:

熟地 200g　制首乌 120g　女贞子 150g　菟丝子 120g　巴戟天 120g　楮实子 120g　炒当归 120g　枸杞子 150g　川断 120g　制狗脊 120g　川芎 100g　大丹参 120g　珍珠母 300g　石决明 300g　钩藤 100g　天麻 200g　甘菊花 60g　夏枯草 60g　红花 30g　赤芍 100g　白芍 100g　葛根 120g　茯苓 150g　龙眼肉 120g　甘草 40g　炒胡桃肉 120g　红枣 100g　焦山楂 50g　焦六曲 50g　枳壳 50g　青皮 30g　陈皮 30g　木香 30g　黄芪 300g

另:西洋参 100g　生晒参 100g　鹿角胶 100g　龟甲胶 200g　冰糖 250g　收膏

按:王庆其教授认为,“人到中年,肾常不足,肝常有余”,水不能涵木,水虚于下,木摇于上。该患者素体肝肾不足,经常头眩晕、头痛,目涩。原有十二指肠溃疡史,气机升降失调,表现为易于胀气,矢气多。以益肾平肝治其本,佐以调理脾胃。沪上俗语将舒适、怡悦、享受称之为“乐胃”,配制膏方亦贵在“乐胃”,尤其过去有脾胃病史者,更须顾护脾胃,只有“乐胃”才能收到预期效果。

3. 萎缩性胃炎案

田某,女,85 岁。2008 年 12 月 15 日就诊。素有慢性萎缩性胃炎病史。时发腹胀,纳差,大便欠畅,数日一行,夜寐欠安,口干口苦。既往有高脂血症史,苔薄腻,脉细数。证因胃病日久,胃络失养,加之高年脏腑功能渐衰,心肝肾亏虚;治拟疏肝理胃,宁心安神,培补肾元。处方:

炒白术 120g　枳壳 120g　郁金 120g　八月札 120g　鸡内金 60g　焦山楂 60g　焦六曲 60g　路路通 120g　川石斛 120g　玉竹 120g　川连 60g　黄芩 120g　麦冬 120g　当归 200g　桑椹子 150g　肉苁蓉 200g　合欢皮 200g　灵芝 200g　夜交藤 200g　生龙骨 300g　生牡蛎 300g　珍珠母 300g　天麻 150g　女贞子 150g　枸杞子 200g　楮实子 200g　川断 150g　杜仲 150g　怀牛膝 150g　狗脊 150g　桑寄生 150g　莲子心 20g　连翘 120g　白芍 120g　甘菊花 120g　麻仁 150g　柏子仁 150g　瓜蒌仁 150g　枳实 100g　佛手 60g　大枣 100g　大腹皮 200g

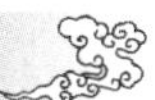

另：蜂蜜 300g 西洋参 200g 枫斗 200g 核桃泥 250g 龟甲胶 150g 鳖甲粉 150g 黑芝麻泥 250g 生晒参 200g 收膏

按：周学海《读医随笔》说："内伤之病，多病于升降，以升降主里也；外感之病，多病于出入也……升降之病极，则亦累及出入矣；出入之病极，则亦累及升降矣。"说明升降与出入，关系密切，人身乃统一整体，升降出入协调顺畅则气化不息，生化无穷，反之则诸症丛生，百病乃起。

本案患者病属"胃痞"，是因胃病日久，脾胃气虚，胃络失养而萎缩，加上肝失疏泄，肝气犯胃，胃失和降，脏腑功能不协调，临床见腹胀、口干、口苦，故予白术、郁金、八月札、鸡内金、黄芩等疏肝和胃；枳壳、路路通、枳实等理气通络；川石斛、玉竹、麦冬等益胃生津；桑椹子、肉苁蓉、灵芝、川断、杜仲、怀牛膝、狗脊、桑寄生等补肝肾，强筋骨；合以珍珠母、夜交藤等宁心安神。诸药合用，共奏疏肝和胃、理气通络、宁心安神、补肝益肾之功。

4. 糜烂性胃炎案

于某，男，42 岁。2009 年 11 月 15 日就诊。平素胃中隐痛，泛酸，头摇震颤，夜寐欠安，大便调，有慢性鼻炎、咽炎病史。3 年前胃镜示糜烂性胃炎。血压、血糖、血脂正常。苔薄腻，脉弦滑。证因气滞食停，肝肾不足所致；治拟行气健脾，滋补肝肾。处方：

炒白术 120g 藿香 120g 苏梗 120g 砂仁 50g 蔻仁 50g 米仁 200g 茯苓 200g 茯神 200g 莲肉 200g 远志 100g 夜交藤 150g 酸枣仁 200g 女贞子 200g 枸杞子 200g 楮实子 200g 天麻 150g 炒决明子 200g 川断 200g 狗脊 200g 杜仲 200g 怀牛膝 200g 桑寄生 200g 扦扦活 120g 丹参 200g 景天三七 150g 红花 40g 葛根 200g 巴戟天 150g 大枣 200g 菟丝子 200g 黄芪 200g 党参 200g 焦山楂 60g 焦六曲 60g 枳壳 120g 香橼皮 120g

另：冬虫夏草 30g 生晒山参粉 5g 龟甲胶 300g 冰糖 300g 西洋参 200g 枫斗 200g 收膏

按：糜烂性胃炎属中医"胃脘痛""胃痞"范畴，其病因大体包括饮食不节和情志不调两个方面。饮食不节，过食辛辣食物或嗜食生冷，损伤脾胃；而肝疏泄失调，横逆克犯脾土，亦会导致脾胃受损，运化失司，肝失滋养则疏泄失常，致肝亦病。《景岳全书》对该证的论述鞭辟入里："胃脘痛证，多有因食、因寒、因气不顺者，然因食因寒，亦无不皆关于气，盖食停则气滞，寒留则气凝。所以治痛之要……当以理气为主。"故而方中以白术、黄芪、藿香、紫苏、香橼等品理气健脾。"胃不和则卧不安"，患者胃脘不适，故而睡眠欠安，在调理脾胃之时亦适当加入远志、夜交藤、茯神等宁心安神之品，所谓"间者并行"。另外，患者头摇震颤乃是因肝肾不足，阴虚阳亢所致，故方中加入天麻、决明平肝潜阳，续断、杜仲、菟丝子等补肝肾、强筋骨。

5. 围绝经期综合征伴浅表性胃炎案

李某，女，53 岁，教师。2008 年 12 月 2 日初诊。有子宫全切除术史。2007 年 3 月外院胃镜示浅表性胃炎。近来嗳气频作，无胃痛，无泛酸。潮热，盗汗，头晕头痛，口干，时有心悸。EKG 示房性期前收缩（早搏）。关节酸痛，腰酸，大便经常干结，眠好。经颅多普勒（TCD）示双侧椎-基底动脉血流速度减慢。舌质黯红，苔薄。证因年届围绝经期，阴阳失于谐调，主诉颇多。素有胃病，气机不畅。治拟滋阴生精，强筋健骨，通络止痛，兼顾疏理脾胃气机。处方：

知母 120g 黄柏 120g 煅龙骨 300g 煅牡蛎 300g 生地 150g 熟地 150g 川石

斛 120g　玉竹 120g　麦冬 120g　火麻仁 200g　瓜蒌仁 200g　柏子仁 200g　葛根 200g　川芎 120g　红花 50g　延胡索 150g　徐长卿 150g　扦扦活 120g　千年健 120g　留行子 100g　泽兰 100g　桃仁 100g　忍冬藤 120g　川断 150g　狗脊 150g　杜仲 150g　怀牛膝 150g　桑寄生 150g　灵芝 120g　茯苓 120g　茯神 120g　焦山楂 60g　焦六曲 60g　紫苏梗 120g　枳壳 120g　枳实 120g　佛手 60g　甘草 30g　大枣 100g　川连 40g　天花粉 120g

另:西洋参 200g　龟甲胶 150g　鳖甲胶 150g　蜂蜜 200g　冰糖 250g　河车粉 50g　收膏

按:该患者潮热、盗汗、腰酸、时有心悸,属典型围绝经期综合征表现,此时肾气渐衰、冲任虚少,体内阴阳失调,患者表现为一派阴虚内热之象,故治疗以滋阴益肾、清虚火、强筋健骨为主。方以知母、黄柏、龙骨、牡蛎、生熟地等滋阴清热潜阳;千年健、忍冬藤、川断、狗脊、杜仲、怀牛膝、桑寄生强筋健骨,祛风除湿止痛;桃仁、葛根、川芎、红花、延胡索活血通络止痛;石斛、玉竹、麦冬等养阴生津;合以理气和胃、润肠通便之品,标本兼顾。

二诊:2010 年 1 月 2 日诊。近年围绝经期综合征证情略有好转,胃中已和。嗳气减少,纳好,大便可,眠安,口干苦。偶有头晕,耳鸣,潮热。血压偏低,血脂、血糖均正常。舌苔正常。辨证属肝阳上扰,阴虚内热;治拟平肝潜阳,滋阴清热,强筋健骨。处方:

天麻 200g　钩藤 150g　甘菊花 120g　丹参 200g　女贞子 200g　枸杞子 200g　楮实子 200g　菟丝子 120g　山茱萸 150g　葛根 200g　红花 40g　鸡血藤 200g　留行子 120g　泽兰 120g　柴胡 120g　川石斛 120g　玉竹 120g　麦冬 120g　天花粉 150g　苁蓉 150g　珍珠母 300g　川断 150g　狗脊 150g　杜仲 150g　寄生 150g　怀牛膝 150g　夏枯草 120g　知母 120g　黄柏 120g　地骨皮 120g　煅龙骨 300g　煅牡蛎 300g　藿香 120g　苏梗 120g　枳壳 120g　焦山楂 100g　焦六曲 100g　麻仁 200g　瓜蒌仁 200g

另:西洋参 200g　生晒参 200g　蜂蜜 300g　龟甲胶 150g　鳖甲胶 150g　枫斗 200g　收膏

按:去冬服膏方后患者诸症均好转,结合刻下表现,处方以天麻钩藤饮加减平肝潜阳;针对其潮热之症加入知柏、地骨皮、煅龙牡等滋阴清热;川断、狗脊、杜仲、桑寄生、怀牛膝等强筋健骨。经随访,患者服 2 剂膏滋方后潮热汗出等围绝经期症状基本消除,神气转佳。

6. 慢性胃炎案

洪某,男,68 岁。2007 年 12 月 4 日就诊。有胃间质瘤切除术及胆囊手术史。近日外院胃镜复查示慢性胃炎。现诉嗳气频作,泛酸,大便不爽,曾有痔疮脱肛史。既往高血压、高血脂病史。舌苔薄,脉弦。证因中气虚弱,加之胃气上逆、年高肾精不足所致;治拟补益中气,理气和胃制酸,兼顾益肾。处方:

炒白术 150g　焦米仁 150g　煅瓦楞 300g　海螵蛸 200g　制半夏 120g　木香 60g　茴香 60g　藿香 100g　苏梗 100g　青皮 60g　陈皮 60g　枳壳 120g　黄芪 300g　党参 150g　太子参 150g　当归 200g　桑椹子 200g　鸡血藤 150g　白及片 60g　功劳叶 60g　莪术 100g　川连 40g　吴茱萸 30g　丹参 200g　枸橘李 100g　肉苁蓉 200g　景天三七 120g　仙茅 150g　仙灵脾 150g　麻仁 200g　柏子仁 200g　补骨脂 150g　瓜蒌仁 200g

另:蜂蜜 300g　饴糖 250g　西洋参 100g　生晒山参粉 6g　河车粉 60g　龟甲胶 300g　黑芝麻泥 250g　收膏

按:李东垣在《脾胃论》中说"百病皆由脾胃衰而生也"。脾胃为后天之本,气血生化之

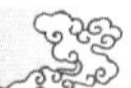

源。脾胃的正常运化为人体脏腑功能的正常运行提供必不可少的物质基础。患者有胃间质瘤切除术及胆囊手术史，且有慢性胃炎。脾胃不和，胃气上逆则导致嗳气、泛酸，中气不足则脱肛下陷。故方以白术、党参、黄芪等补气升阳，煅瓦楞、海螵蛸、藿苏梗等理气和胃制酸，更以鸡血藤、白及、三七等养血活血。《素问·上古天真论》云："丈夫……七八，肝气衰，筋不能动，天癸竭，精少，肾脏衰，形体皆极。"考虑该患者年事已高，肾精不足，津亏便秘而有痔疮之苦，故予补肾益精润燥之仙茅、麻仁、苁蓉、补骨脂等。

7. 食管炎、萎缩性胃炎案

张某，男，56岁。2008年12月2日诊。素有多年胃病史及糖尿病史。2008年6月19日胃镜示轻度食管炎，慢性胃炎，萎缩性胃炎，肠化(+)。患者情绪较紧张，常常担心恶变，现诉胃胀，嗳气，大便不爽。舌苔薄腻，脉细。辨证属脾胃虚弱，肝胃失和，气机升降失调，气血津液生化乏源所致；治拟辛开苦降，健脾益气，养血活血。处方：

炒白术120g　制半夏120g　煅瓦楞300g　吴茱萸60g　川连60g　黄芩120g　藿香120g　苏梗120g　枳壳120g　枳实120g　党参150g　太子参150g　黄芪200g　当归200g　生地120g　熟地120g　川芎120g　白芍120g　麻仁200g　柏子仁200g　瓜蒌仁200g　苁蓉200g　桑椹子200g　天麻120g　钩藤120g　甘菊花60g　川断150g　狗脊150g　杜仲150g　怀牛膝150g　桑寄生150g　莲肉200g　米仁200g　山药200g　木香60g　陈皮60g　焦山楂60g　焦六曲60g　佛手60g　蒲公英150g

另：枫斗150g　西洋参150g　高丽参精70g　龟甲胶300g　木糖醇100g　黑芝麻250g　河车粉50g　收膏

按：萎缩性胃炎经胃镜和活组织检查，黏膜多呈苍白或灰白色，皱襞变细或平坦，黏膜变薄，严重胃萎缩时，黏液量极少或无，又称"干胃"。先生自《素问·痿论》"治痿者独取阳明"得到启示，"阳明者，五脏六腑之海"，主生化气血津液。萎缩性胃炎多由慢性胃炎发展而成，久病属虚，主要以脾胃虚为主，胃虚不能腐熟水谷，脾虚不能运化水谷精微，故主要表现为三个方面的病理变化：一是气血津液生化不足，不能荣养胃黏膜，故黏膜表现灰白无华，红白相间以苍白为主，津液不足而呈"干胃"，方以枫斗、西洋参等养阴生津；二是消化功能减退，出现胃脘痞胀、食欲不振、食而不化等症状，予白术、藿香、紫苏、黄芪、枳壳等理气健脾，山楂、六曲、山药等开胃消痞；三是气机升降失调，即脾气升清、胃气降浊功能失调，出现嗳气、胀痛、泛酸等症状，予半夏、黄连、黄芩、煅瓦楞等辛开苦降、降逆制酸。另以川芎、白芍、杜仲等活血养血。治疗大法总以健脾胃以治本，佐以养血活血。

8. 围绝经期阴阳失调案

邵某，女，48岁，2007年10月30日诊。畏寒，夜寐欠安，腰酸，头晕，肢麻，潮热，盗汗。舌苔薄腻，脉细。过去有慢性胃炎病史。围绝经期阴阳失调，肝肾阴虚。治拟协调阴阳，滋补肝肾。处方：

黄芪300g　党参150g　太子参150g　炒白术120g　制半夏90g　陈皮60g　木香40g　焦山楂60g　焦六曲60g　焦米仁200g　山药200g　炒扁豆200g　茯苓150g　茯神150g　远志90g　酸枣仁150g　夜交藤150g　灵芝150g　丹参200g　川芎120g　天麻120g　炒当归150g　枸杞子150g　女贞子150g　楮实子150g　川断150g　仙茅120g　仙灵脾150g　巴戟天150g　怀牛膝120g　熟附片30g　肉桂20g　炒枳壳60g　大枣100g

另：高丽参精140g　生晒参粉8g　鹿角胶100g　龟甲胶200g　龙眼肉200g　冰糖

300g　河车粉 40g　收膏

按：《素问·上古天真论》云："女子……七七，任脉虚，太冲脉衰少，天癸竭，地道不通，故形坏而无子也。"女子七七肾气渐衰，冲任虚少，阴阳二气失调，便有围绝经期综合征出现。朱丹溪说："阳常有余，阴常不足。"王庆其教授认为，围绝经期"肾常不足，肝常有余"。该病主要由于肾气渐衰，肝阳虚亢，故主因在肾，总的来说是肾阴、肾阳平衡失调。治疗通过补不足，抑有余，平衡阴阳，调节脏腑功能，从而使身体达到平衡状态。该患者除有围绝经期综合征表现外，还有慢性胃炎史，处方以黄芪、党参、白术、扁豆等益气健脾；枸杞子、女贞子、楮实子、川断等滋阴补肾，强筋健骨；仙茅、仙灵脾、熟附片、肉桂等温补肾阳，取"阳中求阴"；紫河车、龙眼肉等补气养血益精。诸药合用，共奏平调阴阳气血之功。

二诊：2008 年 10 月 28 日诊。1 年来，证情稳定，体质较前改善。现诉胃有时胀气，纳可，畏寒，眠欠安，过去有胃病史，大便可。舌苔薄腻，脉弦。证属脾肾气虚，心神失养，阴阳不调。治拟健脾理气，宁心安神，调理阴阳。处方：

黄芪 200g　太子参 150g　党参 150g　炒白术 120g　茯苓 150g　茯神 150g　甘草 40g　远志 100g　枣仁 150g　夜交藤 200g　灵芝 120g　合欢皮 120g　炙鸡金 60g　枳壳 120g　苏梗 120g　木香 60g　茴香 60g　焦米仁 200g　香橼皮 60g　焦山楂 100g　焦六曲 100g　佛手 60g　大枣 100g　仙茅 120g　仙灵脾 120g　巴戟天 120g　杜仲 120g　肉苁蓉 150g　麻仁 200g　桑椹子 150g　当归 150g　熟附片 20g　桂枝 30g

另：高丽参精 140g　生晒山参粉 4g　龟甲胶 200g　鹿角胶 120g　蜂蜜 200g　河车粉 50g　冰糖 250g　收膏

按：经膏方 1 料治疗后，围绝经期症状有所改观，腰酸及潮热、盗汗症状均明显好转。目前主要表现脾肾气虚、心神失养之证，改拟健脾理气之黄芪、党参、白术、陈皮、山药等为主，辅以宁心安神、平调阴阳之品，如茯神、远志、续断、仙茅、肉桂等。

三诊：2009 年 10 月 24 日诊。服用膏方后，证情已有明显好转，平素身体尚属康健。现诉略有头痛，睡眠欠安。舌苔薄，舌质正常，脉搏和缓。心气血不足，阳气上扰；治拟养心安神，健脾益胃，平肝潜阳。处方：

天麻 200g　钩藤 150g　黄芪 300g　党参 200g　炒白术 200g　制半夏 120g　藿香 120g　苏梗 120g　枳壳 150g　香橼皮 150g　茯苓 300g　茯神 300g　夜交藤 200g　枣仁 200g　莲肉 200g　炙鸡金 60g　青皮 90g　陈皮 90g　当归 200g　白芍 200g　枸杞 200g　鸡血藤 150g　女贞子 200g　楮实子 200g　川断 150g　狗脊 150g　杜仲 150g　寄生 150g　丹参 200g　川石斛 120g　玉竹 120g　麦冬 120g　炒谷芽 300g　炒麦芽 300g　佛手 90g　焦山楂 120g　焦六曲 120g　大枣 100g　木香 60g　茴香 60g　合欢皮 200g　川连 60g　黄芩 120g

另：高丽参精 175g　枫斗 200g　鹿角胶 150g　龟甲胶 150g　冰糖 300g　河车粉 200g　西洋参 200g　生晒山参粉 4g　收膏

按：王庆其教授认为，五脏六腑失调均可引起失眠。但以心肝两脏与睡眠关系尤为密切，因为《内经》云"心主神明""心主身之血脉"。心之气血亏虚，神明失养，阳气上扰，神不安宁。肝主疏泄情志和气机，肝气不疏，阳旺上扰，亦能干扰睡眠。故治疗失眠，无非关乎心肝，心宜养，肝宜疏、宜平。本案按此立法，用天麻、钩藤等平肝潜阳；茯苓神、夜交藤、枣仁、鸡血藤等养心安神。经此 3 年调理，患者日趋好转，随访症情无反复，体质转佳。

9. **胃下垂月经失调案**

陈某,女,39岁。2004年12月8日就诊。有乳腺小叶增生及胃下垂病史。近两年来月经周期经常提前,经行六七日净,经行腹痛,经前乳房胀痛。饮食不慎则泛酸,畏寒肢冷,大便艰,寐安,面色不华,舌淡,苔薄腻,脉细。证属肝脾失调,肾气不足。治拟调肝和脾,调经益肾。处方:

黄芪300g　党参200g　熟地120g　炒白术150g　茯苓150g　甘草40g　大红枣100g　肉苁蓉150g　山药200g　莲肉200g　菟丝子100g　巴戟天150g　女贞子150g　楮实子150g　枸杞子150g　当归120g　制首乌100g　川芎120g　葛根120g　炒枳实40g　炒枳壳40g　天麻200g　延胡索120g　制香附90g　苏梗60g　青皮30g　炮穿山甲60g　夏枯草90g　牡蛎300g　川断150g　杜仲100g　制狗脊120g　桑寄生150g　焦山楂120g　焦六曲120g　佛手60g

另:生晒参100g　红参30g　鹿角胶200g　龟甲胶200g　冰糖250g　收膏

随访:服膏方后,月经周期转至正常,痛经消除,胃中和。

按:《灵枢·五音五味》说:"妇人之生,有余于气,不足于血。"后世有"女子以肝为先天"之说。因肝主疏泄气机和调节血运,故凡调经必从肝着手。本案两年来月经周期经常提前,经行腹痛,经前乳房胀痛等症,显系肝失疏泄、血运失调之故;患者又有饮食不慎则泛酸,畏寒肢冷,大便艰,寐安,面色不华等症,均为脾肾亏虚之证。治疗当从调肝脾、补脾肾着手,标本兼顾。

另外,膏滋方尽管药味众多,然大方用药并不等于堆砌药味,无的放矢,而是杂而有章。此案患者脾肾亏虚,兼有肢冷畏寒等一派阳虚之象,故以补中益气汤调补脾胃,升阳益气;以《景岳全书》之两仪膏,一滋阴血,一扶阳气,气血并补;枳壳主上,枳实主下,枳壳行气于胸,枳实行气于腹,二药伍用,宣通上下,行气消胀、消积除满益彰;香附入血、苏梗走气,二药一血一气,气血双调;川断、杜仲、制狗脊、桑寄生,四药伍用,补肝肾、壮筋骨、通血脉之力量增强;延胡索、青皮、炮穿山甲、夏枯草、牡蛎等针对乳腺小叶增生肝旺气滞病机对证用药;再合焦山楂、焦六曲、佛手、枳壳等和胃理气。诸药共奏补脾益气、祛瘀通经之功,药味繁多,却是配伍精密。正如景岳所云:"《内经》谓:'治病之则当知邪正,当权重轻……用攻之法,贵乎察得其真,不可过也……用补之法,贵乎轻重有度,难从简也。'"

10. **肝炎后调理案**

邹某,女,67岁,2004年11月22日就诊。诉有戊型病毒性肝炎及肝脾肿大病史,目前肝功能化验正常。现面色萎黄,贫血貌,皮肤有些许瘀斑;遇风易头痛,时有头晕,食欲尚可,胃中时有嘈杂,大便尚调,腰酸神疲。舌淡红,苔薄腻,脉搏虚软。证属脾胃气血亏虚,日久致瘀血内滞;治拟补气益血,佐以祛瘀、养肝肾。处方:

黄芪300g　太子参200g　党参200g　炒白术120g　茯苓120g　炒当归120g　桑椹子120g　枸杞子150g　大丹参150g　大红枣100g　龙眼肉120g　制首乌120g　女贞子150g　鸡血藤120g　川芎150g　葛根120g　红花30g　延胡索100g　熟地120g　甘草30g　菟丝子100g　巴戟天100g　川断120g　制狗脊120g　怀牛膝100g　楮实子100g　炒枳壳40g　陈皮30g　焦山楂40g　焦六曲40g　木香30g　桂枝30g　熟附块20g　蔓荆子60g　绿豆衣60g

另:红参40g　生晒参100g　鹿角胶200g　阿胶200g　冰糖250g　收膏

随访:服膏方3个月后症情稳定,面色红润,无头痛,体质明显改善。

按:此例患者一派贫血之貌,加之遇风则头痛,同时亦有瘀血表现,实属脾胃气血亏虚之体质与瘀血内滞兼夹为患,此时气血亏虚为本,瘀血为标,治疗先施以芪、术、参、苓等补脾益气之属,合滋补阴血之生熟地、大枣、龙眼肉、首乌等品,补肝肾,益精血;同时结合症情适量配以活血化瘀之品。由于该例患者阳虚症状较为明显,故而辅料中参类选用红参及生晒参扶助阳气,再以助阳之鹿角胶与阿胶参合,补阳滋阴、补血生精。此外,若平素畏冷明显者,可加入鹿茸粉、海马、海龙、海狗肾粉等;若阴虚口干,五心烦热者,可酌加枫斗石斛、西洋参等品;气血不足者或慢性病患者,可予河车粉、坎炁粉、虫草等;便秘可加胡桃泥、蜂蜜、黑芝麻等。

11. 肝炎后调理案

施某,男,70岁。2009年12月18日诊。患者慢性肝炎史,近期肝功能检查处于正常范围,B超示脂肪肝、肝囊肿。血压、血糖、血脂均正常。目前诉神疲腰酸乏力,食欲尚可,睡眠可,二便调。苔薄白,尖红,根腻。辨证属肝病后正气亏虚,肝肾不足。治拟扶正补虚,调补肝肾。处方:

川石斛120g　玉竹120g　麦冬120g　女贞子200g　枸杞子200g　楮实子200g　炒白芍120g　炒白术120g　甘草40g　茯苓200g　川断150g　杜仲150g　狗脊150g　桑寄生150g　怀牛膝150g　天麻150g　甘菊花120g　黄芪200g　党参200g　太子参200g　藿香120g　苏梗120g　木香60g　茴香60g　制香附120g　香橼皮120g　佛手60g　蒲公英150g　黄芩120g　米仁200g　山药200g　莲肉200g　大枣200g　炒决明子200g　茶树根120g　生山楂150g　茵陈120g　丹参150g　景天三七120g

另:冬虫夏草15g　枫斗200g　西洋参200g　生晒参200g　冰糖300g　龟甲胶300g　收膏

按:王庆其教授认为,仲景有"见肝之病,知肝传脾,当先实脾"之说,后世有"肝为刚脏,体阴而用阳"之说。故调理肝病必须遵循养阴柔肝和健脾实脾两大原则。本案用川石斛、玉竹、麦冬、女贞子、枸杞子等养阴柔肝;用黄芪、党参、太子参、炒白术、米仁、山药、莲肉等健脾实脾;佐以藿苏梗、木茴香、制香附、香橼皮等疏理肝脾气机;患者年已古稀,肾气已虚,用川断、杜仲、狗脊、桑寄生、怀牛膝等补肾,考虑颇为周全。

12. 口腔溃疡频发案

沈某,男42岁。2009年11月12日就诊。患者经常口腔溃疡频发,大便易溏泻,近期大便不成形,腹胀,纳平,寐尚安。既往肾结石史,时有排尿涩痛,曾有结石排出。舌质稍淡,苔薄,脉搏稍无力。证属脾肾不足,阴火内生,口腔溃疡频发;治拟健脾益气养阴,培补肾元。处方:

黄芪300g　党参200g　炒白术200g　怀山药200g　莲肉200g　炒扁豆200g　茯苓150g　甘草30g　红枣100g　芡实150g　炒枳壳60g　青皮30g　陈皮30g　焦山楂40g　焦六曲40g　补骨脂100g　煨肉果40g　巴戟天100g　天冬60g　麦冬60g　山茱萸100g　枸杞子120g　制狗脊150g　楮实子150g　菟丝子120g　石韦60g　怀牛膝150g　玉竹60g　制香附60g

另:生晒参150g　西洋参100g　龟甲胶150g　阿胶150g　冰糖250g　收膏

随访:服膏方1料后,口腔溃疡愈合,大便已实,夜寐转安,小便通利。

按:中医学最大的特点是整体观念,即从整体来认识局部,治疗通过整体调理局部。口腔溃疡，虽是局部病变，但也是全身免疫能力的具体体现。患者平素易腹泻、频发口腔溃疡，是因脾肾不足，气虚不固，阴火内生，故针对口腔溃疡以大量黄芪益气健脾，参苓白术散加减益气健脾止泻，佐以补肾以固根本。患者有泌尿系统结石，故予石韦、牛膝、狗脊、菟丝子等，补肾利尿通淋，药证合拍。

（薛　辉　王少墨　陈　正）

王羲明

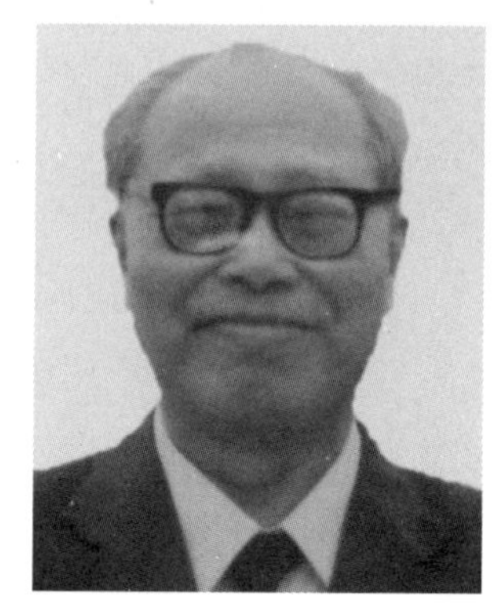

王羲明，1930年出生，祖籍上海市。上海中医药大学附属上海市中医医院内科主任医师、硕士研究生导师、肿瘤科主任、肿瘤研究室主任、功能检查室主任。香港中华中医药学院客座教授。历年来获得“卫生部全国德艺双馨医护工作者”“上海市卫生战线先进工作者”等多项荣誉称号。1992年国务院授予“突出贡献医学专家”证书，享受国务院特殊津贴。先后任中国医疗保健国际交流促进会专家委员会副主任委员，中国科联医学专家委员会委员，中国中西医结合学会影像学会委员，上海市中医药学会理事、肿瘤学会副主任委员、甲状腺病协作组顾问，上海市中西医结合学会肿瘤专业委员会顾问。荣获“上海市重大科技成果奖”。发表论文百余篇，部分入录全国《千家名老中医妙方秘典》。主编和合编《中医治疗疑难杂病秘要》《实用消化病学》《肝胆证治广纂》《现代中医药应用和研究大系·肿瘤》《中医治癌秘诀》《实用中医肿瘤手册》《胃肿瘤治疗学》《实用消化系肿瘤学》《中西医结合消化病学》《中西医结合肿瘤学》《中华现代药膳食疗手册》《肿瘤药膳》等专著10余部。

一、临床经验和防治优势

膏方治疗癌瘤应重视整体观念，以脏腑虚实辨治为总纲，调整气血、平衡阴阳为重点，将调治脏腑、扶虚泄实、补气养血、滋阴温阳等治法，运用于癌瘤临床，多能发挥中医药的独特长处，获得显著疗效。当前辨治癌瘤过程中，发现正气与邪气双方呈对立状态，经历剧烈交争，一胜则一负。因此必须讲究初、中、末三期治法。病初，正气尚强，邪气尚浅，可以任受攻伐；中期，受病渐久，邪气较深，正气渐弱，任受且攻且补；末期，病魔缠身已经长久，邪气侵凌，正气消残，只能任受补法。根据以上实情，为了充分发挥中医药治癌的独特优势，以扶正补虚疗法治疗中晚期癌瘤患者，最为恰当。

二、医案精选

1. 石瘿（甲状腺腺癌术后）案

吴某，女，44岁。2005年11月18日初诊。病者于2005年初，体检时发现左侧甲状腺有结节，遂于2005年6月12日行左侧甲状腺结节切除术，病理诊断为左侧甲状腺腺癌。术后疲惫不振，体弱乏力，纳呆胁痛，瘿部拘急。既往胆结石及乙型病毒肝炎史，时有胁肋疼痛。脉细弦，苔薄腻。脉证合参，属于邪衰正虚、肝胆失于疏泄之候，治拟扶正祛邪、疏肝利胆，处方：

潞党参300g　生黄芪600g　云茯苓300g　白术300g　生苡仁600g　黄精300g

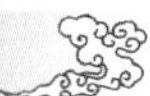

制首乌 300g　熟地 200g　白芍 500g　当归 300g　麦冬 200g　山萸肉 150g　枸杞 300g　桑椹子 300g　墨旱莲 300g　女贞子 300g　枣仁 250g　柏子仁 300g　香甘松 200g　茵陈 600g　山栀 200g　金钱草 600g　玉米须 600g　七叶一枝花 600g　地锦草 600g　夏枯草 600g　海藻 600g　干蟾皮 200g　绿萼梅 100g

另:生晒参 250g　紫河车 150g　鳖甲胶 500g　龟甲胶 500g　阿胶 500g　炙蜈蚣粉 60g　砂仁粉 60g　蔻仁粉 60g　冰糖 500g　饴糖 1000g　收膏

二诊:2006 年 12 月 8 日。脉细弦,苔薄白。经膏方 1 料治疗后,体力明显恢复,唯肝胆区疼痛虽减未除,这与胆结石和乙肝病毒携带有关。再拟扶正祛邪、疏肝利胆立方。处方:

潞党参 300g　生黄芪 600g　云茯苓 300g　白术 300g　生苡仁 600g　黄精 300g　制首乌 300g　熟地 200g　白芍 500g　当归 300g　麦冬 200g　山萸肉 150g　枸杞 300g　桑椹子 300g　墨旱莲 300g　女贞子 300g　枣仁 250g　柏子仁 300g　香甘松 200g　茵陈 600g　山栀 200g　金钱草 600g　玉米须 600g　七叶一枝花 600g　地锦草 600g　夏枯草 600g　海藻 600g　干蟾皮 200g　绿萼梅 100g　柴胡 200g　广郁金 500g　制香附 500g

另:生晒参 250g　紫河车 150g　鳖甲胶 500g　龟甲胶 500g　阿胶 500g　炙蜈蚣粉 60g　砂仁粉 60g　蔻仁粉 60g　冰糖 500g　饴糖 1000g　收膏

按:甲状腺腺癌属于中医文献的“石瘿”范畴。早在陈无择《三因极一病证方论》中就有瘿瘤“坚硬不可移曰石瘿”的记载。本病多因内伤七情,忧恚怒气,肝郁气滞,痰湿瘀滞所致。本案患者原有乙肝病毒携带及胆石病发作史,此番发现左侧甲状腺腺癌手术切除后,疲惫不振,体弱乏力,纳呆胁痛,瘿部拘急,证属邪衰正虚、肝胆失疏之候,法当扶正祛邪、疏肝利胆。经服由内消瘰疬丸、茵陈蒿汤、首乌延寿丹等组成之膏方后,体力大见恢复,未见癌瘤复发转移。唯胆结石疼痛虽减未除,继续调治巩固。

2. 瘿瘤(甲状腺腺瘤)案

张某,女,33 岁。2006 年 11 月 20 日初诊。病者于 2006 年 7 月 10 日 B 超检查发现左侧甲状腺有 11mm×7mm 的腺瘤囊性变,经服消瘿软坚汤(海藻、夏枯草、白芥子、留行子、丹皮、艾叶、椒目、苍术、白术、赤苓、猪苓、泽泻、赤小豆、射干、七叶一枝花)治疗 3 个月,于 2006 年 11 月 6 日 B 超复查已缩小为 6mm×4mm。平素畏寒低热,心悸胸痹,失眠乏力,月经愆期稀少,少腹时痛。脉细弦,苔薄腻。脉证合参,源由痰湿滞瘿,经事虚寒为患。治拟消瘿软坚、温经补心之剂,处方:

生黄芪 500g　赤茯苓 300g　猪苓 300g　苍术 300g　白术 300g　熟地 200g　白芍 500g　当归 300g　枸杞 300g　制首乌 300g　枣仁 250g　香甘松 250g　薤白头 250g　煅牡蛎 600g　煅瓦楞 500g　生艾叶 200g　丹皮 200g　红花 150g　桃仁 200g　皂角刺 200g　夏枯草 300g　海藻 600g　白芥子 200g　留行子 250g　椒目 50g　射干 300g　七叶一枝花 300g　赤小豆 500g　仙灵脾 300g

另:鹿角胶 300g　龟甲胶 200g　阿胶 200g　石柱参粉 50g　紫河车粉 200g　肉桂粉 50g　桂圆肉 200g　芝麻粉 100g　核桃粉 100g　砂仁粉 50g　蔻仁粉 50g　饴糖 300g　冰糖 300g　收膏

二诊:2007 年 12 月 18 日。脉细弦,苔薄白。去年膏方治疗后,心悸失眠好转,经事准期,瘿瘤消除,唯入冬畏寒未除,再拟原意温肾补心立方。处方:

生黄芪 500g　赤茯苓 300g　猪苓 300g　苍术 300g　白术 300g　熟地 200g　白芍 500g　当归 300g　枸杞 300g　制首乌 300g　枣仁 250g　香甘松 250g　薤白头 250g　煅牡蛎 600g　煅瓦楞 500g　生艾叶 200g　丹皮 200g　红花 150g　桃仁 200g　皂角刺　200g　夏枯草 300g　海藻 600g　白芥子 200g　留行子 250g　椒目 50g　射干 300g　七叶一枝花 300g　赤小豆 500g　仙灵脾 300g　仙茅 300g　巴戟天 300g　肉苁蓉 300g

另：鹿角胶 300g　龟甲胶 200g　阿胶 200g　石柱参粉 50g　紫河车粉 200g　肉桂粉 50g　桂圆肉 200g　芝麻粉 100g　核桃粉 100g　砂仁粉 50g　蔻仁粉 50g　饴糖 300g　冰糖 300g　收膏

按：甲状腺腺瘤属于中医文献的"瘿瘤"范畴。本病在临床是常见病。病者之甲状腺腺瘤服消瘿软坚汤后已有阶段性成效。因值冬令，且伴失眠心悸、月事稀少等虚寒证象，故复加由温经汤、天王补心丹等组成之膏方治疗后，获得瘿瘤消除，经事准期，心悸失眠好转等功效。

3. 肺积（肺泡细胞癌术后）案

李某，男，54 岁。2006 年 12 月 22 日初诊。患者于 2004 年初出现咳嗽胸闷，痰多带血，CT 检查发现左下肺肿块，于 2004 年 5 月 18 日行左下肺肿块切除手术，病理诊断为肺泡细胞癌。术后气短稍咳，腰酸乏力。平素体型肥胖，头晕头胀，偶有期前收缩（早搏），体重自术前 100kg 升至目前 110kg，10 年前查 B 超即有脂肪肝。苔白腻，脉细弦。肺脾肾虚为本，痰湿邪毒为标。治以标本兼顾，处方：

生黄芪 600g　云茯苓 300g　猪苓 300g　制首乌 500g　生地 200g　熟地 200g　白芍 300g　天冬 200g　麦冬 200g　山萸肉 150g　枸杞 300g　杜仲 300g　菟丝子 300g　怀牛膝 300g　灵芝 500g　丹皮 200g　鱼腥草 500g　野荞麦根 500g　苦参片 500g　荷叶 500g　生蒲黄 100g　天麻 100g　钩藤 200g　石菖蒲 500g　臭梧桐叶 500g　豨莶草 500g　虎杖 500g　决明子 500g　薤白头 300g　山楂 400g　六神曲 500g　炒谷芽 500g　炒麦芽 500g　青皮 100g　陈皮 100g　姜半夏 200g

另：鹿角胶 300g　龟甲胶 200g　阿胶 200g　生晒山参粉 2g　紫河车粉 200g　桂圆肉 200g　黑枣肉 200g　炙天龙粉 50g　乌梢蛇粉 50g　砂仁粉 50g　蔻仁粉 50g　饴糖 500g　冰糖 500g　收膏

二诊：2007 年 11 月 2 日。去年服膏方 1 料，今乏力已轻，精神颇佳。现胸闷稍咳，痰多黏稠。苔薄腻，脉细弦。复查 CT 两肺未见复发灶，B 超脂肪肝如前，甘油三酯 1.85mmol/L，空腹血糖 6.3mmol/L，体重 100kg。调理宜标本兼顾，处方：

生黄芪 600g　制首乌 500g　生地 200g　熟地 200g　白芍 300g　天冬 200g　麦冬 200g　山药 300g　山萸肉 150g　枸杞 300g　杜仲 300g　怀牛膝 300g　墨旱莲 300g　女贞子 300g　桑椹子 300g　灵芝 800g　野荞麦根 500g　忍冬屯 500g　大青叶 300g　荷叶 500g　臭梧桐叶 500g　豨莶草 500g　虎杖 500g　决明子 500g　生蒲黄 100g　天麻 100g　钩藤 200g　蒸百部 500g　白芥子 200g　晚蚕沙 300g　生山楂 500g　六神曲 500g　炒谷芽 500g　炒麦芽 500g　青皮 100g　陈皮 100g

另：鹿角胶 300g　龟甲胶 200g　阿胶 200g　生晒山参粉 2g　紫河车粉 200g　桂圆肉 200g　黑枣肉 200g　炙天龙粉 50g　乌梢蛇粉 50g　砂仁粉 50g　蔻仁粉 50g　饴糖 500g　冰糖 500g　收膏

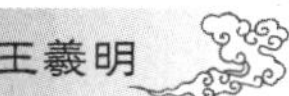

三诊:2008 年 10 月 31 日。前年、去年各服膏方 1 料。自觉精神体力颇佳。稍咯痰多色白,左背手术切口处隐痛。现寐食均佳,体重稳定。苔薄白,脉细弦。2008 年 10 月 27 日复查 CT:左肺术后改变,肺门及纵隔未见肿大淋巴结,胸膜无增厚,胸腔无积液,与 2008 年 8 月 18 日 CT 比,原右下肺炎性病灶基本吸收。B 超仍有脂肪肝。处方:

生黄芪 600g　制首乌 500g　生地 200g　熟地 200g　杜仲 300g　灵芝 800g　墨旱莲 300g　女贞子 300g　鱼腥草 500g　野荞麦根 500g　板蓝根 500g　野菊花 500g　紫地丁 500g　芙蓉叶 500g　臭梧桐叶 500g　豨莶草 500g　桑白皮 500g　夏枯草 300g　荷叶 800g　生蒲黄 100g　虎杖 500g　决明子 500g　钩藤 200g　洗地龙 500g　桃仁 200g　红花 200g　钻地风 300g　蒸百部 500g　炙紫菀 300g　白果去壳,打 100g　生山楂 500g　六神曲 500g　炒谷芽 500g　炒麦芽 500g

另:鹿角胶 300g　龟甲胶 200g　阿胶 200g　生晒山参粉 2g　紫河车粉 200g　桂圆肉 200g　黑枣肉 200g　炙天龙粉 50g　乌梢蛇粉 50g　砂仁粉 50g　蔻仁粉 50g　饴糖 500g　冰糖 500g　收膏

按:肺癌属于中医“肺积”范畴。其病机由肺虚亏损,邪毒恋肺,脾酿痰湿,肾不纳气所致。本案患者平素体胖头胀,此番发现左下肺肺泡细胞癌经手术切除后,时有气短咳嗽,腰酸乏力,体重增加,血压稍高,伴脂肪肝及早搏,脉细,苔薄白。证属肺脾肾虚为本,邪热痰湿脂浊阻络为标。经服由月华丸、二冬汤、七宝美髯丹等组成润肺健脾补肾固元、清热化痰消脂通络之标本兼顾膏方后,精神体力好转,寐食佳,体重稳定,肥胖渐减,复查 CT 两肺未见转移复发等病灶。

4. 胃反(胃低分化印戒细胞癌)术后调理案

张某,男,57 岁。2006 年 12 月 15 日初诊。患者 3 年来胃脘疼痛伴有泛酸,服药可以缓解。自 2006 年 6 月起胃痛加重,服药不能缓解,查胃镜发现胃癌。2006 年 7 月 7 日行胃癌切除术,病理诊断为胃部低分化印戒细胞癌,周围淋巴结有 3/4 已转移,术后化疗 5 个疗程。如今体力衰退,畏寒腰酸,大便稀薄,每日 2 次。苔薄白,脉细弦。脉证合参,属于脾肾阳虚之候,治拟温壮脾肾之剂。处方:

生黄芪 500g　升麻 100g　葛根 200g　带皮茯苓 300g　炒白术 300g　生甘草 100g　益智仁 300g　炮姜 150g　炮附块 100g　吴萸 30g　补骨脂 300g　五味子 50g　巴戟天 300g　菟丝子 300g　胡芦巴 300g　肉苁蓉 300g　生艾叶 200g　白芍 300g　枸杞 300g　杜仲 300g　灵芝 500g　川连 50g　白槿花 200g　半边莲 300g　七叶一枝花 300g　黄毛耳草 500g　干蟾皮 100g　滑石 300g　薤白头 200g

另:鹿角胶 300g　龟甲胶 200g　阿胶 200g　生晒山参粉 2g　紫河车粉 200g　桂圆肉 250g　核桃肉 250g　炙蜈蚣粉 50g　肉桂粉 50g　砂仁粉 50g　蔻仁粉 50g　饴糖 500g　冰糖 500g　收膏。

二诊:2007 年 10 月 18 日。苔薄白,脉细弦。去年服膏方 1 料,完成第 6 疗程化疗。今年体力恢复,胃纳良好,大便成形、日 1 次。经 3 次复查胃镜、CT、骨扫描均属正常。唯冬令仍觉畏寒腰酸,精神稍差,继方调治巩固。处方:

生黄芪 500g　升麻 100g　云茯苓 300g　炒白术 300g　生甘草 100g　益智仁 300g　炮姜 150g　炮附块 100g　吴茱萸 30g　补骨脂 300g　五味子 50g　巴戟肉 300g　菟丝子 300g　胡芦巴 300g　肉苁蓉 300g　熟地 300g　白芍 300g　枸杞 300g　杜仲 300g　灵芝 500g　白头翁 500g　秦皮 300g　半边莲 300g　藤梨根 500g　干蟾皮 100g　黄毛

耳草 500g　鸡血藤 500g　五加皮 300g　功劳叶 500g

另:鹿角胶 300g　龟甲胶 200g　阿胶 200g　石柱参粉 100g　紫河车粉 200g　桂圆肉 250g　核桃肉 250g　炙蜈蚣粉 50g　肉桂粉 50g　砂仁粉 50g　蔻仁粉 50g　饴糖 500g　冰糖 500g　收膏

三诊:2007 年 12 月 21 日。去年及今年各服膏方 1 料,现畏寒好转,腰酸消失,胃纳良好,大便通顺。苔薄白,脉细。今年复进温壮脾肾之膏方。处方:

生黄芪 500g　升麻 100g　云茯苓 300g　炒白术 300g　生甘草 100g　益智仁 300g　芡实 300g　生苡仁 300g　黄精 300g　炮姜 150g　炮附块 100g　补骨脂 300g　巴戟肉 300g　肉苁蓉 300g　仙茅 300g　仙灵脾 300g　大狼把草 300g　薜荔果 300g　熟地 300g　山药 300g　山萸肉 150g　枸杞 300g　桑椹子 300g　杜仲 300g　狗脊 300g　灵芝 500g　白头翁 500g　马齿苋 300g　半边莲 300g　干蟾皮 100g　鸡血藤 500g

另:鹿角胶 300g　龟甲胶 200g　阿胶 200g　石柱参粉 200g　紫河车粉 300g　桂圆肉 250g　核桃肉 250g　炙蜈蚣粉 50g　肉桂粉 50g　砂仁粉 50g　蔻仁粉 50g　饴糖 500g　冰糖 500g　收膏

四诊:2008 年 12 月 5 日。苔薄白,脉细弦。胃癌术后,每年冬令均服膏方。现畏寒已轻,纳佳寐安,有时头晕腰酸,血红蛋白 90g/L(既往 30 岁起即有贫血史)。此属肝肾不足、气血俱虚之候。予滋补肝肾、益气养血之剂。处方:

生黄芪 600g　云茯苓 300g　炒白术 300g　黄精 300g　益智仁 300g　生地 200g　熟地 200g　白芍 300g　当归 300g　川芎 200g　山药 300g　山萸肉 150g　枸杞 300g　杜仲 300g　桑椹子 300g　墨旱莲 300g　女贞子 300g　天冬 200g　麦冬 200g　玉竹 300g　枣仁 300g　木瓜 100g　五味子 100g　灵磁石 500g　制首乌 300g　灵芝 300g　补骨脂 300g　薜荔果 300g　大狼把草 300g　半边莲 300g　地锦草 500g　干蟾皮 100g　七叶一枝花 300g　鸡血藤 500g

另:鹿角胶 150g　龟甲胶 150g　阿胶 400g　生晒山参粉 2g　紫河车粉 300g　桂圆肉 250g　红枣肉 250g　炙蜈蚣粉 50g　砂仁粉 50g　蔻仁粉 50g　饴糖 500g　冰糖 500g　收膏

五诊:2009 年 11 月 27 日。胃癌术后 3 年,每冬服膏方,去年服后头晕消失,夜能安眠,畏寒缓解,大便成形,苔薄、脉濡。多次复查未见复发转移灶。血红蛋白恢复至 110g/L。视力显著改善:由原先双眼 0.1,戴 600 度近视镜;现在左眼 1.0、右眼 1.5,已不戴近视镜。仍宗原意调治巩固。处方:

生黄芪 600g　云茯苓 300g　炒白术 300g　黄精 300g　益智仁 300g　生地 200g　熟地 200g　白芍 300g　当归 300g　川芎 200g　山药 300g　山萸肉 200g　枸杞 300g　杜仲 300g　桑椹子 300g　墨旱莲 300g　女贞子 300g　天冬 200g　麦冬 200g　玉竹 300g　枣仁 300g　木瓜 300g　五味子 200g　灵磁石 500g　生铁落 500g　制首乌 300g　灵芝 300g　补骨脂 300g　薜荔果 300g　大狼把草 300g　半边莲 300g　地锦草 500g　干蟾皮 100g　七叶一枝花 300g　鸡血藤 500g

另:鹿角胶 300g　阿胶 400g　生晒参另煎冲入 100g　紫河车粉 300g　桂圆肉 250g　红枣肉 250g　炙蜈蚣粉 50g　砂仁粉 50g　蔻仁粉 50g　饴糖 500g　冰糖 500g　收膏

按:本案病机较复杂,但归纳起来不外乎情志不畅,肝郁气滞,伤及脾胃,运化失职,痰湿蕴结,化火伤阴,瘀毒阻结,日久生化源乏,气血亏损,甚至阴阳两竭。所以正气不

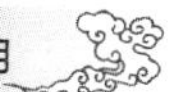

足，脏腑功能失调是胃癌发病的重要因素。术后出现畏寒怕冷，体力衰败，不能支撑，食少纳差，腹泻频频，稀薄如水等脾肾阳虚证象。以温补脾肾、壮阳固元之附子理中汤、菟丝子丸等组成之膏方调理治疗。经治证情逐渐改善，畏寒缓解，胃纳增进，大便恢复每日1次、成形。并经多次胃镜、CT、骨扫描等检查，均无复发转移迹象。唯值冬令稍觉头晕腰酸，精神稍差，视力不足，血红蛋白90g/L，遂即改服滋补肝肾、益气养血膏方调治后，头晕消失，夜能安眠，视力显著改善，血红蛋白亦恢复至110g/L，整体情况大有改观。

5. 肠中积聚(小肠恶性间质瘤术后)案

毕某，女，67岁。2006年12月1日初诊。病者于2004年5月间因腹痛腹泻经检查发现小肠占位，行手术治疗，病理诊断为小肠恶性间质瘤，复经格列卫(甲磺酸伊马替尼)治疗3个月余。此后时有纳呆畏寒，神疲乏力失眠。脉细弦，苔薄白。检查甘油三酯11mmol/L、胆固醇6mmol/L、血糖7.2mmol/L，血压稳定，胃镜显示浅表萎缩性胃炎。脉证合参，源由邪衰脾虚、心肾失交之候。治拟扶脾抑邪、交通心肾之剂。处方：

生黄芪600g　葛根500g　茯神500g　苍术300g　白术300g　生甘草100g　生地200g　熟地200g　白芍600g　当归300g　川芎200g　知母200g　天冬200g　麦冬200g　五味子100g　炙远志100g　天麻100g　灵芝500g　首乌300g　首乌藤300g　柏子仁200g　枣仁250g　石菖蒲500g　灵磁石500g　煅珍珠母500g　煅瓦楞500g　煅牡蛎500g　虎杖500g　决明子500g　黄芩200g　川连100g　荷叶500g　生蒲黄100g　山楂300g

另：鹿角胶300g　龟甲胶200g　阿胶200g　桃树胶500g　生晒山参粉2g　紫河车粉200g　肉桂粉50g　桂圆肉200g　黑枣肉200g　砂仁粉50g　蔻仁粉50g　元贞糖300g　收膏

二诊：2007年11月15日。去年患间质瘤术后体弱，服膏方1料，脾胃运化恢复，神疲畏寒好转，唯夜寐依然欠安，脉细弦，苔薄白。未见肿瘤复发转移。肾元亏虚，再拟健脾扶正、交通心肾立方调治，巩固疗效。处方：

生黄芪600g　葛根500g　茯神500g　苍术300g　白术300g　生甘草100g　生地200g　熟地200g　白芍600g　当归300g　川芎200g　知母200g　天冬200g　麦冬200g　五味子100g　炙远志100g　天麻100g　灵芝500g　首乌300g　首乌藤300g　柏子仁200g　枣仁250g　石菖蒲500g　灵磁石500g　煅珍珠母500g　煅瓦楞500g　煅牡蛎500g　虎杖500g　决明子500g　黄芩200g　川连100g　荷叶500g　生蒲黄100g　山楂300g　香甘松300g　制半夏200g　北秫米300g

另：鹿角胶300g　龟甲胶200g　阿胶200g　桃树胶500g　生晒山参粉2g　紫河车粉200g　肉桂粉50g　桂圆肉200g　黑枣肉200g　砂仁粉50g　蔻仁粉50g　元贞糖300g　收膏

按：小肠恶性间质瘤属于中医文献的"肠中积聚"范畴。患者因腹痛腹泻发现小肠恶性间质瘤，术后即有纳呆畏寒，神疲乏力失眠。脉证合参，属于邪衰脾虚、心肾失交之候。经服由归脾丸、交泰丸、柏子养心丸等组成扶脾抑邪、交通心肾膏方治疗后，脾胃运化功能恢复，神疲畏寒好转，未见肿瘤复发转移。仅夜寐依然欠安，续服膏方调治巩固。

6. **脏毒(乙状结肠癌术后)案**

徐某,女,50岁。2006年10月30日初诊。2003年6月便血,肠镜发现乙状结肠癌,于2003年7月14日行肠癌根治术。术后大便干硬不畅,腹胀乏力。苔薄白,脉细弦。脉证合参,源由脾虚肠燥之候,治拟健脾润肠。处方:

生黄芪600g　太子参350g　云茯苓400g　生白术300g　黄精300g　山药400g　益智仁250g　生地150g　熟地150g　白芍400g　当归400g　川芎200g　枸杞300g　桑椹子200g　知母250g　玉竹250g　天冬150g　麦冬150g　石斛150g　天花粉250g　制首乌300g　灵芝500g　枣仁150g　香甘松150g　夜交藤300g　桃仁150g　杏仁泥150g　全瓜蒌500g　麻仁250g　郁李仁250g　藤梨根300g　半枝莲300g　八月札200g

另:龟甲胶250g　阿胶250g　生晒山参粉2g　核桃肉250g　黑芝麻250g　砂仁50g　蔻仁50g　饴糖500g　白砂糖500g　收膏

二诊:2007年10月12日。苔薄,脉细。乙状结肠癌术后,大便干燥硬结不畅,腹部作胀。去年服膏方1料有效,再予健脾润肠之剂。处方:

生黄芪600g　葛根200g　云茯苓200g　苍术150g　白术150g　生甘草50g　山药400g　黄精250g　生地150g　熟地150g　白芍400g　油当归400g　枸杞250g　桑椹子250g　天冬150g　麦冬150g　石斛150g　天花粉250g　制首乌300g　灵芝500g　枣仁150g　柏子仁150g　郁李仁300g　麻仁300g　杏仁泥150g　全瓜蒌400g　枳实150g　厚朴150g　苦参片300g　猪苓200g　半枝莲300g　半边莲300g　白头翁300g

另:龟甲胶250g　阿胶250g　生晒参粉50g　肉桂粉20g　核桃肉250g　黑芝麻250g　砂仁粉50g　蔻仁粉50g　饴糖500g　冰糖500g　收膏

三诊:2008年10月31日。乙状结肠癌术后,大便干燥硬结不畅,前年去年各服1料膏方,便结稍畅,检测肠癌标志物均属正常。近3个月来兼有头晕、咽干、腰酸,苔薄腻,脉细弦。再予健脾润肠、调益肝肾之剂。处方:

生黄芪600g　云茯苓300g　猪苓300g　苍术300g　白术300g　生甘草50g　山药400g　黄精300g　生地200g　熟地200g　白芍400g　油当归400g　枸杞300g　桑椹子300g　墨旱莲300g　女贞子300g　天冬200g　麦冬200g　制首乌300g　灵芝500g　山萸肉200g　金石斛200g　杜仲300g　怀牛膝300g　肉苁蓉300g　枣仁200g　柏子仁200g　杏仁泥150g　郁李仁300g　麻仁300g　全瓜蒌400g　天花粉300g　枳实150g　夏枯草300g　半边莲300g　半枝莲300g　山豆根200g　炙僵蚕200g

另:龟甲胶250g　阿胶250g　生晒参粉50g　核桃肉250g　黑芝麻250g　砂仁粉50g　蔻仁粉50g　饴糖500g　冰糖500g　收膏

四诊:2009年11月13日。乙状结肠癌术后,大便干硬,秘结不畅,2006年起每冬各服1料膏方后,便结逐渐缓解,复查肠镜尚有慢性结肠炎,WBC 2.8×10^9/L,B超示肝囊肿、右肾错构瘤。近日腹胀、便臭,苔薄腻,脉细弦。再予运脾润肠、调益肝肾之剂。处方:

生黄芪600g　云茯苓300g　猪苓300g　苍术300g　白术300g　白扁豆300g　黄精300g　生地300g　熟地300g　白芍400g　油当归400g　山萸肉200g　枸杞300g　桑椹子300g　墨旱莲300g　女贞子300g　制首乌300g　灵芝500g　杜仲300g　桑寄生300g　麻仁300g　郁李仁300g　全瓜蒌400g　花槟榔200g　桃仁200g　柏子仁200g　枣仁200g　白头翁300g　大青叶300g　半枝莲300g　鸡血籐

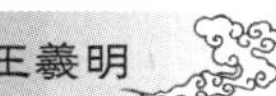

300g　虎杖 300g　生鸡金 300g　六神曲 300g　炒谷芽 200g　炒麦芽 200g　八月札 300g　乌药 300g

另:龟甲胶 250g　阿胶 250g　生晒参粉 50g　核桃肉 250g　黑芝麻 250g　砂仁粉 50g　蔻仁粉 50g　饴糖 500g　冰糖 500g　收膏

按:乙状结肠癌属于中医"脏毒"范畴。《外科正宗·脏毒论》载:"生平情性暴急,纵食膏粱,或兼补术,蕴毒结于脏腑,火热灌注肛门,结而为肿,其患痛连小腹,肛门坠重,二便乖违,或泻或秘,肛门内蚀,串烂经络。"这与肠癌极为相似。本案患者便血,肠镜发现乙状结肠癌,经手术切除后一直大便干硬不畅,腹胀乏力。苔薄白,脉细弦。脉证合参,源由脾虚肠燥所致,法当健脾运化、润燥通肠立方,经服健脾丸、五仁丸、活血润肠生津汤等组成之膏方期间,大便保持顺利通畅,亦使日常生活质量改善。故 4 年来一直坚持冬令进服膏方。

7. 肝积(肝细胞癌术后)案

张某,女,75 岁。2005 年 12 月 18 日初诊。2004 年初右胁疼痛,CT 发现肝部占位。2004 年 3 月 5 日行肝部占位切除术,术后病理诊断为肝细胞癌。2004 年 7 月 28 日复查 CT 显示肝癌术后复发、伴胰腺转移可能,复经介入治疗后好转。今年入冬畏寒怕冷较甚,腿酸乏力,大便尚畅,小便量多。平时信佛吃素,有糖尿病和胰腺炎发作史。脉细弦,苔薄腻。脉证合参,属于气阴两虚,肝胰火旺之候,治拟益气养阴、泄肝清胰。处方:

生黄芪 600g　葛根 250g　云茯苓 300g　炒白术 300g　黄精 300g　山药 600g　熟地 300g　白芍 600g　当归 300g　川芎 200g　山萸肉 120g　枸杞 300g　麦冬 200g　知母 200g　玉竹 200g　制首乌 200g　杜仲 200g　川断 200g　狗脊 200g　川连 100g　黄芩 200g　银花 250g　连翘 250g　半边莲 600g　七叶一枝花 600g　半枝莲 600g　丹皮 200g　紫草根 300g　板蓝根 600g　玉米须 600g　青皮 100g　陈皮 100g　绿萼梅 300g　乌药 200g　香橼皮 200g　仙鹤草 600g

另:生晒参粉 200g　桃树胶 500g　砂仁粉 50g　蔻仁粉 50g　元贞糖 300g　收膏

二诊:2006 年 11 月 17 日。前服膏方后,精神好转,眩晕未作,胃纳增进,胰腺炎未有发作,癌瘤趋于稳定。仅觉畏寒乏力,腰腿酸痛。苔腻,脉细弦。空腹及餐后血糖均升高。继方调治巩固。处方:

生黄芪 600g　北沙参 250g　云茯苓 300g　炒白术 300g　黄精 300g　山药 600g　生地 200g　熟地 200g　白芍 600g　当归 300g　麦冬 200g　山萸肉 150g　枸杞 300g　墨旱莲 250g　女贞子 250g　制首乌 200g　灵芝 500g　杜仲 200g　川断 200g　狗脊 200g　怀牛膝 250g　补骨脂 300g　菟丝子 300g　天麻 100g　柴胡 200g　黄芩 200g　苦参片 300g　茵陈 500g　金钱草 500g　玉米须 500g　紫草根 500g　板蓝根 600g　半边莲 600g　黄毛耳草 500g　徐长卿 500g　青皮 100g　陈皮 100g　乌药 200g　八月札 500g

另:生晒参粉 100g　桃树胶 500g　砂仁粉 50g　蔻仁粉 50g　元贞糖 300g　收膏

按:肝细胞癌属于中医文献的"肝积""肥气"范畴。早在《难经·五十六难》载:"肝之积,名曰肥气,在左胁下,如覆杯,有头足。"本案之肝细胞癌,术后又有复发和转移,复经介入治疗而康复。初诊诉入冬畏寒怕冷较甚,腿酸乏力,大便通畅,小便量多。原有胰腺炎发作和糖尿病史。脉证合参,属于气阴两虚、肝胰火旺之候,经由左归丸、内疏黄连汤等组成之益气养阴、泄肝清胰膏方治疗后，二诊时精神振作，眩晕停发，胃纳增进，胰腺炎未再发作，癌瘤亦趋稳定。仅觉畏寒乏力，腰腿酸痛，继方调治巩固。

8. 胰腺癥积(胰腺癌)案

乐某，女，78岁。2007年11月16日初诊。患者于2006年6月间出现上腹疼痛不适，2006年9月20日查CT诊断为胰头钩突癌，2006年10月10日在某医院做γ-刀治疗10次。此后一直胃纳减退，进食后上腹不适，头晕少寐。脉弦细，苔薄腻。素有高血压、蛋白尿史。脉证合参，属于邪衰正虚、阴虚火旺之候。治拟扶正抑癌、滋肾平肝。处方：

生黄芪1000g　云茯苓300g　猪苓300g　苍术300g　白术300g　山药300g　生地300g　熟地300g　白芍300g　当归300g　山萸肉150g　枸杞300g　桑椹子300g　墨旱莲300g　女贞子300g　菟丝子300g　天冬300g　麦冬300g　制首乌300g　灵芝300g　杜仲300g　怀牛膝300g　豨莶草500g　丹皮100g　天麻100g　黄芩300g　夏枯草500g　板蓝根300g　冬桑叶300g　钩藤200g　臭梧桐叶500g　苦参片300g　地锦草500g　七叶一枝花500g　金钱草500g　玉米须500g　干蟾皮100g　青皮100g　陈皮100g

另：龟甲胶300g　阿胶300g　生晒参粉200g　炙蜈蚣粉50g　黑枣肉300g　桂圆肉300g　砂仁粉50g　蔻仁粉50g　饴糖500g　冰糖500g　收膏

二诊：2009年12月18日。前服膏方后，头部已不晕痛，脘腹不适消失，夜能安寐，唯胃纳稍差，腹胀胸闷，入冬尚有畏寒。苔薄白，脉细弦。2009年11月30日检查CT与2007年3月5日CT比较：显示胰头萎缩，呈团块状钙化。胰腺癌尚稳定，未见转移复发。尿蛋白阴性。继予醒脾抑癌、益肾疏肝之剂调治巩固。处方：

生黄芪1000g　云茯苓300g　猪苓300g　苍术300g　白术300g　山药300g　生地300g　熟地300g　白芍300g　当归300g　枸杞300g　桑椹子300g　墨旱莲300g　女贞子300g　山萸肉150g　制首乌300g　灵芝300g　杜仲300g　怀牛膝300g　菟丝子300g　豨莶草500g　天麻100g　钩藤200g　臭梧桐叶500g　黄芩300g　夏枯草500g　板蓝根300g　地锦草500g　七叶一枝花500g　干蟾皮100g　金钱草500g　玉米须500g　藿香100g　佩梗100g　晚蚕沙200g　青皮100g　陈皮100g　广木香150g　乌药150g　制香附150g

另：龟甲胶300g　阿胶300g　生晒参粉200g　紫河车粉200g　炙蜈蚣粉50g　黑枣肉300g　桂圆肉300g　砂仁50g　饴糖500g　冰糖500g　收膏

按：胰腺癌属于中医"癥积"范畴，近年来有明显增多趋势。本案患者先有脘腹疼痛，检查CT确诊为胰头钩突癌，经γ-刀治疗10次而康复。此后时有胃纳减退，食后脘腹不适，头晕少寐。脉证合参属于邪衰正虚、阴虚火旺之候。经十全大补汤、首乌延寿丹等组成之扶正抑癌、滋肾平肝膏方治疗后。脘腹不适消失，夜能安寐，头已不晕痛，血压正常，尿蛋白转阴，检测癌瘤标志物处于正常范围内，复查CT显示胰头萎缩，呈团块状钙化，未见转移复发。唯胃纳稍差，腹胀胸闷，入冬尚有畏寒，继予醒脾抑癌、益肾疏肝膏方以调治巩固。

9. 血淋(膀胱乳头状癌)案

倪某，男，51岁。2005年12月18日初诊。患者于2005年初出现尿血，2005年6月B

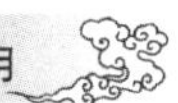

超示膀胱占位,2005 年 8 月行膀胱乳头状癌电灼手术。此后时有畏寒怕冷,腰酸乏力,夜寐欠安,胃纳一般。苔薄白,脉细弦。脉证合参,属于邪衰正虚、阴阳两虚之候,治拟温阳滋阴、扶正达邪。处方:

生黄芪 500g　茯神 250g　炒白术 250g　熟地 200g　白芍 300g　当归 300g　川芎 200g　枸杞 300g　麦冬 200g　知母 150g　制首乌 300g　杜仲 300g　川断 300g　狗脊 300g　仙茅 300g　仙灵脾 300g　菟丝子 300g　补骨脂 300g　肉苁蓉 200g　锁阳 300g　煅牡蛎 500g　灵磁石 500g　枣仁 250g　夜交藤 500g　香甘松 250g　半枝莲 300g　绿萼梅 200g　乌药 200g

另:鹿角胶 300g　龟甲胶 200g　阿胶 200g　红参粉 200g　紫河车粉 200g　肉桂粉 50g　桂圆肉 200g　核桃肉 300g　砂仁粉 50g　蔻仁粉 50g　冰糖 500g　饴糖 500g　收膏

二诊:2006 年 11 月 10 日。去年服膏方 1 料有效,精神显著好转,胃纳增进。今劳累后仍感腰酸乏力,脉细弦,苔腻。继予补肾固本之剂。处方:

生黄芪 500g　益智仁 250g　熟地 200g　白芍 300g　当归 300g　川芎 200g　枸杞 300g　墨旱莲 300g　女贞子 300g　知母 300g　玉竹 200g　制首乌 300g　杜仲 300g　怀牛膝 200g　仙灵脾 300g　补骨脂 250g　巴戟天 300g　胡芦巴 200g　肉苁蓉 250g　枣仁 250g　香甘松 250g　仙鹤草 300g　黄柏 100g　粉萆薢 300g　凤尾草 500g　金钱草 300g　半边莲 300g　八月札 300g

另:鹿角胶 300g　龟甲胶 200g　阿胶 200g　红参粉 200g　紫河车粉 200g　肉桂粉 50g　桂圆肉 200g　核桃肉 300g　砂仁粉 50g　蔻仁粉 50g　冰糖 500g　饴糖 500g　收膏

三诊:2007 年 11 月 23 日。连服 2 年膏方,精神振作,胃纳增进。今劳累后稍有腰酸,乏力畏寒,夜寐时好时差,小便不畅,有早泄感。苔薄白,脉细濡。近做膀胱镜检查:三角区有充血性炎症,未见复发转移迹象。再予补肾固本、利湿清热之剂。处方:

生黄芪 800g　苍术 300g　白术 300g　益智仁 300g　熟地 300g　当归 300g　枸杞 300g　桑椹子 300g　金樱子 300g　五味子 100g　知母 300g　制首乌 300g　灵芝 300g　川断 300g　狗脊 300g　仙灵脾 300g　补骨脂 300g　菟丝子 300g　肉苁蓉 300g　薜荔果 300g　大狼把草 300g　功劳叶 300g　枣仁 300g　香甘松 300g　夜交藤 500g　黄柏 100g　红藤 300g　败酱草 300g　椿根皮 300g　粉萆薢 300g　冬葵子 300g　六月雪 300g

另:鹿角胶 300g　龟甲胶 200g　阿胶 200g　生晒山参粉 2g　石柱参粉 250g　紫河车粉 250g　肉桂粉 50g　桂圆肉 250g　芝麻粉 250g　砂仁粉 50g　蔻仁粉 50g　冰糖 500g　饴糖 500g　收膏

按:膀胱癌属于中医文献的"血淋"范畴,是泌尿系最常见的恶性肿瘤。本案患者病初尿血,B 超见膀胱占位,经膀胱镜检查,病理确诊为乳头状癌。后行电灼术而康复。此后时有畏寒,腰酸乏力,夜寐欠安,胃纳一般。苔薄白,脉细弦。经服赞育丹、全鹿丸等组成之温阳滋阴、扶正达邪膏方治疗后获效,精神明显好转,胃纳增进。仅劳累后稍感腰酸,乏力畏寒,夜寐时好时差,小便不畅,有早泄感。复查膀胱镜:三角区有充血性炎症,未见复发转移。

10. 妇人癥积(卵巢透明细胞癌术后)案

孙某,女,45 岁。2007 年 11 月 19 日初诊。患者于 2003 年初体检发现左侧卵巢囊肿和子宫肌瘤，遂于 2003 年 7 月 11 日在某医院做卵巢和子宫切除手术，病理诊断为左侧卵巢透明细胞癌和子宫肌腺瘤。术后复经化疗（顺铂 40mg、丝裂霉素 4mg、5-氟尿嘧啶 500mg）6 个疗程。此后体力疲惫，时有头晕乏力，腰酸腿软，腹部酸胀，夜寐欠安多梦，夜尿多达三次，苔薄白，脉细弦。血压偏低（100/65mmHg），空腹血糖偏高（6.4～14.5mmol/L）。脉证合参，属于气阴两虚之候，治拟益气养阴以调治康复。处方：

生黄芪 600g 葛根 300g 云茯苓 300g 炒白术 300g 生甘草 200g 生地 300g 熟地 300g 白芍 300g 当归 300g 山药 600g 山萸肉 150g 枸杞 300g 桑椹子 300g 金樱子 300g 覆盆子 300g 杜仲 300g 川断 300g 狗脊 300g 怀牛膝 300g 菟丝子 300g 补骨脂 300g 肉苁蓉 300g 天冬 200g 麦冬 200g 知母 200g 玉竹 200g 柏子仁 200g 枣仁 200g 制首乌 300g 灵芝 500g 天麻 100g 紫草根 300g 荷叶 500g 地锦草 500g 干蟾皮 100g 七叶一枝花 600g 丹皮 200g 生蒲黄 100g 决明子 500g 功劳叶 300g

另：龟甲胶 300g 阿胶 300g 桃树胶 500g 石柱参粉 300g 紫河车粉 400g 炙蜈蚣粉 50g 砂仁粉 50g 蔻仁粉 50g 元贞糖 500g 收膏

二诊：2008 年 11 月 17 日。卵巢癌切除和化疗后，去年冬令曾服膏方 1 料，今年精神和体力明显改善，感冒少发，胃纳增进，睡能安寐，夜尿减少，且不畏寒怕冷。唯腰腿酸痛，苔薄白，脉细。血压偏低（95/65mmHg），体重偏胖（68kg），血脂偏高（甘油三酯 3.7mmol/L），空腹血糖尚高（从 8.2mmol/L 降至 7.5mmol/L）。为求稳定病情，宗原意加减。处方：

生黄芪 600g 葛根 300g 云茯苓 300g 炒白术 300g 生甘草 200g 益智仁 300g 生地 300g 熟地 300g 白芍 300g 当归 300g 川芎 200g 山药 600g 山萸肉 150g 枸杞 300g 桑椹子 300g 杜仲 300g 墨旱莲 300g 女贞子 300g 补骨脂 300g 巴戟肉 300g 肉苁蓉 300g 怀牛膝 300g 制首乌 300g 灵芝 500g 紫草根 300g 荷叶 500g 地锦草 500g 七叶一枝花 600g 丹皮 200g 生蒲黄 100g 决明子 500g 川桂枝 100g 防风 200g 细辛 30g 秦艽 300g 独活 300g 桑寄生 300g 生山楂 500g 六神曲 500g

另：龟甲胶 300g 阿胶 300g 桃树胶 500g 石柱参粉 300g 紫河车粉 400g 砂仁粉 50g 蔻仁粉 50g 元贞糖 500g 收膏

三诊：2009 年 11 月 23 日。卵巢癌术后，每冬服膏方，诸证显著改善，已不感冒，冬天不觉寒冷，胃纳佳，无腹痛。仅稍腰酸乏力，苔薄白，脉细。空腹血糖尚高（7.7mmol/L）。为求持久巩固，宗原意化裁。处方：

生黄芪 600g 葛根 300g 云茯苓 300g 炒白术 300g 益智仁 300g 生地 300g 熟地 300g 白芍 300g 当归 300g 山药 600g 山萸肉 150g 枸杞 300g 桑椹子 300g 墨旱莲 300g 女贞子 300g 杜仲 300g 石楠叶 200g 菟丝子 300g 补骨脂 300g 肉苁蓉 300g 怀牛膝 300g 制首乌 300g 灵芝 500g 紫草根 300g 荷叶 500g 地锦草 500g 七叶一枝花 600g 丹皮 200g 生蒲黄 100g 决明子 500g 川桂枝 100g 防风 200g 细辛 30g 狗脊 300g 桑寄生 300g 六神曲 500g 生山楂 500g 仙鹤草 300g 功劳叶 300g

另：龟甲胶 300g 阿胶 300g 桃树胶 500g 石柱参粉 300g 紫河车粉 400g 砂仁粉 50g 蔻仁粉 50g 元贞糖 500g 收膏

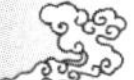

按:卵巢癌多由寒邪入侵,营卫失调,精血被夺,膏粱食积,湿蕴痰凝,气聚血瘀,使冲任滞逆,损气伤阴,日久而成癥积。本案患者经行左侧卵巢透明细胞癌、子宫肌腺瘤手术后,一直体力疲惫,时有头晕乏力,腰酸腿软,夜尿增多,少寐多梦,血压偏低,空腹血糖偏高。两脉细弦,舌苔薄白。脉证合参,属于气阴两虚之候,法当益气养阴。经由补中益气汤、河车大造丸等组成之益气养阴膏方治疗后,诸证显著改善,已不感冒,虽入冬天亦不觉畏寒怕冷,血压渐增,血糖渐降,并经多次癌瘤标志物检测、复查 CT,均未见有卵巢癌的复发转移等迹象,遂继续取原意化裁,巩固疗效。

(王琍琳　姚坚玮)

王霞芳

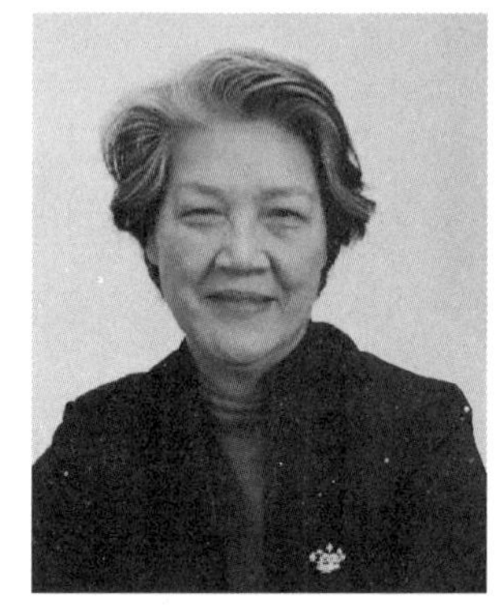

1937年出生、汉族、浙江鄞县人。现任上海市中医医院主任医师、董氏(董廷瑶)儿科工作室主任;上海中医药大学王霞芳名中医工作室导师;上海市中医特色小儿厌食专科的学术带头人;任中华中医药学会儿科分会名誉会长、世界中医药学会联合会儿科分会名誉会长,第三、第四批全国老中医药专家学术经验继承工作指导老师,上海市高级西学中研修班指导老师。师承全国名中医儿科泰斗董廷瑶教授。应用外治内服法治疗小儿厌食、顽吐、生长迟缓、智障、哮喘、支气管炎、腹泻及慢性结肠炎、复发性肠套叠、抽动症、癫痫等疑难顽症,疗效显著。发表论文40余篇,主编《董廷瑶幼科撷要》等著作3部,参编撰写《中国中医独特疗法大全》《现代中医药应用与研究大系》《中国名老中医药专家学术经验集》《实用中医儿科学》等著作20余部。承担国家中医药管理局、上海市科学技术委员会、上海市卫生局科研课题7项。其中"董廷瑶老中医诊治婴儿吐乳(火丁按压法)专长的临床研究及其机理探讨"课题,荣获国家中医药管理局科技进步三等奖,并获上海市科学技术委员会、市卫生局科技进步三等奖;课题"董廷瑶幼科撷要"获上海市卫生局中医药科技进步三等奖。享受国务院特殊津贴、荣获上海市及卫生局三八红旗手称号。

一、临床经验

(一)儿科膏方的组方原则

儿童与成人不同,处于生长发育阶段。小儿生理特点为"稚阳未充,稚阴未长",所以精血津液及脏腑、血脉、骨髓、肌肤等有形物质和各种功能皆处于稚嫩而不完善状态。小儿气血未盛,肺气不足,腠理疏松,脾胃薄弱,肾气未充,神气怯弱,筋骨未坚,尤以肺、脾、肾不足为特点。因此,临床更易出现"肺常不足,脾常不足,肾常虚"之象,常现肺系、脾系、肾系等疾病。

小儿"生机蓬勃,发育迅速",一般只要合理喂养,加强锻炼,增强体质,保障身心健康,即能使之茁壮发育。无须药物进补。若论进补则须谨慎:若虚中夹实应先祛其实,后补其虚,此为原则。调补时必须掌握分寸,根据小儿的体质、病因和当时病情,酌情施治,犹如量体裁衣,尤其小儿雏芽嫩质,不堪药物误伤,只宜清膏,药量宜轻。

(二)常见病的具体调治

如早产儿或小样儿是先天不足,消化及呼吸功能均差;进乳量少,或呕吐、腹泻,则生长缓慢,形体矮瘦,因而容易感冒、咳嗽,或患支气管炎、支气管肺炎。此类患儿常因羸弱多病,反复难愈,又很难进补。从中医观念认识,是因胎孕不足,脏腑功能发育未全,本元亏虚,"虚则补之",后天急当调扶。可先从调理脾胃着手,脾胃为后天之本,职司供应全身营养,选配

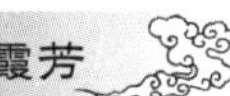

运脾醒胃的汤药作为“开路药”，使小儿胃开能食。然而到冬季，再配制清膏，也尽量选用甘淡养胃补脾的药物，补益气血，口味又好，使患儿愿意服用。针对患儿消化功能本弱，故在补益剂中必须加入芳香理气流通之药，寓补于通，方能徐徐运化吸收，来年可望生长良好。

而在当前儿科临床，更为多见的却是喂养过度，营养过剩导致多病。现代社会经济物质充裕，家长都希望孩子吃得好、长得快，全家精心喂养，奶粉、营养面粉多种混合喂养，量多次频，或鸡、鸽、鱼、虾过量哄喂，使小儿肠胃负担过重，导致消化功能障碍，所谓“饮食自倍，肠胃乃伤”，反而滞留在体内，酿成痰浊阻于肺络，不但影响生长速度，而且当外界气候忽冷忽热，或孩子衣被过厚，或外出旅游、运动时，汗出脱衣，则易感受风邪，而感冒、咳嗽、发热，反复出现呼吸道疾病，又称“复感儿”。从表面看似乎是“肺虚”，实质的病因却是饮食伤胃，痰浊内生，属虚中夹实。我们从整体辨证，病发时只能对症施治，宣肺祛痰止咳，兼以消食化积醒胃，此时不宜进补；当病情缓解时，应继续健脾化痰以增进食欲；唯在病情稳定，胃口已开时，才能用中药调补。培补身体元气，使精血充沛，助长骨骼发育。

大病或久病后体质虚弱患儿，理当用中药调补，原则上采用先治其病，后调脾胃，使之胃开食欲正常时，才能配制膏方进补；反之胃呆厌食时，五谷果菜都不能正常进食，食补尚难，何况药补？

二、防治优势

膏方进补，实质是用中药调理补虚纠偏，对体质羸弱多病，或慢性病长期不愈患儿，经治疗后病情改善，或暂时控制，但久病精神委顿，食欲不振，四肢倦怠，气血亏虚，生长缓慢，尤其呼吸道疾病反复引发，不能治愈时，在冬至前后则可配制膏滋药进补。一则冬季万物收藏，小儿胃纳也健旺，容易吸收营养；二则膏方是由多个复方组成，配伍药物众多，既有治病之方，亦有调补之药。对体弱小儿，上用益气补肺固表药，可减少出汗，防御外邪；中用健脾化痰养胃药，增强消化功能，使营养物质能充分吸收，杜绝生痰之源；下用补益肝肾壮骨药，纳气平喘助长，如此上、中、下三管齐下，能综合提高患儿的抗病能力，加速体脑发育。

三、医案精选

1. 过敏性鼻炎、支气管炎案

叶某，男，15岁。2005年11月5日初诊。患过敏性鼻炎、咽炎、支气管炎6年。经中药调治后症情稳定，偶尔咳嗽，服药即和，纳可，便调易散，生长尚可，尿检偶有少量红、白细胞。证属肺气不足，姑拟益气活血通窍、健脾化痰滋肾。处方：

太子参150g　炒白术150g　黄芪200g　甘草50g　桂枝30g　姜半夏100g　茯苓150g　辛夷100g　苍耳子100g　桔梗50g　桑叶100g　杏仁60g　炙苏子120g　蝉衣90g　防风60g　黄芩100g　象贝100g　白芷90g　川芎100g　生地100g　熟地100g　赤芍100g　白芍100g　当归100g　橘皮100g　橘络100g　南沙参150g　柴胡50g　苍术100g　益智仁100g　补骨脂100g　丹皮100g　丹参100g　薏苡仁300g　白茅根300g　泽泻150g　焦山栀100g　龟甲胶100g　阿胶100g　生晒参100g　紫河车100g　核桃肉300g　湘莲500g　怀山药150g　冰糖500g　饴糖250g　收膏

二诊:2006年12月10日。鼻炎、支气管炎史多年,经服膏方后,抵抗力增强,生长发育良好。嗜冷饮,大便易散,胃纳尚可。再拟肺脾肾同治。处方:

党参150g 焦白术150g 黄芪150g 甘草50g 姜半夏100g 茯苓150g 辛夷100g 苍耳子100g 桔梗50g 桑叶100g 杏仁60g 桂枝30g 蝉衣90g 黄芩100g 防风60g 桔梗50g 川芎100g 炒白芍100g 当归100g 橘皮60g 橘络60g 熟地150g 苍术100g 南沙参150g 柴胡60g 丹皮100g 丹参100g 益智仁100g 补骨脂100g 焦山栀100g 泽泻150g 怀山药150g 阿胶100g 紫河车100g 枸杞子150g 龟甲胶100g 饴糖300g 核桃肉300g 湘莲500g 冰糖500g 生晒野山参粉4g 收膏

三诊:2007年12月1日。支气管炎向愈,唯鼻塞涕阻,咽梗痰黏反复不和,纳便均调,生长良好。再拟益气活血通窍,清肺化痰滋肾。处方:

太子参200g 焦白术150g 黄芪300g 甘草30g 桑叶100g 甜杏仁100g 桔梗50g 辛夷100g 苍耳子100g 蝉衣100g 川芎90g 丹皮100g 丹参100g 当归100g 生地150g 熟地60g 川贝50g 象贝100g 白芷100g 黄芩100g 细辛40g 姜半夏100g 橘皮50g 橘络50g 菟丝子100g 益智仁100g 补骨脂100g 麦冬100g 五味子30g 茯苓150g 怀山药150g 赤芍150g 白芍150g 桂枝30g 防风100g 焦山栀100g 薏苡仁250g 生姜15g 紫河车150g 龟甲胶100g 鹿角胶150g 西洋参100g 核桃肉300g 湘莲300g 大红枣250g 饴糖200g 冰糖500g 生晒野山参粉4g 收膏

按:患儿鼻炎、支气管炎史多年,反复不和。乃因风邪外袭,痰浊内停,清窍不通,清阳不升,日久血络瘀阻。中医辨证为肺、脾、肾皆虚,为虚实夹杂之证,病位在肺,与脾密切相关,因尿检可见红、白细胞,亦有肾虚血瘀之象。在清热化痰通窍的同时,益气固表,增强抵抗力;于活血化瘀的同时,健脾补肾摄血。方取六君子汤、玉屏风散、桂枝汤益气固卫、健脾化痰益智,加苍耳子、辛夷、蝉衣、怀山药、生晒参益气升清、祛风通窍:龟甲、阿胶、紫河车、核桃肉、湘莲滋补元阳,兼以填精,使气血阴阳同调,补而不腻。经服膏方3年调理后,抵抗力增强,生长发育良好,支气管炎、鼻炎均渐向愈。

2. 扁桃体炎、哮喘案

李某,女,10岁。2007年12月12日。有扁桃体炎及哮喘史4年。过敏体质,饮冷贪凉则感冒咳嗽,多嚏流涕。舌红,苔根薄白腻,脉细滑,纳便尚调,动则汗出。证属肺脾两虚,卫外失司,上热下虚。姑拟肺脾肾三经同调。处方:

太子参150g 南沙参100g 北沙参100g 白术150g 茯苓150g 桑叶100g 甜杏仁100g 蝉衣100g 甘草30g 柴胡60g 赤芍150g 橘叶100g 橘核100g 黄芪150g 桔梗50g 川贝30g 象贝100g 姜半夏100g 橘皮50g 橘络50g 苏梗100g 辛夷100g 川芎60g 当归100g 生地60g 熟地60g 石菖蒲100g 黄芩60g 紫菀60g 炙百部100g 僵蚕100g 款冬100g 麻黄根150g 炒牛蒡子100g 菟丝子100g 细辛30g 五味子50g 核桃肉500g 湘莲300g 红枣200g 生晒野山参粉2g 冰糖500g 蜂蜜200g 收膏

二诊:2008年12月2日。哮喘经治渐趋稳定,过敏性鼻炎,饮冷贪凉则感冒多嚏流涕,舌苔薄腻,纳佳便调,两脉细滑。再拟益气祛风通窍,润肺滋肾纳气。处方:

黄芪150g 白术150g 茯苓150g 太子参150g 南沙参100g 北沙参100g 蝉

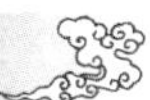

衣 100g　辛夷 100g　苍耳子 100g　苏梗 100g　甜杏仁 100g　制半夏 100g　甘草 30g　桔梗 50g　川贝 30g　象贝 100g　橘皮 50g　橘络 50g　赤芍 50g　白芍 100g　当归 100g　川芎 60g　生地 100g　熟地 50g　僵蚕 100g　柴胡 50g　黄芩 100g　款冬 100g　麻黄根 100g　菟丝子 100g　天冬 100g　麦冬 100g　五味子 50g　细辛 30g　防风 60g　紫菀 60g　炙百部 60g　石菖蒲 100g　蛤蚧 2 对　坎炁 5 条　生晒野山参粉 4g　阿胶 100g　核桃肉 500g　湘莲 300g　冰糖 500g　蜂蜜 200g　收膏

三诊:2009 年 12 月 16 日。调治以来,抗力增强,咳喘未作,唯过敏性鼻炎改善,尚未痊愈,癸水已行,面瘰频发,舌红,苔薄黄腻,两脉细滑,汗多纳佳,形体不高。姑拟调理脾肾,益气通窍壮骨。处方:

南沙参 100g　北沙参 100g　太子参 150g　白术 150g　茯苓 150g　辛夷 100g　苍耳子 100g　蝉衣 100g　甘草 30g　川芎 100g　防风 60g　黄芪 150g　丹皮 120g　丹参 120g　当归 100g　生地 100g　熟地 60g　僵蚕 100g　制半夏 100g　橘络 50g　橘皮 50g　赤芍 90g　白芍 90g　藿香 100g　石菖蒲 100g　黄芩 100g　杜仲 100g　桑寄生 150g　柴胡 50g　天门冬 120g　补骨脂 100g　五味子 50g　银花 150g　苦参 100g　狗脊 100g　川断 100g　炙百部 100g　款冬 100g　广地龙 100g　蛤蚧 2 对　坎炁 8 条　阿胶 100g　冰糖 500g　生晒野山参粉 4g　蜂蜜 200g　收膏

按:患儿有哮喘史多年,又有扁桃体炎,过敏体质,脾肺肾三脏俱虚,以肺气不足为主,里有宿痰内伏,每因外感而诱发。该病有反复发作、难以根治的特点,在治疗上,正如朱丹溪所说:“未发以扶正气为主,既发以攻邪气为急。”因此在哮喘缓解期宜补脾益肾,培土生金,调其脏腑功能,补其气血津液,以图除去夙根。本例患儿以脾肺肾同调、补泻并用,宣肺定喘、祛风通窍为祛邪之法,兼以清咽消蛾。以玉屏风散、六君子汤、麦门冬汤益气补肺;僵蚕、蝉衣、银花、黄芩、牛蒡子等清热祛风通络;川贝、象贝、紫菀、款冬等化痰止咳;桑寄生、补骨脂、狗脊、坎炁、阿胶、蛤蚧、胡桃肉等补肾纳气,温补元阳,兼以填精;加入谷芽、炒神曲、炒扁豆、砂仁等健脾开胃,既培土生金,又避免滋腻之品碍胃。全方标本兼顾,经过 3 年膏方调治,抗力增强,扁桃体炎、哮喘停发,过敏体质亦有改善。

3. 支气管肺炎合并哮喘伴血尿案

沈某,女,11 岁,2007 年 12 月 18 日初诊。易感咳嗽,引发支气管肺炎、哮喘,反复发病,兼有尿血史。伏天敷贴后,抵抗力增强。入冬外感咳嗽,未发哮喘,纳增胃开,大便亦调,苔润脉滑。姑拟肺、脾、肾三经同治。处方:

党参 150g　麦冬 100g　五味子 50g　焦白术 100g　南沙参 150g　黄芪 150g　姜半夏 100g　橘皮 60g　橘络 60g　川贝 50g　象贝 100g　蝉衣 90g　甜杏仁 100g　茯苓 150g　桂枝 30g　大白芍 100g　炙苏子 100g　僵蚕 100g　桔梗 50g　苍耳子 100g　石菖蒲 100g　丹皮 100g　丹参 100g　川芎 60g　生地 150g　柴胡 60g　炒牛蒡子 100g　黄芩 90g　薏苡仁 200g　炙麻黄 50g　炙百部 100g　防风 60g　生二芽[各] 200g　浮小麦 150g　菟丝子 100g　生姜 50g　西洋参 100g　生晒野山参粉 4g　阿胶 100g　蛤蚧 2 对　核桃仁 500g　黑芝麻 200g　红枣 200g　冰糖 500g　收膏

二诊:2008 年 11 月 26 日。自幼多病,患支气管肺炎 6 次,哮喘、尿血史,经中药调治,伏天敷贴后,咳喘 1 年未发,血尿亦控制,纳佳胃开,抵抗力增强。舌胖红,苔薄白润,两脉细和,形体发育良好。再拟调和营卫,益气通窍,固卫止汗。处方:

桂枝 30g　大白芍 100g　炙甘草 30g　白术 100g　太子参 200g　麦冬 100g　南沙

参 100g　北沙参 100g　黄芪 150g　柴胡 60g　黄芩 90g　黄柏 90g　白茅根 300g　制半夏 100g　橘皮 50g　橘络 50g　炙麻黄 50g　杏仁 100g　僵蚕 100g　炙苏子 100g　炒莱菔子 100g　紫菀 60g　炙百部 100g　川萆薢 100g　瞿麦 100g　车前子 150g　茯苓 150g　桔梗 50g　薏苡仁 200g　川贝 30g　象贝 100g　防风 60g　五味子 50g　生地 100g　枸杞子 100g　苍耳子 100g　蝉衣 60g　款冬 100g　生姜 50g　西洋参 100g　阿胶 100g　核桃仁 500g　湘莲 250g　红枣 200g　蛤蚧 2 对　生晒野山粉参 4g　收膏

三诊：2009 年 11 月 28 日。经膏方和伏天敷贴后，咳喘 2 年未发，血尿亦控制，纳佳胃开，抗力增强。舌胖红，苔薄白润，两脉细和，症入稳定期。再拟调和营卫，益气固卫止汗，补肾扶元以防复发。处方：

太子参 200g　麦冬 100g　南沙参 100g　北沙参 100g　五味子 30g　桂枝 30g　大白芍 100g　炙甘草 30g　白术 150g　柴胡 60g　黄芩 90g　白茅根 300g　制半夏 100g　炙麻黄 50g　甜杏仁 100g　僵蚕 100g　橘络 50g　橘皮 50g　炙苏子 100g　茯苓 150g　黄芪 150g　丹皮 100g　焦山栀 100g　当归 100g　生地 100g　枸杞子 100g　川芎 60g　蝉衣 60g　款冬 100g　车前子 150g　杜仲 150g　生姜 50g　蛤蚧 2 对　西洋参 100g　生晒参 200g　阿胶 100g　核桃仁 500g　黑芝麻 250g　红枣 200g　诸药水浸 1 天，煎熬收膏

按：患儿自幼多病，患支气管肺炎多次，兼有哮喘、尿血史，辨证为肺肾阴虚，又夹余邪未清；肺气不足，卫表不固，汗出淋多，易感外邪；肾阴不足，阴虚火旺，伤及血络，则尿血，故以益气养阴、调和营卫、补肺滋肾为治。方用六君子汤、桂枝汤及润肺止咳滋肾止血之品，参入西洋参、菟丝子、萆薢、白茅根、核桃仁、黑芝麻等；二诊咳喘已 1 年未发，血尿亦和，纳佳胃开，舌胖红，苔薄白润，两脉细和，形体发育良好。再拟调和营卫，益气固卫止汗，补肾扶元以资巩固。

4. 哮喘伴生长缓慢案

王某，男，12 岁。1995 年 12 月 11 日初诊。有哮喘史 7 年，前曾发作，刻下缓解。胃纳欠佳，形体羸瘦矮小，面色萎黄，舌苔薄白，脉细沉弱。跑步气促，证属肺气本亏，脾运失司，久病及肾，发育迟缓。治拟润肺化痰健脾，滋肾壮骨助长。处方：

生黄芪 150g　南沙参 100g　北沙参 100g　苦杏仁 100g　生甘草 50g　炙苏子 120g　姜半夏 100g　浙贝母 60g　苍耳草 100g　白术 100g　炒白芍 100g　朱茯苓 100g　款冬花 100g　杜仲 100g　怀牛膝 100g　桑寄生 150g　枸杞子 100g　生地 60g　熟地 60g　砂仁 30g　豆蔻仁 30g　当归 100g　湘莲 150g　益智仁 90g　鸡内金 90g　生谷芽 200g　怀山药 150g　白扁豆 120g　生姜片 30g　陈阿胶 90g　紫河车 50g　胡桃肉 150g　坎炁 10 条　大红枣 100g　生晒参 150g　冬虫夏草 10g　冰糖 500g　蜂蜜 300g　诸药水浸 1 天，煎熬收膏

二诊：1996 年 11 月 24 日。有咳喘史 8 年，近年缓解，多嚏，不咳，夜间偶有哮鸣音，纳少，形瘦骨立，夜寐欠安，面黄，目下青黯，舌红，苔薄，脉沉细滑。肺、脾、肾三经同病，治拟健脾益气，化痰滋肾。处方：

生黄芪 150g　南沙参 120g　辛夷花 90g　苍耳子 90g　焦白术 150g　朱茯苓 120g　炙苏子 120g　姜半夏 100g　陈皮 60g　橘络 60g　苦杏仁 100g　川贝母 60g　砂仁 50g　豆蔻仁 50g　大熟地 90g　补骨脂 100g　怀山药 120g　白扁豆 100g　佛手片 60g　五味子 30g　酸枣仁 100g　仙鹤草 150g　朱远志 60g　紫苏梗 90g　天冬 90g　炙麻黄 50g

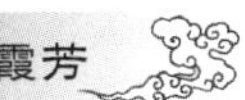

桑白皮 90g　射干 60g　炒枳壳 90g　姜竹茹 90g　炒谷芽 100g　炒麦芽 100g　炒神曲 150g　龙齿 300g　炒白芍 90g　紫河车 50g　坎炁 4 条　大红枣 150g　胡桃肉 150g　生晒参 100g　陈阿胶 60g　冰糖 50g　蜂蜜 300g　收膏

三诊:1997 年 12 月 8 日。哮喘经治症情缓解,稳定未发。胃纳素少,夜间少寐,面色萎黄,形瘦矮小,骨龄不符年龄,生长发育迟缓,二便均调。舌红苔薄白,脉细沉弱。肾气本虚,脾运失司,气血生化乏源,治拟健脾苏胃,滋肾壮骨。处方:

生黄芪 150g　北沙参 100g　南沙参 100g　炒白芍 100g　炙苏子 120g　生甘草 50g　陈皮 90g　杜仲 100g　生地 100g　熟地 50g　砂仁 30g　蔻仁 30g　当归 100g　益智仁 100g　仙灵脾 100g　制首乌 100g　白扁豆 100g　桑寄生 150g　山萸肉 60g　枸杞子 100g　炙鸡内金 90g　炒谷芽 150g　款冬花 100g　生山楂 150g　炒枣仁 90g　怀牛膝 90g　生姜片 30g　陈阿胶 90g　坎炁 10 条　大红枣 100g　生晒参 100g　紫河车 50g　冰糖 500g　蜂蜜 300g　收膏

按:本例患儿哮喘多年,病根已深,殊难速效。又形体羸瘦矮小,面色萎黄,属生长发育迟缓。因肾藏精,主生长发育,精乃构成人体和维持人体生命活动、促进生长发育和生殖的最基本物质。在小儿哮喘稳定期于益肺健脾苏胃基础上,调理治本,助长发育。选六君子汤加减,更须加重滋肾补髓壮骨,选用生熟地、枸杞、杜仲、仙灵脾、益智仁、怀牛膝、制首乌、紫河车、冬虫夏草等补益肝肾,填精充髓壮骨。

5. 上呼吸道反复感染案

赵某,男,5 岁。1995 年 12 月 18 日初诊。反复感冒,咳嗽痰多,经治症情向愈,抵抗力增强,纳佳体胖,便调,盗汗减少。舌淡,苔薄,脉细。治拟调扶肺脾,固卫化痰。处方:

桑叶 90g　苦杏仁 100g　生黄芪 150g　太子参 150g　白术 150g　生甘草 30g　炒白芍 100g　姜半夏 100g　玉桔梗 50g　牛蒡子 100g　陈皮 50g　橘络 50g　大生地 100g　北沙参 100g　大麦冬 90g　五味子 30g　怀山药 100g　牡丹皮 90g　湘莲肉 120g　炙苏子 120g　莱菔子 100g　连翘 90g　川贝母 60g　姜竹茹 60g　冬瓜子 150g　阿胶 60g　紫河车 30g　胡桃肉 120g　冰糖 500g　蜂蜜 300g　收膏

二诊:1996 年 11 月 24 日。经常感冒咳嗽,皮肤干痒,经治症情全面好转,要求调理。汗出如淋,时有鼻衄,痰多阻络,舌红,苔薄腻,脉细小滑,乳蛾肿大。痰热内蕴,肺脾同病,肾虚为本,治拟清肺化痰滋肾。处方:

桑白皮 90g　荆芥 60g　炒赤芍 100g　生甘草 50g　焦山栀 100g　炙麻黄 30g　麻黄根 90g　炙苏子 120g　苦杏仁 100g　葶苈子 60g　姜半夏 100g　炒黄芩 60g　净蝉衣 60g　陈皮 50g　橘络 50g　牛蒡子 90g　玉桔梗 30g　川贝母 60g　象贝母 90g　苦参片 90g　北沙参 120g　太子参 150g　生黄芪 100g　大生地 120g　当归 90g　云茯苓 100g　炙款冬 100g　紫菀 60g　补骨脂 100g　白鲜皮 120g　五味子 30g　远志 60g　湘莲肉 150g　紫河车 30g　胡桃肉 120g　陈阿胶 60g　冰糖 500g　蜂蜜 300g　冬虫夏草 30g　收膏

三诊:1997 年 12 月 21 日。去岁服膏方后今年感冒发病次数减少,症轻易平,纳佳体胖,盗汗尚多,面色潮热痰多,舌红,苔薄,两脉细滑。痰热未清,再拟清肺化痰,滋肾纳气。处方:

桑叶 100g　苦杏仁 100g　生黄芪 200g　太子参 100g　白术 150g　生甘草 50g　炒白芍 100g　姜半夏 100g　北沙参 100g　玉桔梗 50g　麻黄根 100g　牛蒡子 100g　陈皮

50g 橘络 50g 大生地 120g 浙贝母 60g 天冬 100g 五味子 50g 牡丹皮 90g 怀山药 100g 云茯苓 100g 青防风 60g 补骨脂 100g 炙苏子 120g 莱菔子 100g 连翘 100g 姜竹茹 90g 冬瓜子 150g 糯稻根 100g 紫河车 50g 陈阿胶 100g 冰糖 500g 蜂蜜 300g 胡桃肉 150g 收膏

按:本例患儿质薄易感,体胖痰多,证属肺脾两虚。因小儿生理特点为肺脏娇嫩,脾常不足。肺气不足,卫外之阳不能充实腠理,故常易为外邪所侵而导致咳嗽流涕;脾虚不能为胃行其津液,则积湿蒸痰上贮于肺,故患儿经常咳嗽痰多,因此,复感儿的缓解期以调扶肺脾,益气固卫,杜绝生痰之源尤为重要。

6. 哮喘饮邪射肺案

钱某,女,14 岁。1998 年 12 月 15 日初诊。有哮喘史,经治疗缓解。盗汗如淋,易感复发,舌红,苔薄腻,脉细小滑。脾肾本虚,腠疏邪客,先拟益气固卫,健脾化痰,滋肾平喘。处方:

太子参 150g 白术 150g 生黄芪 150g 青防风 60g 苦杏仁 90g 姜半夏 100g 云茯苓 150g 陈皮 50g 橘络 50g 大麦冬 100g 五味子 50g 炙麻黄 50g 麻黄根 100g 生甘草 50g 炙苏子 120g 僵蚕 100g 紫菀 60g 款冬 100g 大生地 100g 炒熟地 50g 葶苈子 100g 砂仁 50g 桑白皮 100g 黄芩 50g 补骨脂 100g 大白芍 150g 紫丹参 100g 牡丹皮 100g 当归 90g 白果 70 枚 射干 60g 生姜 30g 陈阿胶 90g 大红枣 150g 紫河车 50g 冬虫夏草 10g 坎炁 10 条 胡桃肉 100g 冰糖 1000g 收膏

二诊:2000 年 11 月 16 日。过敏体质,有哮喘史,经治好转,每逢秋冬季,易感风邪,引发咳喘、鼻炎、风疹,纳谷不多,喜冷饮,二便尚调。舌苔薄白,脉细小滑。痰浊内停,脾肺失调,先拟宣肺化痰,健脾滋肾,兼祛风邪。处方:

党参 150g 北沙参 150g 炒白术 150g 云茯苓 100g 姜半夏 100g 辛夷花 100g 苍耳草 100g 生甘草 50g 香白芷 50g 荆芥蕙 50g 赤芍 100g 白芍 100g 净蝉衣 50g 陈皮 50g 橘络 50g 生黄芪 150g 大川芎 100g 炙苏子 100g 苦杏仁 100g 炙麻黄 50g 僵蚕 100g 大生地 100g 紫丹参 100g 射干 50g 桑白皮 50g 金银花 100g 苦参片 100g 怀山药 150g 生谷芽 150g 炒谷芽 150g 白扁豆 100g 细辛 30g 五味子 50g 紫菀 50g 款冬花 100g 白果 150g 黄芩 50g 麻黄根 100g 紫河车 50g 蛤蚧 2 对 阿胶 100g 冬虫夏草 5g 湘莲肉 150g 冰糖 1000g 蜂蜜 300g 收膏

按:小儿哮喘咯痰量多,清稀色白,苔薄腻,脉细小滑,证属脾阳不足,饮邪射肺。脾阳虚衰,寒从中生,聚湿成饮,故予宣肺通络、益气固卫的同时,应兼顾温阳化饮。予膏方调扶中加入细辛、五味子温化寒饮,五味子与细辛相伍,一酸一辛,一收一散,共达温肾敛肺平喘之力而收效理想。

7. 哮喘肺肾阴虚案

卢某,男,6 岁。1998 年 12 月 19 日初诊。有哮喘史 4 年。经中药治疗咳喘均平,症情稳定,舌红,苔花剥转薄净,脉细而和,面润纳便均调,1 年内哮喘未作。要求调理巩固,治拟调扶肺脾肾,以资巩固。处方:

太子参 150g 苦杏仁 90g 生甘草 50g 大麦冬 100g 姜半夏 100g 僵蚕 100g 陈皮 50g 橘络 50g 浙贝母 60g 大生地 100g 乌梅 50g 补骨脂 100g 生黄芪 150g 牡丹皮 100g 怀山药 150g 山萸肉 90g 肥玉竹 100g 白扁豆 100g 泽泻 100g 怀牛膝 100g 杜仲 100g 车前子 100g 龟甲 90g 陈阿胶 90g 紫河车 50g 坎炁 10 条

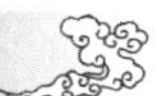

胡桃肉 150g　冬虫夏草 10g　西洋参 100g　生晒参 100g　冰糖 1000g　蜂蜜 300g　收膏

二诊:1999 年 11 月 23 日。哮喘已有 5 年,经中药治疗,咳喘转平,停发 2 年。今年以来,曾有饮冷感邪,发作咳嗽 2 次,哮喘未发。舌红苔净,两脉细和有神。再拟滋肾健脾,润肺化痰。处方:

太子参 100g　天麦冬[各] 100g　五味子 50g　苦杏仁 100g　浙贝母 90g　大生地 100g　姜半夏 100g　僵蚕 100g　生黄芪 150g　牡丹皮 100g　紫丹参 100g　陈皮 50g　橘络 50g　紫河车 50g　怀山药 150g　白扁豆 150g　山萸肉 100g　仙灵脾 90g　杜仲 100g　泽泻 100g　龟甲 100g　生甘草 50g　炙苏子 100g　款冬花 100g　冬虫夏草 15g　蛤蚧 2 对　生晒参 100g　西洋参 100g　阿胶 100g　白果 70 枚　胡桃肉 100g　冰糖 1000g　蜂蜜 300g　诸药水浸 1 天,煎熬收膏

按:患儿哮喘经治症情明显改善,进入稳定期,干咳少痰,舌红,苔花剥,脉细,证属肺肾阴虚,脾虚夹痰。此型患儿临床虽不多见,但阴虚夹痰之哮喘更显顽固,难以控制,调治以滋养肺肾之阴为要。因此在膏方调扶中加入西洋参、玉竹、龟甲、天麦冬、冬虫夏草、五味子等滋补肺肾之阴,润肺化痰纳气以巩固疗效。

8. 过敏性鼻炎兼哮喘案

倪某,女,12 岁。2005 年 12 月 14 日初诊。哮喘 8 年。易感咳嗽,经治疗抵抗力增强,咳喘稳定,半年未发,唯过敏性鼻炎时作。舌苔薄白,脉细少滑。证属肺气不足,过敏体质;治拟益气升清,健脾化痰,扶正御邪。处方:

太子参 150g　南沙参 150g　炒白术 150g　生黄芪 150g　辛夷花 90g　苍耳子 100g　香白芷 90g　炒黄芩 90g　净蝉衣 90g　生甘草 50g　玉桔梗 50g　大川芎 60g　炙麻黄 60g　苦杏仁 90g　牛蒡子 100g　姜半夏 100g　炙苏子 120g　僵蚕 100g　广地龙 120g　款冬花 100g　川贝母 50g　象贝母 100g　炒枳实 90g　瓜蒌仁 100g　莱菔子 100g　连翘 100g　陈皮 50g　橘络 50g　大生地 100g　西洋参 80g　蛤蚧 2 对　紫河车 50g　核桃肉 500g　黑芝麻 300g　冰糖 500g　蜂蜜 250g　阿胶 100g　收膏

二诊:2006 年 11 月 30 日。哮喘 9 年,经夏季穴位敷贴及冬令中药调补,抵抗力增强,纳佳便调,唯鼻炎尚发,食蟹后曾引发哮喘 1 次,舌红苔薄,脉细小滑。过敏体质,肾元本亏,再拟益气活血通窍,健脾化痰补肾。处方:

太子参 150g　南沙参 150g　北沙参 150g　炒白术 150g　黄芪 150g　大川芎 100g　当归 100g　辛夷 100g　苍耳子 100g　香白芷 100g　黄芩 100g　炙麻黄 60g　苦杏仁 100g　川象贝 100g　炙苏子 100g　生甘草 50g　僵蚕 100g　姜半夏 100g　陈皮 60g　橘络 60g　炒枳实 100g　大生地 100g　款冬花 100g　莱菔子 100g　连翘 100g　杜仲 100g　生姜片 20 片　紫河车 100g　蛤蚧 2 对　西洋参 100g　核桃肉 500g　黑芝麻 300g　冰糖 500g　蜂蜜 300g　陈阿胶 100g　收膏

三诊:2007 年 11 月 20 日。哮喘 10 年,经敷贴及中药调治,抵抗力增强,唯过敏体质,嚏涕多,喉有细笛音少许,自能缓解,未喘,纳少,大便偏干,三日一行,形瘦,手凉有汗,舌红苔薄,脉细带弦。再拟益气活血通窍,健脾化痰滋肾。处方:

太子参 200g　南沙参 150g　北沙参 150g　炒白术 100g　生黄芪 200g　当归 100g　大川芎 100g　辛夷 100g　大生地 150g　苍耳子 100g　石菖蒲 100g　炒黄芩 100g　生甘草 50g　炙麻黄 50g　苦杏仁 100g　川贝母 50g　象贝母 100g　姜半夏 100g　陈

皮 60g 橘络 60g 炒枳实 100g 广木香 60g 瓜蒌仁 150g 射干 60g 生首乌 150g 款冬花 100g 僵蚕 100g 净蝉衣 60g 蛤蚧 2 对 西洋参 100g 枸杞子 100g 生姜片 30g 坎炁 5 条 核桃肉 500g 黑芝麻 300g 陈阿胶 100g 冰糖 500g 蜂蜜 200g 收膏

按:本例患儿素有哮喘史,症情稳定,唯鼻炎尚发,过敏体质,质薄易感,证属肺脾两虚。肺气不足,使气之升降逆乱,触动肺中伏痰,则痰升气阻而发病,各种过敏因素,影响肺之治节、通调、输布、宣肃功能,因此在健脾化痰药中加入益气升清之黄芪、太子参、沙参配当归、川芎活血,参以辛夷、苍耳子、蝉衣、白芷祛风通窍以治鼻炎,加强防御。

9. **哮喘痰热阻肺案**

翁某,男,6 岁。2005 年 12 月 19 日初诊。有哮喘史 2 年,经治缓解,易感发热,咳则痰多,形体壮实,纳佳便调。鼻炎时发,涕痰黄稠。舌红,苔薄,两脉细滑。痰浊内阻化热,肺失宣肃,肾不纳气。治拟宣肺豁痰,清热通窍,固本培元。处方:

炙麻黄 30g 苦杏仁 100g 甘草 30g 桔梗 50g 辛夷 100g 牛蒡子 100g 葶苈子 150g 苍耳子 100g 蝉衣 100g 姜半夏 100g 陈皮 100g 橘络 100g 白芥子 60g 莱菔子 100g 连翘 100g 僵蚕 100g 白芷 100g 黄芩 90g 大川芎 90g 大生地 100g 大熟地 50g 川贝母 50g 象贝母 100g 云茯苓 150g 益智仁 100g 牡丹皮 100g 补骨脂 100g 怀牛膝 100g 五味子 50g 黄芪 150g 太子参 150g 南沙参 100g 广地龙 100g 炙百部 100g 赤芍 150g 白芍 150g 紫菀 50g 款冬花 100g 生白术 100g 紫河车 50g 蛤蚧 2 对 天麦冬[各] 200g 坎炁 4 条 银杏肉 100g 陈阿胶 100g 胡桃肉 250g 黑芝麻 150g 西洋参 100g 冰糖 500g 蜂蜜 200g 收膏

二诊:2006 年 12 月 2 日。哮喘稳定,1 年未发,尚易感发热,咳则多痰,形体壮实,鼻炎未愈,纳佳便调。舌红,苔薄,脉浮细滑。痰热未清,肺失宣肃,肾元尚弱。治拟宣肺豁痰,清热通窍,固本培元。处方:

炙麻黄 60g 苦杏仁 100g 玉桔梗 50g 生甘草 30g 牛蒡子 100g 炙苏子 150g 葶苈子 150g 辛夷 100g 净蝉衣 100g 大川芎 100g 苍耳子 100g 姜半夏 100g 陈皮 60g 橘络 60g 太子参 150g 南沙参 100g 北沙参 100g 生黄芪 150g 黄芩 100g 僵蚕 100g 川贝母 50g 象贝母 100g 云茯苓 150g 牡丹皮 100g 紫丹参 100g 赤芍 150g 白芍 150g 当归 100g 大麦冬 100g 菟丝子 100g 益智仁 100g 五味子 50g 炒白术 150g 蛤蚧 2 对 坎炁 5 条 西洋参 100g 胡桃肉 500g 黑芝麻 200g 白果 150g 阿胶 100g 冰糖 500g 蜂蜜 200g 收膏

三诊:2007 年 11 月 28 日。膏方调治 3 年,哮喘未发,抗力增强,外感次减。纳佳便干,生长良好。苔薄润,舌淡红,脉细带滑。再拟肺脾肾三经同调。处方:

黄芪 200g 太子参 200g 北沙参 150g 炒白术 150g 苦杏仁 100g 瓜蒌仁 100g 姜半夏 100g 陈皮 50g 橘络 50g 云茯苓 100g 川贝母 60g 炒枳壳 100g 辛夷 100g 净蝉衣 90g 玉桔梗 50g 桑叶 100g 桑白皮 100g 生甘草 50g 当归 100g 大生地 150g 牛蒡子 100g 丹皮 100g 怀山药 150g 青防风 60g 僵蚕 100g 赤芍 100g 白芍 100g 天冬 100g 麦冬 100g 桃仁 100g 枸杞子 100g 菟丝子 100g 五味子 50g 金银花 150g 炙苏子 100g 蛤蚧 2 对 生晒参 100g 坎炁 5 条 核桃肉 500g 黑芝麻 300g 大红枣 250g 阿胶 100g 冰糖 500g 蜂蜜 300g 收膏

按:本例患儿咳嗽痰多,形体壮实,鼻塞涕稠色黄,舌红,苔腻,属痰热壅肺型哮喘。肺、脾、肾三脏本不足，痰饮留伏郁而化热上逆，是哮喘发生的重要因素。故选三拗汤加黄芩、牛蒡子等宣肺豁痰清上焦肺热；方中加入葶苈子、白芥子、莱菔子、半夏等加重泻肺豁痰，使痰清症和，哮喘自能缓解。后期症情静止不喘，生长良好，则选用金水六君子汤加滋肾纳气之品巩固疗效。

10. 胃炎兼反复外感案

倪某，男，15 岁。2006 年 11 月 19 日初诊。质薄易感，发热咳嗽，有胃炎史，脾运失司，纳少恶心泛酸，面色萎黄，形瘦瘦弱，治疗后饮食增加，大便偏干，舌苔薄腻，脉细而软。脾肺两虚，胃失和降，先拟益气助运，扶脾固卫，和胃化痰。处方：

路党参 150g　南沙参 150g　炒白术 100g　姜川连 30g　吴茱萸 30g　炒白芍 100g　姜半夏 100g　茯神 150g　苦杏仁 100g　炙苏子 120g　辛夷 100g　生黄芪 150g　软柴胡 60g　炒黄芩 100g　香白芷 90g　砂仁 30g　豆蔻仁 30g　石菖蒲 100g　大川芎 90g　当归 100g　大生地 100g　天冬 100g　麦冬 100g　陈皮 60g　橘络 60g　炙鸡内金 100g　青防风 60g　怀山药 150g　枸杞子 100g　玉桔梗 50g　牛蒡子 100g　莱菔子 100g　连翘 100g　生谷芽 150g　菟丝子 100g　生首乌 150g　益智仁 100g　太子参 150g　生姜片 50g　湘莲肉 250g　紫河车 100g　陈阿胶 100g　大红枣 200g　冰糖 500g　蜂蜜 200g　收膏

二诊：2007 年 12 月 1 日。调治之后，体质增强，咳嗽偶发，口炎碎痛，食欲欠佳，形体偏瘦。二便尚调，舌苔薄腻，脉细而软。再拟益气健脾醒胃，化痰通窍滋肾。处方：

路党参 200g　南沙参 150g　北沙参 150g　白术 150g　黄芪 300g　云茯苓 150g　姜半夏 100g　苦杏仁 100g　姜川连 50g　吴茱萸 30g　炒白芍 100g　当归 100g　大生地 100g　大熟地 100g　大麦冬 100g　砂仁 30g　豆蔻仁 30g　大川芎 100g　陈皮 50g　橘络 50g　炙鸡内金 100g　怀山药 150g　枸杞子 100g　竹叶 100g　玉桔梗 50g　生甘草 50g　莱菔子 100g　连翘 100g　菟丝子 100g　生首乌 150g　益智仁 150g　牡丹皮 100g　紫丹参 100g　石菖蒲 100g　核桃肉 500g　湘莲肉 300g　五味子 50g　生晒参 100g　鹿角胶 100g　紫河车 150g　龟甲胶 150g　大红枣 150g　冰糖 500g　蜂蜜 300g　收膏

三诊：2008 年 11 月 22 日。中药调治后，咳嗽未发，食欲欠佳，形体偏瘦，咽痛蛾肿，口舌碎痛时作，二便尚调，苔薄白腻，脉细少滑。再拟清心泻火，健脾化痰，滋肾纳气。处方：

潞党参 150g　南沙参 150g　北沙参 150g　炒白术 150g　云茯苓 150g　黄芪 200g　姜川连 60g　制半夏 100g　苦杏仁 100g　玉桔梗 50g　牛蒡子 100g　炒白芍 100g　当归 100g　大生地 100g　大熟地 100g　砂仁 50g　豆蔻仁 50g　天冬 100g　麦冬 100g　炙鸡内金 100g　怀山药 150g　枸杞子 100g　竹叶 100g　生甘草 50g　菟丝子 100g　生首乌 100g　益智仁 100g　牡丹皮 100g　紫丹参 100g　陈皮 50g　橘络 50g　五味子 50g　生谷芽 150g　生麦芽 50g　莱菔子 100g　西洋参 100g　紫河车 150g　龟甲胶 150g　鹿角胶 150g　核桃肉 500g　黑芝麻 200g　湘莲肉 250g　生晒野山参粉 2 支　冰糖 500g　蜂蜜 250g　收膏

按：本例患儿有胃窦炎史，纳少恶心泛酸，又质薄易感，反复感冒咳嗽咽痛，面色萎黄，形体消瘦，证属肺胃同病。肺为水之上源，若肺气虚衰，则治节无权，失于输布，凝液为痰；脾胃乃水谷之海，脾虚则运化失司，湿聚为痰，痰阻气道，经常感冒咳嗽；胃失和降，气机逆上，则恶心泛酸均作。因此，以六君子汤加黄芪益气补肺固卫，小柴胡汤加左金丸和解表里，化痰和胃降逆；而调治获效后，以其形体羸瘦，体质薄弱，加入生晒野山参粉、紫河车、龟甲胶、鹿角胶等大补元气，阴阳兼补，培植先天肾元，以壮身健骨。

11. 生长发育迟缓案

林某，男，14岁。2007年12月19日初诊。厌食10年，生长迟缓，形矮瘦小，中脘隐痛，胃纳欠馨，大便尚调。舌胖红，苔薄润。证属脾胃虚弱，运化乏权，肾气不足；治拟益气健脾养胃，滋肾壮骨助长。处方：

潞党参150g　生白术150g　白茯苓100g　炙甘草30g　绵黄芪150g　北柴胡50g　炒枳壳100g　大白芍100g　全当归100g　生地黄100g　熟地黄100g　西砂仁50g　炒杜仲150g　枸杞子100g　山萸肉100g　怀山药150g　福泽泻150g　牡丹皮100g　菟丝子100g　桑寄生150g　怀牛膝100g　金狗脊100g　青陈皮各80g　广木香60g　大川芎60g　香谷芽200g　白扁豆150g　炙鸡金100g　紫苏梗100g　补骨脂100g　紫河车100g　生晒山参粉8g　鹿角胶100g　龟甲膏100g　清阿胶100g　湘莲肉300g　核桃肉400g　冰糖500g　蜂蜜250g　诸药水浸1天，煎熬收膏

二诊：2008年12月24日。质薄体弱，生长缓慢，经中药调理抵抗力增强，生长良好，一年身高长7cm，学习成绩进步，舌红苔润，脉细尺软。再拟调治脾肾，滋肾壮骨。处方：

太子参200g　焦白术200g　绵黄芪200g　生甘草30g　白茯苓150g　怀山药150g　生地100g　熟地100g　炒白芍100g　山萸肉100g　全当归100g　牡丹皮100g　炒杜仲150g　菟丝子100g　益智仁100g　枸杞子150g　淮小麦150g　福泽泻150g　金狗脊100g　桑寄生150g　女贞子100g　大川芎100g　白扁豆150g　紫丹参150g　北沙参150g　紫河车100g　广陈皮100g　龟甲胶100g　鹿角霜100g　阿胶100g　核桃肉500g　黑芝麻250g　湘莲300g　冰糖300g　饴糖300g　生晒山参粉4g　收膏

按：本病案属本虚夹实，以虚为重，病变主要在脾胃。《灵枢·脉度》所谓："脾气通于口，脾和则口能知五谷矣。"脾气和则知饥索食，食而知味；脾胃为后天之本，气血生化之源，由于各种原因损伤脾胃，日久运化失职，水谷精微不能吸收，脏腑百骸失于滋养，渐至形体羸瘦，津液内亏；脾病及肾，肾精不足，髓失所养，久而或骨骼畸形，发育迟缓。为此治疗以顾护脾胃之本，调脾醒胃以助纳运，使后天气血生化渐充。以八珍汤加黄芪、丹参补气养血活血；合六味地黄丸加杜仲、狗脊、枸杞、女贞子等滋补肝肾精血，尤加龟甲、鹿角滋元阴、壮元阳，紫河车大补气血。诸药合用，为气血阴阳并补之剂，有益气健脾醒胃、滋肾壮骨助长之功，可促进小儿加速生长发育。

12. 注意力缺陷案

王某，男，13岁。2005年12月2日初诊。形体瘦弱，胃纳欠佳，上课注意力难以集中，记忆力较差，二便尚调，舌红苔净。证属心脾两虚，气血不足，髓海失养。值此生长发育期，姑拟益气养血，补肾健脑。处方：

太子参150g　焦白术100g　生黄芪150g　炙甘草50g　茯神木150g　淡竹叶100g　青龙齿300g　姜川连30g　赤芍100g　白芍100g　生地100g　熟地100g　益智仁100g　全当归100g　生百合150g　九节菖蒲150g　制远志60g　炒枣仁100g　大川芎90g　怀山药150g　枸杞子100g　山萸肉100g　菟丝子150g　丹参100g　丹

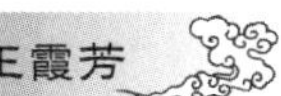

参100g　福泽泻100g　柏子仁100g　琥珀粉50g　粉葛根100g　川石斛150g　生谷芽150g　广陈皮100g　小青皮60g　炒杜仲150g　何首乌150g　龟甲胶100g　鹿角霜100g　生晒山参粉4g　核桃肉500g　黑芝麻200g　大红枣200g　蜂蜜200g　冰糖500g　收膏

二诊:2006年12月30日。经调治后症情进步,胃口已开,夜眠转安,学习成绩提高,纳可便调。再拟益气养血,补肾健脑。处方:

玉桂枝30g　赤芍100g　白芍100g　茯神木150g　姜川连30g　淡竹叶100g　生龙齿300g　大生地100g　熟地黄60g　九节菖蒲120g　制远志60g　炒枣仁100g　全当归100g　生百合150g　大川芎90g　生黄芪150g　怀牛膝150g　枸杞子100g　山萸肉90g　白扁豆150g　炙甘草50g　菟丝子100g　丹参100g　丹皮100g　福泽泻150g　炙鸡金100g　柏子仁100g　青皮100g　陈皮100g　粉葛根100g　升麻30g　川黄柏50g　生姜30片　生谷芽150g　生晒参100g　鹿角胶100g　龟甲胶100g　黑芝麻250g　核桃肉500g　大红枣200g　蜂蜜200g　冰糖600g　诸药水浸1天,煎熬收膏

按:《证治汇补》曰:"人之所生者心,心之所养者血,心血一虚,神气失守。"脾为后天之本,气血生化之源,脾经气血充盈则为神志活动提供物质基础。若脾经气血亏虚,不能上荣于心,心脾两虚,神失所养,智识不开,或先天禀赋不足,气血不能上承于脑,脑髓空虚,神失所养,故思想不能集中,记忆力较差,学习困难。膏方从后天着手,补脾气养心血,使气血充养脑髓以益智健脑,中药调治逐步提高患儿智力,兼以培补元气,滋补肝肾之阴,达到平衡阴阳。治疗上运用"治病必求其本"、调和阴阳的原则,注重标本兼治,培本为主。

13. **疳病案**

于某,女,7岁。2009年11月6日初诊。厌食,有胃炎史已3年。形瘦偏矮,生长缓慢,面色少华,体虚易感,多嚏流涕,时有咳嗽,食欲不振,食多经常呕吐,盗汗如淋,大便散泄,舌淡红,苔薄腻,脉细濡。证属肺脾同病,胃失和降,久病及肾。姑拟益气固卫,健脾补土,补肾壮骨。处方:

潞党参150g　焦白术150g　生黄芪150g　炙甘草50g　茯苓150g　姜半夏100g　广陈皮90g　姜竹茹100g　防风60g　桂枝50g　炒白芍120g　大川芎60g　炮姜50g　炒补骨脂100g　焦山楂100g　焦六曲100g　炒谷芽150g　炒扁豆150g　炒山药150g　煅龙骨300g　煅牡蛎300g　杜仲120g　桑寄生150g　怀牛膝100g　狗脊100g　砂仁后下50g　熟地100g　菟丝子100g　山萸肉90g　藿香100g　广木香60g　姜川连30g　生晒参100g　阿胶100g　红枣70枚　湘莲肉500g　蜂蜜400g　冰糖250g　枸杞子120g　收膏

二诊:2010年11月8日。去年中药及手法治疗后食欲渐增,呕吐不作,大便成形,唯形体偏矮,清晨喷嚏清涕减少,舌淡红,苔根薄腻,脉濡细。胃气虽和,脾气尚虚,生长缓慢,再拟益气健脾固卫,滋肾补髓壮骨。处方:

党参150g　焦白术150g　黄芪200g　白茯苓150g　桂枝30g　炒白芍100g　大川芎60g　炮姜50g　炒扁豆150g　熟地100g　砂仁60g　炒山药150g　苍耳子90g　辛夷100g　杜仲150g　狗脊100g　炒补骨脂100g　山萸肉90g　细辛30g　藿香100g　紫河车60g　煨木香60g　葛根100g　怀牛膝100g　菟丝子100g　佛手60g　陈皮90g

姜竹茹 90g 炙甘草 50g 枸杞子 100g 生晒参 200g 阿胶 100g 核桃肉 300g 湘莲肉 300g 红枣 200g 蜂蜜 400g 冰糖 300g 收膏

按：疳病病变脏腑主要在脾胃，无论何种原因形成，其共同的病理变化都是由于脾胃运化功能失常。脾胃受损，气液耗伤，致全身虚弱羸瘦。正如钱乙所论："疳皆脾胃病，亡津液之所作也。"津液消亡，气血亏耗，可渐至五脏皆虚。因此治疗疳证务必处处以顾护脾胃为本，调脾和胃，以助受纳和运化，使后天生化渐充，兼以滋阴养肝，扶元固肾。全方气血双补，以达益气健脾醒胃，滋肾壮骨助长之功，则可趋于康复。

14. 生长发育迟缓案

褚某，女，12 岁。1990 年 11 月 3 日初诊。原有厌食史，经治胃纳渐馨，面黄形瘦，体型矮小生长缓慢，手足汗多，大便隔日一行，夜寐欠安，学习成绩尚佳，舌胖，苔薄，两脉沉细。证属脾气尚弱，运化乏权，肾气不足；治拟调理脾胃，滋肾壮骨。处方：

太子参 100g 生白术 120g 朱茯苓 120g 白扁豆 120g 仙鹤草 150g 制远志 60g 炒杜仲 90g 补骨脂 100g 怀山药 150g 牡丹皮 90g 紫丹参 120g 全当归 90g 炒白芍 100g 佛手片 60g 怀牛膝 120g 大生地 120g 熟地黄 60g 西砂仁后下 40g 白豆蔻 30g 煨三棱 60g 煨莪术 60g 炒枳壳 60g 煨木香 50g 仙灵脾 90g 盐水炒川柏 90g 淡竹叶 60g 生龙齿 200g 生麦芽 150g 生谷芽 150g 紫河车 30g 阿胶 90g 湘莲肉 300g 大枣 100g 核桃肉 400g 冰糖 500g 饴糖 250g 蜂蜜 250g 收膏

二诊：1994 年 11 月 15 日。患儿自幼生长缓慢，胃纳较少，时有胃脘疼痛，常有骨节酸痛，夜寐不安，渴喜冷饮，面黄形瘦，大便秘结，舌胖苔薄，脉细。证属肾气不足，中土失运，治拟健脾补肾。处方；

太子参 100g 生白术 120g 朱茯苓 120g 白扁豆 120g 仙鹤草 150g 制远志 60g 炒杜仲 90g 补骨脂 100g 怀山药 150g 牡丹皮 90g 紫丹参 120g 全当归 90g 炒白芍 100g 佛手片 60g 淡竹叶 60g 生龙齿 200g 大生地 120g 熟地黄 60g 西砂仁后下 40g 白豆蔻 30g 煨三棱 60g 煨莪术 60g 炒枳壳 60g 煨木香 50g 仙灵脾 90g 盐水炒川柏 90g 怀牛膝 120g 生麦芽 150g 生谷芽 150g 紫河车 30g 陈阿胶 90g 湘莲肉 120g 大红枣 100g 核桃肉 120g 收膏

按：饮食失节，生活失宜，或疾病影响，导致脾胃损伤，则化源不足，五脏失养，久病及肾，脾肾不足，肾精亏虚，骨髓生化乏源，影响小儿的正常生长发育。如《小儿卫生总微论方》中说："因脾脏虚损，津液消亡，病久相传，至五脏皆损也。"故治疗以扶正补虚为主，治拟调理脾胃，滋肾壮骨。

15. 口炎案

林某，女，5 岁。2005 年 12 月 3 日初诊。口炎反复，大便干结 2 年。纳可挑食，口臭，便坚肛裂，面痧细红，舌红赤，苔薄黄。姑拟滋阴清热，泻火通腑。处方：

珠儿参 100g 北沙参 100g 太子参 100g 清甘草 50g 川石斛 150g 银花 100g 连翘 100g 丹皮 100g 丹参 100g 蝉衣 60g 炒赤芍 100g 炒莱菔子 100g 天花粉 100g 甜杏仁 60g 薏苡仁 300g 大生地 150g 玄参 100g 通草 60g 滑石 150g 炒枳壳 100g 泽泻 100g 生首乌 150g 天门冬 100g 苦参 100g 生山栀 100g 核桃肉 400g 黑芝麻 300g 湘莲 500g 冰糖 500g 蜂蜜 300g 阿胶 50g 收膏

按：患儿反复口炎，便干口臭，为阴虚热盛之象，故以珠儿参、北沙参、天花粉、川石斛、太子参等益气养阴；生地、玄参、生首乌、枳壳养阴增液通便；银翘、山栀、苦参清热泻火；丹皮、丹参、赤芍凉血活血;佐入薏苡仁、泽泻、滑石、通草等利湿泻热,使邪有出路。吴鞠通云:“温热阳邪也,阳盛则伤人之阴也。”《温病条辨》中指出温邪“在上焦以清邪为主,清邪之后,必继以存阴;在下焦以存阴为主,存阴之先,若邪尚有余,必先以搜邪”。阴虚生内热,口炎便结反复不愈,是应滋阴为主,采用甘寒生津、酸甘化阴、咸寒增液等,兼以凉血泻火利湿,使热自二便下泄。膏方调治也必须坚持辨证求因,审因论治。

(封玉琳　李　华　丁惠玲)

王育群

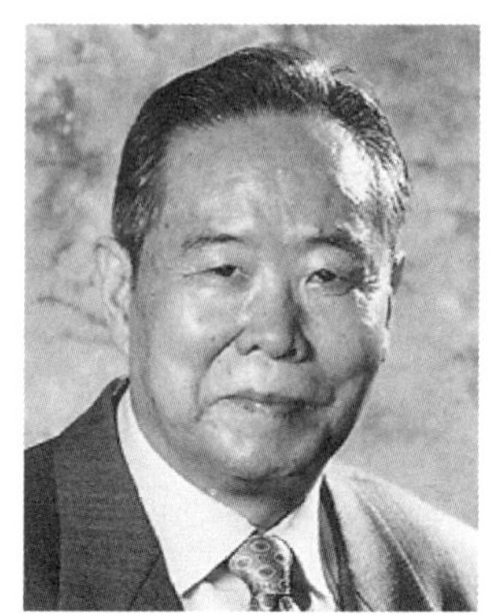

王育群，男，1936年出生，祖籍青岛。上海中医药大学附属龙华医院肝科主任医师，教授，硕士研究生导师，龙华医院王育群工作室导师。上海市中医药学会肝病专业委员会主任委员、中国中医药学会肝胆病专业委员会委员、中国中医药学会内科专业委员会委员、上海市肝病研究中心常委、上海市慢性肝炎防治中心常委。1962年毕业于上海中医学院医疗系。先后在国内外专业刊物上发表论文100余篇，主编了《中医外感病辨治》《肝胆证治广纂》《内科疾病名家验案评析》等学术专著，并担任全国高等院校中西医结合教材《中西医结合内科学》《中西医结合传染病学》副主编。曾应邀赴日本、美国、澳洲等地讲学及诊疗活动，受到好评。先后主持了市局级课题近10项，其中"2888例急性甲型病毒性肝炎临床研究"获国家中医药管理局科技成果二等奖。带教研究生10名。

一、临床经验和防治优势

（一）慢性肝病应用膏方治疗的可行性

中医认为肝主疏泄，主一身之气机，并与脾肾密切相关。临床可表现为肝气郁结，两胁作胀，性情抑郁；或肝郁脾虚，乏力纳减，胁肋隐痛，腹泻便溏；或肝郁化火，急躁易怒，失眠多梦，面生痤疮；或肝肾阴虚，大便秘结，易于脱发，腰膝酸软，遗精早泄等等。总之"肝"致病，症状最杂，治疗亦难。《素问·四气调神大论》云："夫四时阴阳者，万物之根本也，所以圣人春夏养阳，秋冬养阴，以从其根。"所以冬令时节是固本培元的重要时期，也是膏方应用的合适时机。慢性肝病运用膏方并非单纯是补剂，其中还蕴含纠正机体气血阴阳偏盛或偏衰之意，有治疗疾病的临床疗效，也是慢性肝病中医药治疗可以选择的一种方法。

（二）膏方治疗人群的选择

一般而言，慢性肝病患者，包括各类慢性病毒性肝炎、酒精性肝病、脂肪肝、自身免疫性肝病、隐匿性肝病、肝硬化和肝癌等中符合下述条件者可以服用膏方：①病情相对稳定，肝功能基本正常；②脾胃功能基本正常，即饮食尚可，大便尚正常；③新近未患感冒、咳嗽等急性病症。

（三）膏方治疗的基本原则和方法

①补益肝肾，平调阴阳；②疏肝健脾，调理气血；③祛邪扶正。临床运用时，以中医辨证治疗为纲，结合具体辨病治疗为辅。服用膏方前先服1~2周"开路方"，以健脾和胃，有助于提高膏方治疗的临床疗效和增强患者的服药依从性。药物选择上，可选杞子、菊花、生熟地、杜仲、桑寄生、怀牛膝、玉竹、黄精、沙参、麦冬、补骨脂等补益肝肾、平调阴阳；柴胡、枳壳、延

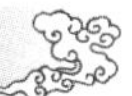

胡索、陈皮、姜半夏、云茯苓、白术、米仁、木香、砂仁、炙鸡内金、生山楂等疏肝健脾、化湿开胃；垂盆草、鸡骨草、苦参、蛇舌草、黄芩、黄连、当归、白芍、丹参、赤芍、炙鳖甲、黄芪、党参、太子参等清热解毒、调理气血。药物浓煎取汁后可选取冰糖、饴糖、木糖醇、阿胶、胡桃肉、龟甲胶或鳖甲胶等收膏。其中糖类一方面改善口感，另一方面可补中缓急。胶类则有补益之功。而用冬虫夏草，认为“冬虫夏草，性味甘温，入肺、脾、肝、肾四经，有补虚损、益精气、养肺之功”；特别取其可调节慢性肝病患者的机体免疫状态，改善体质，有助于改善病情、提高疗效，适合在慢性肝病膏方中使用。

二、医案精选

1. 乙肝“小三阳”案

王某，男，55岁。2003年11月24日初诊。患者今年体检查乙肝两对半示：HBsAg(+)为乙肝小三阳，HBV-DNA(-)。近日查肝功能示：谷丙转氨酶(ALT)46U/L，谷草转氨酶(AST)23U/L，总胆红素(TB)9.3μmol/L。现感乏力，肝区偶有不适，背部易出皮疹，大便畅，胃纳可，寐欠安，脉弦，苔薄腻。证属肝郁脾虚，肝肾不足。治拟疏肝健脾，补益肝肾，杞菊地黄丸合柴胡疏肝散化裁。处方：

生黄芪300g　杞子300g　菊花300g　生地300g　熟地300g　玉竹300g　黄精300g　制首乌300g　桑寄生300g　杜仲300g　怀牛膝300g　续断300g　枳壳60g　柴胡150g　丹参300g　郁金300g　延胡索300g　川楝子150g　制香附150g　鸡内金150g　生山楂150g　垂盆草150g　鸡骨草150g　蛇舌草150g　虎杖150g　苦参150g　枣仁300g　夜交藤150g　五味子120g　陈皮90g　姜半夏120g　木香90g　黄连30g　肉豆蔻300g　乌药300g　山药300g　仙鹤草300g　砂仁后下60g

另加：阿胶500g　冰糖500g　饴糖500g　龙眼肉250g　收膏

二诊：2005年11月28日。患者为乙肝小三阳，HBV-DNA今年未查。近日查肝功能示ALT、AST、TB均正常。现偶有乏力、肝区欠舒，口干，大便畅，胃纳可，寐安，脉弦，苔薄腻。治拟疏肝健脾，养阴清热。处方：

生黄芪300g　杞子300g　菊花300g　生地300g　熟地300g　玉竹300g　黄精300g　桑寄生300g　杜仲300g　怀牛膝300g　续断300g　枳壳60g　石斛150g　柴胡150g　丹参300g　郁金150g　延胡索300g　鸡内金300g　生山楂300g　夜交藤150g　陈皮150g　姜半夏150g　紫苏梗150g　茯苓150g　薏苡仁300g　竹叶30g　佛手120g　枣仁300g　天花粉300g　泽泻150g　炒白术150g　木香60g　黄连30g　山药300g　补骨脂300g

另：加阿胶500g　龙眼肉250g　龟甲胶250g　鹿角胶250g　收膏

三诊：2009年12月16日。患者为乙肝小三阳，HBV-DNA(-)。近日查血糖示7.6mmol/L。刻下：乏力不明显，肝区舒，口干口苦时有，大便畅，胃纳可，寐欠安，脉弦，苔薄白。治拟益气养阴，补益肝肾。处方：

生黄芪300g　杞子300g　菊花300g　生地300g　熟地300g　玉竹300g　黄精300g　石斛150g　防风90g　炒白术150g　天花粉300g　山药300g　桑寄生90g　杜仲90g　续断300g　补骨脂300g　陈皮90g　姜半夏90g　鸡内金300g　生山楂300g　夜交藤150g　茯苓150g　薏苡仁30g　佛手120g　制首乌300g　肉豆蔻150g　乌药150g　山萸肉150g　车前草150g

另加：阿胶 500g　鳖甲胶 250g　龟甲胶 250g　鹿角胶 250g　收膏

按：肝脏体阴用阳，肝藏血，为刚脏，故以营血柔之。肝失濡养，肝气无以随血而行；湿热邪毒，内困于肝，故致肝气郁结；肝木横逆犯脾而致脾虚，脾虚湿滞，与邪热相交为患。湿热内扰心神，则夜寐欠安，舌脉等皆为其佐证。以蛇草疏肝汤（由蛇舌草、虎杖、黄芩、丹参、延胡索、柴胡、枳壳、郁金等组方，具有解毒活血疏肝之功效）为基本方，予柴胡、枳壳、郁金、苏梗疏肝理气，丹参、延胡索、生山楂等清肝活血，同时黄芩、蛇舌草、虎杖以清热解毒，抗病毒降酶治疗为主。加用杞子、生地、菊花、枣仁等滋补肝肾阴血。

2. 乙肝“大三阳”案

叶某，女，26 岁。2001 年 12 月 28 日初诊。患者有乙肝大三阳病史 2 年余，肝功能反复异常，HBV-DNA 为 7×10^5。今诉平素感乏力，肝区无明显不适，胃纳可，大便成形，夜寐欠安，脉弦细，舌苔薄腻，质红。治拟清热利湿，补益肝肾。处方：

杞子 300g　菊花 300g　生地 300g　熟地 300g　玉竹 300g　制首乌 300g　黄精 300g　桑寄生 300g　杜仲 300g　怀牛膝 300g　续断 300g　柴胡 90g　枳实 60g　丹参 300g　郁金 300g　延胡索 150g　垂盆草 600g　鸡骨草 300g　蛇舌草 300g　虎杖 300g　苦参 300g　龙葵 300g　鸡内金 300g　生山楂 300g　陈皮 150g　姜半夏 90g　云茯苓 150g　苏梗 120g　木香 60g　砂仁^后下^30g　黄连 30g　制香附 120g　香谷芽 300g　枣仁 300g　生黄芪 300g　生草 30g　黄芩 90g　乌药 150g　五味子 120g　补骨脂 150g

另加：阿胶 500g　冰糖 500g　饴糖 500g　龙眼肉 250g　收膏

二诊：2003 年 11 月 29 日。乙肝大三阳，肝功能正常，HBV-DNA 未查。现偶感乏力，胃纳平，大便成形，夜寐欠安，脉弦细，苔薄腻。治拟补益肝肾，清热解毒。处方：

生黄芪 300g　杞子 300g　菊花 300g　生地 300g　熟地 300g　玉竹 300g　制首乌 300g　黄精 300g　桑寄生 300g　杜仲 300g　怀牛膝 300g　续断 300g　柴胡 90g　枳实 60g　丹参 300g　郁金 300g　延胡索 150g　垂盆草 600g　鸡骨草 300g　蛇舌草 300g　虎杖 150g　苦参 300g　龙葵 300g　鸡内金 150g　生山楂 150g　陈皮 150g　姜半夏 90g　云茯苓 150g　苏梗 150g　木香 60g　砂仁^后下^30g　黄连 30g　制香附 90g　香谷芽 300g　枣仁 300g　生黄芪 300g　生草 30g　黄芩 90g　夜交藤 150g　合欢皮 150g

另加：阿胶 500g　冰糖 500g　饴糖 500g　龙眼肉 250g　胡桃肉 250g　收膏

三诊：2004 年 11 月 8 日。乙肝大三阳，肝功能正常，HBV-DNA 为 4×10^3。刻下：胃纳欠舒，大便成形，夜寐欠安，脉弦细，苔薄腻。治拟疏肝健脾，清热解毒。处方：

杞子 300g　菊花 300g　柴胡 90g　枳壳 60g　丹参 300g　郁金 150g　延胡索 150g　垂盆草 600g　鸡骨草 300g　蛇舌草 300g　虎杖 150g　苦参 300g　龙葵 300g　鸡内金 150g　生山楂 150g　陈皮 150g　姜半夏 90g　云茯苓 150g　苏梗 150g　木香 60g　生黄芪 300g　砂仁 30g　黄连 30g　黄芩 90g　枣仁 300g　制香附 90g　香谷芽 300g　夜交藤 300g　合欢皮 300g　生地 300g　熟地 300g　玉竹 300g　黄精 300g　制首乌 300g　桑寄生 300g　杜仲 300g　怀牛膝 300g　续断 300g

另加：阿胶 500g　饴糖 500g　龙眼肉 250g　胡桃肉 250g　龟甲胶 150g　收膏

四诊：2008 年 11 月 10 日。乙肝大三阳，肝功能正常，HBV-DNA（-）。刻下：胃纳可，大便成形，夜寐安，脉弦细，苔薄腻。治拟疏肝健脾，益气养阴。处方：

杞子 300g　菊花 300g　柴胡 150g　枳壳 60g　丹参 300g　郁金 150g　延胡索 150g

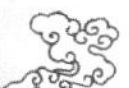

垂盆草300g　鸡骨草300g　蛇舌草300g　苦参300g　龙葵150g　鸡内金150g　乌药150g　生山楂150g　陈皮90g　姜半夏90g　云茯苓150g　木香60g　生黄芪300g　炒党参300g　砂仁30g　黄芩90g　枣仁300g　制香附90g　香谷芽300g　生地300g　熟地300g　玉竹300g　黄精300g　桑寄生300g　杜仲300g　怀牛膝300g　续断300g　泽泻150g　炒白术150g　山药150g　补骨脂150g　车前草150g

另加:阿胶350g　冰糖350g　饴糖500g　龙眼肉250g　鳖甲胶150g　龟甲胶150g　收膏

按:本案病因以湿浊、邪毒、瘀血为主,日久脏腑功能受损,致气血运行受阻,湿浊、瘀血不化,邪毒内滞,共同为患;而其中又以湿阻中焦、脾失健运为重,故拟化湿解毒、健脾助运、活血为治疗大法。方选温胆汤理气化湿、和胃助运,并木香、苏梗、生山楂等芳香醒脾开胃,再配以垂盆草、鸡骨草、蛇舌草、苦参、龙葵、米仁等解毒清热化湿之品,以及丹参、郁金活血行气,共同治之。药后症情改善明显。四诊时,湿浊邪毒渐去,脏腑功能恢复大半,气血渐调,所以增加益气养阴之品,扶正祛邪。经治患者乏力、肝区不适皆去,胃纳可,夜寐安,二便调。复查肝功能正常,病毒阴性,病情稳定,生活质量得到明显改善。

3. HBeAg阴性慢乙肝患者案一

陈某,女,30岁。2004年12月13日初诊。患者有乙肝小三阳病史,HBV-DNA为4.7×10^4。刻下:肝区不适,乏力,寐宁,大便成形,脉弦,苔薄腻。证属邪毒内蕴,肝郁脾虚;治拟清热解毒,疏肝健脾。处方:

柴胡150g　枳壳90g　丹参300g　郁金300g　延胡索300g　川楝子300g　制香附150g　垂盆草300g　鸡骨草300g　蛇舌草300g　虎杖150g　苦参150g　龙葵150g　木香90g　砂仁30g　黄连30g　陈皮150g　姜半夏150g　云茯苓150g　鸡内金300g　生山楂300g　香谷芽300g　紫苏梗150g　杞子300g　菊花300g　生地300g　熟地300g　玉竹300g　制首乌300g　黄精300g　桑寄生300g　续断300g　怀牛膝300g　杜仲300g　米仁300g　竹叶30g　车前草150g　泽泻150g　炒白术150g　补骨脂300g

另加:阿胶500g　冰糖500g　饴糖500g　龙眼肉250g　胡桃肉250g　收膏

二诊:2006年11月6日。患者乙肝小三阳,查肝功能正常,HBV-DNA为6.8×10^5,现无明显不适,肝区舒,寐宁,大便成形,脉弦,苔厚腻,舌质黯。治拟清热解毒,疏肝理气。处方:

杞子300g　菊花300g　生地300g　熟地300g　玉竹300g　制首乌300g　黄精300g　桑寄生300g　生牡蛎300g　怀牛膝300g　杜仲300g　柴胡90g　枳壳60g　丹参300g　郁金300g　延胡索300g　川楝子300g　制香附150g　垂盆草300g　鸡骨草300g　蛇舌草300g　虎杖150g　苦参150g　龙葵150g　木香90g　砂仁30g　黄连30g　陈皮90g　姜半夏90g　云茯苓150g　鸡内金300g　生山楂300g　香谷芽300g　防风150g　连翘90g　蝉衣150g　车前草150g　泽泻150g　炒白术150g　补骨脂150g

另加:阿胶500g　冰糖350g　饴糖350g　龙眼肉250g　胡桃肉250g　收膏

三诊:2009年11月23日。患者乙肝小三阳,查肝功能正常,HBV-DNA为3×10^3。刻下:无明显不适,肝区舒,寐宁,大便成形,荨麻疹反复,脉弦,苔厚腻,舌质黯。治拟疏肝清热,活血化瘀。处方:

杞子300g　菊花300g　柴胡150g　丹参300g　郁金150g　延胡索150g　生地

150g　熟地 150g　竹叶 300g　黄精 300g　制首乌 300g　杜仲 300g　桑寄生 300g　续断 300g　怀牛膝 300g　米仁 300g　垂盆草 30g　鸡骨草 300g　蛇舌草 300g　苦参 150g　龙葵 150g　平地木 120g　泽泻 150g　炒白术 150g　枳实 150g　川朴 90g　赤芍 150g　炙鳖甲 30g　车前草 150g　连翘 90g　炒枣仁 300g　夜交藤 150g　生黄芪 300g　防风 60g　山药 300g　石斛 150g　麦冬 150g　鸡内金 300g　生山楂 300g

另加:阿胶 350g　冰糖 350g　饴糖 500g　龙眼肉 250g　鳖甲胶 150g　龟甲胶 150g　收膏

四诊:2010 年 11 月 9 日。患者乙肝小三阳,查肝功能正常,HBV-DNA 为 1×10^3。刻下:无明显不适,脉弦,苔厚腻。治拟疏肝理气,补益肝肾。上方加女贞子 150g、墨旱莲 150g。另加阿胶 350g、冰糖 350g、饴糖 500g、龙眼肉 250g、鳖甲胶 150g、龟甲胶 150g,收膏。

按:肝为风木之脏,因有相火内寄,体阴用阳,其性刚,主动主升。肝藏血,血养肝,使肝体柔和。肝主疏泄,以调畅气机,通利气血,促进脾胃开降等,故肝之为病,易阻遏肝气,使肝气不舒而失于疏泄。依据“肝喜条达而恶抑郁”的特性,治疗当顺其性,因势利导,采用疏肝之法。正如《医学衷中参西录·论肝病治法》所言:“木性原善条达,所以治肝之法当以散为补,散者即开发条达之也。”此例患者既往感受疫邪,伏于肝络,阻遏肝气,肝病传脾,脾失健运,水湿中阻,蕴而化湿,故辨为“肝郁脾虚,湿热内蕴”,治以“疏肝健脾,清热解毒化湿”,方拟蛇草疏肝汤化裁治之。以柴胡、香附、枳壳等疏肝理气,丹参、郁金、延胡索、陈皮、木香、黄连、砂仁等疏肝活血、健脾和胃;且治疗全程重视清热解毒方面,如鸡骨草、垂盆草、蛇舌草、龙葵、苦参、虎杖、连翘、米仁等清热解毒化湿为主药,同时随症配以杞子、菊花、续断、杜仲、桑寄生等补益肝肾治疗后,临床症状明显改善、消失;肝功能保持正常,HBsAg(+),HBeAb(+),HBV-DNA 1×10^3IU/ml,病毒定量滴度明显降低,病情好转、稳定。

4. HBeAg 阴性慢乙肝患者案二

徐某,女,36 岁。2003 年 12 月 15 日初诊。患者乙肝小三阳,肝功能正常,HBV-DNA 为 2.2×10^4。患者已停用中药 1 年余,未予抗病毒治疗。刻下:易感乏力,头晕,寐易梦,脉细弦,苔薄腻。治拟清热解毒,补益肝肾。处方:

生黄芪 300g　杞子 300g　菊花 300g　熟地 300g　生地 300g　玉竹 300g　黄精 300g　制首乌 300g　桑寄生 300g　续断 300g　怀牛膝 300g　柴胡 150g　枳壳 60g　丹参 300g　郁金 300g　延胡索 150g　垂盆草 300g　鸡骨草 300g　蛇舌草 300g　苦参 300g　龙葵 300g　虎杖 150g　枣仁 300g　陈皮 150g　姜半夏 150g　云茯苓 150g　紫苏梗 150g　鸡内金 150g　生山楂 150g　补骨脂 300g　香谷芽 300g　五味子 120g　夜交藤 150g　制香附 150g　川楝子 150g

另加:阿胶 500g　冰糖 500g　饴糖 500g　龙眼肉 250g　胡桃仁 250g　收膏

二诊:2005 年 11 月 24 日初诊。患者乙肝小三阳,肝功能正常,HBV-DNA(-)。现偶感乏力,目涩易迎风流泪,无头晕,寐宁,脉细弦,苔薄腻。治拟补益肝肾,疏肝清热。处方:

生黄芪 300g　杞子 300g　菊花 300g　熟地 300g　生地 300g　玉竹 300g　黄精 300g　制首乌 300g　续断 300g　怀牛膝 300g　柴胡 150g　丹参 300g　夜交藤 150g　合欢皮 150g　郁金 150g　延胡索 150g　垂盆草 300g　鸡骨草 300g　蛇舌草 300g　苦

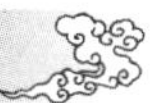

参 300g　龙葵 150g　枣仁 300g　陈皮 90g　姜半夏 90g　云茯苓 150g　麦冬 150g　补骨脂 300g　香谷芽 300g　五味子 90g　防风 90g　生草 30g　枣仁 300g　赤芍 150g　制香附 150g　山药 300g

另加:阿胶 500g　冰糖 500g　饴糖 500g　龙眼肉 250g　胡桃仁 250g　收膏

二诊:2008 年 11 月 17 日初诊。患者乙肝小三阳,肝功能正常,HBV-DNA(-)。刻下:偶有乏力,胃纳可,寐宁,脉细弦,苔厚腻。治拟补益肝肾,疏肝活血。处方:

生黄芪 300g　杞子 300g　菊花 300g　熟地 300g　生地 300g　玉竹 300g　黄精 300g　制首乌 300g　续断 300g　怀牛膝 300g　柴胡 150g　丹参 300g　杜仲 300g　佛手 120g　郁金 150g　延胡索 150g　垂盆草 300g　仙鹤草 300g　米仁 300g　炒枳实 150g　川朴 90g　陈皮 90g　姜半夏 90g　云茯苓 150g　麦冬 150g　连翘 150g　炒党参 90g　益母草 150g　补骨脂 300g　香谷芽 300g　五味子 90g　麻仁 300g　青皮 150g　炙甘草 150g　赤芍 300g　制香附 150g　竹叶 30g　紫苏梗 150g　炒白芍 150g　木香 60g

另加:阿胶 250g　冰糖 500g　饴糖 500g　龙眼肉 250g　胡桃仁 250g　收膏

按:患者乙肝病毒感染为患,日久肝脾受伤,气阴受损,故初诊以疏肝健脾、补益肝肾为治疗大法,取柴胡、杞子、菊花等疏肝,陈皮、姜半夏、云茯苓、米仁、木香、砂仁、炙鸡内金、生山楂等健脾化湿、开胃,郁金、延胡索、丹参行气活血,玉竹、黄精、制首乌、熟地等益气养阴扶正共同治之。药后肝、脾等脏腑功能渐复,乏力、头晕等症状改善。

5. **HBsAg 携带者案**

金某,女,32 岁。2004 年 11 月 1 日初诊。患者发现 HBsAg 阳性 2 年余,肝功能正常,HBV-DNA 阴性。现觉乏力,胃纳可,寐欠安,脉细弦,苔薄腻。补益肝肾,健脾化湿。处方:

杞子 300g　菊花 300g　熟地 300g　生地 300g　黄精 300g　桑寄生 300g　杜仲 300g　续断 300g　夜交藤 300g　制首乌 300g　补骨脂 300g　炒枣仁 300g　合欢皮 300g　五味子 150g　炙远志 90g　石菖蒲 150g　仙鹤草 300g　鸡内金 300g　生山楂 300g　陈皮 150g　姜半夏 150g　云茯苓 150g　木香 90g　黄连 30g　炒黄芩 90g　紫苏梗 150g　佛手 150g　制香附 150g　垂盆草 150g　鸡骨草 150g　蛇舌草 150g　虎杖 150g　苦参 150g　龙葵 150g　米仁 150g　竹叶 30g　生甘草 30g　红枣 150g

另加:阿胶 500g　冰糖 500g　饴糖 500g　龙眼肉 500g　胡桃仁 250g　龟甲胶 250g　收膏

二诊:2006 年 12 月 13 日初诊。患者肝功能正常,HBV-DNA 阴性。刻下:乏力消失,胃纳可,寐欠安,脉细弦,苔薄腻。补益肝肾,健脾化湿。处方:

杞子 300g　菊花 300g　熟地 300g　生地 300g　黄精 300g　桑寄生 300g　怀牛膝 300g　续断 300g　玉竹 300g　补骨脂 300g　仙鹤草 300g　炒枣仁 300g　夜交藤 300g　合欢皮 300g　五味子 90g　炙远志 90g　石菖蒲 90g　乌药 300g　鸡内金 300g　生山楂 300g　陈皮 90g　姜半夏 150g　墨旱莲 300g　云茯苓 150g　佛手 150g　紫苏梗 150g　木香 60g　黄连 30g　柴胡 150g　丹参 300g　郁金 150g　红枣 150g　泽泻 150g　炒白术 150g　仙灵脾 150g　杜仲 300g

另加:阿胶 500g　冰糖 500g　饴糖 500g　龙眼肉 250g　胡桃仁 250g　龟甲胶 250g　鳖甲胶 250g　收膏

三诊:2008 年 11 月 15 日初诊。患者肝功能正常,HBV-DNA 阴性。刻下:胃纳可,劳累后夜寐欠安,脉细弦,苔薄腻,舌质黯红。补益肝肾,健脾化湿。处方:

杞子 300g　菊花 300g　熟地 300g　生地 300g　黄精 300g　桑寄生 300g　怀牛膝 300g　续断 300g　玉竹 300g　补骨脂 150g　仙鹤草 300g　炒枣仁 300g　夜交藤 300g　合欢皮 300g　制首乌 300g　炙远志 150g　石菖蒲 90g　乌药 150g　陈皮 90g　姜半夏 150g　炒黄芩 90g　云茯苓 150g　佛手 120g　炒白术 150g　木香 60g　黄连 30g　香谷芽 300g　垂盆草 300g　乌药 150g　山药 150g　扁豆衣 150g　连翘 150g　泽泻 150g　炒白术 150g　肉豆蔻 300g　杜仲 300g　丹参 150g　赤芍 300g

另加:阿胶 350g　冰糖 350g　饴糖 350g　龙眼肉 250g　胡桃仁 250g　龟甲胶 250g　鳖甲胶 150g　收膏

按:乙肝病毒感染后,患者可能表现出不同临床症状,多归属于中医"胁痛""黄疸""虚证"等范畴,而病情稳定期无黄疸患者属"胁痛"居多,临床表现以纳呆、肝区胀闷不适、乏力为主,辨证为肝郁脾虚,又病情日久,气血不足,肝肾亏虚,当以补益肝肾,健脾化湿,以杞菊地黄丸加减治疗为主。药后正气得复,症状明显改善。

6. 肝炎后综合征案

山某,女,56 岁。2003 年 11 月 3 日初诊。患者 1973 年患急性肝炎,具体治疗用药不详,后未再发。查肝功能及乙肝两对半均正常。现时感肝区不舒,大便欠实,寐欠宁,胃纳可,脉细弦,苔薄腻。证属肝肾两虚,邪毒蕴藉;治拟补益肝肾,健脾化湿。处方:

生黄芪 300g　杞子 300g　菊花 300g　生地 300g　熟地 300g　玉竹 300g　黄精 300g　制首乌 300g　桑寄生 300g　杜仲 300g　续断 300g　怀牛膝 300g　陈皮 150g　姜半夏 150g　木香 60g　黄连 90g　肉豆蔻 150g　乌药 150g　黄芩 90g　鸡内金 300g　生山楂 300g　郁金 300g　延胡索 300g　生牡蛎 300g　川楝子 150g　垂盆草 150g　鸡骨草 150g　蛇舌草 150g　米仁 300g　云茯苓 300g　砂仁^后下^30g　车前草 150g　枣仁 300g　五味子 90g　夜交藤 150g　合欢皮 150g　泽泻 150g　炒白术 150g

另:阿胶 500g　冰糖 500g　饴糖 500g　龙眼肉 250g　收膏

二诊:2004 年 12 月 6 日。总胆红素升高,乙肝两对半正常。现偶感肝区欠舒,大便欠实,寐欠宁,胃纳可,脉细弦,苔薄白。证属肝肾两虚,邪毒蕴藉;治拟补益肝肾,疏肝健脾。处方:

生黄芪 300g　杞子 300g　菊花 300g　生地 300g　熟地 300g　玉竹 300g　黄精 300g　制首乌 300g　桑寄生 300g　杜仲 300g　续断 300g　怀牛膝 300g　陈皮 150g　姜半夏 150g　木香 60g　黄连 30g　肉豆蔻 150g　乌药 150g　黄芩 90g　鸡内金 150g　生山楂 150g　郁金 150g　延胡索 150g　柴胡 150g　川楝子 150g　米仁 300g　云茯苓 150g　砂仁^后下^30g　枳壳 60g　制香附 150g　仙灵脾 300g　补骨脂 300g　枣仁 300g　夜交藤 150g　合欢皮 150g　炒白术 150g

另加:阿胶 500g　冰糖 500g　饴糖 500g　龙眼肉 250g　收膏

三诊:2007 年 11 月 12 日。查肝功能、乙肝两对半均正常。现偶感乏力,着凉后大便欠实,寐欠宁,胃纳可,脉细弦,苔薄白。证属肝肾两虚;治拟补益肝肾,疏肝健脾。处方:

炒党参 150g　炒白术 150g　云茯苓 150g　炙甘草 30g　陈皮 150g　姜半夏 150g　米仁 150g　柴胡 150g　丹参 300g　郁金 150g　延胡索 150g　鸡内金 300g　生山楂 300g　泽泻 150g　枣仁 300g　夜交藤 150g　合欢皮 150g　炙远志 90g　杜仲 300g　桑

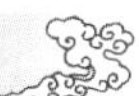

寄生 300g　续断 300g　怀牛膝 300g　米仁 150g　肉豆蔻 150g　乌药 150g　山药 150g　补骨脂 300g　木香 60g　黄连 30g　炒黄芩 90g　扁豆衣 150g　赤芍 150g

另:阿胶 350g　冰糖 350g　饴糖 350g　龙眼肉 250g　胡桃肉 250g　收膏

按:该患者急性肝炎发作后及时治愈,仍遗有肝区不适、乏力、大便欠实等临床表现,先以疏肝解毒祛邪为主,再继以健脾化湿辅助治之。方选蛇草疏肝汤化裁治之,取柴胡、枳壳、郁金、延胡索等疏肝理气,木香、砂仁、炙鸡内金、生山楂等化湿和胃,并以桑寄生、杜仲、续断、怀牛膝等扶正助祛邪,再以垂盆草、鸡骨草、蛇舌草、龙葵解毒清热治之;待病情好转,又根据治病求本的基本原则,逐渐加大补益肝肾的力度,如予炙鳖甲、仙鹤草、怀牛膝、桑寄生、杜仲、续断、杞子、菊花等。

7. 脂肪肝合并乙肝案

林某,男,42 岁。2005 年 11 月 14 日初诊。患者为乙肝小三阳合并脂肪肝,肝功能示:SB 25μmol/L,AST、ALT 均正常。刻下:乏力,肝区欠舒,胃脘偶有不适,脉细弦,苔厚腻。证属气阴不足,湿热蕴结;治以益气养阴,清热解毒。处方:

杞子 300g　生黄芪 300g　菊花 300g　熟地 300g　生地 300g　玉竹 300g　黄精 300g　桑寄生 300g　续断 300g　怀牛膝 300g　制首乌 300g　鸡内金 300g　生山楂 300g　泽泻 150g　炒白术 150g　石菖蒲 90g　赤芍 150g　垂盆草 150g　鸡骨草 150g　蛇舌草 150g　苦参 150g　木香 60g　黄连 30g　砂仁 30g　车前草 150g　柴胡 90g　枳壳 60g　丹参 300g　郁金 150g　延胡索 150g　米仁 300g　升麻 150g　佛手 120g　陈皮 150g　姜半夏 150g　云茯苓 150g　生甘草 30g　红枣 150g

另:阿胶 500g　冰糖 350g　饴糖 350g　龙眼肉 250g　胡桃肉 250g　鳖甲胶 150g　收膏

二诊:2007 年 11 月 28 日。患者近期肝功能示:SB 19μmol/L,AST、ALT 均正常。HBV-DNA 为 9.02×10^4。现偶有乏力,胃脘偶有不适,便成形,脉细弦,苔黄腻。证属湿热蕴结,治以清热利湿解毒。处方:

垂盆草 900g　鸡骨草 300g　蛇舌草 150g　苦参 150g　龙葵 150g　苦参 150g　炒党参 150g　黄连 30g　柴胡 150g　乌药 150g　丹参 300g　郁金 150g　延胡索 150g　米仁 300g　肉豆蔻 150g　杞子 300g　菊花 300g　生地 300g　玉竹 300g　黄精 300g　桑寄生 300g　续断 300g　怀牛膝 300g　制首乌 300g　鸡内金 300g　生山楂 300g　泽泻 150g　炒白术 150g　葛根 300g　赤芍 300g　佛手 120g　陈皮 150g　姜半夏 150g　云茯苓 150g　连翘 90g　金钱草 150g　车前草 150g

另:阿胶 350g　冰糖 350g　饴糖 350g　龙眼肉 250g　鳖甲胶 150g　收膏

三诊:2010 年 10 月 18 日。患者为乙肝小三阳合并脂肪肝,肝功能示正常。HBV-DNA(-)。现一般情况良好,无特殊不适,脉弦,苔薄腻。治以补益肝肾,清热解毒。处方:

杞子 300g　菊花 300g　熟地 300g　生地 300g　玉竹 300g　黄精 300g　米仁 300g　柴胡 150g　丹参 300g　杜仲 300g　桑寄生 300g　续断 300g　炒白术 150g　陈皮 150g　姜半夏 150g　云茯苓 150g　鸡内金 300g　生山楂 300g　垂盆草 150g　鸡骨草 150g　蛇舌草 150g　苦参 150g　平地木 120g　香谷芽 300g　潼蒺藜 150g　竹叶 60g　炙甘草 60g

另:阿胶 250g　冰糖 250g　饴糖 500g　龟甲胶 150g　鳖甲胶 150g　鹿角胶 100g　收膏

按:脂肪肝常见的病因有饮食不节、酗酒、精神因素等。本案患者因乙型慢性病毒性肝炎感染后,食入过多甜食及高蛋白、高胆固醇的食物,使得肝脏负担加重,脂肪代谢障碍,渐至脂肪肝形成。本病病位在肝,湿热毒邪内蕴、肝郁脾虚,日久瘀血阻滞,毒湿热瘀互结,痹于肝脏脉络而为病。予垂盆草、鸡骨草、蛇舌草、苦参、龙葵、虎杖、黄芩、黄连等清利湿热,云茯苓、泽泻、炒白术、炙鸡内金、生山楂等化湿健运;邪毒渐去后,因有乏力等正虚之象,提示肝肾不足,故在前方基础上加杞子、菊花、杜仲、桑寄生、怀牛膝、黄芪等扶正固本之品。经治诸症好转、消失。

8. **肝癌术后案**

林某,男,44岁。2006年12月4日初诊。患者2001年患小肝癌行手术治疗切除病灶。2004年发现甲胎蛋白(AFP)升高,具体治疗不详。2005年检查示肝功能、AFP均正常。现感乏力,肝区欠舒,纳可,大便成形,夜寐欠宁,脉弦细,苔薄腻,舌质红。证属湿热内蕴;治拟疏肝清热,化湿解毒。处方:

柴胡150g　丹参300g　郁金300g　延胡索300g　鸡内金300g　生山楂300g　陈皮250g　半夏150g　茯苓150g　米仁300g　紫苏梗150g　佛手120g　枣仁300g　夜交藤150g　合欢皮150g　炙远志90g　菖蒲90g　垂盆草300g　鸡骨草300g　苦参150g　龙葵150g　虎杖150g　木香60g　砂仁后下30g　杞子300g　菊花300g　生地300g　熟地300g　玉竹300g　黄精300g　制首乌300g　杜仲300g　桑寄生300g　续断300g　怀牛膝300g　肉豆蔻150g　乌药150g　山药300g　扁豆衣150g　泽泻150g　炒白术150g　补骨脂300g　制香附150g　连翘90g　生黄芪150g

另:阿胶500g　冰糖500g　饴糖500g　龟甲胶250g　龙眼肉250g　鳖甲胶250g　胡桃肉250g　收膏

二诊:2008年12月。复查肝功能、AFP均正常。现稍觉乏力,纳可,大便成形,夜寐欠宁,脉弦细,苔薄腻,舌质红。治拟补益肝肾,疏肝健脾。处方:

杞子300g　菊花150g　熟地300g　玉竹300g　黄精300g　制首乌300g　杜仲300g　桑寄生300g　续断300g　鸡内金300g　生山楂300g　泽泻150g　炒白术150g　米仁300g　佛手120g　紫苏梗150g　金钱草150g　茯苓150g　半夏90g　陈皮90g　枣仁300g　夜交藤150g　垂盆草600g　平地木300g　木香60g　肉豆蔻150g　乌药150g　补骨脂150g　连翘150g　炒黄芩90g　竹叶30g　赤芍150g　山药300g　柴胡150g　丹参300g　郁金300g　延胡索300g

另:阿胶500g　冰糖500g　饴糖500g　龟甲胶250g　鳖甲胶250g　收膏

三诊:2009年11月23日。随访肝功能、AFP均正常。无明显乏力,纳可,大便成形,夜寐宁,脉弦细,苔厚腻,舌质红。治拟补益肝肾,清热利湿。处方:

杞子300g　菊花150g　熟地300g　玉竹300g　黄精300g　制首乌300g　杜仲300g　桑寄生300g　续断300g　鸡内金300g　生山楂300g　泽泻150g　炒白术150g　米仁300g　佛手120g　紫苏梗150g　茯苓150g　半夏90g　金钱草150g　枣仁300g　补骨脂150g　垂盆草300g　鸡骨草300g　平地木300g　苦参150g　肉豆蔻150g　乌药150g　山药300g　炒黄芩60g　柴胡150g　丹参300g　延胡索150g　郁金150g　连翘90g　香谷芽300g　夜交藤150g

另:阿胶350g　冰糖350g　饴糖500g　龟甲胶250g　鳖甲胶250g　收膏

按:本案患者肝癌术后,邪毒未清、气血失调,症见乏力,肝区欠舒,纳可,大便成形,夜寐

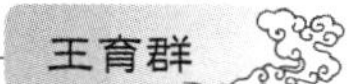

欠宁，脉弦细，苔薄腻。辨证为正虚邪实，属湿热、瘀毒互结，而正气衰弱、气血不运。拟方清热活血、解毒化湿为主，予鸡骨草、垂盆草、虎杖、龙葵、苦参、云茯苓、米仁、黄芩、黄连等清热解毒化湿为主，丹参、制鳖甲、枳壳等活血行气；待邪实大减，肝功能明显好转，再加入枣仁养血安神，杜仲、怀牛膝、黄精补益肝肾治之。

（张 玮　李 莹）

吴银根

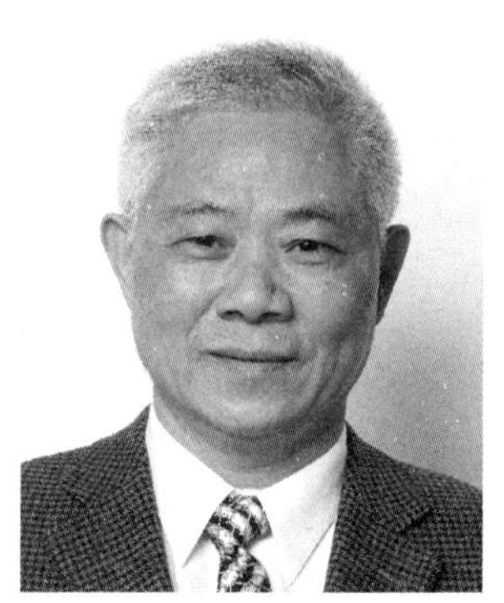

吴银根，1940 年出生，祖籍上海川沙（现为浦东新区）。上海中医药大学附属龙华医院主任医师、终身教授、博士生导师。上海市名中医，2006 年被国家卫生部、中国医师协会联合授予“大医精诚”全国先进个人荣誉称号。现为上海市防治呼吸道传染病专家组成员，上海中医药大学专家委员会委员、临床组组长。目前担任中国中西医结合学会呼吸病专业委员会主任委员，世界中医药学会联合会呼吸病专业委员会副会长，上海市中医药学会呼吸分会名誉主任。临证施治以仲景《伤寒》《金匮》辨证原理为纲，又博采金元明清诸家之长。防治哮喘以“寒体寒邪”为病机，创制“咳喘六味合剂”（温阳抗寒合剂、咳喘落）和“止喘胶囊”分别治疗哮喘发作期和缓解期。承担国家自然科学基金、上海市科学技术委员会等科研课题 10 余项，成果获 2001 年上海市科技进步二等奖、2009 年中华中医药学会科技进步三等奖。第一作者发表论文 60 余篇，主编卫生部研究生规划教材 1 部、专著 4 部。

一、临床经验

哮喘：本病多因素体禀赋虚寒，脾肾阳虚，气化无权，积水成饮，聚而成痰。痰饮伏于肺中，遇有外感风寒寒饮，气逆痰涌发为是病。故治以温脾肾之阳气为大法。若肾气不足者则以仙灵脾、巴戟天、肉苁蓉、补骨脂等为主，肾气不足进一步发展为肾阳虚损则可用肉桂、附子、鹿角片等。肾阳虚明显者收膏时可用鹿角胶、红参。处方时还应兼顾邪实，如痰如瘀，随证选用半夏、南星、紫菀、冬花、鬼箭羽、泽漆等；再则当平复肺气宣降之常，如以桑皮、白果、射干降气，麻黄、细辛宣肺，亦可宣肃并用。

慢性支气管炎、慢性阻塞性肺疾病：本病多因初起外感，反复迁延，损及肺肾之用，而生痰饮、气阻、血瘀之实邪，邪实不去，咳喘久作，痰气交阻，更伤肺肾之根本。故治之总以培本固元为要，立补肺肾为根本之法。在肺则宜补气益肺固表，如四君子汤、玉屏风散、保元汤等。在肾则当补肾气，如仙灵脾、巴戟天、肉苁蓉、菟丝子、补骨脂、怀山药等，再佐以纳气平喘法，如肉桂、当归、蛤蚧、人参等。本病之痰饮尤为顽固棘手，是最重要的病理产物，又易郁而生热而化热生火。临证可配以小陷胸汤、二陈汤、三子养亲汤等方，变生火热者施以黄芩、黄连、紫草等清热泻火；遇顽痰者，可以皂荚，桔梗豁之。

支气管扩张：本病以气阴两虚为主，以痰热肝火为要。气阴两虚则以黄芪、党参、南北沙参、天麦冬、玉竹、女贞子、桑椹子、枸杞、生地益气养阴。需注意上焦之血属热，气有余可化为火，故支气管扩张病人在使用补气药时需审慎，可以较平和的太子参代替党参、黄芪。收膏时则可减少阿胶用量，而以龟甲胶、鳖甲胶为主，参则用西洋参，总之慎避温燥。而见咯血者当清肝凉血，药用龙胆草、夏枯草、青黛、白及、侧柏、制军、藕节、茅根、小蓟、三七、茜草等

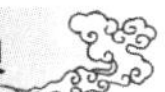

药兼可活血止血,用之可防留瘀。

间质性肺炎:肺络痹阻是肺纤维化的基本病理改变。其多因肺肾亏虚致络中气血不足;或因邪毒入络,肺中血行迟滞、络脉失养、瘀痰互结阻于络中而成。治时守通补之法。通则祛肺络中之痰凝败瘀,其势较寻常之痰瘀更重着,故善痹阻肺络。用药当宜坚峻,力求中病。如化痰可用半夏、南星之生品,或蜈蚣、全蝎等性善走窜者,大能搜剔络中混处之邪。行瘀则重用三棱、莪术破血化瘀,气血并行能治一切凝结停滞有形之坚也。本虚则当养肺阴、补肾气。通常临床所见虚损较慢性支气管炎、哮喘等更甚,故当重视补肾填精,以养精气,培本固元。药如熟地、苁蓉、山茱萸、首乌、黄精等,再进一层则可使用蛤蚧、胎盘、鹿茸等血肉有情之品。

感冒:肺虚患者,体质较弱,比较突出的表现就是容易感冒,也有部分患者体质壮实,却也频频感冒。主要病机为肺气不足,表卫不固,一般以玉屏风散为主,根据患者的体质、病程以及虚损程度进行调治。若偏阴虚体质、病程短、虚损较轻者,可配合健脾气、养肺阴的治法,如用南北沙参、天麦冬、玉竹等养肺阴之品,党参、茯苓、白术、苡仁等健脾益气。若气阳两虚、病程较长、虚损程度较重者,可用补肾气、温肾阳的方法,如杜仲、枸杞、怀山药、仙灵脾、巴戟天等补肾气。

二、防治优势

膏方防治呼吸系统疾病的临床疗效满意,优势明显。临证时通过望、闻、问、切所收集的四诊信息,定其病位、辨其病性,进行处方,如哮喘患者补肾温阳、健脾化痰,支气管扩张患者养阴凉血,间质性肺病患者则补肺通络;通过这样的治疗可减少哮喘和慢性阻塞性肺疾病(COPD)患者的急性加重次数、减轻症状严重程度,使支气管扩张患者的咯痰、咯血等症状得到控制,而使间质性肺病患者的干咳、气急、胸闷等症状得到缓解。这是膏方作用方向的一个重要方面,也就是其针对病变脏腑的直接治疗作用,可以起到改善、缓解、控制症状的作用。

另外,由于膏方组成中药味多于平时之处方,故有较多的余地对一些兼症进行调治,从而体现出较之一般处方更全面的功效。如通过扶正固表的方法,可以预防感冒,大大减少了患者感冒的次数及严重程度。而感冒几乎是这些呼吸系统慢性疾病最常见的、最重要的诱发因素。在某些哮喘或慢性支气管炎患者中,经常容易感冒,往往是比咳、痰、喘更为突出的问题。所以控制感冒频发对于这些患者的意义是不言而喻的。

其次是可改善患者的体质,如哮喘患者多肾阳不足而表现出畏寒肢冷、腰酸膝软、神疲乏力,而支气管扩张患者则多见肝肾阴虚或肺肾阴虚而出现潮热盗汗、五心烦热、急躁易怒、面带升火等。通过膏方调理,或抑阴扶阳,或养阴清热,纠其偏,复其平,改善体质,从本源上解决问题。

再者可以改善患者的生活质量,有些患者虽然在影像学、肺功能或其他客观检查的结果中未见明显的改善,但是通过膏方的干预后,明显感觉到精神、体力较过去大为改善,活动能力也有所提高。此外,还可以辅助激素使用患者的减量和撤停。对于部分哮喘患者,长期吸入糖皮质激素,通过数年的膏方调治,逐渐延长激素使用的间期,部分患者可以完全停用激素。

三、医案精选

1. 哮喘反复发作案

李某,女,45 岁。2005 年 12 月 6 日初诊。反复喘息 15 年。每年 5 月 1 日—10 月 1 日期间反复发作喘息、胸闷、气促，伴咳嗽，可闻及哮鸣音。夏季气候温暖时发作频繁、明显，天凉则好转。每年发作与停止的时间规律性较强。一般10月1日便可自行缓解。容易感冒，纳可，二便尚调，自觉体内热。苔薄，脉细缓。证属肺肾两虚，治拟补肺益肾。处方：

党参300g　黄芪200g　白术100g　防风100g　怀山药150g　仙灵脾150g　巴戟天150g　菟丝子300g　补骨脂300g　杜仲150g　枸杞150g　胡颓叶150g　野荞麦根300g　蜈蚣30g　全蝎30g　藿香150g　鸡内金150g　桑白皮300g　白果仁300g　地骨皮300g　知母100g　黄柏100g　熟地200g　山茱萸100g　首乌150g　黄精300g　黄芩100g　柴胡150g　甘草100g

另：阿胶350g　龟甲胶100g　白参150g　蛤蚧2对　胎盘粉60g　饴糖250g　冰糖250g　收膏

二诊：2006年12月25日。今年哮喘基本未有发作。夏天有数日甚热，夜间觉咽部不适，胸闷，无喘息、咳嗽等症状。未曾感冒，偶有喷嚏，自觉体热感消失。苔薄白，脉细弦。调理宜补肺肾。处方：

党参300g　黄芪200g　白术100g　防风100g　法半夏150g　仙灵脾150g　巴戟天150g　菟丝子300g　补骨脂300g　苁蓉300g　杜仲150g　枸杞150g　胡颓叶150g　野荞麦根300g　黄荆子300g　蜈蚣30g　全蝎30g　紫菀150g　冬花150g　当归150g　炒白芍300g　熟地200g　山茱萸100g　怀山药150g　桑白皮300g　白果仁300g　柴胡150g　黄芩150g　藿香150g　鸡内金100g

另：阿胶350g　龟甲胶100g　白参150g　蛤蚧2对　胎盘粉60g　饴糖250g　冰糖250g　收膏

按：哮喘发作多见春秋两季，而一般夏季缓解。此例患者的发作特点正相反，以夏季气候较热时明显，而且发作和停止的时间规律性较强。再结合其自觉内热的症状，辨证上除了肾气不足、肾不纳气外，虚火上炎也是重要的发病机制。故而在处方时注重加入清虚热药物，如桑白皮、地骨皮、知母、黄柏等。

2. 儿童哮喘案

金某，男，6岁。2005年11月10日初诊。反复咳嗽、喷嚏4年，发作性喘息1年。自2岁起咳嗽反复不断，呛咳，咽部有痰。喷嚏多，常鼻塞流涕。今年开始发作喘息，胸闷。入秋后明显加重。曾一月数次，数度窒息。容易出汗，不分昼夜，皮肤痒。春秋季容易感冒。苔薄，脉细缓。辨属肺脾气虚，痰气壅塞；治拟补肺益脾，化痰通络。处方：

党参150g　黄芪200g　白术100g　法半夏150g　防风100g　胡颓叶150g　野荞麦根150g　黄荆子150g　紫菀100g　冬花100g　浮小麦300g　碧桃干300g　麻黄根300g　蜈蚣30g　全蝎30g　桂枝150g　炒白芍300g　白鲜皮300g　地肤子300g　杜仲150g　枸杞150g　南沙参300g　北沙参300g　麦冬300g　玉竹300g　仙灵脾150g　巴戟天150g　菟丝子150g　补骨脂150g　甘草100g

另：阿胶200g　龟甲胶200g　白参100g　西洋参50g　蛤蚧2对　胎盘粉60g　饴糖250g　冰糖250g　收膏

二诊：2006年11月30日。今年哮喘未发作，感冒次数明显减少。晨起鼻塞及咳嗽。近日稍感咽部不适，有痰。皮肤痒、出汗好转。苔薄，脉细弦。处方：

党参150g　黄芪200g　白术100g　法半夏150g　怀山药150g　胡颓叶150g　野荞麦根300g　黄荆子300g　紫菀150g　冬花150g　蜈蚣30g　全蝎30g　浮小麦300g

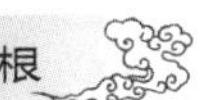

麻黄根 300g　碧桃干 300g　桂枝 150g　炒白芍 300g　杜仲 150g　枸杞 150g　南沙参 300g　北沙参 300g　麦冬 300g　玉竹 300g　仙灵脾 150g　巴戟天 150g　菟丝子 300g　补骨脂 300g　茯苓 300g　甘草 100g

另:阿胶 200g　龟甲胶 200g　白参 100g　西洋参 60g　蛤蚧 2 对　胎盘粉 60g　饴糖 250g　冰糖 250g　收膏

按:儿童哮喘运用膏方治疗,不少家长有顾虑,认为膏方是滋补药物,会使儿童提前发育。在临床上儿童运用膏方防治哮喘效果较成人、老年人好,且并未发现促使提前发育的情况。哮喘控制则更有利于儿童的成长发育。

3. 咳嗽变异型哮喘案

韩某,女,50 岁。2002 年 12 月 27 日初诊。反复咳嗽 5 年。1998 年闻油漆后过敏,诱发咳嗽,反复发作。每年咳嗽反复间断可持续半年。今年 3 月至 10 月症状持续。支气管舒张试验阳性。2001 年 6 月曾发作喘息,胸闷,气促,急诊给予解痉、抗感染药物后缓解。平时常服抗生素及止咳化痰药,效果不明显。苔薄白,脉细缓。证属肺肾两虚,痰热蕴肺;治拟补肺益肾,化痰清热。处方:

党参 300g　黄芪 200g　白术 100g　防风 100g　法半夏 150g　仙灵脾 300g　巴戟天 100g　菟丝子 300g　补骨脂 300g　苁蓉 300g　桑白皮 300g　地骨皮 300g　白果仁 300g　胡颓叶 150g　野荞麦根 300g　黄荆子 300g　紫菀 150g　冬花 150g　首乌 150g　黄精 300g　女贞子 300g　桑椹子 300g　炒白芍 300g　黄芩 100g　杜仲 150g　枸杞 150g　甘草 100g

另:阿胶 350g　龟甲胶 100g　白参 100g　蛤蚧 2 对　胎盘粉 60g　饴糖 250g　冰糖 250g　收膏

二诊:2003 年 12 月 29 日。今年咳嗽、喘促未发作,闻异味则咽部不适。苔薄,脉细缓。继方调治,处方:

党参 300g　黄芪 200g　白术 100g　防风 100g　法半夏 150g　仙灵脾 300g　巴戟天 100g　菟丝子 300g　补骨脂 300g　苁蓉 300g　桑白皮 300g　地骨皮 300g　白果仁 300g　胡颓叶 150g　野荞麦根 300g　黄荆子 300g　紫菀 150g　冬花 150g　首乌 150g　黄精 300g　女贞子 300g　桑椹子 300g　杜仲 150g　枸杞 150g　天冬 300g　麦冬 300g　柴胡 150g　炒白芍 300g　生米仁 300g　麻黄 30g

另:阿胶 350g　龟甲胶 100g　白参 100g　蛤蚧 2 对　胎盘粉 60g　饴糖 250g　冰糖 250g　收膏

三诊:2004 年 12 月 13 日。闻异味即过敏,无明显喘促发作,平素傍晚时分咽中有痰,闻痰鸣音,咯痰不畅,胸闷。曾有数次夜间咳嗽,欲坐起。苔薄白,脉细缓。继方调理,处方:

党参 300g　黄芪 200g　白术 100g　蜈蚣 30g　全蝎 30g　胡颓叶 150g　野荞麦根 300g　紫菀 150g　冬花 150g　麻黄 100g　细辛 50g　干姜 30g　桂枝 150g　炒白芍 300g　柴胡 150g　黄芩 100g　女贞子 300g　首乌 150g　黄精 300g　杜仲 150g　枸杞 150g　白果仁 300g　仙灵脾 150g　巴戟天 100g　菟丝子 300g　补骨脂 300g　苁蓉 300g　胡芦巴 150g　甘草 100g

另:阿胶 350g　龟甲胶 150g　白参 100g　蛤蚧 2 对　胎盘粉 60g　饴糖 250g　冰糖 250g　收膏

四诊:2005 年 11 月 14 日。今年曾发作 3 次喘促,未用药,1 小时后自行缓解。咽中仍

有痰鸣音,偶感胸闷。无咳嗽,感冒 1 次。苔薄,脉细缓。调理宜补肺肾。处方:

党参 300g　黄芪 200g　白术 100g　防风 100g　怀山药 150g　蜈蚣 30g　全蝎 30g　胡颓叶 150g　野荞麦根 300g　黄荆子 300g　黄芩 100g　黄连 30g　紫菀 150g　冬花 150g　法半夏 150g　制南星 150g　桑白皮 300g　白果仁 300g　仙灵脾 150g　巴戟天 150g　苁蓉 300g　菟丝子 300g　补骨脂 300g　首乌 150g　黄精 300g　蒲公英 300g　紫地丁 300g　南沙参 300g　北沙参 300g　天冬 300g　麦冬 300g

另:阿胶 350g　龟甲胶 100g　白参 100g　西洋参 50g　蛤蚧 2 对　胎盘粉 60g　饴糖 250g　冰糖 250g　收膏

五诊:2006 年 11 月 27 日。今年喘促、咳嗽均未发作。感冒 1 次。上脘不适,时作疼痛,嘈杂感。受凉后症状明显,无泛酸。苔薄,脉细缓。继方调理,处方:

党参 300g　黄芪 200g　白术 100g　防风 100g　怀山药 150g　仙灵脾 150g　巴戟天 150g　菟丝子 300g　补骨脂 300g　胡芦巴 150g　首乌 150g　黄精 300g　蜈蚣 30g　全蝎 30g　胡颓叶 150g　野荞麦根 300g　黄荆子 300g　南沙参 300g　北沙参 300g　天冬 300g　麦冬 300g　桑白皮 300g　白果仁 300g　法半夏 150g　制南星 150g　黄连 30g　黄芩 150g　藿香 150g　鸡内金 100g　草豆蔻 100g　神曲 100g　香橼皮 100g

另:阿胶 350g　龟甲胶 100g　白参 150g　西洋参 50g　蛤蚧 2 对　胎盘粉 60g　饴糖 250g　冰糖 250g　收膏

按:过敏性咳嗽,实质是变异型哮喘。患者病史以咳嗽为主,也曾出现哮喘发作状态。经过 5 年膏方调理,调整其体质,达到控制目的。

4. 哮喘巩固治疗案

陈某,女,51 岁。2005 年 11 月 28 日初诊。反复发作性喘息 10 年。发作时喘息伴胸闷气促。今年服用中药治疗,病情已好转,症状基本控制,偶感气促、痰少,不咳嗽,自觉呼吸较前顺畅,偶有胸闷,不咳嗽。经期已紊乱。苔薄,脉细缓。证属肺肾不足,治拟补肺益肾。处方:

党参 300g　黄芪 200g　白术 100g　茯苓 300g　法半夏 150g　仙灵脾 150g　巴戟天 150g　菟丝子 300g　补骨脂 300g　胡芦巴 150g　鬼箭羽 300g　射干 300g　麻黄根 300g　浮小麦 300g　碧桃干 300g　柴胡 150g　黄芩 100g　胡颓叶 150g　野荞麦根 300g　黄荆子 300g　蜈蚣 30g　全蝎 30g　首乌 150g　黄精 300g　女贞子 300g　桑椹子 300g　熟地 200g　山茱萸 100g　怀山药 150g　甘草 100g

另:阿胶 350g　龟甲胶 100g　白参 150g　蛤蚧 2 对　胎盘粉 60g　饴糖 250g　冰糖 250g　收膏

复诊:今年哮喘未发作,继方巩固。

按:平时服用汤剂,冬季服用膏方巩固,是很多患者比较接受的治疗模式。实践证明该模式在哮喘治疗的长期有效性方面有良好的表现。可逐渐过渡到单用膏方即可控制哮喘发作的状态。一般巩固治疗的思路以扶正为主,兼顾清余邪。扶正的定位在肺脾肾,常用补土生金、养阴清肺、补肾填精的方法。以期达到补肺气,固表卫,健脾气,化痰湿,益肾气,温肾阳的目的。使患者气虚、阳虚的体质得到改善,容易感冒、体虚多汗、手足不温、畏寒怕冷的症状被控制,这是哮喘得以长期控制的基础。清余邪则根据患者鼻塞、喷嚏、胸闷、咳嗽、咯痰的不同表现,随症加减,灵活组方遣药。

5. 产后哮喘

屠某,女,29 岁。2001 年 12 月 1 日初诊。产后反复发作性喘息 3 年。3 年前产后出现

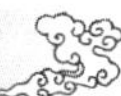

发作性喘息，胸闷、气急、咳嗽，甚则不能言语。症情逐年加重，频繁。今年在门诊服汤剂调治，症状明显减轻，发作次数减少。现症情稳定，咳、喘、痰均不明显，月经稍衍期，觉疲乏，纳、寐及二便尚可。苔薄，脉细缓。辨属冲任不调，肺肾不足；治拟调补冲任，养肺益肾。处方：

柴胡 150g　黄芩 100g　炒白芍 300g　留行子 300g　茺蔚子 300g　益母草 300g　凌霄花 150g　南沙参 300g　北沙参 300g　麦冬 300g　玉竹 300g　枳实 100g　广木香 100g　青皮 100g　广郁金 150g　仙灵脾 150g　巴戟天 150g　菟丝子 300g　补骨脂 300g　首乌 150g　黄精 300g　当归 150g　法半夏 150g　女贞子 300g　桑椹子 300g　熟地 200g　山茱萸 100g　怀山药 150g　杜仲 150g　枸杞 150g

另：阿胶 300g　龟甲胶 150g　白参 150g　蛤蚧 2 对　胎盘粉 60g　饴糖 250g　冰糖 250g　收膏

复诊：2002 年哮喘未有发作，继续服用膏方调治巩固，坚持 5 年，哮喘控制，停用膏方。

按：产后气血耗伤，精气大虚，内生败血留瘀，阻滞冲任，冲任失调，血气乖张。若素有痰喘之夙根，则乖戾之气血引动伏留之痰瘀，进而成病。治当肝肾冲任并重。在肝肾则以填补精血，养藏为务；在冲任则以调摄为要。产后之调全在流行通利四字。故常用之药如留行子、茺蔚子、凌霄花、益母草均以活血通经，祛瘀行水见长。瘀血祛，经脉通，则冲任自调，血理气顺，痰无可附，则易于清化。如此痰瘀并消，脏气来复，病自除矣，且效果持久。

6. 慢性支气管炎案

吴某，男，55 岁。2004 年 10 月 6 日初诊。咳嗽近 20 年，反复慢性发作，间断加剧，去年曾发作数月，由感冒诱发。输液治疗效果不理想。畏寒，喜着厚衣，遇冷风症状加重，下肢受凉即咽部不适，咳嗽。无背寒、出汗、头痛等。苔薄白，舌边红，脉弦细。证属肺肾不足，痰湿蕴肺；治拟补肺益肾，燥湿化痰。处方：

党参 300g　黄芪 200g　怀山药 150g　白术 100g　防风 100g　仙灵脾 150g　巴戟天 150g　菟丝子 300g　补骨脂 300g　苁蓉 300g　首乌 150g　黄精 300g　桂枝 150g　炒白芍 300g　附片 100g　胡颓叶 150g　野荞麦根 300g　紫菀 150g　冬花 150g　蒲公英 300g　紫地丁 300g　蜈蚣 30g　全蝎 30g　麦冬 300g　玉竹 300g　胡芦巴 150g　女贞子 300g　甘草 100g

另：阿胶 300g　龟甲胶 150g　白参 150g　蛤蚧 2 对　胎盘粉 60g　饴糖 250g　冰糖 250g　收膏

二诊：2005 年 11 月 28 日。今年咳嗽明显减轻，气候寒冷时仍有咳嗽，无感冒，畏寒好转，咽部不适，痒，纳差，苔薄脉细缓。调理宜补肺化痰。处方：

党参 300g　黄芪 200g　怀山药 150g　苍术 100g　白术 100g　防风 100g　仙灵脾 150g　巴戟天 150g　仙茅 150g　菟丝子 300g　胡芦巴 150g　苁蓉 300g　首乌 150g　黄精 300g　女贞子 300g　桑椹子 300g　蜈蚣 30g　全蝎 30g　紫菀 150g　冬花 150g　桂枝 150g　炒白芍 300g　蒲公英 300g　紫地丁 300g　南沙参 300g　北沙参 300g　天冬 300g　麦冬 300g　玉竹 300g　甘草 100g

另：阿胶 350g　龟甲胶 100g　白参 150g　蛤蚧 2 对　胎盘粉 60g　饴糖 250g　冰糖 250g　收膏

按：慢性支气管炎发作咳喘常与感冒有关，此例即比较典型，故而以此为切入点，以玉屏风散外固其藩篱，而以巴戟天、仙灵脾、桂附补肾气、温肾阳，内助其正气。从第二诊之效果来看,辨治之方向是正确的。也提示我们在处理这类患者时不能仅仅关注慢性支气管炎本身的表现,如果容易感冒这种状态得不到纠正,即使把咯痰喘的症状控制住了,而咳喘发病的诱因没有祛除,自身正气不能提升,还是没有解决根本的问题。

7. 慢性阻塞性肺疾病案

潘某,男,53岁。2001年12月17日初诊。反复咳嗽30年,加重伴喘息4年。病史:30年前吸入福尔马林、高锰酸钾气雾而诱发,病延日久。1998年病情加重,胸闷,干咳,气短憋闷,喘。怕冷汗出,关节酸痛。肺功能提示气流受限,COPD 2级。苔薄,脉细缓。证属肺肾不足,瘀血阻络;治拟活血化瘀,益肾补肺。处方:

荆三棱150g　莪术150g　法半夏150g　桃仁100g　杏仁100g　紫菀150g　冬花150g　胡颓叶150g　野荞麦根300g　黄荆子300g　百部90g　枇杷叶[包]90g　虎耳草150g　仙灵脾300g　菟丝子300g　补骨脂300g　苁蓉300g　胡芦巴300g　首乌150g　黄精300g　党参300g　黄芪200g　白术100g　茯苓300g　地龙100g　僵蚕100g　麦冬150g　天冬300g　熟地200g　山茱萸100g　怀山药150g

另:阿胶350g　龟甲胶100g　白参100g　蛤蚧2对　胎盘粉60g　饴糖250g　冰糖250g　收膏

二诊:2002年12月20日。服上方后气促、憋闷症状改善。气较前畅、不喘。关节酸痛、乍热、出汗阵阵、烦躁易怒。苔薄,脉细缓。空腹血糖7mmol/L,血压偏高。服用珍菊降压片、倍他乐克控制。调理宜疏肝解郁,补肺肾。处方:

荆三棱150g　莪术150g　法半夏150g　胡颓叶150g　野荞麦根300g　黄荆子300g　虎耳草300g　蜈蚣30g　全蝎30g　仙灵脾300g　巴戟天100g　菟丝子300g　补骨脂300g　苁蓉300g　首乌150g　黄精300g　胡芦巴300g　女贞子300g　桑椹子300g　党参300g　黄芪200g　白术100g　熟地200g　山茱萸100g　怀山药150g　柴胡150g　炒白芍300g　白术100g　合欢皮300g　夜交藤300g

另:阿胶400g　龟甲胶100g　白参100g　蛤蚧2对　胎盘粉60g　饴糖250g　冰糖250g　收膏

随访至今,咳嗽不明显,不喘。偶感咽部不适,有少量黏痰,咯出则畅。偶有胸闷。

按:慢性阻塞性肺疾病以肺肾虚损为发病之本,痰瘀交阻为疾病之标;遇风寒、饮食、劳倦、情志触动则痰动气乱,相互交结,肃降失司,上逆为病。临床上呈现反复发作,进行性加重的过程。在膏方干预时当重扶正,补肺脾肾之虚,使脾肾阳气充盛则痰饮得化,肾气得纳。养肺之虚,补肺之气,使表卫得固则可御外邪侵犯。此为治本之法,同时又当兼顾痰瘀、逆气等治疗。实验研究证实,补肾类中药可以抑制动物模型的气道壁胶原和纤维连接蛋白的沉积,纠正基质金属蛋白酶及其抑制物的平衡,从而改善气道重建的程度;还能上调肾上腺皮质激素受体,升高内源性皮质酮的水平,而对下丘脑-垂体-肾上腺轴具有保护作用。以此证明补肾法、补肾药物的作用机制,在实际临床使用过程中亦取得了良好的效果。

8. 支气管扩张咯血案

吴某,男,50岁。1994年12月16日初诊。反复咯血20年。每年均发作,甚则一年达数十次之多。开始时发作咳嗽,1周后即痰中带血,继而咯血。咳嗽时痰多。病情严重时需急诊、住院使用脑垂体后叶素控制。容易感冒,恶寒、腰酸、疲乏。脉弦稍滑,苔薄黄,舌中光剥,色红。辨属痰热壅肺,血热妄行;治拟润肺化痰,通络凉血。处方:

桑白皮300g　白果仁300g　白及200g　怀山药150g　田三七50g　紫菀100g　冬

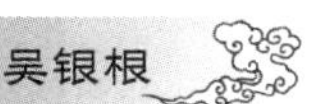

花 100g 木蝴蝶 100g 天竺黄 100g 秦皮 100g 茅根 150g 丹参 150g 黄芩 100g 法半夏 100g 瓜蒌 150g 枳实 100g 南沙参 150g 北沙参 150g 麦冬 150g 石斛 150g 银花 150g 连翘 150g 龟甲 100g 知母 100g 黄柏 100g 生地 150g 山茱萸 100g 黄芪 200g 黄精 200g 太子参 150g 首乌 150g

另:阿胶 350g 西洋参 30g 蛤蚧 2 对 冰糖 1000g 收膏

二诊:1995 年 12 月 1 日。今年未咯血,但痰中仍有血丝,次数减少,约三四次。咯痰亦减轻。今年既不需急诊,也未住院。感冒减少。调理再宜润肺通络。处方:

桑白皮 300g 白果仁 300g 白及 300g 怀山药 150g 田三七 50g 天竺黄 100g 秦皮 100g 黄芩 100g 黄连 30g 紫菀 150g 冬花 100g 木蝴蝶 100g 南沙参 300g 北沙参 300g 玉竹 200g 麦冬 150g 熟军 100g 黄芪 200g 白术 100g 防风 100g 太子参 300g 首乌 150g 龟甲 100g 鳖甲 100g 知母 100g 黄柏 100g 银花 150g 连翘 150g 蒲公英 300g 山茱萸 100g 龙胆草 100g

另:阿胶 300g 西洋参 50g 饴糖 500g 冰糖 100g 收膏

三诊:1996 年 12 月 20 日。今年未曾咯血,亦无痰中带血丝。咯痰不明显。感冒明显减少,约一二次。容易控制,两三天即可缓解。苔薄,中剥,脉细缓。调理宜补肺养阴。处方:

桑白皮 300g 白果仁 300g 白及 300g 田三七 50g 天竺黄 100g 秦皮 100g 黄芩 100g 黄连 30g 紫菀 150g 冬花 100g 木蝴蝶 100g 南沙参 300g 北沙参 300g 玉竹 200g 麦冬 150g 熟军 100g 黄芪 200g 白术 100g 太子参 300g 首乌 150g 补骨脂 300g 菟丝子 300g 龟甲 100g 鳖甲 100g 知母 100g 黄柏 100g 银花 150g 连翘 150g 蒲公英 300g 山茱萸 100g 龙胆草 100g

另:阿胶 300g 西洋参 50g 饴糖 500g 冰糖 1000g 收膏

9. 间质性肺病案

胡某,女,58 岁。2004 年 11 月 25 日初诊。反复发热、咳嗽、气促 3 年。既往类风湿关节炎病史。3 年前反复发热,伴咳嗽气促。查 CT 提示两肺弥漫性间质纤维化。使用泼尼松已 3 年,曾减为每日 15mg,出现症状反复加重,发热,气促、疲乏感明显,泼尼松加量至每日 40mg,现逐渐减至每日 25mg,怕冷出汗,易感冒。可闻及 Velcro 啰音。苔薄白,脉弦滑。证属肺络痹阻;治拟软坚通络,补肺肾。处方:

荆三棱 150g 莪术 150g 生半夏 150g 生南星 150g 胡颓叶 150g 野荞麦根 300g 蜈蚣 30g 全蝎 30g 蟾皮 90g 仙灵脾 150g 仙茅 150g 苁蓉 300g 胡芦巴 150g 巴戟天 150g 杜仲 150g 枸杞 150g 南沙参 300g 北沙参 300g 麦冬 300g 玉竹 300g 女贞子 300g 首乌 150g 黄精 300g 生地 200g 天花粉 300g 龟甲 150g 鳖甲 150g 知母 100g 黄芪 200g 甘草 100g

另:阿胶 300g 龟甲胶 150g 白参 150g 蛤蚧 2 对 收膏

二诊:2005 年 11 月 14 日。泼尼松已减量至每日 12.5mg,今年夏天病情控制较前好转,体温无反复,咳嗽偶有,口腔溃疡,唇疮,苔薄舌质红,脉弦细。调理宜补肺肾。处方:

荆三棱 150g 莪术 150g 生半夏 150g 生南星 150g 胡颓叶 150g 野荞麦根 300g 黄荆子 300g 蜈蚣 30g 全蝎 30g 蟾皮 90g 仙灵脾 150g 仙茅 150g 苁蓉 300g 胡芦巴 150g 巴戟天 150g 杜仲 150g 枸杞 150g 龟甲 150g 鳖甲 100g 知母 100g 生地 200g 山茱萸 100g 怀山药 150g 首乌 150g 黄精 300g 女贞子 300g 党参 300g 黄芪 200g 石膏 300g 玄参 300g 甘草 100g

另:阿胶 350g　龟甲胶 150g　白参 100g　西洋参 50g　蛤蚧 2 对　胎盘粉 60g　藏红花 6g　收膏

按:反复发作的间质性肺炎撤减激素用量时需格外谨慎,尤其是剂量低时,如若再进一步减量往往易出现症状的反复加重。本例初诊时即属于这种情况。膏方在对该病的干预中一个明显的优势就是帮助病人顺利撤减激素用量。而辨证用药时多以本虚标实论治。标实系指痰瘀互结,肺络痹阻,而本虚则是肺肾之精气亏耗。此例处方基本循此思路而为。方中使用生南星、生半夏是加强软坚化痰作用,并未见毒副作用。

10. 体虚易感冒案

韩某,男,35 岁。2004 年 11 月 22 日初诊。反复感冒 3 年。近 3 年频繁感冒,感冒后自觉症状持续 2 个月不愈,近日又感冒。平素易疲乏,腰酸,夜寐不安,大便正常,纳可。苔薄,脉细缓。证属脾肾亏虚,心神失养;治拟补肾健脾益肺。处方:

党参 300g　黄芪 200g　白术 100g　怀山药 150g　防风 100g　仙灵脾 150g　巴戟天 150g　胡芦巴 150g　菟丝子 300g　补骨脂 300g　熟地 200g　山茱萸 100g　南沙参 300g　北沙参 300g　天冬 300g　麦冬 300g　玉竹 300g　女贞子 300g　首乌 150g　黄精 300g　川乌 150g　伸筋草 300g　豨莶草 300g　合欢皮 300g　夜交藤 300g　酸枣仁 150g　柏子仁 300g　五味子 150g　杜仲 150g　枸杞 150g　甘草 100g

另:阿胶 300g　龟甲胶 150g　白参 150g　蛤蚧 2 对　胎盘粉 60g　饴糖 250g　冰糖 250g　收膏

二诊:2005 年 12 月 6 日。今年未感冒,体力较去年明显好转,夜寐不安,无腰酸。苔薄,脉细缓。调理宜健脾固表。处方:

党参 300g　黄芪 200g　白术 100g　怀山药 150g　防风 100g　仙灵脾 300g　巴戟天 150g　胡芦巴 150g　菟丝子 300g　补骨脂 300g　熟地 200g　山茱萸 100g　杜仲 150g　枸杞 150g　首乌 150g　黄精 300g　南沙参 300g　北沙参 300g　麦冬 300g　玉竹 300g　合欢皮 300g　夜交藤 300g　酸枣仁 300g　柏子仁 300g　龙骨 300g　牡蛎 300g　灵芝 300g　女贞子 300g　桑椹子 300g　银花 150g　连翘 150g　甘草 100g

另:阿胶 300g　龟甲胶 150g　白参 150g　蛤蚧 2 对　胎盘粉 60g　饴糖 250g　冰糖 250g　收膏

按:因经常感冒而来求膏方调理的病人每年都不少,大多能收到比较满意的效果。根据《内经》"此冬气之应,养藏之道也""夫精者,身之本也,故藏于精者,春不病温"等条文的主旨,在具体处方时主要通过补肾气、填肾精的方法,调整人体的体质,增强抗病能力。同时应运益气固表的常用方玉屏风散以实表卫。内外同治,肺肾兼顾。

11. 肺脾气虚亚健康案

张某,男,46 岁。2003 年 11 月 24 日初诊。怕冷,出汗,不咳嗽,精神差,纳可,夜寐多梦,受凉或油腻则腹泻。苔薄,脉细。证属肺脾气虚,治拟调理宜健脾益气。处方:

桂枝 150g　炒白芍 300g　大枣 70 枚　党参 300g　黄芪 200g　法半夏 150g　浮小麦 300g　麻黄根 300g　碧桃干 300g　白术 150g　防风 100g　石榴皮 150g　马齿苋 150g　合欢皮 300g　夜交藤 300g　酸枣仁 150g　柏子仁 300g　琥珀 20g　附片 100g　南沙参 300g　天冬 300g　麦冬 300g　玉竹 300g　仙灵脾 300g　巴戟天 100g　菟丝子 300g　补骨脂 300g　首乌 150g　黄精 300g　甘草 100g

另:阿胶 300g　龟甲胶 150g　西洋参 100g　蛤蚧 2 对　胎盘粉 60g　饴糖 250g　冰

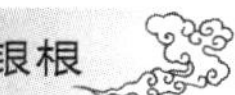

糖 250g　收膏

二诊：2004 年 11 月 30 日。服上方后，怕冷出汗好转，腹泻已缓解，今年未感冒。仍夜寐不安，苔薄，脉细缓。胃镜示慢性萎缩性胃窦炎。调理宜健脾和胃。处方：

桂枝 150g　炒白芍 300g　党参 300g　黄芪 200g　法半夏 150g　杜仲 150g　枸杞 150g　石榴皮 150g　马齿苋 300g　附片 100g　南沙参 300g　北沙参 300g　天冬 300g　麦冬 300g　熟地 200g　山茱萸 100g　怀山药 150g　首乌 150g　黄精 300g　藿香 150g　鸡内金 100g　草豆蔻 100g　肉豆蔻 100g　蒲公英 300g　丹参 300g　柴胡 100g　黄芩 100g　仙灵脾 150g　巴戟天 150g　胡芦巴 150g　苁蓉 300g

另：阿胶 300g　龟甲胶 150g　西洋参 80g　蛤蚧 2 对　胎盘粉 60g　饴糖 250g　冰糖 250g　收膏

三诊：2005 年 12 月 5 日。苔薄，脉细缓，怕冷好转，腹泻已控制，出汗控制，今年未感冒。夜寐不安，胃镜检查示慢性萎缩性胃窦炎，疲乏感仍明显，体力不足，继续调理。处方：

桂枝 150g　炒白芍 300g　党参 300g　黄芪 200g　法半夏 150g　杜仲 150g　枸杞 150g　辣蓼草 300g　石榴皮 100g　炒白术 150g　藿香 150g　鸡内金 100g　草豆蔻 100g　丹参 300g　仙灵脾 300g　巴戟天 150g　胡芦巴 300g　苁蓉 300g　首乌 150g　黄精 300g　天麦冬各 300g　熟地 200g　山茱萸 100g　怀山药 150g　石菖蒲 150g　广郁金 150g　龟甲 150g　当归 150g　甘草 100g

另：阿胶 300g　龟甲胶 150g　白参 150g　西洋参 50g　蛤蚧 2 对　胎盘粉 60g　饴糖 250g　冰糖 250g　收膏

按：桂枝汤，《伤寒论》太阳病篇用治营卫不和之汗出，太阴病篇用治太阳转入太阴之腹满时痛。喻嘉言以为久泻者当从风论治，而主用桂枝提风出表。现代研究则证明其具有缓解胃肠痉挛之作用。本例在表则汗，在下则泻，又兼畏寒怕冷。以桂枝汤和其营卫，祛其邪风，兼温其阳，可谓善用桂枝。

12. 感冒后心肾阳虚案

夏某，男，53 岁。2003 年 11 月 7 日初诊。感冒后出现心悸、胸闷 2 年。发作严重时可引起头晕。曾患期前收缩（早搏），服普罗帕酮（心律平）控制，现感冒以后早搏偶有。疲乏，精神差，下肢酸软，出汗，怕冷。性功能下降。苔薄白，脉弦细。EKG 提示 ST-T 改变，心率 40~50 次/min，外院建议安装起搏器，犹豫不决。证属心肾阳虚，治拟温振心肾之阳。处方：

当归 100g　桂枝 150g　炒白芍 300g　鹿角片 120g　麦冬 300g　天冬 300g　熟地 200g　党参 300g　杜仲 150g　枸杞 150g　巴戟天 100g　仙茅 150g　仙灵脾 300g　苁蓉 300g　蛇床子 100g　首乌 150g　黄精 300g　女贞子 300g　桑椹子 300g　浮小麦 300g　麻黄根 300g　碧桃干 300g　黄芪 200g　怀山药 150g　蜈蚣 30g　五味子 60g　覆盆子 300g　车前子 150g　甘草 100g

另：阿胶 400g　白参 100g　蛤蚧 3 对　饴糖 250g　冰糖 500g　收膏

二诊：2004 年 10 月 25 日。膏方以后病情稳定，现时有早搏。心率维持在 70 次/min。出汗明显好转，不怕冷。性功能改善。苔薄，脉细缓。再宜补肝肾，温心阳。处方：

当归 150g　桂枝 150g　炒白芍 300g　杜仲 150g　枸杞 150g　附片 100g　仙茅 100g　仙灵脾 300g　巴戟天 150g　菟丝子 300g　苁蓉 300g　蛇舌草 100g　覆盆子 300g　党参 300g　黄芪 200g　女贞子 300g　桑椹子 300g　麦冬 150g　浮小麦 300g　碧桃干 300g　补骨脂 300g　火麻仁 150g　黄连 30g　桑寄生 300g　川断 150g　茶树根 300g

知母 100g　甘草 100g

另:阿胶 350g　白参 100g　鹿角胶 50g　蛤蚧 2 对　胎盘粉 60g　冰糖 250g　收膏

随访至今,症状控制,心率一直维持在正常水平。

按:患者感冒后一派阳虚寒象,治以温阳当无疑义。然须知阳之根在命门,虽心阳不足,而治在肾阳。肾阳、肾气、肾精相互关联,温阳为主,当兼顾肾气与精,免失偏颇,一味温阳,可耗伤其精气。此外,通脉亦是重要的法则,宜选用入血分、归心经之药。

13. 冬季嗜睡案

罗某,女,82 岁。2005 年 12 月 8 日初诊。冬季嗜睡已 4 年。近 4 年每入冬后即嗜睡,只思卧床,经常进餐、临厕亦在床上。无烦躁,夜间亦无躁扰,仍可以正常入睡。怕冷,手足不温,精神困倦,少言懒语。入春后即恢复如常,可自行照料生活及操持家务。偶有咳嗽,无感冒,纳可,二便调。苔薄,脉细弦。证属气阳两虚,湿蒙清窍;治拟益气温阳,化湿开窍。处方:

附片 100g　桂枝 150g　炒白芍 300g　杜仲 150g　枸杞 150g　仙灵脾 300g　巴戟天 150g　补骨脂 300g　菟丝子 300g　党参 300g　黄芪 200g　石菖蒲 300g　广郁金 300g　茯苓 300g　怀山药 150g　首乌 150g　黄精 300g　莲肉 150g　鹿角片 100g　干姜 30g　熟地 200g　山茱萸 100g　苁蓉 300g　胡芦巴 300g　甘草 100g

另:阿胶 200g　鹿角胶 200g　白参 150g　红参 80g　蛤蚧 2 对　饴糖 250g　冰糖 250g　收膏

二诊:2006 年 12 月 21 日。多年来遇冬嗜睡,怕冷。经去年服用膏方后已不嗜睡,可下床活动。怕冷亦有改善,但仍觉疲乏。苔黄腻,脉弦。今年胃纳不如前。处方:

附片 100g　桂枝 150g　炒白芍 300g　杜仲 150g　枸杞 150g　仙灵脾 300g　巴戟天 150g　补骨脂 300g　菟丝子 300g　党参 300g　黄芪 200g　石菖蒲 300g　广郁金 300g　神曲 300g　鸡内金 100g　草豆蔻 100g　首乌 150g　黄精 300g　熟地 200g　山茱萸 100g　怀山药 150g　苁蓉 300g　茯苓 300g　鹿角片 150g　女贞子 300g　桑椹子 300g　甘草 100g

另:阿胶 200g　鹿角胶 200g　白参 150g　红参 80g　蛤蚧 2 对　饴糖 250g　冰糖 250g　收膏

按:年老体虚,阳气衰惫。冬月阴盛阳衰,两虚相合,其阳更虚,浊阴无所制,泛溢而蒙蔽清窍。以益气温阳开窍法则为主方,仍虚顾护精气,填补培元。2009 年冬季复诊,冬季嗜睡已控制,情况正常。平时不服药,一年只服 1 料膏方。

14. 慢性支气管炎夏季低热案

顾某,女,63 岁。2004 年 1 月 9 日初诊。夏季持续低热 3 年。近 3 年每逢夏季发作低热,自测体温在 37.3~38℃,可持续两三个月。自觉疲乏,精神不佳。平时容易感冒,但夏季低热与感冒无关。有慢性支气管炎病史。冬季咳嗽明显,痰不易咯出。畏寒,尤以头部明显,夜间需蒙被而卧。纳呆,耳鸣、重听。苔薄,脉弦细。证属肾精亏虚,正气不充;治拟益气填精,调和营卫,和解少阳。处方:

党参 300g　黄芪 200g　白术 100g　怀山药 150g　桂枝 150g　炒白芍 300g　柴胡 150g　黄芩 100g　法半夏 150g　杜仲 150g　枸杞 150g　熟地 200g　山茱萸 100g　龟甲 150g　知母 100g　黄柏 100g　天冬 300g　麦冬 300g　南沙参 300g　北沙参 300g　仙灵脾 150g　巴戟天 100g　补骨脂 300g　菟丝子 300g　苁蓉 300g　首乌 150g　黄精

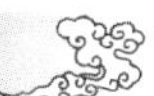

300g　胡颓叶 150g　野荞麦根 300g　黄荆子 300g　黄连 30g

另:阿胶 150g　鳖甲胶 100g　龟甲胶 150g　西洋参 80g　蛤蚧 2 对　蜂蜜 250g　冰糖 250g　收膏

二诊:2005 年 1 月 3 日。畏寒好转。今年感冒、咳嗽基本控制,入冬后痰多,偶咳。夏季低热仍有。立秋后下降至 37.5℃左右,至秋分后缓解。苔薄,脉细缓梢沉。调理宜补肺肾。处方:

党参 300g　黄芪 200g　白术 100g　怀山药 150g　法半夏 150g　桂枝 150g　炒白芍 300g　附片 100g　熟地 200g　山茱萸 100g　仙灵脾 150g　巴戟天 100g　补骨脂 300g　菟丝子 300g　胡芦巴 150g　女贞子 300g　首乌 150g　黄精 300g　知母 100g　黄柏 100g　南沙参 300g　北沙参 300g　天冬 300g　麦冬 300g　玉竹 300g　胡颓叶 150g　野荞麦根 300g　杜仲 150g　枸杞 150g　甘草 100g

另:阿胶 200g　鳖甲胶 100g　龟甲胶 150g　西洋参 40g　白参 100g　蛤蚧 2 对　胎盘粉 60g　蜂蜜 250g　冰糖 250g　收膏

三诊:2005 年 12 月 19 日。低热仍发作 3 次。分别为 4 月、8 月、12 月,历时不长,每次约 1 周。自觉体力较去年好,精神不振,时欲眠。咳嗽仍基本控制,痰不多。时觉胸闷板紧。苔薄,脉细弦。继方调理,处方:

党参 300g　黄芪 200g　白术 100g　怀山药 150g　防风 100g　柴胡 150g　黄芩 100g　青蒿 150g　秦艽 150g　龟甲 150g　熟地 200g　山茱萸 100g　首乌 150g　黄精 300g　女贞子 300g　桑椹子 300g　仙灵脾 300g　巴戟天 150g　菟丝子 300g　补骨脂 300g　桂枝 150g　炒白芍 300g　当归 100g　生蒲黄 150g　炒蒲黄 150g　丹参 300g　川芎 150g　胡颓叶 150g　野荞麦根 300g　黄荆子 300g

另:阿胶 300g　龟甲胶 100g　鳖甲胶 100g　西洋参 50g　白参 100g　蛤蚧 2 对　胎盘粉 60g　蜂蜜 250g　冰糖 250g　收膏

按:每逢夏季低热持续,入秋渐缓解,常被视为夏季热,在小儿多见,俗称小儿夏季热。本案患者为 63 岁女性,罹患慢性支气管炎,冬季咯痰,怕冷,夏季低热持续,实为正气不足,肾精亏虚,营卫不和,枢机不利。经 3 年膏方调治,冬季咳嗽、咯痰、感冒得以控制,夏季低热的规律被打破,持续时间缩短,但未完全康复。此为少见病例,录之供参考。

（唐斌擎）

吴正翔

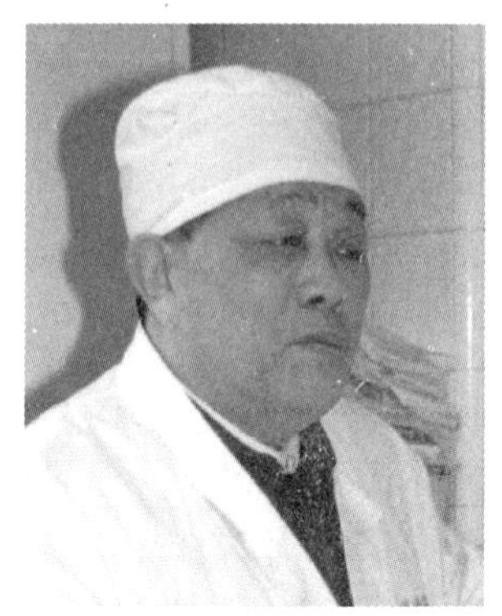

吴正翔(1932-2011),祖籍浙江衢州。上海中医药大学附属曙光医院主任医师、教授、硕士生导师,上海市名中医。毕业于上海中医学院医疗系,从事中医临床、教学、科研工作50余载。曾任上海中医药大学附属曙光医院内科学教研室副主任,血液科、血液病研究室主任,专家委员会副主任委员;上海中医药大学学位评定委员会委员;全国中西医结合学会血液学专业委员会委员;上海市中西医结合学会血液学分会主任委员、顾问。长期致力于中医药治疗血液系统疾病,擅长中西医结合诊断和治疗各种难治性贫血、紫癜、血小板减少、急慢性再生障碍性贫血,以及急慢性白血病、恶性淋巴瘤等疑难性血液病。于2004年起担任上海中医药大学吴正翔名中医工作室导师。在开展临床医疗实践的同时,先后承担各级科研课题6项,研发的“补肾煎”“清肝化瘀汤”“青黛冰花散”“消癥散”等制剂分获上海中医药大学科技成果一等奖、上海市高等教育局科技成果奖、上海市人民政府科技先进集体奖、上海市卫生局二等奖等荣誉。编撰中医专业论著5部,发表中医药临床治疗学术研究论文40余篇。

一、临床经验

(一)临证思路

重视病机,强调脏腑辨证。血液系统疾病的发生和转归,中医学认为与人的气血津液相关,由于气血津液是脏腑功能活动的物质基础,而它们的生成及运行又有赖于脏腑的功能活动,因此在病理上,脏腑发生病变,可以影响到气血津液的变化,而气血津液的病变,也必然要影响到脏腑的功能。与血液相关的脏腑以肝、脾、肾为主,以辨明脏腑病证的部位为血液病辨证施治的核心,故治疗血液的病变离不开肝、脾、肾三脏。

审证求因,辨病辨证相结合。《济生方》之“热劳”“急劳”是治疗急性白血病的理论和临床依据。临证时强调病证合参,认为古人辨病,限于历史条件,并不全面,若结合现代检查方法,则对疾病辨认、诊断则更为精确。同时当西医检查确实有病,而患者无或仅有轻微之证候,中医辨证、辨病均感棘手,此时必须结合西医之诊断。辨病与辨证之要旨在于求“本”,即分析主要矛盾及矛盾的主要方面。结合西医的诊查方法,补充、完善中医的辨证论治,从而启发治疗思路,丰富治疗方法。

注意变证,分清标本缓急。辨病以标本缓急为要,重变证。在血液病的治疗过程中,常出现发热、出血、头痛、恶心呕吐等各种变证,且来势凶猛,病情紧急,如处理不当或不及时,将会影响疗效,甚至造成死亡。因此,临证时需分清证候的标本缓急,“急则治其标,缓则治其本”。膏方适用于缓解期治本,如温肾健脾益髓法治疗重型再生障碍性贫血(缓解期);清肝化瘀法治疗慢性粒细胞性白血病(慢性活动期)。

（二）冬令膏方对血液病的调治作用

血液病冬令进补膏方的意义在于巩固疗效，防其反复。临床上血液病多为沉疴顽疾，病程迁延，脏腑虚损诸证突出，以肾、脾两脏为主。如《张氏医通》云："人之虚，非气即血，五脏六腑莫能外焉，而血之源头在乎肾，气之源头在乎脾。"脾主气血之化生，肾藏精，精化血，而肝肾同源，"补肾即为补肝"，调治肝脾肾可谓是膏方治疗血液病的关键环节。如秦伯未曰："膏方者，盖煎熬药汁成脂液，而所以营养五脏六腑之枯燥虚弱。"

（三）治则治法及用药特点

调节阴阳，以平为期。古人有"春夏养阳""秋冬养阴"之说，"阴者"，包括营和血，乃肝、肾二脏所主，主藏血、藏精，肝肾同源，精血互生，因此冬季养阴着重调补肝肾，其代表药如阿胶、龟甲胶、鳖甲胶、熟地等补血益阴，但"独阴不长"，"孤阳不生"，酌配以鹿角胶、仙灵脾、巴戟肉、肉苁蓉等温阳之品，以期阳中求阴，阴中求阳，阴阳互补，而达"阴平阳秘，精神乃治"。

补肾为主，攻补兼施。20 世纪六七十年代以前治疗再生障碍性贫血（简称再障）多以补益气血为主，收效不显著。在 20 世纪 60 年代以后开始以温肾健脾法治疗重型再障，创制"补肾煎"临床应用至今，其对于再障"从肾论治"的观点已经得到公认。白血病邪盛之时已有精髓劫耗，不可一味祛邪，必须兼顾肾气肾精，邪去之时，当以培养精髓为要；多发性骨髓瘤已知伤于筋骨，病机本在肾，直需补肾固骨，但不忘化痰浊、通脉络等，体现寓攻于补、补攻兼施的治疗特色。

寒温并用，兼清余邪。膏方用药强调个体特点、辨证论治。辨证注重阴阳、寒热、脏腑，另外须辨证与辨病相结合。①再障、骨髓增生异常综合征属慢性者一般辨证为脾肾阳虚、肝肾阴虚证，但多有伏邪在内；②慢性溶血性贫血一般辨为脾肾亏虚，伴有湿热瘀毒内伏；③特发性血小板减少性紫癜，慢性期出血之症不明显，多属脾虚血亏、脾肾阴虚或脾肾阳虚，或兼有血中伏热；④白血病、淋巴瘤，经过化疗病情缓解后，一般表现为气阴亏虚证，可有伏热、湿毒、瘀毒、痰毒之邪隐伏体内。因此，补肾调肝、益气养阴等补虚的同时，注意清里热、除沉寒、化痰湿、行气血、抗邪毒等。

二、防治优势

冬令进补，可使体内精气收藏伏匿，有利于发挥中医调养精、气、神之作用。膏方是冬令进补的主要手段之一。其以扶正补虚为主旨，具调阴阳、补气血、养精填髓、扶助正气之功，从西医学角度看，即调节机体免疫功能、改善人体内环境；其次兼顾祛邪治病。针对血液病病情较稳定，以虚性证候为突出，需要一定时间服药，而处方也基本固定者，可固本培元，清除余邪，防其复发。

就组方治法而言，血液病多为疑难病症，病情复杂，病程较长，非短期治疗、一针一药即能奏效，往往需数法同用方能制胜，非大队药物联合应用难以周全。膏方是将多种治法和方药精妙组合的一种高深的中医治疗技术，对于此类复杂症候群最为适宜；且膏方具有药力缓和、稳定持久、服用方便、易携易存等优点，更适合现代人的生活节奏，因此是调治虚证血液病者的理想剂型。另外，血液病膏方中多以血肉有情之品的胶质收膏，滋补的力量显著增强，非草木类药剂所及，更适合血液病虚证患者填精充髓之用。

三、医案精选

1. 再生障碍性贫血齿衄案

朱某，女，49 岁，初诊日期 2001 年 12 月 4 日。发现全血细胞减少 4 年余。患者 1997 年

8月发现全血细胞减少，当时血常规提示白细胞计数(WBC)2.0×10^9/L，血红蛋白(Hb)88g/L，血小板计数(BPC)19×10^{12}/L。有出血倾向，经常齿衄。行骨髓穿刺3次，病理切片“造血组织高度再生”低下，诊断为再生障碍性贫血，曾住院6个月，服泼尼松片及中医药温肾健脾之剂治疗，去冬服温肾健脾膏滋方。今血常规检查 WBC 3.9×10^9/L，Hb 108g/L，BPC 60×10^{12}/L。近年来偶有齿衄，面色尚红润，纳食如常，时头晕，夜寐梦多，已经绝经一年多。血象基本稳定。脉弦细，苔薄黄，舌淡红。此为慢性型迁延性再生障碍性贫血，虚劳血虚，虚者补之，拟益气养血、温肾益髓是培本复原根本之法，属虚劳血虚、肝肾两虚型。今至冬令仍要求膏滋方，续拟温补肝肾，缓以调治。处方：

生晒参另煎入200g　太子参300g　炒党参200g　当归身150g　焦白术200g　炒白芍200g　女贞子150g　墨旱莲150g　甘杞子200g　茜草200g　仙鹤草300g　连翘150g　焦山栀150g　藕节炭200g　槐花米200g　白茅根300g　玄参150g　贯众炭150g　鸡血藤200g　五味子150g　生地200g　炒熟地200g　丹皮120g　茯苓150g　蒲公英300g　炒荆芥150g　山萸肉150g　山药200g　泽泻150g　何首乌200g　桑寄生200g　桑椹子200g　仙灵脾150g　仙茅150g　肉苁蓉200g　补骨脂150g　巴戟天150g　潼蒺藜200g　白蒺藜150g　菟丝子300g　覆盆子150g　金狗脊200g　怀牛膝150g　粉萆薢200g　杜仲150g　小蓟草200g　酸枣仁200g　夜交藤300g　合欢皮150g　炒黄柏150g　丹参150g　湘莲肉350g　大枣150g　焦山楂200g　砂仁后下30g　炙龟甲200g　炙鳖甲150g　鹿角片先煎200g　核桃肉粉入400g　胡麻仁粉入400g　阿胶烊入400g　紫河车粉入200g　白冰糖500g　饴糖400g　收膏

二诊：2002年11月13日。再生障碍性贫血史，1年来偶有齿衄，以虚劳血虚2年冬季服膏调治后，血象明显进步。今日复查血象 WBC 4.6×10^9/L，Hb 107g/L，BPC 143×10^{12}/L。近有晨起口苦，夜寐多梦，苔薄黄舌黯红，脉细。此辨证为虚劳血虚恢复期，续拟益气养血、温肾益髓，当于原方中加减投之。处方：

生晒参另煎入200g　炒党参300g　炙黄芪250g　当归身150g　焦白术200g　炒白芍200g　炒熟地150g　大生地150g　何首乌200g　桑椹子150g　甘杞子150g　菟丝子250g　潼蒺藜150g　肉苁蓉150g　巴戟天150g　仙灵脾150g　补骨脂120g　女贞子150g　墨旱莲150g　仙茅120g　茯苓150g　山萸肉150g　怀山药300g　黄精150g　金狗脊200g　怀牛膝150g　仙鹤草300g　槐花米150g　绵杜仲150g　川断150g　五味子150g　覆盆子150g　鸡血藤250g　茜草150g　茯苓150g　楮实子150g　五加皮150g　炒荆芥150g　贯众120g　粉萆薢150g　小蓟草150g　炒黄柏120g　夜交藤300g　酸枣仁150g　炒谷芽150g　焦山楂200g　砂仁后下30g　大枣150g　湘莲肉300g　炙鳖甲150g　炙龟甲200g　核桃肉粉入400g　鹿角片先煎150g　阿胶烊入400g　白冰糖500g　饴糖400g　收膏

三诊：2003年12月3日。连续2年冬季服益气健脾补肾膏方制剂后，气血渐复，纳食如常，夜寐尚安，未见衄血，唯有夜眠作梦，苔薄黄，舌黯红，脉弦细。其认为两冬季膏方服用甚平，症情稳定，今冬续求膏滋调治，综前疗效，故再以益气温肾健脾法以固本培元善之。处方：

生晒参另煎入200g　炒党参300g　炙黄芪250g　当归身150g　焦白术200g　炒白芍200g　大生地200g　炒熟地150g　何首乌200g　桑椹子150g　菟丝子250g　甘杞子150g　潼蒺藜150g　肉苁蓉150g　巴戟天150g　仙灵脾150g　补骨脂120g　女贞子

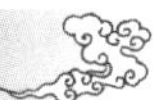

150g　墨旱莲 150g　仙茅 120g　茯苓 150g　山萸肉 150g　怀山药 350g　黄精 150g　金狗脊 200g　怀牛膝 150g　仙鹤草 300g　槐花米 150g　绵杜仲 150g　川断 150g　五味子 150g　覆盆子 150g　鸡血藤 250g　茜草 200g　楮实子 150g　五加皮 150g　川萆薢 150g　小蓟草 200g　炒黄柏 100g　夜交藤 300g　酸枣仁 150g　肥玉竹 120g　焦山楂 200g　炒谷芽 150g　炒荆芥 150g　贯众 100g　炙甘草 100g　大枣 150g　砂仁[后下]20g　炙龟甲 200g　炙鳖甲 150g　湘莲肉 300g　核桃肉[粉入]400g　阿胶[烊入]400g　白冰糖 500g　饴糖 400g　收膏

按：此例慢性型迁延性再生障碍性贫血，初诊时三系细胞均减少，有头晕，此为肾脉空虚，精髓不足，气血生化乏源，故予大剂温肾健脾、益气养血之品而资化生之本，如八珍汤、左归丸、右归丸之属；时齿衄，此为血中伏热而动血之征，故配以茜草、玄参、丹皮、藕节炭、槐花米、贯众炭等直入血分而凉血止血；另湿与热结，易致血分燔动，病情反复，酌加清热利湿之品以清余邪，如连翘、焦山栀、白茅根、萆薢、小蓟草等。二诊时三系细胞基本正常，齿衄已除，余邪基本清除，病情趋于稳定，故去清热利湿、凉血止血之品，如连翘、焦山栀、藕节炭、白茅根、玄参、丹皮、蒲公英等，温肾健脾之力如熟地、山药、补骨脂、菟丝子、鹿角片等亦稍稍减之，缓以图治；存晨起口苦，夜寐不宁，仍予五加皮、川萆薢、小蓟草、炒黄柏少量以清热利湿，加酸枣仁与合前方夜交藤养血安神；三诊时气血渐复，唯余夜眠多梦，适值经水断两年，肾阴不足重于肾阳不足，故去鹿角片，生地加量，另予玉竹加强养阴之功。

2. 重型再生障碍性贫血案

梁某，男，4 岁。初诊 2001 年 11 月 20 日。1999 年 7 月确诊重型再生障碍性贫血。1999 年 7 月 29 日，骨髓穿刺病理示有核细胞增生不良，服用司坦唑醇（康力龙）等治疗。2000 年 8 月 18 日骨髓穿刺检查，报告骨髓有核细胞增生大致正常，巨核细胞及血小板少见。今年 4 月 1 日来本科求诊，服用温脾补肾复方至今。2001 年 10 月 30 日血常规 WBC 8.7×10^{9}/L，Hb 131g/L，BPC 146×10^{12}/L，服康力龙 2mg，隔日 1 次；葡萄糖醛酸内酯（肝泰乐）0.1g，每日 3 次，血象明显升高，饮食神色如常，夜寐安宁，今至冬令调治仍以虚劳肝肾虚损治，以益气健脾补肾制成膏剂，缓以调之。处方：

生晒参[另煎入]150g　太子参 200g　炒党参 200g　茯苓 150g　焦白术 150g　炒白芍 150g　菟丝子 200g　潼蒺藜 150g　炙黄芪 200g　当归 100g　生地 150g　炒熟地 150g　砂仁[后下]25g　肉苁蓉 150g　小蓟草 200g　仙灵脾 120g　大蓟草 200g　粉葛根 300g　甘杞子 150g　仙鹤草 200g　茜草 150g　香谷芽 150g　补骨脂 150g　山萸肉 150g　怀山药 250g　焦山楂 150g　五味子 100g　覆盆子 120g　巴戟天 120g　炒荆芥 150g　蒲公英 200g　贯众 120g　连翘 120g　何首乌 150g　怀牛膝 150g　金狗脊 150g　生米仁 250g　黄精 150g　桑椹子 150g　鸡血藤 150g　女贞子 150g　墨旱莲 150g　湘莲肉 250g　大枣 150g　炙龟甲 200g　鹿角片[先煎]150g　胡麻仁[粉入]300g　紫河车[粉入]150g　阿胶[烊入]350g　白冰糖 500g　饴糖 350g　收膏

二诊：2002 年 10 月 26 日。去冬服益气健脾补肾膏剂，今年 9 月 24 日血常规 WBC 9.5×10^{9}/L，Hb 122g/L，BPC 94×10^{12}/L。服康力龙 1/4 片，隔日 1 次；肝泰乐 0.1g、日 3 次，维生素 C 0.1g、日 3 次。肌衄未见，偶有皮肤外伤性瘀斑，饮食与夜寐如常，苔薄白，舌光黯，脉细平和。虚劳恢复期，值此冬令，再拟益气健脾补肾之剂。续服 2001 年膏方 1 料。

三诊：2003 年 11 月 11 日。1999 年确诊再生障碍性贫血，近 2 年服益气健脾补肾膏剂，经中西药物治疗至今血象水平已缓解，饮食夜寐如常，血象稳定。此值冬令，再以益气健脾补肾法巩固。处方：

生晒参另煎入150g　太子参200g　炒党参200g　茯苓150g　焦白术150g　炒白芍150g　菟丝子200g　潼蒺藜150g　炙黄芪200g　当归100g　生地150g　炒熟地150g　砂仁后下25g　肉苁蓉150g　小蓟草200g　仙灵脾120g　补骨脂100g　甘杞子150g　仙鹤草200g　茜草150g　大枣150g　甜苁蓉150g　山萸肉150g　怀山药250g　五味子120g　覆盆子120g　焦山楂150g　巴戟天120g　炒荆芥150g　蒲公英200g　贯众120g　连翘120g　何首乌150g　怀牛膝150g　金狗脊150g　黄精200g　桑椹子150g　生米仁250g　鸡血藤150g　女贞子150g　墨旱莲150g　大枣150g　粉葛根300g　炙甘草120g　广陈皮120g　炒谷芽150g　湘莲肉250g　炙龟甲200g　鹿角片先煎150g　紫河车粉入150g　胡麻仁粉入300g　阿胶烊入350g　白冰糖500g　饴糖350g　收膏

四诊：2005年11月5日。1999年确诊重型再生障碍性贫血，2001年4月就诊至今，平时服汤剂，冬令服膏方制剂。2005年11月3日复查肝肾功能正常，血糖正常。血常规WBC $8.6×10^9$/L，Hb 135g/L，BPC $139×10^{12}$/L。牙齿生长慢，牙齿短小，舌淡红，脉细，肝脾未及，外阴器发育早，阴毛生长，腋毛不多，语音未改变，身高150cm，行步胆怯，不长胡须。其第二性征过早出现与既往用过蛋白同化素有关。

本例血象已完全恢复正常，切忌西药雄性素。今冬再以益气健脾、滋养肝肾法以巩固其效。处方：

生晒参另煎入200g　太子参200g　炒党参150g　炙黄芪150g　焦白术150g　茯苓120g　炒白芍120g　菟丝子150g　潼蒺藜120g　当归100g　大生地150g　炒熟地150g　五味子100g　甘杞子100g　补骨脂110g　覆盆子100g　砂仁25g　肉苁蓉100g　仙灵脾110g　小蓟草150g　茜草150g　仙鹤草250g　怀山药250g　山萸肉200g　益智仁110g　巴戟天100g　焦山楂150g　炒荆芥110g　连翘110g　贯众90g　黄精200g　金狗脊150g　怀牛膝120g　桑椹子150g　鸡血藤200g　何首乌150g　女贞子150g　墨旱莲150g　生米仁200g　炒谷麦芽各200g　炙甘草100g　广陈皮150g　大枣150g　湘莲肉250g　炙龟甲200g　鹿角片先煎120g　胡麻仁粉入300g　紫河车粉入150g　阿胶烊入350g　白冰糖500g　饴糖350g　收膏

按：本案重型再生障碍性贫血案，经中西药物积极治疗血象水平已缓解，为巩固性治疗，平时坚持服汤药调治，正常读书。几年来每入冬季，家长携子索膏方调理，其父母认识到，平常同用益气健脾补肾等方药治疗，其效莫如膏方中加入诸多人参、鹿角、紫河车、阿胶等名贵中药以及膏方的精细调制功效，可使病情更稳定，少生其他疾病。

3. 慢性再生障碍性贫血肌衄案一

杨某，男，13岁，初诊日期2001年11月17日。1997年8月感冒后，面色苍白，于11月在上海市第一人民医院骨髓穿刺检查，诊断造血功能再生低下，同年12月27日来我专科诊治，属慢性再生障碍性贫血。目前血红蛋白在100g/L以上，唯白细胞、血小板偏低，经数年悉心调治，紫癜已少，体重增加，正常参加学习生活，苔薄白舌黯红，脉细。此属肝肾两虚之虚劳，值此冬令，再进益气养血、滋补肝肾之剂缓以调治。处方：

生晒参另煎,后冲300g　太子参300g　炙黄芪300g　当归身150g　女贞子150g　墨旱莲150g　生地200g　炒熟地200g　怀山药300g　仙灵脾150g　补骨脂150g　黄精200g　甘杞子200g　鸡血藤300g　茜草250g　仙鹤草300g　肉苁蓉200g　茯苓150g　巴戟天200g　菟丝子300g　潼蒺藜200g　山萸肉150g　五味子150g　怀牛膝150g

何首乌 200g　炙龟甲 200g　炙鳖甲 200g　鹿角片 150g　槐花米 200g　丹皮 150g　泽泻 150g　金狗脊 200g　炒白术 150g　炒白芍 150g　连翘 150g　桑寄生 150g　桑椹子 200g　楮实子 150g　五加皮 150g　贯众 150g　蒲公英 300g　炒蒲黄包煎 150g　炙甘草 150g　覆盆子 150g　炒谷芽 200g　焦山楂 150g　砂仁后下 30g　大枣 200g　湘莲肉 300g　核桃肉粉入 400g　紫河车粉入 250g　阿胶烊入 400g　白冰糖 500g　饴糖 350g　收膏

二诊:2006 年 11 月 18 日。1997 年诊断再生障碍性贫血,初用中药及雄激素治疗,后停用雄激素。血象达到缓解标准,近 2 年来 B 超示肝血管瘤及脂肪肝,胆、胰、脾及两肾未见异常。平时正常上学,今血常规 WBC 3.5×10^{9}/L、Hb 128g/L、RBC 3.7×10^{12}/L、BPC 54×10^{12}/L,夜寐改善,未见衄血,苔薄黄,舌黯红,脉细。经滋养肝肾、养血宁络调治,其肝内血管瘤已明显缩小,值此冬令再拟原法缓以调之。处方:

生晒参另煎入 300g　太子参 150g　炙黄芪 250g　当归身 120g　焦白术 120g　炒白芍 120g　生地 200g　炒熟地 150g　茯苓 150g　女贞子 120g　墨旱莲 150g　黄精 150g　甘杞子 120g　鸡血藤 250g　茜草 200g　仙鹤草 300g　炒蒲黄 150g　槐花米 200g　海藻 120g　小蓟草 200g　藕节炭 200g　大枣 150g　仙灵脾 150g　补骨脂 110g　菟丝子 200g　肉苁蓉 200g　山萸肉 120g　怀山药 200g　湘莲肉 200g　潼蒺藜 150g　净连翘 120g　茵陈 120g　决明子 200g　肥玉竹 150g　焦山栀 120g　桑椹子 150g　五味子 100g　桑寄生 120g　覆盆子 110g　楮实子 150g　金狗脊 150g　怀牛膝 120g　夜交藤 300g　鹿衔草 200g　鹿角片先煎 200g　炙龟甲 200g　阿胶烊入 400g　胡麻仁粉入 300g　核桃肉粉入 400g　紫河车粉入 150g　白冰糖 500g　饴糖 350g　收膏

三诊:2007 年 11 月 26 日。经两年来以益气养血、调益肝肾法治疗,病情稳定,无肌衄。现在大学学习,饮食、夜寐如常,血象稳定。11 月 24 日血常规 WBC 3.7×10^{9}/L,Hb 133g/L,RBC 3.04×10^{12}/L,BPC 78×10^{12}/L。苔薄白,舌略黯红,脉细。滋养肝肾,养血守络法。处方:

生晒参另煎入 300g　太子参 150g　炙黄芪 200g　当归身 110g　焦白术 150g　炒白芍 120g　生地 200g　熟地 150g　茯苓 150g　炙甘草 110g　广陈皮 110g　制半夏 120g　砂仁 25g　女贞子 120g　墨旱莲 150g　黄精 150g　甘杞子 120g　茜草 200g　小蓟草 200g　桑椹子 150g　仙鹤草 300g　炒蒲黄 150g　槐花米 200g　藕节炭 200g　大枣 150g　仙灵脾 300g　菟丝子 200g　补骨脂 110g　肉苁蓉 120g　山萸肉 120g　怀山药 300g　潼蒺藜 120g　湘莲肉 200g　楮实子 150g　五味子 110g　连翘 110g　茵陈 120g　焦山栀 120g　漏芦 120g　怀牛膝 120g　桑寄生 120g　山楂炭 150g　金狗脊 150g　夜交藤 250g　炙龟甲 200g　紫河车粉入 120g　鹿角片先煎 200g　胡麻仁粉入 200g　核桃肉粉入 400g　阿胶烊入 400g

4. 慢性再生障碍性贫血肌衄案二

袁某,男,14 岁,初诊日期:2001 年 11 月 27 日。1997 年初因四肢广泛紫癜,于 4 月 9 日住院骨髓穿刺检查诊断再生障碍性贫血,6 月 21 日血常规 WBC 2.5×10^{9}/L,Hb 77g/L,BPC 11×10^{12}/L,低热起伏,心动过速,周身散在紫癜、下肢尤多,经用益气养血、补益肝肾之剂,结合小剂量美雄酮(大力补)等治疗,衄血、低热相继消失,全血细胞上升,现已上学 3 年,目前雄性激素已停用,服左归丸及温补脾肾剂。2011 年 11 月 24 日血常规 WBC 2.4×10^{9}/L,Hb 114g/L,BPC 110×10^{12}/L,已无衄血证,但平时常易外感鼻塞或感冒后咳嗽。此为虚弱气血恢复期,卫外之力不足,拟益气养血、滋养肝肾之剂缓以调治。处方:

生晒参另煎人 250g 炙黄芪 300g 太子参 300g 焦白术 200g 炒白芍 150g 黄精 250g 甘杞子 200g 女贞子 150g 墨旱莲 200g 水牛角片 150g 玄参 150g 炒黄柏 150g 炒荆芥 150g 蒲公英 300g 连翘 200g 怀牛膝 150g 小蓟草 300g 仙鹤草 300g 茜草 200g 侧柏叶 150g 炙甘草 150g 粉丹皮 150g 大生地 250g 炒熟地 250g 何首乌 200g 山萸肉 150g 巴戟天 200g 菟丝子 300g 潼蒺藜 200g 仙灵脾 200g 肉苁蓉 200g 鸡血藤 300g 茯苓 150g 山药 350g 泽泻 150g 大枣 150g 补骨脂 150g 五味子 150g 覆盆子 150g 桑椹子 200g 粉萆薢 150g 炒蒲黄包煎 150g 槐花米 200g 焦山楂 200g 贯众 150g 丹参 150g 五加皮 150g 砂仁后下 30g 谷麦芽各 150g 金狗脊 200g 芡实 200g 湘莲肉 350g 炙鳖甲 200g 炙龟甲 200g 鹿角片先煎 200g 核桃肉粉人 400g 胡麻仁粉人 400g 阿胶烊人 400g 紫河车粉人 200g 白冰糖 500g 饴糖 500g 收膏

二诊:2002 年 12 月 5 日。再生障碍性贫血,5 年来经中西药治疗至今血象达到缓解标准,并服中药巩固治疗,但平时易受外感咽痛或鼻塞,未见肌衄,脉弦细,舌红,苔薄。以左归丸为主制大其剂,滋养脾肾缓以调治。守去岁方药膏滋。处方:

生晒参另煎人 250g 炙黄芪 300g 太子参 300g 焦白术 200g 炒白芍 150g 黄精 250g 甘杞子 200g 女贞子 150g 墨旱莲 200g 水牛角片 150g 玄参 150g 炒黄柏 150g 炒荆芥 150g 蒲公英 300g 连翘 200g 怀牛膝 150g 小蓟草 300g 仙鹤草 300g 茜草 200g 侧柏叶 150g 炙甘草 150g 粉丹皮 150g 大生地 250g 炒熟地 250g 何首乌 200g 山萸肉 150g 巴戟天 200g 菟丝子 300g 潼蒺藜 200g 仙灵脾 200g 肉苁蓉 200g 鸡血藤 300g 茯苓 150g 山药 350g 泽泻 150g 大枣 150g 补骨脂 150g 五味子 150g 覆盆子 150g 桑椹子 200g 粉萆薢 150g 炒蒲黄包煎 150g 槐花米 200g 焦山楂 200g 贯众 150g 丹参 150g 五加皮 150g 砂仁后下 30g 谷芽 150g 麦芽 150g 金狗脊 200g 芡实 200g 湘莲肉 350g 炙鳖甲 200g 炙龟甲 200g 鹿角片先煎 200g 核桃肉粉人 400g 胡麻仁粉人 400g 阿胶烊人 400g 紫河车粉人 200g 白冰糖 500g 饴糖 500g 收膏

三诊:2003 年 12 月 20 日。现血象已达到完全缓解水平,偶有外感咽炎咳嗽,未再发生衄血,正常参加学习。脉细,舌淡红,苔薄白。再生障碍性贫血恢复期,拟益气健脾补肾。处方:

生晒参另煎人 250g 太子参 300g 炙黄芪 300g 焦白术 200g 炒白芍 150g 黄精 250g 甘杞子 200g 女贞子 150g 墨旱莲 200g 玄参 150g 炒黄柏 150g 炒荆芥 150g 蒲公英 300g 连翘 200g 怀牛膝 150g 小蓟草 200g 仙鹤草 300g 茜草 200g 侧柏叶 150g 炙甘草 150g 粉丹皮 150g 大生地 250g 炒熟地 250g 何首乌 200g 山萸肉 150g 巴戟天 200g 菟丝子 300g 潼蒺藜 200g 仙灵脾 200g 肉苁蓉 200g 鸡血藤 300g 鹿角片先煎 200g 茯苓 150g 山药 350g 泽泻 150g 大枣 150g 补骨脂 150g 五味子 150g 覆盆子 150g 桑椹子 200g 炒蒲黄包 150g 槐花米 200g 炙龟甲 200g 炙鳖甲 200g 丹参 150g 焦山楂 200g 贯众 150g 砂仁 30g 五加皮 150g 金狗脊 200g 粉萆薢 150g 谷芽 200g 麦芽 200g 芡实 200g 粉葛根 300g 生米仁 200g 胡麻仁粉人 400g 湘莲肉 350g 阿胶烊人 400g 紫河车粉人 120g 核桃肉粉人 400g 白冰糖 500g 饴糖 500g 收膏

5. 慢性再生障碍性贫血鼻衄案

陆某,男,15 岁,初诊日期 2006 年 11 月 18 日。再生障碍性贫血,以衄血常现,经中西医

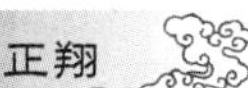

药物治疗至今，血红蛋白、白细胞及血小板达到基本缓解水平，但白细胞、血小板仍在偏低水平。近年来，西药已基本停药，而以健脾补肾之汤剂调理，鼻衄已渐减少，身高发育如常人，正常生活学习。脉细，苔薄白，舌淡红。温补脾肾凉血。处方：

生晒参另煎入200g 太子参150g 炙黄芪250g 当归身150g 焦白术200g 炒白芍150g 茯苓120g 炙甘草150g 制半夏120g 广陈皮120g 砂仁25g 广木香90g 仙灵脾150g 菟丝子200g 仙茅120g 潼蒺藜150g 补骨脂120g 五味子110g 甘杞子150g 覆盆子100g 仙鹤草250g 肉苁蓉120g 生地200g 炒熟地200g 山萸肉120g 怀山药250g 黄精150g 巴戟天120g 桑椹子150g 女贞子120g 墨旱莲150g 小蓟草200g 槐花米150g 金狗脊150g 怀牛膝150g 何首乌200g 楮实子150g 茜草150g 连翘120g 鸡血藤150g 湘莲肉250g 胡麻仁粉入300g 大枣150g 板蓝根200g 焦山楂200g 鹿角片先煎200g 炙龟甲200g 炙鳖甲150g 阿胶烊入400g 紫河车粉入200g 白冰糖450g 饴糖200g 收膏

二诊：2006年12月8日。慢性再生障碍性贫血，目前血象水平在明显进步，疗效理想，血红蛋白、白细胞及血小板数处于进步状态。近年发热、鼻衄症状明显减少，纳食如常，身高增加，正常学习，夜寐尚安，脉细，舌淡红，苔薄白。累进温肾健脾益髓之剂，再以原法以利复元。处方：

生晒参另煎入200g 炒党参150g 炙黄芪200g 当归身120g 焦白术150g 炒白芍120g 茯苓120g 炙甘草110g 制半夏120g 陈皮110g 砂仁25g 广木香90g 仙灵脾120g 菟丝子200g 巴戟天120g 潼蒺藜150g 补骨脂110g 五味子100g 甘杞子150g 覆盆子110g 肉苁蓉120g 大生地200g 炒熟地150g 山萸肉120g 怀山药200g 仙鹤草250g 茜草150g 怀山药250g 黄精150g 桑椹子150g 墨旱莲120g 小蓟草200g 槐花米150g 金狗脊150g 怀牛膝150g 仙茅110g 楮实子150g 茵陈120g 连翘110g 板蓝根150g 鸡血藤200g 何首乌150g 大枣150g 湘莲肉250g 山楂炭150g 炙龟甲200g 炙鳖甲150g 胡麻仁粉入300g 胡桃肉粉入400g 鹿角片先煎200g 阿胶烊入400g 紫河车粉入220g 白冰糖450g 饴糖200g 收膏

三诊：2007年11月30日。原有再生障碍性贫血史，按虚劳血虚证治，初以中西药相结合治疗，血象达到缓解水平。一直坚持服药，正常参加学习，从未间断，唯白细胞与血小板数仍偏低，今年以来外感发热已明显减少，饮食与夜寐如常，身高发育正常，出血症状少见。脉细，苔薄白，舌淡红。平时运用健脾温肾益髓之剂，症情稳定。处方：

生晒参另煎入200g 太子参200g 炙黄芪200g 当归身110g 焦白术150g 炒白芍150g 茯苓120g 陈皮120g 制半夏150g 砂仁25g 广木香90g 仙灵脾150g 菟丝子200g 肉苁蓉120g 补骨脂120g 五味子100g 甘杞子150g 覆盆子100g 潼蒺藜120g 仙鹤草250g 生地200g 炒熟地150g 山萸肉120g 怀山药200g 黄精150g 巴戟天120g 桑椹子150g 楮实子120g 墨旱莲150g 小蓟草200g 槐花米200g 侧柏叶150g 金狗脊150g 怀牛膝150g 茜草150g 何首乌200g 湘莲肉250g 板蓝根150g 山楂炭150g 大枣150g 炙甘草120g 鹿衔草200g 胡麻仁粉入200g 鹿角片先煎200g 炙龟甲200g 炙鳖甲150g 阿胶烊入400g 紫河车粉入150g 白冰糖450g 饴糖200g 收膏

按：再生障碍性贫血是由于多种病因引起骨髓造血组织显著萎缩，血细胞生成全部减少而引起的一组综合征。基本特征是血液三系细胞均减少，骨髓象多部位增生减低，非造血细胞增加，出现贫血、感染、高热，严重而广泛的出血，可见皮肤黏膜等外部出血，且可见有内脏出血，如消化道出血，泌尿生殖器出血，颅内出血，眼底出血。案3、案4为慢性再生障碍性贫血肌衄案，案5为慢性再生障碍性贫血鼻衄案，虽同病但出血部位不相同，治疗除以益气养血、健脾温肾益髓法外，酌加连翘、茜草、生地、仙鹤草、丹皮、槐花米、侧柏叶等凉血止血之药。3例病案临床实践疗效肯定，正常生活，正常读书，冬令膏方调补，增强体质，巩固疗效。

6. 慢性迁延性再生障碍性贫血案

吴某，男，8岁，初诊日期1997年12月12日。1995年7月21日因贫血（Hb 94g/L，BPC 55×10^{12}/L）结合骨髓涂片诊断为慢性迁延性再生障碍性贫血。经调整治疗方案，中西医结合治疗，至2002年11月7日血常规WBC 4.0×10^{9}/L，Hb 121g/L，BPC 99×10^{12}/L，又经今年巩固治疗，血象仍然稳定，不再有肌衄出现，身高有增长，面色红润，精神活泼，饮食与睡眠均如常人，舌质淡，苔薄白，脉细。拟益气养血，补益脾肾，滋养肝阴。处方：

生晒参另煎入250g　炙黄芪300g　炒党参300g　当归身120g　焦白术200g　炒白芍150g　炒荆芥150g　炙甘草150g　大枣150g　黄精150g　炙鸡内金150g　补骨脂150g　甘杞子200g　菟丝子300g　仙灵脾120g　生地120g　熟地120g　山萸肉150g　怀山药300g　潼蒺藜150g　仙鹤草300g　连翘150g　肉苁蓉200g　桑寄生150g　水牛角片先煎150g　鹿角片先煎200g　桑椹子200g　巴戟天150g　小蓟草200g　墨旱莲200g　湘莲肉250g　茯苓200g　楮实子150g　金狗脊150g　侧柏叶120g　槐花米200g　石斛150g　何首乌200g　鸡血藤150g　炒蒲黄包煎150g　焦谷芽200g　怀牛膝150g　焦楂肉200g　生米仁200g　炙龟甲200g　阿胶烊入250g　紫河车粉入100g　白冰糖400g　饴糖200g　收膏

二诊：2001年12月3日。经5年来以虚劳血虚运用补益脾肾法治疗后，血象已完全恢复正常，达到再生障碍性贫血完全治愈标准。今年以来外感次数不多，正常参加学习生活，平时服左归丸调理。拟续膏滋方。处方：

生晒参另煎入200g　太子参300g　炙黄芪300g　当归身150g　焦白术200g　茯苓200g　陈皮150g　炙甘草150g　蒲公英300g　荆芥150g　贯众150g　玄参150g　连翘200g　仙鹤草300g　生地200g　炒熟地200g　女贞子200g　墨旱莲200g　甘杞子200g　菟丝子300g　补骨脂150g　五味子150g　覆盆子200g　桑螵蛸150g　山萸肉200g　怀山药350g　泽泻150g　潼蒺藜150g　白蒺藜150g　黄精200g　仙灵脾150g　巴戟天200g　肉苁蓉150g　桑椹子200g　楮实子150g　小蓟草200g　桑寄生200g　五加皮150g　金狗脊250g　怀牛膝150g　炒白芍150g　川连30g　煨木香90g　粉葛根300g　白扁豆打200g　湘莲肉250g　生米仁300g　焦山栀300g　炒谷芽300g　砂仁后下30g　槐花米200g　何首乌200g　藕节炭250g　大枣150g　炙龟甲200g　胡麻仁粉入400g　阿胶烊冲300g　白冰糖400g　饴糖200g　收膏

三诊：2002年11月18日。慢性迁延性再生障碍性贫血，现已完全达到再生障碍性贫血治愈标准且保持稳定。正常参加学习，偶尔发生外感发热，经治即瘥。身高增长，饮食如常，平时服左归丸治理，再以补益脾肾法调治。处方：

生晒参另煎入200g　太子参200g　炙黄芪300g　当归身150g　炒荆芥150g　蒲公英300g　贯众150g　玄参150g　焦白术150g　茯苓150g　陈皮150g　炙甘草150g　连翘150g　仙鹤草300g　生地200g　炒熟地200g　女贞子150g　墨旱莲150g　甘杞子200g　菟丝子300g　补骨脂150g　五味子150g　覆盆子200g　桑螵蛸150g　山萸肉

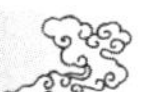

150g　山药 350g　泽泻 150g　大枣 150g　潼蒺藜 150g　白蒺藜 150g　黄精 200g　仙灵脾 150g　巴戟天 200g　肉苁蓉 150g　桑椹子 200g　楮实子 150g　小蓟草 200g　桑寄生 200g　五加皮 150g　金狗脊 250g　怀牛膝 150g　炒白芍 150g　川连 25g　木香 90g　粉葛根 300g　白扁豆 200g　生米仁 300g　焦山楂 300g　炒谷芽 300g　砂仁 30g　槐花米 200g　藕节炭 250g　何首乌 200g　湘莲肉 250g　炙龟甲 200g　胡麻仁^粉入^400g　阿胶^烊入^300g　白冰糖 400g　饴糖 200g　收膏

四诊:2005 年 12 月 11 日。1995 年确诊为慢性迁延性再生障碍性贫血,以温肾健脾联合西药治疗,达治愈标准,症情平稳。2005 年 10 月 28 日血常规 WBC 5.3×10^{9}/L,Hb 155g/L,BPC 163×10^{12}/L,身高 173cm,体重 55kg。脉细,苔薄白。以益气健脾补肾法巩固。处方:

生晒参^另煎入^200g　炒党参 200g　炙黄芪 200g　当归身 200g　焦白术 150g　炒白芍 150g　炙甘草 120g　茯苓 150g　陈皮 120g　大枣 150g　黄精 200g　仙灵脾 150g　甘杞子 150g　补骨脂 120g　菟丝子 150g　大生地 200g　炒熟地 150g　山萸肉 120g　潼蒺藜 150g　怀山药 250g　砂仁 25g　五味子 100g　覆盆子 120g　肉苁蓉 120g　巴戟天 150g　丹参 120g　桑寄生 150g　桑椹子 150g　仙鹤草 200g　墨旱莲 150g　小蓟草 200g　槐花米 150g　板蓝根 200g　炒防风 150g　连翘 120g　制半夏 120g　金狗脊 150g　怀牛膝 150g　何首乌 200g　楮实子 150g　五加皮 150g　侧柏叶 150g　炙龟甲 200g　炙鳖甲 150g　鹿角片^先煎^200g　湘莲肉 250g　紫河车^粉入^100g　胡麻仁^粉入^300g　核桃肉^粉入^400g　阿胶^烊入^400g　白冰糖 400g　饴糖 200g　收膏

五诊:2006 年 12 月 8 日。经中西药物调治至今,一直血象稳定,已达治愈标准,学习正常,身高、体重发育良好。拟益气健脾补肾调理巩固。处方:

生晒参^另煎入^200g　太子参 150g　炙黄芪 200g　当归 110g　焦白术 120g　炒白芍 120g　炙甘草 110g　茯苓 120g　陈皮 110g　大枣 150g　黄精 150g　仙灵脾 150g　甘杞子 150g　菟丝子 150g　补骨脂 110g　大生地 200g　炒熟地 150g　山萸肉 120g　潼蒺藜 150g　怀山药 200g　五味子 100g　覆盆子 120g　肉苁蓉 120g　巴戟天 110g　砂仁 25g　丹参 120g　桑寄生 120g　桑椹子 150g　墨旱莲 120g　仙鹤草 250g　板蓝根 200g　小蓟草 200g　槐花米 150g　连翘 110g　炒防风 120g　制半夏 110g　茜草 150g　金狗脊 150g　怀牛膝 150g　侧柏叶 120g　楮实子 150g　五加皮 150g　炙龟甲 200g　鹿角片^先煎^200g　炙鳖甲 150g　湘莲肉 250g　紫河车^粉入^100g　胡麻仁^粉入^300g　核桃肉^粉入^400g　阿胶^烊入^400g　白冰糖 450g　饴糖 250g　收膏

按:本例慢性迁延性再生障碍性贫血案,延续反复 10 余年,观察血象指标及临床症状已达治愈标准,家长惧其生变复发,平时间断服中成药左归丸、六味地黄丸,每到冬季即服膏方调理以求巩固。

7. 血小板减少症案

陈某,女,56 岁,2003 年 11 月 5 日初诊。原有血小板减少症,病程 8 年以上,平时血小板计数(30~40)$\times10^{12}$/L。劳累或感冒后或胃肠功能紊乱时,四肢则有紫斑出现。常觉胃脘不适,嗳气饱胀,泛恶心,厌食,矢气多,嘈杂,烧灼感。平素每易感冒,时有黄色带下。苔白腻,咽红,脉弦细。2003 年 B 超示胆囊炎。此为素体亏损,肝脾统藏失调,中焦营气升降失常,下焦湿热,肝胆相为表里,肝木伐胃则浊气上泛而诸症频频发作,阴血不守故肌衄自溢,拟治肝胆之湿热,调和胃气,养血宁络,消补兼施。处方:

西洋参^另煎入^150g　太子参 300g　炒党参 150g　蒲公英 300g　板蓝根 200g　连翘

150g　玄参 150g　女贞子 150g　墨旱莲 150g　北沙参 250g　软紫胡 150g　川楝子 150g　炒白术 150g　炒白芍 200g　炙甘草 150g　黄精 200g　广郁金 150g　青皮 120g　陈皮 120g　炒黄芩 150g　炒蒲黄包煎 150g　海金沙包煎 150g　金钱草 250g　川连 30g　佛手片 150g　清枇杷叶 250g　炙枇杷叶 250g　广木香 100g　炒枳壳 150g　炒枳实 150g　焦山栀 150g　甘栀子 200g　桑椹子 150g　茯苓 150g　丹皮 150g　何首乌 200g　大生地 150g　泽泻 150g　仙鹤草 250g　贯众炭 150g　槐花米 200g　土大黄 200g　砂仁后下 30g　椿根皮 150g　菟丝子 150g　甜苁蓉 150g　怀牛膝 200g　桑寄生 150g　豨莶草 150g　金狗脊 200g　炒黄柏 150g　粉萆薢 150g　焦山楂 300g　大枣 200g　潼蒺藜 150g　白蒺藜 150g　芡实 200g　白莲须 150g　炙龟甲 200g　核桃肉粉入 300g　湘莲肉 250g　阿胶烊入 300g　白冰糖 500g　饴糖 350g　收膏

二诊:2004 年 11 月 20 日。原有血小板减少症,数月来血小板计数$(40\sim50)\times10^{12}/L$,肌衄已减少,经常感冒后胃脘不适,嗳气腹胀,大便干结。夜寐多梦,感冒后乏力时加重。入冬以来肢体手足怕冷,入夜口干内热,欲饮冷,常有带下色黄,舌黯红,苔薄白,脉弦细。此为肝胆与下焦湿热,阴虚内热,胃气失降,气滞肝胆湿热并病,阴血不能内守,以疏肝理气、和胃化湿调其肝脾。处方:

西洋参另煎入 150g　太子参 200g　炒党参 150g　软柴胡 150g　板蓝根 150g　蒲公英 200g　连翘 120g　炒黄芩 120g　黄精 150g　川楝子 120g　青皮 120g　陈皮 120g　广郁金 100g　北沙参 200g　茵陈 120g　海金沙 120g　金钱草 200g　川连 20g　广木香 60g　砂仁后下 20g　焦白术 150g　炒白芍 150g　炒枳实 120g　甘杞子 150g　土大黄 150g　槐花米 150g　焦山栀 120g　生地 150g　炒熟地 150g　菟丝子 150g　潼蒺藜 120g　小蓟草 150g　椿根皮 120g　甜苁蓉 120g　仙灵脾 120g　郁李仁 200g　柏子仁 200g　火麻仁 250g　白莲须 120g　山药 250g　夜交藤 300g　合欢皮 150g　墨旱莲 150g　大枣 150g　桑椹子 150g　清枇杷叶 200g　炙枇杷叶 200g　炙龟甲 150g　炙鳖甲 150g　阿胶烊入 400g　胡桃肉粉入 400g　白冰糖 500g　饴糖 350g　收膏

三诊:2005 年 11 月 26 日。原有血小板减少症,并有胆囊炎,平时血小板计数在$50\times10^{12}/L$以下,感冒后则下降至$20\times10^{12}/L$左右。上下肢体有散在瘀斑,不慎外伤时易发生皮下瘀肿或有齿衄。每遇伤风感冒后脘腹部易嗳气作胀,大便秘结,咽疼咳嗽缠绵,形寒肢冷,肩背、肢体疼痛。脉小弦细,苔薄白,舌黯红。此为素体气虚卫外之力不足,肝肾失和,脾胃虚损。病家自述服膏方半年间病症明显改善,血小板数有明显提高,再以滋养肝肾,宁络止血,固本培元法调理。处方:

生晒参另煎入 200g　太子参 150g　炙黄芪 200g　当归身 110g　焦白术 150g　茯苓 120g　炙甘草 110g　甘杞子 150g　黄精 200g　大生地 200g　女贞子 120g　墨旱莲 150g　五味子 100g　菟丝子 200g　补骨脂 150g　潼蒺藜 200g　怀山药 250g　山萸肉 120g　泽泻 120g　桑寄生 150g　桑椹子 150g　槐花米 200g　侧柏叶 200g　土大黄 200g　小蓟草 200g　仙灵脾 150g　巴戟天 120g　何首乌 200g　肉苁蓉 150g　金狗脊 150g　天冬 150g　北沙参 150g　炒白芍 120g　软柴胡 120g　炒枳壳 120g　茵陈 120g　萆薢 120g　广郁金 120g　制香附 150g　海金沙 150g　海螵蛸 150g　姜半夏 120g　蒲公英 200g　郁李仁 150g　柏子仁 120g　石斛 250g　砂仁后下 25g　大枣 150g　炙龟甲 200g　阿胶烊入 400g　白冰糖 450g　饴糖 250g　收膏

按:本例血小板减少案病程迁延漫长 10 余年,体质较差,常易感冒,兼患胃脘痛、胆囊炎等疾，平时长期服汤药治疗，病情不再加重，血小板计数虽不高但出血不显。冬令服膏方时，其血小板计数可比平常升高$(20\sim40)\times10^9/L$，体质提高，感冒减少，出血少见，脾胃肝胆疾病少作，血小板计数呈逐年升高趋势。

8. 特发性血小板减少性紫癜案一

王某，女，54岁。初诊日期2006年11月22日。平时常易牙龈肿胀，易发齿衄。疲困乏力时则现腿部、足底寒冷感，腿及腰背酸或下肢出现紫癜。头部太阳穴处、耳后颈后淋巴结时有灼热及疼痛感，遇心情焦急时则头晕、心慌、无力、下肢软。后背部恶风，形寒偶尔耳有堵塞感，或虚汗出现，尤各种气体闻之过敏不适。脉弦细，舌淡红，苔薄黄。此乃围绝经期肝脾统藏失调，肾阴阳两虚，阳虚则寒，阴虚则热，气不摄血则肌衄，虚火上浮伤络则衄血，拟益气养血，滋养肝肾，宁络止血。处方：

生晒参另煎入200g　太子参150g　炙黄芪200g　当归身100g　焦白术120g　炒白芍110g　茯苓150g　炙甘草100g　广陈皮110g　北沙参150g　川连25g　山楂炭150g　砂仁后下25g　海螵蛸150g　甘杞子150g　黄精150g　女贞子120g　墨旱莲150g　菟丝子200g　仙灵脾150g　生地200g　怀山药220g　山萸肉120g　炙龟甲150g　明天麻110g　桑寄生120g　怀牛膝150g　淮小麦200g　大枣150g　合欢皮120g　桑椹子150g　侧柏叶150g　槐花米120g　柏子仁110g　酸枣仁110g　仙茅120g　炒黄柏110g　小蓟草200g　炒熟地150g　夜交藤200g　金狗脊150g　肉苁蓉120g　补骨脂120g　潼蒺藜120g　炙鳖甲150g　鹿角霜150g　核桃肉粉入400g　阿胶烊入400g　白冰糖450g　饴糖200g　收膏

二诊：2007年11月23日。平时怕风形寒，对各种气体闻之易过敏，易牙龈虚浮，耳有堵塞感作鸣。劳累后易升火，下肢乏力，或肌衄或齿衄。头晕，两胁部偶尔胀疼，纳食不多，餐后胃脘气滞不舒，夜寐易惊醒，苔薄白，舌质黯红，脉弦细。此为肺肾之阴不足，脾胃气虚，围绝经期后肝脾统藏失调，阳虚则寒，阴虚则热，气不摄血则肌衄，虚火上浮伤络则衄血，去年膏方服用期间诸症见改善，续拟益气养血，滋养肺肾，调其肝脾，宁络止血。处方：

生晒参另煎入200g　太子参150g　炙黄芪200g　当归身100g　焦白术120g　炒白芍110g　茯苓150g　炙甘草100g　广陈皮110g　北沙参150g　川连25g　山楂炭150g　砂仁20g　海螵蛸150g　甘杞子150g　黄精150g　女贞子120g　墨旱莲150g　菟丝子200g　仙灵脾150g　生地200g　怀山药220g　山萸肉120g　明天麻110g　桑寄生120g　怀牛膝120g　炒枳壳120g　淮小麦200g　大枣150g　桑椹子150g　侧柏叶150g　槐花米120g　柏子仁110g　酸枣仁110g　仙茅120g　肉苁蓉120g　炒黄柏110g　补骨脂110g　金狗脊150g　潼蒺藜120g　合欢皮120g　夜交藤200g　炒熟地150g　炙龟甲150g　炙鳖甲150g　鹿角霜150g　核桃肉粉入400g　阿胶烊入400g　收膏

三诊：2008年11月30日。平素畏寒怕冷，尤以颈肩背为甚，头晕，颈椎病半年来发作两次。口腔溃疡时作，牙龈肿胀伴出血，劳累后咽干虚火易发，神疲劳倦腰膝酸软，胁肋作痛隐隐时有，纳食不多，滞食嗳气时作，苔薄白，舌质黯红，脉弦细。此为肺胃之阴不足，脾胃气虚，围绝经期后，脾肝肾脏腑功能失调，去岁膏方调治切合，自觉诸症较之去年又有减轻改善，故今冬再宗前法。处方：

生晒参另煎入200g　太子参150g　炙黄芪200g　当归身100g　焦白术120g　炒白芍110g　茯苓150g　炙甘草100g　广陈皮110g　北沙参150g　川连25g　山楂炭150g　砂仁后下20g　海螵蛸150g　甘杞子150g　黄精150g　女贞子120g　墨旱莲150g　菟丝

子 200g 仙灵脾 150g 生地 200g 怀山药 220g 山萸肉 120g 明天麻 110g 桑寄生 120g 怀牛膝 120g 炒枳壳 120g 淮小麦 200g 大枣 150g 桑椹子 150g 侧柏叶 150g 槐花米 120g 柏子仁 110g 酸枣仁 110g 仙茅 120g 甜苁蓉 120g 合欢皮 120g 炒熟地 150g 补骨脂 110g 金狗脊 150g 潼蒺藜 120g 夜交藤 200g 柴胡 90g 广郁金 150g 虎杖 150g 炒黄柏 110g 鹿角霜 150g 炙鳖甲 150g 炙龟甲 150g 核桃肉粉入 400g 阿胶烊入 400g 收膏

9. 特发性血小板减少性紫癜案二

张某,女,21 岁,2002 年 11 月 6 日初诊。1992 年 11 月诊断为特发性血小板减少性紫癜,经中药为主治疗至 1995 年 7 月血小板上升至 83×10^{12}/L 以上。8 年来血象稳定,症状消失,完成学业,正常参加工作。1998 年冬以补益肝肾汤剂、左归丸内服,巩固治疗,未再复发。去冬曾服补益肝肾之膏剂甚效,今冬再拟补肝肾,益气养血凉血。处方:

生晒参另煎入 250g 炒党参 300g 炙黄芪 200g 炒白术 200g 当归身 150g 炒荆芥 150g 炒白芍 150g 连翘 200g 仙灵脾 200g 菟丝子 300g 女贞子 150g 墨旱莲 200g 黄精 200g 山萸肉 200g 干地黄 200g 山药 300g 甘杞子 200g 茯苓 150g 丹皮 150g 巴戟天 200g 仙鹤草 300g 潼蒺藜 300g 小蓟草 250g 大枣 150g 焦山栀 150g 侧柏叶 150g 水牛角片 150g 何首乌 200g 桑寄生 200g 桑椹子 200g 泽泻 200g 炙甘草 150g 五味子 150g 楮实子 200g 茺蔚子 200g 生米仁 200g 谷精草 150g 补骨脂 150g 车前子包 150g 石斛 300g 太子参 300g 贯众 200g 玄参 200g 蒲公英 300g 板蓝根 250g 藕节炭 200g 焦山楂 200g 焦六曲 200g 鹿角片先煎 150g 炙龟甲 200g 胡麻仁粉入 300g 湘莲肉 300g 阿胶烊入 400g 白冰糖 500g 加饴糖 350g 收膏

二诊:2003 年 11 月 25 日。血象稳定,正常参加工作,身体状况良好,唯平时饮食量不多,月经超前 5 天左右,大便约二三日一行,未见肌衄。平时仅服成药左归丸缓治。守前法。处方:

生晒参另煎入 250g 炒党参 300g 炙黄芪 300g 炒白术 200g 当归身 150g 炒荆芥 120g 炒白芍 150g 女贞子 150g 墨旱莲 200g 黄精 200g 生地 200g 山药 300g 山萸肉 200g 甘杞子 200g 茯苓 150g 丹皮 150g 巴戟天 200g 潼蒺藜 250g 小蓟草 250g 仙鹤草 300g 大枣 150g 制香附 150g 茺蔚子 150g 焦山栀 120g 侧柏叶 150g 何首乌 200g 桑寄生 200g 桑椹子 200g 软柴胡 120g 泽兰叶 120g 杜红花 100g 泽泻 150g 黄精 200g 炙甘草 120g 楮实子 150g 补骨脂 120g 炒枳实 120g 柏子仁 150g 肉苁蓉 150g 菟丝子 250g 玄参 120g 肥玉竹 150g 焦山楂 150g 藕节炭 150g 炒谷芽 200g 白扁豆 200g 焦六曲 150g 太子参 250g 湘莲肉 300g 炙龟甲 200g 鹿角片先煎 150g 胡麻仁粉入 300g 阿胶烊入 400g 白冰糖 500g 加饴糖 350g 收膏

三诊:2005 年 12 月 24 日。现已达治愈标准。每年入冬以滋养肝肾、养血宁络止血膏方制剂调理,未再复发。唯面部常发痤疮,平时纳平,但大便秘结,甚则三四日一行,舌脉平平。再以肺经风热,阳明郁热证治,拟滋养肝肾,润肠通腑。处方:

生晒参另煎入 250g 太子参 200g 炙黄芪 200g 炒白术 200g 炒白芍 150g 当归 100g 连翘 120g 焦山栀 120g 炒黄芩 120g 炒枳实 150g 女贞子 120g 墨旱莲 150g 黄精 150g 菟丝子 200g 山萸肉 150g 生地 200g 甘杞子 150g 杭菊花 100g 丹皮 100g 茯苓 150g 肉苁蓉 150g 泽泻 120g 怀山药 250g 小蓟草 250g 侧柏叶 200g

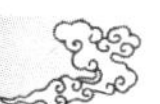

火麻仁 300g　瓜蒌仁 150g　杏仁 120g　何首乌 250g　桑椹子 200g　肥玉竹 200g　石斛 250g　焦山楂 200g　象贝母 150g　炒防风 150g　白芷 150g　白附子 40g　忍冬藤 200g　桑寄生 200g　地肤子 120g　茺蔚子 250g　车前子 200g　玄参 120g　生米仁 300g　蒲公英 250g　板蓝根 250g　生甘草 120g　湘莲肉 400g　炙龟甲 200g　胡麻仁粉入 300g　胡桃肉粉入 400g　阿胶烊入 400g　白冰糖 500g　饴糖 350g　收膏

按：本例特发性血小板减少性紫癜案，初发时病情凶险，经中西药治疗血象稳定，症状消失，完成学业，正常参加工作，数年来冬令就服膏方调理资助体质，身体状况良好，已结婚生子。

10. 特发性血小板减少性紫癜案三

周某，女，51 岁，2001 年 12 月 20 日初诊。1999 年 8 月 13 日血小板计数 $52\times10^{12}/L$，有皮肤紫癜少许，偶有齿衄，夜寐欠安，当时经常目糊头痛肤痒或烘热汗出，耳鸣，前服益气滋养肝肾之汤剂，紫癜已少。现面浮肿，夜寐欠安，偶尔胃脘嘈杂，纳食稍差，舌黯，苔薄黄，脉细。再以益气健脾和胃，滋养肝肾法调治。处方：

生晒参另煎入 200g　西洋参另煎入 120g　炙黄芪 300g　当归身 150g　女贞子 150g　墨旱莲 200g　何首乌 200g　仙灵脾 150g　桑椹子 200g　仙茅 150g　炒白芍 150g　巴戟天 200g　川断 150g　知母 150g　炒黄柏 120g　甘杞子 200g　菟丝子 300g　山萸肉 200g　生地 200g　炒熟地 200g　五味子 150g　酸枣仁 200g　桑寄生 200g　夜交藤 300g　制香附 150g　小蓟草 200g　槐花米 200g　土大黄 150g　明天麻 150g　仙鹤草 300g　白蒺藜 150g　潼蒺藜 200g　金狗脊 200g　粉萆薢 150g　焦白术 150g　黄精 200g　海螵蛸 150g　川连 20g　清枇杷叶 200g　炙枇杷叶 200g　广木香 100g　砂仁 20g　湘莲肉 350g　怀山药 400g　鹿角片先煎 200g　炙龟甲 200g　粉葛根 300g　肉苁蓉 150g　补骨脂 150g　怀牛膝 150g　焦山楂 200g　大枣 150g　藿香 150g　白芷 120g　胡桃肉粉入 350g　胡麻仁粉入 300g　阿胶烊入 400g　白冰糖 500g　饴糖 350g　收膏

二诊：2002 年 12 月 2 日。诸症已减，偶有齿衄少许，阵热汗出、胃脘不适已除。苔薄黄，脉细。此为妇女围绝经期，再拟益气健脾和胃，滋养肝肾。处方：

生晒参另煎入 200g　西洋参另煎入 120g　炙黄芪 300g　当归身 150g　女贞子 150g　墨旱莲 200g　何首乌 200g　仙灵脾 150g　桑椹子 200g　仙茅 150g　炒白芍 150g　巴戟天 200g　川断 150g　知母 150g　炒黄柏 120g　甘杞子 200g　菟丝子 300g　山萸肉 200g　生地 200g　炒熟地 200g　五味子 150g　酸枣仁 200g　桑寄生 200g　夜交藤 300g　制香附 150g　小蓟草 200g　槐花米 200g　土大黄 150g　明天麻 150g　仙鹤草 300g　白蒺藜 150g　潼蒺藜 200g　金狗脊 200g　粉萆薢 150g　焦白术 150g　黄精 200g　砂仁后下 20g　湘莲肉 350g　怀山药 400g　鹿角片先煎 200g　炙龟甲 200g　粉葛根 300g　肉苁蓉 150g　补骨脂 150g　怀牛膝 150g　焦山楂 200g　生米仁 200g　丹皮 90g　泽泻 120g　合欢皮 150g　大枣 150g　胡桃肉粉入 350g　胡麻仁粉入 300g　阿胶烊入 400g　白冰糖 500g　饴糖 350g　收膏

按：特发性血小板减少性紫癜（ITP）是一种原因尚未阐明的免疫性血小板减少，临床可分为急性和慢性两种类型，特点是单纯性血小板减少，出血倾向和骨髓中巨核细胞增多。急性特发性血小板减少性紫癜主要发生在婴幼儿，特别是 2~6 岁小儿，发病前多数患者有感染史，特别是病毒感染。慢性特发性血小板减少性紫癜则成人多见。本病发病年龄 20~50 岁，女性多于男性，其发病机制迄今尚未完全阐明，多数认为是免疫性疾病。免疫失衡在 ITP

的发病机制中可能起重要作用，血小板抗体可使血小板破坏增多，还可抑制巨核细胞成熟产生血小板。主要症状为皮肤和黏膜出血，皮肤有散在细小的出血点，或瘀斑，常有鼻衄、口腔黏膜出血、牙衄、舌衄，女性月经过多，少数有脾肿大，出血严重者可以发生贫血。根据其临床表现，国内多数学者认为本病属于中医学中的"血证""葡萄疫""紫癜风""内伤发斑"范畴。其病机为外邪入侵，蕴生瘀热，耗伤营血，积于肌肤腠理之间，迫血伤络，"阳络伤则血外溢，阴络伤则血内溢"。止血、消瘀、宁血、补虚四法为特发性血小板减少性紫癜的施治法则。案8、案9、案10三例特发性血小板减少性紫癜案，均以血小板减少、出血、紫癜临床表现为见，平时都以中药汤剂治疗，法拟益气养血，滋养肝肾，宁络凉血止血，均取得理想的疗效。自初尝膏方疗效后，每至冬季，主动要求膏方调理，巩固疗效，以资体质。如案9，初发时病情凶险，经中西药治疗血象稳定，症状消失，完成学业，正常参加工作，数年来冬令就服膏方调理资助体质，身体状况良好，已结婚生子，已康复不服药。

11. 白细胞减少症案

方某，女，18岁，2005年11月26日初诊。7岁时曾患化脓性脑膜炎。后因胸腔积液行手术发现胸腔乳糜积液，接受大剂量青霉素治疗。2003年6月因白细胞低下，行骨髓穿刺示粒细胞系统增生低下。经常胸闷气短，感冒咳嗽已少，偶有两手苍白肤冷。血常规 WBC $(1.5\sim2.3)\times10^{9}/L$，Hb 134g/L，BPC $111\times10^{12}/L$。身高158cm，体重39kg。舌黯红，苔薄白，脉虚弦。肺、脾、肾三脏皆虚，拟益气养肺、温补脾肾法调治。处方：

生晒参另煎 200g　炒党参 200g　炙黄芪 200g　当归身 120g　焦白术 150g　桑白皮 150g　炙紫菀 120g　炙百部 110g　光杏仁 120g　葶苈子 100g　牛蒡子 110g　桔梗 110g　炙甘草 110g　丹参 120g　炒白芍 150g　玄参 120g　大生地 200g　炒熟地 150g　天冬 150g　麦冬 120g　北沙参 120g　野荞麦根 200g　黄精 150g　甘杞子 150g　菟丝子 150g　仙灵脾 150g　补骨脂 120g　五味子 100g　覆盆子 120g　肉苁蓉 120g　鸡血藤 200g　茜草 200g　仙鹤草 200g　益母草 200g　湘莲肉 300g　怀山药 300g　竹沥半夏 150g　茯苓 150g　泽泻 120g　山萸肉 120g　巴戟天 150g　炙龟甲 200g　川贝母粉另入 120g　鹿角片先煎 200g　大枣 150g　焦山楂 200g　金狗脊 150g　五加皮 150g　砂仁后下 25g　阿胶另煎 350g　紫河车粉入 100g　胡麻仁粉入 250g　白冰糖 400g　饴糖 200g　收膏

二诊：2007年12月15日。现血红蛋白、血小板均较前增高，唯白细胞仍然低下，易疲劳乏力，或形寒，夜眠欠安，偶尔胸膺不适。舌质淡红，苔薄白，脉弦细。此为肺气虚，脾肾虚损，去岁膏方调治甚平，拟益气养血、养肺补脾肾法调治。处方：

生晒参另煎 200g　炒党参 200g　太子参 150g　炙黄芪 200g　当归身 120g　焦白术 150g　炒白芍 120g　茯苓 150g　陈皮 120g　炙甘草 100g　桑白皮 150g　炙紫菀 120g　炙百部 100g　光杏仁 100g　生米仁 200g　野百合 120g　桔梗 120g　丹参 120g　炒黄芩 120g　天冬 150g　北沙参 150g　葶苈子 100g　北沙参 150g　麦冬 120g　大生地 200g　炒熟地 150g　野荞麦根 250g　黄精 150g　甘杞子 150g　菟丝子 150g　仙灵脾 150g　补骨脂 120g　五味子 100g　覆盆子 120g　肉苁蓉 120g　茜草 200g　仙鹤草 250g　益母草 250g　鸡血藤 200g　湘莲肉 250g　怀山药 250g　山萸肉 120g　巴戟天 150g　炙龟甲 200g　鹿角片先煎 200g　阿胶烊冲 400g　川贝母粉入 120g　紫河车粉入 100g　胡桃肉粉入 400g　胡麻仁粉入 250g　白冰糖 400g　饴糖 200g　收膏

按：白细胞减少可继发于药物反应，或化学药物中毒，电离辐射，感染性疾病（如伤寒、病毒感染、败血症等），脾功能亢进、免疫性疾病（如红斑狼疮等）。慢性白细胞减少症的病因

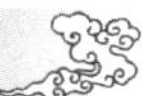

及发病机制较为复杂。白细胞减少症根据其临床见症，可归属于“虚损”“眩晕”范畴。本案可能与其幼年时患化脓性脑膜炎，又胸腔乳糜积液治疗使用大剂量青霉素相关，病后失调，劳损内伤，招致肺脾肾亏虚，气血不足，拟益气养肺、温补脾肾法之膏方调治，较平时汤药增加了生晒参、炙龟甲、鹿角片、阿胶、紫河车等大补气血、血肉有情之品后，症情改善，上半年白细胞计数可稳定于(4.0~5.3)$\times10^9$/L，少有感冒，有利于今后的治疗。

12. 慢性粒细胞白血病案

仇某，女，46岁，2001年12月20日初诊。1997年1月8日血常规示WBC 87$\times10^9$/L，脾大，肋下2指。1月9日骨髓穿刺诊断慢性粒细胞白血病(CML)，经干扰素、自拟清肝化瘀汤(龙胆草、炒黄芩、焦山栀、川连、制大黄、大青叶、青黛、车前子、泽泻、赤芍、丹参、三棱、莪术、白花蛇舌草、泽兰叶)等治疗至今，肝脾触诊正常，体重增加。血常规WBC 12.3$\times10^{12}$/L，N 66.3%，L 23.7%，M 7.3%，E 2.7%，RBC 4.1$\times10^{12}$/L，Hb 143g/L，BPC 302$\times10^{12}$/L。时有咽痛感冒，腰酸乏力，口唇色红易生热疮，或有痔疮发作而痛，脉小弦细，舌质黯红，苔薄白。此为癥积阴虚火旺，下焦虚热，再以清肝化瘀，滋阴降火，行瘀散结，润燥生津。处方：

西洋参另煎200g　太子参300g　丹参150g　女贞子150g　墨旱莲200g　黄精200g　白蒺藜200g　丹皮150g　钩藤300g　玄参200g　赤芍150g　炒白芍150g　焦山栀150g　知母150g　明天麻150g　炒黄芩150g　天门冬150g　麦冬150g　地骨皮200g　怀牛膝200g　石斛300g　贯众150g　山豆根100g　大青叶250g　半枝莲200g　急性子150g　冰球子150g　莪术200g　淡竹叶120g　地鳖虫200g　徐长卿150g　桑寄生200g　金狗脊200g　墓头回200g　补骨脂150g　桃仁200g　制香附200g　茺蔚子200g　肥玉竹150g　粉葛根300g　泽兰叶200g　甘杞子200g　桑椹子150g　豨莶草150g　炙龟甲200g　炙鳖甲200g　焦山楂200g　焦白术150g　粉萆薢150g　炒枳实150g　连翘150g　青黛后下50g　潼蒺藜150g　白蒺藜150g　生米仁400g　干荷叶200g　何首乌200g　怀山药400g　胡麻仁粉入400g　阿胶烊入400g　白冰糖400g　饴糖200g　收膏

二诊：2002年12月2日。肝脾不大，体重增加，WBC 6.5$\times10^{12}$/L，Hb 130g/L，RBC 3.6$\times10^{12}$/L，BPC 245$\times10^{12}$/L，白细胞分类在正常范围。今年以来感冒发热已明显减轻。舌质黯红，苔薄白，脉小弦细。此为癥积处于慢性期，仍用清肝化瘀、滋阴降火法润燥生津以巩固其效，守法再进。处方：

西洋参另煎200g　太子参300g　丹参200g　女贞子150g　墨旱莲200g　黄精200g　白蒺藜200g　丹皮150g　钩藤300g　玄参200g　赤芍180g　炒白芍150g　焦山栀150g　知母150g　明天麻150g　炒黄芩150g　天门冬150g　麦冬150g　地骨皮200g　怀牛膝200g　石斛300g　贯众150g　山豆根100g　大青叶250g　半枝莲200g　急性子150g　冰球子150g　莪术200g　淡竹叶120g　地鳖虫200g　徐长卿150g　桑寄生200g　金狗脊200g　墓头回200g　补骨脂150g　桃仁200g　制香附200g　茺蔚子200g　肥玉竹150g　粉葛根300g　泽兰叶200g　甘杞子200g　桑椹子150g　豨莶草150g　炙龟甲200g　炙鳖甲200g　焦山楂200g　焦白术150g　粉萆薢150g　炒枳实150g　连翘150g　青黛后下90g　潼蒺藜150g　白蒺藜150g　生米仁400g　干荷叶200g　何首乌200g　怀山药400g　胡麻仁粉入400g　阿胶烊入400g　白冰糖500g　饴糖350g　收膏

13. 慢性淋巴细胞白血病案

王某，男，46岁，2005年11月30日初诊。慢性淋巴细胞性白血病10年。病初低热起伏，颈两侧淋巴结肿大，两腋下淋巴结亦肿大渐至如鸡蛋大。脾大，肋下4~5指，血常规示白细胞数增高,淋巴细胞占80%以上。且浮肿,经以癥积痰核内阻、耗伤气血证治,症情得以稳定,气血渐复,痰核缩小,体力增加,浮肿消退,面色转红,脉弦滑,苔白,舌淡胖,边有齿印。再拟健脾化痰,养血补虚,泄毒散结法调理。处方:

生晒参另煎200g 炒党参200g 炙黄芪200g 当归身110g 丹参120g 南沙参150g 肥玉竹150g 玄参100g 煅牡蛎150g 贝母粉120g 焦白术150g 炒白芍150g 竹沥半夏150g 茯苓150g 陈皮120g 广木香90g 炒枳壳120g 胆南星100g 夏枯草110g 冰球子200g 蛇莓200g 软柴胡150g 白英200g 白花蛇舌草250g 石打穿200g 鼠曲草150g 茵陈120g 石见穿150g 石上柏150g 莪术150g 蛇六谷150g 急性子150g 墓头回200g 全蝎粉粉入40g 桃仁150g 生米仁250g 生甘草120g 徐长卿120g 制香附120g 生地200g 炒熟地200g 地鳖虫150g 炙鳖甲150g 仙灵脾150g 黄精200g 菟丝子200g 怀山药250g 湘莲肉250g 山萸肉150g 补骨脂120g 大枣200g 胡麻仁粉入300g 胡桃肉粉入400g 阿胶烊入250g 龟甲胶烊入200g 白冰糖500g 饴糖250g 收膏

二诊:2006年11月28日。现颈部、腋下、腹腔淋巴结均有侵及,脾肿大约4指,今秋曾现两下肢浮肿、腹水、发热。经住院治疗,热退,下肢消肿,唯仍脾大,腹肿,气虚乏力,面色虚黄少华。血常规示WBC在10×10^9/L以上,淋巴细胞占80%以上,Hb在80g/L左右,经骨髓检查细胞分类及骨髓病理切片、淋巴结切片确诊,病属晚期阶段。病属癥积,痰瘀痰毒,经久耗散气血,脾肾两虚,水湿内停,气化失常。再拟益气健脾,泄毒散结,淡渗利湿,滋养肝肾以期养正除积,延缓病程。处方:

生晒参另煎入200g 太子参150g 生黄芪200g 当归身110g 丹参120g 南沙参150g 焦白术150g 炒白芍120g 带皮茯苓150g 泽兰叶150g 桑白皮150g 大腹皮150g 川椒目110g 广陈皮120g 泽泻150g 木防己150g 桂枝110g 玉米须150g 陈胡芦瓢250g 虫笋120g 软柴胡120g 焦山栀120g 煅牡蛎150g 地鳖虫150g 山慈菇120g 生米仁250g 湘莲肉200g 白英200g 白花蛇舌草250g 石打穿200g 石见穿250g 石上柏250g 莪术150g 茵陈120g 蛇六谷120g 急性子150g 桃仁150g 墓头回150g 全蝎粉粉入40g 补骨脂150g 炙甘草120g 仙灵脾150g 菟丝子200g 山萸肉120g 肉苁蓉150g 怀山药250g 黄精200g 生地200g 胡桃肉粉入400g 阿胶烊入400g 龟甲胶烊入200g 白冰糖500g 饴糖250g 收膏

按:本例为慢性淋巴细胞白血病案。本病多为正气虚损,运化失权,水湿内停,凝聚成痰;或为气机失利,气郁化火,煎熬津液成痰;或为痰火互结而成痰核、痰瘤,亦有见周身结节串生,久则结节渐大,腹内结块,病属癥积、痰瘀痰毒。外周血以白细胞、淋巴细胞持续增高为其常见之征。本案患者平常服汤药治疗,病情得到控制,每至入冬,要求膏方调治,吴师调以益气健脾、淡渗利湿、泄毒散结、滋养肝肾法,制大其剂施以膏滋调益,既泻痰毒、消癥积,又扶正强身,提高抗病能力。患者亦体会到膏方的作用,在服膏方的前半年时间内病情更趋平稳,不感冒,不发热,有精力,周身淋巴结无疼痛有缩小,更有利于下半年或今后对整个疾病的治疗。

14. 溶血性贫血案

周某,男,31岁,2006年12月10日初诊。2003年因发现脾大行红细胞酶测定,拟诊为先天性球形红细胞增多症。2004年仍脾大,巩膜黄,间接胆红素增高,血常规示Hb 96~126g/L,外周血涂片示红细胞呈球形多见,脆性增加,膜蛋白分检未见异常。曾建议切脾。

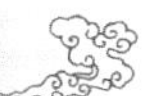

舌质红，苔薄黄，脉弦细。此为蓄血黄疸气血两虚，以当归补血汤合茵陈蒿汤治疗，并联合利胆消炎及小剂量泼尼松应用。2005 年 12 月 31 日 B 超示脾厚 60mm、长径 156mm，肝大小正常。2006 年 12 月 2 日血常规示 WBC 9.01×10^9/L，RBC 3.36×10^{12}/L，Hb 111g/L，BPC 275×10^{12}/L。今冬再拟益气养血，清利湿热，健脾补肾，缓以调理。处方：

生晒参另煎入 200g　太子参 150g　炙黄芪 200g　当归身 110g　焦山栀 110g　鼠曲草 150g　仙鹤草 200g　益母草 200g　焦白术 150g　炒白芍 110g　小蓟草 200g　大生地 150g　炒熟地 200g　粉丹皮 120g　炒黄柏 110g　泽泻 120g　怀山药 250g　山萸肉 120g　海金沙 150g　炒蒲黄 150g　黄精 200g　菟丝子 200g　仙灵脾 150g　补骨脂 120g　炙甘草 100g　覆盆子 110g　桑寄生 150g　明天麻 120g　楮实子 150g　车前子 150g　炒防风 120g　萆薢 150g　连翘 120g　蒲公英 200g　湘莲肉 250g　炙龟甲 200g　鹿角霜 150g　炙鳖甲 150g　大枣 150g　金钱草 150g　广郁金 120g　砂仁后下 25g　肉苁蓉 120g　胡桃肉粉入 400g　阿胶烊入 400g　白冰糖 400g　饴糖 200g　收膏

二诊：2007 年 12 月 15 日。去年膏方以来病情稳定，2007 年 10 月因感冒发热，出现尿色黄，Hb 下降至 80g/L。现目略黄，时有尿色黄，仍有轻度脾大，血常规示 WBC 8.6×10^9/L，RBC 3.36×10^{12}/L，Hb 97g/L，BPC 286×10^{12}/L。苔薄白，脉细。今冬再以蓄血黄疸虚损证治，拟益气养血、分利湿热、健脾补肾法调治。处方：

生晒参另煎入 200g　炒党参 150g　炙黄芪 200g　当归身 110g　焦白术 150g　焦山栀 120g　鼠曲草 150g　仙鹤草 200g　益母草 200g　炒白芍 120g　大生地 150g　炒熟地 200g　炒黄柏 120g　茯苓 150g　小蓟草 200g　泽泻 150g　怀山药 250g　山萸肉 120g　海金沙 150g　炒蒲黄 150g　黄精 200g　菟丝子 200g　仙灵脾 150g　补骨脂 120g　炙紫菀 120g　炙百部 100g　制半夏 120g　广陈皮 110g　炙甘草 100g　炒荆芥 110g　桑寄生 150g　明天麻 120g　覆盆子 150g　炒防风 110g　楮实子 150g　茵陈 150g　车前子 150g　连翘 110g　粉萆薢 150g　广郁金 120g　金钱草 150g　砂仁后下 25g　肉苁蓉 120g　湘莲肉 250g　炙龟甲 200g　炙鳖甲 150g　鹿角霜 150g　大枣 150g　胡桃肉粉入 400g　阿胶烊入 400g　白冰糖 400g　饴糖 200g　收膏

按：本案例溶血性贫血案，经运用益气养血、健脾补肾、利胆化湿法为主并结合小剂量激素治疗病情控制，并趋向好转。每至冬令服以膏方加强调理扶益正气，其上半年症情往往较下半年改善，血红蛋白计数有所增高，神气精力较旺，少发感冒，有利于整个疾病的治疗。

（吴昆仑　吴　眉　唐苾芯）

夏 翔

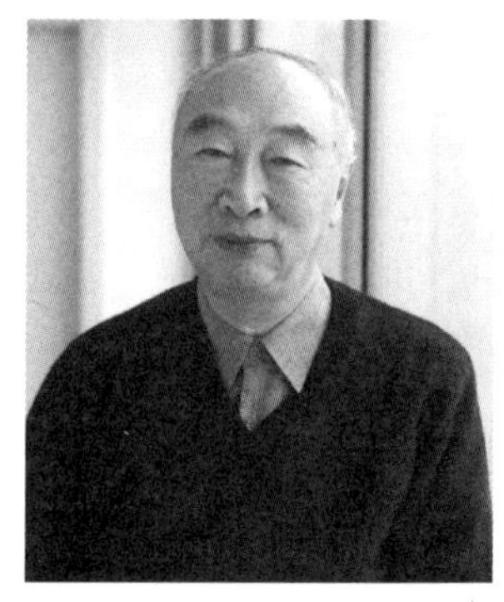

夏翔(1938-2018),上海人,1962 年毕业于上海中医学院医学系,全国名老中医,上海市名中医、教授、主任医师。2011 年国家中医药管理局授予成立全国名老中医夏翔工作室。曾任上海市中医药学会常务顾问,上海市中医药学会内科分会名誉主任委员,上海市中医药学会老年病分会名誉主任委员,全国优秀中医临床人才研修项目上海专家指导组成员及上海市西学中高级研修班导师,中华中医药学会理事,中华中医药学会内科分会副主任委员,中华中医药学会老年病分会副主任委员,上海市中医药学会副会长,上海市中医药学会内科分会主任委员,上海市中医药学会老年病分会主任委员,上海食疗研究会副理事长,上海中医药大学专家委员会委员,国家食品药品监督管理局评审专家,上海市卫生系列高评会评委、中医组组长,《上海市中医药杂志》编委会副主任委员。专业特长为中医内科心脑血管病、消化系统疾病、呼吸系统疾病以及疑难杂证。发表论文 50 余篇,主编及副主编《中医古籍选读》《中国中医独特疗法大全》《中医秘方大全(内科)》《中国食疗大全》《中医历代名方集成》《中医内科》《中华养生大全》《历代名医医案精选》《上海市中医病症诊疗常规》《现代中医药应用与研究(内科)》等著作 10 余部。历年来主持市级以上科研课题多项,并获上海市科技进步奖多项。

一、临床经验和防治优势

(一) 膏方组方要重视君臣佐使

君药——补益药物:膏方中最主要的组成部分是补益药,根据各人的体质差异进行整体调整,针对脏腑之虚和阴阳气血之不足进行补益平衡,最终达到阴平阳秘,气血调和,脏腑健旺的目的。在膏方中选用补益方药为补气药、补血药、补阴药、补阳药等。在配伍这些补益药为君药中,多采用常用的补益方,如四君子汤、参苓白术散、补中益气汤、玉屏风散、四物汤、八珍汤、当归补血汤、归脾丸、炙甘草汤、六味地黄丸、左归丸、大补阴丸、增液汤、养阴清肺汤、生脉散、麦门冬汤、沙参麦冬汤、一贯煎、肾气丸、右归丸、二仙汤、天王补心丹、五子衍宗丸、河车大造丸、百合固金汤等等。

臣药——辅助和治疗药物:在确定君药的基础上,一方面投入辅助和加强君药的药物,另一方面结合慢性疾病和症状选用相应药物进行调理,辨证施治,以祛除病邪,改善症状,达到充分发挥君药补益的目的。如杏仁在膏方中常与紫菀、款冬、制半夏、广陈皮、百部、苏叶、桑白皮、贝母等药一起煎服。制半夏在膏方中可以与治疗各种性质痰浊的药物配伍一起煎,如与黄芩配伍治痰热,与白芥子配伍治寒痰,与苍术配伍治湿痰,与天南星配伍治风痰等。玄参常与生地、麦冬配伍以滋阴、增液而治虚火上炎、咽喉肿痛。在膏方中,选用黄连治疗的病症较多,如配制半夏、竹茹治呕吐;配吴茱萸治胃痛泛酸;川黄连、黄芩和木香、炮姜炭相配伍是治疗慢性结肠炎的有效之品。

佐药——辅佐药物:佐药是辅助的意思。选择与主药作用相近的药物,以协助治疗一些次要症状,这叫"正佐"。为了减少药物的偏性,或为了减少某些药物的毒性,防止其不良反应,或者性味相反而作用相成的都叫"反佐"。

在膏方中,佐药常起到保护胃气的作用。由于补益药较多,不易消化,时而影响食欲,故方中加入调理脾胃和理气消导的药物非常多。如胃脘痛木香配香附、高良姜、缩砂仁、丁香、藿香等;苏子常配伍其他一些宣肺化痰、降气平逆、定喘的药物治疗肺气不降、痰浊内壅。

使药——引经药物和调和药物:使药为引经药,即引导诸药直达病所或专起到调和诸药的作用。在膏方中,使药多为调和诸药,也有引经的药。如用软柴胡、桔梗、升麻等上行药,或用牛膝等下行药,如用桂枝通阳引经等;有的用入五脏药以治疗相应的脏腑疾病,并用化湿、祛风、利尿、通便的药物排其废物于体外。

(二)膏方忌口,视体质而论

必须认真注意忌口和体质的关系,这样才能使膏方的服用起到应有的作用。在服用膏方期间,应该要注意忌口,忌食生萝卜、绿豆等一类食品,也要忌服滋腻膳食。针对患者不同体质,忌口也有不同:

(1)阴虚体质:①忌食辛热的食品,如狗肉、牛肉等;在烹调作料中不放或少放蒜、葱等一类调味品;至于甜味食品如巧克力及其制品更应少吃,甚至不吃。②忌食海鲜一类发物,如黄鱼、带鱼等。甲状腺功能亢进症患者中不少表现为阴虚火旺的症状,这些病人以食淡水鱼为好。③忌食不易消化的药食。因为患者消化功能虚弱,不易吸收,又因为阴虚之人常出现大便燥结。

(2)阳虚体质:①切忌滥用温补肾阳的食品。如果在服鹿鞭、牛鞭、羊肉等药食时,应注意观察有无虚火的病理现象。否则容易助火动血,产生变症。②忌用寒性食品,如柿子、黄瓜等。阳虚体质者易生内寒,可见脘腹时感冷痛、大便稀溏、四肢欠温等。③阳虚体质的人气血流行不畅,切忌服用或过多服用厚味腻滞之品,如食肉类制品,也尽可能除去油脂部分。

内服膏方适用对象主要有三类人群:一是处于"亚健康"状态者,平素无慢性疾病,但易感冒,长期劳累或压力负担过重而导致身体虚弱的上班族;二是中老年人,精力下降,体力不足,难以胜任紧张而烦劳的工作或家务劳动;三是慢性疾病已经稳定或病久而全身虚弱的患者,或为增强体质而巩固疗效者。

通过膏方调治可以使少年儿童助长发育、增强智力;可以使中青年增强体质,美容健身;也可以使老年人延缓衰老,精力旺盛。

(三)治病求本,以调为法

临证中审证察因,治病求本,紧扣病机,善用"调"法。其调法包括:重调气机,因势利导;培补元气,攻逐适时;扶正祛邪,法在调中;气血同治,善调脏腑等等。总之,主张"调"是手段,"平"是目的。在制定原则时,从调"阴阳"、调"气血"、调"虚实"、调"升降"、调"补泻"、调"动静"、"脏腑"和"正邪"等多处考虑燮理阴阳,最终阴平阳秘。

如慢性炎症性疾病、心脑血管疾病、肿瘤、内分泌代谢疾病、自身免疫性疾病等,是现代医学面临的难题,中医学的独特理论及临床经验可在这些领域发挥重要作用,尤其是中医学有关气血学说,渗透着现代免疫学和血液流变学思想,更为此类疾病的诊治开拓了思路。气血乃元气形之于外的具体体现。多种慢性顽症及疑难杂病,均病因繁多,症情错杂,大多为本虚标实之证。本虚,以脾肾元气亏损为主;标实,以血瘀入络必见。故气虚血瘀为最基础的病理机制。其依据一,上述疾病大多发生于中年以后。《素问》云:“年四十而阴气自半也。”《灵枢》曰:“壮者之气血盛……气血通,营卫之行不失其常……老者之气血衰……气道涩,五脏之气相搏。”其依据二,“邪之所凑,其气必虚”(《素问》),“元气既虚,必不能达于血管,血管无气,必停留而瘀”(《医林改错》),故久病难病每致邪稽气伤,“入络为瘀”。现代研究亦证明,机体器官功能增龄性减退,免疫功能异常,血液循环障碍等因素,均与此类疾病的发生及发展密切相关。而益气活血法,能够通过调节机体免疫、神经、内分泌、循环等系统的功能,达到治疗疾病、维持内环境相对稳定、延缓衰老等目的。

基于上述立论,脾肾为主,气血为治,在辨证与辨病相结合的原则指导下,以益气活血为主要大法,合并他法,膏方辨治各种慢性顽症、疑难杂病以及老年病。如对呼吸系统顽疾,突出扶正祛邪并用的思想,常重用黄芪,取其益气补元、托毒生肌的功效,亦用其提高机体免疫力,扩张血管,改善微循环,促进炎性损坏组织修复的药理作用。久治难愈的间质性肺炎,以益气补元、活血化瘀为主法,佐以养阴清肺,化痰通络,以及平肝降气或温肺通阳等法,可获得满意疗效。又如补阳还五汤加减化裁多方,广泛用于治疗心脑血管疾病,是以健脾补肾、益气活血、化痰通络为主要治疗原则,即使对于阴虚肝旺的患者,只要无肝阳暴张急象,也用之不殆,只是辅以滋阴平肝之品,临床观察,其远近期疗效均明显提高。对于肿瘤的膏方辨治,脏腑亏虚,热毒内积,痰结湿聚,以及气滞血瘀等是肿瘤发生发展的主要病因病机,尤其强调在恶性肿瘤,正虚血瘀是最基本病理特征,符合现代医学研究所揭示的机体免疫功能下降、血液的高凝状态是癌症发生、发展及转移的重要因素。膏方采用健脾补肾、益气养阴(血)、活血化瘀基本大法,常选黄芪、党参、白术、黄精、女贞子、枸杞子、仙灵脾、山茱萸肉、茯苓、米仁、当归、莪术、蛇舌草等,并坚持辨病与辨证相结合的论治原则,掌握各种肿瘤的诊治特点,使肿瘤患者的生存质量得到极大改善。

(四)善用活血化瘀

调治气血的同时,注重气血与瘀证有关理论,治法中不忘活血化瘀。《医林改错》有关活血化瘀的记载为“气管行气,气行则动;血管盛血,静而不动”,但“气管与血管相连”,“气无形,不能结块,结块者,必有形之血”,一定要气通血活。总结王清任书中有关的法与方有:益气活血法之补阳还五汤;理气(通气)活血法之通窍活血汤(头面、四肢、血管)、血府逐瘀汤(胸中血府)、膈下逐瘀汤(肚腹血瘀);清热解毒活血法之解毒活血汤;祛风通络活血法之身痛逐瘀汤;温经活血法之少腹逐瘀汤;化痰活血法之癫狂梦醒汤。

活血化瘀能改善微循环、改善血液循环、改善血液的流变性等;可以抑制纤维母细胞的过度增生,防止胶原性组织形成粘连或瘢痕,并能促进胶原组织分解,促使增生的病变组织软化和吸收,故有软坚散结的作用;对肉芽肿、腹腔粘连、瘢痕疙瘩等有效;某些活血化瘀药具有较强的镇静作用,抑制了痛觉中枢或痛觉神经的传入冲动,从中医的观点来说就是瘀去络通,通则不痛。如乳香、没药、五灵脂、当归、赤芍、三七、血竭、红花、玄胡及全蝎、蜈蚣等虫类药;某些活血化瘀药可以抑制肿瘤细胞的生长,如莪术、三棱、郁金、肿节风、斑蝥、蟾酥、桃仁、姜黄等;另外,某些活血化瘀药具有抑制细菌及抗病毒的作用,能减轻炎症反应,促进炎症的吸收和炎症的局限化,有利于炎症的消退,增强网状内皮系统的吞噬功能。总之,某些活血化瘀药能在调节机体反应的基础上,直接或间接达到抗感染、抗炎的作用。当然,部分活血化瘀药对平滑肌有松弛解痉作用,对支气管痉挛、血管痉挛等均有解痉作用。一些具有免疫抑制作用,在肾移植中还有一定的抗“排斥”的作用,如丹皮、赤芍、地龙等等。也有些活血化瘀药能通过改善微循环，对机体物质起调整作用，有利于促进骨折愈合，如黄芪、当归、丹参、三七。

推崇“治风先治血，血行风自灭”，常选用生地、赤芍、丹皮、当归、川芎、丹参等凉血、养血、活血之品，加祛风药，治疗各种与外风或内风相关的疾病，如加大剂苍耳子、辛夷花治疗慢性过敏性鼻炎；加地肤子、白鲜皮、苍耳子、徐长卿治疗过敏性皮肤病；加羌活、独活、威灵仙、豨莶草等治疗风湿性或退行性骨关节炎；加白蒺藜、白芷、藁本等治疗血管性头痛；加天麻、钩藤、僵蚕、葛根等治疗高血压及其他伴有眩晕、或抽搐、或偏瘫的脑血管病，均取得较好的疗效。

二、医案精选

1. 眩晕（高血压）案

房某，男，43岁。2007年11月30日就诊。患者素有高血压病史，脾肾两亏，气血两虚，神疲乏力，面少华色，畏寒恶热。腰膝酸软，晨起面浮，运化失司，痰湿内蕴，咳嗽咯痰，腑行不畅，血不上荣，目糊头晕，血不养心，夜来艰寐，脉细，苔薄白腻。治拟健脾益肾，益气养血。处方：

生晒参另煎200g　生黄芪200g　黄精200g　熟地200g　枸杞子100g　建莲肉100g　白术100g　白芍100g　仙灵脾100g　杜仲100g　葛根200g　丹参200g　象贝母100g　白扁豆150g　怀山药100g　佛手干100g　酸枣仁100g　夜交藤200g　合欢皮200g　大枣200g　炙甘草100g

另：清阿胶陈酒烊化200g　龟甲胶100g　白冰糖300g　核桃肉200g　龙眼肉100g　收膏

按：本案因高血压所出现的头晕目眩，腰膝酸软，虽属肝阳上亢，但与脾胃不振，气血亏虚有密切关系，在使用平肝潜阳之品的同时，选用归脾汤益气养血乃为根本。方中生晒参、黄芪、莲肉、白术、白芍健脾和胃；熟地、黄精、枸杞、仙灵脾、杜仲补益肾阴；酸枣仁、夜交藤、合欢皮、大枣安神宁心；象贝母化痰；佛手干理气。诸药合用，可使脾胃健运，肾精充盈。在处方遣药之中仍以辨证论治为基本原则。本例膏方有左归丸补肾滋阴之旨，然综观全貌，乃以归脾汤贯穿其中，健脾养心，益气补血，总言之，以调为法，以治本为要。

2. 郁证（抑郁症）案

沈某，女，23岁。2007年11月9日就诊。患者整形增高手术之后，气血被戕，神疲乏力，形体消瘦，气短萎软，情怀抑郁，七情内伤，抑郁不乐，多思善虑，脉细，苔薄白腻。治拟益气养血，疏肝解郁，膏方图治。处方：

生晒参另煎200g　生黄芪200g　太子参100g　生地200g　黄精100g　白术100g　白芍100g　怀山药100g　知母100g　仙灵脾100g　玄参100g　柴胡100g　黄芩100g　广郁金100g　枸杞子150g　山萸肉100g　合欢花150g　开心果150g　景天三七150g　金沸草100g　路路通100g　蒲公英150g　桔梗50g　牛蒡子100g　浙贝母150g　珍珠母200g　陈皮100g　茯苓100g　大枣200g　炙甘草100g

另：清阿胶陈酒烊化200g　鳖甲胶100g　白冰糖400g　核桃肉150g　龙眼肉100g　收膏

按：抑郁症属中医“郁证”范畴，其病机为本虚标实。情志不遂，肝郁抑脾，耗伤心气，营血渐耗，心失所养，神失所藏，致心神不安；久郁伤脾，生化乏源，则气血不足，心脾两虚。调和脾胃既可以健脾益气，养血安神，又可以使气滞痰浊得以消散。故抑郁症的治疗中使用疏肝理气之品时，亦应重视脾胃功能的调和。

本例膏方取柴胡疏肝散疏肝行气解郁之意，然综观全貌，乃以归脾汤贯穿其中，健脾养心，益气补血。抑郁症所出现的神疲乏力、多思善虑、脉细等，与脾气不振，胃气虚弱有密切的关系。在使用疏肝解郁之品的同时，选用归脾汤健脾养心，益气补血安神。脾胃为后天生化之源，脾胃强健，则气血自生，黄芪补气生血；山萸肉、枸杞子、仙灵脾滋阴养血；柴胡、郁金、合欢花、开心果疏肝行气解郁，陈皮理气和中。诸药合用，可达健脾养心、补益气血、疏肝解郁之功。

3. 胃痛（浅表性胃炎）案

陈某，女，51岁。2007年11月9日就诊。患者素有浅表性胃炎病史，气血两虚，元气亏损，中气不足，形体消瘦，面少华色，畏寒恶风，运化失司，纳谷较少，食后腹痛，左腹为甚，胸闷不适，血不养心，心悸怔忡，血不荣筋，肩背酸楚，腰胁无力，脉沉细，苔薄白。治拟大补元气，养血和营，健脾建中，通阳利脉，养心宽胸，理气畅中，荣筋壮骨，膏方图治。处方：

生晒参[另煎]200g　西洋参[另煎]50g　红参[另煎]100g　黄芪200g　潞党参200g　生地100g　熟地100g　黄精100g　丹参200g　当归100g　白术200g　白芍200g　怀山药200g　枳壳200g　白豆蔻100g　香橼皮200g　甘松100g　桂枝150g　天冬100g　麦冬100g　瓜蒌皮100g　平地木200g　鹿衔草200g　补骨脂100g　骨碎补100g　杜仲200g　枸杞子200g　炒扁豆200g　煨肉果100g　陈皮100g　大枣200g　炙甘草100g

另：清阿胶[陈酒烊化]250g　鹿角胶100g　白冰糖400g　胡桃肉100g　龙眼肉100g　收膏

按：浅表性胃炎属中医“胃痛”范畴，其病机为脾胃虚弱。脾胃为仓廪之官，主受纳和运化水谷，脾阳不足，中焦虚寒，胃失濡养则发生疼痛。为此，调和脾胃既可以补充气血，温中散寒止痛；又可以濡养经脉，宽胸养心。故浅表性胃炎的治疗中使用理气止痛之品时，亦应重视脾胃功能的调和。

本例膏方有芍药甘草汤和营缓急止痛之意，又有参苓白术散健脾和胃，然以黄芪建中汤贯穿其中，温中健脾。浅表性胃炎所出现的消瘦乏力、食后腹痛、心悸怔忡等，与中焦虚寒、脾阳不振有密切的关系。小建中汤温脾散寒，缓急止痛；生晒参、西洋参、红参补益脾胃之气，补骨脂、骨碎补、杜仲、枸杞子滋阴补肾，强壮筋骨。诸药合用，可使脾胃健运，中阳得运，则诸证悉除。处方主抓阳气虚，兼顾脾胃，稍顾肾亏即可。

在使用健脾和胃之品的同时，选用黄芪建中汤温中散寒。方中重用黄芪，取其益气补元、托毒生肌的功效，亦用其提高机体免疫力，扩张血管，改善微循环，促进炎性损坏组织修复的药理作用。

4. 脘痞疼痛案

胡某，男，46岁，2005年12月23日就诊。脾主运化，胃司受纳，互为表里，脾阳宜升，胃浊当降，同处乾坤，司职有别。脘痞疼痛，时时诱发。胃失和降，脾亦困顿，先以通阳，继进辛苦，再投以培中益气。《内经》之述疼痛曰：备化之纪，其病痞。曰：阳明之复，甚则胸闷痞满。曰：太阴司天，胸中不利，心下痞痛。其治法曰：过在足太阴阳明。曰：中满者，泻之于内。皆从中焦立论信然。兹拟各方之力，疗病调养。处方：

人参须[另煎]150g　生黄芪150g　炒当归90g　潞党参100g　炒白术100g　法半夏120g　瓜蒌仁[打]100g　老薤白45g　炙甘草60g　白茯苓120g　白蒺藜120g　苏梗100g

广陈皮 45g　淡干姜 12g　白蔻仁杵 30g　炒泽泻 150g　枳实 100g　香橼皮 100g

另：阿胶陈酒烊化 180g　冰糖 200g　收膏

按：本例临床症状仅述脘痞疼痛一句，舌苔与脉象均为提及，根据症情经过和治疗法则来分析，乃属杂病中痞证。《内经》云太阴所至为痞满，脾胃互为表里，职司运化，中宫不振，痰阻气滞。本方以六君子汤益气健脾养胃为主，瓜蒌薤白半夏汤通阳散结豁痰为佐，兼用黄芪、当归补气养血，白蔻仁、枳实炭、香橼皮等味理气宽胸。方药适合病情，疗效为意料中。

5. 肾虚阳亢晕厥案

李某，男，68 岁，2003 年 12 月 26 日就诊。年近古稀，肾元亏损，气血两虚，神疲气短，偶见头晕；筋骨失养，腰膝酸软；血不养筋，脚筋抽搐；胃纳尚可，二便如常，精血亏损，目视糊胀，脉细苔薄。10 年前曾行胃部手术。治拟益肾补元，益气补血，升清通络，强筋健骨。处方：

生晒参另煎 100g　西洋参另煎 100g　潞党参 100g　生黄芪 200g　生地 150g　熟地 150g　紫丹参 150g　全当归 100g　制黄精 200g　粉葛根 200g　仙灵脾 100g　厚杜仲 100g　枸杞子 100g　山萸肉 100g　补骨脂 100g　骨碎补 100g　鹿衔草 150g　伸筋草 100g　平地木 100g　肉苁蓉 100g　巴戟天 100g　景天三七 150g　灵芝 100g　广陈皮 100g　天麻 90g　钩藤 150g　炙甘草 100g　大红枣 250g

另：陈阿胶 400g　胡桃肉 200g　龙眼肉 150g　莲子肉 100g　冰糖 400g　收膏

按：患者突然眩晕不能顾视，并见心悸足冷泛漾纳减，脉沉濡迟等症，诊为内风，拟膏从填补下焦立法，方药较简，剂量亦轻，证属调理，奏效较缓。既防病情多变，不宜重剂滋补，但从症情分析，稍加天麻、钩藤平肝息风，方取天麻钩藤饮，无碍本案立法之旨，有助平肝和胃作用，加强药力，功效较著。

6. 肾虚肝旺头目眩晕案

周某，男，52 岁，2006 年 12 月 20 日就诊。用脑眩晕，甚则汗泄，当责之虚，时有怫郁，肝火亦旺，脉弦劲而数。夫肾主骨，骨藏髓，髓海属脑，肾虚不能充髓，不能涵肝潜阳，气火易逆，上扰清空。故《内经》曰："上气不足，脑为之不满……头为之苦倾，目为之眩。"又曰："岁木太过，风气流行……忽忽善怒，眩冒巅疾。"拟滋补下元，清降风阳。处方：

潞党参 150g　熟地 150g　砂仁 30g　白蒺藜 100g　当归身 100g　穞豆衣 100g　杭白芍 150g　炒池菊 100g　嫩钩藤后下 150g　冬桑叶 100g　煅龙骨 150g　煅牡蛎 150g　黑芝麻捣包 90g　抱茯神 100g　山萸肉 60g　大天冬 100g　制首乌 150g　玳瑁片 45g　新会白 100g　潼沙苑 120g　核桃肉 180g

另：阿胶陈酒烊化 180g　冰糖 200g　收膏

按：脑为髓海，肾主藏精，脑髓不足则眩晕起作，肾阴内亏则肝阳上越。本方拟滋肾阴以补下元，平肝阳兼清气火为主，佐以当归、白芍以养阴血，再加玳瑁、牡蛎以潜肝阳，气火得清，荣血得养，头目眩晕可除。

7. 肾虚痰湿口甜遗泄案

赵某，男，38 岁，2003 年 12 月 15 日就诊。少阴内亏，不能固封，湿热内盛，肺失清降，脾失运化。肾与肺本为母子之脏，而互相生养，脾与胃各司升降，同主生化。遗泄时发，劳力口甘，夜间咳呛痰黏，脉象细滑，舌苔黄腻。拟坚阴以培其元，清热化湿以除其标。处方：

潞党参 100g　北沙参 100g　生地 120g　熟地 120g　山萸肉 90g　甘枸杞 150g　京玄参 150g　炒白术 120g　怀山药 150g　云茯苓 100g　泽泻 120g　炒玉竹 100g　川黄

柏 45g　江枳壳 100g　佩兰叶 100g　新会白 100g　半夏 100g　金沸草[包] 100g　金樱子 100g　建莲须 100g　牡蛎 150g　大芡实 120g　川断 100g　生苡仁 150g　熟苡仁 150g　光杏仁 100g　炒竹茹 100g　核桃肉 120g

另:阿胶[陈酒烊化]120g　鳖甲胶[陈酒烊化]120g　冰糖 200g　收膏

按:素禀不足,临床所见遗泄、口甜、咳呛痰黏、脉象细滑等症,均与肺脾肾三经有关。肾与肺、脾与肺均属子母之脏,相互生养。今患者遗泄时见,肾虚不能固精,劳力口甘,脾虚不能胜湿,咳呛痰黏,脉象细滑,舌苔黄腻,乃由湿热酿痰、肺失清肃所致。拟膏进补,应从补肾固精,健脾化湿着眼,佐以清肺热、化痰浊为治,使两天得养,痰湿自化,诸恙悉平,康复可期。

8. 心火痰热心烦不寐案

汤某,男,36 岁,2003 年 12 月 24 日就诊。夜寐易醒,醒后心烦,不能安卧,起坐工作,方能再睡,此亦失眠。按脉弦滑而数,数为热郁,滑则痰阻,弦为木旺,操劳烦心,引动志火,挟痰中阻,神魂不宁。治以黄连阿胶汤为主,天王补心丹为佐,调其偏胜,制其不平。处方:

太子参 150g　北沙参 120g　生地 120g　川连 15g　竹叶 100g　竹茹 100g　江枳壳 100g　大麦冬 120g　北秫米[包] 100g　宋半夏 100g　福泽泻 120g　冬青子 100g　怀牛膝 150g　带心连翘 90g　京玄参 100g　紫丹参 100g　生枣仁 120g　青龙齿 150g　珍珠母 150g　生石决 150g　白蒺藜 90g　合欢花 120g　夜交藤 150g　辰茯神 120g　炒川贝 100g　黛灯心 20 束　黑芝麻 120g

另:阿胶[陈酒烊化]180g　鳖甲胶[陈酒烊化]120g　冰糖 400g　收膏

按:本例系阴虚火旺、痰热内扰、心神不宁之失眠症。从本案心烦不寐、脉弦滑数分析,乃属实多虚少之候。实则泻之、虚则补之,拟膏以清补为宜,采用滋阴泻火、清热化痰,佐以镇心平肝立法,忌滋补重剂,力戒益气健脾。方用川连、竹叶、连翘、黛灯心以泻心肝之火,川贝、竹茹、半夏、秫米以调胃而化痰热,其他均属育阴平肝、养血补心之药。明辨虚实寒热,方药配伍适宜。

9. 肝脾失调头晕脘痛案

董某,女,58 岁,2001 年 12 月 10 日就诊。春夏之季,木火之时,阳升之令,内应乎肝。肝阴内亏,厥阳化风,上扰巅顶,发为头晕。肝风克脾,见脘痛纳呆。至秋冬金水用事,肝木受制,而诸症自平。凡阴伤则液耗,液耗则燥生,大肠不润,腑行难下,曾有增液承气之治,此病情之一贯可寻者也。治宜滋肝潜阳,增液润腑,中气则运。处方:

党参 120g　炒白术 100g　炒熟地 120g　炒当归 100g　炒白芍 100g　制首乌 100g　云茯苓 100g　白蒺藜 100g　玳瑁片 45g　煅石决 120g　穞豆衣 100g　甘枸杞 120g　嫩钩藤 120g　炒池菊 100g　女贞子 100g　柏子仁 100g　煅牡蛎 120g　江枳壳[麸炒] 100g　广郁金 100g　蔷薇花 45g　路路通 150g　橘叶 45g　橘皮 45g　炙鸡金 100g　胡桃肉 120g

另:阿胶[陈酒烊化]120g　霞天胶[陈酒烊化]120g　冰糖 200g　收膏

按:本例以头晕、脘痛、纳呆、便难为主症。乃因肝阴内亏,厥阳化风上扰,肝旺脾弱,胃气失于通降使然。今值冬令为谋调理之计,应从平肝育阴以潜阳,调脾理气以和胃,再佐滋阴养血润肠为治,使肝脾得调,气机通畅,阴血日充,肠液渐盈,诸恙自可迎刃而解。

10. 肝胃不和脘痛经多案

唐某,女,16 岁。正当发育之龄,天癸乍至,量多延长,带下绵绵,去岁曾患胃病,发时当脘痞痛,呕吐酸水,病在肝胃两经也;肝为先天,冲任之属,胃为后天,水谷之汇潴,柔肝以和荣，调胃以舒气。处方：

党参 120g　炒白术 100g　白归身 100g　大白芍 100g　云茯苓 100g　薤白 45g　新会皮 100g　仙半夏 100g　炒杜仲 100g　炒生地 100g　山萸肉 90g　冬青子 90g　潼蒺藜 100g　白蒺藜 100g　桑椹子 100g　制香附 100g　大川芎 90g　瓜蒌仁 100g　广郁金 100g　香橼皮 100g　江枳壳 100g　炒竹茹 45g　海螵蛸 150g　大芡实 150g　煅牡蛎 120g　大红枣 120g　核桃肉 120g

另：阿胶陈酒烊化 120g　霞天胶陈酒烊化 120g　冰糖 500g　收膏

按：年届二八，天癸方至，月经量多、淋沥不断，平时白带绵绵而下，此乃肝血不藏，冲任失调，带脉失于约束之象。素有胃病，每次发作之时，自觉当脘痞痛，呕吐酸水，是属肝胃不和，湿滞中阻，和降功能失常所致，拟膏应补气益血以调冲任，疏肝和胃以利气机，值此生长发育之年，冬令进补，最为适宜。

（张振贤）

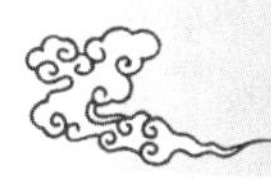

谢建群

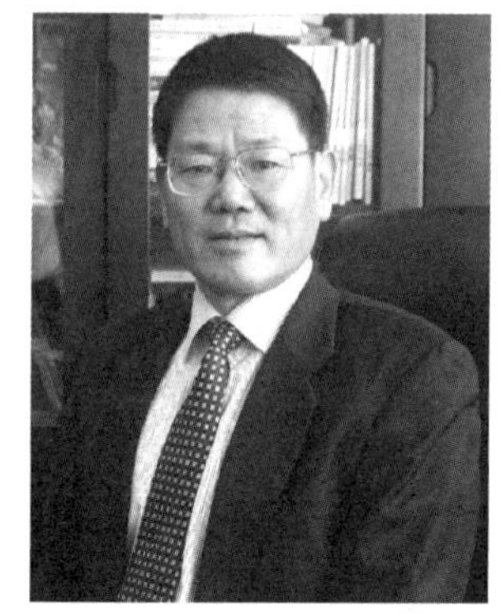

谢建群(1953—2015),祖籍浙江余姚。上海中医药大学附属龙华医院主任医师、教授,博士生导师,博士后合作导师,上海市名中医。曾任上海中医药大学党委书记、常务副校长,世界中医药联合会教育指导委员会副会长,教育部高等学校中医学教学指导委员会副主任委员,国家中医药管理局中医药重点学科建设专家委员会委员,中华中医药学会第五届理事会常务理事,中华中医药学会翻译分会荣誉主任委员,上海市中医药学会副会长,第八届上海市中医药学会脾胃病分会主任委员,上海市中医药学会第八届内科分会副主任委员,《上海中医药大学学报》《上海中医药杂志》主编等。继承和发扬了孟河丁氏流派黄文东教授的学术思想,注重顾护脾胃,用药轻灵,在中医药防治脾胃病方面有较深造诣。研究成果获2008年度上海市科技进步二等奖、2009年度高等学校科学研究优秀成果奖(科学技术)科技进步二等奖、2009年度中华中医药学会科学技术奖二等奖等奖项。共发表学术论文70余篇,主编或参编专著6部。

一、临床经验和防治优势

脾胃为后天之本,气血生化之源。任何食物和药物在口服后的吸收全赖于胃的受纳、腐熟和脾的运化、升清。脾胃功能正常,升降相宜,则能将食物中的营养成分和药物中的有效成分吸收并输布到全身加以利用;反之,则不仅不能将这些营养成分和药物加以利用,摄入的食物和药物还会加重脾胃的负担。因此,对于膏方的首要要求是不可过于滋腻和苦寒,用药宜轻灵、不可过于重浊,以防损伤脾胃功能或加重病情。对于脾胃功能失常者,宜先用开路药调理脾胃。脾气虚或脾阳虚者,健脾温阳以助运化,药用潞党参、黄芪、炒白术、怀山药等健脾益气,干姜、吴茱萸、熟附片、小茴香等温中散寒;胃阴虚者,滋胃阴以清虚火,药用沙参、麦冬、玉竹、石斛等;湿邪困脾以湿为主者,化湿、利湿或燥湿,可用砂仁、薏苡仁、茯苓、车前子,建泽泻、苍术等;湿热内蕴者,清热化湿,酌加藿香、佩兰、黄连、金钱草、秦皮、葛根等;寒湿中阻者,在应用陈皮、半夏、石菖蒲、厚朴的基础上增加炮姜等温中之品;肝郁气滞者,疏肝理气,选用佛手、八月札、香橼皮等理气而不伤阴之品;瘀血内停者,活血化瘀,选用莪术、丹参、红花等。待脾胃功能恢复后,再服膏方。

《温病条辨》指出:"治中焦如衡,非平不安。"所以,在配制调理脾胃病的膏方时也要注意这一点。一方面,要做到升药与降药合用,以合脾胃升降相因、阴阳互济的生理特点。如对脾胃气虚而兼气滞证者,每用黄芪、潞党参、炒扁豆、怀山药等健脾益气而主升,配伍木香、陈皮、苏梗、降香等理气而主降;对于湿浊中阻者,常用陈皮、半夏等,辛开与苦降并行。另一方面,要做到动药与静药合用,攻补兼施,以达到扶正祛邪的目的。如在大量滋腻的补药中

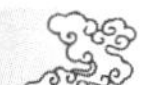

加入香附、佛手、香橼皮等行气之品;在补血时佐以行血之药等。

此外,由于肝和肾与脾胃关系密切,在配制调理脾胃的膏方时要兼顾肝肾。还要注意膏方的口味,矫味剂要适量,过少则腥膻难服,过多亦会影响胃纳,亦不妨在每张调理脾胃的膏方中加入神曲、炒山楂、炒谷麦芽等消食健胃之品,既能改善食欲,更能促进药物的吸收。

应用膏方防治脾胃病具有独特优势,一方面膏方本身具有治病达邪的作用;另一方面,膏方通过调理脾胃功能,扶固正气(调节机体免疫力),促进各种慢性疾病的康复。尤其在防治溃疡性结肠炎、克罗恩病等免疫相关疾病方面表现尤为突出,通过服用膏方结合针对性的中药治疗,可以在去除激素依赖的情况下,较好地控制病情,提高生活质量。

对于一般的慢性胃炎来说,西医主要是对症治疗,治疗过程中经常会出现食欲减退、胃部不适等副反应。中医认为慢性胃炎属"胃痞""胃脘痛"等范畴,是由外邪内侵,情志失调,饮食不节,脾胃虚弱等导致中焦气机阻滞,升降失常而形成的一种病证。大凡慢性胃炎发病,其基础多在脾胃虚弱,脾虚在于阳气不足,胃亏在于阴液缺乏。脾不升清,胃失和降为其根本病机;本虚标实,虚实夹杂,经久不愈为其病理特点。胃为多气多血之腑,胃病迁延日久,气滞、湿热、津伤诸多因素交阻胃络,致使慢性胃炎缠绵难愈。久病入络,造成胃络瘀滞不通,停而为瘀的病理转归。应用膏方治疗慢性胃炎可以融健脾益气、益胃养阴、清热祛湿、活血通络于一体,标本兼顾,攻补兼施、寒热并用,整体调理脾胃气机升降,疗效确切而副作用小。

对于慢性萎缩性胃炎伴有肠上皮化生或不典型增生者,目前尚无针对性的西药能将其治愈。膏方治疗可结合胃镜检查结果和病理报告,在处方中适当选加现代药理研究证实具有一定防癌、抗癌作用的药物,如半枝莲、藤梨根、石见穿、八月札等。通过改善胃黏膜微循环状态,增加胃黏膜血流,纠正病变局部的缺血、缺氧和营养代谢障碍,促进炎症吸收,逆转黏膜腺体萎缩、肠上皮化生和不典型增生等病变。对于胃酸反流严重的患者,酌情加入煅瓦楞、海螵蛸,以减少胃酸分泌,调节胃内酸碱度。同样,对于幽门螺杆菌阳性者,在辨证论治的基础上加用经体外筛选对幽门螺杆菌具有一定抑杀作用的中药如蒲公英、芙蓉叶、黄连、白花蛇舌草等。中药抗幽门螺杆菌感染,不能单以抑杀率作为评价指标,中药往往通过提高机体免疫力,改变幽门螺杆菌赖以生存的条件,抑制幽门螺杆菌活性,达到"和平共处"的目的。

但膏方是缓图起效,不可急求。另外,膏方也不能完全代替专门用于治疗的中药。

二、医案精选

1. 慢性萎缩性胃炎伴肠化生病案

陈某,女,60岁,2006年11月1日初诊。患者3年前因进食辛辣后,出现上腹部饱胀,胃脘痛,恶心,无呕吐。诊见上腹部饱胀,胃脘痛,头晕,纳差,恶心,伴腰膝酸软,大便稍不成形,寐安。舌苔薄白,脉小弦。胃镜示浅表-萎缩性胃炎,病理提示萎缩(+)、肠化(++),幽门螺杆菌(Hp)(-)。本患者因饮食不节,过食辛辣,损伤脾胃,升降失调,胃气阻滞。证属肝郁脾虚之痞满,治宜疏肝健脾、补气和中。处方:

潞党参150g　生黄芪120g　大枣100枚　杭白芍120g　炒白术120g　怀山药150g　炒扁豆150g　玄参120g　麦冬120g　生地黄120g　玉竹120g　半枝莲150g　黄芩120g　桂枝120g　炒防风120g　川芎120g　黄连60g　石见穿120g　炒谷芽150g　麦芽150g　神曲60g　炒山楂150g　莱菔子150g　熟地黄150g　茯苓150g　陈皮60g

制黄精 150g　山茱萸 120g　全当归 120g　西洋参 150g　生晒参 150g　紫河车粉 100g　龟甲胶 200g　鳖甲胶 200g　饴糖 150g　收膏

二诊:2007 年 11 月 20 日。今年胃脘痛,恶心发作次数明显减少,胃纳改善。苔薄,脉细。胃镜示浅表-萎缩性胃炎,病理提示萎缩(+)、肠化(+),继方调治巩固。

按:因为肝胃属木土相克,脾胃表里相关,故治疗以疏肝健脾益气为基础,注重清热解毒化湿、活血化瘀,消补兼施,消而助补,同时不忘顾护胃气。

2. 慢性胃炎急性活动伴胆汁反流案

周某,男,78 岁,2008 年 11 月 6 日初诊。患者自觉腹胀,时有嗳气泛酸,大便日行一二次,腰膝酸软,夜梦多,舌淡白,苔薄腻,脉弦。胃镜示:慢性胃炎急性活动伴胆汁反流。此为肝失疏泄,横逆犯胃,胃失和降,脾运失健。治宜疏肝和胃,益气健脾。处方:

潞党参 150g　炙黄芪 100g　炒白术 150g　苍术 100g　制川朴 100g　炒扁豆 100g　薏苡仁 150g　茯苓 150g　怀山药 150g　制半夏 100g　黄连 30g　煅瓦楞 100g　象贝母 100g　乌贼骨 150g　旋覆花 100g　代赭石 100g　砂仁后下 30g　绿萼梅 100g　当归 120g　川芎 120g　怀牛膝 120g　制黄精 150g　山茱萸 150g　杜仲 120g　酸枣仁 100g　夜交藤 100g　炒谷麦芽各 150g　陈阿胶 200g　鳖甲胶 200g　黄冰糖 200g　收膏

二诊:2009 年 11 月 7 日。苔白,脉弦。上药服 2 个月后嗳气泛酸明显好转,但时腹胀,寐安。处方:

潞党参 150g　生黄芪 120g　大枣 100 枚　杭白芍 120g　炒白术 120g　怀山药 150g　炒扁豆 150g　薏苡仁 150g　玄参 120g　麦冬 120g　知母 120g　生地 120g　熟地 120g　川芎 120g　佛手 60g　香橼皮 60g　枳壳 120g　炒谷芽 150g　炒麦芽 150g　神曲 60g　炒山楂 150g　莱菔子 150g　茯苓 150g　制黄精 150g　吴茱萸 60g　怀牛膝 120g　生晒参 150g　紫河车粉 100g　龟甲胶 200g　鳖甲胶 200g　饴糖 150g　收膏

按:患者为慢性胃炎急性发作,同时伴有嗳气泛酸等胆汁反流症状。故在处方时除疏肝和胃,同时加入大量理气制酸的药物。二诊时,泛酸好转,故重在益气健脾,平补肝肾。

3. 慢性胃炎伴便秘案

韩某,女,35 岁,2008 年 12 月 27 日初诊。患者反复胃脘部灼痛发作 2 年。近 3 个月来灼痛明显加重,自服碳酸镁铝(达喜)无效,胃纳不馨,口渴,小便频数,大便四五日一行,舌淡白,苔薄,脉弦。曾胃镜检查示浅表性胃炎,病理示慢性炎症(+)。胃中燥热有余,烧灼胃络,脾乏津液输布,不能为胃行其津液,可属脾约证,治宜清热生津,润肠通便。处方:

大生地 150g　麦冬 120g　玄参 150g　南沙参 150g　石斛 120g　潞党参 150g　炒白术 150g　茯苓 150g　决明子 300g　火麻仁 150g　郁李仁 150g　厚朴 150g　枳实 60g　杏仁 120g　白芍 120g　嫩钩藤 300g　生首乌 300g　虎杖 300g　制黄精 150g　山茱萸 120g　菟丝子 120g　地骨皮 120g　生晒参 150g　西洋参 150g　胡桃仁 150g　黑芝麻 150g　阿胶 200g　鳖甲胶 200g　饴糖 150g　收膏

二诊:2009 年 11 月 29 日。今年胃脘痛未发作,二便调畅。继方调治巩固。

按:此为典型的"脾约证"。胃强脾弱,脾津失布,津伤里结,故见胃脘灼痛,大便秘结。经过膏方调理,收到满意的疗效。

4. 慢性胃炎伴十二指肠球炎案

邵某,男,53 岁,2008 年 12 月 20 日初诊。时有脘部嘈杂,进食偏硬食物则胀满不适,嗳气不出,纳可,大便正常,睡眠欠佳,不易入睡,怕冷,腰酸,颈肩部酸楚不适,有颈椎病史,苔薄白根腻,脉小弦。2008 年 6 月胃镜示浅表性胃炎(胃窦为主)伴糜烂,十二指肠球部炎症。病理示慢性炎症(+)。证以湿热内蕴、气滞血瘀为主。治以清热利湿、行气活血。处方:

建泽泻 120g　车前子[包] 150g　炒苡仁 150g　陈皮 60g　藿香 120g　茯苓皮 150g　半枝莲 150g　黄芩 120g　制香附 150g　降香 90g　枳壳 150g　炙苏子 150g　熟附片 150g　川桂枝 120g　红花 60g　石斛 120g　麦冬 120g　玄参 120g　大生地 150g　南沙参 150g　狗脊 150g　制黄精 150g　肉苁蓉 120g　芡实 120g　山茱萸 120g　菟丝子 120g　合欢皮 150g　夜交藤 300g　朱灯心 60g　甘松 90g　生晒参 120g　西洋参 120g　龟甲胶 100g　鳖甲胶 100g　文白冰 150g　饴糖 100g　收膏

二诊:2009 年 11 月 28 日。嘈杂感消失,怕冷、腰酸等症状减轻。食后胃胀,嗳气则舒,纳可,眠差,大便可。服上方稍感口干,大便稀,苔薄白,脉小弦。处方:

山茱萸 120g　熟地 150g　建泽泻 120g　怀山药 150g　茯苓 150g　炒苡仁 150g　石斛 120g　潞党参 150g　杭白芍 150g　炒白术 150g　炒扁豆 150g　陈皮 60g　赤芍 120g　制黄精 150g　益智仁 150g　菟丝子 120g　肉苁蓉 120g　制首乌 150g　巴戟天 120g　莲子肉 150g　禹余粮 30g　仙茅 120g　仙灵脾 120g　龙眼肉 150g　半枝莲 150g　黄芩 120g　熟附片 150g　川桂枝 120g　神曲 60g　生晒参 150g　西洋参 150g　龟甲胶 150g　鳖甲胶 150g　文白冰 100g　饴糖 100g　收膏

按:嘈杂主要由湿热内蕴熏蒸所致,清热、理气、化湿后症状减轻,但已有伤阴之嫌。怕冷、腰酸症状减轻是补肾温阳药物所起之功效。继续健脾益肾为主,佐以养血安神以图巩固。

5. 慢性胃炎伴高血压案

赵某,女,54 岁。2007 年 12 月 8 日初诊。胃脘部疼痛,饥饿时加重,纳可,大便正常。胃镜示慢性浅表性胃炎,胃体黏膜下隆起。每年发作头晕二三次,发作时视物旋转,伴恶心呕吐,能自行缓解。易感冒,面部经常烘热,天热时极易出汗,久立则左足麻木,睡眠可。既往高血压病史 4 年,血糖正常。苔薄黄腻,脉濡。治以祛湿健脾,益气活血。处方:

车前子[包] 150g　炒苡仁 150g　建泽泻 120g　茯苓 120g　陈皮 60g　藿香 120g　怀山药 150g　炒扁豆 150g　杭白芍 150g　炒白术 150g　潞党参 150g　太子参 120g　大枣 100 枚　赤芍 120g　川芎 120g　川桂枝 120g　红花 60g　鸡血藤 120g　大生地 150g　仙茅 120g　仙灵脾 120g　肉苁蓉 120g　麦冬 120g　玄参 120g　伸筋草 150g　全当归 150g　鸡内金 150g　焦六曲 90g　炒山楂 150g　生晒参 150g　紫河车 150g　西洋参 150g　阿胶 250g　蜂蜜 150g　胡桃仁 150g　黑芝麻 150g　黄冰糖 100g　饴糖 150g　收膏

二诊:2008 年 12 月 20 日。近期脘部疼痛不显,多食则胀,纳可,大便正常,睡眠可,头晕及视物旋转症状仍有,较前明显减轻。易感冒,仍有面部烘热感,久立则左足麻木,左足睡眠过程中抽筋。血压控制在 120/80mmHg 左右。苔薄白,脉小弦。治以原意。处方:

炙黄芪 120g　潞党参 150g　怀山药 150g　炒扁豆 150g　大枣 100 枚　赤芍 120g　太子参 120g　川桂枝 120g　川芎 120g　陈皮 60g　制首乌 150g　巴戟天 150g　仙灵脾 120g　仙茅 120g　建泽泻 120g　茯苓皮 150g　车前子[包] 150g　炒苡仁 150g　制黄精 150g　山茱萸 150g　肉苁蓉 150g　菟丝子 120g　鸡内金 150g　蔻仁[后下] 60g　炒山楂 150g　炒麦芽 150g　炒谷芽 150g　焦六曲 60g　制香附 150g　麦冬 120g　玄参 120g　蜂蜜 150g　紫河车 150g　生晒参 150g　西洋参 150g　阿胶 200g　胡桃仁 150g　黑芝

麻 150g　饴糖 100g　文黄冰 150g　收膏

三诊：2009 年 11 月 28 日。无嗳气，大便可，眠可，时头晕，血压药物控制尚可，时有左腿抽筋，腰酸，苔薄白，脉濡细。治以原意。处方：

炙黄芪 120g　太子参 120g　炒白术 150g　大枣 60g　潞党参 150g　茯苓 150g　炙甘草 100g　怀山药 150g　炒扁豆 150g　陈皮 60 枚　枳壳 120g　降香 90g　制香附 150g　麦冬 120g　玄参 120g　石斛 120g　肥玉竹 120g　制首乌 150g　熟地 150g　肉苁蓉 120g　巴戟天 120g　仙茅 120g　仙灵脾 120g　神曲 60g　紫河车 150g　生晒参 150g　西洋参 150g　阿胶 200g　胡桃仁 150g　黑芝麻 150g　文黄冰 150g　饴糖 150g　收膏

按：患者体态较丰，属痰湿内困，故经常眩晕，胃脘部症状不甚严重，亦由湿邪困脾所致，兼有瘀血。以健脾化湿为主，佐以益气活血，兼以补肾而收效。

6. 慢性胃炎伴肠化生愈后巩固案

陈某，女，59 岁。2009 年 11 月 8 日初诊。年近甲子，脾肾日衰，脾虚则脘部常感不适（原有慢性萎缩性胃炎伴肠化生及反流性食管炎史）；肾气不足，则腰脊酸楚，小便频数；脾阴不足，则便干身感潮热；营卫不和，则经常感冒；苔薄白，脉小弦。法以健脾益肾，益阴生津，调和营卫。处方：

潞党参 120g　茯苓 150g　炒白术 150g　炙甘草 60g　炙黄芪 120g　大枣 100 枚　川桂枝 120g　太子参 120g　制黄精 150g　芡实 120g　山茱萸 120g　牡丹皮 120g　建泽泻 120g　熟地 150g　怀山药 150g　麻仁 150g　郁李仁 150g　决明子 300g　生首乌 300g　大生地 150g　狗脊 150g　白英 200g　龙葵 300g　莪术 150g　金樱子 150g　桑螵蛸 150g　莲子肉 150g　辰麦冬 120g　夜交藤 300g　合欢皮 150g　蜂蜜 150g　紫河车 150g　生晒参 150g　西洋参 150g　阿胶 200g　胡桃仁 100g　黑芝麻 150g　文黄冰 150g　饴糖 150g　收膏

二诊：2010 年 11 月 7 日。脘部仍常有不适，大便时干时溏。久病及肾，故腰脊酸楚，肾虚则尿频。营卫不和则感冒常作。苔薄白，脉小弦。法当清热行气，健脾和中，益肾，调和营卫。处方：

潞党参 150g　炒白术 150g　茯苓 150g　炙甘草 60g　怀山药 150g　蛇舌草 300g　蛇莓 300g　龙葵 300g　莪术 150g　石见穿 150g　建泽泻 120g　炒苡仁 150g　石斛 120g　麦冬 120g　肥玉竹 120g　山茱萸 120g　肉苁蓉 120g　菟丝子 120g　巴戟天 120g　制首乌 150g　怀牛膝 120g　墨旱莲 150g　生黄芪 120g　炒防风 150g　炒山楂 150g　狗脊 150g　芡实 120g　金樱子 150g　煨诃子 150g　炒谷芽 150g　炒麦芽 150g　蜂蜜 150g　紫河车 150g　生晒参 150g　西洋参 150g　鹿角胶 100g　阿胶 150g　胡桃仁 150g　黑芝麻 150g　文黄冰 150g　饴糖 150g　收膏

按：初诊时以健脾益肾、益阴生津为主，服膏方后潮热感消失。但胃脘部仍不适，感冒仍频发。前者是因为胃有湿热，后者是由于体虚营卫不和所致。故二诊时加用蛇舌草、蛇莓、龙葵、石见穿等具有抗癌作用的清热药，一方面消除脘部不适症状，一方面防治肠化生复现。体虚营卫不和需缓缓图效。

7. 肠易激综合征案

郑某，男，30 岁。2008 年 12 月 14 日初诊。自诉腹痛则欲如厕，泻后痛减，精神紧张时加重，大便每日五六次，无黏冻及血，神疲乏力，怕冷，苔薄，脉弦软无力，不胜久按。西医诊断为肠易激综合征。证属肝郁脾虚之候，治以疏肝健脾，佐以温肾安神。处方：

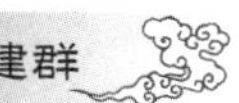

熟附片 120g 川桂枝 120g 川芎 120g 杭白芍 150g 炒防风 150g 柴胡 60g 郁金 120g 炒白术 150g 炮姜 150g 陈皮 60g 炙黄芪 120g 太子参 120g 大枣 100 枚 潞党参 150g 茯苓 150g 制黄精 150g 芡实 120g 巴戟天 120g 仙茅 120g 仙灵脾 120g 山茱萸 120g 肉苁蓉 120g 草豆蔻 60g 合欢皮 150g 酸枣仁 120g 夜交藤 150g 焦建曲 60g 朱灯心 60g 炒谷芽 150g 炒麦芽 150g 生晒参 150g 西洋参 150g 龟甲胶 150g 鳖甲胶 100g 文白冰 100g 饴糖 150g 收膏

按:肠易激综合征属于肝郁脾虚者与中医“痛泻”证表现相似。吴崑在《医方考》中说:“泻责之脾,痛责之肝。肝责之实,脾责之虚,脾虚肝实,故令痛泻也。”故仿效痛泻要方之意,疏肝健脾,可收良效。

8. 脾肾阳虚、胃阴不足虚劳案

成某,女,58 岁。2009 年 11 月 1 日初诊。五旬又八,肾气日衰,营卫不和则常感风寒外邪,肾阳方虚,阳气不能温煦四肢,故畏寒怕冷。肾虚则腰脊酸楚。血不养脑,故眩晕头痛,胃阴不足则口干、纳差、便行不畅,脱发为血虚所致,苔白腻、脉濡滑为湿困脾胃也。是以健脾化湿,温补肾阳,滋阴为法。处方:

车前子[包] 150g 建泽泻 120g 炒苡仁 150g 茯苓皮 150g 怀山药 150g 炒扁豆 150g 熟附片 150g 川桂枝 120g 红花 60g 莲子肉 150g 山茱萸 120g 菟丝子 120g 肉苁蓉 120g 制黄精 150g 芡实 120g 巴戟天 120g 仙灵脾 120g 仙茅 120g 龙眼肉 150g 枸杞子 150g 大生地 120g 石斛 120g 南沙参 120g 生首乌 300g 虎杖 300g 芦根 200g 白芷 120g 秦艽 150g 细辛 60g 焦六曲 90g 蜂蜜 150g 紫河车 150g 西洋参 150g 生晒参 100g 红参 100g 阿胶 200g 鹿角胶 100g 胡桃肉 150g 黑芝麻 150g 饴糖 150g 文黄冰 150g 收膏

二诊:2010 年 11 月 7 日。花甲渐至,脾肾日衰。脾胃素虚,阳气不足,故胃寒明显,吞酸嗳腐。胃阴不足则大便两日一行。营卫不和,故口腔溃疡频发。脱发为血虚所致。肾主骨,肾虚则颈椎不利。苔薄白,脉濡。治以温补脾肾,调和营卫,益气活血。处方:

山茱萸 120g 熟地 150g 建泽泻 120g 怀山药 150g 茯苓 150g 牡丹皮 150g 熟附片 120g 川桂枝 120g 生黄芪 150g 大枣 100 枚 全当归 150g 赤芍 120g 红花 60g 川芎 120g 肉苁蓉 150g 太子参 150g 小川连 60g 酸枣仁 150g 血竭 60g 炙远志 150g 制首乌 150g 墨旱莲 150g 怀牛膝 120g 桑螵蛸 150g 龙眼肉 150g 芙蓉叶 150g 蛇莓 300g 莪术 150g 大生地 150g 麦冬 150g 蜂蜜 150g 红参 150g 高丽参精 35g 西洋参 150g 紫河车 200g 鹿角胶 100g 阿胶 200g 胡桃肉 150g 黑芝麻 150g 文黄冰 150g 饴糖 150g 收膏

按:患者操劳过度以至虚劳,脾肾阳气俱虚,故畏寒怕冷,腰脊酸楚。阴血亦不足,故血不养脑、眩晕头痛,脱发,胃阴不足则口干。湿邪内困为脾失健运所致。故治以温补脾肾,滋养气血。

(袁建业 郑 昱 费晓燕 卢 璐)

徐敏华

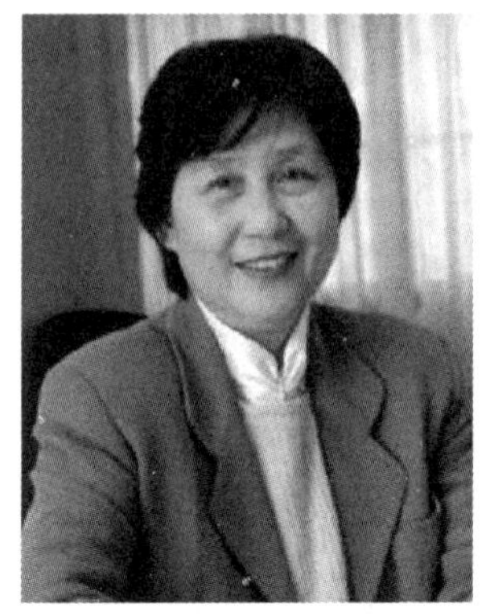

徐敏华，1944年出生，祖籍上海。上海中医药大学附属岳阳医院教授、主任医师、硕士研究生导师，上海市名中医。现任上海中医药大学专家委员会委员、中华中医药学会内科学会脑病专业委员会委员，上海市中医药学会第五、第六、第七届理事，上海市中医药学会心病分会副主任委员，上海市中医药学会瘀证研究中心常务委员，上海市中西医结合学会第四届理事。长期从事中医内科及妇科临床工作，在临床实践中，博采众长，强调辨证、辨病和辨症相结合，注重正气、阴阳、气血、脏腑的整体平衡。膏方调治慢性病强调“女子调肝为先，男子益肾为本，老人运脾为根”，脑病从五脏论治，痰瘀并重为其特点。获国家中医药管理局中医药科技进步二等奖，上海市临床医疗成果三等奖，上海市卫生局中医药科技成果三等奖，是上海市医学领先“脑卒中”特色专科的学科带头人，发表论文40余篇，参编《中国历代名方集成》等著作5部。

一、临床经验和防治优势

高血压：主要在于改善患者各种不适症状以及减轻并发症。遵循“虚则补之，实则泻之”的原则，多数医家认为肝肾阴虚、肝阳上亢、痰瘀阻络最为多见，对高血压的中医药治疗，目前多从肝、从肾、从脾胃、从痰湿、从瘀血论治，在高血压膏方调治中男女各有侧重，女性高血压的膏方调治侧重于柔肝潜阳，调肝理气，滋阴益肾，活血通络，维养冲任。男性高血压以平肝潜阳，运脾化浊，化痰祛瘀，益肾填精为重，总之遵循以平为度。本病多为肝肾精血亏损于下，虚阳挟痰瘀上扰所致，治疗主要柔肝潜阳，滋阴息风，化痰祛瘀，标本兼治。自拟龟龙息风汤（龟甲、槐米、僵蚕、地龙）滋阴潜阳息风，随症加味治疗眩晕病，每获良效。

中风：膏方治疗的中风患者大多处于恢复期或后遗症期，多属虚实夹杂之证，邪实未清正虚已现，治宜扶正祛邪，常用育阴息风、益气活血、化痰通窍等法。中风恢复期患者脑髓受损，痰毒瘀滞未清，潜在隐患未除，故证属虚实夹杂，标实仍为主要矛盾，恢复期应标本兼治，即补气活血搜风与化痰开窍通络并用。治疗应针对疾病的本质，祛邪扶正同用，分层扭转。主张化痰祛瘀、潜阳息风在先，健脾益肾、调畅情志在后。中风病后遗症患者，虽有不同的临床表现，但其病变核心相同，均为肾元亏虚，气血衰弱，关键是脑髓空虚，病理因素也仍以痰瘀阻络为主，治宜益气补肾、化痰活血为要，临床常用地黄饮子加减，并根据具体患者不同征象而不同辨证，选择对应的治则和药物，如加白芥子、络石藤、桑枝、桑寄生、川牛膝、巴戟天、仙茅、仙灵脾、桃仁、红花等，或佐黄芪以益气活血，桂枝温经通络，水蛭祛瘀生新，配合虫类药搜风剔络。活血化瘀法临床上普遍应用，但活血化瘀药物必须和化痰搜风、舒筋通络药物

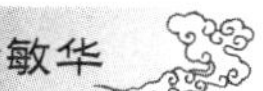

合用，才能共奏化瘀生新、通经活络、醒脑通窍之效。高年久病体虚毋忘补肾填精，阴阳并调，痰瘀共治。当然，除了采用中药治疗以外，结合针灸、推拿、心理疏导、功能锻炼等多种康复手段，往往能取得比较理想的疗效。

冠心病：冠心病多属“胸痹”“心悸”范畴。本病主要病因与情志失调、劳累过度、过食肥甘、体质虚弱、血行涩滞，多脏腑气血阴阳失调密切相关。其中阳微阴盛，痰浊血瘀是构成冠心病病机的主要环节，而痰瘀互结是重要的一种标实。痰瘀同治法是治疗冠心病痰瘀互结证的有效方法。近年来，该法在冠心病心绞痛中的临床应用日趋广泛。针对冠心病本虚标实的病机特点，治疗多标本兼顾，寓补于通，痰瘀并治。本病“心阳不振”是主因。“正虚”是心气虚、心阳虚，而“邪实”为寒邪、痰浊、瘀血、气滞等。加之本病老年人罹患者居多，而其多心阳气虚，胸阳不振，以致津液不能蒸化，血行缓慢瘀滞而成痰浊血瘀。治疗常用瓜蒌薤白桂枝汤合失笑散、丹参饮，并酌情加减附子、党参、生黄芪、生姜、枳壳、广郁金、半夏等温通之品，以使心阳通，胸痹开。胸痹的病位虽在心，但要重视肺、肝、脾、肾等脏腑的功能，故提出“五脏皆可致心病，非独心也”，治疗时常常采用气血并调、痰瘀同治、心肺同治、心脾同治、心肾同养、心肝并调等法。

二、医案选析

1. 高血压合并月经失调案一

葛某，女，41岁，2007年10月15日初诊。平素经常头晕头胀，心烦易躁，入夜口干，夜寐不安，腰背酸楚，小溲频数，月经后愆，但最近无序，经量中等，苔薄，舌嫩质干，脉弦滑数。有高血压家族史，发现高血压8年，BP160/90mmHg左右。目前服用西药控制，血压时有波动。女子年过四旬，肝肾精血渐亏，虚阳挟痰瘀交阻，上扰清窍，治宜柔肝潜阳，滋阴息风，益气活血，化痰通络。处方：

炙龟甲150g　炙鳖甲150g　明天麻150g　白蒺藜300g　槐米300g　制僵蚕200g　广地龙200g　川芎120g　葛根150g　生地150g　熟地150g　丹参150g　丹皮150g　枸杞子120g　滁菊花120g　制首乌150g　桑椹子150g　三七粉30g　白芍120g　黄芩150g　天冬120g　麦冬120g　小川连60g　太子参120g　生黄芪200g　茯苓150g　茯神150g　柏子仁150g　枣仁150g　钩藤120g　龙骨300g　牡蛎300g　巴戟天120g　菟丝子200g　知母120g　黄柏120g　仙茅150g　仙灵脾150g　菖蒲90g　广郁金120g　瓜蒌皮150g　枳壳150g　川断150g　杜仲150g　怀牛膝150g　合欢皮300g　姜半夏150g　佛手片60g　泽兰150g　泽泻150g　柴胡120g　桃仁60g　红花60g　珍珠粉50g　生甘草60g

另：陈阿胶300g　西洋参150g　枫斗100g　核桃肉250g　冰糖250g　饴糖250g　黄酒500g　收膏

二诊：2008年11月10日。服药后头晕头胀明显减轻，偶有发作，血压基本平稳，夜能安寐，月经后愆。再拟柔肝息风、益肾填精立方。

按：本方中有两组药，一组用炙龟甲、炙鳖甲、龙骨、牡蛎滋阴潜阳，且为血肉有情之品，善补养精血，尚有养心安神之效，制僵蚕、广地龙、明天麻、槐米等搜风通络，平肝潜阳，川芎、三七粉、广郁金、丹参等理气活血化瘀，菖蒲、瓜蒌皮、枳壳、姜半夏等理气化痰，使虚风得平，痰瘀得化，眩晕轻减；另一组药用左归丸加味益肾填精，二仙汤温肾清相，血府逐瘀汤加味活血化瘀，平调冲任，使冲任精血充足，血脉通畅，月经届期能行。佐用茯苓神、柏枣仁等养心安神之品,使夜寐安,气血调和,血压平稳,眩晕改善。此方体现了治女性病内妇合参的特点。

2. **高血压合并月经失调案二**

叶某,女,41岁,2008年11月24日初诊。高血压家族史,血压波动,欠稳,140/95mmHg左右。项强板掣,目重且糊,白发甚多,今年入夏以来,月经经期后愆,经量渐少,腰背酸楚,尿频欠畅,夜寐欠安,中脘隐痛,苔薄,舌黯红,脉细濡。2年前曾有上消化道出血史。正值不惑之年,肝肾精血渐亏,作强少权,虚阳挟痰瘀交阻,胃失和,神失宁,气机失调,冲任失丽,治拟养血柔肝,益肾填精,和胃安中,维养冲任。处方:

炙龟甲150g　槐米300g　制僵蚕200g　广地龙200g　石决明300g　枸杞子100g　全当归120g　赤芍100g　白芍100g　生地200g　熟地200g　大川芎100g　粉葛根150g　太子参150g　生黄芪200g　青防风90g　茯苓120g　茯神120g　柏子仁120g　枣仁120g　丹参120g　丹皮120g　龙齿100g　桑椹子150g　熟黄精150g　天冬120g　麦冬120g　小川连60g　巴戟天120g　知母100g　黄柏100g　仙茅200g　仙灵脾200g　陈皮90g　青皮90g　江枳壳100g　佛手片60g　炒条芩90g　龙骨300g　牡蛎300g　福泽泻150g　川牛膝150g　生甘草90g　大红枣150g　车前子300g　生米仁300g　熟米仁300g

另:龟甲胶150g　陈阿胶200g　藏红花20g　生晒参100g　西洋参100g　冰糖200g　饴糖200g　黄酒500g　收膏

二诊:2009年11月16日。血压基本稳定,130/85mmHg左右。月经届期量中,腰背酸楚,中脘隐痛轻减,苔薄腻,舌黯红,脉细滑。再宗养血柔肝,益肾填精,益气运脾,标本兼治。

按:女子以肝为先天,以血为本,年近六七,冲任精血渐亏,阴阳平衡失度。“肝藏血,肾藏精”,肝肾精血不足,则水不涵木,虚阳挟痰瘀上扰,发为眩晕;肝肾精血不足,冲任失养,则血海空虚,月经量少、经期后愆。膏方调治内妇合参,予以养血柔肝、滋阴潜阳、益肾填精、化瘀调经之剂,不但能调补肝肾,潜虚阳,更可养冲任,调月经,使很多女性患者获益更多。

3. **高血压合并高脂血症案**

杨某,男,53岁,2007年11月5日初诊。经常头昏头胀,夜寐不安,华发早生,胸闷心烦,怵惕惊恐,心神不宁,阳痿神疲,腰背酸楚,肠鸣腹胀,大便偏软,苔薄,舌嫩红,脉细滑。高血压史,150/100mmHg左右,血脂偏高。年过知天命,脏腑功能失调,操劳烦心,暗伤心脾,厥阴气机失和,心神失宁,“男子五十,肝气始衰”。治拟疏肝解郁,益气运脾,养血活血,安神定志,补肾填精。处方:

生地150g　熟地150g　枸杞子100g　潼蒺藜150g　白蒺藜150g　滁菊花100g　明天麻150g　石决明300g　槐米200g　熟黄精150g　生黄芪200g　党参120g　天冬100g　麦冬100g　小川连60g　嫩钩藤100g　青龙齿300g　石菖蒲90g　广郁金120g　五味子60g　软柴胡100g　江枳壳100g　白术120g　白芍90g　大川芎90g　陈皮60g　青皮60g　炒防风90g　茯苓150g　茯神150g　酸枣仁150g　佛手片60g　香橼皮60g　巴戟天120g　甜苁蓉120g　山萸肉120g　怀山药120g　丹皮150g　丹参150g　福泽泻150g　仙茅150g　川断150g　杜仲150g　川牛膝150g　生甘草90g　湘莲肉200g　大红枣150g　生山楂300g

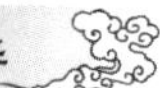

另:龟甲胶 100g　鹿角胶 100g　陈阿胶 200g　生晒参 100g　海龙 20g　龙眼肉 200g　黄酒 500g　收膏

二诊:2008 年 11 月 10 日。头昏头胀轻减,怵惕惊恐已瘥,华发脱落,神情疲惫,面色少华,喉中痰梗,形寒少气,夜寐不安,胸闷心悸阵作,头皮隐痛,腰酸阳痿,入夜汗出,苔薄根腻,舌胖嫩,脉细软。营虚卫弱,气虚血亏,心神失宁,肝木失调,痰浊恋肺,气机升降失和;治拟益气运脾,养血调肝,安神定志,化痰理中,益肾固本。处方:

生黄芪 300g　党参 300g　天冬 120g　麦冬 120g　五味子 90g　软柴胡 100g　全当归 120g　大川芎 100g　粉葛根 150g　杭白菊 120g　淡子芩 100g　苍术 90g　白术 90g　广陈皮 90g　姜半夏 150g　茯苓 150g　茯神 150g　青防风 90g　嫩钩藤 90g　青龙齿 300g　石菖蒲 90g　广郁金 100g　生地 200g　熟地 200g　山萸肉 120g　枸杞子 100g　熟黄精 150g　玉桔梗 60g　江枳壳 100g　煅龙骨 300g　煅牡蛎 300g　灵芝草 150g　珍珠母 300g　合欢皮 300g　酸枣仁 120g　佛手片 60g　香橼皮 60g　紫贝齿 300g　生甘草 90g　大红枣 300g　焦谷芽 150g　焦麦芽 150g　散红花 60g

另:龟甲胶 100g　鹿角胶 100g　陈阿胶 200g　生晒参 100g　海马 1 对　海龙 20g　冰糖 200g　饴糖 200g　黄酒 500g　收膏

三诊:2009 年 12 月 7 日。头晕心悸较前轻减,夜寐欠安,腰背酸楚未除,精神渐振,血压赖药物控制,余恙均差,苔薄腻,舌淡嫩,脉细软。再拟益气运脾,养血调肝,安神定志,缓缓图治。

按:中年人高血压多因长期操劳烦心,心脾血虚,肝旺脾虚,肝主条达,脾主健运,肝旺乘脾,脾失健运,气血生化无源,痰湿内生,发为诸症。华发早生,腰背酸楚,兼有肾亏之象。立方心、肝、脾、肾并调。二诊时喉中痰梗,加用宣肺化痰之品,三诊时诸恙轻减。治疗中突出在和调脏腑气血阴阳,以平为期的原则,取得良好效果。

4. 高血压合并脑梗案

袁某,男,56 岁,2009 年 12 月 14 日初诊。平素头晕头痛,耳鸣目酸,夜寐不安,胸闷心烦,尿频多泡沫、有夜尿,腰酸骨节酸楚,无明显肢体麻木,大便自调,苔薄腻,舌嫩红,脉细滑。高血压史伴高血黏度,高尿酸血症,颅脑 CT 发现脑梗病灶,年近花甲,多种慢性疾病困扰,肝肾精血亏损余下,虚阳挟痰瘀上扰清窍,气血失和,胸阳失展,作强无权。治拟益气活血,柔肝理气,益肾填精。处方:

生黄芪 300g　太子参 300g　炙龟甲 150g　槐米 300g　制僵蚕 300g　广地龙 300g　枸杞子 100g　滁菊花 120g　石决明 300g　珍珠母 300g　生地 150g　熟地 150g　怀山药 150g　山萸肉 120g　丹参 150g　丹皮 150g　大川芎 120g　粉葛根 150g　天冬 120g　麦冬 120g　五味子 90g　石菖蒲 90g　远志肉 90g　茯苓 150g　茯神 150g　柏子仁 150g　枣仁 150g　茶树根 300g　红景天 250g　三七粉 90g　瓜蒌皮 300g　广郁金 120g　杭白芍 120g　淡子芩 120g　全当归 120g　软柴胡 120g　江枳壳 120g　虎杖 200g　左秦艽 120g　泽兰 180g　泽泻 180g　鸡血藤 150g　桑寄生 150g　知母 120g　黄柏 120g　巴戟天 120g　生甘草 90g　益母草 300g

另:鳖甲胶 200g　陈阿胶 200g　生晒参 100g　西洋参 100g　藏红花 10g　海龙 20g　冰糖 200g　饴糖 200g　黄酒 400g　收膏。

二诊:2010 年 3 月 25 日。头晕头痛、胸闷减轻,腰酸目酸已瘥,余症同前,苔薄,舌嫩红,脉细滑。再宗益气活血,益肾养肝,滋阴潜阳。

按:《内经》云:"年四十而阴气自半。"肾阴亏虚,肝失所养,以致虚阳挟痰瘀上扰清窍,发为眩晕。久病痰瘀阻络,气血失畅,胸阳失展,则胸闷心烦,肾虚则开阖失司,作强无权,故尿频腰酸骨楚。方中用自拟方龟龙息风汤加珍珠母、石决明等滋阴潜阳息风,配以黄芪、太子参益气活血,柴胡疏肝散调肝理气、疏调气血,知柏地黄丸益肾清相火、以固其本。全方虚实并调,标本同治,取得理想疗效。

5. 高血压案

潘某,女,61岁,2007年10月29日初诊。高血压病史3年,头目昏眩,耳鸣阵作,心悸心烦,口干口苦,夜寐不安,夜尿3次,腰背酸楚,两膝酸软,烘热汗出,苔薄根腻,舌干红,脉细弦。花甲之年,脏腑精血渐亏,血虚肝木失养,虚阳化风,上扰清窍发为眩晕,虚火内扰于心,膀胱气化失司。治拟滋阴潜阳,化痰祛瘀,安神定志,益肾壮骨。处方:

生地150g 熟地150g 制首乌120g 枸杞子100g 黄精120g 穞豆衣100g 潼蒺藜150g 白蒺藜150g 全当归100g 白芍100g 川芎90g 生黄芪250g 太子参150g 灵磁石300g 五味子90g 石菖蒲90g 天冬90g 麦冬90g 黄连60g 枳壳90g 茯苓120g 茯神120g 柏子仁120g 枣仁120g 丹参120g 丹皮120g 山萸肉120g 怀山药120g 菟丝子300g 金樱子200g 炙鳖甲150g 川断150g 杜仲150g 煅龙骨300g 煅牡蛎300g 知母90g 黄柏90g 仙茅150g 仙灵脾150g 巴戟天90g 银柴胡100g 乌梅90g 淮小麦300g 生甘草90g 羌活90g 独活90g 桑寄生180g 佛手60g

另:龟甲胶100g 鹿角胶100g 陈阿胶200g 西洋参100g 生晒参100g 枫斗50g 冰糖300g 饴糖300g 黄酒500g 收膏

二诊:2008年11月17日。耳鸣、口干口苦、肢节酸楚已瘥,血压欠稳,眩晕心悸,心烦少寐轻减,夜尿频数,烘热汗出仍有,苔薄黄腻,舌嫩,脉细弦。治拟养血柔肝,滋阴潜阳,益肾填精,标本兼治。上方去枸杞子、穞豆衣、潼白蒺藜、银柴胡、乌梅、巴戟天、山萸肉,黄连,加炙龟甲150g、槐米300g、僵蚕200g、地龙200g、石决明300g、珍珠母300g、川牛膝150g。

三诊:2009年11月9日。药后患者诸恙均属稳定,血压基本维持在130~140/70mmHg。苔薄腻,舌嫩,脉细弦。再拟益肝肾,平虚阳,宁心神,活血通络治疗。

按:这是一典型肝肾阴虚、肝阳上亢的眩晕患者。花甲之年,脏腑精血渐亏,髓海空虚,清窍失养,血虚肝木失养,虚阳化风,上扰清窍发为眩晕;虚火扰心,神不守舍,阴阳失和,膀胱气化失司发为诸症。治拟滋阴潜阳,化痰祛瘀,安神定志,益肾壮骨。二诊时主要为眩晕心悸,肝风肝火内扰为主,加用平肝潜阳、清热息风之品后患者症状改善,血压平稳。

6. 中风恢复期案一

王某,男,66岁,2008年12月8日初诊。今年9月脑梗死,目前神志清晰,舌强语言欠清,舌体右歪,喉中痰鸣声,头胀目赤面红,右侧肢体痿软,耳聋耳鸣,夜寐尚安,二便自调,苔薄腻,根厚,舌嫩红,脉弦滑。伴高脂血症、痛风。髓海空虚,虚阳化风挟痰瘀交阻,上扰清窍,痹阻经脉,治拟平肝潜阳,化痰息风,活血通络,清心通窍。处方:

炙龟甲120g 槐米150g 大川芎120g 粉葛根180g 羚羊角粉6g 明天麻120g 三七粉60g 全蝎粉60g 丹参150g 丹皮150g 制南星150g 姜半夏200g 云茯苓150g 远志90g 石菖蒲90g 广郁金120g 嫩钩藤90g 龙骨300g 牡蛎300g 天冬90g 麦冬90g 小川连60g 赤芍120g 白芍120g 淡子芩120g 制僵蚕300g 广地龙300g 地鳖虫90g 虎杖150g 苍术120g 莪术120g 海带150g 藻带150g 肥玉

竹 120g　生山楂 300g　川桂枝 60g　全当归 100g　桃仁 120g　米仁 120g　川牛膝 150g　伸筋草 150g　络石藤 150g　灵磁石 300g　五味子 60g　生甘草 90g　炙鸡金 90g

另:龟甲胶 150g　鳖甲胶 150g　藏红花 10g　枫斗 100g　冰糖 300g　饴糖 300g　黄酒 500g　收膏

二诊:2009 年 3 月 30 日。神情,言语较前转清,伸舌居中,右侧肢体痿软,耳鸣耳聋,头胀目赤减轻,纳可便调,苔薄腻,舌嫩红,脉细弦。再拟益气补肾,化痰活血中药调理。

按:此例初诊时为中风 3 个月后,尚处于中风恢复期,认为中风恢复期患者由于脑髓受损,痰毒瘀滞未清,潜在隐患未除,故证属虚实夹杂,标实仍为主要矛盾,应标本兼治,即补气活血搜风与化痰开窍通络并用。自拟龟龙息风汤潜阳息风,自拟羚蝎胶囊(羚羊角、全蝎、三七等)平肝搜风通络,加用丹参、莪术、生山楂、川牛膝、全当归、桃仁等活血化瘀药及制南星、姜半夏、远志、石菖蒲等化痰开窍之品治疗。二诊时诸恙稳定,处于后遗症期,肝肾亏虚、痰瘀阻络为主,再予长期中药调理,减轻症状,预防再中。

7. 中风恢复期案二

陈某,女,83 岁,2008 年 12 月 16 日初诊。耄耋之年,脑梗后 3 个月,思维及语言清晰,唯精神欠振,神疲乏力,易感外邪,头晕阵作,夜寐不安,梦扰纷纭,长期赖安眠药入睡,气急胸闷,动辄汗出,咳呛有痰,腰背酸楚,肢软乏力,右下肢行走不利,尿频入夜尤甚,舌尖麻木,纳谷无味,苔薄黄腻,质干且黯,脉细滑数。高年肝肾精血已亏,髓海空虚,虚阳挟痰瘀交阻,清窍失聪,心神失宁,脾肾气机升降失司,肾虚膀胱失约。治拟益气活血,补肾填精,化痰祛瘀,安神定志,息风潜阳,缓缓调治。处方:

生黄芪 300g　明天麻 150g　大川芎 90g　粉葛根 120g　三七粉 30g　全蝎粉 60g　嫩钩藤 90g　青龙齿 300g　石菖蒲 90g　广郁金 100g　制胆南星 100g　远志 60g　软柴胡 90g　江枳壳 100g　淡子芩 100g　赤芍 120g　白芍 120g　全当归 90g　太子参 120g　天冬 90g　麦冬 90g　小川连 60g　琥珀屑 60g　灵芝草 100g　珍珠母 200g　紫丹参 120g　茯苓 120g　茯神 120g　柏子仁 120g　枣仁 120g　象贝母 90g　广地龙 200g　瓜蒌皮 150g　瓜蒌根 150g　桃仁 90g　米仁 90g　散红花 60g　川牛膝 150g　络石藤 150g　鸡血藤 150g　益智仁 90g　桑螵蛸 90g　大红枣 150g　川断 150g　杜仲 150g　广陈皮 90g　姜半夏 120g　五味子 60g

另:龟甲胶 100g　鳖甲胶 100g　陈阿胶 200g　枫斗 100g　西洋参 100g　生晒山参粉 6g　蛤蚧 1 对　冰糖 300g　蜂蜜 300g　黄酒 500g　紫河车 100g　收膏

二诊:2009 年 11 月 10 日。精神已振,外感明显减少,思维语言清晰,头晕时轻时重,耳聋少聪,纳谷少馨,口苦心烦易恼,夜寐不安,梦扰纷纭,下肢行走已见改善,肢节酸楚,苔薄腻,舌嫩,脉弦滑。治再益气活血,柔肝益肾,理气和胃,宁心安神。处方:

生黄芪 300g　紫丹参 300g　大川芎 120g　粉葛根 200g　炙龟甲 150g　生地 180g　熟地 180g　制僵蚕 200g　广地龙 200g　嫩钩藤 100g　青龙齿 300g　石菖蒲 90g　广郁金 120g　远志肉 90g　茯苓 120g　茯神 120g　柏子仁 120g　枣仁 120g　天冬 120g　麦冬 120g　小川连 60g　制首乌 150g　知母 120g　黄柏 120g　明天麻 150g　煅石决明 300g　熟黄精 150g　姜半夏 150g　珍珠母 300g　枸杞子 120g　益智仁 90g　甜苁蓉 120g　全当归 120g　赤芍 120g　白芍 120g　软柴胡 120g　江枳壳 120g　淡子芩 120g　琥珀屑 60g　三七粉 30g　川牛膝 150g　丹参 150g　丹皮 150g　川断 150g　杜仲 150g　生甘草 60g　生谷芽 200g　生麦芽 200g

另:龟甲胶 100g　鳖甲胶 150g　陈阿胶 150g　西洋参 100g　蛤蚧 1 对　藏红花 100g　冰糖 300g　蜂蜜 300g　黄酒 500g　枫斗 100g　生晒山参粉 4 支　收膏

按:此为中风恢复期案,高年髓海空虚,脏腑气血不足,痰瘀交阻,痹阻经络。清浊相干,心神失宁,作强无权;治疗大法为益气血,调脏腑,化痰浊;基础方药为生黄芪、川芎、葛根、水蛭、制南星、三七粉、全蝎粉、丹参,随症加味治疗,头晕加天麻、钩藤,失眠加茯苓神、柏枣仁、珍珠母、青龙齿、琥珀屑、天麦冬、小川连,肢体偏废加桃仁、红花、地龙、川牛膝,并用柴胡、枳壳、广郁金等理气活血,肢麻加鸡血藤、络石藤,化痰加象贝母、瓜蒌皮根、陈皮、半夏,菖蒲、远志配苁蓉、益智仁有通窍补肾之效。

8. **中风后遗症案**

马某,男,68 岁,2007 年 11 月 12 日初诊。脑卒中 3 次,有高血压史,现精神欠振,语言含糊,口角流涎,喉中痰梗,咳呛时作,步履艰难,纳谷欠馨,大便干结,1 周方行,苔薄白腻,舌嫩,脉细滑。久病气虚肾亏,脑窍心志失聪渐见恢复,痰浊瘀血上涌廉泉,下阻经络,阳明传导失司,浊气中阻。治拟益气养血,化痰通窍,祛瘀通络,泄浊通腑,标本兼治。处方:

生黄芪 300g　明天麻 150g　大川芎 120g　粉葛根 150g　丹皮 120g　丹参 120g　全当归 120g　赤芍 120g　白芍 120g　淡子芩 120g　天冬 90g　麦冬 90g　小川连 90g　远志肉 90g　云茯苓 120g　制胆南星 200g　制僵蚕 200g　广地龙 200g　生地 150g　熟地 150g　石菖蒲 90g　枸杞子 100g　甜苁蓉 120g　山萸肉 90g　桃仁 120g　米仁 120g　红花 60g　五味子 60g　姜半夏 200g　生首乌 120g　桑椹子 120g　炙龟甲 150g　知母 120g　黄柏 120g　枳实 100g　枳壳 100g　龙骨 300g　牡蛎 300g　川断 150g　杜仲 150g　川牛膝 150g　三七粉 60g　火麻仁 150g　鸡血藤 150g　桑寄生 150g　灵芝草 150g　珍珠母 300g　生甘草 60g　福泽泻 150g

另:鳖甲胶 100g　鹿角胶 50g　陈阿胶 200g　西洋参 100g　冰糖 200g　蜂蜜 200g　黄酒 500g　收膏

二诊:2008 年 10 月 27 日。目前神清,精神渐振,舌强语言稍清,喉中痰声辘辘,血压波动,口角流涎减而未已,咳呛阵作,纳谷欠馨,大便欠畅,四肢清冷,小溲频数欠畅,苔薄黄腻,舌胖嫩,脉细滑。再拟益气活血,息风化痰,益肾填精,平调阴阳,舒筋通络。处方:

生黄芪 300g　紫丹参 300g　大川芎 120g　粉葛根 200g　炙龟甲 150g　槐米 300g　制僵蚕 300g　广地龙 300g　生地 180g　熟地 180g　全当归 120g　川桂枝 60g　天冬 120g　麦冬 120g　小川连 60g　三七粉 50g　全蝎粉 60g　石菖蒲 90g　广郁金 120g　远志肉 90g　制南星 200g　皂角刺 200g　白芥子 200g　姜半夏 200g　江枳壳 120g　制首乌 150g　熟黄精 150g　桑椹子 150g　赤芍 120g　白芍 120g　桃仁 90g　红花 90g　淡子芩 120g　广陈皮 90g　甜苁蓉 120g　台乌药 90g　小茴香 60g　车前子 300g　猪茯苓 150g　川牛膝 150g　桑寄生 150g　福泽泻 150g　龙骨 300g　牡蛎 300g　火麻仁 150g　知母 120g　黄柏 120g　生甘草 90g

另:龟甲胶 100g　鳖甲胶 150g　鹿角胶 50g　陈阿胶 200g　西洋参 200g　冰糖 300g　蜂蜜 300g　黄酒 500g　收膏

三诊:2009 年 11 月 16 日。迭经调治,诸恙均见轻减,生活已能自理,行走缓慢,但已迈步自如,语言渐清,喉中痰梗,血压基本稳定,纳谷已馨,腑行欠畅,小便淋沥欠畅,少气嗜卧,夜不安寐,苔薄,舌嫩红,脉细滑。继方巩固。

四诊:2010 年 11 月 22 日。患者精神、步履、语言等各症均见明显好转,纳谷已馨,腑行

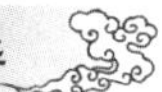

已畅，小便淋沥欠畅，夜不安寐，苔薄，舌嫩红，脉细滑。继方巩固。

按：中风后期，肝肾已亏，精血衰耗，脉络痰浊血瘀滞不去，清窍失聪，肢体不用，阳明传导失司，膀胱气化失宣。治宜益气补肾，化痰活血。地黄饮子加减治疗，黄芪益气活血，活血化瘀药合虫类药温经通络、祛瘀生新、搜风剔络，加用理气化痰之品。全方合用，使脏腑气血调和，血脉通利，脑窍肢体充养，功能渐复。二诊时血压波动，痰瘀阻络较重，加重平肝潜阳、豁痰化瘀通络药物治疗，病情改善。

9. 中风后遗症案

张某，男，71岁，2009年10月18日初诊。患者有糖尿病、高血压病史多年，近4年来连续3次脑梗，多部位梗死，神志欠清楚，二便失禁，经治疗后，目前神志已清，小便少禁，语言謇塞，步行欠稳，口角流涎，口唇青紫，夜寐欠安，汗出较多，恶热心烦易躁，纳谷欠馨，苔薄白，舌胖嫩，脉细滑。肝肾精血不足，虚阳虚火化风，挟痰瘀交阻，清窍受扰，经络痹阻，心神失宁。治拟柔肝潜阳，补肾通志，化痰和中，益气活血，搜风通络，标本兼治。处方：

生黄芪300g　川芎120g　葛根200g　丹参150g　丹皮150g　赤芍150g　白芍150g　当归120g　黄芩150g　远志90g　制南星300g　天冬120g　麦冬120g　小川连60g　象贝母120g　龟甲150g　鳖甲150g　生地黄200g　知母120g　黄柏120g　槐米300g　僵蚕300g　地龙300g　茯苓150g　茯神150g　柏子仁150g　枣仁150g　远志60g　菖蒲90g　郁金120g　瓜蒌皮180g　陈皮120g　钩藤90g　益智仁120g　苁蓉120g　川断150g　杜仲150g　川牛膝150g　龙骨300g　牡蛎300g　泽泻150g　全蝎90g　水蛭90g　三七粉60g

另：龟甲胶150g　鳖甲胶150g　陈阿胶150g　西洋参150g　人参精70g　藏红花10g　枫斗50g　羚羊角粉6g　木糖醇50g　黄酒500g　收膏

二诊：2010年11月1日。语言清晰，行动缓慢，夜尿偏多，腑行欠畅，夜寐欠安，血压血糖偶有波动，苔薄黄腻，舌红，脉细滑。再拟原法。上方去赤芍、当归、槐米，加菟丝子200g、天麻150g、天竺黄120g。

案：方中用治中风后遗症自拟方羚蝎胶囊的组成，可用于中风各期，活血搜风通络。中风后期气虚肾亏为主。此例中风患者，年过古稀，加之长期高血压、糖尿病病史，脏腑功能失调，气血阴阳失和，阴虚、虚阳虚火偏盛，挟痰瘀交阻，上扰清窍，脑髓失聪，胃失和降，故宜标本兼治，益气活血，补肾通志，化痰和中，通络为主，补阳还五汤合牵正散加减。

10. 冠心病心绞痛合并高血压案

余某，男，63岁，2007年10月15日初诊。花甲之年，脏腑气血已衰，今年2月心悸胸闷明显，西医拟诊不稳定性心绞痛，经中药调治后，胸痛明显轻减，面色少华，少气乏力，头晕阵作，腑行溏薄，形寒肢冷，腰背酸楚，夜寐欠安，苔薄，舌嫩红，脉沉细软。心、脾、肾三脏同病，气虚瘀阻，胸阳失展，脾运失健，作强无权，再拟益气活血，温阳启痹，运脾和胃，补肾填精，化痰祛瘀，标本兼治。处方：

炙黄芪300g　潞党参200g　熟黄精120g　软柴胡90g　升麻60g　大川芎90g　粉葛根120g　枸杞子90g　生地150g　熟地150g　全当归100g　赤芍90g　白芍90g　怀山药150g　山萸肉120g　茯苓150g　茯神150g　三七粉30g　芡实200g　川桂枝60g　熟附块60g　炒枣仁150g　天冬90g　麦冬90g　五味子60g　炒枳壳120g　广陈皮90g　西砂仁30g　姜半夏120g　巴戟天120g　甜苁蓉90g　丹参150g　丹皮150g　苍术90g　白术90g　地鳖虫90g　散红花60g　补骨脂90g　川断120g　杜仲120g　川牛膝150g

仙茅 200g　小茴香 60g　瓜蒌皮 150g　广郁金 120g　茶树根 200g　生甘草 90g　大红枣 300g　湘莲肉 200g

另:鹿角胶 100g　龟甲胶 100g　陈阿胶 150g　红参 50g　生晒参 100g　海龙 30g　藏红花 10g　龙眼肉 150g　冰糖 300g　饴糖 300g　黄酒 500g　收膏

二诊:2008 年 11 月 17 日。胸闷轻减,冠脉 CT 检查提示冠脉狭窄较前轻减,面色转华,精神较前好转,但夜寐不安,形寒肢冷,大便易溏,苔薄,舌嫩红,脉沉细。继用上方加紫河车 100g。

三诊:2009 年 11 月 23 日。胸痹疼痛较前明显轻减,形寒肢冷减而未除,夜寐不安,午后血压偏高,二便自调,精神尚振,苔薄,舌嫩红,脉细滑。再宗原法调治。处方:

炙黄芪 300g　太子参 300g　生地 150g　熟地 150g　山萸肉 120g　怀山药 150g　紫丹参 300g　瓜蒌皮 300g　广郁金 120g　茶树根 300g　红景天 250g　三七粉 60g　川桂枝 60g　熟附块 60g　天冬 120g　麦冬 120g　五味子 60g　江枳壳 120g　赤芍 120g　白芍 120g　全当归 120g　制乳香 60g　制没药 60g　地鳖虫 120g　明天麻 150g　石决明 300g　炙龟甲 150g　槐米 300g　软柴胡 120g　淡子芩 120g　茯苓 150g　茯神 150g　柏子仁 150g　枣仁 150g　薤白头 90g　姜半夏 150g　陈皮 90g　青皮 90g　巴戟天 120g　甜苁蓉 120g　大白术 120g　佛手片 60g　香橼皮 60g　仙茅 200g　仙灵脾 200g　川断 150g　杜仲 150g　生甘草 60g　大红枣 300g

另:龟甲胶 100g　鹿角胶 150g　陈阿胶 200g　生晒山参粉 4g　西洋参 100g　生晒参 100g　紫河车 100g　海马 1 对　藏红花 10g　冰糖 300g　饴糖 300g　黄酒 400g　收膏

按:前两诊用补中益气汤合丹参饮健脾益气活血,气行则血行;右归丸合瓜蒌薤白桂枝汤温阳运脾益肾,阳气振则阴霾散,痰浊化则瘀滞通。肾为先天之本,为全身阳气之根。本方治疗注重整体调理,心、脾、肾三脏同调,温阳化饮、益气活血、温肾暖脾之品,有助温化痰饮,温经活血。三诊时加用明天麻、石决明、炙龟甲、槐米等平肝潜阳之品,以助控制血压,有利于减少心绞痛发作。

11. 冠心病心绞痛合并高血压案

朱某,女,81 岁,2007 年 12 月 24 日初诊。冠心病心律不齐、高血压、白内障、青光眼等多种疾病。平素经常心悸心慌,胸闷不适,头晕头胀,耳鸣目眩,夜寐不安,血压晚上偏高,尿频尿急,淋沥欠畅,苔薄,舌黯红,脉细弦滑。耄耋之年,脏腑精血俱亏,五脏气血不足,虚阳挟痰瘀上阻,清窍失聪,膀胱气化失宣。治拟益气养血,补肾填精,柔肝潜阳,化痰祛瘀。处方:

生黄芪 300g　紫丹参 200g　枸杞子 90g　滁菊花 90g　明天麻 120g　石决明 300g　嫩钩藤 90g　青龙齿 300g　石菖蒲 90g　广郁金 120g　生地 150g　熟地 150g　天冬 90g　麦冬 90g　小川连 60g　五味子 60g　全当归 100g　白芍 90g　白术 90g　大川芎 90g　粉葛根 120g　炙龟甲 120g　知母 90g　黄柏 90g　山萸肉 90g　怀山药 120g　猪苓 120g　茯苓 120g　泽泻 120g　柏子仁 120g　枣仁 120g　车前子 300g　川牛膝 150g　台乌药 60g　川桂枝 60g　熟附块 60g　三七粉 30g　灵磁石 300g　槐米 200g　佛手片 60g　香橼皮 60g　软柴胡 90g　江枳壳 90g　生甘草 90g　焦山楂 300g　焦六曲 300g　益智仁 120g　菟丝子 300g

另:龟甲胶 100g　鳖甲胶 100g　鹿角胶 50g　陈阿胶 150g　西洋参 100g　生晒山参

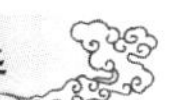

粉4支　枫斗500g　核桃肉200g　大红枣150g　冰糖200g　饴糖200g　黄酒500g　收膏

二诊:2008年12月22日。药后诸症均见轻减,但仍时有心悸胸闷,头痛头晕,耳鸣耳聋,尿频尿急,夜寐不安,动辄汗出,大便易软,苔薄舌黯红,脉弦滑。再守原法,拟佐以通阳宁心运脾。上方加潞党参150g、散红花90g、苦参片90g、毛冬青300g、茶树根300g。

三诊:2009年12月21日。冠心病、高血压等均属稳定,精神渐振,偶有胸闷心悸,头晕头胀,夜寐欠安,大便易溏,不胜劳累,苔薄腻,舌嫩红,脉弦滑。高年肝肾精血已亏,虚阳挟痰瘀交阻,脾失健运,心阳失展。再拟益气温阳,活血通络,运脾化浊,益肾填精,从本图治。处方:

炙黄芪300g　潞党参300g　生地180g　熟地180g　炙龟甲150g　川桂枝60g　熟附块60g　紫丹参200g　全当归120g　白芍120g　白术120g　大川芎100g　枸杞子120g　熟黄精150g　明天麻120g　石决明300g　滁菊花100g　青龙齿300g　天冬120g　麦冬120g　小川连60g　石菖蒲90g　广郁金120g　粉葛根120g　知母90g　黄柏90g　山萸肉90g　怀山药120g　三七粉30g　软柴胡90g　江枳壳120g　佛手片60g　香橼皮60g　茯苓120g　益智仁120g　菟丝子300g　川牛膝150g　远志肉90g　淮小麦300g　生甘草90g　大红枣300g　焦谷芽200g　焦麦芽200g　川断150g　杜仲150g　湘莲肉200g

另:龟甲胶100g　鹿角胶100g　陈阿胶200g　生晒山参粉6g　枫斗50g　蛤蚧1对　紫河车100g　冰糖300g　饴糖300g　黄酒400g　收膏

按:此例冠心病合并高血压患者,耄耋之年,脏腑功能衰退,气血精液不足,尤以心、脾、肾为主,虚阳挟痰瘀上扰,治疗先标本同治,扶正祛邪。方中有两组药:一组为益气温阳,祛痰化瘀通络之品。胸痹病后期多见心功能不全症状,临诊当非常注重心阳、肾阳的维护与调治。方中用金匮肾气丸、真武汤、苓桂术甘汤等温阳利水、化痰祛瘀,以求温振心肾之阳,利水化痰祛瘀。另一组为益肾填精,柔肝潜阳息风之品。脾为后天之本,老年患者要时时顾护脾胃,使气机调畅,脾胃健运则痰浊化而气血生化有源。故方中稍用健脾和胃助运之品,使诸药补而不腻,益气活血,强心温阳,益肾填精各得其宜。

12. 冠心病、心房颤动、心衰案

张某,女,82岁。2008年10月20日初诊。冠心病、心房颤动、慢性心衰10余年,心悸心慌,气急喘促,经常面浮足肿,足踝以下紫红清冷,按之凹陷,大便欠畅,脘痞腹胀,纳谷颇少,夜寐欠安,所幸入夜尚能平卧,苔薄,舌黯红,脉细结滑。高年心肾阳虚,水气上凌,挟痰瘀交阻,心神失宁,脾少健运,气机升降失司。治拟益气强心,温阳和脉,活血化瘀,纳气平喘,和胃降逆。处方:

生黄芪300g　太子参300g　川桂枝90g　熟附块90g　天冬120g　麦冬120g　五味子60g　姜川连60g　带皮苓200g　生地150g　熟地150g　全当归120g　赤芍100g　白芍100g　大川芎100g　茶树根150g　三七粉30g　旋覆花120g　生代赭石200g　姜半夏150g　广陈皮100g　江枳壳100g　炙苏子300g　桃仁90g　散红花60g　明天麻150g　紫贝齿300g　瓜蒌皮120g　广郁金120g　苦参150g　丹参150g　沉香末30g　甜苁蓉120g　山萸肉120g　怀山药120g　车前子300g　福泽泻150g　煅龙骨300g　煅牡蛎300g　川牛膝150g　生甘草90g　坎炁2条　降香片90g　西砂仁30g　大红枣200g

另：龟甲胶 100g　鹿角胶 100g　陈阿胶 200g　红参 100g　生晒山参粉 4g　西洋参 100g　紫河车 100g　蛤蚧 1 对　冰糖 300g　饴糖 300g　黄酒 500g　收膏

二诊：2009 年 11 月 9 日。房颤心衰渐见平稳，肢温渐复，口唇青紫，动辄喘促未已，下肢浮肿，长期赖利尿剂，腑行秘结，脘腹痞胀轻减，纳谷欠馨，夜寐欠安，苔薄，舌黯红、边紫，脉细软。再拟益气强心，温阳利水，运脾调中，益肾平喘，化痰祛瘀，标本兼治。上方加五加皮 150g、防己 120g、防风 120g、猪苓 150g，继服。

三诊：2010 年 10 月 25 日。精神日振，行走自如，心悸喘促渐平，浮肿亦见消退，苔薄，舌黯红，脉细结。继方巩固。

按：该患者年事已高，病情较重，多脏器功能失调，气血阴阳失和，痰瘀水饮内盛，本虚标实，治疗以标本兼顾，扶正祛邪。方中黄芪、太子参、桂枝、附子等益气温阳强心，天麦冬、五味子、茶树根养心，丹参饮合桃仁、红花、当归、赤芍、大川芎、三七粉等活血化瘀，金水六君煎合旋覆代赭汤加沉香末、炙苏子、坎炁等滋养肺肾、下气化痰，真武汤、苓桂术甘汤温阳利水。

13. 冠心病心律失常合并高血压案

华某，女，64 岁，2008 年 11 月 10 日初诊。冠心病、心律失常七八年，心悸早搏，胸闷胸痛，平素操劳烦心抑郁，心神失宁，恍惚焦虑，血压时有波动，头晕目眩，腰背酸楚，长期小便隐血，尿频次多，腑行质软，夜寐不安，苔薄腻，舌前半光红质干，脉细软。久病气阴两虚，精血渐亏，脏腑功能失调，气血不足，痰瘀阻络，虚实夹杂。治宜益气阴，填精血，和脏腑，调气机，运中州，标本兼治。处方：

生地 180g　熟地 180g　黄精 150g　枸杞子 120g　女贞子 150g　墨旱莲 150g　山萸肉 120g　怀山药 150g　生黄芪 200g　党参 150g　丹参 120g　丹皮 120g　苦参 120g　茶树根 150g　灵芝草 150g　茯苓 150g　茯神 150g　炙龟甲 150g　知母 90g　黄柏 90g　全当归 90g　白芍 90g　川芎 90g　菟丝子 300g　金樱子 300g　白扁豆 200g　陈皮 90g　姜半夏 120g　黄芩 120g　天冬 120g　麦冬 120g　姜川连 60g　煅龙骨 300g　煅牡蛎 300g　天麻 120g　潼蒺藜 150g　白蒺藜 150g　湘莲肉 200g　莲须 60g　淮小麦 300g　钩藤 90g　石菖蒲 90g　广郁金 120g　茜草 150g　槐米 300g　川断 150g　杜仲 150g　炙甘草 90g　大枣 250g　泽泻 120g

另：龟甲胶 100g　鳖甲胶 100g　陈阿胶 200g　枫斗 50g　生晒山参粉 4g　生晒参 50g　西洋参 100g　龙眼肉 250g　饴糖 300g　冰糖 300g　黄酒 500g　收膏

二诊：2009 年 10 月 26 日。药后心悸眩晕、尿遗轻减，血压基本稳定，胸闷胸痛、血尿、怵惕惊恐尚未尽除，健忘耳鸣，心神失宁，恍惚焦虑，夜寐不安，苔薄，舌干红，脉细弦。心肝肾三脏同病，阴阳失和，气血失调，再拟和阴阳调气血，益肝肾宁心神。处方：

生地 200g　熟地 200g　山萸肉 120g　怀山药 150g　丹参 150g　丹皮 150g　生黄芪 300g　西潞党 300g　天冬 120g　麦冬 120g　五味子 90g　茯苓 150g　茯神 150g　远志肉 90g　炒枣仁 120g　苦参 120g　茶树根 150g　钩藤 120g　龙齿 300g　菖蒲 90g　郁金 120g　知母 90g　黄柏 90g　女贞子 200g　墨旱莲 200g　枸杞子 120g　益智仁 120g　姜川连 60g　姜半夏 120g　紫贝齿 300g　茜草 120g　海螵蛸 200g　佛手 60g　香橼皮 60g　柴胡 120g　炒枳壳 120g　泽泻 150g　川牛膝 150g　怀牛膝 150g　川断 150g　杜仲 150g　砂仁 30g　淮小麦 300g　生谷芽 200g　生麦芽 200g　大红枣 300g　甘草 90g

另：生晒参 250g　西洋参 100g　龟甲胶 100g　鳖甲胶 100g　陈阿胶 200g　枫斗 50g

三七粉冲 90g　琥珀屑冲 60g　冰糖 300g　饴糖 300g　黄酒 400g　收膏

三诊：2010 年 10 月 15 日。迭经膏方调治，精神渐振，胸闷胸痛、尿血轻减，心悸耳鸣等症亦瘥，苔薄，舌嫩红尖红绛，脉沉细软。前方甚称合度，再宗原意守治。

按：该患者年过六旬，有冠心病、心律失常、高血压史，血尿多年。久病正气亏虚，气阴不足，心失所养，心神不宁则心悸早搏，夜寐不安；近年因家事不顺，操劳烦心抑郁，肝气抑郁，气机失调，气血失和，痰瘀内生，瘀阻脉络，心悸胸闷，焦虑不安；肝肾阴虚，肝阳上亢，头晕目眩，腰背酸楚，尿频次多均为肾气亏虚之征。全方主要有 3 组药物，一组药物补气养阴，益肾填精，如黄芪、党参、生熟地、黄精等；一组药物调和气血，理气活血，宁心安神，如菖蒲、广郁金、佛手、当归等；一组药物滋阴潜阳，息风化痰，如天麻、潼白蒺藜、龟甲、半夏、陈皮。诸药共奏和阴阳，调气血，补肝肾，潜虚阳，宁心神之效。

14. 冠心病心肌梗死合并脑梗死高血压案

鲍某，男，55 岁，2009 年 10 月 26 日初诊。年逾半百，2 年前因冠心病心肌梗死连续 2 次介入治疗，置入支架 4 枚，伴脑梗死后遗症、高血压、高脂血症。经常胸闷气短，心烦易躁，头目昏眩，项强板掣，痰咯不爽，腑行欠畅，纳谷欠馨，神疲少气乏力，苔薄腻，舌淡嫩，脉沉细软。心阳不振，脏腑功能失调，痰浊挟瘀交阻，上扰清窍，升降失司；治拟益气通阳，活血化痰，理气调中，标本兼治。处方：

生黄芪 300g　太子参 300g　紫丹参 300g　川芎 120g　川桂枝 60g　熟附块 60g　瓜蒌皮 300g　广郁金 120g　江枳壳 120g　茶树根 300g　三七粉 60g　姜半夏 150g　柴胡 120g　赤芍 100g　白芍 100g　当归 120g　葛根 150g　苏子 150g　苏梗 150g　川朴 90g　桃仁 120g　地鳖虫 120g　香附 120g　制乳香 60g　制没药 60g　菖蒲 90g　远志 90g　茯苓 150g　茯神 150g　降香片 120g　砂仁 30g　陈皮 90g　香橼皮 60g　明天麻 150g　石决明 300g　广地龙 200g　生地黄 300g　天冬 120g　麦冬 120g　姜川连 60g　巴戟肉 120g　川牛膝 300g　焦山楂 300g　焦六曲 300g　炙鸡金 120g　龙骨 300g　牡蛎 300g　泽泻 150g　甘草 90g　大枣 300g

另：红参 100g　西洋参 150g　龟甲胶 100g　鹿角胶 100g　陈阿胶 200g　藏红花 10g　蛤蚧 1 对　核桃肉 200g　蜂蜜 300g　冰糖 300g　黄酒 500g　收膏

二诊：2010 年 12 月 6 日。药后胸闷心悸尚属稳定，余恙轻减，不甚劳累，周身疼痛，苔薄腻，舌淡胖，脉沉细软。治拟益气通阳，活血祛瘀，和胃调中，益肾通络，从本图治。

按：该患者久病、多病，脏腑功能失调，出现心肌梗死、脑梗死，为痰浊挟瘀交阻，痹阻胸阳，上扰清窍，胸闷气短，乃属心阳不振，为本虚标实之证，予益气温阳，活血通络，理气调中。徐教授膏方治疗大病久病注重整体调理，气血痰瘀同治，阴阳脏腑并调，并注意顾护脾胃，以平为度。

（范代丽）

徐蓉娟

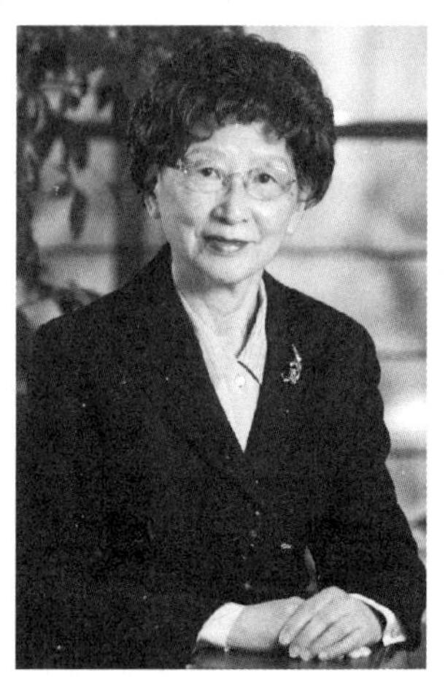

徐蓉娟,1940年出生,上海市人。出生于中医世家,祖父徐小圃、父亲徐仲才均为一代名医。上海中医药大学附属龙华医院终身教授、内科主任医师、博士生导师,龙华医院中医内科徐蓉娟工作室导师,上海中医药大学专家委员会委员。现任世界中医药学会联合会糖尿病专业委员会常务委员,上海市中西医结合学会内分泌代谢病专业委员会主任委员等。传承徐氏流派,主编《徐小圃医案医论集》《徐仲才医案医论集》等。擅长诊治内分泌代谢性疾病。崇尚"扶助正气重治本""活血化瘀贯全程""化痰散结畅气机""防病防变治未病"等学术观点。对糖尿病及其并发症、甲状腺疾病、痛风及高尿酸血症、代谢综合征、肥胖症、早期糖尿病肾病、毒性弥漫性甲状腺肿(Graves病)等疾病的中西医结合诊治具有精深和独到的经验。研制芪丹糖肾颗粒等多种自制制剂。先后主持或参加各级课题10余项。"益气活血补肾法治疗早期糖尿病肾病的临床应用及作用机制"获2010年上海中西医结合科学技术三等奖、2011年上海市科学技术三等奖、中国中西医结合学会科学技术三等奖,获专利1项。主编的新世纪全国高等中医药院校规划教材《内科学》获2009年国家级优秀教材奖。主编《徐蓉娟学术经验撷英》等专著7部,参编专著3部。先后撰写论文50余篇。

一、临床经验

糖尿病:本病初期多以阴虚为本,燥热为标,治宜滋阴清热;中期以气阴两虚为本,痰阻血瘀为标,治宜益气养阴,祛瘀化痰;后期脏腑虚损,变症百出,多责之痰湿血瘀,治当健脾补肾,化痰除湿祛瘀。气阴两虚证宜选用生晒参、黄芪、太子参、茯苓、白术、生地、天花粉、制首乌、玉竹、枸杞子、玄参、葛根等。阴阳两虚证常见于合并心功能不全时,药用红参、黄芪、熟地、怀山药、山萸肉、茯苓、牡丹皮、泽泻、熟附子、肉桂、杜仲、枸杞子等。阳虚甚者可加仙茅、仙灵脾、巴戟天;浮肿可加猪苓、车前子。瘀血贯穿本病的始终,故常用三七、桃仁、红花、当归、川芎、赤芍、丹参、水蛭等药活血化瘀。

糖尿病肾病:本病发病过程中气阴两虚、瘀血阻络贯穿始终,一般采用"脾肾同治""活血化瘀""泄浊通腑"等法则,多用黄芪、苍术、牛蒡子、蚕茧、金樱子、覆盆子、芡实等药,酌配丹参、桃仁、川芎、水蛭、鸡血藤等活血之品,往往屡见成效。一旦本病进入肾衰竭期,则治疗上要多环节给药,常伍用生大黄泄浊。

糖尿病周围神经病变:气虚是本病迁延不愈的原因,阳虚是本病必然趋势,而瘀血则贯穿本病的始终。治疗上首推益气温肾、活血通络法,药用黄芪、熟地、山药、山萸肉、茯苓、熟附子、桂枝、细辛、白芍、丹参、当归、川芎、鸡血藤、延胡索、仙茅、仙灵脾等。寒湿盛者可加川

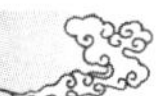

乌、草乌、徐长卿、威灵仙、乌梢蛇。瘀象重者加三棱、莪术及水蛭、蜈蚣、全蝎、地龙等虫类药。肢麻如蚁行加独活、防风、僵蚕。肢痛固定加白附子、白芥子。痰浊阻络加茯苓、泽泻、半夏、远志、白芥子。气滞加陈皮、青皮、香附、佛手、枳壳等。

毒性弥漫性甲状腺肿(Graves 病):初期从肝郁火旺论治,治宜疏肝泄火,药用柴胡、当归、白芍、白术、茯苓、栀子、丹皮、白芥子、浙贝母、生甘草等。中期从阴虚火旺论治,治宜养阴清热,药用沙参、麦冬、当归、生地黄、怀山药、山茱萸、枸杞子、知母、黄柏、川牛膝、龟甲胶、女贞子、墨旱莲、白芍、制首乌等。后期从气阴两虚论治,治以益气养阴为主,药用黄芪、太子参、天冬、麦冬、五味子、酸枣仁、柏子仁、玄参、牡蛎、贝母等。

甲状腺功能减退症(甲减):本病肾精不足是病变的基础,肾阳不足是病变的关键,并常涉及心脾两脏,可兼痰浊、瘀血的病理改变。治疗上多从温补脾肾、补肾填精、温通心阳入手,配合化气利水、活血化瘀等法。常以桂附八味丸为主,加菟丝子、苁蓉、仙茅、仙灵脾、鹿茸、黄芪、党参、白术、丹参、桃仁、红花、当归、川芎、牡蛎、浙贝母、白芥子等药。甲减时发生黏液性水肿的病机乃是脾肾阳虚不能运化水湿,故治疗旨在增强痰湿之运化,当以温阳助运为法,一般不用猛泻之甘遂、芫花之类,多选用车前子、葶苈子、泽泻等。

甲状腺结节:本病大多遵循气滞、痰凝、血瘀、正虚四个病理环节。治疗上以化痰活血为基础,参以疏肝理气、清热解毒、扶正祛邪等法。化痰活血常选丹参、莪术、赤芍、当归、川芎、桃仁、丹皮、白芥子、浙贝母、夏枯草、炙鳖甲、生牡蛎、半夏。行气解郁常选柴胡、郁金、枳壳、川楝子、八月札、香附、陈皮等。气阴两虚者选用黄芪、党参、太子参、生地、麦冬、玄参、山萸肉等。久病者酌加全蝎、蜈蚣、水蛭、穿山甲,既可入络引经,又可活血散结。对甲状腺癌患者,常加用露蜂房、白花蛇舌草、半枝莲等。

痛风及高尿酸血症:膏方治疗的对象多为单纯高尿酸血症或急性痛风缓解期,治宜扶正祛邪,标本兼顾。治疗上多以健脾补肾为主,配合化湿泻浊、活血化瘀等疗法。高尿酸血症期药用黄芪、白术、茯苓、生薏苡仁、半夏、陈皮、土茯苓、粉萆薢、玉米须、丹参、赤芍、当归、泽兰、桃仁等。痛风缓解期湿重于热,健脾利湿是治疗关键,并根据具体病情特点酌加丹参、赤芍、三七、豨莶草、徐长卿、威灵仙、鸡血藤、乌梢蛇、干地龙、鸡内金、炒谷麦芽等药。关节有结节者加白芥子、陈胆南星、僵蚕、半夏;关节畸形、结节质硬者加炮穿山甲、僵蚕、蜂房;热证加生地、知母、虎杖、忍冬藤;寒证酌加制川乌、制草乌、熟附片、川桂枝、细辛等,然应注意慎用含高嘌呤的药材,如血肉有情之品。

肥胖症:脾气亏虚、痰湿内蕴为肥胖的基本病机,因此最常运用健脾益气、化痰祛湿法。健脾益气多用四君子汤合防己黄芪汤加减,湿象重者酌加苍术、半夏、薏苡仁、茯苓、泽泻、佩兰、草决明、荷叶、虎杖等。苍术具醒脾化湿之功,湿除则脾阳振,体胖自消。肝郁气滞者,以逍遥散为主疏肝解郁;肝肾阴虚者,常从六味地黄丸、二至丸滋补肝肾;肾阳虚者,加用仙灵脾、桂枝、熟附片、桑寄生、肉苁蓉等。大黄为减肥要药,攻积导滞,泻火通腑,行瘀通滞,推陈致新;水蛭乃攻瘀猛剂,尤适宜于久有瘀血之证。二药合用,功效倍增。

二、防治优势

膏方治疗内分泌代谢疾病处处体现出"未病先防,既病防变"的防病观。以糖尿病为例,应用中医中药,除了起降糖作用外,更主要用于改善各种症状,增强患者的体质,预防和延缓糖尿病及其并发症的发生、发展,延长患者的寿命。中药降糖作用相对比较温和、持久,不良反应小,尤其对防治各种慢性并发症,在控制症状、改善客观指标及远期疗效等方面均具有一定的优势。

对糖尿病肾病的治疗，运用膏方，强调早期施治，重视分期辨证，能延缓或逆转其进程，可使早期微量蛋白尿得到消除，并能有效延缓进入肾衰竭和控制肾衰竭的进展。

膏方在糖尿病周围神经病变的治疗上，以其多种不同治疗干预措施、丰富的实践经验和确切的临床疗效，补充了西医对糖尿病周围神经病变早、中期临床诊治方法的不足。运用膏方治疗，可有效改善患者肢体痛、麻、冷、胀等症状，延缓病变进展。

运用膏方治疗甲状腺功能亢进症（甲亢），不仅可以改善患者的症状，而且对甲状腺功能的稳定大有裨益，还可改善服用西药引起的毒副反应如白细胞减少、肝损、皮疹等。

中医治疗甲减并不只是补充甲状腺激素，而是从根本上改善体质，调节体内的免疫功能，扶正祛邪，及时改善症状等。部分甲减患者还可免于甲状腺素终身替代治疗，并可降低甲状腺过氧化物氧化酶抗体（TPOAb）和甲状腺球蛋白抗体（TGAb）的滴度。

各种甲状腺结节均可中医辨证施治，对恶性结节应争取及时手术，并结合中药治疗，在临床诊治中颇见成效，不仅可以使结节缩小，更可以预防结节的发生。

原发性痛风目前尚无根治方法，口服西药治疗虽有一定的疗效，但长期服用易引起肾功能不全，尤其对于老年患者。膏方治疗可取得一定的疗效，并具有服用方便、副作用少等优点。

西医减肥药长期应用易产生各种不良反应，而手术治疗又易产生感染、出血等不良后果。在饮食、运动治疗的基础上，中医辨证施治多可取得一定的疗效，值得注意的是，膏方治疗本病不能一味化痰祛痰、消导理气，应注意扶正固本。

三、医案精选

1. 糖尿病案

孙某，男，52岁。2006年12月4日初诊。半年前因口干多饮伴消瘦3个月，查空腹血糖11.8mmol/L，糖化血红蛋白12.8%，诊断为2型糖尿病，曾用西药治疗，血糖控制欠佳。就诊时仍时有口干引饮，多食易饥，心悸失眠，乏力神疲，大便干秘，目糊脱发，腰酸手麻。舌质偏红，边有齿印，苔薄微黄，脉细。证属气阴两亏、肝肾阴虚，治宜益气养阴、调补肝肾、养血安神。处方：

生黄芪300g　太子参300g　麦冬200g　五味子150g　生地150g　怀山药300g　茯苓300g　山萸肉100g　泽泻100g　枸杞子150g　白菊花90g　当归150g　制首乌300g　天花粉100g　女贞子150g　墨旱莲100g　葛根300g　桑叶150g　桑枝100g　百合150g　灵芝100g　首乌藤300g　荔枝核100g　威灵仙150g　杜仲150g　桑椹子150g　白蒺藜150g　玉竹100g　佛手120g　米仁150g　陈皮90g

另：西洋参100g　生晒参100g　陈阿胶150g　龟甲胶100g　木糖醇100g　收膏

2个月后膏滋服完，门诊复查，乏力、口干、脱发明显改善，血糖稳定，继续中药调理。次年再续服膏滋，连续4年。

按：本案重用生黄芪补气，选用生脉饮、杞菊地黄丸合二至丸滋阴补肝肾；生地、当归、制首乌、陈阿胶养血；葛根、桑叶、天花粉清热生津止渴；百合、灵芝、首乌藤安神宁心。在诸多养阴药中加入威灵仙、杜仲，不仅为补肾，更为阳中求阴。荔枝核现代药理研究有降血糖作用，并有疏肝理气之效。佛手、米仁、陈皮健脾理气、和胃畅中，运化诸多补益药。西洋参合生晒参，陈阿胶与龟甲胶为阴阳相配，动静结合，补气养血。

2. 糖尿病失眠案

郁某，男，55岁。2008年12月20日初诊。半年前体检确诊为2型糖尿病，口服格列齐特、二甲双胍，目前血糖控制尚稳定。3个月来因工作紧张，难以入寐，服用安眠西药每晚入睡不足4小时。多梦，心中烦热，盗汗口干，精神疲惫，乏力，腰酸背痛，头晕耳鸣。胃纳尚可，大便欠畅。舌质偏红，苔薄白，脉细带数。证属气阴两亏、心肾不交，治宜益气养阴、交通心肾。处方：

太子参300g　麦冬150g　五味子150g　生地200g　炒枣仁150g　远志90g　茯苓300g　朱茯神300g　灵芝300g　石菖蒲200g　黄连60g　肉桂30g　煅龙骨300g　煅牡蛎300g　葛根300g　桑叶150g　杜仲150g　桑寄生300g　枸杞子150g　白菊花90g　香附90g　佛手200g　陈皮120g

另：西洋参150g　陈阿胶100g　龟甲胶100 g　鳖甲胶100g　木糖醇100g　收膏

二诊：2009年12月5日。服药后睡眠明显改善，每晚能睡5小时以上，已停用安眠西药，精神转佳，烦热改善，但仍有多梦易醒，注意力不集中。仍略有耳鸣腰酸，胃纳及二便尚调。舌转淡红，苔薄白，脉细弱。空腹血糖控制在6.0mmol/L左右，餐后2小时血糖7.0mmol/L左右。治宜益气养血，补养心脾，宁心安神。处方：

黄芪300g　白术150g　太子参300g　五味子150g　生地200g　当归150g　桑椹子150g　女贞子150g　制首乌150g　炒枣仁150g　远志90g　茯苓300g　朱茯神300g　灵芝300g　石菖蒲200g　煅龙骨300g　煅牡蛎300g　琥珀粉30g　葛根300g　桑叶150g　杜仲150g　桑寄生300g　枸杞子150g　白菊花90g　佛手200g　陈皮120g

另：生晒参100g　西洋参100g　陈阿胶150g　龟甲胶100 g　木糖醇100g　收膏

按：本案患者为中年男性，初诊时因工作紧张，又初患糖尿病，致乏力口干，少寐多梦，心中烦热。用西洋参、太子参、麦冬、五味子等以益气养阴，黄连、肉桂交通心肾，并以龙骨、牡蛎重镇安神定志，配以香附、佛手、陈皮等灵动之品使全方补而不滞，共奏良效。次年，烦热改善，但注意力不集中，舌红转淡，苔薄白，脉细弱。因此方中去麦冬、黄连、肉桂，加生晒参、黄芪、白术、当归、桑椹子、女贞子、制首乌，加强益气养血、补养心脾、宁心安神之效。

3. 糖尿病合并慢性阻塞性肺疾病案

闻某，男，66岁。2006年12月12日初诊。糖尿病病史14年，反复咳嗽30余年，并逐年加重，伴有气急。近3年四季咳喘迁延不愈，反复发作，入冬更甚，遇寒即发，极易感冒，鼻塞流涕。常服喘定、抗生素等。现咳嗽，痰多色白，咯痰尚畅，动则气急，乏力神疲，自汗气短，形寒肢冷，腰膝酸软，夜尿频数，大便溏薄，夜寐欠酣，口唇紫黯。舌质黯淡，舌体胖大，边有齿印，苔薄白，脉沉细。证属表卫不固、肾不纳气、痰湿内蕴，治拟益气固表、温肾纳气、化痰祛湿。处方：

生黄芪300g　白术150g　防风90g　党参150g　云茯苓150g　熟地100g　山萸肉90g　怀山药150g　炮附子90g　桂枝90g　蜜炙麻黄60g　杏仁90g　炙细辛30g　五味子100g　半夏90g　陈皮90g　苏子150g　白芥子120g　枸杞150g　补骨脂100g　莲子肉300g　杜仲150g　丹参150g　当归90g　桃仁90g　辛夷60g　苍耳子90g　佛手100g

另：生晒参粉150g　蛤蚧(研粉)2对　冬虫夏草20g　紫河车粉100g　三七粉30g　川贝粉30g　鹿角胶100g　龟甲胶100g　木糖醇100g　核桃仁200g　收膏

二诊:2007 年 12 月 3 日。感冒明显减少,尤其是前半年,入秋后偶有发作,大便转实,血糖较去年稳定。现咳嗽咯痰,色白尚畅,自汗好转,时有口干,余症如前。上方去辛夷、苍耳子,加葛根 300g、天花粉 90g。

按:本案患者久患糖尿病,并因长期咳喘,肾阳虚亏,摄纳失职,故而应用膏方治疗时应两病兼顾,以益气固表、扶阳益肾、温肺平喘为主。肺气虚弱,卫外不固,藩篱不密,以玉屏风散主之。脾为生痰之源,补益肺脾气虚,用六君子汤加减。据徐仲才先生经验,于小青龙汤方中加用大热之附子,以温肾阳而去沉寒。方中细辛、半夏等为温化痰饮要药。咳喘气逆、痰涎壅盛,常伍用三子养亲汤(去莱菔子)祛痰降气。冬虫夏草和参蛤散均为温补肺肾、止咳平喘之要药。金匮肾气丸合右归丸,加紫河车粉、鹿角胶、核桃仁温肾纳气。鹿角胶益肾阳而补督脉,龟甲胶补肾阴而通任脉,鹿、龟二胶同用收膏,阴静阳动,阴阳相配,生血补虚。此外,三七、丹参、当归、桃仁以活血;用辛夷、苍耳子解表以通鼻窍;佛手、陈皮理气和胃。膏方治疗糖尿病时,常在辨证基础上选用具有较强降糖作用的中药,如生晒参、黄芪、怀山药、五味子、枸杞子、葛根等,且忌糖及其他甜味的药材与食材。

4. 糖尿病合并高血压冠心病案

马某,女,55 岁。2006 年 12 月 5 日初诊。糖尿病史 12 年,目前应用胰岛素及口服马来酸罗格列酮片(文迪雅)、二甲双胍等药,空腹血糖控制在 10.3mmol/L 左右,餐后 2 小时血糖 15.7mmol/L 左右。有高血压病史 20 余年,虽服用多种降压药仍控制不理想,一般在 180/100mmHg 左右。半月来时有胸闷胸痛,入夜尤甚,含服麝香保心丸 10 分钟左右可缓解。刻下:头痛头晕,耳鸣目干,失眠多梦,腰膝酸软,夜尿频数,胸闷胸痛,乏力气短,胃纳欠佳,大便日行二三次,不成形。舌质淡胖,边有瘀斑,苔薄白,脉弦细数。现血压 180/105mmHg,心率 82 次/min,律齐。治以滋水涵木,平肝潜阳,补气活血,宽胸宣痹,宁心安神。处方:

天麻 150g　生地 150g　熟地 150g　怀山药 300g　山萸肉 100g　茯苓 300g　杜仲 150g　桑寄生 300g　丹皮 100g　葛根 300g　丹参 300g　当归 150g　赤芍 150g　川芎 90g　桂枝 90g　枸杞子 100g　菊花 90g　女贞子 150g　五味子 100g　灵芝 150g　朱茯神 150g　磁石 300g　龙骨 300g　牡蛎 300g　白蒺藜 150g　佛手 150g　陈皮 60g　湘莲肉 250g

另:羚羊角粉 6g　藏红花 30g　三七粉 30g　生晒参 100g　西洋参 150g　阿胶 100g　龟甲胶 100g　鳖甲 100g　龙眼肉 100g　收膏

二诊:2007 年 11 月 28 日。服膏方后胸闷胸痛发作次数明显减少,头晕诸症亦有改善,血糖稳定,调整降压药后血压亦有所下降。近 1 个月来天气变化后头晕又有加重,口干引饮,夜尿二三次,乏力,胃纳尚可,大便日行二三次,不成形,夜寐欠安。即刻测空腹血糖 9.2mmol/L,血压 170/100mmHg。甘油三酯及总胆固醇均增高。舌质淡胖,边有瘀斑,苔薄白,脉弦细。仍以前法出入,原方加牛膝 120g、茺蔚子 150g、制首乌 150g、泽泻 100g、虎杖 150g、益智仁 150g。同时调整西药降压方案。

三诊:2008 年 12 月 3 日。进膏方后胸闷胸痛、头痛头晕诸症均有改善,时有畏寒肢冷,夜尿频数,空腹血糖基本保持在 7~8mmol/L,血压 160/90mmHg 左右。处方:

生黄芪 300g　党参 150g　白术 150g　丹参 300g　当归 150g　川芎 90g　桂枝 90g　葛根 300g　天麻 150g　生地 150g　熟地 150g　怀山药 300g　山萸肉 100g　茯苓 300g　杜仲 150g　桑寄生 300g　枸杞子 100g　菊花 90g　女贞子 150g　五味子 100g　灵芝 150g　朱茯神 150g　磁石 300g　白蒺藜 150g　牛膝 120g　茺蔚子 150g　制首乌 150g

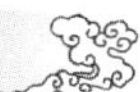

泽泻 100g　益智仁 150g　桑椹子 150g　佛手 150g　陈皮 60g　湘莲肉 250g

另:三七粉 30g　生晒参 150g　西洋参 100g　阿胶 100g　龟甲胶 100g　鹿角胶 100g　龙眼肉 100g　收膏。

按:本案患者糖尿病合并高血压、冠心病,为今日临床工作所常见,也是治疗颇为棘手的问题。首诊时肝阳上亢、胸痹症状明显,故首用平肝潜阳、滋水涵木、宽胸宣痹之剂;复诊时久病气血亏虚,阴阳失调,血脉瘀阻,故而膏方治疗上需气血阴阳兼顾,尤注意补气活血,故方中重用黄芪、丹参。还常喜用三七粉,并常伍用牛膝、茺蔚子贯通脉络,引血下行。

5. 糖尿病泄泻案

童某,男,65 岁。2006 年 11 月 29 日初诊。确诊 2 型糖尿病已有 7 年,目前口服格列齐特、二甲双胍等药,血糖控制尚可。半年来大便次数增多,日行五六次,不成形,伴口干,乏力,肢冷,手麻,目糊,精神不振,腰酸。胃纳尚可,夜寐欠安。舌质淡红,苔薄白腻,脉沉细。消渴日久,脾肾两虚,治宜益气健脾,温补肾阳。处方:

党参 300g　生黄芪 300g　苍术 120g　白术 120g　茯苓 300g　怀山药 300g　广木香 120g　湘莲肉 300g　葛根 300g　荔枝核 150g　生地 90g　熟地 90g　山萸肉 90g　杜仲 150g　桑寄生 200g　狗脊 150g　仙灵脾 150g　巴戟天 100g　天麻 150g　桑椹子 300g　金樱子 150g　芡实 150g　丹参 300g　当归 90g　鸡血藤 150g　川桂枝 90g　枸杞子 150g　半夏 60g　陈皮 90g

另:生晒参 150g　阿胶 150g　鹿角胶 100g　收膏

二诊:2007 年 10 月 29 日。服药后腹泻次数减少,每日 2~4 次,质偏稀。乏力好转,目糊、腰酸诸症明显改善。原方加补骨脂 150g、续断 120g、米仁 150g、砂仁 60g。

三诊:2008 年 12 月 17 日。大便次数每日 1~3 次,基本成形、稍偏稀,但仍畏寒肢冷。舌质淡红,苔薄白,脉沉细。处方:

党参 300g　生黄芪 300g　白术 120g　茯苓 300g　怀山药 300g　补骨脂 150g　吴茱萸 60g　广木香 120g　湘莲肉 300g　葛根 300g　荔枝核 150g　熟地 120g　山萸肉 90g　杜仲 150g　制首乌 150g　桑寄生 200g　天麻 150g　仙灵脾 150g　巴戟天 100g　桑椹子 300g　金樱子 150g　丹参 300g　当归 100g　鸡血藤 150g　川桂枝 90g　枸杞子 150g　女贞子 150g　陈皮 60g　米仁 150g

另:生晒参 100g　红参 100g　阿胶 200g　鹿角胶 100g　收膏

按:消渴日久,脾肾亏虚,脾失健运,肾失温煦,故见泄泻便稀。本案以参苓白术散加黄芪益气健脾;取四神丸之意,以补骨脂、吴茱萸、仙灵脾、巴戟天温补肾阳,金樱子、芡实收敛固涩;伍用诸多补肾填精之品,收阴阳互济之效;加用木香、陈皮、米仁使全方补而不滞。久病入络,脉络瘀阻,故加天麻、丹参、当归平肝活血之品。

6. 糖尿病肾病蛋白尿案

徐某,男,67 岁。2005 年 11 月 22 日初诊。2 型糖尿病病史 20 年,高血压病史 10 年,未予重视诊治。发现蛋白尿 3 年,现用胰岛素、缬沙坦及中药治疗,血糖、血压均较稳定。血清肌酐 113μmol/L,尿素氮 8.0mmol/L。24 小时尿蛋白 2.45g。现觉乏力神疲,面色少华,形寒肢冷,腰膝酸软,耳鸣目眩,大便溏薄,夜尿频数,夜寐欠酣。舌淡黯,舌体胖大,苔薄白,脉沉细,下肢轻度浮肿。形寒肢冷、腰膝酸软,乃消渴日久,真阳衰虚而致;因坎火欠温,不能上蒸脾土,脾肾阳虚,故便溏;面色少华,舌淡黯,舌体胖大,乃气血两亏、瘀血阻络之象。依据脾肾同治、气血并补的原则,治拟益气健脾,温肾助阳,养血活血。处方:

黄芪 300g　党参 150g　白术 100g　云茯苓 150g　熟地 100g　山萸肉 90g　怀山药 150g　炮附子 90g　桂枝 90g　丹参 150g　当归 90g　白芍 100g　制首乌 150g　枸杞子 150g　五味子 100g　补骨脂 100g　杜仲 150g　桑寄生 150g　桑椹子 150g　益智仁 150g　金樱子 150g　芡实 150g　苍术 60g　米仁 150g　佛手 100g　陈皮 60g

另:生晒参 100g　红参 100g　紫河车 100g　三七粉 30g　阿胶 150g　鹿角胶 100g　收膏

二诊:2006 年 12 月 1 日。服药后畏寒、腰酸诸症均有改善,精神佳。继予上方服用。

按:用四君子汤合理中汤治脾,取金匮肾气丸温肾,另加杜仲、桑寄生、桑椹子、益智仁、金樱子、芡实等温肾固涩之品,脾肾同治。用熟地、当归、白芍、制首乌养血,以阿胶、鹿角胶同用收膏,前者补血滋阴,后者益肾阳而补督脉,阴静阳动,阴阳相配,生血补虚。用红参、附子、桂枝等温肾助阳的同时,辅以生熟地、山萸肉、五味子、制首乌、枸杞子等滋阴润燥,助阳生津,实乃阴阳互根、阴中求阳之意。用丹参、三七等活血祛瘀。配苍术、佛手、陈皮以健脾理气,和胃畅中,补脾不忘助运。

7. 糖尿病肾病阳痿案

姜某,男,39 岁。2006 年 11 月 26 日初诊。确诊 2 型糖尿病已有 4 年,现用胰岛素治疗,但因工作关系饮食控制差,1 周前测空腹血糖 8.6mmol/L,餐后 2 小时血糖 12.3mmol/L,糖化血红蛋白 9.5%,尿微量白蛋白 402mg/24 小时。乏力神疲,口干易饥,或阳事不举,或早泄,双目干涩,腰酸膝软,夜寐梦多。舌体胖质淡红,苔薄白腻,脉弦细。先处开路方,益气健脾,化湿畅中,补益肝肾,宁心安神。处方:

黄芪 15g　白术 12g　茯苓 15g　半夏 9g　陈皮 9g　杜仲 12g　菟丝子 12g　阳起石 15g　枸杞子 90g　百合 15g　灵芝 15g　五味子 9g　14 帖

服上方 14 剂,乏力减轻,阳事渐兴,仍有早泄,腰酸目涩改善。舌体胖质淡红,苔薄白微腻,脉弦细。再拟膏方益气健脾,补肾填精,宁心安神。处方:

生地 150g　熟地 150g　怀山药 300g　山萸肉 90g　杜仲 120g　续断 150g　菟丝子 120g　巴戟天 150g　锁阳 150g　阳起石 150g　潼蒺藜 120g　制首乌 150g　枸杞子 90g　黄芪 300g　党参 150g　白术 120g　茯苓 300g　丹参 300g　白芍 120g　当归 150g　葛根 300g　玉竹 150g　百合 150g　灵芝 150g　五味子 90g　煅龙骨 300g　芡实 150g　知母 90g　湘莲肉 150g　百合 150g　佛手 100g　苍术 90g　陈皮 90g　砂仁 30g　泽泻 90g

另:生晒参 100g　阿胶 100g　鹿角胶 100g　鳖甲胶 100g　核桃仁 200g　收膏

二诊:2007 年 11 月 19 日。服药后乏力、失眠诸症改善,性生活质量提高,时有早泄,腰下酸痛。近日空腹血糖 7.0mmol/L 左右,餐后 2 小时血糖 8.5mmol/L,糖化血红蛋白 8.2%,尿微量白蛋白 150mg/24 小时。舌质黯红,苔薄白微腻,脉细。治以益气活血,补肾敛精。处方:

黄芪 300g　白术 120g　茯苓 300g　丹参 300g　白芍 120g　当归 150g　葛根 300g　生地 150g　熟地 150g　怀山药 300g　山萸肉 90g　杜仲 120g　续断 150g　菟丝子 120g　巴戟天 150g　潼蒺藜 120g　制首乌 150g　枸杞子 90g　玉竹 150g　五味子 90g　煅龙骨 300g　桑椹子 150g　芡实 150g　知母 90g　湘莲肉 150g　佛手 100g　苍术 90g　生米仁 150g　熟米仁 150g　陈皮 90g　泽泻 90g

另:生晒参 100g　西洋参 100g　阿胶 100g　鹿角胶 100g　鳖甲胶 100g　核桃仁

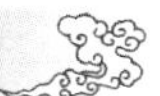

200g　收膏

按：糖尿病肾病阳痿多由脾肾两虚、精关不固而起，故用健脾益气、补肾填精之品，每每收效。验之本案，用黄芪、山药等健脾益气，山萸肉、首乌、仙灵脾、阳起石、枸杞子诸品补益肾之阴阳，芡实、五味子补肾敛精。血瘀贯穿于本病之始终，在初、中、后期均应进行活血化瘀治疗，故用丹参、当归。

8. 糖尿病周围神经病变案

茅某，男，55岁。2002年11月19日初诊。患者1994年体检发现糖尿病，长期服用达美康片（格列齐特）控制血糖，空腹血糖控制在8.0mmol/L左右，餐后未测。近3个月来，自觉双下肢麻木，左眼视力模糊，乏力，自汗，易感冒，怕冷，夜寐欠佳，阳痿。胃纳及二便尚调。舌质淡红，苔薄白，脉细弦。治以益气固表，补肾填精。处方：

生黄芪300g　白术150g　防风120g　丹参300g　全当归150g　川芎150g　赤芍150g　葛根300g　枸杞子150g　女贞子150g　墨旱莲120g　仙灵脾150g　仙茅90g　鸡血藤300g　木瓜150g　桑枝150g　僵蚕90g　灵芝300g　首乌藤300g　朱茯苓150g　川桂枝90g　天麻90g　杜仲150g　陈皮90g　鸡内金90g　五味子90g

另：生晒参100g　西洋参50g　陈阿胶100g　鹿角胶100g　龟甲胶100g　熟核桃肉250g　收膏

蝎蜈胶囊，每次5粒，每日2次

二诊：2003年12月9日。服药后肢麻减轻，1年来感冒次数明显减少，乏力等症好转。较怕冷，夜寐梦多，胃纳及二便尚调。空腹血糖7.0mmol/L，餐后2小时血糖10mmol/L左右。舌质淡红，苔薄白，脉细弦。继予补肾填精、益气固表立法，酌加温补肾阳之品。原方改川桂枝120g、天麻150g，加炮附子90g、米仁300g、制首乌300g。

患者每年均来配制膏方，以上法立方加减，至今已连续服用第8年，诸症稳定。

按：方中以玉屏风散益气固表，配当归、丹参、赤芍、川芎等药活血化瘀，加枸杞子、女贞子、墨旱莲、杜仲、五味子、制首乌等补益肝肾、强健筋骨，再伍以仙茅、仙灵脾、附子以补益肾阳，以收阴阳互生之效。鸡血藤、木瓜、桑枝、桂枝、僵蚕、首乌藤、天麻诸品能有效缓解肢体麻木疼痛诸症。酌配鸡内金、陈皮等灵动之品，使全方补而不滞。蝎蜈胶囊中的蜈蚣、全蝎，既能搜剔通络止痛，又能节约药材。

9. 甲亢复发案

王某，女，32岁。2008年11月6日初诊。产后发现甲亢约8年，反复发作，今年初行同位素治疗后症情控制仍不甚理想。近日查血游离三碘甲腺原氨酸（FT_3）6.67pmol/L，游离甲状腺素（FT_4）22.29pmol/L，促甲状腺激素（TSH）<0.01mIU/L。刻下：神疲乏力，腰酸，急躁，脱发，心悸，月经量少。现服丙硫氧嘧啶50mg，每日2次。舌质红，边有齿痕，苔少，脉细。双眼外突充血，甲状腺肿大，双手无震颤，心率80次/min，律齐。先拟疏肝健脾，清心明目，化痰散结。处方：

黄芪150g　党参150g　白术120g　茯苓150g　柴胡90g　郁金150g　丹皮90g　生地150g　熟地150g　当归150g　枳壳90g　赤芍150g　白芍150g　制首乌150g　杜仲150g　丹参150g　女贞子120g　墨旱莲150g　灵芝150g　香附90g　枸杞子150g　白菊花90g　青葙子90g　浙贝母120g　白芥子90g　生甘草60g　大枣150g　莲子心30g

另：生晒参100g　西洋参100g　阿胶100g　鳖甲胶100g　龙眼肉100g　核桃仁

200g　黑芝麻 200g　白冰糖 200g　蜂蜜 200g　收膏

二诊:2009 年 12 月 3 日。服药后乏力、腰酸、心悸诸症均明显改善,脱发减少,心情较前舒畅,双眼虽外突但已无充血。甲状腺功能血液检查除 TSH 偏低外,其余指标均在正常范围。舌质红,边有齿痕,苔少,脉细。继予原法立方。

按:本案患者情志不舒,肝失条达,肝气内郁,痰气交阻于颈,遂成瘿肿。气郁日久化火,心肝火旺,上冲于目,故见眼突目赤;肝火烁心,动耗心阴,则多汗心悸。久病则气阴两虚,脾肾亏虚,治疗上要标本兼顾。以四君子汤益气健脾治其本,柴胡疏肝散疏肝理气,同时配合清心明目、补肾养血之品而收效。

10. 甲亢突眼案

姚某,女,26 岁。2009 年 11 月 25 日初诊。2 年前因多食消瘦,经检测后确诊为甲亢,长期服用甲巯咪唑,现服 5mg,每日 1 次。半年来出现双目胀痛外突,神疲乏力,心慌多汗,夜寐欠安,胃纳佳,二便尚调。1 周前查甲状腺功能均在正常范围。查体见双眼外突,球结膜充血,双侧甲状腺Ⅱ度肿大,质软,双手细震颤。舌质淡红,边有齿痕,苔薄白,脉细。病久气阴两虚,血行不畅,目睛血瘀,则目突迁延。治以益气养阴,明目泻火,行气活血。处方:

生黄芪 300g　党参 200g　白术 150g　茯苓 150g　太子参 300g　麦冬 150g　五味子 150g　柴胡 90g　郁金 150g　丹参 300g　生地 150g　熟地 150g　赤芍 150g　白芍 150g　当归 150g　灵芝 150g　煅龙骨 300g　煅牡蛎 300g　枸杞子 150g　墨旱莲 150g　浙贝母 120g　白芥子 90g　香附 90g　泽泻 120g　青葙子 90g　密蒙花 90g　白菊花 90g　制首乌 150g　生甘草 60g　大枣 90g　钩藤 150g　佛手 150g　桃仁 90g

另:西洋参 100g　生晒参 100g　阿胶 100g　鳖甲胶 100g　饴糖 300g　收膏

二诊:2010 年 3 月 2 日。经膏方调治后心慌乏力诸症改善,双眼胀痛缓解,结膜已无明显充血。继予门诊口服中药,处方:

生黄芪 30g　太子参 30g　麦冬 15g　五味子 15g　柴胡 9g　丹参 30g　赤芍 15g　生地 15g　灵芝 15g　枸杞子 15g　白菊花 9g　墨旱莲 15g　浙贝母 12g　密蒙花 9g　生甘草 6g　14 帖

此后,每 2 周复诊,上方加减,诸症改善。

按:方中生晒参配黄芪、党参、太子参、白术益气健脾;当归养血活血;西洋参配生地、麦冬、墨旱莲养阴生津,滋补肝肾;枸杞子、青葙子、密蒙花、白菊花共用,养肝明目;浙贝母、白芥子合茯苓、泽泻,功擅化痰软坚、散结消瘿,伍鳖甲胶滋阴潜阳,软坚散结。结合西医学,Graves 病及甲亢性突眼与自身免疫失调密切相关,故以灵芝扶正培本,调节免疫功能。

11. 甲状腺功能减退案

季某,女,24 岁。2007 年 11 月 12 日初诊。5 年前因发现颈粗,经查甲状腺功能确诊为甲减,长期服用甲状腺素替代治疗,近期因甲状腺功能正常而自行停药。近 1 个月来自觉乏力明显,既怕冷又怕热,出汗多,脱发,腰酸,心悸,夜寐易醒。胃纳尚可,大便欠畅,月经量少。舌质淡红,苔薄白,脉细。查体见颈粗,双甲状腺Ⅱ度肿大,心率 70 次/min,律齐。气阳不足,精血亏虚。治拟益气温阳,补肾填精,养血安神。处方:

炙黄芪 300g　生地 150g　熟地 150g　怀山药 300g　山萸肉 90g　当归 150g　白芍 150g　川芎 90g　桃仁 100g　红花 90g　制首乌 300g　肉苁蓉 90g　仙灵脾 100g　仙茅 90g　杜仲 150g　桑寄生 150g　五味子 100g　太子参 150g　麦冬 150g　枸杞子 150g　女贞子 150g　生甘草 60g　大枣 150g　白芥子 100g　浙贝母 100g　首乌藤 300g　灵芝

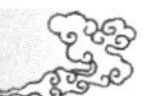

150g　百合150g　香附90g　陈皮90g

另:西洋参100g　生晒参100g　阿胶150g　鹿角胶100g　饴糖250g　蜂蜜250g　熟核桃仁250g　龙眼肉100g　收膏

二诊:2009年10月28日。服膏方后乏力、多汗、脱发、心悸、失眠诸症均明显改善,月经正常,并于5月前顺产一子。半月来又觉乏力加重,腰酸,自汗,夜寐梦多,查甲状腺功能正常范围。舌质淡红,苔薄白,脉细。继予益气固表,养血安神。处方:

炙黄芪300g　白术150g　党参200g　防风120g　生地150g　熟地150g　当归150g　白芍150g　川芎90g　制首乌300g　怀山药300g　山萸肉90g　肉苁蓉90g　杜仲150g　桑寄生150g　五味子150g　煅龙骨300g　牡蛎300g　麦冬150g　枸杞子150g　女贞子150g　生甘草60g　大枣150g　香附90g　白芥子100g　浙贝母100g　首乌藤300g　灵芝150g　百合150g　陈皮90g

另:西洋参100g　阿胶300g　饴糖250g　蜂蜜250g　熟核桃仁250g　龙眼肉100g　收膏

按:本案患者年轻女性,脏腑元阳虚损,功能衰退,精血生化不足。以病势缠绵,诸虚不足,五脏交亏,辗转传变为特点,而以心、脾、肾阳虚为主导环节,治疗上要予以兼顾。益气温阳药中并不含有甲状腺激素,而是通过益气健脾,补肾阳,改善甲状腺本身的功能,来达到阴阳的平衡。本案补阳药与补阴药同用,即依"善补阳者,必于阴中求阳,则阳得阴助而生化无穷"之理。复诊时肾阳亏虚已得纠正,因产后气虚而表卫不固,血虚而心神不宁,故去仙灵脾、仙茅、桃仁、红花、鹿角胶等,加党参、白术、防风、煅龙骨、牡蛎益气固表,养血安神。

12. 桥本甲状腺炎甲减案

沈某,女,34岁。2008年12月22日初诊。患者4年前产后感乏力神疲,形寒肢冷,并日见加重。1年前发现颈粗,当时查T_3、T_4、FT_3、FT_4正常,TGAb、TPOAb升高,诊断为"桥本甲状腺炎"。2周前外院门诊查FT_3 2.6pmol/L,降低;FT_4 5.2pmol/L,降低;TSH 55.8mU/L,升高;TGAb 2910ng/ml、TPOAb 6217U/ml,明显升高。既往慢性咽炎病史,咽部不适。胃纳可,大便欠畅,夜寐欠安,月经尚正常。精神不振,面色少华,形寒肢冷,咽部轻度充血,双甲状腺Ⅱ度肿大,峡部肿大明显,质偏坚韧。心率66次/min,律齐。舌质淡黯红,苔薄白,脉沉细。证属脾肾阳虚,痰瘀互结。治拟温补脾肾,化痰散结,活血化瘀。处方:

生黄芪300g　党参150g　白术150g　茯苓150g　生地150g　熟地150g　怀山药300g　山萸肉100g　桂枝90g　淡附片90g　巴戟天150g　菟丝子150g　制首乌150g　灵芝300g　枸杞子150g　女贞子150g　白菊花90g　牛蒡子100g　桔梗90g　射干90g　浙贝母150g　白芥子120g　肉苁蓉100g　杜仲150g　桑椹子150g　当归150g　白芍150g　香附90g　佛手120g　陈皮90g　生甘草100g　大枣100g

另:生晒参100g　红参100g　鳖甲胶100g　鹿角胶150g　冰糖300g　龙眼肉200g　核桃仁250g　黑芝麻250g　紫河车100g　收膏

另嘱其先服左旋甲状腺素片(优甲乐)25μg,每日1次,后再酌情加量。

二诊:2009年12月28日。现颈粗缩小,咽梗偶发,乏力神疲改善,仍有畏寒。复查FT_3 3.64pmol/L,FT_4 16.72pmol/L,TSH 11.62mU/L,TGAb 556ng/ml,TPOAb 1262U/ml。嘱其服用优甲乐50μg,每日1次。继拟温补脾肾、化痰散结、活血化瘀为法。处方:

生黄芪300g　灵芝300g　党参150g　白术150g　茯苓150g　生地150g　熟地150g　怀山药300g　山萸肉100g　桂枝90g　淡附片90g　巴戟天150g　菟丝子150g

仙茅 150g　仙灵脾 150g　制首乌 150g　枸杞子 150g　女贞子 150g　白菊花 90g　桔梗 90g　浙贝母 150g　白芥子 120g　肉苁蓉 150g　杜仲 150g　柴胡 90g　枳壳 90g　当归 150g　白芍 150g　香附 90g　佛手 120g　陈皮 90g　生甘草 100g　大枣 100g

另:生晒参 200g　阿胶 150g　鹿角胶 100g　冰糖 300g　龙眼肉 200g　核桃仁 250g　黑芝麻 250g　紫河车 100g　收膏

按:本案患者面色少华、形寒肢冷、神疲乏力等一派脾肾阳虚之象,选用温阳补肾中药治疗,与甲状腺素替代治疗不同,它是通过机体的整体调节,调整人体免疫功能,促进了患者恢复甲状腺组织的功能,调整下丘脑 - 垂体 - 甲状腺轴的功能失调。且采用中医温阳补肾中药佐以小剂量甲状腺素治疗,避免了单用大剂量甲状腺素治疗出现的心悸及其他不适症状,疗效满意。甲状腺自身抗体血清 TPOAb 和 TGAb 滴度明显升高患者,常重用黄芪及灵芝,以改善机体的自身免疫功能,临床上屡建奇功。兼有瘿肿质地较硬或有结节者,应适当配以活血化瘀药,从而达到虚实兼顾,标本兼施。附子、仙灵脾、肉苁蓉、桂枝、红参、鹿角胶、紫河车诸药温补肾阳;生地、熟地、女贞子滋肾阴,并取其阴中求阳之意;鳖甲胶滋阴潜阳,软坚散结。

13. 桥本甲状腺炎伴月经失调贫血案

王某,女,28 岁。2008 年 12 月 24 日初诊。3 年前因"颈粗"确诊为桥本甲状腺炎合并轻度甲减,经口服优甲乐治疗后好转,近期查甲状腺功能正常,TGAb 274ng/ml、TPOAb 325U/ml,略升高,Hb 96g/L。1 年来月经延期,40~60 天一行,每次 4 天左右,量中等,色黯有血块。怕冷,乏力,脱发,夜寐梦多易醒。舌质淡红,苔薄白根部偏腻,脉细。气血亏虚,脾肾阳虚,瘀血内阻。治宜益气养血,健脾温肾,活血化瘀。处方:

炙黄芪 300g　党参 200g　白术 150g　茯苓 150g　生地 200g　熟地 200g　当归 150g　赤芍 150g　白芍 150g　川芎 120g　制首乌 150g　枸杞子 150g　鸡血藤 300g　杜仲 150g　桑寄生 150g　怀山药 150g　山萸肉 120g　仙灵脾 150g　仙茅 120g　巴戟天 120g　菟丝子 120g　女贞子 150g　灵芝 300g　百合 150g　朱茯神 150g　月季花 100g　桃仁 100g　肉苁蓉 120g　莲肉 250g　生甘草 90g　大枣 150g　香附 120g　佛手 100g　陈皮 100g　玫瑰花 90g　鸡内金 100g

另:藏红花 30g　生晒参 200g　鹿角胶 100g　阿胶 200g　饴糖 300g　龙眼肉 200g　核桃仁 200g　黑芝麻 200g　收膏

二诊:2009 年 12 月 2 日。1 年来月经周期 30~40 天,经期 4~6 天,量中等,血块减少。怕冷、乏力、脱发诸症均明显好转,夜寐佳。复查 Hb 126g/L。舌质淡红,苔薄白,脉细。原方出入继服。

按:甲减虽主病在肾,但由于先天、后天之关系密切,临证脾肾阳虚型颇为多见,常以神疲乏力、肢软的气虚不足,及纳呆、口淡、便溏之脾虚失运,和妇女月经不调的血失统藏三组主症并见。病机复杂,治疗上必须兼顾,予以益气养血、健脾温肾为主,有瘀血征象者需活血化瘀。

14. 甲状腺结节案

赵某,女,42 岁。2007 年 12 月 10 日初诊。患者 17 年前体检发现右侧甲状腺结节,予以手术切除后,一般情况尚可。半年前体检又发现左侧甲状腺肿块,B 超提示甲状腺左叶 9mm×6mm 实质占位,腺瘤可能,右侧钙化。近 1 个月来自觉乏力,精神不振,头晕目糊,夜寐梦多,时有腹胀、泛酸、嗳气,喜饮温水。胃纳及二便尚可。面色少华,面部色素沉着,舌质淡

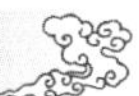

胖,边有齿痕,苔薄白,脉细。气血不足,肝肾亏虚,痰瘀互结于颈前。治拟益气养血,调补肝肾,化瘀散结。处方:

黄芪 300g　党参 200g　太子参 150g　白术 150g　茯苓 300g　生地 150g　熟地 150g　当归 150g　赤芍 150g　白芍 150g　制首乌 300g　怀山药 300g　山萸肉 100g　枸杞子 150g　白菊花 60g　肉从蓉 90g　天冬 150g　麦冬 150g　浙贝母 100g　香附 90g　佛手 100g　瓦楞子 150g　夏枯草 150g　生牡蛎 300g　天麻 150g　杜仲 150g　桑寄生 150g　女贞子 150g　墨旱莲 100g　续断 120g　莪术 100g　砂仁 30g　黄精 300g　桑椹子 150g　陈皮 90g　灵芝 150g　百合 150g　首乌藤 300g　合欢皮 300g　生甘草 60g　大枣 100g

另:西洋参 100g　生晒参 100g　陈阿胶 200g　鳖甲膏 100g　饴糖 500g　黑芝麻 200g　核桃仁 250g　收膏

二诊:2008 年 12 月 10 日。服用膏方后乏力、头晕、失眠、腹胀诸症均有所改善,面部色斑减少。1 周前复查 B 超提示甲状腺左叶 7mm×5mm 占位。继予原法处方,上方去续断,加柴胡 90g、郁金 150g、八月札 120g、川楝子 120g。

三诊:2009 年 10 月 19 日。诸症改善,面部色斑又有减少,复查 B 超提示甲状腺左叶 6mm×4mm 占位。继予益气养血,调补肝肾,化瘀散结立方。

按:本案以扶正祛邪,标本兼顾治之收效。以黄芪、党参、太子参、白术等益气健脾;以熟地、当归、白芍、首乌等养血安神;以杜仲、桑寄生、女贞子、墨旱莲、山萸肉诸药补益肝肾;以夏枯草、牡蛎、莪术、赤芍、浙贝母化痰散结,活血化瘀;用香附、佛手、砂仁等理气化湿,使诸药补而不滞,共奏良效。

15. 甲状腺腺瘤术后复发案

周某,男,59 岁。2005 年 11 月 25 日初诊。1999 年发现甲状腺肿大,诊断为"右侧甲状腺腺瘤",行手术切除。2005 年 3 月起自觉颈部不适,乏力,易感冒,怕冷,夜寐汗多。复查 B 超示甲状腺左侧叶腺瘤囊性变,查甲状腺功能正常。胃纳及二便尚调,夜寐欠安。舌质黯胖,苔薄白腻,舌底脉络迂曲,脉细涩。证属气阴两虚,痰瘀互结。治以益气养阴,化痰活血。处方:

生黄芪 200g　炙黄芪 200g　党参 200g　白术 120g　茯苓 300g　升麻 90g　柴胡 90g　生地 150g　熟地 150g　赤芍 100g　白芍 100g　天冬 120g　麦冬 120g　玄参 150g　制首乌 300g　白芥子 100g　浙贝母 100g　五味子 100g　煅龙骨 300g　煅牡蛎 300g　香附 90g　防风 90g　桂枝 90g　仙灵脾 90g　女贞子 120g　枸杞子 100g　丹参 300g　当归 150g　川芎 90g　苍术 60g　米仁 300g　砂仁 30g　佛手 120g　车前子 150g　陈皮 90g　红枣 90g　虎杖 150g　泽泻 100g

另:生晒参 100g　西洋参 100g　阿胶 100g　龟甲胶 100g　鹿角胶 100g　冰糖 500g　冬虫夏草 20g　收膏

二诊:2007 年 12 月 10 日。乏力神疲诸症已有改善,感冒次数减少,复查 B 超提示左侧甲状腺腺瘤较前缩小,未发现新复发的腺瘤。近半年来入睡出汗较多,影响睡眠。舌质黯胖,苔薄白,舌底脉络迂曲,脉细。原法出入,酌加和营敛汗之品。处方:

生黄芪 200g　炙黄芪 200g　太子参 300g　白术 120g　防风 90g　煅龙骨 300g　煅牡蛎 300g　浮小麦 300g　五味子 100g　桂枝 90g　白芍 150g　升麻 90g　柴胡 90g　生地 150g　熟地 150g　天冬 120g　麦冬 120g　玄参 150g　制首乌 300g　白芥子 150g

浙贝母 100g　香附 90g　女贞子 120g　墨旱莲 120g　枸杞子 100g　丹参 300g　当归 150g　川芎 90g　苍术 60g　米仁 300g　砂仁 30g　佛手 120g　车前子 150g　陈皮 90g　红枣 90g　泽泻 100g

另:生晒参 100g　西洋参 100g　阿胶 100g　龟甲胶 100g　鹿角胶 100g　冰糖 500g　冬虫夏草 20g　收膏。

按:气血痰瘀凝聚于颈前,发为瘿瘤,病久则现气阴两虚之象,治疗上主张标本兼治,以益气养阴顾护根本。另患者来求治之时,一般已成疾日久,多有痰凝血瘀,故需配合化痰活血为治,并参以疏肝理气、清热解毒、扶正祛邪等法。活血祛瘀常选丹参、莪术、赤芍、当归、川芎、桃仁、丹皮等;化痰散结常选白芥子、浙贝母、夏枯草、炙鳖甲、生牡蛎、半夏等。

16. 甲状腺癌术后盗汗案

李某,男,44 岁。2008 年 12 月 20 日初诊。5 年前确诊为右侧甲状腺癌,经手术切除,长期口服甲状腺素片。近 1 年来自觉乏力,精神不振,颈腰部酸痛,尤苦夜间多汗,甚则内衣湿透,影响睡眠。长期吸烟,有慢性咽炎病史,咽部干痒不适,口干,胃纳尚可,大便偏干。舌质黯胖,苔薄白腻,脉细濡。肿瘤术后耗气伤阴,表虚肺卫不固,营卫不和,故致盗汗、颈腰酸痛;常年吸烟,烟毒刺激,毒热恋咽,而致咽部痛痒。法当益气养阴固表,兼以清热利咽舒筋。处方:

生黄芪 300g　白术 200g　防风 150g　太子参 300g　麦冬 150g　五味子 150g　煅龙骨 300g　煅牡蛎 300g　当归 150g　柴胡 90g　葛根 300g　桑叶 150g　桑枝 150g　威灵仙 150g　浙贝母 150g　白芥子 120g　玉蝴蝶 90g　玄参 150g　蛇舌草 150g　八月札 150g　蜂房 120g　炙鳖甲 120g　龟甲 100g　杜仲 150g　桑寄生 300g　续断 120g　狗脊 150g　怀牛膝 120g　夏枯草 100g　枸杞子 150g　白菊花 90g　女贞子 150g　佛手 90g　半夏 90g　陈皮 90g　米仁 200g　泽泻 90g

另:西洋参 150g　生晒参 100g　冬虫夏草 10g　鳖甲胶 100g　阿胶 100g　龟甲胶 100g　饴糖 250g　收膏

二诊:2009 年 12 月 16 日。服药第 3 天即觉出汗明显减少,两月尽剂后出汗已不明显,睡眠好,精神佳,咽部干痒及颈腰部酸痛均已减轻。继予原法出入,处方:

生黄芪 300g　白术 200g　防风 150g　太子参 300g　麦冬 150g　五味子 150g　煅牡蛎 300g　当归 150g　桂枝 90g　葛根 300g　白芍 150g　炙甘草 100g　桑叶 150g　桑枝 200g　威灵仙 200g　浙贝母 150g　牛蒡子 200g　玉蝴蝶 90g　白芥子 200g　蛇舌草 150g　八月札 150g　蜂房 120g　炙鳖甲 120g　龟甲 100g　杜仲 150g　续断 200g　怀牛膝 120g　夏枯草 100g　枸杞子 150g　白菊花 90g　女贞子 150g　佛手 90g　半夏 90g　陈皮 90g　米仁 150g　泽泻 90g

另:冬虫夏草 10g　西洋参 150g　生晒参 100g　鳖甲胶 100g　阿胶 100g　龟甲胶 100g　饴糖 250g　收膏

按:组方以玉屏风散合生脉饮益气养阴固表,龙骨、牡蛎等固涩敛汗,牛蒡子、玉蝴蝶、白芥子诸品清热利咽化痰,桑叶、桑枝、威灵仙祛风止痛,蛇舌草、八月札、蜂房清热解毒。伍用诸健脾补肾化湿之品,使全方补而不滞,共收良效。

17. 高尿酸血症案

施某,男,45 岁。2008 年 12 月 8 日初诊。患者平素喜食火锅,吸烟饮酒,3 年来出现 2 次左足踝红肿热痛,并查血尿酸升高,达 556μmol/L,经治关节肿痛虽好转,但血尿酸始终高

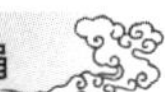

于500μmol/L。既往有高血压病史5年,目前血糖、血压控制尚可。现觉乏力,时有腰背酸痛,头晕。胃纳可,二便尚调,夜寐安。舌质淡胖,苔薄白,脉细滑。膏粱厚味,痰浊内盛,痹阻经络为标;禀赋薄弱,久病脾肾亏虚为本。治宜健脾补肾,泄浊化瘀。处方:

生黄芪300g　白术200g　茯苓300g　太子参300g　生地200g　怀山药300g　土茯苓300g　萆薢150g　玉米须150g　当归150g　丹参300g　葛根300g　枸杞子150g　白菊花90g　女贞子150g　墨旱莲150g　制首乌150g　玉竹150g　杜仲150g　桑寄生300g　续断150g　威灵仙150g　桑椹子450g　天麻150g　柴胡90g　白芍150g　白蒺藜150g　虎杖150g　泽泻150g　决明子100g

另:生晒参100g　西洋参100g　饴糖300g　核桃仁200g　收膏

二诊:2009年12月14日。服膏方后并注意控制饮食,近1年来痛风未发,腰背酸痛、头晕诸症亦有改善。复测血尿酸428μmol/L。继予原方服用。

按:本方以黄芪、白术、太子参等健脾益气,枸杞子、女贞子、墨旱莲、首乌、玉竹、等滋补肾精,丹参、当归活血祛瘀。土茯苓利湿去热,能入络,搜剔湿热之蕴毒;萆薢利湿泻浊,玉米须利水,使水湿之邪化有去处。三药并用,为徐蓉娟教授治疗高尿酸血症的经典药对,验之临床,确有良效。由于荤胶(阿胶、龟甲胶、鳖甲胶、鹿角胶)嘌呤含量高,故本方未用荤胶,以素膏代之,因而方中加大桑椹子等用量,煎煮后利于浓缩收膏。

18. 肥胖病案

姚某,男,46岁。2008年12月3日初诊。患者2年来因不注意控制饮食,平时少于运动,体重明显增加约20kg,乏力,精神疲惫,项背部板滞不舒。既往有乙肝小三阳病史,半月前体检发现血脂、血尿酸均明显升高,B超提示中度脂肪肝。胃纳及二便尚调,夜寐安。身高172cm,体重90kg。舌质淡黯偏胖,苔薄白根腻,脉濡细。先拟开路方以益气健脾化痰畅中。处方:

白术15g　茯苓15g　苍术12g　半夏9g　陈皮9g　香附9g　米仁15g　砂仁后下6g　蔻仁6g　14帖

嘱饮食宜清淡,忌油腻及甜食,适当运动。

半月后复诊,乏力改善,腻苔见化。证属肝肾亏虚,肝气不舒,脾失健运,痰浊中阻。治宜补益肝肾,疏肝健脾,化湿畅中,泄浊降脂。处方:

党参300g　白术150g　茯苓150g　苍术60g　半夏60g　陈皮90g　香附90g　米仁150g　砂仁45g　蔻仁60g　柴胡90g　郁金100g　八月札100g　白芍150g　枸杞子150g　女贞子150g　天麻90g　杜仲150g　瓜蒌皮150g　虎杖150g　泽泻100g　丹参300g　决明子150g　制首乌300g　桑椹子450g　荷叶150g　土茯苓150g　玉米须150g　玉竹150g　佛手100g　焦山楂100g　焦六曲100g　炒谷芽150g　炒麦芽150g　绿萼梅90g　生甘草30g　大枣90g

另:冬虫夏草20g　西洋参50g　生晒参50g　木糖醇100g　收膏

嘱忌酒。

二诊:2009年12月7日。服膏方后并注意控制饮食,并参加健身活动,体重已减轻10kg,乏力、神疲、项背板滞诸症明显改善。复查血尿酸正常范围,血脂较前下降已接近正常范围。继予原方服用。

按:本案患者时值中年,先天肝肾之精已亏,后天之脾胃虚弱,加之起居调摄不慎,恣食肥甘,少于运动,致痰浊内盛而体态肥胖。按中医辨证施以补益肝肾,疏肝健脾,化湿畅中,泄浊降脂等法而收效。全方既可加强脾胃运化功能促进脂肪代谢，又具有不留邪、不伤正的功效。苔腻乃脾虚湿阻之象，此时必须先健脾祛湿，此后方能进补，故可在服膏方前先进“开路药”。此外，“开路方”尚可探知进补者体质及其对药物的反应，以确保膏方的疗效，尤其是第一次服膏方者。此外，患者虽无糖尿病，但因过于肥胖，故未用糖类而仅木糖醇作甜味剂；因乙肝小三阳而忌酒；因血尿酸增高而未用荤胶，仅用“素”膏。

（姜宏军）

严世芸

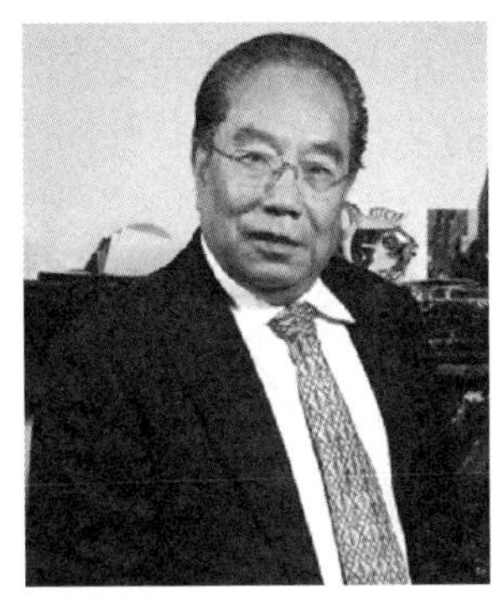

严世芸，1940年出生，男，浙江宁海人，上海中医药大学终身教授，博士生导师，上海市名中医，上海市教学名师，国家级教学名师。现任上海市中医药学会会长、中华中医药学会副会长、教育部及卫生部医学教育专家咨询委员会委员、中华中医药学会内科分会副主任委员、上海市中西医结合心血管重点学科带头人、上海中医药大学中医药文化研究与传播中心主任、全国名中医继承班指导老师、上海市中医学术发展专家组组长、香港大学中医学院名誉教授、香港中文大学中医学院名誉客座教授、英国伦敦都市大学荣誉博士，《辞海》中医学科主编。曾任上海中医药大学校长、上海市中医药研究院院长。历任国务院学位委员会学科评审组召集人、全国高等医学教育学会副理事长、全国高等中医教育学会副理事长、国家药典委员会委员、上海市学位委员会副主任、上海市政协委员，享受国务院特殊津贴，曾获上海市劳动模范称号。主编《张伯臾医案》《宋代医家学术思想研究》《中国医籍通考》《中医学术发展史》《三国两晋南北朝医学总集》《实用中医内科学》《中国医籍大辞典》（常务副主编）等多部著作，另主编《中医各家学说》《中医医家学说及学术思想史》及二十一世纪国家规划教材。长期从事中医各家学说、中医学术发展史、中医历代著名医家的学术思想及学术经验、高等中医药教育的研究。临床擅长中医内科，尤精于中医治疗心脑血管疾病及疑难杂症。主持各级课题20余项，获国家教育部科技进步二等奖、国家优秀教育成果二等奖等奖项11项。

一、临床经验和防治优势

膏方组方的理论基础与中医治疗学的理论基础是一致的，必须体现中医学的思想原则——和。膏方之“和”的目的是保持和恢复人体的自身调节机制，使阴阳、气血、营卫、津液、脏腑等系统功能协调而维持正常的生理活动。即不和则病，病则治，治则和，和则寿。

膏方调理首重调养人的精、气、神。生命基础在于精，生命维持赖于气，生命现象表现于神。精、气、神三者互相影响，精生气，气生精，精气生神，神生精气。精充气足神旺则人体健康少病。对于人体的阴阳、气血的调养强调阴阳互济，补阳不忘育阴，养阴兼宜助阳。气血协调，气滞、气逆、气陷、气虚均可影响血液生化运行而致出血、血瘀、血虚，故理气、降气、升气、补气、益气与养血和血、活血化瘀、止血等治则互相配合达到“疏其气血，令其调达，而致和平”的境界。

心系疾病的调治不能只重视心阴、心阳、心气、心血的情况，必须在整体观念指导下重视脏腑之间的生化克制，强调治心应兼调中，心脏虚衰日久治必补肾，治心重宗气而兼顾养肺，疏导情志，调肝治心等。这些法则贯穿于心系疾病的治疗中。

（一）充血性心力衰竭

慢性心衰根据其临床特征在中医学中分属于“心悸”“喘证”“水肿”等范畴，部分左心衰症见夜卧咳喘、咯血，右心衰瘀血性肝硬化、胸腹腔积液则属中医的“咳嗽”“血证”“积聚”“悬饮”“鼓胀”范畴。其病机是正虚为本，邪实为标。初起以心气虚为主，心气虚则心血瘀滞，成气虚血瘀之候。随着疾病的发展，或气虚及阴，成心气心阴两虚之证；或气虚及阳，成心气心阳两虚之证；进而心阳式微，不能藏归、温养于肾，致肾阳不足，气不归根，主水无权，水饮泛滥而外溢肌肤、上凌心肺，则肿、喘、悸三证并见，成心肾阳虚，甚者引起暴喘而心阳欲脱。总之，在心衰的发病中，心气虚是病理基础，心阳虚是疾病发展的标志，心肾阳虚则是疾病的重笃阶段，而瘀血、水饮是病程中所必然产生的病理状态。

治疗以扶正固本为大法，养心补气、温阳利水、益气活血为治疗慢性心衰基本法则。温阳益气是治疗心衰的主要措施，温阳利水是治疗心衰的重要环节，活血化瘀治其标实，则贯穿于心衰治疗的始终，心主血脉故也。

（1）养心补气益阴法：常用于心衰早期，单纯心病阶段，相当于西医Ⅰ级心衰即无症状性心衰。患者可无症状，仅表现为射血分数降低，或仅有心悸、乏力、胸闷，常用人参、党参、黄芪、麦冬、五味子、炙甘草、川芎、知母、枣仁、当归、茯苓、远志、生地、桂枝等，体现了一级预防思想。

（2）益气活血法：心主血脉，赖心气心阳以鼓动，使血脉正常循行，遍济全身。心气、心阳虚衰，无力鼓动血脉，血行失畅，气虚血瘀，五脏失养，故益气活血为要法。活血方药多取法于王清任《医林改错》，如补阳还五汤、血府逐瘀汤、膈下逐瘀汤等，针对心衰气虚阳衰、瘀血与水停共存的病机，用补阳还五汤作为益气活血的代表方，以大剂量黄芪配活血之品，使气旺则血行，活血而不伤正。

（3）温阳利水，补肾纳气法：常用于心衰后期病重的心肾同病阶段，此期患者每见有气短乏力，动则气喘，难于平卧现象。心衰动则气急为肾不纳气，气之根浮于上，不能单纯以苏子等降气平喘，而需回纳，使心肾相交，水火既济，临证用药以温阳利水之真武汤为主，且主张真武汤必用全方。附子用量可至10~15g，取其有明显的强心和扩张外周血管作用。附子灵活配伍，可广泛应用，如心功能不全兼火旺者，证如舌光红无苔，也用附子，有曰：舌光红无苔为附子的证，心肾阴亏或心阴心阳两亏者，可与知母、黄柏，生地、麦冬或炙甘草汤等同用；有心律失常者，以附子合苦参、茶树根；兼肝阳上亢者，用附子合羚羊角粉；有心阳不振者，用附子合桂枝；兼气滞胸闷者，用附子合瓜蒌皮、薤白、半夏。慢性心衰在心肾同病阶段经常出现血压降低，常随证加入山茱萸（30g）酸收固脱，心肾阳虚时则可与仙灵脾、鹿角片、补骨脂等同用。

任何病因所导致的心衰都存在心肌重构、心肌纤维化的问题，在心衰治疗进程中始终不忘加入生牡蛎、夏枯草、海藻、昆布、炙鳖甲、象贝母、三棱、莪术等软坚散结之品。在辨证论治的基础上，结合西医学，治疗也有区别。如冠心病慢性心衰常因气虚血瘀，痰湿痹阻所致，治当益气活血、豁痰通痹；风湿性心脏病慢性心衰如因风、寒、湿邪久羁引发，当佐以祛风散寒除湿之品；肺源性心脏病慢性心衰者常因痰热蕴肺，复感外邪诱发，治宜扶正祛邪，清热化痰理气为要；糖尿病导致的慢性心衰兼以益气养阴法，等等。

临床上常用的治疗心衰的经验方为：附子、猪苓、茯苓、白术、白芍、仙灵脾、补骨脂、鹿角片、川芎。如夹痰湿，则合用温胆汤、小陷胸汤、胆南星、石菖蒲、天竺黄等；气滞胸闷者，参入瓜蒌薤白汤之类，但薤白偏温，宜权衡而用，宣通阳气可择瓜蒌、生姜汁之类；有瘀血者，可加入失笑散、血府逐瘀汤等方；阴虚者常用生地、石斛、玉竹、西洋参等，选用养阴药时应注意避免过于滋腻。

（二）冠状动脉粥样硬化性心脏病

冠心病可划入中医的“心痹”或“胸痹”范畴。痹者，不通之义。分析病机不外虚实两端，有因实而胸阳心脉痹阻，有因虚而血滞胸阳不振。具体而言，实者又有气滞、血瘀、痰浊之分，虚者也有阴虚、阳虚、气阴两虚之别，且多兼夹而病。胸痹属实证者，多见痰、瘀、寒、气滞等病理改变。

气滞：临床以胸闷为主，或伴有得嗳气、矢气则舒，时欲叹息，脘胀等症；气滞重者可有胸中隐痛而不固定。治疗以瓜蒌、薤白、郁金、丹参等组方。胸闷重者可另加枳壳，兼有一些寒象者加桂枝，此外沉香粉也可酌情选用。

痰：痰浊闭阻心脉。临床又有痰饮、痰浊、痰火、风痰之别。①痰饮：胸闷重，胸痛轻，咳唾痰涎，苔白腻，脉滑；兼湿者，可见口黏、纳呆，倦怠，便或软。治疗：枳实、瓜蒌、薤白头、半夏、茯苓，或可合用苓桂术甘汤之类。②痰浊：胸闷为主，或兼胸痛，痰黏，苔白腻带干，或淡黄腻；若痰稠，色或黄，大便偏干，苔腻而干，或黄腻，是为痰热。治疗：竹茹、枳实、茯苓、半夏、陈皮、甘草、瓜蒌，痰热者加黄连。③痰火：胸闷为主，或兼胸痛，痰黄稠厚，心烦，口干，大便干，苔薄黄腻或黄腻或白腻而干，脉滑数。治疗：枳实、瓜蒌、郁金、茯苓、海浮石、海蛤壳、黄连。④风痰：舌红或兼有中风后遗症，苔腻。治疗：可据病情选用南星、菖蒲、天竺黄、竹沥、生姜汁、川贝母、枳实、瓜蒌、半夏、茯苓、礞石滚痰丸等。

此外，若痰与寒合，痹阻胸阳，闷痛明显者，可予瓜蒌薤白桂枝汤；必要时可参入细辛、乌头之类；若痰气交阻，又当增入郁金、厚朴、枳实之类。

瘀：瘀血痹阻，心脉不通。临床表现：胸痛为主，疼如刺，甚或彻背，面色灰黯，舌有瘀斑或舌质黯，舌下青筋，重者舌质青紫，面色灰黑，脉细弦或涩，即《证治准绳》中所谓的死血心痛。治疗：丹参、当归、川芎、赤芍、丹皮、郁金，血瘀较重者加桃仁、红花、三棱、莪术、赤芍，或与当归四逆汤合用；瘀较久者，加虫类搜剔，如地鳖虫、水蛭、全蝎等；胸痛剧者，加乳香、没药、失笑散、细辛、蒲黄等。

寒凝血脉：胸背疼痛较剧而冷，或见口唇青紫，苔白。治宜当归四逆汤加减。

此外，痰、瘀、气滞、寒凝四者相兼为痛，临床并不少见，也应辨清主次轻重而施治。

胸痹虚证总以心气、心阳、心血、心阴不足为要。

心气虚：临床表现以胸闷隐痛、气短等症，每因动而引发为其特征，心悸且慌，倦怠乏力，面色白，或易汗出，舌淡红胖，苔薄，脉虚细缓等症。参苓白术散、生脉散、补中益气汤等方可灵活选用。

心阳虚：临床亦颇多见。除心气虚的症状外，出现背冷畏寒、手足欠温、唇舌青紫、心胸疼痛阵作，舌淡润或淡白，脉沉细或微，临床进一步发展则可见心肾阳虚之证，如四肢不温，畏寒加重，气息短促，面足浮肿，心胸疼痛较重。治疗上心阳虚除取心气虚的药物外，宜加用桂枝、附子、干姜、炙甘草之类；心肾阳虚之胸痹可更用仙茅、仙灵脾、补骨脂、苁蓉、肉桂、鹿角片（或鹿角胶）等；浮肿者可取济生肾气丸、五苓散、真武汤之类。阳虚之胸痹，常见寒胜，浊阴痹阻心脉，故作心胸疼痛。止痛用乌头赤石脂丸、细辛等品祛寒止痛，护敛阳气。阳虚之胸痹，平时调理，则应据阴阳互根、阳虚可以及阴、“善治阳者，必于阴中求阳”等理论，用右归丸之类调治。

心血虚：除面色萎而无华、心悸、失眠等症之外，由血虚心脉失养，亦常见心胸隐隐作痛，痛势较缓，这与瘀血痹阻心脉的疼痛不同。治疗当宜益气而养心血，药如当归、黄芪、川芎、白芍等；若脾运尚健者，可用熟地，甚至重用。此外，丹参、仙鹤草、益母草、功劳叶等也属常用。血虚而心神失养，又可配合归脾汤之类。平时调理可常服十全大补丸。

心阴虚：胸闷，动则胸痛胸闷加重，心悸，面色正常或面红升火颊红，自觉内热，盗汗，口干；热象明显者，兼见咽干而痛，但红不肿，心烦不得卧，便艰，低热等症，舌红或绛少津，苔薄少或剥，甚或舌光红而干，脉细数。治疗主药为北沙参、麦冬、五味子、玄参。若兼见热象，但不甚重者加丹皮、地骨皮、白薇、鳖甲；重者可加生地、赤芍、黄连、知母、黄柏等，而去五味子。心阴虚心火旺者，可合导赤散、朱砂安神丸等；老年衰弱，肾水亏乏，胸痛、腰膝酸楚、耳鸣耳聋、足跟痛，当合六味地黄丸、左归丸之意；五心烦热、升火颧红，当滋水济本，以制阳光，常取知柏八味丸、大补阴丸等；阴虚内热，胸中灼痛，则可更加生蒲黄。心阴虚、心神不宁者，天王补心丹可以常服。

气阴两虚：心气虚与心阴虚证候同时出现，应根据气虚、阴虚的主次灵活化裁。

（三）心律失常——早搏

早搏属中医学“心悸、怔忡”范畴。在《伤寒论》中有用益气养阴、补血复脉的炙甘草汤治心动悸、脉结代的记载，从虚施治。脉结代一症，病因复杂，阴阳之气不相顺接是其病机特点，辨虚实是临床辨证的关键。虚者，或心阴不足，或心阳不振，或心气亏虚，或血不养心，或气阴两亏；实者，本虚而标实，或气滞，或血瘀，或挟痰饮，或痰蒙心窍，或外邪（风、寒、暑、湿）。病位在心，旁涉肺、脾、肝、肾、胆。

治疗早搏遵循辨病与辨证相结合的原则。既按中医辨证论治用药，同时还注重运用中医中药治疗早搏的原发疾病。治疗大法为益气养心，化瘀通阳。

凡见脉结代，总有气血不利之处，尽管其全见虚象，而无气滞血瘀的表现，也必须在方中适当加入行气活血之品。具体治疗时常分以下几个基本证型，随证施治，灵活变通。心气不足、心阴亏耗、气阴两虚、心血亏虚、心阳不振、痰瘀互结等证型可参考冠心病的治疗。早搏在临床常见心虚胆怯和肝郁气滞的证型。

心虚胆怯症见心悸，善惊易恐，遇惊或情绪波动则易引发早搏，坐卧不安，少寐多梦，食少，恶闻声响，苔薄，脉细带数或虚弦、结代。治宜养心安神，镇惊定志，可用平补填心丹。如夹痰者，其苔腻，可用十味温胆汤、柴胡龙骨牡蛎汤等。肝郁气滞症见情志不畅，胸胁苦满。女性可见月经失调，经行腹痛，经前乳房结块胀痛，烦躁，月经前后心悸早搏加重，苔薄，舌淡红，脉弦。若见面部时有烘热，汗出，怕冷、手足欠温，心烦等，为阴阳失调之象，于围绝经期更为易见。治疗用丹栀逍遥散，疏肝理气；调经宁心，可与甘麦大枣汤合用；阴阳失调者，可用二仙汤去仙茅加生熟地合生脉散。

病毒性心肌炎早期或心肌炎控制后遇外感而复发者，可见于外感后1~2周内，外感症状已解，但出现早搏或早搏次数增加。应辨为邪毒侵心，选用金银花、连翘、板蓝根、蚤休等清热解毒，外感后气阴两伤者，可与生脉散、炙甘草汤合用；有痰热者，可与黄连温胆汤等合用。常用经验方为：①苦参15g，桑寄生30g，桂枝12g，防己20g；②附子9g，当归15~30g，炙甘草6~9g；③党参（或北沙参）15g，麦冬9g，五味子6~9g。其中方①为虚实通用之方，必要时可与方②、方③合用。

临床常用的抗心律失常的中药主要有以下几种：①桑寄生：宜重用，30g以上。据实验研究，有类异博定样作用；有镇静及舒张冠脉，增加冠脉流量及抗垂体后叶素等作用。②万年青根、茶树根：20~30g以上，有强心、抗心律失常作用。③炙甘草：20g以上，有盐皮质类固醇、糖皮质激素相似作用,有抗变态反应作用,有免疫抑制作用。④苦参:15g 以上,有"奎尼丁样效应"。⑤虎杖、景天三七:20g 以上,有抗心律失常作用。以上几味,在各种辨证类型中均可选用。⑥附子:12g 以上,有强心、抗心律失常、增加冠脉流量、镇静等作用及某些植物神经药理活性。⑦桂枝:12g 以上,有温经通阳的作用。⑧黄连:6g 以上。具有抗心律失常作用(黄连素)及镇静作用。以上药物宜结合辨证选用。

(四)中风后遗症

中风,又名卒中,多见痰、瘀、虚证,治疗时当根据主证辨证论治,治疗时当兼顾标本,祛邪安正。如见患者舌苔腻或黄者,当先化痰开窍以祛其邪,佐以活血扶正。此时多用涤痰汤、导痰汤、黄连温胆汤为主方,与补阳还五汤合用;当舌苔渐化、痰湿渐除时,将用药重点渐渐转移到祛瘀活血、扶正补虚上来,方以补阳还五汤为主,结合兼症辨证加入相关方药。

(1)涤痰开窍息风:主要治疗痰热证型。症见半身不遂,口舌歪斜,言语謇涩或不语,感觉减退或消失,头晕目眩,痰多而黏,舌质淡黯,苔薄白或白腻,脉弦滑。药用Ⅰ方:黄连 3~9g,竹茹 12g,枳壳 12g,半夏 12g,青皮 9g,陈皮 9g,茯苓 12g,砂仁 6g,蔻仁 6g,川厚朴 12g,生甘草 9g。根据病情可酌加天竺黄、胆南星、菖蒲、郁金、白芥子等;对于病情深重者,可配合礞石滚痰丸涤痰开窍。

(2)益气化瘀通络:用于气虚血瘀型。症见一侧肢体不能自主活动,或兼有偏身麻木,重则感觉丧失,或肢体痉强而屈伸不利,或肢体松懈瘫软,舌质紫黯或淡红,或有瘀斑,舌苔薄白或薄腻,脉多弦滑,或滑缓无力。血府逐瘀汤或补阳还五汤治疗。Ⅱ方:生黄芪 30g,桃仁 12g,川芎 12g,红花 9g,地龙 12g,地鳖虫 12g。根据病情可酌加三棱、莪术、丹参、丹皮、柴胡、枳壳等行气活血。

(3)滋阴补阳:用于阴阳两虚型。Ⅲ方:生地黄 20g,麦门冬 15g,附子 12~15g,桂枝 12g。根据病情可酌加山茱萸、山药、熟地黄、杜仲、仙灵脾、骨碎补、补骨脂、潼蒺藜、白蒺藜补肾益精。

以上 3 种证型更多的是错杂出现,应当根据证情,组合运用上述方药。

在中风后遗症的治疗中强调益气通脉。益气可用大剂量生黄芪,一般用量在 30~40g。若阴虚明显者,用生晒参、西洋参各 5g;阴虚不明显者,用生晒参 7~9g,加入药中同煎。

脑缺血者,可以用通脉之法,帮助恢复脑供血。常用当归四逆汤加减活血通脉:当归 15g,细辛 6g,通草 6g,桂枝 12g,白芍 12g,大枣 6 枚,炙甘草 9g,三棱 15g,莪术 15g。

对于中风恢复期,可适当运用软坚散结之物。不论是脑血栓机化灶,或是脑组织液化坏死灶,或是脑出血灶,中医病机皆属于"瘀结",可用软坚散结法疗之,运用散结消瘿方:生牡蛎(先煎)40g、象贝 12g、炙鳖甲 15g、海藻 15g、夏枯草 15g、石见穿 15g 等。

此二方,一通脉,一散结,充分结合中风的病理变化,进行中西医结合治疗。当归四逆汤的核心在当归、细辛、通草、桂枝,常加入基本方中;散结消瘿在运用时以运用前三味为多,对于海藻可据情选用。

(五)头痛

中医认为其发病原因可见于外感、内伤两端。外感头痛突发,一般不适宜膏方治疗;膏方以调治内伤头痛经验为主。

内伤头痛责之于肝者,可以有肝阳上亢、肝风内动、肝郁化火的区别。素体肝阴不足,肝阳上亢,甚则肝风内动伴见眩晕、头痛伴有心烦易怒、胁痛、夜寐不宁等症,治疗多用天麻钩藤饮加减。方用天麻 15g、钩藤 15g、石决明 20g、珍珠母 40g 以平肝潜阳,黄芩 15g、栀子 15g

清肝火，羚羊角粉(分吞)0.6g凉肝息风，夜交藤20g、朱茯苓15g养心安神。若眩晕明显或血压高者，可加生龙骨、生牡蛎各30g以加强重镇潜阳之力。若肝阴虚、肝火旺者，可酌加墨旱莲、女贞子、枸杞子等滋养肝肾。

责之于脾者，脾失健运，痰湿内生，头痛昏蒙，胸脘满闷，舌胖苔腻者，治疗多用半夏白术天麻汤加减(制半夏12g，生白术15g，茯苓15g，青皮9g，陈皮9g，生晒参7g，天麻18g，钩藤15g)，健脾化痰，降逆止痛。

头痛日久，痰瘀相结，脑失所养，络脉痹阻，痛如针刺，舌黯或有瘀斑瘀点，多用补阳还五汤加减，益气活血，化瘀止痛。药用生黄芪30g、桃仁12g、川芎15g、生蒲黄15g、红花6g、丹皮12g、赤芍15g、生白芍15g、地龙12g、天麻18g、钩藤15g等。可根据个体情况酌加墨旱莲、女贞子养阴缓急或吴茱萸、细辛之品温经止痛。若瘀重入络，可选用白芷加强通窍的作用，或选用全蝎、蜈蚣、地鳖虫、僵蚕等虫类药物，以取入络搜剔之功。

责之于肾者，可见阴虚头痛与阳虚头痛的不同。阴虚头痛，肝肾阴血不足，头痛朝轻暮重，可选用杞菊地黄丸加减；阳虚头痛，脾肾阳气亏虚，可选用补阳还五汤合仙灵脾、补骨脂、附子、鹿角霜等。

头痛临床症情复杂，多寒热并存、虚实夹杂，因此在处方时需要全面考虑，往往肝脾肾三脏同调，集寒热攻补于一方。

头痛明显可根据经络循行部位分别选用柴胡、黄芩、葛根、川芎、蔓荆子、藁本、白芷、细辛、吴茱萸等药；入寐困难，加黄连、肉桂；夜寐易醒，加夜交藤、远志、合欢皮、朱茯苓、朱灯心；视力模糊加枸杞、菊花、密蒙花；大便秘结加火麻仁、郁李仁，甚则生大黄(后下)、肉苁蓉；肢体麻木加地鳖虫、全蝎、蜈蚣、白芥子；手足欠温加附子、桂枝；腰酸加杜仲、川续断、牛膝；盗汗加浮小麦、瘪桃干、糯稻根；多汗自汗加煅龙骨、煅牡蛎、玉屏风散；心悸严重者加桂枝、炙甘草、灵磁石。

老年患者具有体虚多病的特点，治疗时要随病加减，若合并动脉硬化可酌加制首乌、莪术、三棱软化血管；合并中风或颈椎病而见肢体麻木者，或头痛日久者，配合全蝎、蜈蚣研粉吞服以搜风通络；合并高脂血症者加生山楂、虎杖、决明子以降血脂；冠心病心绞痛加瓜蒌皮、薤白头、桂枝、生蒲黄以通痹止痛；合并糖尿病加葛根、天花粉、怀山药、马齿苋；肥胖症加制大黄、莱菔子以化痰减肥。

(六)心肌病

心肌病常称为原发性或原因不明的心肌病，根据其临床表现在中医可将其归属于“心悸”“怔忡”“胸痹”“喘证”“水肿”等范畴。本病的发生与外邪侵袭、过度劳倦、先天不足、饮食失调有关。病位在心，亦累及肺、脾、肾诸脏。病程较长，症状逐步出现并加重。若病变累及多个脏腑者，表明虚损较重。邪实也有轻重的不同，如血瘀证表现为胸痛偶发、舌质较黯为轻证，若出现舌质紫黯、胁下痞块、胸痛频发则为重证。饮邪内停，如仅在下午出现下肢浮肿为轻证；若胸腹胀满，咳唾血沫，倚息不得卧为重证。临床常见类型及治疗经验如下：

(1)气阴(血)两虚，心脉失养：症见心悸气短、头晕乏力、动则加剧，心烦失眠，舌质淡红，苔少，脉细数或结代。治法为益气养阴，宁心通脉。方用生脉饮合炙甘草汤加减：生晒参12g，麦冬12g，五味子9g，当归12g，生熟地各20g，川芎12g，桂枝12g，白芍15g，阿胶12g，茯苓15g，炙甘草10g，黄精20g，生牡蛎40g，海藻15g，象贝12g，炙鳖甲15g，麻仁12g。若气虚之象较明显时，可合用补中益气汤，适当减少养阴之品。

(2)气滞血瘀，心脉瘀阻：症见胸闷胸痛，痛有定处，心悸气短，舌质紫黯或有瘀斑瘀点，苔薄白，脉弦。治疗宜活血化瘀，理气通脉。方用血府逐瘀汤加减：柴胡12g，枳壳10g，桃仁12g，红花6g，川芎12g，当归12g，炙乳香12g，炙没药12g，生蒲黄12g，细辛6g，生熟地各20g，赤芍15g，炙甘草10g，延胡索20g，郁金12g，生牡蛎40g，海藻15g，夏枯草15g，象贝15g，桂枝15g。气短较明显者，可合用真武汤。

(3)心肾阳虚，水气凌心：症见心悸气急，咳喘痰多，动则加剧，倚息不得平卧，恶心纳呆、畏寒肢冷、浮肿尿少，舌淡胖，边有齿痕，苔薄白，脉沉细而数，重取无力，或虚大结代。治疗宜温阳利水、化痰平喘。方选强心饮(自拟)合葶苈大枣泻肺汤加减：附子12g，猪苓15g，茯苓15g，白术15g，白芍15g，鹿角片12g，补骨脂12g，仙灵脾20g，炙甘草6g，生姜4片，葶苈子15g，桑白皮15g，红枣5枚，泽泻15g。

由于本病病情复杂，临床上单纯虚证或实证少见，以上证型常兼夹出现，如既有气阴不足，又有血瘀及痰湿，此时应根据患者的突出主证进行辨治，并兼顾他证。

经验方：生黄芪、生晒参、升麻、陈皮、当归、柴胡、白术、甘草、附子、白芍、猪苓、茯苓、仙灵脾、鹿角片、补骨脂、生牡蛎、海藻、象贝、夏枯草、桃仁、枣仁、川芎。该方由补中益气汤、强心饮合补阳还五汤加软坚散结之品组成。严教授擅长用补中益气汤治疗本病，补益心气疗效佳，配合强心饮(自拟)温阳利水，补阳还五汤益气化瘀，并加生牡蛎、海藻、象贝、夏枯草等软坚散结之品，常获显著疗效。

(七)高血压

临床上95%以上的高血压原因不明，称之为原发性高血压；，5%的患者的高血压是有明确病因的，称之为继发性高血压。高血压属于中医"眩晕""头痛""肝风""肝阳"等范畴。其发病与肝、肾、心有关。可由于情志因素，导致肝郁气滞，疏泄升发太过，肝阳偏亢或郁而化火，肝阳肝火挟痰上扰清窍。常会出现眩晕、头痛、口苦、口干等症状，属实证。或由于禀赋不足，或劳役过度、房劳过度，导致肾精亏耗，肾阴虚损，不能上充脑髓，也不能下涵肝木，以致虚阳上扰。常会出现眩晕、健忘、腰酸、五心烦热等。属于虚证和虚实夹杂证。此外，高血压临床表现属于气虚、阳虚也时有所见，临床中当须详察。治疗本病宜平肝泻泄火、育阴潜阳、滋养肝肾、活血化瘀。遣方用药，不拘一格。

(1)平肝泻火：适用于肝阳上亢型患者，症见眩晕耳鸣，头痛头胀，心烦易怒，失眠多梦。口干口苦，舌苔黄，脉弦滑。方用天麻钩藤饮加减，心烦易怒明显，还可加丹栀逍遥散合用。或用龙胆泻肝汤加减。

(2)育阴潜阳：适用于阴虚阳亢，肾阴虚和肝阳亢兼见的证型。症见头痛、眩晕、面红、失眠、腰膝酸软，五心烦热，心悸健忘，舌红少苔，脉弦细数。常选用生熟地各20g、麦冬12g、白芍15g、枸杞子12g、菊花12g、珍珠母40g、潼白蒺藜各12g、天麻20g、钩藤15g、石决明20g。

(3)豁痰化湿：适用于痰浊上蒙，症见眩晕、头痛如裹，胸闷，呕吐痰涎，心悸失眠，口淡、舌胖苔白，脉滑。方用半夏白术天麻汤合涤痰汤加减。

(4)平肝温胆：适用于肝胆郁热患者，症见头晕、头痛，口苦，耳鸣，失眠多梦，心烦胁胀，脘腹痞闷，呕恶，舌质红，苔黄腻，脉弦滑或数滑。方用黄连温胆汤加减。

(5)阴阳双补：适用于阴阳两虚，围绝经期综合征，症见头晕，颧红升火出汗，畏寒肢冷，气短健忘，腰膝酸软，夜尿增多，男子阳痿，女子月经不调，舌淡苔白，脉细弱。方用左归丸合二仙汤去仙茅，加生熟地。若颧红升火等虚热之象不明显，则偏于阳虚，方用附桂八味丸或右归丸。

(6)活血化瘀：适用于瘀血阻络，症见头痛，头晕，手指麻木，胸闷，口唇发绀，舌紫，脉弦细涩。方用血府逐瘀汤加减。如见舌质淡,舌下络脉青紫或紫黑,多为气虚血瘀,可以补阳还五汤加减。

西医诊断明确可随病加减,高血压伴有脑动脉硬化加首乌、生牡蛎、三棱等软化血管;伴有高脂血症者加生楂、泽泻、决明子以降血脂;伴冠心病心绞痛加瓜蒌皮、薤白头、生蒲黄、丹参以宽胸理气,活血止痛;伴颈项板滞的颈椎病患者加葛根、仙灵脾、骨碎补等;伴糖尿病加葛根、天花粉、山药;伴肥胖者加大黄、莱菔子以化痰减肥等等。天麻、钩藤、珍珠母、生石决四味可作为高血压治疗的常规用药。若高血压患者兼有颈椎病,以舒张压升高为主者,可选用补阳还五汤加葛根、仙灵脾、骨碎补,配合其他辨证用药进行治疗。

二、医案精选

1. 胸痹案

戴某,男,61岁,2005年11月20日就诊。间断胸闷10年余。"主动脉关闭不全"病史10年余。经中药调治后动则气短减,咽中痰梗减,胸闷偶作,烘热偶作,口腔溃疡偶作,苔花剥,舌淡红,脉细。证属气阴亏虚,血络瘀滞,阴阳失调。治拟益气养阴,活血通络,协调阴阳。处方:

麦冬180g　五味子100g　生地250g　熟地250g　山茱萸180g　山药180g　丹皮200g　丹参200g　泽泻200g　白术200g　白芍200g　附子180g　桂枝150g　生姜50片　生黄芪400g　桃仁180g　枣仁180g　川芎180g　地鳖虫200g　三棱200g　地龙180g　葛根200g　仙灵脾250g　骨碎补200g　柴胡180g　枳壳200g　玄参200g　八月札200g　香橼皮200g　牛蒡子180g　当归200g　升麻180g　人中白150g　陈皮100g　肉桂40g　巴戟天200g　肉苁蓉200g　仙茅200g　川贝粉调入120g　佛手180g　焦山楂200g　焦六曲200g　炒谷芽180g　炒麦芽180g　夜交藤250g　知母180g　黄柏180g　远志180g　赤芍200g　竹叶120g

另:生晒参150g　西洋参100g　阿胶200g　鹿角胶120g　龟甲胶120g　鳖甲胶100g　饴糖500g　冰糖400g　收膏

按:患者动则气短、胸闷,乃气虚血瘀,心阳不振之证;口腔溃疡,知为阴虚火旺所致;烘热,苔花剥,舌淡红,脉细,均为气阴亏虚、阴阳失调之征。故治宜益气养阴,活血通络,协调阴阳为法。方选生脉饮、补中益气汤、血府逐瘀汤、知柏地黄汤、导赤散合二仙汤化裁。伍以玄参、八月札、香橼皮、牛蒡子、川贝粉化痰利咽,佐以佛手、焦山楂、焦神曲、炒谷芽、炒麦芽健脾胃、助运化。在胸痹治疗中,尤须注重协调阴阳法。阴损及阳,则附、桂同用于养心阴方中,以扶阳配阴,振奋心阳。辅料中,取龟鹿二仙膏以补益精气,因本例为气阴两虚、阴阳失调之证,故取生晒参与西洋参合用。阿胶、鳖甲胶以滋阴养血软坚。

2. 冠心病案

姚某,男,58岁,2007年11月14日初诊。风湿性心肌炎病史5年余,高血压病史,近来中山医院诊断为冠心病,冠脉三支病变,升主动脉增宽,左房增大,室性早搏441次/23小时,房性早搏34次/23小时,下壁、侧壁、室间隔局部心肌血流灌注减低,左心腔稍增大。现平卧时胸闷偶作,动则气短,颈板,左肩及左手无名指、小指麻木,头晕偶作,纳可,便调,时有腰酸,苔薄白,舌淡红,脉细弦。证属心气亏虚,血络瘀滞,肾气不足,水不涵木,肝阳上亢。治拟益气养心,活血通络,滋阴潜阳。处方:

麦冬250g　五味子120g　生黄芪400g　桃仁180g　川芎180g　三棱200g　莪术

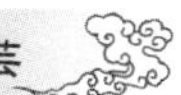

200g　地龙 180g　地鳖虫 180g　葛根 200g　仙灵脾 250g　骨碎补 200g　当归 200g　生地 250g　猪苓 200g　茯苓 200g　白术 200g　白芍 180g　附子 180g　桂枝 180g　柴胡 180g　全蝎 80g　蜈蚣 40 条　天麻 200g　钩藤 200g　生石决 250g　生牡蛎先煎 400g　细辛 120g　通草 80g　甘草 120g　白芥子 180g　枳壳 180g　青皮 180g　佛手片 200g　炙鸡内金 180g　景天三七 250g　苦参 300g　虎杖 250g　丹参 200g　荷叶 200g　首乌 250g　熟地 250g　狗脊 200g　川断 200g　杜仲 200g　巴戟肉 200g　黄精 200g　海藻 200g　焦山楂 200g　焦六曲 200g　红枣 80 枚　生姜 40 片

另:生晒参 250g　核桃肉打 250g　阿胶 200g　鹿角胶 150g　龟甲胶 150g　鳖甲胶 150g　饴糖 250g　冰糖 250g　收膏

二诊:2008 年 11 月 12 日。经中药调治后风湿性心肌炎好转。现症情较稳定,无胸闷心慌,高血压稳定,心率偏慢,2008 年 10 月 23 日自觉胸闷心悸,约持续 5 小时后缓解,近日夜间受冷后右肩部疼痛,并交替左肩疼痛,臀部及左下肢疼痛,腰酸,易紧张,纳可,夜寐欠安,大便调,苔薄根稍腻,舌淡红,脉细缓。证属心阳不足,血络瘀滞,肝郁痰热,心神不宁,肝阳上亢之证;治拟温补心阳,活血通络,疏肝理气,清化痰热,平肝潜阳。处方:

柴胡 180g　半夏 180g　黄芩 200g　制川军 180g　生龙骨 400g　生牡蛎 400g　桂枝 180g　猪苓 200g　茯苓 200g　生黄芪 400g　桃仁 180g　枣仁 180g　川芎 180g　三棱 200g　莪术 200g　地鳖虫 180g　仙灵脾 250g　葛根 200g　白芍 200g　白术 200g　麻黄 180g　细辛 150g　甘草 120g　当归 200g　知母 180g　黄柏 180g　肉桂 50g　附子 180g　天麻 200g　钩藤后下 200g　生石决 250g　全蝎 60g　蜈蚣 40 条　首乌 250g　黄精 250g　象贝 180g　鸡血藤 250g　熟地 250g　独活 200g　桑寄生 300g　牛膝 200g　秦艽 200g　威灵仙 250g　杜仲 200g　狗脊 200g　川断 200g　枳壳 180g　佛手 180g　炒谷芽 200g　炒麦芽 200g　炙鸡内金 180g　夜交藤 250g　远志 180g　朱灯心 70 扎　合欢皮 200g

另:生晒参 250g　阿胶 200g　鹿角胶 150g　龟甲胶 150g　鳖甲胶 150g　饴糖 200g　冰糖 200g　收膏

按:初诊患者胸闷,动则气短,颈板,左肩及手麻木等症,乃为心气亏虚、血络瘀滞之证;腰酸为肾气不足之象;头晕,知为水不涵木,肝阳上亢,故治宜益气养心、活血通络、滋阴潜阳为法。方选生脉饮、真武汤、补阳还五汤、当归四逆汤合天麻钩藤饮加减。伍以杜仲、狗脊、川断、巴戟肉补肾壮腰;仙灵脾、葛根、骨碎补、白芥子、全蝎、蜈蚣补益肾督,化痰通络,以除颈项板紧;茶树根、苦参、景天三七、虎杖抗心律失常。二诊时,患者风湿性心肌炎好转,肩部、臀部及左下肢疼痛,知为风寒侵袭肌肉筋骨,故于方中加入秦艽、独活、桑寄生、威灵仙、鸡血藤等祛风通络止痛之品;易紧张,苔根腻为肝郁痰热、心神不宁之症,故加入柴胡加龙骨牡蛎汤疏理肝气,清泄痰热;伍以佛手、炒谷麦芽、炙鸡内金健脾助运;佐以夜交藤、远志、朱灯心、合欢皮养心安神。病机寒热错杂,用药补与泄、寒与温、疏散与收敛相配伍,相反相成,切合病机。

3. 心悸案一

郁某,女,73 岁,2005 年 11 月 14 日就诊。高血压、糖尿病 4 年余(现服消渴丸)。现心慌胸闷,动易气短,头晕,颈板,胃脘不适,嗳气偶作,纳一般,口干,寐安,大便调,腰酸偶作,苔薄白,舌淡红,脉细。证属心阳不振,肾督亏虚,肝胃气滞,血脉瘀阻。治拟滋补心肾,理气活血,协调阴阳。处方:

炙甘草 180g　生地 250g　麦冬 180g　桂枝 180g　郁金 180g　生黄芪 400g　桃仁 180g　枣仁 180g　川芎 180g　地鳖虫 200g　三棱 200g　莪术 200g　当归 200g　丹皮 200g　丹参 200g　地龙 180g　柴胡 180g　枳壳 200g　附子 200g　猪苓 200g　茯苓 200g　白芍 200g　白术 200g　香附 200g　青皮 200g　葛根 300g　仙灵脾 250g　骨碎补 200g　补骨脂 200g　脐带 15 条　泽泻 200g　潼蒺藜 200g　白蒺藜 200g　枸杞 200g　菊花 150g　珍珠母先煎 400g　玉米须 400g　山药 400g　菝葜 250g　徐长卿 200g　山萸肉 200g　佛手 180g　炒谷芽 200g　炒麦芽 200g　炙鸡内金 180g　钩藤 200g　生石决明 200g　杜仲 200g　川断 200g　狗脊 200g　牛膝 200g　巴戟天 200g　仙茅 200g　苁蓉 200g　肉桂 50g　秦艽 250g　羌活 200g　独活 200g　生牡蛎先煎 400g

另:生晒参 250g　阿胶 200g　龟甲胶 200g　鹿角胶 200g　鳖甲胶 150g　木糖醇 300g　收膏

按:患者胸闷心慌,动易气短,知为心阳不足,血脉瘀阻。方选炙甘草汤、真武汤、血府逐瘀汤、补阳还五汤加减,以温振心阳,疏理气机,益气活血。伍以珍珠母、钩藤、生石决、菊花平肝潜阳,杜仲、川断、狗脊、牛膝、苁蓉、巴戟天、肉桂、山萸肉、葛根、仙灵脾、仙茅、骨碎补等补益肾督;佐以柴胡疏肝饮、佛手、炙鸡内金、炒谷麦芽疏肝理气、调和脾胃。诸药合用,反映了兼顾五脏,调和气血,补泻并用,协调阴阳的治疗思想。此外,方中山药、玉米须,并加重葛根用量,取其降糖之效。

4. 心悸案二

郁某,女,50 岁,2004 年 11 月 28 日就诊。反复心慌胸闷 4 个月余。现心慌胸闷时作,时见烘热升火,背脊酸痛,颈板,左手麻木,食入作胀,寐欠安,大便 2 日一行,口干口苦,四肢冷,苔薄,舌偏红,脉细。证属心阴亏虚,心神不宁,胸阳不振,气滞血瘀,阴阳失调。治拟益气养阴,养心安神,通阳开痹,理气活血,协调阴阳。处方:

麦冬 120g　五味子 60g　瓜蒌皮 120g　薤白 120g　桂枝 100g　淮小麦 300g　炙甘草 90g　生地 200g　熟地 200g　仙灵脾 200g　巴戟天 120g　当归 150g　知母 120g　黄柏 120g　生黄芪 300g　桃仁 120g　枣仁 120g　川芎 120g　地鳖虫 120g　丹参 150g　丹皮 150g　山萸肉 120g　山药 120g　茯苓 150g　泽泻 150g　夜交藤 200g　远志 120g　合欢皮 150g　黄连 60g　葛根 150g　骨碎补 150g　全蝎 60g　蜈蚣 30 条　白芍 120g　白术 120g　细辛 60g　通草 50g　佛手 120g　焦山楂 120g　焦六曲 120g　炒谷芽 150g　炒麦芽 150g　生龙骨 300g　生牡蛎 300g　肉桂 30g　仙茅 150g　百合 150g　菝葜 150g　柴胡 120g　枳壳 120g　香附 120g　生姜 40 片　红枣 60 枚

另:生晒参 200g　西洋参 150g　核桃肉打 300g　阿胶 300g　龟甲胶 100g　鹿角胶 150g　饴糖 200g　冰糖 200g　收膏

按:本例患者,年逾七七,天癸将绝,阴阳失调,故证见错杂。既有气阴不足、胸阳不振、心神失宁之症,又见阴不敛阳、阳不守阴、肾督亏虚、虚火上扰、寒凝络脉之象,且脾胃亦见气滞失和,处方当应和调兼顾。故本案既用生脉饮益气养阴,知柏地黄丸、二仙汤去仙茅加生熟地、交泰丸协调阴阳而降虚火;又用葛根、仙灵脾、骨碎补、熟地、鹿角(胶)填补肾督,当归四逆汤合全蝎、蜈蚣、地鳖虫温通搜络,瓜蒌薤白桂枝汤以振心阳;取酸枣仁汤、甘麦大枣汤、百合地黄汤、黄连阿胶鸡子汤、炙甘草汤等宁神定悸;佐以柴胡疏肝饮、佛手、焦楂曲、炒谷麦芽理气和胃。膏方调理,常遇此类证情复杂的患者,应据证全面兼顾。本案正体现了严教授的“证情错杂,方不嫌杂。但须‘杂’中有法,‘乱’中有序”的临床处方特点。

5. **高血压案**

施某，女，60岁，2008年11月23日初诊。高血压病史10年余，腰椎病、颈椎病史。现胸闷心慌偶作，头晕，颈板，背脊板紧，心烦，腰酸，口干，胃胀痛，咽梗，纳一般，寐尚安，大便日行1次，苔薄白，舌淡红，脉沉细。B超示：肝内脂肪浸润，肝囊肿，胆囊壁毛糙，伴结晶形成；生化检查：尿酸升高。证属心气不足，胸阳不振，肾督虚滞，肝胆郁热，脾失健运，虚阳上僭。治拟益气养心，温通胸阳，通补肾督，清利肝胆，理气健脾，平潜虚阳。处方：

炙甘草120g　牛膝200g　青皮150g　陈皮150g　猪苓200g　生蒲黄包180g　狗脊200g　知母180g　黄柏180g　土茯苓200g　三棱200g　莪术200g　川断200g　巴戟天180g　防己180g　地鳖虫180g　杜仲200g　山栀180g　独活180g　川芎180g　威灵仙200g　丹皮180g　生石决300g　桃仁180g　仙灵脾250g　生姜40片　钩藤200g　柴胡180g　葛根200g　薄荷后下100g　虎杖200g　桂枝180g　地龙180g　当归200g　败酱草250g　半夏200g　生黄芪400g　茯苓180g　天麻200g　薤白头180g　枳壳180g　白芍180g　白术180g　潼蒺藜180g　白蒺藜180g　瓜蒌皮180g　生地250g　熟地250g　千年健250g　延胡索180g　荷叶200g　炒麦芽200g　炒谷芽200g　生山楂300g　珍珠母先煎400g

另：生晒参250g　核桃肉打250g　阿胶200g　龟甲胶120g　鹿角胶150g　鳖甲胶120g　饴糖250g　冰糖250g　收膏

二诊：2009年11月22日。膏方调治后咽梗止，头晕、颈板、背脊板紧、腰酸痛等症均减，胸闷心慌、胸痛、右肋胀痛等症偶作，口干，苔薄白，舌淡红，脉细。证属气阴亏虚，心阳不振，血脉瘀滞，肝肾阴虚，肝阳上亢。治拟益气养阴，温补心阳，活血通络，滋肾养肝，平肝潜阳。处方：

山萸肉180g　山药180g　丹皮180g　泽泻200g　生石决250g　杞子180g　炙甘草180g　土茯苓200g　钩藤200g　白芍200g　白术200g　防己200g　天麻200g　柴胡180g　独活200g　骨碎补200g　八月札180g　威灵仙200g　仙灵脾200g　川断200g　生地250g　熟地250g　葛根200g　猪苓200g　茯苓200g　狗脊200g　潼蒺藜200g　白蒺藜200g　地龙180g　附子180g　杜仲200g　败酱草250g　三棱200g　莪术200g　桂枝180g　青皮180g　地鳖虫180g　薤白头180g　珍珠母先煎400g　虎杖200g　川芎180g　瓜蒌皮200g　菊花180g　香附180g　麦冬200g　五味子180g　生黄芪400g　桃仁200g　生龙牡各400g　生蒲黄180g　枳壳180g　生山楂300g　炒谷芽200g　炒麦芽200g

另：生晒参250g　核桃肉打300g　阿胶200g　龟甲胶150g　鹿角胶180g　鳖甲胶150g　饴糖200g　冰糖200g　收膏

三诊：2010年11月28日。膏方调治后头晕减，胸闷痛偶作，手麻偶作，颈板，腰酸痛，背脊板紧，口干，纳一般，寐易醒，大便调，夜尿三四次，苔薄白，舌淡红，脉细。证属胸阳不振，气虚血瘀，肝肾阴虚，肝阳上亢，阴阳失调。治拟通阳散结，温补心阳，益气活血，滋肾养肝，平肝潜阳，协调阴阳。处方：

三棱180g　莪术180g　狗脊180g　虎杖200g　薤白头180g　独活180g　地鳖虫180g　川断180g　白芍180g　白术180g　瓜蒌皮180g　生石决明200g　川芎150g　杜仲180g　附子150g　生蒲黄包180g　菊花120g　桃仁150g　枣仁150g　威灵仙180g　潼蒺藜150g　白蒺藜150g　覆盆子200g　杞子150g　生黄芪300g　蜈蚣30条　珍珠

母先煎 400g　益智仁 180g　细辛 100g　泽泻 180g　全蝎 60g　钩藤 180g　金樱子 180g　当归 180g　猪苓 180g　茯苓 180g　白芥子 180g　天麻 180g　桑螵蛸 180g　甘草 100g　丹皮 150g　骨碎补 180g　合欢皮 180g　苁蓉 150g　炒麦芽 150g　炒谷芽 150g　山药 180g　仙灵脾 250g　远志 150g　仙茅 150g　炙鸡内金 150g　山萸肉 150g　葛根 180g　夜交藤 250g　青皮 180g　佛手 150g　熟地 250g　地龙 150g　知母 180g　黄柏 180g　败酱草 250g　桂枝 150g　生姜 50 片　红枣 180 枚

另：生晒参 200g　核桃肉打 300g　阿胶 200g　龟甲胶 100g　鹿角胶 120g　鳖甲胶 100g　饴糖 200g　冰糖 200g　收膏

按：本案初诊，患者胸闷心慌、头晕、颈板、心烦、腰酸等症，舌淡红而脉沉细，此为胸阳不振，气虚血瘀，肝郁化火，肝阳上亢之证，故治宜宣痹通阳，益气活血，疏肝清热，平肝潜阳。方选丹栀逍遥散、补阳还五汤、瓜蒌薤白半夏汤合天麻钩藤饮化裁。伍以杜仲、川断、牛膝、狗脊补肾壮腰；葛根、仙灵脾、鹿角胶、骨碎补通补肾督；用土茯苓、防己、虎杖、独活等通利和络以防治痛风；佐以生山楂、虎杖、荷叶活血降脂。二诊时诸恙均减，仍胸闷痛、心慌偶作，乃气阴亏虚，心阳不振，血络瘀滞，肝肾阴虚，肝阳上亢之证，故治宜益气养阴，温补心阳，活血通络，滋肾养肝，平肝潜阳为法。方选生脉饮、真武汤、桂枝甘草龙骨牡蛎汤、补阳还五汤、杞菊地黄丸合天麻钩藤饮化裁。三诊时胸闷痛偶作，颈板，手麻偶作，腰酸痛，寐易醒，夜尿频等症，此为胸阳不振，气虚血瘀，肝肾阴虚，阴阳失调之证，故治宜通阳散结，温补心阳，益气活血，滋肾养肝，协调阴阳为法。方选瓜蒌薤白半夏汤、补阳还五汤、真武汤、杞菊地黄丸合二仙汤加减。伍以覆盆子、金樱子、桑螵蛸益肾缩尿，仙灵脾、葛根、骨碎补通补肾督，以除颈项板紧，合酸枣仁汤加夜交藤、远志以安神，白芥子、全蝎、蜈蚣化痰搜络，佐以谷麦芽、炙鸡内金、佛手健脾助运。

6. 心律失常案

王某，男，40 岁。2010 年 10 月 30 日就诊。既往房性早搏、室性早搏病史。心超示二尖瓣轻度关闭不全伴轻度反流。现易疲劳，情绪易波动，生气后易胸闷，早搏时作，头晕，纳谷不馨，大便 2 日一行，略干，晨起口苦，恶心，易发口腔溃疡，夜寐安，畏寒而手足不温，腰酸，受惊易紧张，干咳无痰，苔薄白，舌淡红，脉细弱。证属肾阳不足，气阴亏虚，血络瘀滞，胸阳不振，心肝郁热，阴阳失调，为上热下寒、虚实夹杂之证。治拟温补肾阳，益气养阴，活血通络，通阳开痹，疏肝清热化痰，协调阴阳。处方：

制大黄 120g　人中白 150g　杏仁 180g　狗脊 180g　麻仁打 150g　生龙骨 400g　生牡蛎 400g　竹叶 150g　枇杷叶 150g　杜仲 150g　郁李仁打 150g　炙甘草 120g　肉桂 50g　枳壳 150g　巴戟天 150g　当归 150g　黄芩 180g　附子 150g　细辛 90g　仙茅 180g　生黄芪 300g　桂枝 150g　泽泻 180g　景天三七 250g　仙灵脾 250g　薤白 150g　猪苓 180g　茯苓 180g　丹皮 150g　茶树根 250g　苁蓉 150g　瓜蒌皮 180g　姜半夏 150g　山药 150g　苦参 300g　炒麦芽 180g　炒谷芽 180g　生苡仁 180g　熟苡仁 180g　柴胡 150g　山萸肉 150g　白芍 180g　白术 180g　炙鸡内金 150g　砂仁后下 90g　五味子 120g　生地 250g　熟地 250g　升麻 250g　焦山楂 180g　焦六曲 180g　陈皮 90g　麦冬 150g　姜竹茹 120g　青黛包 180g　佛手 150g　扁豆 180g

另：生晒参 200g　核桃仁打 250g　阿胶 250g　鹿角胶 120g　龟甲胶 120g　冰糖 200g　饴糖 200g　黄酒 500g　收膏

按：阴阳之气不相顺接是“早搏”的病机特点，辨虚实是为临床辨证的关键。本例患者早

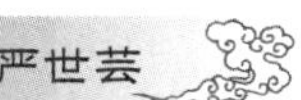

搏时作,胸闷,头晕,怕冷,手足不温,疲乏易怒,口舌溃疡,腰酸等症,舌淡红而脉细弱,此为上热下寒、虚实夹杂之证。证情错杂,当予温清补泻开合并用,复方图治。方选生脉饮、补中益气汤、瓜蒌薤白半夏汤、真武汤、柴胡龙骨牡蛎汤、温胆汤合二仙汤化裁。伍以人中白、竹叶、青黛清热降火疗口疮,麻仁、郁李仁润肠通便,景天三七、茶树根、苦参抗心律失常;佐以扁豆、焦楂曲、炒谷麦芽、生熟苡仁、炙鸡内金、砂仁、佛手健脾开胃。

7. 扩张性心肌病案

潘某,女,2010 年 11 月 21 日就诊。糖尿病病史,扩张型心肌病病史,颈椎病病史。经中药调治后头痛未作,膝关节痛、手麻、心悸、动易气短等症减,颈项板紧偶作,口干,目糊,血压时高时低,夜寐欠酣,苔薄少,舌淡红,脉细。证属心阴亏虚,心阳不振,血络瘀积,肝肾阴虚,肝阳上亢。治拟益气养阴,温补心阳,活血消瘀,滋补肝肾,平肝潜阳。处方:

佛手 180g　炙鸡内金 150g　焦山楂 180g　焦六曲 180g　夏枯草 150g　熟地 250g　葛根 180g　蜈蚣 40 条　象贝 180g　生蒲黄 180g　黄精 200g　枳壳 180g　全蝎 60g　海藻 180g　菊花 120g　首乌 250g　生地 250g　白芥子 180g　炙鳖甲 180g　杞子 180g　吴茱萸 120g　甘草 120g　白芍 180g　白术 180g　生牡蛎先煎 400g　决明子 180g　芦根 180g　柴胡 180g　猪苓 180g　茯苓 180g　石斛 180g　地龙 180g　附子 180g　远志 150g　牛膝 180g　珍珠母先煎 400g　三棱 180g　莪术 180g　骨碎补 180g　夜交藤 250g　独活 180g　钩藤 180g　地鳖虫 150g　仙灵脾 250g　知母 180g　黄柏 180g　秦艽 180g　天麻 180g　麦冬 150g　五味子 120g　生黄芪 400g　桃仁 150g　枣仁 150g　川芎 150g　山萸肉 150g　山药 180g　丹皮 180g　泽泻 180g

另:生晒参 150g　西洋参 100g　核桃肉 250g　阿胶 200g　鹿角胶 150g　龟甲胶 150g　鳖甲胶 150g　木糖醇 300g　黄酒 400g　收膏

按:心肌病可归属于中医"心悸""怔忡""喘证""水肿"等范畴。病位在心,亦累及肺、脾、肾等诸脏,多为本虚标实之证,本虚表现为心阳不足或心阴亏虚或脾肾阳虚;标实表现为外邪、瘀血、痰浊、水饮。本案患者素有动易气短、心悸、项板、头痛、手麻、口干、目糊、血压时高等症,苔薄少,舌淡红,脉细,乃心阳不振,心阴不足,肝肾阴虚,肝阳上亢之证,虽经门诊治疗,病症有所好转,尚须巩固防复。故予生脉饮、真武汤,补气阴,振心阳;心脏扩张当由心脉瘀积为患,故用血府逐瘀汤去当归、赤芍、红花、桔梗,加地鳖虫、棱莪术、生蒲黄,伍以夏枯草、生牡蛎、象贝、海藻活血散瘀,软坚散结;补阳还五汤加仙灵脾、葛根、骨碎补通补肾督而入脑,合全蝎、蜈蚣、吴茱萸活血祛风搜络治疗头痛,颈项板紧;合酸枣仁汤加夜交藤宁心安神;杞菊地黄丸合天麻、钩藤、珍珠母补肾平肝;独活、牛膝、秦艽祛风湿、止膝痛;佐以佛手、炙鸡内金、焦楂曲健脾和胃。

8. 中风后遗症案

陶某,男,75 岁,2007 年 12 月 10 日初诊。脑梗死、脑萎缩病史。经中药调治,咳嗽、寐艰伴噩梦等症状好转,咽干,夜尿较前减少,目前语言欠清,健忘,怕冷,苔薄白,舌偏红,脉细。证属肝肾亏虚,气虚血瘀,痰阻清窍,阴阳失调。治拟益气活血,补益肝肾,涤痰通络,协调阴阳。处方:

生黄芪 400g　桃仁 180g　三棱 180g　川芎 180g　地鳖虫 180g　地龙 180g　葛根 200g　仙灵脾 250g　仙茅 200g　骨碎补 200g　当归 200g　熟地 250g　山萸肉 180g　山药 180g　丹皮 200g　茯苓 180g　附子 180g　桂枝 180g　知母 180g　黄柏 180g　南沙参 180g　麦冬 180g　桑皮 180g　桑白皮 180g　炙麻黄 150g　胆南星 200g　天竺黄

200g　炙僵蚕 180g　白附子 180g　白芷 180g　潼蒺藜 180g　白蒺藜 180g　桑螵蛸 200g　益智仁 200g　覆盆子 250g　黄精 200g　首乌 250g　巴戟天 180g　川断 200g　远志 200g　炙甘草 120g　夜交藤 250g　佛手 180g　菖蒲 180g　杏仁 180g　枇杷叶 150g

另:西洋参 100g　生晒参 150g　核桃肉[打] 250g　阿胶 250g　鹿角胶 150g　龟甲胶 120g　鳖甲胶 150g　饴糖 250g　冰糖 250g　收膏

二诊:2008 年 11 月 27 日。近 2 年服膏方调理后病情稳定,每年冬季稍咳无痰,胃纳可,双下肢乏力,夜尿频数,大便正常,夜寐尚安,舌偏红,苔腻,脉弦。前法加减出入。处方:

生黄芪 400g　桃仁 180g　枣仁 180g　川芎 180g　三棱 200g　莪术 200g　地鳖虫 180g　地龙 180g　仙灵脾 250g　仙茅 200g　山萸肉 180g　山药 200g　丹参 200g　丹皮 200g　茯苓 200g　泽泻 200g　生地 250g　熟地 250g　附子 180g　桂枝 180g　黄连 120g　半夏 200g　陈皮 150g　竹茹 150g　枳壳 180g　佛手 180g　麦冬 180g　菖蒲 200g　天竺黄 180g　胆南星 180g　生牡蛎[先煎] 400g　海藻 200g　象贝 200g　狗脊 200g　牛膝 200g　益智仁 200g　菟丝子 200g　苁蓉 200g　杜仲 200g　千年健 250g　首乌 250g　黄精 200g　桑螵蛸 200g　金樱子 200g　覆盆子 250g　远志 180g　朱灯心 70 扎　甘草 120g　南沙参 200g　枇杷叶 200g　石膏[先煎] 300g　杏仁 200g　细辛 120g　前胡 200g　桑白皮 200g　乌梅 150g　防风 180g　炒麦芽 200g　炒谷芽 200g

另:生晒参 200g　核桃肉[打] 250g　阿胶 200g　鹿角胶 150g　龟甲胶 150g　鳖甲胶 150g　饴糖 200g　冰糖 200g　收膏

按:患者咽干,语言欠清,健忘,怕冷等症,舌偏红而脉细,乃气虚血瘀,痰热内阻,阴阳失调之证,故治宜益气活血,涤痰通络,协调阴阳为法。方选河间地黄饮子、补阳还五汤、二仙汤合附桂八味丸加减。伍以胆南星、天竺黄、炙僵蚕、白附子祛风化痰开窍,桑螵蛸、益智仁、覆盆子益肾固摄缩尿。二诊见痰热之象,在前法基础上加黄连温胆汤,以清热涤痰,并加入南沙参、枇杷叶、前胡、石膏、杏仁、细辛、乌梅、防风、桑白皮等,以清润祛风,敛肺止咳。

9. 头痛案

赵某,女,50 岁,2005 年 12 月 6 日就诊。头痛偶作 5 年余。现头痛、颈痛偶作,神疲乏力,胸闷心悸偶作,登楼稍有气短,纳欠佳,寐多梦,大便日行 1 次,痔疮术后便艰,口臭,苔薄白,舌偏黯,脉细。证属心脾气虚,清阳不升,肾督亏虚,脑络瘀滞,不通则痛。治拟益气升阳,通补肾督,化瘀通络,佐以清胃和中安神。处方:

生黄芪 400g　柴胡 180g　升麻 180g　白芍 180g　白术 180g　陈皮 100g　当归 180g　炙甘草 120g　桃仁 180g　枣仁 180g　川芎 180g　地鳖虫 180g　丹皮 180g　丹参 180g　地龙 180g　葛根 200g　仙灵脾 200g　巴戟天 200g　骨碎补 200g　全蝎 60g　蜈蚣 40 条　细辛 100g　朱茯苓 200g　知母 180g　黄柏 180g　夜交藤 200g　远志 200g　合欢皮 250g　山药 200g　扁豆 200g　砂仁[后下] 100g　生熟米仁[各] 200g　佛手 180g　炙鸡内金 180g　炒谷麦芽[各] 200g　威灵仙 200g　麦冬 180g　玉竹 200g　石膏 300g　牛膝 200g　郁李仁[打] 300g　麻仁[打] 300g　熟地 250g　首乌 250g　干姜 120g

另:生晒参 250g　核桃肉[打] 300g　阿胶 200g　龟甲胶 180g　鹿角胶 180g　鳖甲胶 150g　饴糖 500g　冰糖 400g　收膏

按:头痛的病因有外感和内伤之分,内伤头痛责之于肝,有肝阳上亢、肝风内动、肝郁化火之分;责之于脾,脾失健运痰湿内生,头痛昏蒙;责之于肾,有肾阴亏虚和肾阳不足之别。头痛临床症情复杂,多寒热并存、虚实夹杂,因此在处方时需要全面考虑,非一方一法即可见

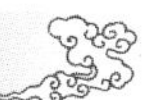

效，往往需顾及肝、脾、肾三脏。本例患者症见神疲乏力、头痛、颈痛，胸闷心悸，登楼稍有气短，舌偏黯而脉细，当属心脾气虚，清阳不升，肾督亏虚，脑髓失养，络脉瘀滞之证，故方选补中益气汤、补阳还五汤加葛根、仙灵脾、巴戟天、骨碎补治疗，合全蝎、蜈蚣、细辛以搜络止痛；生晒参、阿胶、龟甲、鹿角胶、鳖甲等补精养血扶羸；佐以参苓白术散加炙鸡内金、炒谷麦芽，健脾和胃；玉女煎以清胃热；郁李仁、麻仁、首乌以助润肠通便之功。

10. **糖尿病案**

郁某，男，71岁。2009年11月29日。糖尿病4年余，2005年7月18日查空腹血糖7.2mmol/L，前列腺炎及前列腺肥大病史2年余。左肾囊肿病史。现尿频、尿急，小便淋漓不尽，纳可，寐安，大便3日一行，双下肢抽痉偶作，苔薄腻，舌黯红，脉细。证属肾阴亏虚，阴虚火旺，下焦湿热瘀结，膀胱气化不利。治拟滋阴降火，清化湿热，活血化瘀，软坚散结。处方：

生地250g　熟地250g　山萸肉200g　山药400g　丹参200g　丹皮200g　猪苓200g　茯苓200g　泽泻200g　知母180g　黄柏180g　玉米须400g　葛根300g　天花粉200g　麦冬180g　桑白皮200g　生黄芪400g　桃仁200g　枣仁200g　川芎200g　决明子200g　杞子200g　仙灵脾200g　巴戟天200g　苁蓉200g　生牡蛎先煎400g　海藻200g　夏枯草200g　象贝180g　石见穿300g　牛膝200g　覆盆子250g　金樱子200g　败酱草250g　生米仁200g　熟米仁200g　红藤200g　鹿衔草200g　桑螵蛸200g　肉桂30g　菝葜250g　郁李仁打300g　芦荟30g　地鳖虫180g　三棱200g　莪术200g　佛手180g　焦山楂200g　焦六曲200g　白芍300g　甘草120g

另：生晒参250g　核桃肉打350g　阿胶200g　龟甲胶200g　鹿角胶200g　鳖甲胶150g　饴糖500g　收膏

按：本例糖尿病患者兼有前列腺炎及肥大，见尿频、尿急、小便淋漓不尽等症，苔薄腻而舌黯红。此为肾阴亏虚，阴虚火旺，兼有下焦湿热，瘀阻结聚，膀胱气化不利之证，故治宜滋阴降火，清化活血，软坚散结为法。故选用知柏地黄丸加杞子滋阴降火，佐入生黄芪、仙灵脾、巴戟天、苁蓉，从阳引阴；红藤、败酱草、生熟米仁、鹿衔草，以清化下焦湿热；以知柏、肉桂（滋肾通关丸）助膀胱气化；桃仁、川芎、地鳖虫、棱莪术、石见穿、牛膝、菝葜、生牡蛎、海藻、夏枯草、象贝、鳖甲等活血化瘀，软坚散结。方中又加入葛根、天花粉、麦冬、桑白皮、玉米须，养阴、生津、清热、降糖；白芍、甘草，缓急止痛；覆盆子、桑螵蛸、金樱子，益肾缩尿；郁李仁、芦荟，通下便秘；佛手、焦楂曲，和胃等，进行对症治疗。再入龟鹿二仙膏滋阴补精，益气壮阳，收膏。全方阴阳并调，补虚去实，主次兼顾，整体调理，可示膏方法度。

11. **不寐案一**

郁某，男，50岁，2004年11月28日初诊。寐艰1年，慢性咽炎病史。现寐艰，寐欠馨，纳可，大便调，咽痛偶作，颈板，头晕头痛偶作，嗳气，泛酸，腰酸，苔根腻，舌偏黯，脉细。证属肾督虚滞，脑髓失养，阳不如阴之证。治拟通补肾督，交通心肾，健脾补血，养心安神，佐以滋阴，清热利咽。处方：

生黄芪300g　桃仁120g　枣仁120g　川芎120g　当归150g　丹皮180g　丹参180g　地鳖虫120g　地龙150g　葛根180g　仙灵脾200g　骨碎补150g　全蝎60g　蜈蚣40条　朱苓150g　知母120g　黄柏120g　夜交藤200g　远志120g　合欢皮150g　淮小麦300g　炙甘草90g　白术200g　白芍200g　木香60g　黄连60g　牛蒡子120g　麦冬120g　潼蒺藜150g　白蒺藜150g　生地200g　肉桂40g　挂金灯120g　藏青果150g　柴胡120g　枳壳150g　青皮120g　陈皮120g　焦山楂120g　焦六曲120g　炒

谷芽 180g　炒麦芽 180g　半夏 120g　煅瓦楞 400g　菝葜 150g　杜仲 180g　川断 180g　砂仁[后下] 100g

另:生晒参 200g　大枣 60 枚　核桃肉[打] 300g　阿胶 300g　龟甲胶 100g　鹿角胶 150g　饴糖 200g　冰糖 200g　收膏

二诊:2005 年 11 月 27 日。头晕头痛减,寐艰,纳可,咽痛偶作,颈板,右手指麻,口干,泛酸,嗳气,腰酸,苔薄白,舌淡红,脉细。症情有所好转,守法增入益气养阴之品。处方:

麦冬 180g　五味子 100g　生地 250g　熟地 250g　山萸肉 200g　山药 200g　丹参 200g　丹皮 200g　茯苓 200g　泽泻 200g　生黄芪 400g　桃仁 200g　枣仁 200g　川芎 180g　地鳖虫 200g　当归 200g　红花 90g　地龙 180g　葛根 250g　仙灵脾 250g　骨碎补 200g　全蝎 60g　蜈蚣 40 条　知母 200g　黄柏 200g　夜交藤 250g　远志 200g　合欢皮 250g　朱灯心 50 扎　黄连 120g　牛蒡子 180g　挂金灯 100g　肉桂 400g　菝葜 250g　徐长卿 180g　白术 200g　白芍 200g　木香 100g　砂仁[后下] 100g　淮小麦 300g　潼蒺藜 200g　白蒺藜 200g　煅瓦楞 400g　乌贼骨 200g　象贝 180g　杜仲 200g　川断 200g　狗脊 200g　牛膝 200g　石斛 200g　柴胡 180g　枳壳 200g　香附 180g　巴戟天 200g

另:生晒参 150g　西洋参 100g　核桃肉[打] 250g　阿胶 200g　龟甲胶 180g　鹿角胶 200g　鳖甲版 150g　饴糖 500g　冰糖 400g　收膏

三诊:2006 年 12 月 3 日。1 年来寐艰已见好转,咽痛亦已轻减,胃脘不适,泛酸,嗳气,颈板及头胀痛,耳鸣偶作,苔中后薄黄,舌淡红,脉细。药已见效,原法更进一筹,佐以健脾和胃。处方:

麦冬 120g　五味子 90g　生地 200g　熟地 200g　山萸肉 120g　山药 150g　茯苓 150g　丹皮 150g　丹参 150g　泽泻 150g　知母 120g　黄柏 120g　挂金灯 120g　牛蒡子 120g　煅瓦楞 400g　柴胡 120g　白术 150g　白芍 150g　枳壳 120g　炙甘草 90g　生黄芪 300g　桃仁 120g　枣仁 120g　川芎 120g　地鳖虫 120g　三棱 150g　莪术 150g　葛根 150g　仙灵脾 200g　骨碎补 150g　巴戟天 120g　灵磁石 400g　附子 120g　夜交藤 200g　远志 120g　合欢皮 150g　淮小麦 300g　黄连 60g　肉桂 30g　首乌 200g　黄精 120g　当归 150g　菝葜 150g　木香 90g　潼蒺藜 120g　白蒺藜 120g　细辛 60g　乌贼骨 120g　象贝 120g　地龙 120g　砂仁[后下] 100g

另:生晒参 150g　西洋参 100g　核桃肉[打] 300g　阿胶 300g　龟甲胶 100g　鹿角胶 150g　饴糖 200g　冰糖 200g　收膏

按:不寐一证,多为情志所伤,劳逸失度、久病体虚、五志过极、饮食不节等都能引起阴阳失调、阳不入阴而形成不寐。初诊患者寐艰、颈板、头晕头痛等症,苔根腻而舌偏黯,脉细,是为肾督虚滞,脑髓失养,阳不入阴之证。督脉载肾之精气经颈部上头入脑。心主神明,脑为神府,肾督虚滞则脑髓亏虚,脑络血滞,以致神失所养,水火不济,发为艰寐,寐而不酣之症,故以补阳还五汤加葛根、仙灵脾、骨碎补、全蝎、蜈蚣以通补肾督,合酸枣仁汤、交泰丸、夜交藤、远志、合欢皮、甘麦大枣汤,使水火既济,阳能入阴,宁心安神,佐入归脾汤健脾补血养心,以增安神之效。患者有慢性喉痹,咽痛时作,属厥阴之火上炎合肺热为患,故以生地、知柏、肉桂滋阴清热,引火归原,加用牛蒡子、藏青果、挂金灯清肺利咽。此外,尚有其他症状,予以对症治疗,故入潼白蒺藜、全蝎、蜈蚣治头晕痛;柴胡疏肝散、焦楂曲、炒谷麦芽、煅瓦楞理气和胃制酸,治嗳气吞酸之症;杜仲、川断调治腰酸痛。二诊,症情与上年相仿,有所减轻,但有口干与腰酸并见,仍有艰寐,故加生脉散、知柏地黄丸与交泰丸同用,益气养阴清热,交通心

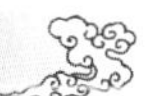

肾。三诊，艰寐，咽痛好转，但增胃脘不适之症，故守原法巩固，更加附子从阳引阴，首乌、黄精养血补精，六君子汤加菝葜健脾和胃。

12. **不寐案二**

张某，男，30岁，2008年11月28日就诊。慢性胃窦炎病史。现寐艰易醒，醒后难入睡，纳谷不香，二便尚调，痔疮，消瘦，时有胸闷，苔薄白，舌偏红，脉细。证属心脾两虚，血不养心，心神失宁。治拟益气补血，健脾养心。处方：

生黄芪300g　桃仁200g　枣仁200g　川芎180g　丹参200g　地龙180g　地鳖虫180g　葛根200g　仙灵脾250g　骨碎补200g　北沙参200g　白术200g　白芍200g　茯苓200g　扁豆200g　山药200g　炙甘草120g　生薏仁200g　熟薏仁200g　砂仁[后下]100g　佛手180g　木香120g　菝葜200g　北秫米200g　柴胡180g　升麻180g　陈皮400g　青皮400g　半夏180g　远志180g　合欢皮200g　当归200g　桂枝180g　生姜[切]90g　红枣70枚　细辛120g　通草90g　首乌250g　黄精200g　巴戟天200g　丹皮180g　泽泻200g　苁蓉180g　熟地250g　山萸肉180g　知母180g　黄柏180g　朱灯心70扎　夜交藤250g　淮小麦300g　荷叶150g　炙鸡内金180g　焦山楂200g　焦六曲200g　炒谷芽200g　炒麦芽200g

另：生晒参200g　核桃肉[打]250g　阿胶200g　鹿角胶150g　龟甲胶150g　饴糖200g　冰糖200g　桂圆肉[切]200g　收膏

按：患者寐艰易醒，纳谷不香，时有胸闷，消瘦，舌偏红而脉细，乃脾胃虚弱，乏气血生化之源，心失所养，心神不宁，乃成心脾两虚之证，故治宜遵归脾汤之法，益气补血，健脾养心，随证增益。加以参苓白术散、荷叶、炙鸡内金、焦楂曲、炒谷麦芽、补中益气汤，以增健脾益气、助运消食之力；合以半夏秫米汤、酸枣仁汤、甘麦大枣汤、夜交藤、朱灯心、合欢皮，加重养心安神之功；形体消瘦，故加六味地黄丸、黄精、巴戟天以补其阴精亏虚。方中又加入补阳还五汤、葛根、仙灵脾、骨碎补等益气活血、调补肾督之品，此为严教授于头晕痛、高血压、失寐、耳鸣、中风等脑部疾病治疗中常规使用的方药，每获良效。

13. **贫血眩晕案**

赵某，女，35岁，2005年12月25日初诊。反复头晕10年余，贫血病史，乳腺小叶增生病史。现头晕时作，头痛偶作，腰酸，纳可，寐安，大便日行1次，偏干，怕冷，苔薄白，舌淡红，脉细。证属气虚血瘀，肾精不足，肝郁血虚。治拟补气养血，滋补肾精，疏肝散结。处方：

白术180g　白芍180g　茯苓180g　炙甘草108g　生黄芪360g　当归180g　桃仁180g　枣仁180g　远志144g　木香108g　熟地240g　川芎144g　肉桂48g　潼蒺藜144g　白蒺藜144g　首乌240g　仙鹤草240g　柴胡144g　升麻144g　陈皮108g　薄荷[后下]72g　生姜60片　细辛108g　佛手180g　焦山楂180g　焦六曲180g　苁蓉144g　山萸肉144g　山药180g　丹皮180g　丹参180g　泽泻180g　附子144g　葛根180g　仙灵脾240g　骨碎补180g　地鳖虫144g　地龙144g　杜仲180g　川断180g　狗脊180g　牛膝180g　橘叶144g　橘核144g　山慈菇180g　生牡蛎[先]480g　海藻180g　郁李仁[打]240g　麻仁[打]240g　瓜蒌仁[打]240g　仙茅180g　巴戟天180g

另：生晒参200g　核桃仁[打]350g　阿胶200g　龟甲胶180g　鹿角胶180g　鳖甲胶150g　饴糖500g　冰糖400g　收膏

二诊：2006年12月3日。贫血已愈，头晕减，腰酸减，头痛偶作，大便调，怕冷，月经量少，月经先期，皮肤干燥，关节酸痛，口干，苔薄白，舌淡红，脉细。病久肝肾阴虚，治拟守法，增入祛风润燥、滋补肝肾之品。处方:2005年12月25日方去仙鹤草、薄荷、焦楂曲、佛手、海藻、麻仁、郁李仁、瓜蒌仁,加黄精240g、麦冬144g、杞子180g、白鲜皮180g、地肤子180g、秦艽180g、虎杖180g、红花72g、西洋参100g,生晒参改为150g。

三诊:2010年11月28日。膏方调治后头痛止,头晕未作,关节酸痛减,口干止,腰酸止,怕冷,月经量少,月经先期,皮肤干燥作痒,胃胀痛,消瘦,寐易醒,苔薄白,舌淡红,脉细。原方证情渐愈,风燥之症未罢,又见冲任失调,肝胃不和,寒凝血脉,心神不安之证。治拟原法损益,加入疏肝和胃、调理冲任之品,佐以活血通脉,养心安神。处方:

柴胡144g　白术180g　白芍180g　枳壳144g　甘草108g　川芎144g　大腹皮180g　延胡索216g　熟地240g　山萸肉144g　山药144g　茯苓180g　丹皮144g　泽泻180g　附子144g　肉桂48g　桂枝144g　生黄芪360g　桃仁144g　枣仁144g　地鳖虫144g　葛根180g　仙灵脾240g　知母144g　黄柏144g　夜交藤240g　远志144g　当归180g　益母草240g　功劳叶180g　细辛108g　通草72g　苁蓉180g　仙茅180g　天花粉180g　玉竹180g　刺猬皮144g　白鲜皮180g　地肤子180g　徐长卿180g　女贞子180g　佛手180g　炙鸡内金144g　焦山楂180g　焦六曲180g　炒谷芽180g　炒麦芽180g　朱灯心60扎　合欢皮180g　三棱180g　地龙144g　生姜48片　红枣72枚

另:生晒参150g　西洋参100g　核桃肉[打]250g　阿胶200g　鹿角胶150g　龟甲胶150g　饴糖200g　冰糖200g　黄酒300g　收膏

按:眩晕有虚实之分,实者可因肝阳上亢、痰瘀互结;虚者可因气血亏虚,脑髓不足。《景岳全书》指出:"眩晕一证,虚者居其八九,而兼火、兼痰者不过十中一二耳。"强调了"无虚不能作眩",治疗上"当以治虚"为主。患者连年进服膏方,据其病情不同,亦有所加减。初诊时患者贫血、头晕头痛、腰酸、怕冷等症,舌淡红而脉细,乃气虚血亏,肾精不足,肾阳亦弱之证,方选十全大补汤、归脾汤、补中益气汤、附桂八味丸,伍以首乌、仙鹤草、杜仲、川断、牛膝、狗脊、仙茅、仙灵脾、苁蓉、巴戟天,以取健脾益气,补血填精,温肾壮腰之功。以补阳还五汤、葛根、仙灵脾、骨碎补、细辛、潼白蒺藜配合上方治疗头晕、头痛;患者兼有乳癖,故加入逍遥散、橘叶核、山慈菇、生牡蛎、海藻,合以活血药以疏肝散结。佐以郁李仁、麻仁、瓜蒌仁润肠通便。二诊时,患者腰酸减而未除,兼见口干、皮肤干燥等,为肝肾阴虚、燥热内生之象,故加入黄精、麦冬、杞子、地肤子、白鲜皮等养阴祛风润燥、滋补肝肾之品。三诊时,患者胃胀痛,知为肝郁犯胃,故加柴胡疏肝散疏肝理气;肢冷为血虚寒凝所致,故加当归四逆汤温经散寒;加益母草、功劳叶调补冲任,增刺猬皮、徐长卿、天花粉、玉竹润燥祛风止痒;伍以佛手、炙鸡内金、焦楂曲、炒谷麦芽健脾助运,佐入知柏、夜交藤、远志、朱灯心、合欢皮安神定志。

(杨爱东　陈丽云)

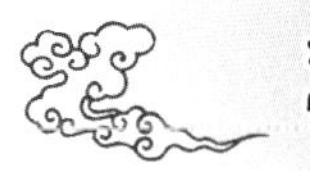

颜德馨

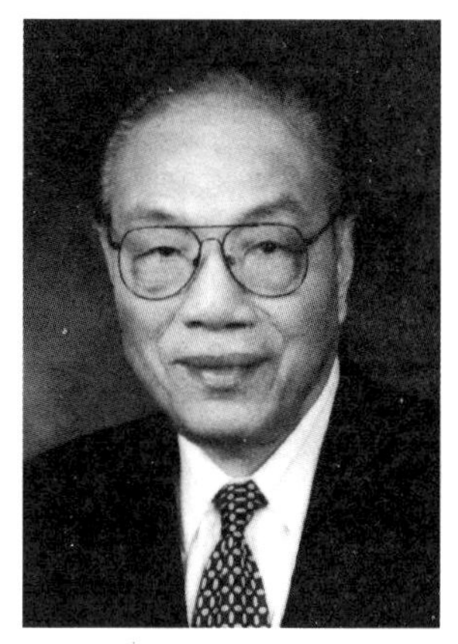

颜德馨(1920—2017),主任医师,教授,博士生导师,著名中医药学家,国家级非物质文化遗产传统医药项目代表性传承人。曾任同济大学中医研究所所长。历年来获得“上海市名中医”“全国名老中医”、第三届“上海市医学荣誉奖”等多项荣誉称号。2003年中华中医药学会特授予其终身成就奖。2004年获得中国医师协会首届“中国医师奖”及“中国铁道学会铁道卫生学科带头人”称号,2009年5月当选国家首届“国医大师”。颜德馨教授从医70余年,毕生以弘扬中医药文化,发展中医药事业为己任,长期从事中医药的临床、科研、教育和人才的培养工作。在学术上开拓创新,根据疑难病证的缠绵难愈、证候复杂等特点,倡导“久病必有瘀”“怪病必有瘀”,提出“衡法”治则,为诊治疑难病证建立了一套理论和治疗方法,尤其是运用于心脑血管病领域,颇有成效。历年来发表论文200余篇,主编出版著作10余部,2000年由上海科学技术出版社出版《颜德馨膏方真迹》。颜老耄耋之年,犹心系岐黄,热心中医事业建设,在上级领导支持下组建上海市中医心脑血管病临床医学中心、同济大学中医研究所,并个人捐资成立上海颜德馨中医药基金会,为中医传承发展事业作出卓越贡献。

一、临床经验

膏方一般由30味左右的中药组成,属大方、复方范畴,且服用时间较长。因此,膏方之制定,须遵循辨证论治法度,具备理、法、方、药之程序,医者必须慎思熟虑,立法力求平稳,不能小有偏差,偶一疏虑,与病情不合,不能竟剂而废,医生与病家皆遭损失。应该根据病者的疾病性质和体质的不同类型,经辨证后配方制膏,一人一方,量体用药,方能达到增强体质、祛病延年的目的。

(一)重视脉案书写,辨证立法

膏方的脉案,习用毛笔书写,它既是中华文化的艺术佳品,又能体现中医辨证论治的内涵。由于膏方不仅是滋补强壮的药品,更是治疗慢性疾病的最佳剂型,所以制方之时,应明察病者阴阳气血之偏胜,而用药物之偏胜来纠正,以求“阴平阳秘,精神乃治”,故膏方之制订,尤当重视辨证论治。医家应从病者错综复杂的症状中,分析其病因病位、正气之盛衰、病邪之深浅,认真辨别病者“虚证”的类别,是气虚还是血虚,是阴虚还是阳虚,抑或是气阴两虚、气血两虚等,然后方能进行有针对性的进补,气虚者补气,血虚者补血,气阴两虚者则补气养阴。这套理、法、方、药的中医特色,必须充分体现在膏方的脉案中,切忌“头痛医头,脚痛医脚”,若用这种方法开出来的膏方,既无理、法、方、药的内容,又无君、臣、佐、使的规律,病者服后,肯定弊多利少。

（二）分析体质差异，量体用药

人体体质的减弱，是病邪得以侵袭，导致疾病产生的主要原因，而体质每因年龄、性别等不同而异，故选方用药也不尽相同。应用膏方进补必须根据“虚则补之，实则泻之”的原则进行，对具有虚证的患者，可以采用补益的方法；对具有实证的患者，主要采用攻邪的方法；对虚实相兼的患者，则采用攻补兼施的方法。如老年人脏气衰退，气血运行迟缓，膏方中多佐活血行气之品；妇女以肝为先天，易于肝气郁滞，故宜辅以疏肝理气之药；小儿为纯阳之体，不能过早服用补品，14 岁之前以健运脾土为主，14 岁之后也仅宜六味地黄丸之类。先贤秦伯未先生开膏方，总以白术、山药为君，均具法度。

（三）调畅气血阴阳，以衡为期

近时百姓冬令开膏方以求进补之风颇为盛行。而自古以来，膏方之制订确实以“补”为主，现在一些医师为迎合患者喜补的心理更是一味地投以补药。临床所及，求治者多为中老年，脏器渐衰，气血运行不畅，而呈虚实夹杂之病理状态，如果一味投补，补其有余，实其所实，往往会适得其反。所以制订膏方，既要考虑“形不足者，温之以气；精不足者，补之以味”，更要针对中老年人气血不和之病理机制，以“衡法”治则为指导来纠正患者阴阳气血的不平衡。可适当加以祛瘀之桃仁、红花，破血之三棱、莪术，调气之降香、檀香，泄浊之决明、大黄，更有以补药与活血调气药相配伍，动静结合，补而不滞，既能消除补药黏腻之弊，又可充分发挥其补益之功，“疏其血气，令其调达”，而致阴阳平衡。

（四）组方动静结合，通补相兼

膏方内多含补益气血阴阳的药物，其性黏腻难化，若纯补峻补，每每会妨气碍血，留邪内闭，与健康无益，故配方用药必须动静结合，至为关键。民间常有以驴皮胶加南货制膏进补，造成腹胀便溏等不良反应，因其不符合“通补相兼，动静结合”的原则，补品为“静药”，必须配以辛香走窜之“动药”，动静结合，才能补而不滞，临床可针对中老年人常见的心脑血管病，如高血压、高血脂、冠心病、心肌梗死、糖尿病等，辨证选用“动药”，例取附子温寒解凝，振奋心阳；大黄、决明子通腑排毒，降低血脂；葛根、丹参活血化瘀，净化血液等，与补药相配，相使相成，而起到固本清源之效。

二、防治优势

冠心痛：冠心病为老年人常见之慢性病，多属本虚标实，常见之阳虚血瘀证，当冬令气阳衰微之时非常适合膏方大方图治。《素问・生气通天论》谓：“阳气者，若天与日，失其所则折寿而不彰。”故阳气为一身之主宰。如外邪侵袭或情志、饮食失常，影响脏腑经络，而使胸阳痹阻。或致胸阳衰惫，不能输布津液、运行血液，引起水液内停、血涩成瘀，胸痹心痛举发。常用温阳解凝、化瘀泄浊法屡效。温阳解凝倚仗附子，配合桂枝通阳，人参、黄芪益气，以及活血化瘀之药，标本兼顾，使阳回血活，病多可瘥。胶类不可过于滋腻，可选用少量鹿角胶温肾滋养精血。

高血压：高血压属虚实夹杂之慢性疾患，具有众多并发症，所以于冬季封藏之候宜予膏方调理，可使血压相对平稳，减少合并症发生和发展。高血压的形成与肝的病变最为密切，所以治疗大法也与治肝紧密联系。肝主疏泄，与人体气血关系密切，临证可选用调肝气、理肝血等方法，因此必须重视理气活血药物的运用。柴胡、郁金、当归、白芍、川芎、蒲黄、丹参、山楂等药物，膏方中亦每每用之，不必受滋补旧说的限制。

老年性痴呆：老年性痴呆通常从髓海不足立论，从补肾着手，从脑髓“纯者灵、杂者钝”例

 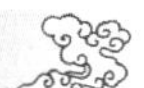

立法，强调脑由精髓汇聚而成，其性纯正无邪，容不得半点污秽之物，只有保持其纯净才能发挥“元神之府”的功能。若气血乖违，痰瘀互结，清窍受蒙，灵机呆钝，致痴呆发作。因此强调邪去而正安，可在膏方治疗中用调气活血法以复方图治。气虚血瘀者施以益气化瘀法，髓空血瘀者治取益髓化瘀法，反对盲目滥用滋肾补髓之剂。前者常用益气聪明汤合桃红四物汤加减，重在益气升清，如黄芪、升麻；后者常用六味地黄丸合血府逐瘀汤加减。而龟甲、鹿角等血肉有情之品可适当应用。

三、医案精选

1. 心肌炎后遗症案

沈某，男，丁丑冬至前订。心肌炎病后，心气不足，帅血无力，营卫不和，心脾失养，时而胸痞气仄，神委乏力，夜寐欠酣，不时惊醒，腑行易溏，口腔溃疡好发于冬季，脉小数，舌红偏绛。刻值冬藏之候，正宜及时调治，拟气阴两调，养心悦脾，寓于净化血液之中，来春必有所获。处方：

吉林人参另煎冲入 60g　西洋参另煎冲入 60g　炒白术 90g　降香 24g　紫丹参 150g　菖蒲 90g　生蒲黄包 90g　怀山药 100g　炙远志 90g　川芎 90g　净萸肉 90g　小青皮 45g　酸枣仁 120g　当归 90g　佛手 45g　云茯苓 90g　赤芍 90g　白芍 90g　葛根 90g　柏子仁 90g　淮小麦 120g　决明子 300g　百合 90g　炙甘草 45g　大生地 180g　五味子 90g　红枣 90g　炒枳壳 60g　大麦冬 90g　海藻 90g　玉桔梗 60g　北沙参 120g　肥玉竹 120g　灵芝 90g　炙黄芪 300g　炒熟地砂仁拌 180g　胎盘 2 具

上味煎取浓汁，文火熬糊，入龟甲胶 60g、鹿角胶 60g、驴皮胶 60g、白文冰 500g，烊化收膏。

按：心肌炎之所伤也，先损心之体，继损心之用。心气不足鼓动血行无力，血流不畅而凝泣，瘀血既成，脉道不利，营卫之行涩。生化无权，痰浊内聚，所以有胸痞气仄，仄者气不顺畅之谓；神委乏力，委者困顿重颓之谓，皆是病程历久，心脾失养所致。夜寐欠酣，不时惊醒，腑行不实，口腔溃疡，又是虚阳扰动所成。病机总在气血两伤。气中有浊，血中有瘀，是虚实夹杂之候。颜老手订养心汤（党参、丹参、黄芪、赤芍、川芎、降香、菖蒲、葛根、决明子、山楂）能补其体而畅其用，具益气活血、化瘀通络之功，用之于心肌炎后遗症，颇多效验。党参在膏方中使用当嫌药力单薄，改吉林人参、西洋参，更辅以生脉饮、甘麦大枣汤助其势；玉竹、海藻、灵芝相配常作净化血液之用，更佐以枳壳、桔梗通调气机，胎盘含多种细胞因子、氨基酸、肽类可以促进病态下组织再生。这些用药理念均值得借鉴。

2. 冠心病案

苏某，男，戊寅年冬至后订。胸痹有年，心气不足，气滞血瘀，脉道不畅，不通则痛，真心痛频作，夜分少寐，脉沉细结代，舌淡苔薄，唇紫。迭经温寒解凝，症已小可，近将远涉重洋，以膏代煎，探元之本，索其受病之基，固本清源，以冀去病延年。处方：

野山参另煎冲入 30g　桃仁 90g　法半夏 90g　淡附片 150g　生蒲黄包 150g　小青皮 60g　川桂枝 150g　醋灵脂 90g　云茯苓 90g　柴胡 90g　炙乳没各 45g　广郁金 90g　赤芍 90g　白芍 90g　延胡索 90g　百合 90g　当归 90g　苏木 90g　炙远志 90g　川芎 90g　降香 24g　酸枣仁 150g　炒枳壳 90g　九香虫 24g　活磁石先煎 300g　玉桔梗 60g　黄芪 300g　全瓜蒌 120g　怀牛膝 60g　紫丹参 150g　干薤白 90g　红花 90g　血竭研冲，收膏 30g　木香 45g　大生地 300g　制香附 90g　苍白术各 90g　生甘草 90g　天台乌 90g　煨金铃 90g

上味共煎浓汁，文火熬糊，再入鹿角胶150g、麦芽糖500g熔化收膏。

按：胸痹—心痛—真心痛，与冠心病—冠心病心绞痛—心肌梗死的进展规律颇相似。现代病理观察，冠状动脉粥样硬化引起的冠脉内腔狭窄和血管痉挛，心肌缺血，血栓形成以致缺血坏死后梗塞，症状也是由胸痛—胸痛加重—胸痛加剧，伴发心律失常、休克、心力衰竭一系列临床表现，是一种病的病理损害，由轻到重阶段性改变。本例病机为心气不足，气滞血瘀，寒阻脉道，脉沉细结代，舌淡唇紫，脉舌辨证与病机辨证相符。我们治疗分急性期采用温经通脉、活血化瘀，针对"手少阴气绝则脉不通，脉不通则血不流"(《灵枢·经脉》)立法；缓解期采用温经通络、益气化瘀，针对久病入络，久痛伤气；稳定期采用益气活血，固本清源，针对血脂偏高，血黏度偏高，倾向于改善体内痰浊、血瘀、气滞状况。本案属稳定期，选血府逐瘀汤合瓜蒌薤白汤加味。案中人参、五灵脂同用，附子与半夏、瓜蒌同用均与十九畏、十八反相背，颜老常打破常规用药显出其用药的胆识，他也常教导我们"勇于实践"闯出新路。

3. 病态窦房结案

张某，男，己卯冬日订。病态窦房结，亦胸痹之类也。胸痞隐痛，面色晦滞，形销神怠，头晕心悸，失寐多梦，畏寒肢冷，脉迟缓，舌红苔薄白。胸阳不振，瘀阻脉络，拟益气活血，制膏常服，趁冬藏之候，补泻六腑，淘练五精，可以固形全生者，唯有元真通畅，可谓修持之至法耶。处方：

吉林人参[另煎冲入]90g　王不留行90g　桔梗60g　淡附片120g　威灵仙90g　牛膝60g　毛冬青300g　皂角刺90g　生蒲黄[包]90g　川桂枝150g　三棱90g　莪术90g　黄芪300g　炙麻黄90g　苍术90g　白术90g　生地150g　熟地150g　细辛90g　柴胡90g　玉竹150g　杭白芍120g　炒枳壳60g　降香30g　当归90g　菖蒲90g　桃仁90g　炙甘草60g　决明子300g　益母草150g　生半夏90g　生山楂150g　红枣90g　淡干姜24g　川芎90g　陈皮90g　炙地鳖45g　红花90g　薤白90g。

上味共煎浓汁，文火熬糊，入龟胶90g、鹿角胶90g烊化，再入饴糖500g收膏。

按：病态窦房结患者在安装起搏器之前，西医忌用抑制窦性冲动形成及传导的药物，是为中医治疗开启了温阳通脉法提供了思路。按照胸痹证型分类，本案胸痛仅隐隐然，重点在面色晦暗，形销肢冷，头晕胸痞，属阳气不振，瘀血内凝型。心居阳位，为清旷之区，诸阳受气于胸中，若中阳势微，必然阴乘阳位，血府寒凝。膏方集仲景麻黄附子细辛汤、四逆汤、桂枝甘草汤，取"离照当空，阴霾自化"意，又参合血府逐瘀汤，拨转机杼，令阴邪得散，大气得展。方内有两处用药颇有特色，一是半夏生用，取其毒而借其威，冲破阴凝，与附子同用，相反以相激，布达阳和；二是用桂枝温阳通络速其血脉顺畅，与饴糖同用，续其温里，隐含小建中汤方义。

4. 失眠案

郁某，女，己卯冬订。胸痹多年，去冬调治，心气已有来复，怔忡消失，神清气爽。心烦虽除，夜寐未宁，头晕时作，食入运迟，甚则呕吐痰黏难出。脉和缓，舌淡苔薄。气虚瘀阻，营卫行而不畅，脾胃升降失司，再拟升清降浊，化痰祛瘀。正气昌盛，诸恙可安，去病延年，此之谓也。处方：

吉林人参[另煎冲入]90g　煅龙牡[各]300g　珍珠粉[冲入收膏]45g　红直须[另煎冲入]90g　毛冬青90g　琥珀粉[冲入收膏]45g　淡附片90g　炙远志90g　川芎90g　炙黄芪300g　酸枣仁150g　生蒲黄[包]90g　桂枝60g　百合90g　炙鸡内金90g　紫丹参150g　法半夏90g　生麦芽

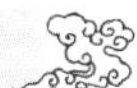

300g　大麦冬 90g　青陈皮[各] 45g　檀香 15g　五味子 90g　红花 90g　生地 150g　熟地 150g　炙甘草 60g　菖蒲 90g　玉竹 120g　淮小麦 300g　灵芝 90g　升麻 45g　大枣 90g　当归 90g　胎盘 30g　苍白术[各] 90g　潞党参 150g　小川连 24g　云茯苓 90g　柴胡 90g　莲子心 45g

上味煎取浓汁，文火熬糊，入龟甲胶 90g、鹿角胶 90g、白文冰 500g 烊化收膏。

每晨以沸水冲饮 1 匙。

按：营为阴，卫为阳，阴性沉降主静，阳性升散主动，营行脉中，卫行脉外。一升一降、一动一静、一内一外，保持机体常守平衡之态则睡眠正常。若为病气所侵，营卫之行涩，升降之运绌，动静失宜内外失和矣。心主血，脉为血之府，故而心、血、脉三者协同完成血行及脏腑供养。今禀赋不充，心气多虚，加之营行涩滞，使有心痹之患，虽得调治复元，清利脉道为刻不容缓之计。食入运迟，脾胃升清降浊职司无权，至所虑者，饮食不化精微，反为痰浊瘀阻。每投固本清源法，获效良多，不在急功，而在潜移默化之间。冬至进膏方外，还宜多做形体锻炼以清除劳心之累。起居有常，调摄精神，淡泊滋味，养育脏器清气，自然可望却病延年。

5. 高血压痰浊湿瘀案

沈某，男，已卯冬日订。高血压、高血脂史数载。肝病传脾，脾阳无以运化水谷，便糊不实，日二三行，完谷不化，神委形寒，脸色萎而不华，脱发，心悸，脘次嘈杂，间或泛酸。脉弦，舌腻。痰浊湿瘀交困，气失斡旋，亟为疏肝健脾，宣化中州，净化血液。冰冻三尺非一日之寒，方在壮年，亟为祛邪扶正，以膏缓图，不亦宜乎？处方：

柴胡 90g　川芎 90g　黄芩 90g　苍白术[各] 90g　红花 90g　胎盘 30g　大砂仁 24g　桃仁 90g　补骨脂 90g　潞党参 90g　黄芪 300g　清炙甘草[各] 45g　红别直参[另煎冲入] 45g　胡芦巴 90g　灵芝 90g　紫丹参 150g　巴戟天 90g　海藻 90g　决明子 300g　茯苓 90g　侧柏叶 120g　生山楂 300g　扁豆衣 90g　防风 90g　法半夏 90g　怀山药 120g　牛膝 90g　当归 90g　大生地 300g　生蒲黄[包] 90g　杭白芍 90g　木香 45g　炒苡仁 120g　姜山栀 90g　绿萼梅 45g　甘杞子 90g　广陈皮 60g　川杜仲 90g　生麦芽 300g

上味煎取浓汁，文火熬糊，入龟甲胶 90g、鹿角胶 90g、白文冰 500g 烊化收膏。

按：上工治未病，"见肝之病，知肝传脾，当先实脾"。如今是既已传脾，治当何如？脾为土脏，邪之入土则不复传，然则肝病不已，时时犯脾，治又当何为？读书当看最吃紧处，《金匮要略》尝言，固实脾，则肝自全，"此治肝补脾之要妙也"。颜氏治肝要在一"疏"字，补脾重在一"健"字，肝既受病，自不可再行伐肝、泻肝，宜疏其血气致归和平；脾既受伐，实脾补脾当以健运为先着。膏方以柴胡疏肝饮合人参健脾丸为底本，加入黄芪、胎盘、灵芝、龟鹿二仙以提高免疫功能，扶正即所以祛邪，古云"君子在堂，小人焉得入内？"，此之谓也。

6. 中风案

张某，男，庚辰春节前订。中风后左侧肢体不用，步履维艰，言语謇涩，脉弦滑，舌紫苔薄。肝风挟痰胶滞脉络，阻于廉泉，王清任称半身不遂，元气已亏五成，殆指人生一小天地，日月周而复始，晨宿循环无端，可验者在气，可推者在血，若能还其初宗，天下之至赜存焉。冬令进补，贵在气通血活耳。处方：

炙黄芪 900g　菖蒲 90g　白蒺藜 150g　广地龙 90g　黄郁金[矾水炒] 90g　僵蚕 90g　桃仁 90g　水蛭 30g　明天麻 90g　赤芍 90g　通天草 90g　白芷 90g　当归 90g　紫丹参

150g 鸡血藤150g 红花90g 法半夏90g 威灵仙150g 潞党参150g 橘红45g 橘络45g 晚蚕沙[包] 90g 生蒲黄[包] 150g 云茯苓90g 益母草300g 海藻90g 千年健120g 炙地鳖60g 豨莶草150g 功劳叶90g 煅牡蛎[先煎]300g 生紫菀90g 川断90g 杜仲90g 海风藤90g 川芎90g 熟军90g 伸筋草90g

上味共煎浓汁，文火熬糊，入鳖甲胶150g、桑枝膏150g烊化，再入白蜜500g收膏。

按：中风辨证总以阴阳为经，气血为纬。气之加于阳则风行激越，气之加于阴则风行肃杀；血之并于阳则风逆上巅顶，血之并于阴则风旋走山坳。本案肢体失用，言謇语涩，是已经过卒中急性期和恢复期，进入后遗症期。考之未病之先，因气虚脾运失健，津液留聚变生痰浊，痰浊阻于经隧，血流不畅遂瘀，元气既亏于前，瘀阻经络在后，一经肝阳扇动犯脑，中风成矣。至此虽情势已缓，但病程延滞，正如王清任所谓脏气不得与脑气相接，元气已亏，五脏瘀血，故而难以聚消，制补阳还五汤，重用黄芪，用意颇深，以益气助其血行，以血活化解瘀积。气阳血阴，人身之神，气旺血畅，我体常春。膏方主旨悉本于兹，方内又参合神仙解语丹治言謇，是不忘开痰浊与瘀血之互结。

7. 慢性乙肝案

王某，男，庚辰初春订。肝病已久，脸色黧黑，右胁胀痛绵绵，畏寒肢冷，动则汗出。脉细弦，舌胖苔白。迭经苦寒育阴，碍胃伤脾，阳虚阴凝。古人云：肝体阴而用阳，肝阴肝血已虚，肝气肝阳总属太过，五脏皆有阴阳，肝气肝阳亦有虚候。当予温阳化凝，病势已痼，制膏常服，八年宿疾，有此证而用此药，不可拘泥，总冀离照当空，阴霾自散耳。处方：

熟附片150g 煅牡蛎[先煎]300g 沉香曲90g 川桂枝150g 法半夏90g 莪术90g 苍术150g 白术150g 新会皮60g 煨草果45g 柴胡90g 仙人对坐草300g 桃仁90g 当归90g 平地木300g 赤芍90g 杭白芍90g 炙地鳖45g 红花90g 旋覆花[包]90g 煨金铃90g 苏木90g 茜草根150g 延胡索90g 紫丹参150g 泽兰90g 黄芪300g 川芎90g 炙乳香45g 炙没药45g 绿萼梅45g 炙鳖甲150g 丝瓜络60g 郁金90g 姜党参120g

上味煎取浓汁，文火熬糊，入鳖甲胶90g、饴糖500g烊化收膏。

按：足厥阴肝，体阴而用阳，治其体而伤其用，必投苦寒太过，太过则伤脾，用育阴太过，太过则碍胃，所谓药源性疾病，亦当今之一患也。慢乙肝感染疫疠之毒，湿热交困，浸淫不解，肝用失于疏泄，气机阻滞，继而蕴毒化火伤及肝体，通常循此传变，苦寒育阴用之得宜，固不为错。然则恣用苦寒育阴，必正阳受挫，毒邪匿伏，旷日持久必成痼疾。如今患者面色黧黑，胁痛肢冷，畏寒自汗，职是故也。膏方力主“脾统四脏”之说，守仲景“见肝之病，知肝传脾，当先实脾”，以苍白二术合附子振阳启脾，柴胡合黄芪建中疏肝健胃。《素问·五常政大论》有云“土疏泄，苍气达”，冀八年宿疾，得此而阴霾驱散，当空复见离照。

8. 高脂血症案

杨某，男，甲申冬日订。献身于教育事业，终日操劳。肝胆失于疏泄，食纳运迟，面苍不华，血脂偏高，经年调治，诸症渐安。脉细涩，舌红苔薄，拟疏肝调脂，健运中州，净化血液，务使五脏元真通畅，水能涵木，心脾交泰，邪去正安。可为育人之神圣职责再创辉煌。处方：

西洋参[另煎冲入]60g 吉林参[另煎冲入]60g 苍术150g 白术150g 法半夏90g 柴胡90g 泽泻90g 青皮50g 陈皮50g 生麦芽300g 檀香15g 紫丹参150g 生蒲黄[包] 90g

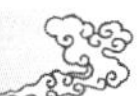

决明子 300g　炒知母 90g　炒黄柏 90g　泽兰 90g　川芎 90g　海藻 90g　生内金 90g　大熟地砂仁拌300g　滁菊花 90g　当归 90g　肥玉竹 180g　制首乌 120g　炒枳壳 90g　玉桔梗 60g　夏枯草 180g　茯苓 150g　潞党参 90g　红花 90g　佛手 60g　虎杖 150g　制黄精 90g　黄芪 300g　生薏仁 300g　熟薏仁 300g　广郁金 90g　川断 90g　杜仲 90g　怀牛膝 90g　甘杞子 90g　胎盘 30g　灵芝 90g　生山楂 150g　女贞子 90g　墨旱莲 90g

上味共煎去渣，文火熬糊，入清阿胶 90g、鳖甲胶 90g、白文冰 500g 烊化收膏。

按：在《灵枢·本脏》与《灵枢·天年》都说到肝胆相关：肝合胆；肝气衰肝叶薄，胆汁减。肝胆疾病也很自然地会相随伴生，与西医学的一些理解相吻合。肝胆失于疏泄，能直接影响到脾胃功能失常，即本案所述食纳运迟，继而发生血脂偏高，水谷不为精微却变生废浊，血液安得净化乎？治法是疏肝调脂，健运中州，双管齐下。肝脾同调，上能补心养血华容貌，下可滋肾育阴通元真，五脏得益，邪无遁身之处，正气遂得来复矣。

9. 老年痴呆案

周某，男，壬申冬日订。久病失治，营卫乖违，竟日呻吟，此内伤之证也。既失表于先，复误补于后，神乏懊侬，胃呆少寐。今人不识秋气应金，治节全仗清肃之令；不明冬气应水，闭藏之旨勿扰乎阳。动辄参、茸、龟、鳖，不论虚实，此风祸害已形于迹。亟予调其血气，令其调达而致和平，当停一切药治，专以衡法制膏，当可愈此痼疾。处方：

升麻 90g　川芎 90g　云茯苓 90g　苍术 90g　白术 90g　大生地 300g　百合 90g　柴胡 90g　知母 90g　黄柏 90g　夏枯草 150g　当归 90g　五味子 90g　黄芪 300g　生山栀 90g　青皮 45g　陈皮 45g　防风 90g　赤芍 90g　麦冬 90g　紫丹参 150g　炒枳壳 60g　神曲 90g　莲子心 60g　玉桔梗 60g　法半夏 90g　淮小麦 150g　怀牛膝 90g　佛手 90g　炙乌梅 60g　红花 90g　八月札 90g　北秫米 90g　桃仁 90g　杏仁 90g　苏噜子 90g　台乌药 60g　甘草 45g　广郁金 90g　制香附 90g

上味浓煎去渣，文火熬糊，入饴糖 500g 烊化收膏。

按：经云：邪气盛则实，精气夺则虚，实则泻之，虚则补之。若不辨虚实，盲目进补，则营卫乖违，阴阳失衡，于病不仅无益，反会致害。或心烦懊侬，或胸闷纳呆，或腹胀便溏。本例先失于解表，又复误补，实其所实，故见证如此。纠偏之法，重在调其血气，取小剂补中益气汤扶正解表，以肃余邪；辅越鞠丸、逍遥散调理气血，以解其郁；配半夏、夏枯草一阴一阳，交通营卫，以除其烦；枳壳、桔梗一升一降，以祛其胀，扶正而不留邪，祛邪而不伤正，务使气血畅，营卫昌，五脏元真得以通达，为纠正误补失治之有效途径。

10. 慢性胃炎案

袁某，男，戊寅冬订。胃病有年，饮食不为肌肤，碧梧翠竹，形体消瘦，青年时劳伤宿瘀，腰膂酸楚，复以主掌金融，心肺交损，呛咳多痰，心动过缓，夜分少寐，纳食不馨，脉细缓，舌黄干苦。亟为悦心健脾，益肾坚骨，固本清源。处方：

吉林参另煎冲入60g　西洋参另煎冲入60g　制狗脊 90g　当归 90g　天冬 90g　麦冬 90g　赤芍 90g　白芍 90g　川断 90g　杜仲 90g　五味子 90g　百合 90g　怀牛膝 90g　南沙参 90g　北沙参 90g　山萸肉 90g　甘杞子 90g　大生地蛤粉30g同拌300g　怀山药 150g　川贝 60g　象贝 60g　肥玉竹 150g　制首乌 150g　生薏仁 300g　云茯苓 90g　法半夏 90g　太子参 150g　化橘红 60g　紫河车 60g　霍山斛另煎冲入30g　冬虫夏草另煎冲入30g　炙鸡内金 90g　紫丹参 150g　清炙芪各 300g　春砂仁 24g　炒茅术 100g　炒白术 100g　清炙甘草各 45g　杏仁 90g　桃仁 90g　炙远志 90g　酸枣仁 120g　菟丝子 90g　鸡血藤 90g

香元皮 90g

上味共煎浓汁，文火熬糊，入龟甲胶 90g、鹿角胶 90g、白文冰 500g 烊化收膏。

按：胃者，素有仓廪之官美誉。仓廪足则气血充，纳食不馨，外源物质提供先匮乏，加之劳倦内伤，水谷难以变生精微，所以形瘦，饮食不为肌肤也。“人之所有者，血与气耳。”心血不足心动过缓之由，肺气失肃咳呛多痰之因，肾精亏弱腰膂酸楚之根，心肾不交夜分少寐之本，根本因由一切都归结到胃气不旺。胃气，《灵枢·营卫生会》中说：“此所受气者，泌糟粕，蒸津液，化其精微。”既然不能化精则必不能泌糟粕，所以本案设定固本清源的法则，兼以悦心健脾，益肾坚骨，若不从源头清理，纵得滋补何益？方从《儒门事亲》不老丹化裁而来，颇倚重于胃气的建立，足资师法。

11. 慢性泄泻案

李某，男，癸未冬至订。初诊：经营有道，耗心伤气，脾肾交亏，始而失眠、头胀，继之便溏完谷，口干尿频。脉小数，舌红苔薄。鼻红，肝家当有气火，故有心烦多虑。兹拟脾肾同调，柔肝涵木，务使气血条达。处方：

吉林人参另煎冲入 60g　别直参另煎冲入 60g　西洋参另煎冲入 60g　菟丝子 90g　苍术 90g　白术 90g　补骨脂 90g　巴戟天 90g　五味子 90g　炒扁豆 90g　怀山药 120g　大熟地 300g　炒知母 90g　炒黄柏 90g　灵芝 150g　炙黄芪 300g　南沙参 90g　北沙参 90g　珠儿参 90g　山萸肉 90g　粉丹皮 90g　当归身 90g　杭白芍 90g　川断 90g　杜仲 90g　制狗脊 90g　炙甘草 45g　制首乌 90g　橘白 45g　陈皮 45g　胎盘 30g　煨葛根 90g　川芎 90g　桑叶 90g　桑椹 90g　制黄精 90g　佛手 60g　淮小麦 300g　炒升麻 90g　酸枣仁 120g　红枣 90g　莲子 90g

上味共煎去渣，文火熬糊，入龟甲胶 60g、鹿角胶 90g、白文冰 500g 烊化收膏。

每晨以沸水冲饮 1 匙。

二诊：甲申小雪。健脾益肾，养血柔肝，冬藏调治，益寿延年。处方：

柴胡 90g　红直参另煎冲入 45g　西洋参另煎冲入 60g　吉林参另煎冲入 60g　苍白术各 90g　补骨脂 90g　菟丝子 90g　怀山药 150g　玉竹 200g　扁豆 90g　熟地砂仁拌 300g　制首乌 150g　白芍 150g　太子参 150g　清炙芪各 300g　清炙甘草各 45g　益智仁 90g　香橼皮 90g　山萸肉 90g　蒲公英 90g　生麦芽 300g　檀香 15g　青皮 45g　陈皮 45g　法半夏 90g　炒升麻 90g　炒知母 90g　炒黄柏 90g　当归 90g　防风 90g　巴戟天 90g　黄精 90g　胎盘 30g　红枣 90g　甘杞子 90g　麦冬 90g　北五味 90g

上药共煎 3 次，去渣文火熬糊入清阿胶 90g、鹿角胶 90g、白文冰 500g 收膏。

三诊：乙酉大雪。养血柔肝，健运中州，调其气血，养生之道备矣。处方：

吉林人参另煎冲入 90g　西洋参另煎冲入 90g　柴胡 60g　当归 90g　蒲公英 90g　杭白芍 90g　紫丹参 150g　甘杞子 90g　苍术 90g　白术 90g　炙黄芪 300g　怀山药 120g　新会皮 60g　台乌药 60g　砂仁 30g　生麦芽 300g　檀香 15g　清炙甘草各 45g　半夏 90g　秫米 90g　云茯苓 90g　生枣仁 60g　熟枣仁 60g　潞党参 90g　煨金铃 90g　川连 15g　肉桂 12g　巴戟天 90g　炒米仁 300g　灵芝 90g　夜交藤 150g　淮小麦 300g　菟丝子 90g　怀牛膝 90g　五味子 90g　百合 150g　大枣 90g　湘莲子 90g　玉竹 180g　佛手 60g　生地 150g　熟地 150g

炮制如法，入清阿胶 90g、鳖甲胶 90g、白文冰 500g 烊化收膏。

按：本例脉案简约，但从中能看出许多构建膏方的思路：三个处方始终是兵分两路，辨证

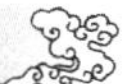

以清阳在下便溏完谷,浊气在上鼻红心烦,但以健运中州为主轴,可知斡旋之力颇为倚重。第一方,三参合用,三种参的性能略有差异,别直性温,洋参偏凉,吉林参性平,调补阴阳不使偏仄。另有补中益气汤、参苓白术散、四神丸诸方,因摄升提并施,配以知柏地黄丸、七宝美髯丹,意在守阴敛阳,更加南北沙参、珠儿参滋柔以防肝家气火妄动。第二方有痛泻要方,疏肝兼理脾。第三方半夏秫米汤、交泰丸重在治理睡眠障碍,红参已不用,改为丹参。三方用膏亦各不相同,其间进退中有深意,读者可心领神会。

12. 哮喘案

朱某,男,戊寅冬至前。哮喘宿疾,已廿余载,痰多白沫,胸膈满闷,动辙淫汗,难以平卧,肺肾交亏,痰湿瘀滞,发作则趋医院清热消炎,实其所实,已成痼疾。夫天地设位妙,功用于乾坤;人生立本,托阴阳于离坎。气血周布,贵在流畅,元真充足,饮食不失其度,运行不停其机,痰饮夙患可望一展其困矣。处方:

淡附片 150g　菟丝子 90g　茯苓 90g　姜党参 150g　鹿角 90g　炒白术 150g　淡干姜 30g　补骨脂 90g　炒枳壳 60g　川桂枝 45g　当归 90g　玉桔梗 60g　生半夏 90g　川芎 120g　杭白芍 90g　细辛 60g　赤芍 90g　紫石英 300g　大熟地 300g　桃仁 90g　紫丹参 150g　贡沉香 24g　降香 30g　益母草 300g　新会皮 60g　甜葶苈 90g　生蒲黄(包) 90g　炙麻黄 90g　白芥子 90g　鹅管石 300g　五味子 90g　黑苏子 90g　怀山药 150g　佛耳草 150g　莱菔子 90g　坎炁 50g

上味共煎浓汁,文火熬糊,入鹿角胶 150g、白文冰 500g 烊化收膏。

按:哮喘宿疾,《金匮要略》云"必有伏饮",历数症状,痰多白沫,胸膈满闷,动辙汗涔,气塞难以平卧,亦多与《金匮要略》记述相符。法当宣肃并行,温化兼施,攻补合力,标本同治,然则每发必以清热消炎投之,症状似减而伏饮愈遏。实其所实,反成痼疾;虚其所虚,乃为羸恙。叶天士谓:"在肺为实,在肾为虚,出气不爽为肺病,入气有音为肾病。"20 年来治不得法,坎离错位,本虚标实已呈根深蒂固。还宗《金匮要略》"病痰饮者,当以温药和之"。膏方集小青龙汤、葶苈大枣泻肺汤、三子养亲汤补偏救弊,一能解药源性疾病所致的危害,二能扶正祛邪以助长生化机杼之再展。

13. 糖尿病案

周某,男,戊寅冬至后订。案牍劳心,运筹耗气,气血有失条达,肝肾水火不能自济。常有腰酸,目瞀口槁,神委。肺卫不固,风燥痰热内寄,咽鼻炎多黄痰。已具消渴端倪,阴虚内热,血黏之由来也。脉弦数,舌红苔薄。亟为滋养肝肾,健运脾土,殆以脾胰同源,治消症必需及此,常服定有所获。处方:

西洋参(另煎冲入) 60g　柴胡 90g　天花粉 120g　霍山石斛 30g　赤芍 90g　白芍 90g　桃仁 90g　苍术 120g　白术 120g　玉桔梗 60g　杏仁 90g　米仁 90g　知母 150g　生地(蛤粉 90g 同拌) 300g　甘杞子 90g　生怀山药 120g　生甘草 45g　冬青子 90g　川断 90g　杜仲 90g　灵芝 90g　云茯苓 90g　黄柏 90g　肥玉竹 150g　粉丹皮 90g　南沙参 90g　北沙参 90g　当归 90g　紫丹参 150g　桑白皮 90g　炙乌梅 60g　泽兰 90g　地锦草 500g　生山楂 150g　滁菊花 90g　生蒲黄(包) 90g　决明子 300g　桑寄生 150g　黄芪 300g　山萸肉 90g　虎杖 150g　小川连 30g　功劳叶 90g　胎盘 60g

上味共煎浓汁,文火熬糊,入龟甲胶 90g、鳖甲胶 50g、蛋白糖 500g 烊化收膏。

按:本案思虑过度,劳心伐气,上耗心阴,下竭肾精,水火不能既济,阴阳不得相契,所以有腰酸神委,口槁目瞀,咽鼻慢性炎症久羁为患,俱属阴虚内热之象,消渴已露端倪,血黏度随之升高，经方“血并于下，气并于上”者是也。亟为濡养肝肾，补天一所生之水，再以健运坤土，资气血化生之源，俾心肾交泰，劳心得复矣。脾胰同源之说出自恽铁樵先辈，指导糖尿病治疗确有临床意义，方中地锦草，用治消渴证，得之于铃医验方，以单味300g小煎服汁，代饮，降血糖颇有效验，鲜货尤佳。

14. 弥漫性甲状腺肿案

张某，女，乙酉冬至后。冲任失职，甲状腺诸多变证，次第趋安，随遇而康。竟日博奕医海，煞费心机，心脾肾三脏失衡。拟养血柔肝、宁心滋肾、健运中州，作冬藏养生之谋。处方：

西洋参另煎冲人90g　太子参150g　炒知母90g　炒黄柏90g　黄芪300g　淡苁蓉90g　仙茅90g　生地150g　熟地150g　当归身90g　杭白芍90g　粉丹皮90g　怀山药150g　潼蒺藜90g　白蒺藜90g　炙远志90g　生枣仁150g　熟枣仁150g　百合150g　淮小麦300g　五味子90g　天冬90g　麦冬90g　川芎90g　紫丹参150g　大白术90g　云茯苓90g　茯苓神90g　湘莲子90g　仙灵脾150g　炙甘草60g　女贞子90g　黑料豆90g　川断90g　杜仲90g　法半夏90g　苦参90g　青皮45g　陈皮45g　加川石斛90g　夜交藤150g　红枣90g

如法炮制，入龟胶90g、阿胶90g、白蜜500g烊化收膏。

按：弥漫性甲状腺肿是临床上最常见的引起甲状腺功能亢进的疾病，属自身免疫性疾病，体内存在甲状腺刺激抗体，临床症状以典型高代谢症候群的出现为特征，发病原因与精神过度紧张有关。五脏生五气，五气生五志，五志过极则损伤心神，古人有单独立项的神志病，与此颇相类。试观本例用方设计，百合知母地黄汤、八仙长寿丸、甘麦大枣汤均是围绕养血柔肝，宁心滋肾，健运中州制方之旨，俾心脾肾三脏归于平衡，五志遂宁。冲任失职，亦常是心肾失效的又一内因，缘于年龄关系，精气日薄，精血亏衰，方参二仙汤调摄冲任作为平衡机制，亦为常用方法。苦参一味校正心律失常，与丹参配伍，功效殊胜。都可为本病治疗提供临床资助。

15. 月经失调案

郁某，女，戊寅冬日订。冲任不足，相火偏旺，经来量少，时而愆期，头痛耳胀，经前尤甚，性急心烦，咽痛不润，下肢时时痉挛，夜分少寐，脉弦数，舌红苔薄。谨以养血柔肝，益肾安冲，据胜复之法制，益不足，损有余，平衡阴阳，血气条达，以葆康泰。处方：

西洋参另煎冲人60g　生地200g　熟地200g　川石斛90g　珠儿参90g　女贞子90g　乌玄参150g　杭白芍90g　怀牛膝90g　制首乌150g　知母90g　当归90g　黄精90g　黄柏90g　滁菊花90g　紫丹参150g　巴戟天90g　冬桑叶90g　决明子300g　淡子芩90g　川芎90g　煅龙牡各300g　云茯苓90g　甘杞子90g　炙远志90g　仙茅90g　玉桔梗60g　酸枣仁120g　仙灵脾150g　生草45g　百合90g　明天麻60g　白蒺藜150g　淮小麦300g　炙龟甲150g　蔓荆子90g　大枣90g

上味浓煎去渣，文火熬糊，入龟甲胶60g、阿胶60g、白蜜250g、白文冰250g烊化收膏。

每晨以沸水冲饮1匙。

按：“任脉者，女子得之以任养也。”（《素向·骨空论》）“冲脉者，五脏六腑之海也，五脏六腑皆禀焉。”（《灵枢·逆顺肥瘦》）冲任实是人身精血之聚所，既受之先天父母，又赖于后天水谷之给养。冲任不足，精血不充，相火易旺，所以经来量少，愆期者先后不能完期之谓。头痛耳胀，性急心烦，夜分少寐，咽通不润，乃虚阳上攻之象；下肢抽掣，是虚风内动之证，一切皆由肝血肾精衰少引起。其有生理性衰退因素，也因摄养不当而

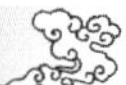

提早出现，谨以养血柔肝、益肾安神为法。膏方集二仙汤、七宝美髯丹、大补阴丸、知柏地黄汤等方，又参合甘麦大枣汤、天王补心丹义。增损之间总以平衡阴阳为重，务令血气条达，可保安康。

（屠执中　韩天雄）

颜乾麟

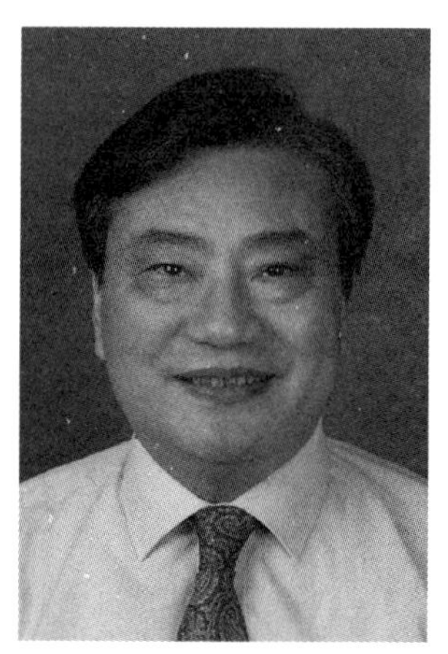

颜乾麟，男，1945年4月出生，江苏丹阳人，第四批全国老中医药专家学术经验继承工作指导老师，2007年获得“全国首届中医药传承高徒奖”。现任同济大学中医研究所副所长、上海市中医心脑血管病临床医学中心副主任，同济大学“中医大师传承人才培养计划”项目办公室常务副主任。兼任中华中医药学会老年病委员会常务委员、络病委员会常务委员，上海市中医药学会常务理事、脑病委员会名誉主任、神经内科委员会副主任委员、内科委员会常务委员、老年病委员会委员。长期从事中医心脑血管病的临床、科研、教学工作，尤对老年期痴呆（阿尔茨海默病、血管性痴呆）、冠心病、心律失常、脑梗死、高脂血症、高血压的诊治有较深的研究。主持国家级、省部级课题多项，主编出版著作10余部，发表论文60余篇。

一、临床经验和防治优势

传承国医大师颜德馨教授膏方心得，立足“衡法”治则，即通过调气活血而使人体阴阳臻于平衡、达到扶正达邪之目的，一改膏方仅能滋补强身的局限性，而将膏方作为一种剂型，治疗多种中老年慢性病，取得良好疗效。

（一）高脂血症

高脂血症是动脉粥样硬化的主要易发因素，也是冠心病患者冠状动脉事件增加的危险因素。中医学虽无高脂血症的病名，但在历代医籍中，有一些类似本病的记载。《脾胃论》云：“脾胃一伤，五乱互作，其始病，遍身壮热，头痛目眩，肢体沉重，四肢不收，怠惰嗜卧，为热所伤，元气不能运用，故四肢困怠如此。”根据高脂血症主要表现为神疲乏力、肢体困重等症状特点，似属于“身重”“软懒之症”范畴。脾失运化，则水谷精微反化为湿，凝聚成脂，且高脂血症为血中之痰浊，属污浊之血，需采用健脾化湿、活血祛痰之法调治，故尤适合膏方发挥大复方优势。膏方每以平胃散、枳术散加减。《神农本草经》谓苍术“做煎饵久服，轻身延年不饥”，其中“轻身”为降脂的作用，并选用活血药与祛痰药同用，治疗痰瘀胶结的高脂血症有一定疗效，常用方剂为泽泻汤、二陈汤、桃红四物汤。

（二）高尿酸血症

尿酸是体内嘌呤代谢的终产物，当体内尿酸生成增多或排泄减少时则出现循环血尿酸含量增高。越来越多证据表明高尿酸血症是冠心病的独立危险因素。高尿酸血症是代谢综合征的组成成分之一，常与高血压、高血脂、高血糖并存，互为因果，恶性循环，加重动脉硬化，加速冠心病的形成和发展，增加缺血性脑卒中的发生。运用膏方调治时，可加强清热利湿，方用革薢渗湿汤、当归拈痛汤，并可在辨证治疗基础上加用革薢、土茯苓、车前草降低血

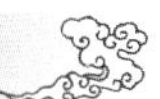

尿酸。服用膏方可明显改善高尿酸血症患者足趾红肿热痛等临床症状，提高生活质量。

二、医案精选

1. 胸痹案

陈某，女，60岁。2007年12月5日初诊。心胸痹闷，伴有心悸10余年。阵发性胸闷心悸，时有刺痛，放射于背部，伴有汗出，乏力，头晕，腰酸，畏寒，间有下肢浮肿，活动后尤甚。大便溏薄，一日三行，夜尿频数，腹胀，停经7年余，时有潮热汗出，膝关节作痛，胃纳夜寐可。既往高血压、冠心病史。心电图示ST-T改变。舌紫苔薄白，脉细缓。证属肝肾不足，肝气郁结。治以补益肝肾，疏肝理气。处方：

生晒参另煎冲入90g　西洋参另煎冲入90g　生黄芪150g　防己60g　防风60g　苍术90g　白术90g　黄连30g　吴茱萸20g　广木香60g　赤芍90g　白芍90g　当归90g　薄荷30g　枳实90g　茯苓300g　桔梗60g　葛根90g　丹参150g　川芎90g　降香60g　红花90g　柴胡90g　香附90g　青皮60g　陈皮60g　玉竹90g　黄精90g　熟地90g　砂仁60g　山萸肉90g　山药150g　黄柏60g　知母90g　石菖蒲150g　生蒲黄90g　补骨脂90g　骨碎补90g　透骨草90g　桑寄生90g　川断90g　杜仲90g　龙眼肉90g　核桃肉90g　桂枝20g　红枣90g　炙甘草30g

另：龟甲胶90g　阿胶90g　鹿角胶30g　冰糖500g　收膏

二诊：2008年11月24日。上方后，胸痹心悸发作次数较前减轻，疼痛程度较前明显改善；头晕，畏寒减轻。大便已转实，一日一行。现仍有乏力，汗出，尿频，下肢浮肿。血脂水平处于正常高限。舌紫苔薄且胖，脉缓。证属气阴不足，血脉失和。治以益气养阴，疏调血气。处方：

生晒参另煎冲入90g　西洋参另煎冲入90g　生黄芪150g　麦冬90g　五味子60g　泽泻90g　苍术90g　白术90g　柴胡90g　当归90g　赤芍90g　白芍90g　薄荷30g　茯苓300g　升麻60g　陈皮60g　荷叶90g　片姜黄60g　桂枝30g　补骨脂90g　骨碎补90g　透骨草90g　枳实90g　桔梗60g　石菖蒲90g　降香60g　葛根90g　丹参150g　川芎90g　玉竹90g　黄精90g　防风60g　熟地90g　砂仁60g　山萸肉90g　山药150g　黄柏60g　知母90g　黄连30g　黄芩60g　黑芝麻90g　红枣90g　炙甘草30g

另：龟甲胶90g　阿胶90g　鹿角胶30g　冰糖500g　收膏

三诊：2009年11月22日。今年胸闷心悸仍略有发作，但休息后尚能自行缓解。腰酸，汗出不明显。但仍时有下肢浮肿，夜尿频数。舌红苔薄且干，脉缓。证属心阳式微，阴分不足。治以温振心阳，益气养阴。处方：

生晒参另煎冲入120g　西洋参另煎冲入60g　生黄芪150g　天冬90g　麦冬90g　五味子90g　黄连30g　桂枝30g　茯苓300g　熟附子30g　生地90g　熟地90g　砂仁60g　石菖蒲150g　生蒲黄90g　枳实90g　桔梗60g　苍术90g　白术90g　泽兰90g　泽泻90g　丹参150g　川芎90g　酸枣仁90g　柴胡90g　黄芩60g　法半夏90g　仙灵脾90g　仙茅90g　巴戟天90g　黄柏60g　知母90g　黄精90g　玉竹90g　厚朴90g　怀牛膝90g　乌药60g　川萆薢90g　益智仁90g　女贞子90g　萸肉90g　穞豆衣90g　潼蒺藜90g　白蒺藜90g　炙甘草30g

另：阿胶90g　龟甲胶90g　鹿角胶60g　冰糖500g　收膏

按：心血管疾病患者一般病程较长，病情复杂。久病伤气，气虚及阳，阳虚阴凝；气滞血瘀,又暗伤阴分。故治法遵循"心病宜温"的同时,兼顾益气养阴。本例老年患者,气阴两虚,心阳不足。拟以肝肾同治,气血同调,膏方中注意精、气、神同调的基础上,先后参入李东垣的清暑益气汤、二仙汤、参附汤、苓桂术甘汤以补肝肾、温心阳,并配伍逍遥散、小柴胡汤之意以调气血,并随证加减。药尽症缓,病势坦途。

2. **胃脘痛案**

陈某,男,51 岁。2007 年 12 月 7 日初诊。反复胃脘部嘈杂,疼痛 30 余年。患者平素饮食不规律,空腹或不能及时进餐则发胃痛,得温或食后痛缓,喜按,泛酸,易腹泻。纳眠可,夜寐安。胃镜诊断为胃及十二指肠溃疡。舌红苔薄白,脉细缓。证属脾胃不足,中宫虚寒。治以健运脾胃。处方:

生晒参[另煎冲入]90g　西洋参[另煎冲入]90g　炙黄芪 150g　桂枝 30g　赤芍 90g　白芍 90g　红枣 90g　柴胡 90g　枳实 90g　香附 90g　川芎 90g　青皮 60g　陈皮 60g　当归 90g　薄荷 30g　茯苓 300g　苍术 90g　白术 90g　黄连 30g　吴茱萸 20g　广木香 60g　法半夏 90g　苏子 60g　莱菔子 90g　白芥子 60g　生地 90g　熟地 90g　砂仁 60g　萸肉 90g　山药 150g　丹皮 90g　泽泻 90g　黄精 90g　玉竹 90g　天冬 90g　麦冬 90g　五味子 90g　柏子仁 90g　桑椹子 90g　女贞子 90g　穞豆衣 90g　怀牛膝 90g　黄柏 60g　生薏仁 300g　炙甘草 30g

另:龟甲胶 60g　鳖甲胶 90g　鹿角胶 30g　冰糖 250g　饴糖 250g　收膏

二诊:2008 年 11 月 28 日。上药后胃脘部嘈杂感明显减轻,大便已转实。但仍偶有泛酸,空腹时胃脘痛仍有小发。舌红苔薄白,脉细缓。拟脾肾同治。处方:

生晒参[另煎冲入]90g　西洋参[另煎冲入]90g　炙黄芪 150g　桂枝 30g　赤芍 150g　白芍 150g　红枣 90g　龙眼肉 90g　菟丝子 90g　生薏仁 300g　柴胡 90g　枳壳 60g　香附 90g　青皮 60g　陈皮 60g　仙灵脾 90g　广木香 90g　生地 90g　熟地 90g　砂仁 60g　山萸肉 90g　山药 90g　丹皮 90g　巴戟天 90g　泽泻 90g　茯苓 300g　黄精 90g　玉竹 90g　川断 90g　杜仲 90g　桑寄生 90g　怀牛膝 150g　天冬 90g　麦冬 90g　五味子 90g　女贞子 90g　柏子仁 60g　穞豆衣 90g　黄柏 60g　知母 90g　丹参 90g　川芎 90g　法半夏 90g　炙甘草 30g

另:龟甲胶 60g　鳖甲胶 90g　鹿角胶 30g　冰糖 200g　饴糖 300g　收膏

三诊:2009 年 11 月 22 日。今年胃脘痛症状发作次数及疼痛程度均较前减轻,但时有大便稀薄。舌红,苔薄白,脉细缓。仍以补肾健脾,原方加入炮姜 30g、补骨脂 30g、延胡索 90g、白蔻仁 60g。

按:本例患者中宫虚寒,治以黄芪建中汤温振中阳;再遵循"六腑以通为用""通则不痛"的原则,辅以左金丸、柴胡疏肝饮等调肝和胃、行气止痛之常法。后遵循"肾为胃之关"的理论,加入温补肾阳之属,以期"温肾阳以助脾阳"。全方肝、脾、肾兼顾,通补兼施,动静结合,故而收效迅捷。

3. **虚劳案**

方某,男,32 岁,2007 年 12 月 7 日初诊。神疲乏力,腰膝酸软 3 年余。患者既往工作劳累,近 3 年来出现神疲乏力,面色萎黄,畏寒,腰膝酸软,口气臭秽,食后则腹胀,痰黄,二便调,夜寐安。舌红,苔黄,脉弦而小数。查见乙肝小三阳。证属脾肾不足、肝经湿热气滞。治以疏肝清热。处方:

生晒参[另煎冲入]90g　西洋参[另煎冲入]90g　柴胡 90g　当归 90g　赤芍 90g　白芍 90g　薄

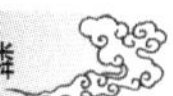

荷 30g　苍术 90g　白术 90g　茯苓 300g　黄芩 60g　法半夏 90g　象贝母 90g　杏仁 90g　桃仁 90g　枳实 90g　香附 90g　青皮 60g　陈皮 60g　知母 90g　银花 90g　白花蛇舌草 150g　黄柏 60g　苦参 60g　虎杖 90g　黄精 90g　玉竹 90g　厚朴 90g　熟地 90g　砂仁 60g　仙灵脾 90g　仙茅 90g　巴戟天 90g　菟丝子 90g　桑叶 60g　灵芝 90g　黑芝麻 90g　龙眼肉 90g　核桃肉 90g　桑寄生 90g　怀牛膝 90g　炙甘草 30g

另:龟甲胶 90g　鳖甲胶 60g　鹿角胶 30g　冰糖 500g　收膏

二诊:2008 年 12 月 29 日。神疲乏力较往年明显减轻。但仍时有腰膝酸软,口气臭秽。舌红苔薄黄,脉弦。原方出入,继续予以健脾益肾、疏肝清热。处方:

生晒参另煎冲入 90g　西洋参另煎冲入 90g　柴胡 90g　当归 90g　赤芍 90g　白芍 90g　薄荷 30g　苍术 90g　白术 90g　厚朴 90g　青皮 60g　陈皮 60g　黄柏 60g　生薏仁 300g　红枣 90g　法半夏 90g　茯苓 300g　黄连 30g　桂枝 20g　黄柏 60g　虎杖 90g　金银花 90g　苦参 60g　藿香 90g　佩兰 90g　怀牛膝 90g　生地 90g　熟地 90g　砂仁 60g　山萸肉 90g　丹皮 90g　泽泻 90g　仙灵脾 90g　仙茅 90g　巴戟天 90g　白花蛇舌草 300g　川断 90g　杜仲 90g　桑寄生 90g　独活 90g　灵芝 90g　炙甘草 30g

另:龟甲胶 90g　鳖甲胶 60g　鹿角胶 30g　冰糖 500g　收膏

三诊:2009 年 11 月 22 日。患者今年来诊,面色萎黄不显,口气无臭秽,唯偶觉腰膝酸软。舌红,苔薄黄,脉细。仍以健脾益肾、疏肝清热调治,并酌加补肾之品。处方:

生晒参另煎冲入 90g　西洋参另煎冲入 90g　柴胡 90g　当归 90g　赤芍 90g　白芍 90g　黄芩 90g　川芎 120g　薄荷 30g　法半夏 90g　党参 90g　茯苓 300g　苍术 90g　白术 90g　鹿角 60g　熟地 90g　砂仁 60g　山萸肉 90g　山药 90g　泽泻 90g　丹皮 90g　独活 90g　仙茅 90g　仙灵脾 90g　巴戟天 90g　菟丝子 90g　虎杖 90g　苦参 60g　黄柏 60g　知母 90g　肉苁蓉 90g　黄连 30g　桂枝 30g　青皮 60g　陈皮 60g　川断 90g　杜仲 90g　桑寄生 90g　佩兰 300g　枳实 90g　黄精 90g　玉竹 90g　黑芝麻 90g　龙眼肉 90g　核桃肉 90g　炙甘草 30g

另:龟甲胶 90g　鳖甲胶 90g　鹿角胶 30g　冰糖 500g　收膏

按:思虑操劳,频繁无节,耗伤心脾,气血不充,诸虚劳之证作矣。本例患者既往有肝脾肾不足之象,又有湿热内阻之证,属本虚标实。故而取四君子汤以补脾,六味地黄丸、二仙汤等补益肝肾以固本;辅以四妙丸、平胃散等清化湿热以清源。因其有乙肝小三阳病史,根据"肝喜条达"理论,故加入逍遥散以疏调气血,通补兼用,动静结合。疏其血气,条达阴阳,有事半功倍之效。

4. 口疮案

顾某,女,35 岁。2008 年 11 月 29 日初诊。口腔溃疡伴神疲乏力 3 年。患者近 3 年来,常有口腔溃疡,工作劳累尤甚。伴见神疲乏力,牙龈出血,头痛,上腹部胀痛,嗳气频频,手足畏寒。月经正常,胃纳二便调,夜寐安。舌红,苔薄黄,脉细弦。证属气虚肝郁化火。治以益气养阴,清热疏肝。处方:

生晒参另煎冲入 90g　西洋参另煎冲入 90g　炙黄芪 150g　防风 60g　苍术 90g　白术 90g　柴胡 90g　当归 90g　赤芍 90g　白芍 90g　薄荷 30g　茯苓 300g　黄柏 60g　砂仁 60g　黄连 30g　桂枝 20g　枳实 90g　香附 90g　青皮 60g　陈皮 60g　广木香 90g　法半夏 90g　黄芩 60g　桑白皮 90g　天花粉 90g　枇杷叶 90g　益母草 150g　生地 90g　熟地 90g　山萸肉 90g　泽泻 90g　丹皮 90g　丹参 90g　川芎 90g　黄精 90g　玉竹 90g　红

枣 90g　龙眼肉 90g　厚朴 90g　炙甘草 50g

另:阿胶 90g　龟甲胶 90g　鹿角胶 30g　冰糖 500g　收膏

二诊:2009 年 11 月 22 日。口腔溃疡发作次数减少,上腹部作胀见缓,入冬畏寒不明显,精神状态改善明显。唯面部出现明显黄褐斑,经前乳房作胀。脉细而小弦,舌红苔薄黄,舌缨线存在。原方出入,续服。处方:

生晒参另煎冲入60g　西洋参另煎冲入90g　生黄芪 150g　防风 60g　赤芍 90g　白芍 90g　苍术 90g　白术 90g　柴胡 90g　生牡蛎 150g　当归 120g　薄荷 30g　茯苓 90g　桂枝 30g　丹皮 90g　杏仁 90g　桃仁 90g　桑叶 90g　桑白皮 90g　黄芩 90g　天花粉 90g　红花 60g　丹参 150g　川芎 90g　黄连 30g　黄柏 60g　砂仁 60g　炮姜 20g　枳实 60g　香附 90g　青皮 60g　陈皮 60g　法半夏 90g　熟地 90g　山萸肉 90g　泽兰 90g　泽泻 90g　黄精 90g　玉竹 90g　乌药 60g　龙眼肉 90g　黑芝麻 90g　红枣 90g　益母草 300g　厚朴 90g　玄参 90g　天冬 90g　麦冬 90g　炙甘草 30g

另:阿胶 90g　龟甲胶 90g　鹿角胶 30g　冰糖 500g　收膏

按:反复发作的口腔溃疡伴有神疲乏力者,多为虚火上炎所致,朱丹溪主张用理中丸治之;近代名医蒲辅周擅长三才封髓丹治疗顽固性口疮。故而治疗总以潜降虚阳,引火归原为原则。本例对症予以益气养阴,疏肝清热,补益脾肾,以期平衡阴阳,而致气血条达,不治口疮而口疮自愈。

5. 不寐案

屠某,女,65 岁。2008 年 12 月 9 日初诊。失眠伴有心悸 6 年余。患者时有入睡困难或睡后易于惊醒,再眠困难,伴有心悸,畏寒,腰酸,面部黧黑斑,心烦易怒,思虑纷纭。平素依靠"舒乐安定片"方能入睡。停经 10 余年。二便调。舌红,苔薄白且干,脉弦细。肝气有余,阴阳失衡之证。治以养血柔肝,平衡阴阳。处方:

生晒参另煎冲入90g　西洋参另煎冲入90g　防风 60g　赤芍 150g　白芍 150g　苍术 90g　白术 90g　当归 90g　茯苓 300g　远志 90g　酸枣仁 300g　广木香 60g　龙眼肉 90g　红枣 90g　柴胡 90g　薄荷 30g　夜交藤 150g　百合 90g　生地 90g　熟地 90g　砂仁 60g　淮小麦 300g　黄精 90g　玉竹 90g　川牛膝 90g　桑寄生 90g　丹参 90g　川芎 90g　天冬 90g　麦冬 90g　法半夏 90g　青皮 60g　陈皮 60g　仙灵脾 90g　仙茅 90g　巴戟天 90g　黄柏 60g　知母 90g　红花 60g　五味子 60g　杏桃仁各 60g　枳壳 60g　怀牛膝 60g　炙甘草 50g

另:阿胶 90g　龟甲胶 90g　鹿角胶 30g　冰糖 300g　收膏

二诊:2009 年 11 月 22 日。膏方后数日患者尝试不服安定已能浅睡。今来诊,见面色黧黑斑减退明显,心悸心烦症状不显。但时有面赤潮红,口干,大便不畅,腰酸。舌红苔薄黄,脉缓。证属气阴不足,血脉内阻。原方加减化裁。处方:

生晒参另煎冲入60g　西洋参另煎冲入90g　生黄芪 150g　防风 60g　苍术 90g　白术 90g　党参 90g　丹参 300g　当归 90g　茯苓 300g　远志 90g　酸枣仁 300g　广木香 60g　龙眼肉 90g　山栀 30g　丹皮 90g　薄荷 30g　柴胡 90g　赤芍 90g　白芍 90g　水牛角 150g　生地 90g　百合 90g　淮小麦 300g　红枣 90g　夜交藤 150g　桂枝 30g　黄连 30g　香附 90g　麦冬 90g　五味子 60g　煅龙骨 150g　煅牡蛎 150g　黄精 90g　玉竹 90g　仙灵脾 90g　仙茅 90g　巴戟天 90g　黄柏 60g　知母 90g　红花 60g　桃仁 90g　炙甘草 30g

另:阿胶 90g 龟甲胶 90g 鹿角胶 30g 明胶 50g 冰糖 300g 收膏

按:失眠一证与心、肝、肾关系最为密切。心为火脏,肾为水脏,二者失于交泰,则难以入寐;而肝主疏泄,若情志不遂,肝失条达,气血不和,亦能失眠。本案肝郁气滞,相火内灼,水亏木旺。故制膏取逍遥散以疏肝;归脾汤、甘麦大枣汤、生地百合汤以养心;二仙汤以补肾;交泰丸以交通心肾。全方立足疏肝育阴,滋水涵木,交泰阴阳,使脏腑各司其职,阴阳各居其所,从而"调达气血,令其和平"。

6. 心悸案

沈某,女,50 岁。2007 年 12 月 18 日初诊。心悸伴胸闷 3 年余。心悸,入夜易于盗汗,口干,大便略为不畅,咳嗽痰色黄且黏。月经周期规律,偶尔痛经。舌红苔薄,脉细而小数。证属气阴不足,痰热扰心之证;治以益气养阴,清热化痰。处方:

生晒参另煎冲入 90g 西洋参另煎冲入 90g 生黄芪 150g 生地 90g 熟地 90g 砂仁 60g 黄连 30g 黄芩 60g 黄柏 60g 桂枝 20g 赤芍 90g 白芍 90g 法半夏 90g 陈皮 60g 茯苓 300g 石菖蒲 150g 生蒲黄 90g 枳实 90g 桔梗 60g 川芎 90g 丹参 90g 柏子仁 90g 酸枣仁 90g 灵芝 90g 山萸肉 90g 杏仁 90g 桃仁 90g 决明子 300g 肉苁蓉 90g 仙灵脾 90g 仙茅 60g 巴戟天 90g 知母 90g 柴胡 90g 当归 90g 薄荷 30g 苍术 90g 白术 90g 黄精 90g 玉竹 90g 黑芝麻 90g 桑叶 60g 炙甘草 30g

另:阿胶 90g 龟甲胶 90g 鹿角胶 30g 蜂蜜 250g 冰糖 250g 收膏

二诊:2008 年 11 月 28 日。心悸症状发而不显,仍有口干,入夜易于早醒,大便略不畅。舌红,苔薄白,脉数。证属气阴不足,痰瘀交阻之证。治以益气养心安神。原方加减续服。处方:

生晒参另煎冲入 90g 西洋参另煎冲入 90g 生地 90g 熟地 90g 砂仁 60g 女贞子 90g 穞豆衣 90g 山萸肉 90g 法半夏 90g 当归 90g 陈皮 60g 茯苓 300g 桂枝 30g 苍术 90g 白术 90g 决明子 300g 杏仁 90g 桃仁 90g 黄芪 60g 黄柏 60g 黄连 30g 川芎 150g 香附 90g 柴胡 90g 赤芍 90g 白芍 90g 黄精 90g 玉竹 90g 柏子仁 90g 酸枣仁 90g 灵芝 90g 潼蒺藜 90g 白蒺藜 90g 黑芝麻 90g 红枣 90g 丹参 90g 葛根 90g 全瓜蒌 90g 仙灵脾 90g 仙茅 90g 巴戟天 90g 知母 90g 炙甘草 30g

另:阿胶 90g 龟甲胶 90g 鹿角胶 30g 蜂蜜 300g 冰糖 250g 收膏

三诊:2009 年 11 月 29 日。膏方后,心悸经年未作。唯偶有胸闷,月经来潮前头痛,心烦,口腔溃疡,入夜盗汗。舌红苔薄,脉细。证属气阴不足,肝家气火有余之证。上方加山栀 30g、丹皮 90g、枸杞子 90g、白菊花 60g、威灵仙 90g,继续调理善后。

按:心藏神,主血脉。本案为痰热内蕴,胃失和降,痰火上扰,而致心悸胸闷。初诊以当归六黄汤合二陈汤清热涤痰为主,配以大量药对理气宽胸,并兼顾养心安神,补益肾精。标本兼顾,故而"立竿见影",药后病缓。二诊痰热得除,重在益气养阴,活血化瘀。遣方用药,补正而不滞邪,攻邪而不伤正,可望气血正平,气通血活。

7. 瘾疹案

林某,男,70 岁。2004 年 12 月 4 日初诊。夏季反复发作全身皮疹 20 余年。患者每逢入夏之后全身频发风团,瘙痒不已,搔之出现红斑隆起堆累成片,发无定处,忽隐忽现,退后不留痕迹,甚至咽喉部及胃部亦隐隐不舒。平素时有口干,头痛,泛酸。既往高血压、早搏、慢性胃炎、胆囊结晶史。舌红,苔薄白,脉弦。证属肝胃不和,血脉不畅。处方:

生晒参另煎冲入90g　西洋参另煎冲入90g　生黄芪90g　防己60g　防风60g　苍术90g　白术90g　生地90g　熟地90g　砂仁60g　黄连30g　黄芩60g　葛根90g　丹参150g　吴茱萸20g　补骨脂90g　益智仁90g　骨碎补90g　透骨草90g　广木香60g　桑寄生90g　杜仲90g　怀牛膝90g　川芎150g　天麻90g　钩藤90g　柴胡60g　当归90g　赤芍90g　白芍90g　潼蒺藜90g　白蒺藜90g　薄荷30g　菊花60g　桑叶60g　枸杞子90g　车前子90g　女贞子90g　墨旱莲90g　黑芝麻90g　茯苓300g　灵芝90g　核桃肉90g　黄精90g　玉竹90g　炙甘草30g

另:龟甲胶90g　鳖甲胶90g　鹿角胶30g　冰糖500g　收膏

二诊:2005年11月26日。今年夏季风疹发作次数减少,瘙痒明显减轻。现症见大便易稀薄,夜尿频数、二三次。舌胖苔薄白,舌缨线存在。脉细而小数。治同前法。处方:

生晒参另煎冲入90g　西洋参另煎冲入90g　生黄芪150g　防风60g　丹皮90g　薄荷30g　徐长卿90g　升麻60g　苍术90g　白术90g　当归90g　赤芍150g　白芍150g　桂枝30g　黄连30g　柴胡90g　茯苓300g　天麻150g　钩藤180g　怀牛膝150g　桑寄生150g　川断90g　杜仲90g　补骨脂90g　黄芩60g　黄柏60g　玉竹90g　黄精90g　熟地150g　砂仁60g　萸肉90g　泽兰90g　泽泻90g　山药300g　青皮60g　陈皮60g　炮姜30g　夏枯草150g　法半夏90g　核桃肉90g　红枣90g　葛根90g　丹参150g　川芎90g　炙甘草60g

另:龟甲胶90g　鳖甲胶90g　鹿角胶30g　冰糖500g　收膏

三诊:2007年11月23日。患者服2005年膏方后,风疹经年未发。去年停服后又有小发,但症状较往年减轻。现咳嗽,鼻痒,头晕,腰酸。舌红,苔少,脉弦。证属气阴不足,风邪入表。继续原方加减。处方:

生晒参另煎冲入90g　西洋参另煎冲入90g　生黄芪150g　白沙参90g　天冬90g　麦冬90g　五味子60g　葛根90g　石斛90g　炙乌梅60g　泽泻90g　苍术90g　白术90g　丹参90g　天麻90g　钩藤180g　防风60g　赤芍90g　白芍90g　徐长卿90g　前胡90g　熟地90g　砂仁60g　山萸肉90g　丹皮90g　茯苓300g　川断90g　杜仲90g　桑寄生90g　黄连30g　黄柏60g　黄芩60g　川芎90g　潼蒺藜90g　白蒺藜90g　枸杞子90g　金银花90g　白菊花60g　玉竹90g　黄精90g　怀牛膝90g　女贞子90g　穞豆衣90g　黑芝麻90g　红枣90g　炙甘草30g

另:龟甲胶90g　鳖甲胶90g　鹿角胶30g　冰糖500g　收膏

患者连年服用膏方,均以上方随证加减。随访至今,风疹未再发,诸症均有缓解。

按:皮肤疾患以痛者为火,痒者为风,肿者为湿。本例皮肤瘙痒多风甚之象,治疗遵循"治风先治血,血行风自灭"之意。组方多以养血凉血祛风之品。鉴于本例以夏季频发的特点,故而配以清热养阴之品,以期"治病求本";组方配伍健脾益肾之属,也有固本清源、标本同治之意。

8. 眩晕案

郭某,男,45岁。2007年11月30日初诊。眩晕伴有神疲乏力两年。患者时有头晕,头胀,活动后尤甚,伴有神疲乏力,嗜睡。入冬畏寒,足跟疼痛。纳可,食后腹胀,不泛酸。二便调,夜寐安。舌尖红,苔薄白,舌缨线存在,脉缓。证属气虚肝郁化火。处方:

生晒参另煎冲入90g　西洋参另煎冲入90g　生黄芪150g　升麻100g　荷叶90g　防风60g　苍术150g　白术150g　柴胡90g　枳实90g　厚朴90g　赤芍90g　白芍90g　香附90g

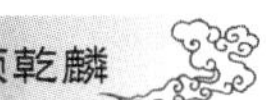

桔梗 60g 青皮 60g 陈皮 60g 泽泻 90g 黄芩 90g 黄连 30g 桂枝 20g 川芎 90g 川牛膝 60g 宣木瓜 90g 独活 90g 威灵仙 90g 白蔻仁 60g 砂仁 60g 桑叶 60g 柴胡 60g 黑芝麻 90g 熟地 90g 山萸肉 90g 制首乌 90g 当归 90g 侧柏叶 90g 煅牡蛎 150g 丹参 90g 莱菔子 60g 黄精 90g 玉竹 90g 炙甘草 30g

另:龟甲胶 60g 鳖甲胶 90g 鹿角胶 30g 冰糖 500g 收膏

二诊:2008 年 11 月 29 日。患者头晕,神委好转,嗜睡不明显。现仍有腹胀,伴大便溏薄,一日二三行。处方:

生晒参另煎冲入 90g 西洋参另煎冲入 90g 生黄芪 150g 防风 60g 苍术 60g 白术 60g 茯苓 300g 赤芍 90g 白芍 90g 砂仁 60g 熟地 90g 青皮 60g 陈皮 60g 枳壳 60g 柴胡 90g 香附 90g 川牛膝 90g 丹参 150g 当归 90g 泽兰 150g 延胡索 90g 黄连 30g 桂枝 30g 炮姜 30g 黄芩 60g 黄柏 60g 生薏仁 300g 川芎 90g 葛根 60g 黄精 90g 玉竹 90g 厚朴 90g 红枣 90g 龙眼肉 90g 宣木瓜 90g 川断 90g 杜仲 90g 炙甘草 30g

另:龟甲胶 60g 鳖甲胶 90g 鹿角胶 30g 冰糖 500g 收膏

患者服此膏方后头晕明显减少,腹胀较前缓解,大便已转实。2009 年原方续服以巩固疗效

按:患者神疲乏力、嗜睡、畏寒为一派虚象。"无虚不作眩",气虚则清阳不升,脑失所养,发为眩晕。制方以升阳益气,调补脾胃;"诸风掉眩,皆属于肝",故方中兼顾疏调肝气、清利头目之品。诊法以升清降浊、清肝泻火、活血通络为要,治其本,去其邪,补泻结合。

9. 代谢综合征案

陈某,男,57 岁。2008 年 11 月 29 日初诊。神疲乏力伴有头晕口干 1 年。患者近 1 年来神疲乏力明显加重,伴有头晕,口干,下肢酸楚,后背部酸痛。胃纳一般,入夜浅睡。既往肥胖、高血压、高血糖、高尿酸、高血脂。西医诊断为代谢综合征。舌红,苔薄白,脉左弱。证属气虚湿热。治以健脾益气,清热化湿。处方:

生晒参另煎冲入 120g 西洋参另煎冲入 60g 生黄芪 150g 苍术 90g 白术 90g 升麻 60g 荷叶 90g 泽泻 300g 片姜黄 60g 生蒲黄 90g 车前草 150g 土茯苓 150g 川萆薢 150g 黄连 30g 知母 90g 黄芩 90g 黄柏 60g 生薏仁 300g 怀牛膝 300g 木瓜 90g 桂枝 30g 葛根 90g 丹参 150g 川芎 150g 独活 90g 茯苓 300g 灵芝 150g 柏子仁 90g 五味子 90g 黄精 90g 玉竹 90g 炮姜 30g 川断 90g 杜仲 90g 狗脊 90g 桑寄生 90g 熟附子 30g 熟地 90g 山萸肉 90g 山药 90g 丹皮 90g 地锦草 600g 青皮 60g 陈皮 60g 枳实 90g 赤芍 90g 白芍 90g

另:龟甲胶 90g 鳖甲胶 90g 鹿角胶 30g 黄明胶 50g 木糖醇 400g 收膏

二诊:2009 年 11 月 29 日。患者平素配合控制饮食,适当运动,体重较去年减轻。神疲乏力,头晕明显减轻,入夜睡眠可。唯偶有头痛,血压控制不理想,大便略干。舌胖苔薄白,脉缓。原方加味。处方:

生晒参另煎冲入 120g 西洋参另煎冲入 60g 生黄芪 150g 苍白术各 90g 升麻 60g 荷叶 90g 泽泻 300g 片姜黄 60g 生蒲黄 90g 土茯苓 150g 川萆薢 150g 黄连 30g 知母 90g 黄芩 90g 黄柏 60g 生薏仁 300g 怀牛膝 300g 木瓜 90g 桂枝 30g 葛根 90g 丹参 150g 川芎 150g 独活 90g 茯苓 300g 灵芝 150g 柏子仁 90g 五味子 90g 黄精 90g 玉竹 90g 炮姜 30g 川断 90g 杜仲 90g 狗脊 90g 桑寄生 90g 熟

附子 30g　熟地 90g　萸肉 90g　山药 90g　丹皮 90g　地锦草 600g　青皮 60g　陈皮 60g　枳实 90g　赤芍 90g　白芍 90g　车前子[包] 300g　仙灵脾 90g　仙茅 90g　山栀 30g

上方浓缩，加龟甲胶 90g、鳖甲胶 90g、鹿角胶 30g、明胶 50g、健康糖 500g 收膏。

按：脾气虚弱，不能蒸化水谷，运化失职，水湿代谢异常致痰湿膏脂淤积于肢体肌肤，发为本病。故而取健脾化浊之法，以“治病必求于本”；配以调气活血之药，以“气血平和，五脏通畅”。圆机活法，虚则补之，实则泻之。明显改善了患者的临床症状，体现了膏方在慢性病中的治疗优势。

（韩天雄　陈丽娟）

杨炳初

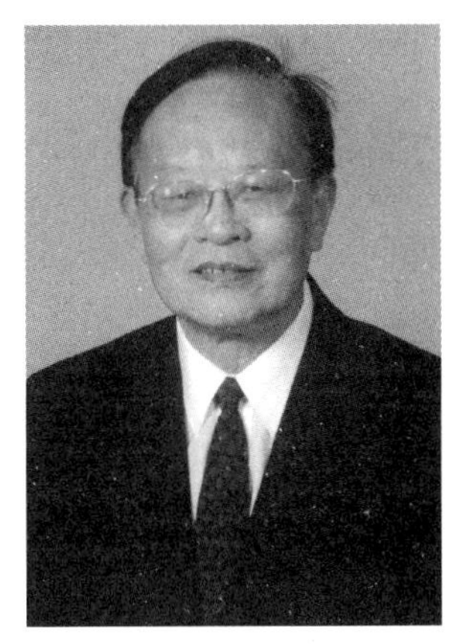

杨炳初,1938年出生,江苏省无锡市人。上海交通大学附属第六人民医院主任医师、教授、硕士生导师,上海市名中医。1963年上海中医学院医疗系本科毕业。曾任上海市第六人民医院中医科主任、上海第二医科大学第六临床医学院中医教研室主任、上海市中医药学会理事、上海市中医药学会脾胃病专业委员会副主任,目前兼任上海市中医药学会脾胃病专业委员会顾问、《上海中医药杂志》编委、上海中医药大学兼职教授。1993年获国务院颁发的突出贡献专家证书,享受国务院政府特殊津贴。从医40余年,擅治内科常见病、多发病和疑难杂症。学术上崇尚《内经》、张仲景、李东垣、张景岳、叶天士等对脾胃的理论阐述和诊治经验。对慢性萎缩性胃炎、反流性食管炎、肠腺化生、不典型增生等胃癌前疾病和病变进行了较为深入的临床研究。任职以来承担和参加各级研项目5项,发表论文30余篇,主编和参编著作15部。

一、临床经验和防治优势

慢性胃炎是脾胃病中最常见的疾病。"胀、痛、痞、满"为其主要临床表现。本病应用膏方调补,防治优势明显。但在处方用药过程中必须重视以下几个要点,即:调气为先,唯通是求,寓补于消,标本兼治。

调气为先:慢性胃炎病位在胃脘,病机则与肝脾关系密切。脾胃同居中焦,互为表里,脾为阴土,主运化、升清,喜燥,宣升则健;胃为阳土,主受纳、降浊,喜润,通降则和,两者一升一降,共同担负人体消化、吸收与输布水谷精微的功能。肝为刚脏,性喜条达,主疏泄,为气机升降之枢纽。肝脏疏泄功能正常,则脾胃升降有序,化源通达。故在慢性胃炎的治疗过程中,应以调气为先,首先要注意调畅脾、胃、肝三者之气机,疏肝健脾和胃,条达中焦气机,以恢复脾胃之正常升降功能。在临床诊断中应根据不同的情况灵活选用各类调气药物,如在临床上见脾胃气虚则用党参、黄芪、白术、甘草等健脾益气类药物时,应配以陈皮、半夏、徐长卿等理气和胃;见有胃阴不足而用沙参、麦冬、石斛等品以清养胃阴时,亦须佐以佛手、八月札、玫瑰花等疏肝醒胃;如见脾之清气不升,见中满、腹胀、泄泻,可用升麻、柴胡等升提调气药与参芪相配;若胃之浊气不降,出现呕吐、泛酸、嗳气等症状,可用降气破气药与泄肝药相配,选择降香、枳实、川朴、旋覆花、代赭石、川连、吴茱萸等。若见胆汁反流或胃食管反流,乃肝失疏泄、横逆犯胃,致胃气上逆,则可选用柴胡、山栀、郁金、半夏、竹茹等,以疏肝理气、和胃降逆,常能取得较好的治疗效果。

唯通是求:慢性胃炎发病原因多端,有感受外邪、饮食不节、情志失和、脾胃虚弱等因素,均可导致脾胃纳运失常、升降失司、气机受阻、血运不畅,以致胃络阻遏不通,出现脘腹疼痛、痞塞胀满等各种证候。此时唯通是求。何谓通法?《医学真传》云:"夫通者不痛也。但通之法,各有不同。调气以和血,调血以和气,通也;下逆者使之上行,中结者使之旁达,亦通也;虚者助之以通,寒者温之使通,无非通之法也;若必以下泄为通,则妄矣。"故在临床上应针对本病出现的痛、胀、满、痞等不通症状,随症使用"通"法。常以调气和血治气滞;调血和气治血瘀;消积导滞疏通肠胃食滞;清热渗湿、泄浊通利治脾胃湿热;散寒温通治脾胃虚寒;升阳举陷、滋养胃阴以补虚助通治脾虚气陷和胃阴亏虚。根据随症使用上述各种通法,常能解除慢性胃炎所出现的痛、胀、满、痞等阻遏不通之症状,获得良好的治疗效果。

寓补于消,标本兼治:慢性萎缩性胃炎,尤其伴重度肠腺化生和中、重度异型增生,顽固难治。其一旦发生病变,常呈进行性,并有一定的恶变率。本病之中医病机,为脾、胃、肝等脏腑功能受损,肝失疏泄、脾胃升降失常、气机逆乱,气血运行不畅,以致胃膜气血亏虚,邪浊瘀阻。故在临床上出现虚实夹杂、寒热错杂、本虚标实的复杂证候。既有脾胃气血亏虚的症状,如神疲乏力、面色少华、食欲减退,又有气滞、湿浊、郁热、瘀血内阻的症状,如脘腹胀满、疼痛、嘈杂、嗳气、口苦或口淡乏味等。对于本病的治疗,以仲景半夏泻心汤为基础,结合现代药理研究成果,选用黄芪、党参、白术、甘草、当归、丹参、枳实、徐长卿、黄连、黄芩、半夏、莪术等组合成经验方,寓补于消,标本兼治,使全身气血流畅,脾胃升降有序,上下气机条达,从而使胃膜之湿浊化、郁热清、瘀积消,取得良好的临床疗效。

二、医案精选

1. 慢性萎缩性胃炎案

黄某,女,61岁。2008年11月6日初诊。患者胃病史多年,时有胃胀畏冷,嗳气反酸,胃痛隐隐,头晕乏力,平素大便软溏,纳食欠馨,夜寐欠安。胃镜及胃黏膜病理活检提示:慢性萎缩性胃炎,伴肠腺上皮化生(重度)。苔根薄,脉细弦。证属脾胃虚弱,气机失畅。治拟健脾和胃,理气降逆。处方:

黄芪200g　党参150g　白术150g　茯苓150g　甘草60g　川芎120g　白芍150g　生地100g　熟地100g　当归120g　防风150g　葛根150g　柴胡150g　黄芩150g　半夏150g　黄连60g　天麻60g　吴茱萸40g　莪术150g　徐长卿150g　枳实150g　竹茹150g　瓦楞子150g　海螵蛸200g　象贝母150g　九香虫80g　刺猬皮120g　山药150g　红藤150g　蛇舌草150g　厚朴100g　远志100g　酸枣仁150g　大枣150g　八月札150g　红景天100g

另:龟甲膏100g　鳖甲膏100g　阿胶250g　高丽参精35g　冰糖250g　饴糖250g　收膏

按:慢性萎缩性胃炎属于中医"胃痞""胃脘痛"范畴,治疗需标本兼治,消补兼施,以补益气血、健脾和胃、调畅气机、化瘀消积为治疗大法。本例选用黄芪、党参、白术、茯苓、甘草、川芎、白芍、生熟地补气养血,配柴胡、黄芩、川连、半夏、莪术、徐长卿、红藤、九香虫、刺猬皮、吴茱萸理气降逆、化滞消积。本例患者有头晕、便溏与失眠等症,故予天麻、防风、葛根祛风通络、升清止泻,配远志、枣仁安神助眠。

2. 反流性食管炎案

葛某,女,61岁。2008年12月4日初诊。患者胃胀脘闷,咽部不适,晨起口苦,口干,有

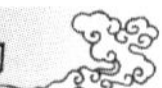

时潮热，汗出，腰膝酸软。平时胃纳良好，但食多饱胀，夜寐欠安，时觉腑气不畅，便秘不解，时又腹泻便溏。胃镜及胃黏膜病理活检提示：慢性糜烂性胃炎，反流性食管炎。苔薄，舌尖偏红，脉细弦。现觉胃胀，嗳气频频，咽喉有异物感，夜寐欠安。证属肝胃不和，郁热内扰，肾阴不足。治拟疏肝和胃理气降逆，滋肾清热。处方：

黄芪 250g　党参 150g　白术 150g　茯苓 150g　甘草 60g　川芎 100g　白芍 150g　生地 100g　熟地 100g　当归 150g　香附 100g　柴胡 150g　黄芩 150g　半夏 150g　枳实 150g　竹茹 150g　山栀 150g　急性子 150g　黄连 60g　吴茱萸 40g　莪术 150g　徐长卿 150g　象贝母 150g　海螵蛸 150g　白螺蛳壳 150g　麻黄根 100g　墨旱莲 120g　旋覆花 60g　代赭石 150g　九香虫 100g　刺猬皮 120g　炒防风 120g　葛根 150g　红藤 150g　山药 150g　山萸肉 120g　枸杞子 150g　知母 120g　黄柏 100g　怀牛膝 150g　远志 100g　酸枣仁 150g　柏子仁 150g　淮小麦 150g　首乌 150g　肉苁蓉 120g　巴戟天 120g　生山参粉 2g　哈士蟆 20g　大枣 150g

另：龟甲膏 100g　鳖甲膏 100g　阿胶 250g　鹿角胶 100g　冰糖 250g　饴糖 250g　黄酒 250g　收膏

按：本病多因情志不畅、饮食失调，劳累过度而发病。若情志不畅，则肝失疏泄，气机升降失调；饮食失节，烟酒过度，损伤脾胃，以致湿热壅结于中；久病伤脾，脾气虚弱，木不疏土，则使肝胃不和，均可使痰、气、瘀互结中焦，使胃之通降受阻，而见恶心呕秽、反酸、嘈杂、嗳气，胸痛伴烧灼感。甚则食入反出，哽噎吞咽困难。反流性食管炎发病机理可概括为脾胃虚损为本，胃火浊邪上炎为标。治疗宜标本并治，攻补兼施。

本例选用黄芪、党参、白术、茯苓、甘草、川芎、白芍、生熟地、山药等益气健脾、和营养胃，合柴胡、山栀、半夏、黄芩、黄连、莪术、徐长卿、旋覆花、代赭石、九香虫、吴茱萸等疏肝和胃、降逆止痛，予海螵蛸、白螺蛳壳、象贝母止酸护膜，怀牛膝、墨旱莲、肉苁蓉、巴戟天、知母、黄柏、麻黄根和远志、酸枣仁、柏子仁、淮小麦、甘草、大枣等共奏滋养肝肾、固卫敛汗、宁心安神之效。

3. 胃痛伴卵巢囊肿术后案

庄某，女，43 岁。2008 年 12 月 18 日初诊。患者胃病多年，近年来时有胃痛、嘈杂、嗳气，胃纳可，大便欠爽。口干舌燥，腰背酸楚，脱发增多，夜寐欠安，腰膝酸软。苔薄，舌偏红，脉细弦。伴有子宫肌瘤、卵巢囊肿，已切除右侧卵巢。证属肝胃不和，肝肾阴虚。治拟疏肝和胃，理气降逆，滋养肝肾。处方：

黄芪 200g　党参 150g　白术 150g　茯苓 150g　甘草 60g　川芎 150g　白芍 150g　生地 120g　熟地 120g　当归 150g　柴胡 150g　黄芩 150g　半夏 150g　枳实 150g　竹茹 150g　旋覆花 150g　急性子 150g　黄连 60g　吴茱萸 30g　刺猬皮 150g　莪术 150g　徐长卿 150g　瓜蒌皮 150g　决明子 150g　望江南 180g　象贝母 150g　海螵蛸 180g　白螺蛳壳 180g　首乌 150g　枸杞子 150g　山药 150g　山萸肉 100g　天麻 150g　白蒺藜 150g　怀牛膝 150g　桑寄生 150g　枫斗 50g　麦冬 150g　杜仲 150g　大枣 150g　胡桃肉 150g　红景天 100g　藏红花 5g　柏子仁 150g

另：龟甲膏 100g　鳖甲膏 100g　阿胶 250g　西洋参 50g　生晒参 50g　冰糖 250g　饴糖 250g　收膏

二诊：经去冬膏方调治后，患者症情明显好转，胃脘较舒，腰酸脱发亦减。近来偶有脘腹微胀，略有腰酸。胃纳可，大便欠爽，目糊，苔薄，脉细弦。证属胃失和降，肝肾不足。再拟理气和胃，滋养肝肾。处方：

黄芪 200g　党参 150g　白术 150g　茯苓 150g　甘草 60g　川芎 120g　白芍 150g　生地 120g　熟地 120g　当归 150g　柴胡 150g　黄芩 150g　半夏 150g　香附 120g　海螵蛸 200g　瓦楞子 150g　象贝母 150g　刺猬皮 100g　九香虫 90g　旋覆花 150g　代赭石 150g　女贞子 150g　墨旱莲 150g　枸杞子 150g　首乌 150g　山药 150g　萸肉 120g　天麻 150g　白蒺藜 150g　桑寄生 150g　菟丝子 150g　决明子 150g　川石斛 150g　麦冬 150g　红藤 200g　败酱草 150g　望江南 150g　瓜蒌 150g　煅牡蛎 150g　黄柏 120g　怀牛膝 150g　大枣 150g　八月札 150g　黑芝麻 150g　景天三七 100g　藏红花 3g

另：龟甲膏 100g　鳖甲膏 100g　阿胶 250g　生山参粉 2g　生晒参 100g　冰糖 250g　饴糖 250g　黄酒 250g　收膏

按：患者胃病史多年，久治未愈，并患有子宫肌瘤及卵巢囊肿，长期为疾病困扰，情绪抑郁，肝气不舒，木郁克土，肝气犯胃，致胃失和降，胃气上逆，故有胃痛胃胀、嘈杂、嗳气等症。子宫肌瘤及卵巢囊肿在中医学中属"癥瘕""肠覃"范畴，起因于经期或产后起居调养失节，六淫之邪乘虚入侵，湿热稽留，客于冲任，或七情所伤，气血乖逆，痰瘀凝结胞脉，久而结为癥瘕。因女子以肝为先天，以血为用，患者虽已切除右侧卵巢，但正气已损，肝肾气血暗耗，故口干舌燥，舌红，脉弦，大便燥结，腰背酸楚，脱发增多，证属肝胃不和，肝肾两亏，治拟疏肝和胃，滋养肝肾。去年经膏方调治后，患者诸症改善，故宗原意续进。

本例膏方，选八珍汤为基础，益气和营，养血健脾，合柴胡、黄芩、半夏、象贝母、九香虫、黄柏、红藤、败酱草、望江南、瓜蒌、刺猬皮、吴茱萸、海螵蛸、瓦楞子、煅牡蛎疏肝清热、和胃护膜，配生地、女贞子、墨旱莲、桑寄生、菟丝子、怀牛膝、山萸肉、制首乌、川石斛、麦冬补益肝肾、滋阴润燥；再加天麻、白蒺藜、决明子平肝明目，以冀巩固疗效。

4. 慢性胃炎伴慢性支气管炎案

李某，女，43 岁。2009 年 10 月 16 日初诊。患慢性胃炎多年，反复发作，迁延不愈，发时胃胀连胁，嗳气频频，咽喉哽噎，心烦少寐，有时腹胀肠鸣，腹痛便泄，有慢性支气管炎多年，咳嗽久治不愈。秋冬为甚，气短乏力，大便溏软。苔薄白，脉细。证属脾胃不和，肺肾亏虚。治拟健脾和胃，补益肺肾。处方：

黄芪 250g　党参 150g　白术 150g　茯苓 120g　甘草 60g　葛根 150g　白芍 150g　防风 150g　熟地 120g　当归 120g　柴胡 150g　红藤 150g　半夏 150g　枳实 150g　竹茹 150g　山萸肉 120g　补骨脂 150g　黄连 60g　吴茱萸 30g　黄芩 150g　厚朴 100g　开金锁 150g　莪术 150g　徐长卿 150g　刺猬皮 150g　海螵蛸 150g　枸杞子 150g　九香虫 100g　炙麻黄 100g　麻黄根 100g　干姜 30g　五味子 50g　远志 100g　酸枣仁 150g　柏子仁 150g　大枣 150g　莲肉 150g

另：龟甲膏 100g　鳖甲膏 100g　鹿角胶 250g　生晒参 200g　冰糖 250g　饴糖 500g　黄酒 250g　收膏

二诊：经去冬膏方调治后，患者症情明显好转，诸恙悉减，入秋后症状又现，但较前减轻，略有胃胀，嗳气，大便不实，夜寐欠安。咽喉部有异物感，咳嗽咯吐少量白痰。苔薄，脉细。证属脾胃失和，气机失畅，肺肾亏虚。再拟益气健脾，和胃降逆，调补肺肾。处方：

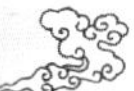

黄芪 200g　党参 150g　白术 150g　茯苓 150g　甘草 60g　葛根 150g　山药 150g　炒防风 150g　补骨脂 150g　煨肉蔻 100g　黄连 60g　吴茱萸 40g　黄芩 150g　半夏 150g　红藤 150g　厚朴 100g　枳实 150g　莪术 150g　徐长卿 150g　海螵蛸 150g　象贝母 150g　刺猬皮 120g　九香虫 100g　炙麻黄 100g　麻黄根 100g　旋覆花 150g　干姜 30g　细辛 30g　五味子 50g　菟丝子 120g　远志 100g　酸枣仁 150g　柏子仁 150g　煨诃子 100g　大枣 150g　莲肉 150g　肉苁蓉 120g　红景天 100g

另:龟甲膏 100g　川贝粉 50g　鹿角胶 250g　阿胶 250g　生山参粉 2g　高丽参精 35g　河车粉 50g　冰糖 250g　饴糖 250g　黄酒 250g　收膏

按:本病患者胃病日久,脾胃亏虚,肝木乘侮。肝气横逆犯胃,故脘胀连胁,嗳气胸闷,气逆上冲咽喉,咽部哽噎不舒;木旺乘脾,腹胀肠鸣,腹痛便泄。病延日久,脾胃功能失常,清阳不升,浊阴不降,气滞湿郁,郁久化热,扰犯心神则心烦少寐。另患者患有慢性支气管炎多年,咳嗽宿疾久治不愈,入冬为甚,遇冷辄发,痰多泡沫,神疲气短,大便溏薄。故证属脾胃不调,肺肾两虚。治宜益气养营,疏肝和胃,抑木扶脾,补肺益肾。

膏方以补益气血之八珍汤为基础,合四逆散、痛泻要方、左金丸疏肝和胃,抑木扶脾;半夏、厚朴理气降逆,黄芪、麻黄、五味子、干姜补肺化痰止咳,四神丸、菟丝子、诃子、葛根芩连汤益肾固涩、清肠止泻;远志、枣仁、柏子仁安神助眠。本例膏方根据病情采用多病同治、标本兼顾之法,取得了病情明显好转,诸恙悉减的效果。

5. 胃食管反流案

陆某,女,52岁。2009年11月6日初诊。患者胃镜及胃黏膜病理活检提示:慢性糜烂性胃炎,伴胃食管反流。去冬服食膏方后,胃胀、胃痛、嗳气减轻明显,胃纳、二便自调。近日稍感胃胀,胸闷,右胁不适,苔根薄腻,舌尖偏红,脉细弦。证属脾胃不和,气机失畅。再拟健脾和胃,调畅气机,益气和营。处方:

黄芪 250g　党参 150g　白术 150g　茯苓 150g　甘草 60g　川芎 120g　白芍 150g　生地 120g　熟地 120g　当归 120g　香附 120g　炒防风 150g　红藤 150g　柴胡 150g　黄芩 150g　旋覆花 150g　半夏 150g　枳实 150g　厚朴 100g　桂枝 100g　黄连 60g　吴茱萸 40g　莪术 150g　徐长卿 150g　白螺蛳壳 150g　海螵蛸 200g　象贝母 150g　山药 150g　刺猬皮 120g　九香虫 100g　远志 100g　酸枣仁 120g　柏子仁 120g　大枣 150g　莲肉 150g　红景天 100g　竹茹 150g

另:龟甲膏 100g　鳖甲膏 100g　阿胶 250g　生山参粉 2g　生晒参 100g　冰糖 250g　饴糖 250g　黄酒 250g　收膏

按:反流性食管炎属于中医学的"嘈杂""吐酸""噎膈""胸痛"范畴。"食管属胃,为胃气所主",是胃府传输饮食的通道。脾胃同居中焦,互为表里,脾气宣升,胃气宣降,是人体内气机通畅的枢纽,而脾胃的升降功能又依赖于肝胆疏泄功能。肝胆脾共同调节食管与胃的正常运作。如果饮食不节,过食辛辣之品,或过嗜烟酒,长期精神紧张,心情压抑,或禀赋不足,脾胃虚弱,或有胆道疾病,湿热过甚,都可引起肝胆失于疏泄,脾胃升降失调,肝气犯胃,郁热上冲,引起胃食管反流及灼伤络脉,易出现种种症状。临床上常见虚实夹杂证候。既有因气滞、痰浊、湿热、瘀血内阻等所致标实症状,如胸脘疼痛、灼热烧心、胁肋胀满、嗳气反酸、口苦咽堵,又有脾胃虚弱、气血亏虚的症状,如疲乏少力、面色少华、食欲不振等,故治疗应以整体出发,扶正祛邪,标本兼顾。方用益气健脾、疏肝和胃的药物,随证加减。

本例膏方的黄芪、党参、白术、山药、莲肉、茯苓、甘草、大枣益气健脾；川芎、当归、生熟地黄、白芍和营养胃；柴胡、香附、枳实、厚朴、旋覆花疏肝解郁、理气降逆；黄连、黄芩、桂枝、吴萸、竹茹辛开苦降、和胃止呕；象贝母、海螵蛸、白螺蛳壳、刺猬皮止酸护膜；莪术、徐长卿、九香虫活血化瘀、通络止痛；远志、枣仁、柏子仁安神助眠。

（徐博文）

杨依方

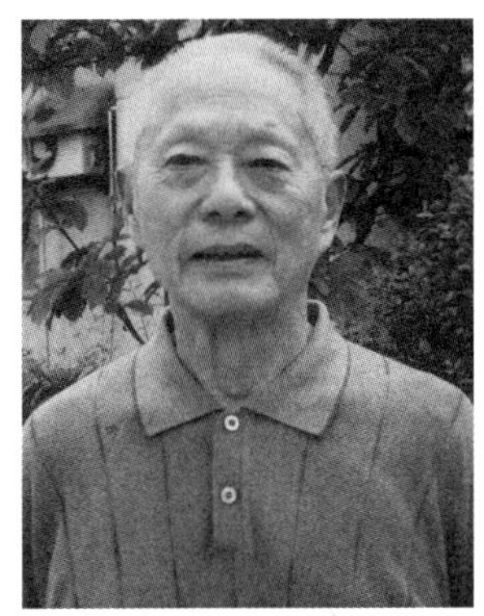

杨依方，1924年出生，上海南汇人，主任医师。1995年被评为首届上海市名中医，曾任上海市南汇县中心医院副院长、上海市南汇县中医医院第一任院长。兼任上海市继承老中医药专家学术经验研究班导师。历任上海市中医学会常务理事，上海市针灸学会副主任委员、高级顾问，《上海市针灸杂志》编委、顾问，南汇县人大代表，南汇县政协委员，南汇县医学会副理事长，南汇县退休科技工作者协会副理事长。杨依方主任医师系上海著名杨氏中医针灸学流派第二代传人，师承其父上海著名中医针灸学家杨永璇教授所创立的“杨氏针灸疯科”流派特色，针药并用，刺罐结合，温针艾灸，刺络泻血，兼用耳针、七星针，择善而施，擅治中风、面瘫、夜尿、痛风及颈胸腰椎肥大等风寒湿痹，疗效卓著。多年来有40余篇学术经验论文，曾在国际、国家、省市级学术会议上交流以及在国内外学术刊物上公开发表。主要著作有《针灸治验录》《杨永璇医案医话》和《杨永璇中医针灸经验选》（1984年荣获了上海市“中西医结合科研成果奖”）。

临床经验和医案精选

在以“膏方”施治的病人当中，基本上可以通过辨证分为四大类：气虚之证、血虚之证、阴虚之证、阳虚之证。杨老已年近九旬，收录膏方医案4例以示其临证精采，供后学者体悟。

1. 气虚之证

表现为面色少华，全身乏力，容易疲劳，动辄气短气促，语言低微，头晕目眩，易于感冒，食欲不振，食后腹部坠胀，多见大便溏薄，亦可出现低血压、内脏下垂等疾病。各种症状在劳累之后可见加剧，卧床休息则可缓解，脉来细软无力，舌质胖嫩，多现舌边有齿痕，舌苔薄白。

医案举例：内脏下垂案

吴某，女，52岁，1996年12月就诊。面色㿠白，神疲乏力，脘腹坠胀，食而无味，食后坠胀感加剧。病已多年，曾断续治疗未见显效。近年来子宫亦坠出，每每卧床休息之后可以缓解，不能操劳，十分痛苦。诸症均为元气不足、中气下陷之象，治宜扶元补益、提升中气之法。处方：

炙升麻100g　软柴胡100g　潞党参150g　炙北芪200g　人参叶50g　苍术80g　白术80g　佛手片100g　广陈皮100g　全当归150g　紫丹参150g　炙甘草60g　仙灵脾150g　生枳壳300g　川杜仲200g　鹿角胶250g　陈阿胶250g　胡桃肉100g　饴糖250g　收膏

4个月以后回访，坚持服用上述膏方之后，临床可见诸症已经明显减轻，已能正常操持家务，面色亦红润，精神开朗。

按：本方取补中益气汤为主，并酌加仙灵脾、杜仲、鹿角胶、陈阿胶等益肾扶元养血之品，以共奏气血双补、培补元阳之效。而方中重用枳壳则是取其可以收缩括约肌之效能，辅佐下垂之内脏回升。此法在内脏下垂之患者病例中屡试屡验，疗效卓著。

2. 血虚之证

表现为头昏目眩，睡眠欠佳，多梦，心悸，面色㿠白，口唇爪甲亦少华，目干涩无神，视力减退，四肢麻木或痉挛，皮肤干燥瘙痒，头发枯黄无泽，大便干燥难解，女子月经量少色淡、周期推迟，舌色淡白，舌体瘦薄，舌面可见裂纹，舌苔薄白，舌质偏淡。

医案举例：失眠症案

凌某，男，38 岁，1989 年 11 月就诊。由于工作压力大，经常加班熬夜，久而久之，夜不能寐，即使入睡也是噩梦频作，日间则无精打采、萎靡不振，面黄肌瘦，目干无神，口苦舌燥，舌质淡而无华，食欲亦减退，脉来弦细。血虚气损，神不守舍，治当养血宁心安神之法。处方：

生地黄 150g　炙川芎 150g　赤芍 100g　白芍 100g　全当归 150g　生北芪 200g　紫丹参 200g　鸡血藤 200g　夜交藤 200g　合欢皮 200g　朱茯神 200g　朱远志 150g　生枣仁 200g　朱灯心 30g　五味子 200g　柏子仁 200g　川石斛 200g　枸杞子 200g　生首乌 200g　肥玉竹 100g　鸡内金 100g　焦麦芽 100g　焦山楂 100g　焦神曲 100g　建莲子 100g　龟甲胶 200g　陈阿胶 200g　冰糖 100g　饴糖 200g　收膏

4 个月后随访，患者服药以来失眠之症渐渐缓解，目前正常。其余诸症均明显缓解消退，面色渐红润，体重也增加，饮食亦恢复正常。

按：本方以四物汤养血为主，又添加了宁心安神滋阴诸药材，故能显效。

3. 阴虚之证

表现为形体消瘦，颧面潮红，头面升火，眩晕，心烦，手足心热或经常出现低热，目干涩，视物不清，口干便秘，经常可见口腔溃疡，睡眠不佳，多梦或盗汗，耳鸣，腰酸等症。舌色红或红绛，且伴有红点或芒刺，舌体干燥、有裂痕，或见舌体瘦弱而干，舌苔薄少苔，甚至出现光剥苔，严重者舌面光滑如镜。

病案举例：干燥综合征案

廖某，女，41 岁，2000 年 12 月就诊。入秋以来，口干舌燥，频频饮水但不解渴，近来眼干涩，日益加剧。每天下午手足心发烫、面如升火，大便亦干结甚至便秘。头晕腰酸耳鸣，夜间时有盗汗现象。诸症均为阴虚内热之患，治当求本，予以滋阴清热之法。处方：

川黄柏 200g　肥知母 200g　生地 200g　熟地 200g　粉丹皮 200g　山萸肉 200g　怀山药 150g　朱茯神 200g　光泽泻 200g　人参叶 100g　北沙参 200g　苦参片 100g　生山栀 150g　川石斛 200g　碧桃干 200g　生龙骨 200g　生牡蛎 200g　全当归 200g　炙北芪 200g　枸杞子 150g　干芦根 100g　谷精草 100g　密蒙花 150g　黑玄参 200g　佛手片 150g　桑椹子 150g　龟甲胶 250g　生百合 120g　黑芝麻 100g　收膏

4 个月以后回访，诸干燥之症及阴虚潮热、升火之象均已解除，头晕、腰酸耳鸣之象亦已明显好转，神情亦朗。

按：针对典型的阴虚燥热之证，选用知柏地黄丸与大补阴丸为主，配合诸多滋阴宁心安神、清肝明目之药协同，故能收获明显疗效。

4. 阳虚之证

表现为怕冷，四肢不温，脘腹冷痛，体温低于正常人，精神萎靡不振，全身乏力，面色淡白少华，口不渴，动辄易汗，大便稀薄，小便清长，腰酸，女子月经痛，男子性欲减退、阳痿等症，

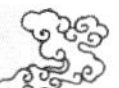

舌色淡白或淡紫色，舌体胖嫩而滋润，舌边有齿痕，舌苔多白而润。

病案举例：老年遗尿案

储某，男，76岁，2001年10月就诊。近一二年来尿失禁，逐渐加重，近几个月以来，唯有用“尿不湿”，面色皖白，腰酸腿软，畏光怕冷。由于尿失禁而心烦意乱、烦躁不安，脉来虚细，舌淡无华。年高气虚、肾阳衰弱，失去固涩功能，治宜固肾扶阳收敛之法。处方：

益智仁250g　台乌药250g　蛇床子200g　覆盆子200g　菟丝子200g　枸杞子200g　韭菜子250g　车前子200g　补骨脂200g　上肉桂100g　熟附片100g　炙北芪300g　全当归200g　红参片100g　苍术100g　白术100g　淡苁蓉200g　巴戟天150g　生地100g　熟地100g　焦山药300g　山萸肉200g　猪苓100g　茯苓100g　光泽泻100g　广陈皮100g　鹿角胶300g　陈阿胶200g　饴糖200g　冰糖200g　收膏

此患者服用3个月之后回访已明显好转，日常生活已不再使用“尿不湿”，但仍觉小便次数多，遂改以缩泉丸、桂附地黄丸和补中益气丸每日3次，每次各12粒，以求进一步巩固疗效。

按：此膏方针对老年患者中气亏虚、肾阳不足之证，取意缩泉丸、桂附地黄丸、补中益气丸，目的在于温肾、扶元固摄之法。经治3个月获明显疗效，便改以丸药进一步巩固疗效。辨证准确而疗效良好。

（杨　容）

姚乃中

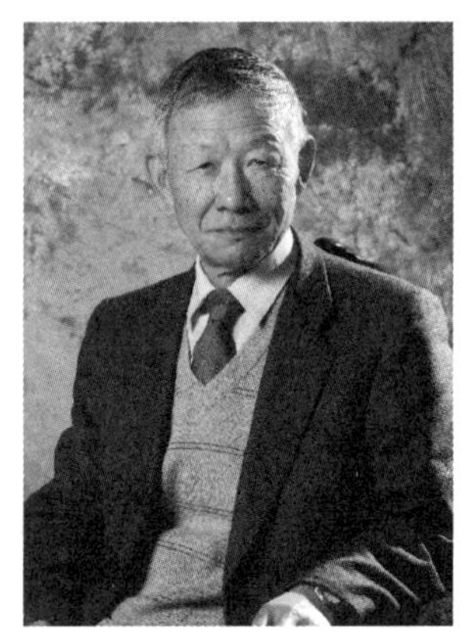

姚乃中，1937年出生，祖籍上海南汇，上海中医药大学附属龙华医院主任医师、教授，上海市名中医。1965年毕业于上海中医学院医疗系中医专业，1976年创建龙华医院血液科。曾任龙华医院内科主任，中医内科教研室副主任，龙华医院副院长，中华中医药学会血液病专业委员会1~3届副主任委员兼秘书长、上海分会副主任委员，中国中西医结合学会血液病专业委员兼上海市中西医结合学会血液病分会副主任委员，上海市中医血液病协作中心副主任委员，民进上海市医学卫生委员会副主任委员，上海市中医血液病协作中心顾问。1987年在全国首先提出"温肾填精益髓法"治疗原发性血小板减少性紫癜，打破传统的凉血止血、益气摄血、养阴宁血法约束，开辟血证治疗新途径。擅长运用中医理论辨证论治各类血液系统疾病及内科疑难杂症，先后研制院内制剂及协定方，如养血补铁肠溶胶囊、多子合剂、马勃糖浆等。发表论文56篇，主编著作2部，参编7部。

一、临床经验

（一）衷中参西，病、证、药理三结合

中医药学有数千年的灿烂悠久历史文化，博大精深。在西医学的迅猛发展下，中医学如何在当今形式下适应日新月异的变革，继续发挥其伟大宝库的光辉，是每个中医人不可逃避的问题。西医学对许多疾病的病因病机、临床表现深入研究，为治疗用药掀开新篇章，中医药也应适应新的局面，必须做到衷中参西、有机结合，才能立足不败，进而谋求发展。首先要做到辨病与辨证结合，中医学强调辨证论治、宏观辨证，西医学则以微观辨证见长，突出辨病论治，两者在临床都是行之有效的，现代中医要积极寻找二者的共通点，深入有机结合，从而提高疗效，才是中医的发展创新之路。如西医学的骨髓内微循环障碍、再生不良、恶性增殖可归入传统医学的"瘀血""虚劳""热毒"等范畴，临床表现也大致与相关证候符合，临床就可采用活血化瘀、填精补虚、清热解毒等方法来治疗，宏观与微观结合、辨病与辨证论治两者相辅相成，也体现中医学同病异治、异病同治的特色。其次要辨病与辨药结合，现代药理研究进一步证实中药的疗效，如补肾阳药物能明显促进骨髓造血细胞生长，益气生血药物可提高造血干细胞的水平，为补肾填精中药治疗造血功能衰竭提供理论依据；许多看似性味归经不符合的药物在新的理论指导下使用范围扩大，如自然铜、代赭石中都含有大量可被人体吸收的铁元素，故在缺铁性贫血的治疗中选用此类药物，酸性环境利于铁的吸收，因此常配伍中药性味酸甘的乌梅、山楂等；玉米须中含有改善血管通透性的物质，在过敏性紫癜、血小板减少性紫癜等出血性疾病中往往加用。另外，十分重视生理与心理结合，西医学认为医学模式向生物心理社会模式转变，心理因素对疾病影响巨大，悲观、绝望、自暴自弃、恐惧等不良

心理因素往往加重疾病的程度,也给临床治疗带来极大不便。古人也早就认识到情志致病的重要性,因而强调医家在正确的辨病辨证治疗基础上,要合理地分析安慰指导病人,增进治病的信心,以健康积极的心态配合治疗,从而提高疗效。

(二)阴阳并调,寒热共用

人体疾病的发生发展和变化都是阴阳之间、脏腑之间、气血之间、寒热之间、表里之间、虚实之间失去平衡所引起的,治疗疾病就强调机体、脏腑的阴阳平衡,经过治疗使阴阳在新的基础达到新的平衡,疾病就可以痊愈或改善。例如特发性血小板减少性紫癜辨证多属肾精不足,根据《内经》中"肾为先天之本""肾藏精,精生髓,髓化血"的理论,治疗时以补肾为总纲。张景岳曰:"善补阳者,必于阴中求阳,则阳得阴助而生化无穷;善补阴者,必于阳中求阴,则阴得阳升而源泉不竭。"因此阴阳并重,益肾温阳和滋肾育阴同用。但是这类病人常常有自发出血倾向,如牙龈出血、皮肤瘀斑、月经过多等等,而温补肾阳药在提高血小板的同时,可能过于温热,恐其有阳亢火盛动血之虞,就注意佐用凉性、寒性药物来凉血、宁血,因此在治疗这类疾病时往往阴阳互生互补,寒热兼顾。

临床上常用寒热并用的药对,如黄连配肉桂的交泰丸,二药相合,相辅相成,有泻南补北、交通心肾、引火归原之妙,用于治疗失眠,疗效卓著,对顽固性口腔溃疡也屡屡见效。又如仙灵脾配知母,仙灵脾辛香甘温,补肾助阳,强壮健身,祛湿散寒,知母甘苦而寒,质润多液,既升又降,上能清肺热,中能清胃火,下能泄相火,二药伍用,一阴一阳,阴阳俱补,提高机体免疫功能,增强抗病能力益彰。从药理上看两者配合能对激素水平进行调控,尤其用于服用激素后需减量的血小板减少性紫癜、过敏性紫癜、溶血性贫血等疾病,对于内分泌失调引起的围绝经期综合征、焦虑症之类疾病也有较好的疗效。

二、医案精选

1. 急性白血病案

孙某,女,27岁。2005年11月28日就诊。患者于2004年2月确诊急性粒-单核细胞白血病(ANLL-M4),经10余次化疗后目前病情缓解,骨髓穿刺涂片示完全缓解。近日血常规示:WBC 4.3×10^9/L,N 47%,L 48%,RBC 4.82×10^{12}/L,Hb 123g/L,PLT 154×10^9/L。中药调理已多时。否认化学物理毒物接触史。目前症情稳定,自觉乏力、易汗出,胃纳尚可,口干,二便调,夜寐安。舌质偏红,苔薄,脉弦小。辨证为气阴两亏,余邪留恋。治拟益气养阴,清热解毒。处方:

天冬 400g　麦冬 150g　百合 200g　生黄芪 200g　生白术 120g　防风 120g　党参 120g　鸡内金 120g　砂仁 30g　香橼 120g　半枝莲 300g　蛇舌草 300g　当归 150g　丹参 200g　白芍 200g　首乌 150g　灵芝 200g　旱莲 200g　女贞 200g　杞子 120g　桑椹 200g　沙参 150g　石斛 120g　淮小麦 300g　炙甘草 100g　红枣 120g　山楂 120g　六曲 120g

另:阿胶 150g　鳖胶 150g　人参精 200g　西洋参 150g　饴糖 400g　收膏

按:急性白血病的治疗是个难题,一定要中西医结合治疗,在白血病诱导治疗期,以西医化疗杀伤白血病细胞为主,中医药辨证论治辅以增效减毒,提高白血病的缓解率,帮助病人完成整个化疗期,改善其生活质量;在完全缓解期,则以中医药扶正祛邪,清除余毒为主,这个余毒有两层含义,一为本身白血病的残留余毒,二为化疗药物的余毒,西医则辅以巩固治疗。中西医结合治疗不仅疗效优于单用西药者,患者的生活质量也明显提高。主张在缓解期养阴扶正，以益气养阴、清热解毒为主，佐以健脾养胃。本案大量运用养阴药，如天冬、麦冬、南沙参、石斛等，亦用墨旱莲、女贞子、枸杞子、桑椹子、何首乌等滋补肾阴，半枝莲、蛇舌草清热解毒，生黄芪、白术、防风、党参等健脾益气，砂仁、香橼、鸡内金、红枣、山楂、六曲等理气和胃，配合当归、丹参、白芍等养血活血、活血行气药运用，以防膏滋药黏腻壅滞，不易吸收而影响疗效。收膏药中亦非常注重气阴双补，以阿胶、鳖胶为主，加入人参精大补元气，西洋参滋补气阴。

2. 再生障碍性贫血案

马某，男，26 岁。2002 年 12 月 3 日就诊。患者 1 年半前齿衄起病，逐步出现皮肤散在瘀斑，乏力倦怠，外院检测血象示外周血三系均明显减少。骨髓穿刺：三系增生极度低下，巨核细胞少见，脂肪细胞增多。结合活检病理诊断为再生障碍性贫血。西医建议骨髓移植，但配型始终未成功，予输少浆血、血小板支持治疗为主，平均每周输血 1 次，如此半年，病情毫无转机，仍反复皮肤紫癜、齿衄不止，心悸乏力头晕，腰膝酸软，胃纳不振，工作能力丧失。经中药调治 9 个月后，出血情况逐步改善，精力较前明显增长，外周血象虽仍维持于较低水平，但已逐步摆脱输血依赖，齿衄偶发。舌淡胖有齿痕，苔薄，脉虚数无力，一息六七至。证属虚劳，脾肾不足，气血亏虚。治以温肾健脾、益气养血止血。处方：

仙茅 210g　仙灵脾 280g　巴戟肉 280g　补骨脂 420g　山萸肉 210g　黄精 210g　怀牛膝 210g　熟地 210g　何首乌 210g　枸杞子 168g　桑椹子 280g　女贞子 280g　墨旱莲 280g　生黄芪 420g　生白术 168g　怀山药 280g　潞党参 280g　陈皮 168g　白扁豆 280g　三七 168g　紫草 280g　蒲黄炭 126g　仙鹤草 280g　茜草 280g　玉米须 280g　炙甘草 140g

另：阿胶 200g　鹿角胶 100g　龟胶 100g　生晒参 100g　西洋参 80g　饴糖 300g　红糖 200g　收膏

随访：患者守方连进 4 年，病情渐趋康复。随访 2 年，未有反复，后结婚生子，生活幸福。

按：《素问》中提到“骨者，髓之府”“肾不生则髓不能满”“精气夺则虚”。患者素体亏虚，禀赋不足，精气内夺，虚损为本，髓海空虚，脾肾两亏，气血生化乏源。血虚不养头目则见头晕眼花；血虚不荣则口唇、爪甲、面色苍白；血不养心故而心悸；脾气亏虚统摄无权，血液反复外溢于皮下、齿间而致紫斑、齿衄；脾胃虚弱，健运无力，故而胃纳不振；腰为肾之府，肾虚故见腰膝酸软。病位主要在脾肾二脏，故以健脾益肾治之，用药选择温而不燥的健脾补肾壮阳之品，如仙灵脾、补骨脂、山萸肉、黄精、怀牛膝等温脾益肾填精，熟地、何首乌、枸杞子、桑椹等阴中求阳，玉屏风散益气健脾固表，加党参、山药、白扁豆、陈皮使气血生化得助，另取“有形之血不能速生，无形之气所当急固”之意，加大剂补气之品（如生黄芪）以求益气生血。患者就诊前出血迁延，瘀血已成，留于体内，或影响气血化生，或引起血不循经，或积于脏腑，或阻滞经络，变生诸证，因此在活血药物中选择活血止血的三七、蒲黄，配合凉血止血的茜草、紫草共奏活血祛瘀止血生新功效。本案所选方药为姚教授治疗慢性再生障碍性贫血的基本方，临证加减化裁，坚持服用往往收效明显。

3. 特发性血小板减少性紫癜案

岑某，女，24 岁。2001 年 12 月 6 日就诊。2000 年起患者全身散在性瘀点瘀斑，时隐时现，未予重视。7 月中旬因感冒后瘀斑加重而赴外院检查发现血小板减少，之后多次检查血小板大约波动于 40×10^9/L~50×10^9/L 之间，并于 2001 年 1 月骨穿示骨髓增生活跃、巨核细胞成熟障碍、抗血小板抗体 PAIgG（+），明确诊断为“特发性血小板减少性紫癜”。长期口服中药治疗，全身瘀点瘀斑明显减少。末次月经11月18日，经行前少腹隐痛，有时痛甚，经来痛渐止，经量中等，色泽黯红，量多时转为鲜红色，夹有血块。2001年11月13日查血常规示：WBC $3.3×10^9$/L，RBC $3.17×10^{12}$/L，Hb 108g/L，PLT $48×10^9$/L。舌质黯红，伴齿痕，边尖略瘀，苔少，脉弦细。辨为脾肾亏虚，瘀血阻络。治拟健脾益肾，补血填精，活血化瘀。处方：

生黄芪300g　白术120g　防风120g　何首乌150g　枸杞120g　菟丝子200g　肉苁蓉200g　巴戟肉200g　肉桂60g　川连30g　淮小麦300g　小红枣120g　炙甘草120g　玉米须200g　仙灵脾200g　仙鹤草200g　茜草根200g　蒲黄100g　血见愁200g　三七60g

另：阿胶200g　鹿角胶100g　龟胶100g　生晒参100g　西洋参80g　饴糖300g　冰糖200g　收膏

二诊：2003年12月11日，产后11个月。怀孕期间，血小板维持在$40×10^9$/L~$50×10^9$/L之间，年初补充血小板2单位后顺利剖腹产下一子，术后身体恢复情况尚可，全身未见明显瘀点瘀斑，目前白细胞、血小板均在安全范围内，胃纳一般，大便调，夜寐尚安。舌质淡红，苔薄，脉弦。辨为脾肾两亏，气血不足。治拟健脾益肾，大补气血。处方：

当归150g　熟地150g　白芍200g　制首乌150g　川芎200g　墨旱莲200g　淮小麦300g　炙甘草100g　肉桂30g　生黄芪200g　生白术120g　防风120g　鸡内金120g　砂仁30g　香橼皮120g　沙参150g　补骨脂300g　鸡血藤200g　制黄精200g　小石韦200g　虎杖根200g　小红枣120g　玉米须200g　灵芝草200g　紫草200g　茜草200g　山楂120g　神曲120g　川连30g

另：阿胶150g　鹿胶150g　人参精200g　西洋参100g　饴糖200g　赤糖200g　收膏

按：特发性血小板减少性紫癜常见于成人，男、女发病机会均等，20~40岁年龄女性多见。该病起病隐匿，常表现为反复的皮肤黏膜出血，如皮肤出血点、紫癜、鼻及牙龈出血为主，血尿及胃肠道出血次之；而有些女性患者可仅表现为月经量增多。所以，姚教授非常注重月经史的问诊，尤其是患有慢性特发性血小板减少性紫癜（ITP）的年轻女性，每每根据月经的周期调节用药。如遇准备妊娠或已怀有身孕者，用药更是慎之又慎。该病的病位责之于脾肾，肾是藏精之脏，乃“先天之本”，居于下焦，为阴中之至阴，既存真阴又寓真阳。而脾为气血津液化生之源，正如《灵枢·决气》中所说“中焦受气取汁，变化而赤，是谓血”。《灵枢·邪客》中说“营气者，泌其津液，注之于脉，化以为血，以荣四末，内注五脏六腑”，是供给肾阴肾阳不断滋生的物质基础。脾与肾相互滋助，气血充足，正气存内，治拟健脾益肾为主，选用黄芪、白术、防风、何首乌、枸杞、菟丝子、肉苁蓉、巴戟肉等，加上患者行经前痛经，经来痛渐止，月经色泽多为黯红，夹有血块，加上舌质黯红，边尖略瘀，脉弦细，属瘀血停滞之证，盖因患者紫癜日久不退，离经之血即是瘀血，瘀血不去，新血不生，故宜加用活血之药，选用三七，是因膏方服用周期长，不易更换，三七既活血，又止血，一举两得，更为安全可靠。二诊时患者已是产后，瘀血已除，皆为气血不足之象，重用补肾健脾之药，加用砂仁、香橼皮防滋腻碍胃，气机不畅，改冰糖为赤糖，亦有补血之意。

4. 原发性血小板增多症案

叶某，女，57岁。2005年12月2日。患者2004年11月间因头晕不适，面部呈红紫色就诊，当时测血压偏高，血常规示血小板计数高达$600×10^9$/L，白细胞和红细胞均在正常范围，随即行骨髓穿刺提示骨髓增生明显活跃，巨核细胞增多，形态无异常，JAK2基因（+），确诊为原发性血小板增多症。目前正予降压、干扰素治疗中，面部红紫明显缓解，双手鱼际处恢复淡红色，无明显自发性出血，未见鼻衄、齿衄、血尿、皮肤黏膜瘀斑，无明显肢体麻木、疼痛，但脾气急躁，情绪有时难以自控。胃纳可，大便欠畅，间日一行，夜寐尚可，时有脑鸣。体检发现脾脏肿大，位于左肋缘下两横指。2 年前有脑梗史。舌偏红，苔薄腻，脉弦小。辨证为肝火内郁，瘀血内阻。治拟活血化瘀，清火解郁。处方：

丹参 200g　当归 150g　莪术 180g　白芍 200g　川芎 200g　桃仁 120g　红花 80g　地龙 150g　天冬 400g　百合 200g　生黄芪 200g　生白术 120g　防风 120g　茯苓 120g　半夏 100g　半枝莲 200g　蛇舌草 200g　川桂枝 120g　嫩钩藤 200g　厚杜仲 120g　桑寄生 200g　明天麻 120g　鸡血藤 200g　大熟地 120g　补骨脂 200g　山萸肉 150g　金樱子 150g　芡实子 200g　五味子 80g　焦六曲 120g　红枣 120g　炙甘草 100g

另：陈阿胶 150g　鹿角胶 150g　人参精 100g　西洋参 150g　饴糖 200g　蜂蜜 200g　收膏

按：本病归属于“髓实”“血实”“癥积”“血痹”等范畴，并且认为本病以血瘀为贯穿整个病程的基础病机，但是在不同患者或病程的不同阶段有所不同。如早期多见肝阳上亢，肝气郁结，郁而化火，生火生热，由于肝郁气滞，导致气滞血瘀；晚期则多见肝肾阴虚，阴虚火旺，虚热内炽，热与血结而成瘀，病变日久出现气阴两虚。故在处方中融合了平肝潜阳、活血化瘀与益气养阴之法。方中以桃红四物汤活血通脉，佐以丹参、莪术等加强活血，久瘀者需缓缓消之、化之；癥积辅以行气，故用黄芪益气以助化瘀。久病后以补骨脂补肾助阳、暖丹田、壮元阳，杜仲温补肝肾、强筋健骨；熟地滋阴补肾、填精益髓，山萸肉养肝滋肾、平补阴阳；又以桑寄生养血补肝肾、强筋骨，以甘缓性平的天麻平肝、祛风通络，以预防脑梗等病的发生。而根据此病的特殊性，于补益的同时，加用半枝莲、蛇舌草等清热解毒药以泄血实，抑制骨髓的增殖。原发性血小板增多症在骨髓血液，乃气滞血瘀重证，病程中亦可合并癥积等，故非一般理气行气、活血化瘀之品可消，临证时可选用虫类中药，利用其走窜的特性，搜剔经络、破血逐瘀通络、化积消癥以获良效，如加上搜经剔络的地龙以攻消顽瘀等。

5. 过敏性紫癜案

刘某，女，62 岁。2007 年 11 月 23 日。半年前上呼吸道感染后出现双下肢皮肤对称性紫癜，诊断为过敏性紫癜，口服泼尼松治疗后症状好转，在激素减量过程中出现病情反复，现泼尼松减量至每日 10mg，双下肢散在少许紫癜，伴有关节疼痛时作，多次尿检示 RBC 持续>30 个/μl，体型肥胖，动辄易汗出，口苦，胃纳一般，大便正常，夜寐可。舌体胖大，舌质红，苔薄黄腻，脉细滑。病属紫斑，脾虚湿蕴、风热留恋型。治以祛风利湿，活血止血。处方：

生黄芪 420g　茵陈 210g　苍术 168g　白术 168g　防风 168g　乌梅 168g　蝉蜕 126g　生地 168g　丹皮 168g　赤芍 210g　丹参 210g　地龙 126g　小蓟 210g　紫草 420g　茜草 420g　马鞭草 210g　藕节炭 126g　蒲黄炭 126g　生米仁 420g　藿香 168g　佩兰 168g　姜半夏 84g　陈皮 84g　胆南星 168g　苦参 210g　陈皮 84g　砂仁 42g　玉米须 420g

另：阿胶 200g　鹿角胶 100g　龟胶 100g　生晒参 100g　西洋参 80g　饴糖 300g　冰糖 200g　收膏

按：《灵枢·百病始生》云：“卒然多食饮则肠满，起居不节，用力过度，则络脉伤，阳络伤则血外溢，血外溢则衄血，阴络伤则血内溢，血内溢则后血……凝血蕴里而不散，津液涩渗，著而不去，而积皆成矣。”本患者形体肥胖，素嗜肥甘厚味，脾胃受损，水液运化不健，致水湿

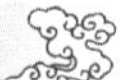

停留，聚而生痰，为痰湿之体，日久湿蕴化热，遇风热之邪外袭，与湿热相接，胶着留恋，营卫肌表血络失固，“阳络伤则血外溢”，外发为紫斑；中焦脾胃升降失和，见胃纳不佳，口苦舌苔厚腻；风湿热邪蕴积，注于下焦，热伤肾络，“阴络伤则血内溢”，而见尿血；瘀热积结阻滞经络则关节疼痛，且患者经肾上腺糖皮质激素治疗，此类药物依药理研究可以抗炎、降低毛细血管脆性以减少出血的作用，但全面抑制免疫功能导致抵抗力下降，增加感染机会，按中医辨证属于湿热之性，还会加重湿热内蕴，使病情反复迁延，因此本案的治疗在于健脾祛湿固本，祛风清热止血治标，避免病情反复。药用乌梅、防风、蝉蜕祛风抗过敏，热伤肾络见血出下焦，瘀血未消，出血始终反复，先后选用小蓟、马鞭草、藕节炭、蒲黄炭、生地、丹皮、赤芍、丹参、地龙、三七等均为凉血止血、活血祛瘀之品，可以活血不动血，止血不留瘀，且瘀血消散，气血调和，关节疼痛自消。遣方用药时尤其注意调护脾胃。脾胃乃后天之本。《景岳全书·脾胃》指出：“凡欲察病者，必须先察胃气；凡欲治病者，必须常顾胃气。胃气无损，诸可无虑。”结合此患者长期饮食不节，脾胃虚损为发病之本因，不耐寒凉攻伐，虽有湿热留恋，也不能用苦寒燥湿之药以免中焦愈虚，因此配以茵陈、苍术、白术、米仁、藿香、姜半夏等药物健脾化湿助运，以及和胃醒脾的陈皮、砂仁等药，使中焦气机畅达，升降协调，使湿热渐化，又能使风邪无以留恋而利于祛除，以膏代煎，守法缓图，而获全功。

（沈伟　徐旻）

叶景华

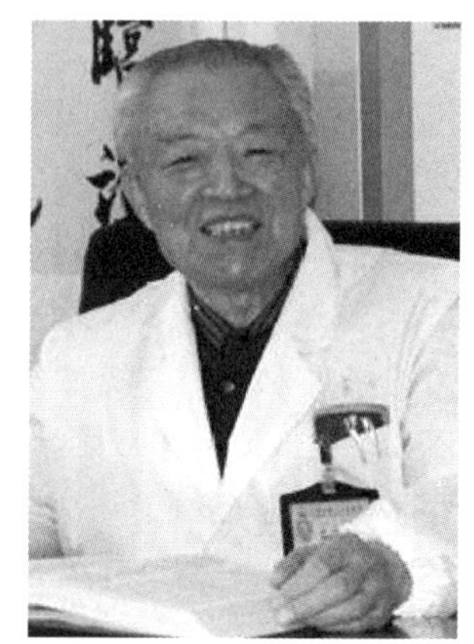

叶景华，1929年出生，祖籍上海川沙，出身于中医世家。上海市第七人民医院主任医师、教授、博士生导师，上海市名中医。曾任该院中医科主任、副院长。1986年被评为全国卫生先进工作者，1993年被评为有贡献的专家。享受国务院特殊津贴。1996年被聘为上海市继承老中医学术经验继承班指导老师，2003年被聘为全国继承老中医学术经验继承班指导老师，2006年被聘为上海市老中医药专家学术经验继承高级研修班指导老师，2008年被聘为第四批全国老中医药专家学术经验继承工作指导老师。曾任上海市中医药学会常务理事、上海市中医肾病专业委员会主任委员、全国中医肾病专业委员会委员。50多年来以中医药治疗肾病，取得了不少经验，成立中医肾病研究室，对慢性肾炎的治疗提出益肾清利、活血祛风法，并率先进行实验研究，1993年、1996年两度获上海市卫生局中医药科技进步三等奖。发表学术论文60余篇，整理数十年的经验，1997年出版《叶景华医技精选》，2006年出版《简明中医诊疗手册》。

一、临床经验

慢性肾炎：慢性肾炎主要由于感受风邪和湿邪所致，而风邪在病变中起着重要作用。由于历史条件限制，蛋白尿在中医历代著作中虽未提到，但根据临床表现和水肿发病的机理分析，本病初期责之于外感风邪，后主要与脾肾病变有关。脾不运化水湿，肾不能主水以致水湿泛滥而水肿。脾气虚陷，肾虚不能固摄而精微下泄、蛋白尿。故膏方的调护应以健运中州为大法。健脾为重，以黄芪、白术、党参、茯苓健运脾胃，以鹿衔草、桑寄生补益肾气。中焦得健，五脏得养，卫外充养，风无以侵袭，肾之气化得以畅达，固摄如常。对长期蛋白尿者，加以活血祛风、清化湿热之蛇舌草、扦扦活、炙僵蚕。对反复血尿者，注重清热，以婆婆针、蛇舌草临症随变，但大法不变。

慢性肾功能不全：脾肾功能失常是慢性肾功能不全的病理关键，盖肾为先天之本，主藏精，主气化，司开阖，又为水脏，主水液的排泄；脾为后天之本，主运水谷和运化水液，是气血生化之源泉。由于禀赋不足、感受外邪、饮食不节、劳倦过度、七情所伤等因素，致脾不能运化升清，肾不能气化泌浊。水谷精微不化而泄出，湿浊不去而潴留为患，邪蕴日久生毒，邪阻血瘀，形成因虚致实之证。本病一般不断缓慢发展，故阻断与逆转是预防与治疗的关键，调护以益肾健脾为大法。肾气不足者则以鹿衔草、肉苁蓉、巴戟天等为主，以党参、山药、白术健脾，进一步发展至肾阳虚衰，则要以附子、肉桂、鹿角片等同时合理中丸温补脾阳。收膏以鹿角胶与阿胶等比例运用，参则按阴阳偏损不同选用洋参或红参。处方时还应该兼顾祛邪化浊，由于慢性肾功能不全常致脏腑代谢产物排出障碍，久留至浊至瘀，

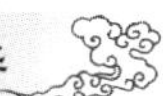

故随证选用半夏、茯苓、丹参、留行子、金雀根等化浊活血之品。若易感肾衰患者,则以玉屏风散顾护卫气。

尿路感染:湿热是尿路感染的主要根源,患者或进食辛辣肥甘或嗜酒酿热,使湿热下注膀胱。亦有秽浊之邪侵及膀胱,发为本病。初期主要发病病机为湿热下注膀胱或瘀热蓄积膀胱,阻滞气机,水道失宣,故而小便淋漓不畅,尿频,尿痛。急性发作期时,以实证为主,治以清热解毒、利湿通淋为主;病渐缓解或慢性病变多为虚实夹杂,治疗须邪正兼顾,按邪实正虚的不同情况,或偏重于扶正,或偏重于祛邪。膏方的调护侧重于缓解期的扶正,首先令脾健运湿如常,则无湿下注膀胱,或令肾之气化畅达,则气机得畅,水道不阻,淋证自然减少。因此,运脾温肾为治疗大法,运脾多选苍白术、茯苓、半夏、砂仁,温肾则多选巴戟天、肉苁蓉等。

IgA 肾病:本病多与风邪内袭有关,风邪伤肾,最是无形,邪入于肺,最易传肾。应注意咽喉部的表现,有无红肿,肺经热邪入肾加重病情,治疗清肺经热,兼以祛风,病情得以控制。膏方的调护,于顾护卫外,玉屏风散为最基本之组成,而蛇舌草、蒲公英清肺泄热,白茅根清泻肺胃肾三经之热且能止血养阴,与小蓟草同用加强止血通淋效果。一般蛋白尿泡沫,多用僵蚕祛风,降蛋白治疗。

糖尿病肾病:本病其本是脾气不足,无力运化水谷,脾不运化,水谷入内反至湿浊,糖性黏滞,本属湿浊之邪,失治或治不得法,更伤阴耗气,湿浊之邪久积,流注脉道,成痰成瘀,阻于肾络,形成微型癥积。糖尿病肾病从初期到晚期肾脏纤维化的病理形态学改变过程,符合中医对癥积的阐述,即是一个由“瘕聚”逐渐发展为“癥积”的过程。根据《素问·至真要大论》“坚者消之……结者散之”的法则,强调益气软坚散结之调护大法,黄芪、灵芝、葛根、鬼箭羽、荔枝核、地锦草以阻止其微型癥积的形成,防止“瘕聚”不断发展成“癥积”。诸药配合,益气升阳,解毒软坚。

二、防治优势

膏方防治肾脏病的临床疗效满意,优势明显。临证时通过望、闻、问、切所收集的四诊信息,辨证论治,明确病性、明确病位、确定处方侧重点。如慢性肾炎患者以健运中州为先,益气为助;慢性肾功能不全患者以益肾健脾为主,而肾之阴阳的调护为其关键;尿路感染患者在缓解期是调护的关键,以运脾温肾为主,脾运湿无以生,肾健气化畅达;IgA 肾病患者每以外感加剧病情,所以顾护卫外当为首要;糖尿病肾病患者以益气软坚为主,坚持调护,收益良多。在肾脏病方面的膏方作用就是针对病变脏腑的直接治疗作用,或运脾或益肾或软坚或泄浊,综合起到改善、控制症状,减少肾脏的进一步损害,延缓、逆转肾功能的进展。

另外,由于膏药组成的中药药味多于平常处方,用药时间也相应较长,故有更多的余地对兼症进一步调治,所谓更全面地调节机体各部的阴阳平衡。如肾病的加剧往往与外感相关,一次上呼吸道的感染可令血尿、蛋白尿甚至浮肿加重,说明预防外感十分重要,通过扶正固表方法,减少感冒的发生,就将大大减少肾病加重的诱因。

同时,膏方的吸收与中焦脾胃的运化功能十分相关,运化功能的维护不仅利于膏方的吸收,更使五脏充养而安,所以在肾病膏方中,健运中焦相对更为突出,脾得健,肾得养,肾病的调护就显得轻而易举了。

最后,可以改善肾病患者的生活质量。不少肾病患者由于长期接受糖皮质激素的治疗,机体本身的平衡难以恢复,虽然在各临床化验、物理检查等各项指标中无明显异常,但通过膏方多年的干预,精神、体力均有较大的改观。

三、医案精选

1. 尿路感染心脾亏虚、肾气失摄案

周某,女,55岁,2008年11月10日初诊。慢性尿路感染病史近10年来反复发作,目前腰酸乏力,目前纳可,但有时腹胀,大便正常,小便有时不爽,舌质嫩胖,苔薄,脉细。肾气不足,心脾两虚。治以补肾健脾养心,佐以理气清利之品。处方:

熟地250g　怀牛膝150g　山萸肉50g　枸杞子200g　仙灵脾200g　生晒参60g　党参200g　白茯苓200g　黄芪200g　白术150g　杜仲150g　灵芝250g　景天三七250g　菟丝子200g　覆盆子200g　制香附150g　炒枣仁150g　制首乌200g　五味子100g　墨旱莲200g　炒枳壳150g　青皮100g　陈皮100g　黄柏150g　土茯苓200g　夜交藤200g　红枣150g　砂仁60g

另:陈阿胶150g　胡桃肉[炒后研末]150g　黑芝麻[炒后研末]150g　白冰糖400g　收膏

二诊:2009年11月10日。腰酸乏力较前明显减轻,1年来未有发作,纳可,小便无不爽,舌质淡,苔薄白,脉细。心脾肾亏虚,治以补肾健脾养心,佐以理气清利之品。处方:

熟地300g　怀牛膝150g　山萸肉50g　枸杞子200g　仙灵脾200g　生晒参60g　党参200g　白茯苓200g　黄芪300g　白术300g　杜仲150g　灵芝250g　景天三七250g　菟丝子200g　覆盆子200g　制香附150g　炒枣仁150g　制首乌200g　五味子100g　墨旱莲200g　炒枳壳150g　青皮100g　陈皮100g　黄柏100g　土茯苓150g　夜交藤200g　红枣150g　砂仁60g

另加:陈阿胶150g　鹿角胶200g　胡桃肉[炒后研末]150g　黑芝麻[炒后研末]150g　白冰糖400g　收膏

按:患者连续服膏滋药数年,尿路感染发作明显减少,一般情况较前好转,因此,今冬又来继续服用膏滋药,处方参照前方加减,加强补肾温阳,减少清利之品,维持疗效。

2. 尿路感染肾气亏虚、湿热下注案

金某,女,55岁,2008年11月12日初诊。尿路感染反复发作1年多,腰酸,小腹胀,小便短数,腰酸,纳可,大便正常,舌质淡,苔薄腻中剥,脉细弱。肾虚湿热蕴阻下焦,胃肾阴亏。处方:

生地150g　熟地150g　鹿衔草300g　桑寄生300g　怀牛膝150g　枸杞子200g　怀山药200g　党参250g　白术150g　女贞子150g　墨旱莲200g　石斛150g　黄芪300g　当归150g　白芍150g　山萸肉150g　黄精150g　杜仲150g　北沙参150g　麦冬150g　炒枣仁150g　黄柏100g　土茯苓300g　蛇舌草300g　制香附150g　陈皮100g　枳壳100g　白茯苓200g　乌药150g　巴戟天150g　制首乌200g

另加:龟甲胶200g　阿胶200g　胡桃肉200g　白冰糖400g　收膏

二诊:去年冬季曾服膏方1剂后,至今尿路感染未有发作。目前身体情况良好,有时稍腰酸,纳可,大便正常,舌质淡,苔薄,脉细。脾肾气虚,补益脾肾。处方:

生地150g　熟地150g　鹿衔草200g　桑寄生200g　怀牛膝150g　枸杞子200g　怀山药300g　党参250g　白术150g　女贞子150g　墨旱莲200g　石斛150g　黄芪200g　当归150g　白芍150g　山萸肉150g　黄精150g　杜仲150g　北沙参150g　麦

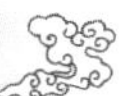

冬 150g　炒枣仁 150g　黄柏 60g　白茯苓 300g　蛇舌草 300g　制香附 150g　青皮 100g　陈皮 100g　枳壳 100g　生白术 200g　白茯苓 200g　乌药 150g　巴戟天 150g　制首乌 200g

另:龟甲胶 200g　阿胶 200g　胡桃肉 200g　白冰糖 400g　收膏

按:尿路感染在妇女较多见,易反复发作,中医属于淋证范畴。《诸病源候论》云:"诸淋者,由肾虚而膀胱热故也。"反复发作病例多有体质较差,抗病能力低,易受外邪侵入而发病。该患者平时口干、舌红少苔,脉细,体质偏于阴虚,去年服膏滋药,以补肾为主,尿路感染 1 年未发,阴虚情况改善。一般情况良好,今年要求继续服膏方,以增强体质,从而提高抗病能力,防病祛邪。从此意义上来讲,服膏滋药也是治未病的一种方法。

3. IgA 肾病脾肾亏虚案

贺某,男,35 岁,2008 年 11 月 10 日。患者 IgA 肾病 3 年并有肾结石,经中医药治疗后血尿消失,排出小结石 1 枚。反复感冒,发则咽痛不适,尿中反复出现红细胞,腰酸乏力不适。咽红充血,苔薄,舌光红,脉细缓,纳可,有时胃部不适,大小便正常。治以益肾健脾,理气和胃,清利肺肾。处方:

生地 100g　熟地 100g　枸杞子 200g　怀山药 200g　熟萸肉 150g　怀牛膝 150g　杜仲 150g　巴戟肉 150g　生晒参 100g　党参 150g　白术 150g　茯苓 150g　景天三七 300g　灵芝 300g　黄精 150g　砂仁 60g　青皮 100g　陈皮 100g　炙甘草 60g　墨旱莲 200g　仙鹤草 200g　白茅根 200g　黄芪 200g　五味子 100g　茜草根 150g　炒枣仁 150g　菟丝子 200g　黄柏 100g　藏青果 100g　玄参 100g　红枣 150g　炒枳壳 150g　制香附 150g

另:阿胶 200g　龟甲胶 200g　胡桃肉 200g　白冰糖 400g　收膏

二诊:2009 年 11 月 10 日。1 年来一般情况良好,感冒较前发作减少,咽痛较前明显减轻,纳可,二便通畅。舌淡红,苔薄,脉细缓。脾肾亏虚仍有,治拟健脾益肾,兼顾清利。处方:

生地 200g　熟地 200g　枸杞子 300g　怀山药 300g　熟萸肉 150g　芡实 100g　金樱子 100g　怀牛膝 150g　杜仲 150g　巴戟肉 150g　生晒参 100g　党参 150g　白术 300g　茯苓 200g　景天三七 300g　灵芝 300g　黄精 150g　砂仁 60g　青皮 100g　陈皮 100g　炙甘草 60g　墨旱莲 200g　仙鹤草 200g　白茅根 200g　黄芪 200g　五味子 100g　茜草根 150g　菟丝子 200g　黄柏 100g　藏青果 100g　红枣 150g　炒枳壳 150g　制香附 100g

另加:阿胶 100g　龟甲胶 300g　胡桃肉 200g　白冰糖 400g　收膏

按:IgA 肾病发病多由外邪侵袭肾经别络所致,在临床上镜检多见血尿,病情较容易反复,不易治疗,病情缠绵,多由外感可再次诱发。该病例镜检血尿 3 年,经中医治疗后好转,去年服膏方后情况平稳,尿中偶有少许红细胞,说明膏方对巩固疗效有作用。

4. 腰痛肾元亏损案

蒋某,男,87 岁。2007 年 12 月 25 日就诊。老年男性,身体尚健,平素腰背酸痛,四肢不温,神乏无力,目花耳鸣,纳谷尚可,二便尚调;舌质红,苔薄腻,脉细。证为肝肾不足,筋脉失养。治拟补肾充元,益肝柔筋法,膏方缓图。处方:

党参 100g　丹参 100g　炒白术 100g　生黄芪 300g　全当归 100g　赤芍 100g　白芍 100g　生地 100g　熟地 100g　山茱萸 100g　怀山药 300g　制黄精 150g　菟丝子

100g 锁阳 100g 肉苁蓉 100g 灵芝 100g 杜仲 100g 天麻 100g 红花 60g 桑寄生 100g 女贞子 100g 砂仁 50g 川桂枝 60g 枸杞 100g 菊花 100g 制首乌 100g 红参 50g 生晒参 50g 西洋参 50g

另:蛤蚧 1 对 鹿角胶 200g 阿胶 200g 龟甲胶 100g 海马 20g 冰糖 400g 黄酒 500g 收膏

按:本病案为老年男性,平素身体尚健,仅为年高肾亏,骨失所养。方中八珍汤合当归养血汤出入益气养血柔筋脉,山茱萸、怀山药、制黄精、菟丝子、锁阳、肉苁蓉、杜仲、灵芝、桑寄生、女贞子、制首乌、杞菊、天麻等补益肝肾;蛤蚧、海马、鹿角胶、阿胶、龟甲胶血肉之品填精;再配红花、砂仁、川桂枝通经活血引经。诸药相配,连服数年,延年益寿。

5. 代谢综合征气虚血瘀痰阻案

吴某,女,57 岁。2008 年 12 月 1 日就诊。病人年过七七,有高血压史,5 年左右。近来血糖偏高,时有波动,血脂偏高,头晕乏力,胸闷心悸,腰酸背疼,胃纳尚可,二便调和,舌质红,苔白腻,脉细濡。证属气虚血瘀痰阻,治拟补气宽胸活血为法,膏方缓调。处方:

党参 300g 丹参 300g 太子参 100g 生黄芪 300g 干荷叶 100g 绞股蓝 300g 石菖蒲 100g 生蒲黄 100g 广郁金 100g 杜仲 100g 桑寄生 100g 桑叶 100g 桑枝 100g 枸杞 100g 菊花 100g 山萸肉 100g 怀山药 100g 生地 100g 熟地 100g 泽泻 100g 决明子 300g 炒丹皮 100g 云茯苓 100g 五味子 50g 酸枣仁 100g 百合 100g 炒砂仁 50g 青皮 100g 陈皮 100g 天麻 100g 嫩钩藤 300g 桃仁 100g 红花 100g 白蒺藜 100g 川牛膝 100g 益母草 300g 制黄精 300g 生山楂 100g 川芎 60g 西洋参 100g 生晒参 50g

另加:阿胶 200g 龟甲胶 200g 元贞糖 500g 黄酒 500g 收膏

按:施膏之时,辨病和辨证相结合,辨气血两虚,方用西洋参、生晒参、陈阿胶、龟甲胶、党丹参、太子参、生黄芪、生熟地益气养血;肝肾不足,以杜仲,桑寄生、桑叶枝、杞菊、山萸肉、天麻、嫩钩藤、白蒺藜等补肝肾、柔筋脉;痰瘀内阻用绞股蓝、石菖蒲、生蒲黄、广郁金活血化痰、降脂降糖。女性病人平素主诉颇多,本病人 1 料膏方服后,今年又在原方的基础上继续服用,在用膏后,诸症缓解。高血压、高血脂、高血糖病人病延日久必会损害肾脏,初期防治亦为治未病治法。

6. 肾下垂(脾肾二虚)案

周某,女,50 岁。2007 年 12 月 3 日就诊。患者有肾下垂史,形体消瘦,形寒怕冷,大便稀薄、一日数行,纳谷尚可,夜寐欠安,舌质淡,苔薄,脉细濡。病人年届七七,天癸将竭,肾元不足,脾气下陷。治拟益气补肾健脾。处方:

炒党参 300g 生黄芪 300g 生地 200g 熟地 200g 全当归 200g 炒白术 300g 怀山药 300g 茯苓 300g 酸枣仁 100g 制首乌 100g 夜交藤 100g 合欢皮 60g 百合 100g 杞子 100g 女贞子 100g 山萸肉 100g 防风 60g 生米仁 300g 丹皮 100g 生山栀 100g 丹参 300g 枳壳 100g 川桂枝 60g 仙灵脾 100g 菟丝子 100g 天麻 100g 红枣 100g 车前子 100g 福泽泻 100g 砂仁 50g 广木香 60g

另:生晒参 50g 西洋参 50g 枫斗 50g 阿胶 200g 龟甲胶 200g 饴糖 250g 黄酒 350g 收膏

二诊:2008 年 12 月 8 日。患者形体仍消瘦,纳谷尚可,夜寐欠安,大便稀薄、一日一解,胸闷心悸不宁,神疲乏力,苔薄白,舌质红苔薄,脉细。病人年届七七,天癸将竭,肾元不足,

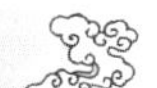

脾气下陷,治拟益气补肾健脾。处方:

炒党参 100g　生黄芪 100g　生地 100g　熟地 100g　全当归 100g　炒白术 100g　怀山药 100g　茯苓 100g　酸枣仁 100g　景天三七 100g　制首乌 100g　百合 100g　夜交藤 100g　合欢皮 60g　熟地 100g　杞子 100g　山萸肉 100g　炒防风 60g　生薏仁 100g　丹参 100g　生山楂 100g　枳壳 100g　川桂枝 60g　仙灵脾 100g　灵芝 100g　菟丝子 100g　天麻 100g　青陈皮[各] 60g　砂仁 50g　五味子 50g　小川连 50g　红枣 100g　生晒参 100g　西洋参 50g　铁皮石斛 50g

另加:龟甲胶 400g　鹿角胶 100g　蜜糖 500g　黄酒 500g　收膏

按:素体消瘦,内脏下垂,大便稀薄,"湿胜则濡泻""诸湿肿满皆属于脾",为肾元不足、脾气下陷、脾虚湿阻,以生晒参、西洋参、枫斛、党参、生黄芪、炒白术、怀山药、云茯苓、生米仁、砂仁、广木香健脾益气;益肝肾、宁心神,用杞子、天麻、仙灵脾、菟丝子、女贞子、阿胶、山萸肉、酸枣仁、首乌、夜交藤、合欢皮、百合。病人膏方缓图 2 年后,大便正常,形体渐壮,肾下垂自然缓解。

7. 糖尿病气阴亏虚、脾虚痰阻案

徐某,女,56 岁。2008 年 12 月 18 日就诊。素体健硕,5 年前体检中发现血糖偏高,同时血脂异常、血压增高,之后来诊,限制饮食降糖降压等治疗后,血糖基本稳定,入冬以来,血压偏高,且多食少动,血糖波动。目前,气力虽乏,精神尚佳,腰酸背疼,胃纳尚可,二便调和,舌质红,苔黄腻,脉弦滑。证属气阴亏虚,脾虚痰阻;治拟益气养阴,运脾化痰,膏方缓调。处方:

生黄芪 300g　北沙参 150g　白术 100g　莪术 100g　炙甘草 60g　知母 100g　葛根 200g　白术 100g　苍术 100g　地锦草 300g　生蒲黄 100g　枸杞子 100g　杭菊花 100g　地骨皮 300g　石斛 150g　玉竹 100g　生地 300g　制黄精 300g　虎杖 300g　泽泻 100g　荷叶 100g　生鸡金 100g　黄柏 100g　灵芝 100g　女贞子 100g　山萸肉 100g　鬼箭羽 300g　黄柏 100g　炙龟甲 100g　缩砂仁 60g

另:西洋参 100g　生晒参 50g　枫斗 100g　陈阿胶 200g　龟甲胶 100g　鳖甲胶 100g　饴糖 300g　黄酒 400g　收膏

按:中医调治糖尿病,除了降低血糖之外,更重要的是防治并发症的产生与加剧,尤其是糖尿病肾病,故防治并发症为中医调治的主要目的。糖尿病初起以气阴亏虚为主,日久,气阴不足致脾运不健,无以正常运化,久而湿滞中焦,成为异常血糖、血脂堆积的本身原因,故调治以益气健脾为首要手段,黄芪、莪术、苍术以益气为主,而以北沙参、知母、石斛、玉竹、生地、地骨皮等滋养胃阴以生津;糖尿病日久成瘀,故活血化瘀贯穿始终,减少糖尿病血管病变的发生用生蒲黄、鬼箭羽活血,虎杖、泽泻、荷叶降脂。

西洋参、生晒参、陈阿胶、龟甲胶、生黄芪、生熟地补益脾肾,固本而填精,对于糖尿病人,以麦芽糖收膏,较合适。1 料膏方服用后,今年再求方调治,回顾 1 年来,运动增加,血糖基本稳定,体重指数较原先下降。

8. 尿路感染脾肾亏虚、湿浊阻滞案

唐某,女,67 岁。2008 年 12 月 15 日就诊。素体纤弱,稍事劳累即腰酸尿频,时因尿检细菌阳性而就治。近来发现血糖偏高,尿路感染症状发作增加,经中药调理后,血糖基本平稳,排尿畅,时值冬令,要求进补。目前神疲乏力,腰酸背疼,排尿尚利,但觉无力之感,胃纳尚可,二便调和,舌质淡红,苔白腻,脉细濡。证属脾肾亏虚,湿浊阻滞。治拟益肾健脾,化湿利浊为法。处方：

黄柏 100g　土茯苓 300g　凤尾草 300g　灵芝 100g　鹿衔草 300g　桑寄生 300g　杜仲 100g　续断 100g　女贞子 100g　怀牛膝 200g　丹参 300g　党参 100g　太子参 100g　生黄芪 300g　广郁金 100g　生蒲黄 100g　杜仲 100g　桑寄生 100g　山萸肉 100g　怀山药 100g　炒白术 100g　制黄精 200g　炙甘草 60g　泽泻 100g　茯苓 100g　川牛膝 100g　炒砂仁 50g　鬼箭羽 300g　制黄精 300g　青皮 100g　陈皮 100g　生地 100g　熟地 100g　西洋参 100g　生晒参 50g

另：陈阿胶 200g　龟甲 200g　鳖甲胶 200g　元贞糖 500g　黄酒 500g　收膏

按：冬令收藏，最宜施膏，以调治兼施。本例辨证为脾肾不足，脾虚则运化失司，化湿功能下降，湿为阴邪，性属驱下，久而留于下焦，导致尿路感染反复发作。调以治本，即健脾益肾；治以治标，即利清化浊。方用鹿衔草、杜仲、桑寄生、续断等益肾，用潞党参、白术、制黄精、山药等健脾益气；福泽泻、茯苓、砂仁等化湿，牛膝则取其下行之性，西洋参、生晒参、陈阿胶、龟甲胶健益脾肾，并滋阴填精，固本于冬令之季，期来年脾肾充盈，诸脏康健。

随访 1 年来，尿路感染明显减少，唯在夏末初秋之时，劳累后发，也仅以成药治愈。

9. 淋证肝肾不足、湿热下注案

陈某，女，50 岁，2008 年冬就诊。经事紊乱，腰膝酸软，小便频数，淋漓不畅，时轻时重，反复不愈，口感微苦，偶有烘热，睡眠欠安，乱梦纷纭，面色萎黄，情志不悦，去年膏方后，精足神充，小便正常，面色红润，重返岗位，今冬复诊，愿保健康。处方：

生地 150g　熟地 150g　山萸肉 150g　怀山药 150g　茯苓 150g　泽泻 120g　益智仁 150g　党参 150g　黄芪 200g　金樱子 150g　墨旱莲 120g　巴戟肉 100g　仙灵脾 100g　升麻 150g　肉桂 60g　黄柏 100g　乌药 100g　萹蓄 150g　瞿麦 150g　制香附 100g　广郁金 150g　茅根 200g　柏子仁 100g　夜交藤 200g　合欢花 100g　酸枣仁 100g　当归 100g　陈皮 60g　兴京白参 100g　珍珠粉 30g

另：阿胶 250g　鹿角胶 250g　胡桃肉 250g　白冰糖 500g　收膏

按：进入围绝经期，反复尿感，淋沥不畅，解尿频数，口干寐差，腰膝酸软，肝肾不足，气血不旺，湿热未净，迁延难愈，补虚调理，疗疾治病兼顾。宜益肝肾，清湿热，调气化，宁心神。全方以六味地黄汤加八正散，六味地黄汤益肝肾，八正散清湿热，加肉桂、乌药调气化。肝肾亏虚致肝火旺盛，情志不悦，乱梦纷纭，加夜交藤、合欢花、广郁金疏肝宁神，收效甚佳。

10. 血尿肾阴不足、迫血妄行案

张某，女，32 岁，2009 年冬。素有肾性血尿历时 5 年，反复外感，咽部不适，腰酸乏力，多次化验肾功能正常。但尿检以红细胞为主，蛋白(-)。无明显浮肿，舌质红，苔薄，脉细数。患者觉服中药汤剂不便，要求以膏方调治。去年服用膏方后，感冒明显减少，精神好转，尿检仍有红细胞。但较前减少，故再次膏方调治。处方：

生黄芪 300g　生白术 200g　防风 100g　银花 100g　茅根 300g　小蓟草 200g　荠菜花 150g　墨旱莲 150g　生地 150g　山萸肉 150g　灵芝 150g　土茯苓 150g　仙鹤草 150g　藕节炭 100g　北沙参 150g　茜草根 100g　血余炭 150g　杜仲 150g　杞子 100g　制黄精 150g　陈皮 60g　生晒参 150g　狗肾粉 10g　三七粉 60g　北虫草 30g

另加：阿胶 500g　胡桃肉 250g　白冰糖 400g　收膏

按：肾性血尿，迁延难愈，反复外感，可致血尿反复，甚则加重。肾病的增恶因素，外感为

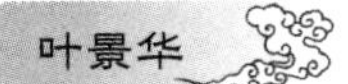

首，故减少外感，稳定肾性血尿，是保护肾功能的重要措施。选用玉屏风散为主，重用黄芪补气固表，白术健脾，再以防风与黄芪相配，引黄芪走表而御风寒。同时疗疾兼顾，益气养阴，凉血止血，以小蓟饮子、阿胶、北虫草、三七粉等诸药收成膏。一年来，偶发感冒，血尿减少，趋于稳定。肾功能正常，精神好转。

（张 彤 盖 云 朱雪萍）

张镜人

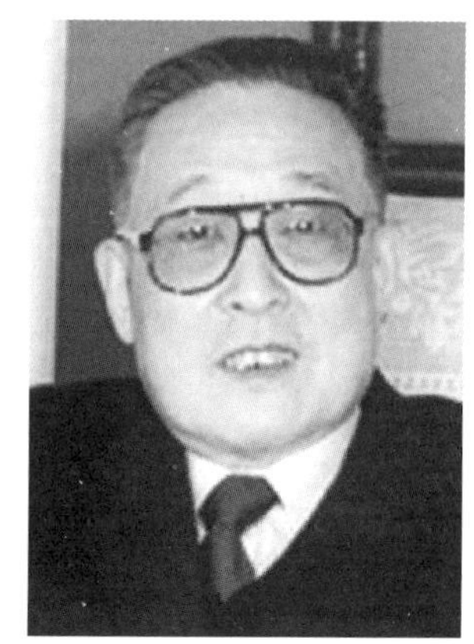

张镜人(1923—2009),名存鉴,上海人,是"上海张氏内科"第十二代传人,首届"国医大师"、全国及上海市名中医、中央领导保健医师,享受国务院政府特殊津贴。生前曾任上海市卫生局中医处处长、副局长、顾问,上海市第一人民医院中医科主任,全国政协委员、上海市政协常委、中国民主同盟中央委员等职。兼任中华中医药学会副会长、中华中医药学会内科学会副主任委员、中华中医药学会名誉顾问、中华中医药学会终身理事、上海市中医药学会理事长及名誉理事长、上海中医药大学专家委员会名誉顾问。为上海中医药事业的发展作出了不可磨灭的贡献,有"沪上中医第一人"之称。张镜人教授善治热病,中年以后注重对胃肠病诊治及内科疑难病的研究。宗李东垣脾胃学说,以调气活血法治疗慢性萎缩性胃炎,打破了"胃黏膜腺体不易逆转"的论点。曾主持各级科研项目20余项,先后获国家中医药管理局重大成果甲级奖、国家科技进步三等奖等科研成果奖10余项。发表论文100余篇,主编《中国疑难病症秘要》《中医症状鉴别诊断学》《中医古籍选读》《张镜人治病囊秘》《张镜人诗集》等著作10余部。

张镜人教授对传统的膏方调治独有心得。每年入冬时节,必为不少高层干部、国际友人、名人以及广大病员拟定"膏滋方",立足于标本兼治、调治结合、防治相参的原则,疗效卓著。因此,每值冬至节前总有不少患者前来就诊,常年服用膏方,防治疾病。由于以往对张老膏方资料的收集、积累不多,深感遗憾,所存膏方处方仅有几张而已,出于传承、学习之心意,今选录如下。

案一:吴先生膏滋方　1992年11月

每晨喉间有痰,口干咽燥,常易出汗,腰酸,大便带溏。夏秋之际鼻翼两侧及唇周口角曾起疱疹。入冬以后,又患齿龈疼痛,唯眠食尚可。脉象濡细,舌苔黄腻,质微胖。总由政务繁冗,肺脾气虚,痰湿扰攘,肝胆郁热所致。兹值封藏之令,为拟调理之方,录呈采择。

生晒参另煎 50g　西洋参另煎 50g　炙黄芪 50g　炒白术 100g　茯苓 100g　炙甘草 25g　制黄精 50g　建莲肉 50g　丹参 50g　赤芍 50g　白芍 50g　大生地砂仁15g拌 50g　川石斛 50g　枸杞子 50g　怀山药 100g　香扁豆 100g　玉竹 50g　桑寄生 50g　杜仲 50g　川断 50g　制半夏 50g　炒陈皮 50g　焦楂曲各 100g　连翘 50g　银花 50g　补骨脂 50g　枣仁 50g　炒丹皮 50g　野荞麦根 100g　生熟米仁各 50g　泽泻 50g　煅牡蛎 100g　滁菊 50g　广郁金 50g　炒黄芩 100g　制首乌 50g　山萸肉 50g

上药浸一宿,武火煎3次,去渣沥清,文火熬膏时,加入清阿胶300g、鳖甲胶150g(均用陈酒烊化)、白冰糖400g,连同参汤同入收膏,熬至滴水成珠为度。

每晨或临睡前温开水调送1汤匙。如遇感冒食滞,需停数天。

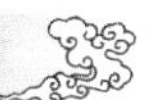

按：膏方的组方原则立足于补虚，兼顾体质、证候之异同，切忌单一滋补。张老善于调理，用药以“轻平灵巧”见长，补虚之法，首重调补脾肾，以资“先天”“后天”之本。方中取人参、黄芪大补元气为首，以四君子汤合参苓白术散加减，药性平和，补而不腻，温而不燥，具有健脾益气、和胃渗湿之功。补中有泻，寓泻于补，相辅相成。参以首乌、寄生、杜仲、川断补肾壮腰。因有痰湿内扰之证，虚中夹实，故辅以黄芩、野荞麦根、半夏、陈皮、米仁、茯苓等清化痰湿之品，使湿化热清，杜痰湿之患，且能醒脾悦胃。此外，方中调补诸药，剂量不大，适病情之需，以轻灵建功。全方共奏“轻灵平补”之能。求诊者因药后见效，故多年随访，服用膏方调补。

案二：高原先生膏滋方　2003年11月

西洋参先煎汁冲100g　冬虫草先煎汁冲50g　丹参100g　生黄芪100g　炒白术100g　大熟地砂仁末8g拌炒100g　川石斛100g　明天麻100g　炒白芍100g　制香附100g　广郁金100g　玉竹100g　制黄精100g　炙远志50g　灵芝草100g　炒滁菊100g　枸杞子100g　罗布麻叶100g　白蒺藜100g　山萸肉100g　怀山药100g　炒丹皮100g　川断100g　杜仲100g　功劳叶100g　桑寄生100g　菟丝子100g　制首乌100g　炒枣仁100g　莲须50g　芡实50g　女贞子100g　墨旱莲100g　怀牛膝100g　抱茯神100g　海藻50g　昆布50g　生牡蛎150g　炒黄芩100g　淮小麦100g　炒陈皮100g　炒楂曲各100g　淡天冬100g　炒知母100g　天花粉100g　沙苑子100g

上药浸一宿，武火煎3次，去渣沥清，文火熬膏时，加入清阿胶200g、龟甲胶150g、鳖甲胶150g（均用陈酒烊化），连同西洋参、冬虫草汁同入收膏，滴水成珠为度。

每日清晨沸水调送1汤匙。如遇感冒饮食停滞、胃肠消化不良、腹痛泄泻，需暂停数天，愈后再服。进膏滋期间，忌莱菔及辛辣饮食。

按：此乃张老为国际友人高原先生拟定的膏方。以方测证，似有高血压、肾病，属肝肾不足，浮阳偏亢，久则损及脾肾之证候。脾虚则精微传输无权，肾亏则精微摄纳无权，调治当从脾肾着手为主。方中重用冬虫夏草入肺肾，益水之上源，补肾之亏损，乃补虚益寿之上品；黄芪合西洋参大补气阴，取地黄丸合二至丸，意在益肝肾、补阴血；借罗布麻叶、天麻、白蒺藜、滁菊等平肝清热，且能降压；黄芪、白术、芡实伍莲须、菟丝子既可健脾益肾，又能固涩精微，治蛋白尿有效；辅以丹参、郁金、陈皮等与熟地、首乌相合，乃动静相配之意。可谓补肾健脾，气血并调，防治相合的良方。

案三：健脾养胃膏滋方　1996年11月

功能：益气健脾，养胃安中，增强体质。

主治：脾胃气虚，运化失健，食少形瘦，神疲乏力，大便易溏等症。

炒党参100g　太子参100g　炒白术100g　香扁豆100g　怀山药100g　茯苓100g　丹参100g　川石斛100g　炙甘草100g　制黄精100g　玉竹100g　建莲肉去衣心100g　芡实100g　杭白芍100g　炒归身100g　灵芝草100g　柴胡50g　炒黄芩100g　桔梗30g　炙防风60g　苏梗50g　制香附100g　炒苡仁100g　制半夏50g　炒陈皮50g　白豆蔻30g　六神曲100g　炒楂肉100g　北秫米包100g　广郁金100g　炒桑枝100g　谷麦芽各50g

上药浸一宿，武火煎3次，去渣沥清，文火熬膏时，加入清阿胶300g（陈酒烊化）、白冰糖300g，大红枣去皮核30枚，同入收膏，熬至滴水成珠为度。每早晚服1汤匙。如遇感冒食滞，暂停数天，愈后再服。服药期间，忌莱菔、红茶。

按：张老崇尚脾胃学说，擅治胃肠疾病，尤以诊治萎缩性胃炎、胃癌前期病变著称。1996年冬，应邀为上海"雷允上"国药号亲手拟定"健脾养胃膏滋方"，以适应广大胃肠病患者冬令调补的需求，惠泽于民众。

此方具有健脾益气、养胃安中、增强体质的功能，适用于脾胃虚弱所引起的各类胃肠疾病的调治。选药平和，补而不腻，药价适中，老少皆宜。立方宗旨充分体现了张老诊治脾胃病的学术观点：其一，以补脾胃中气助运化为本，取四君合参苓白术散化裁，脾气旺、中气足则运化自健；其二，强调疏肝胆之气机，调脾胃之升降，适寒温之性能。张老认为胃炎之疾，病起于肝胆，症见于脾胃，脾气宜升，胃气当降，故每以柴胡疏肝散、四逆散等化裁变化，以适肝胆条达、脾胃升降之性。其三，注重动静相合，消补同用。因膏方中以补虚药物为基础，补药一般以静药为主，易阻滞胃气升降出入，且易碍胃，因此必佐以"流动"之品，如陈皮、香附、豆蔻之类，或增入丹参、当归等养血行血，或配伍神曲、楂肉等消补同用。其四，膏方中选择药食同源类药物更有助于脾胃功能的恢复，如山药、扁豆、芡实、莲肉、大枣之类，不仅养胃护胃，又能改善膏方的口味，病人依从性更好。总之，本方乃张老精心拟定，可谓留在民间"养胃治胃"的经典良方。

注：张镜人教授对膏方脉案书写非常严谨，恪守张氏膏方传统的格式和程序，理法方药、炮制程序、服药方法、忌口须知等缺一不可，体现出深厚的中医文化底蕴。

（张存钧）

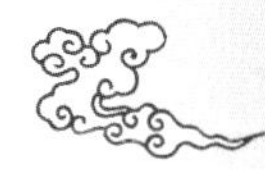

张婷婷

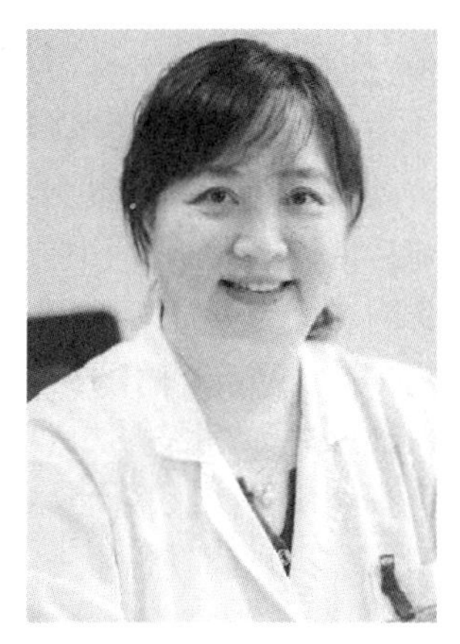

张婷婷，医学博士，主任医师，博士研究生导师。岳阳医院妇科主任，教研室主任，研究室主任。上海市重点学科中医妇科学学科带头人，上海市医学重点学科中医妇科学学科带头人，国家中医药管理局重点专科负责人，第四批全国老中医药专家学术经验继承人。中华中医药学会名医学术思想研究分会副主任委员，中华中医药学会妇科分会常务委员，上海市中医药学会妇科分会副主任委员，国际传统与现代生殖医学协会常务理事，世界中医药学会联合会妇科专业委员会理事。2003年获上海卫生系统青年人才最高荣誉奖第九届“银蛇奖”提名奖。从医20余年，吸取中医名家之长，致力于总结中医药内服与外治法在妇科疾病方面的应用。十分重视孕前孕后生殖保健以及女性四时调养。擅长中医药治疗子宫内膜异位症、不孕症、月经失调、围绝经期综合征、复发性流产、产后疾病，以及妇科疾病术后调治。负责完成国家教育部重点、上海市科学技术委员会重大课题、国家中医管理局及上海市教育委员会等13项科研项目。获奖2项。获专利授权2项。发表论文50余篇。主编人民卫生出版社著作《妇科中成药合理应用手册》《中西医结合妇产科用药案例分析》，副主编及参与编写的教材和书籍共有12部。

一、临床经验

（一）膏方组方的总体原则

补肾疏肝，肝肾同调：历代医家认为妇科疾病的产生、发展和预后均与肾气的充盈有较大的关系。肾气不足则冲任亏虚，血海不能满溢以致胞宫失养，则生月经病、不孕症等。另外，女子以肝为先天，肝的疏泄功能正常，则气机条达，血行不怠。若肝郁冲任气机不畅，瘀阻于下焦则血流不通，经血阻隔不下亦可导致癥瘕、产后诸证等。中医病机主要为肾虚、肝郁，故在膏方治疗妇科疾病中肝肾同调是重要的，且常以补肾疏肝为主。

通补兼施，动静结合：膏方，因其具有滋补作用，常被称为滋补药，在膏方的组方中宜以补益药为主，但因病患证型常为虚实夹杂，按照中医“虚则补之，实则泻之”的原则，在制定膏方时常以通补兼施之法。切忌一味呆补，亦不能攻泄过猛，用补益之品时应当用药轻灵平和，平补气血阴阳，用通泄之药时应旨在使补中有泻，补中有通。补益之药多静，须配合辛香走窜之动药，动静结合，才能补而不滞。

调和阴阳，调畅气血：《素问·生气通天论》中记载：“阴平阳秘，精神乃治，阴阳离决，精气乃绝。”《素问·调经论》中记载：“人之所有者血与气耳”，“血气不和，百病乃变化而生”。中医学认为，疾病发生、发展，均因受各种致病因素的影响，导致阴阳失调，气血失和的病理状态。调和阴阳、调畅气血则是防治疾病的基本大法。中医药防治疾病，就是运用药物的偏性，补其偏衰，抑其偏盛，调和人体阴阳、气血的失衡，从而使人体达到阴平阳秘、气血调和的健康状态。这也是制订膏方的主要原则。

（二）不同疾病的具体运用

手术后调理：“女子阴类也，以血为主。”手术耗伤气血，若术后未及时调养，易因气血耗损，而至气虚血弱，正气不足，外邪侵袭，易生他病。其中，术后自汗、失眠多梦尤为典型，自汗是因术后体虚，营卫不和，或表虚不固，正气外越而发；失眠多梦是因心血损耗，心肾不交而致。遵治病求本的原则，故术后膏方以调补气血为主，根据具体兼证加入收敛止汗、养心安神、交通心肾等药。

绝经前后诸证：绝经期本为妇女正常的生理衰退变化，肾气渐衰，天癸竭的生理基础，加之个人体质、生活、工作及环境等多种因素影响，易使阴阳盛衰失衡、脏腑气血失调，而致绝经前后诸症。对年过七七，肾气渐衰，冲任渐亏的患者，膏方治疗关键在补肾，而且应重视滋补肾阴。又因肝肾同源，肝为肾之子，母病及子可致肝之主疏泄、调畅气机等功能失调，肾阴不足，肾水不能上承于心，易至心阴乏于滋养，所以在组方用药中常以二至丸加减补益肝肾，兼加疏肝理气、养心阴宁心神之品。

月经病：月经病是妇科临床的常见病、多发病。其中闭经多因饮食不节伤脾，脾虚运化失司，聚湿生痰，阻滞冲任，而致经血不行，故在膏方治疗上着重化痰湿，通畅经络，兼行气活血化瘀，已达通调月经之功。痛经或因“不通则痛”，或因“不荣则痛”，属实者多因肝失条达，冲任气血郁滞而致，治以疏肝理气，活血止痛；属虚者多因肾气亏损，精血匮乏，血海不足，冲任、子宫失于濡养而致，治以补肾益气，补养精血。

不孕症：不孕症是妇科疑难病症，患病率逐年增高，而中医学对该病早有研究，根据“肾藏精”“肾主生殖”“冲为血海，任主胞胎”的基本理论可见生殖的根本以肾气、天癸、冲任二脉为基础，而先天之肾气、精血，还靠后天脾胃等脏腑功能协调，不断补充滋养而得以源源不断地充沛不竭。故阴阳、气血平衡失调，冲任、督带为病，脏腑功能虚损（脾肾虚、精血虚衰、体虚宫寒），或肝郁气滞、气血瘀滞、痰湿阻滞均可致不孕。所以在膏方调治不孕症时常施以肝、脾、肾三脏同调，治肾以滋补肾阴精血为主，治肝以疏肝解郁为主，治脾以益气健脾为主。

二、防治优势

对于妇科恶性肿瘤，西医治疗仍以手术为首选，术后放化疗反应的控制、术后体质的调理空缺正适合膏方治疗的介入，对肿瘤术后患者生活质量的提高大有好处。对于妇科良性肿瘤，在手术指征尚不明显时，患者多希望避免手术而寻求中医治疗。另外，对于肿瘤防止复发，改善患者体质以防病防变等方面膏方也有一定优势。

对于不孕症，西医学辅助生殖技术的发展虽已让一部分生育无望的妇女获得了治愈希望，但绝大部分妇女仍只是把它作为最后的选择。辅助生殖除妊娠率不高外，在处理卵巢反应功能低下、子宫内膜接受能力差、垂体降调节后黄体功能不足等方面也存在瓶颈问题。中医药治疗充当了极其重要的角色，早自《周易》便提出不孕，历代医家对不孕症的认识、诊治留下的医书甚为丰富。而现代妇科医家们，传承创新，各家有其优势，各家有其特色。膏方防治不孕症，不仅可通过辨证施治长期以中药治疗，也可通过对患者偏颇体质的调理，改善其不易怀孕的体质，从而达到预防本病的目的。

对于月经病、卵巢早衰、子宫内膜异位症、围绝经期综合征等与女性生殖内分泌密切相关的疾病，西医学者们已把下丘脑-垂体-性腺轴的研究不断深入达到分子水平，但在治疗上

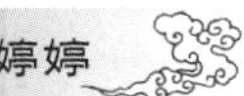

却难以离开性激素类药物，没有突破，在疗效上往往获效不佳，且常常面临激素副作用、停药复发的困境。中医药防治为其提供了重要的解决方法，通过现代医学研究与中医学理论、实践相结合，以辨病与病证相结合的理念处方用药常能获得满意疗效。

三、医案选析

1. 绝经后心烦寐差案

滕某，女，55 岁，2008 年 11 月 20 日初诊。患者绝经 1 年余。感冬天怕冷，四肢关节疼痛，口干，心烦，易发怒，胃纳可，眠浅，惊醒后入睡困难。生育史 1-0-1-1。有鼻窦炎、胃炎病史。今年 7 月发现腰椎滑脱，推拿治疗中。舌质淡黯，苔薄，脉细弦。证属肝肾阴虚，冲任渐衰。治拟疏肝益肾，调理冲任。处方：

炒潞党参 100g 白术 90g 云茯苓 120g 怀山药 100g 生龙骨 300g 生牡蛎 300g 山栀 100g 淮小麦 300g 灵磁石 300g 仙灵脾 100g 巴戟天 100g 女贞子 100g 墨旱莲 100g 茯神 120g 百合 300g 远志 30g 夜交藤 300g 生铁落 300g 珍珠母 200g 广郁金 100g 合欢皮 150g 炒杜仲 100g 枸杞子 100g 全瓜蒌[打] 200g 桂枝 60g 川石斛 200g 泽泻 100g 骨碎补 100g 广木香 60g 佛手片 90g 蒲公英 200g 怀牛膝 90g 辛夷花 90g 桑白皮 100g 鸡血藤 120g 葛根 200g 生甘草 30g 炙甘草 30g

另：生晒参 50g 陈阿胶 250g 鹿角胶 100g 龟甲胶 100g 冰糖 500g 黑芝麻 100g 胡桃肉 120g 饴糖 100g 黄酒 500g 收膏

二诊：2009 年 11 月 27 日。服药后，近 1 年眠安，面部红润，精神佳，时感口苦。今冬体检心脏供血不足，B 超示内膜厚 5mm，舌质淡苔薄，脉细弦。再拟养血通络。守方，加景天三七 90g、茵陈 100g、丹参 120g。

按：《素问·上古天真论》曰："女子七岁，肾气盛，齿更发长……七七，任脉虚，太冲脉衰少，天癸竭，地道不通，故形坏而无子也。"此本为妇女正常的生理衰退变化，肾气渐衰，天癸竭的生理基础，加之个人体质、生活、工作及环境等多种因素影响，易使阴阳盛衰失衡、脏腑气血失调，而致绝经前后诸症。《类证治裁》曰："女子属阴，其血如潮。"所以有妇人"阳常有余，阴常不足"之说，故对年过七七，肾气渐衰，冲任渐亏的患者，治疗关键在补肾，而且应重视滋补肾阴。又因肝为肾之子，母病及子可致肝之主疏泄、调畅气机等功能失调，出现心烦易怒等肝郁之症。另外，肾阴不足，肾水不能上承于心，而心阴乏于滋养，心阴不足，虚火上犯而致夜寐不安之症。所以该患者病情应责之肾、肝、心三脏。故初诊方药中以二至丸加枸杞子、石斛配以鹿角胶、龟甲胶补益肝肾之阴；在补阴的同时，加仙灵脾、巴戟、杜仲以"阳中求阴"，而且因阴虚日久，阴损及阳，患者已兼见怕冷的寒热错杂症状；以郁金、合欢皮、木香、佛手疏肝气，并加生牡蛎、珍珠母、生铁落潜肝阳；以百合、远志、茯神、夜交藤养心阴，宁心神，并加灵磁石、生龙骨重镇安神；然"肾为先天之本，脾为后天之源"，肾气充盛有赖于后天脾胃化生之精微的充养，治疗中除顾及肾、肝、心外，还加入党参、白术、云茯苓、山药以调理脾胃，达"补后天以养先天"之效；另以骨碎补、鸡血藤、怀牛膝补肾活血，强腰膝治疗关节疼痛及腰椎病。经治，患者心烦、不寐之症明显改善。二诊中因患者时感口苦，结合其有胃炎病史，加用茵陈疏肝利胆；因其心脏供血不足，再加景天三七、丹参增强活血之功。

2. 流产后月经量少案

倪某，女，32 岁，2008 年 10 月 30 日初诊。患者既往月经规则，初潮 13 岁，经期 7~8 天，周期 28~30 天，色黯红，近年月经量少伴腰酸，痛经较轻，易脱发，体倦乏力，眠欠安，生育史

1-0-4-1，2007 年剖宫产，舌质淡苔薄，脉细弦。证属气虚血瘀，冲任受阻。治拟健脾益肾，清瘀通络。处方：

党参 300g　炒白术 100g　云茯苓 120g　红藤 300g　生牡蛎[先煎] 300g　丹皮 100g　丹参 100g　桃仁 100g　米仁 100g　白芷 90g　川断 90g　菟丝子 300g　制首乌 100g　制黄精 120g　玄胡 200g　川楝子 90g　蛇舌草 300g　半枝莲 90g　生黄芪 200g　杜仲 200g　鸡内金 100g　炒谷芽 200g　巴戟天 90g　葛根 200g　羌活 60g　独活 60g　淡子芩 100g　苍术 90g　川石斛 100g　郁金 100g　合欢皮 150g　柏子仁 150g　红景天 150g　川芎 90g　仙鹤草 300g

另：生晒参 30g　陈阿胶 250g　鳖甲胶 200g　冰糖 300g　黑芝麻 100g　胡桃肉[打] 200g　收膏

二诊：2009 年 10 月 30 日。服药后 1 年间经行规则，量色如常。近感脱发，偶有腰酸，疲倦乏力，大便间日干燥，面部色素日渐加深，舌质淡黯水滑，脉细少力。2006 年慢性盆腔炎住院治疗有过敏反应发早搏。家族心脏病史。证属脾虚气滞，心阳不足；治拟健脾益气通络，养心调冲。处方：

党参 300g　太子参 150g　白术 100g　茯苓 100g　茯苓皮 100g　丹皮 90g　丹参 150g　桃仁泥 100g　杜红花泥 100g　炒米仁 100g　制黄精 150g　益智仁 100g　制首乌 100g　菟丝子 300g　怀山药 150g　山萸肉 100g　薤白 90g　红景天 300g　红藤 300g　川芎 90g　广郁金 90g　合欢皮 300g　明天麻 120g　全瓜蒌[打] 120g　黑豆衣 150g　赤小豆 150g　金银花 60g　杜仲 200g　乌药 90g　玄胡 150g　蒲公英 300g　椿根皮 120g　白芷 90g　防风 90g　仙灵脾 100g　淡子芩 100g　炒六曲 100g　炙内金 100g　砂仁[打] 30g　灵芝片 200g　五灵脂 100g　泽泻 120g　苍术 90g　鸡血藤 150g

另：生晒参 60g　陈阿胶 400g　鳖甲胶 100g　冰糖 300g　黑芝麻 100g　胡桃肉[打] 200g　收膏

按：如《证治准绳·女科·调经门》中言："经水涩少，为虚为涩，虚则补之，涩则濡之。"月经量少病因病机需分虚实，虚者多因精亏血少，经血乏源；实者多因瘀血痰湿内停，经行不畅。该患者既往月经规则，近年出现月经量少，有 4 次流产史，1 次破宫产史。分析病机，如《内经》中云"人有堕坠，恶血留内"，可将其归于瘀血内阻之实证；又《女科撮要·小产》有云"大产如粟熟自脱，小产如生采，破其皮壳，断其根蒂……宜补形气，生新血，去瘀血"，可见流产对气血的损伤不容忽视，况该患者有 4 次流产，故辨证为气虚血瘀，冲任受阻，其气虚包括脾气、肾气虚弱。故初诊方中以黄芪、党参、白术、云茯苓、红景天、鸡内金、炒谷芽健运脾胃、补气生血；以川断、菟丝子、巴戟、杜仲、石斛、制首乌、制黄精补肾益精；以戴德英教授创立的"红藤方"中红藤、丹参、丹皮、桃仁、玄胡清热活血化瘀，另加疏肝理气之品以调畅经血，共奏健脾益肾、清瘀通络之效。经治，患者经行规则，量色如常，仍有脱发、腰酸、疲倦乏力之症，故二诊中加大了补益脾肾药物的用量；因患者面部色素沉着，加用朱南孙教授经验用方扁鹊三豆饮清热平肝，解毒消斑。

3. 痛经案一

李某，女，36 岁，2008 年 11 月 29 日初诊。病情概要：患者月经稀发 10 余年，初潮 12 岁，经期 7~8 天，周期欠规律，经量渐减，伴痛经及经行头胀痛，疲倦乏力，腰酸，少腹时胀，生育史 0-0-2-0，舌质淡，苔薄，脉细弦。证属肾虚瘀阻，气阴不足，络道欠畅。治拟养血通络。处方：

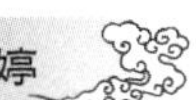

炒潞党参 300g　白术 90g　茯苓 120g　茯神 120g　红藤 300g　败酱草 100g　丹皮 90g　丹参 300g　全当归 200g　熟地 300g　大生地 120g　仙灵脾 100g　巴戟天 100g　肉苁蓉 120g　广郁金 90g　合欢皮 300g　明天麻 120g　钩藤 300g　鸡血藤 150g　延胡索 200g　乌药 100g　川楝子 100g　淡吴萸 30g　春砂仁[打] 30g　苍术 30g　怀牛膝 100g　杜仲 100g　枸杞子 100g　补骨脂 100g　骨碎补 100g　路路通 100g　炙乳香 90g　炙没药 90g　炒山楂 120g　百合 100g　川芎 90g　生米仁 100g　红花 30g　泽泻 100g　怀山药 120g　山萸肉 100g　川石斛 100g

另:生晒参 100g　陈阿胶 250g　鹿角胶 100g　龟甲胶 100g　冰糖 500g　饴糖 100g　蜂蜜 100g　黑芝麻 100g　胡桃肉 100g　黄酒 50g　收膏

二诊:因患者工作繁忙,其母代配诊,述其服药后痛经明显减轻,精神状态好转,唯夜尿多,舌脉未检。守前方去核桃肉,加杜仲 200g、桑寄生 200g、益智仁 200g、炙远志 30g、阿胶 300g。

按:如《景岳全书·妇人规·经期腹痛》中言"经行腹痛,证有虚实。实者或因寒滞,或因血滞,或因气滞,或因热滞;虚者有因血虚,有因气虚……"即"不通则痛"或"不荣则痛"。该患者属虚实夹杂。"经水出诸肾",月经的产生以肾为主导,肾气亏损,精血匮乏,源断其流,冲任失养,血海不足则可见月经渐少至月经稀发,血海空虚,冲任、子宫失于濡养,而致"不荣则痛",疲倦乏力,腰酸亦为脾、肾之虚证;经行头痛,头痛于经前或经期,胀痛、刺痛者多为实证,头痛于经后或经行将净时,头晕隐痛者多为虚证,结合患者少腹时胀的气滞表现,及其流产病史,分析该患者亦因肝失条达,冲任气血郁滞,经血不利,而致"不通则痛"。初诊方中有八珍汤调补气血,左归丸补肾填髓,一贯煎滋阴疏肝,加用鸡血藤、红花、延胡索、乌药、乳香、没药、路路通等活血化瘀通络,行气止痛。经治,患者痛经明显减轻,精神状态好转,因夜尿多,增强补肾力度,加用益智仁取缩泉丸之意以温肾祛寒缩尿。

4. 痛经案二

胡某,女,35 岁,2009 年 11 月 20 日初诊。经行腹痛 20 年。经量中等,痛经剧,伴恶心、呕吐,2-0-1-2,输卵管已结扎(末次 2004 年人工流产),末次月经(LMP)11 月 19 日,量少,痛经,使用痛经贴。近 1 年月经量少,为既往一半量。经前乳胀,尿频。大便 3~4 日一行。腹胀腰酸膝冷。2009 年 11 月 27 日 B 超示:正常。畏寒肢冷,同房疼痛。舌质淡红苔薄,脉弦细。证属湿瘀冲任络道,拟祛瘀通络。处方:

红藤 300g　败酱草 90g　炒白术 90g　茯苓 100g　茯神 100g　丹皮 120g　丹参 120g　桃仁 90g　米仁 90g　延胡索 200g　川楝子 90g　乌梢蛇 120g　泽泻 120g　制没药 60g　乌药 90g　五灵脂 120g　皂角刺 120g　八月札 90g　广郁金 60g　合欢皮 300g　花蕊石 120g　杜仲 200g　桑寄生 100g　砂仁 30g　淡吴茱萸 30g　椿根皮 120g　炮姜 30g　陈皮 30g　青皮 30g　生牡蛎 300g　淡子芩 100g　制军 60g　炒枳壳 60g　葛根 100g　川芎 90g　大腹皮 120g

另:陈阿胶 250g　黑芝麻 100g　生晒参 50g　冰糖 400g　饴糖 100g　鹿角胶 100g　收膏

二诊:2010 年 11 月 14 日。去岁服膏方经行腹痛得减,经量减少。LMP 11 月 3 日,6 天净。经前乳胀烦躁,腰酸,少腹隐胀,畏寒。平素头晕阵作,胸闷心悸偶作。大便干结,3~4 天一行,口干欲饮,夜寐多梦,腰骶部疼痛,足跟痛。有乳腺小叶增生史。舌质淡苔薄黄,脉细短。守法增益肾通液。嘱乳腺科、妇科门诊随访。处方:

红藤 120g　党参 120g　炒白术 90g　茯苓 120g　茯神 120g　丹参 90g　丹皮 90g　桃仁 90g　米仁 90g　延胡索 120g　当归 120g　乌梢蛇 120g　泽泻 100g　制乳香 60g　制没药 60g　苏梗 60g　五灵脂 120g　川断 90g　八月札 90g　肉苁蓉 100g　蔻仁 60g　花蕊石 120g　川楝子 90g　川连 30g　钩藤 300g　砂仁 30g　淡吴茱萸 30g　椿根皮 120g　炮姜 30g　陈皮 30g　青皮 30g　生牡蛎 300g　淡子芩 100g　制军 60g　徐长卿 120g　桔梗 30g　川芎 90g　柏子仁 150g

另:陈阿胶 250g　龟甲胶 50g　生晒参 100g　冰糖 200g　饴糖 100g　蜂蜜 100g　鹿角胶 100g　黄酒 250g　收膏

按:患者经行腹痛 20 年,B 超示正常,属原发性痛经。久病必瘀,故治以祛瘀止痛,予丹参、桃仁、红藤、延胡索、制没药、五灵脂、皂角刺、花蕊石、徐长卿、川芎等活血化瘀止痛;痛剧伴恶心、呕吐,则加淡吴茱萸(《药性论》:主心腹疾,积冷,心下结气,疰心痛;治霍乱转筋,胃中冷气,吐泻腹痛不可胜忍者;疗遍身顽痹,冷食不消,利大肠拥气)、炮姜止呕(炮姜能温中散寒,温经止血。《全国中药炮制规范》云:"炮姜温中散寒,用于脾胃虚寒腹痛吐泻。");其经前乳胀,予以八月札、炒枳壳、陈青皮、川楝子、广郁金、合欢皮等舒肝理气解郁;腰酸膝冷,则予杜仲、肉苁蓉、桑寄生、川断等补肾强腰温中;平素头晕阵作,乃肝阳上亢,故予钩藤平肝潜阳。收膏时生晒参、鹿角胶加重温补肾阳之力。全方化瘀与扶正并举,有补有散、有静有动,终使患者 20 年的顽疾有所改善。

5. 经前乳胀案

黄某,女,29 岁,2003 年 11 月 29 日初诊。患者经前 2 周感乳胀痛反复半年余。平素经期规则,量中血块少,经行 3~5 天,无痛经,偶有少腹胀满,易疲倦,纳食香,面色晦暗少泽,夜寐欠安,易惊醒,夜尿多,大便畅。舌红苔薄,脉弦有力,左脉尺短弱。证属肝郁气滞,冲任失调。治拟疏肝益肾,调理冲任。处方:

党参 150g　生黄芪 120g　生白术 100g　全当归 100g　生地 90g　熟地 90g　赤芍 60g　白芍 60g　广郁金 150g　青皮 60g　陈皮 60g　紫丹参 120g　春砂仁 100g　制香附 60g　山萸肉 60g　川断 60g　茯苓 100g　合欢皮 100g　路路通 120g　菟丝子 100g　蒲公英 60g　熟女贞 100g　米仁 150g　八月札 120g　夜交藤 200g　连翘 100g　红藤 150g　丹皮 60g　玉竹 120g　炙甘草 30g

另:黑芝麻 100g　龟甲胶 120g　胡桃肉 150g　陈阿胶 250g　冰糖 250g　收膏

随访:次年患者随朋友就诊,述药后症状明显好转,已无乳胀腹胀,年余精神尚佳,睡眠安。

按:"女子乳头属肝,乳房属胃",指出了乳房归经于肝、胃。又如《外证医案汇编》所云:"乳症,皆云肝脾郁结。"故经前乳胀主要应责之肝经气郁、脾胃受阻。肝为血海,冲任之脉,经前阴血下注血海,冲任气血充盛,而全身阴血相对不足,故此期肝易失血养,肝体阴而用阳,肝阴亏损而致肝经气血郁滞,肝气不舒又可横逆犯胃,肝、胃二经郁结,致乳络不通,出现乳房胀痛。结合该患者其他症状,少腹胀满为肝郁气滞佐证,疲倦、面色晦暗少泽为脾胃受累运化失司、气虚之症,肝气横逆犯胃,"胃不和则卧不安",出现寐差易惊醒。另外,肝为肾之子,肝阴不足,子病及母,则势必损及肾,该患者脉诊左脉尺短弱为肾虚之佐证。故此病例,对经前乳胀治疗围绕肝、脾胃、肾。方中香附、青陈皮、八月札均能疏肝理气,且香附为妇科要药,如《本草纲目》记载,香附"乃气病之总司,女科之主帅",且其归肝、脾、三焦经,除善疏肝解郁之外,还能入脾经;丹参、赤芍、郁金、路路通活血通络,其中郁金又能行气解郁;如

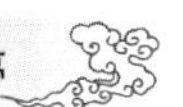

《类证治裁》中言“肝为刚脏，职司疏泄，用药不宜刚而宜柔，不宜伐而宜和”，因理气之品多香燥，为防香燥劫阴，加当归、芍药、熟地养血柔肝；以党参、黄芪、白术、茯苓、米仁益气健脾助运化，少佐砂仁醒脾调胃；山萸肉、菟丝子、女贞子、川断补益肝肾。经治，患者症情好转。

6. 闭经案

龚某，女，19岁，2004年10月22日初诊。患者既往月经尚规则，初潮12岁，经期7~8天，周期28~30天，量中，无痛经。近3年月经稀发，常3~6个月一行，去年服西药调周期，经事尚准，停药后经行延期，长则半年不行。形体日渐肥胖，平日喜食油腻、甜食，头痛时作，腰酸神疲，舌淡苔薄白、边有齿印，脉濡细。近1年来门诊中药调治，治以调气活血、豁痰除湿通经之法，经行规则4个月余，经量如常，头痛消失，体重下降，心情悦。时值冬令，拟膏方希经调康复。证属躯脂迫塞，痰涎壅滞。治拟豁痰除湿，活血通经。处方：

紫丹参160g　生黄芪160g　丹皮100g　马鞭草200g　葛根120g　大熟地120g　党参120g　当归120g　川芎60g　苍术60g　白术60g　制黄精120g　合欢皮120g　郁金90g　石菖蒲60g　茯苓120g　路路通120g　巴戟90g　山萸肉90g　仙灵脾120g　女贞子100g　地龙100g　白芷100g　菟丝子120g　杜仲120g　怀牛膝100g　鸡血藤120g　煨木香90g　白蒺藜100g　桃仁60g　蒲公英60g　柏子仁90g　胡桃肉200g　红枣200g　莲子肉200g　炙甘草30g

另：陈阿胶250g　龟甲胶100g　黑芝麻120g　冰糖250g　黄酒500g　收膏

随访：次年得知，患者未服他药，月经一月而至。

按：如《女科秘要·经水不调》中云：“一由脾胃虚损……一由冲任损伤……一由脂痰凝滞。肥盛之妇，肠胃多痰，壅滞经络，或闭经带下。”该患者形体肥胖，平日喜食油腻、甜食，其闭经病机即为脂痰凝滞；因饮食不节伤脾，脾虚运化失司，聚湿生痰，阻滞冲任，致经血不行，湿困脾阳则神疲倦怠；清阳不升，头目失养，则头痛时作；舌边齿痕为气虚之佐证。《女科秘要·经水不行》中云：“躯脂迫塞，痰涎壅盛，滞经而不行，宜行气导痰，则经自行矣。”故在治疗上着重化痰湿，通畅经络，因阻滞日久必定生瘀，故助以行气活血化瘀，已达通调月经之功。方中以四君子汤加减健脾益气，运化痰湿，加苍术、石菖蒲、茯苓化湿和胃；以当归、鸡血藤养血活血，木香、川芎、丹参、丹皮、桃仁行气活血化瘀；怀牛膝引血下行，路路通配伍川芎、当归疏理肝气而通经，马鞭草活血通经。最终达到月经如期而至的效果。

7. 子宫内膜异位症合并不孕症案

徐某，女，23岁，2005年11月10日初诊。结婚7年，1997年宫外孕术切除右输卵管，子宫造影示子宫畸形，2004年3月B超右卵巢37mm×29mm×26mm，内见液性暗区14mm×14mm×14mm内有增强区。2005年6月查CA125正常范围内。患者术后经行腹痛及右附件区疼痛数年，近年经行腹痛呈进行性加重，自行服止痛片，逐渐增加，目前需3粒以上方可缓解。恶心呕吐，经行衍期，量偏少，喜热饮，少腹冷感，冬季四末寒冷。氤氲动情期阴道少量滴血，带下略黄，无臭。平素纳香，二便利，眠安。已放弃种子之欲，只求解决经行之痛。舌淡红，苔薄白，脉沉细。证属素体阳虚，阴寒内盛，外感湿热，稽留冲任。治拟清热除湿，暖宫化瘀，调经止痛。处方：

红藤300g　败酱草150g　丹参100g　丹皮100g　生牡蛎300g　六曲100g　升麻150g　女贞子200g　山萸肉100g　菟丝子200g　生黄芪180g　党参180g　木香100g　郁金90g　合欢皮300g　白茅根200g　乌药90g　桃仁90g　米仁90g　炙乳香60g　炙没药60g　官桂30g　炮姜90g　生蒲黄包煎90g　吴茱萸60g　枳壳60g　路路通120g

五灵脂 90g　皂角刺 120g　地龙 90g　茯苓 120g　苏梗 120g　苍术 90g　川芎 90g　当归 90g　柴胡 100g　炙甘草 50g　黄柏 60g　仙灵脾 120g　杜仲 120g　苦参 60g　怀牛膝 120g　川朴花 60g　佩兰 60g　制香附 120g　蒲公英 120g　天麻 60g　钩藤 200g　白术 60g　防风 60g　莪术 90g　全蝎 10g

另:生晒参 50g　陈阿胶 250g　鳖甲胶 150g　红枣 250g　冰糖 250g　蜂蜜 150g　黄酒 500g　收膏

随访:次年得知该患者 1 年来未服其他药物,已怀孕。

按:根据患者痛经进行性加重的症状及 B 超检查,结合其手术病史,考虑患者为子宫内膜异位症合并继发性不孕症。中医学古文献中没有“子宫内膜异位症”病名记载,但据其主要临床表现,常被归于“痛经”“癥瘕”“月经不调”“不孕”等范畴,“瘀血阻滞胞宫、冲任”为其基本病机,亦为导致不孕的关键。该患者素体阳虚,阴寒内盛,有少腹冷感、冬季四末寒冷之症;术后外感湿热,湿热与瘀血交阻,结为癥瘕,气滞血瘀,“不通则痛”发为痛经;瘀阻越久疼痛越剧,则痛经呈进行性加重;脾胃受湿邪所困,胃气不降,浊气上逆,则恶心呕吐;湿热下注,则带下黄,另经间阳气内动,引动内蕴之湿热,热扰冲任,则氤氲动情期阴道少量滴血;湿热、瘀血稽留冲任,胞宫胞脉阻滞不通,故不孕。兼治湿热与瘀血之实证与阳虚阴寒之虚证,故扶正祛邪并进。方中以红藤、败酱草、蒲公英、苦参、黄柏、丹皮清热解毒,配以苍术、佩兰、米仁化湿;以丹参、桃仁、莪术、乳香、没药、郁金、牛膝、生蒲黄、五灵脂、川芎、当归活血化瘀,中医认为“气随血行,气滞则血滞,气行则血行”,故活血时配伍柴胡、木香、苏梗、香附、川朴、枳壳、乌药以理气行滞止痛,再佐路路通、皂角刺疏通经络,地龙、全蝎以搜剔实邪;以黄芪、党参、白术、茯苓、杜仲、仙灵脾、菟丝子、山萸肉、女贞子补脾胃之气,益肾中阴阳,配伍官桂、炮姜、吴茱萸加强温阳之功;针对经间期出血加用白茅根止血,另炮姜、蒲黄亦有止血之效。

8. 绝经前后诸症合并子宫内膜异位症案

杨某,女,51 岁,2006 年 10 月 14 日初诊。月经规则,量中等。烦躁易怒,时畏寒,易疲倦,全身关节疼痛,头发间白,腰酸易骨折。眠差易惊醒,冬季四末寒冷。既往有子宫内膜异位症病史,巧囊右卵巢 4cm×5cm。去岁曾服膏方,口干燥不适。舌淡红、边有齿痕,苔薄白,右脉弦滑,左脉缓尺弱。证属肾虚肝郁,瘀血内阻。治拟疏肝益肾,活血消癥。处方:

红藤 300g　生牡蛎 300g　丹参 90g　丹皮 90g　桃仁 90g　米仁 90g　郁金 90g　合欢皮 300g　桑寄生 120g　桑枝 100g　制首乌 100g　补骨脂 100g　知母 90g　黄柏 90g　仙灵脾 100g　瞿麦 120g　玉竹 100g　苍术 90g　云茯苓 120g　猪苓 100g　熟女贞 100g　党参 120g　生黄芪 120g　玄胡 90g　川楝子 60g　白芍 90g　白芷 90g　制黄精 90g　砂仁 60g　佛手片 90g　路路通 90g　山萸肉 60g　蒲公英 100g

另:黑芝麻 100g　连翘 60g　龟甲胶 120g　鹿角胶 30g　陈阿胶 250g　西洋参 30g　冰糖 250g　炙甘草 30g　收膏

随访:次年经患者朋友告知,经膏方调治后患者诸症好转。

按:《素问·上古天真论》曰女子“七七,任脉虚,太冲脉衰少,天癸竭”。《灵枢·天年》曰:“五十岁,肝气始衰,肝叶始薄。”故女子七七肾气衰败,肝亦不足,在治疗中应以调补肝肾为主。肾中元阴元阳是机体各脏腑阴阳的根本。如《景岳全书》中云:“五脏之阴气,非此不能滋;五脏之阳气,非此不能发。”肾虚不能濡养、温煦脏腑,机体正常生理功能失调则诸症丛生。肾藏精,精化血,精血旺盛,则毛发黑而润泽,肾精不足,则发白易脱;肾主骨生髓,肾精充足,髓得所养,则骨骼坚固,肾精不足,骨髓空虚,则骨质松脆易折,关节疼痛;“肾为腰之

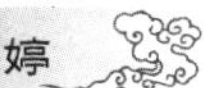

府”，肾虚则腰酸；疲倦、畏寒、肢冷为阳虚表现；肝肾同源，肾阴不足则水不涵木而致肝肾阴虚，肝藏血，体阴而用阳，肝阴血不足，阴不敛阳，易阴虚阳亢，阴阳失调必影响气机，出现烦躁易怒之肝郁之象；舌边有齿痕，右脉弦滑，左脉缓尺弱为肝肾虚之佐证。该患者除年过七七，肝肾不足外，还合并子宫内膜异位症；中医理论认为该病病机为瘀血阻滞冲任，瘀积日久，则形成有形可征的异位包块。如《女科证治准绳》中云：“血瘕之聚，令人腰腹不可以俯仰……少腹里急苦痛。”患者腰酸亦可责之血瘀。所以拟治则为疏肝益肾，活血消癥。方中以二仙汤打底，仙灵脾、补骨脂温肾阳、补肾精；黄柏、知母泻肾火，黄精、玉竹、女贞子滋肾阴；加黄芪、党参、茯苓健脾益气，补后天以养先天；以郁金、合欢皮、川楝子、砂仁、佛手等疏肝理气；以桃仁、丹参、延胡索活血化瘀，配伍红藤、蒲公英清热，路路通、牡蛎通络软坚以助消癥；制首乌补肝肾、益精血、乌须发；桑寄生、桑枝补肝肾，强筋骨，利关节。补中有攻，寓攻于补，调治虚实夹杂之证，奏效。

9. 月经延期病案

张某，女，33岁，2008年10月20日初诊。月经周期不规则10年，初潮14岁，经期5~7天，周期3~6个月，量中，无痛经，生育史1-0-2-1，顺产后人工流产，末次月经8月左右，量中，脱发，胃纳可，眠安，二便调。舌淡红，苔薄白，脉细软。证属精血不足，络道不通。治拟填精养血，益气通经。处方：

炒潞党参100g　白术60g　云茯苓100g　全当归100g　白芍100g　川芎60g　丹皮60g　丹参100g　制首乌100g　菟丝子100g　百合100g　桑白皮100g　苏梗100g　马鞭草300g　葛根100g　生黄芪120g　制香附60g　新会皮30g　山萸肉90g　巴戟天90g　制黄精100g　杜仲100g　桑椹子100g　淡子芩60g　生地100g　熟地100g　广地龙60g　女贞子100g　桃仁90g　红花30g　路路通100g　八月札100g　泽泻100g

另：生晒参50g　陈阿胶250g　鹿角胶100g　龟甲胶100g　黑芝麻100g　胡桃肉100g　冰糖500g　饴糖100g　桂圆肉60g　红枣[劈]30枚　黄酒500g　收膏

二诊：2009年11月27日。服膏方期间经期尚准，大致1~2个月一至，量中，无痛经。劳累后月经又不准，自觉经量减少，3天净，色红，末次月经2009年8月5日，4天净，量少，无痛经，劳累后时感足跟痛，易发尿路感染，脱发，胃纳可，二便调，夜寐安。舌质淡红苔薄，脉细弦。予养血填精，补肾肝，封藏膏治，望来年经候如期，处方：

炒潞党参100g　白术60g　云茯苓100g　全当归150g　白芍100g　川芎60g　丹皮60g　丹参100g　制首乌120g　菟丝子100g　百合100g　桑白皮100g　苏梗100g　马鞭草300g　葛根120g　生黄芪180g　制香附60g　新会皮30g　山萸肉90g　巴戟天90g　制黄精180g　杜仲200g　桑椹子100g　淡子芩100g　生地120g　熟地120g　广地龙60g　女贞子120g　桃仁90g　红花30g　路路通100g　八月札100g　泽泻120g　川牛膝120g　怀牛膝120g　车前子[包煎]300g　景天三七120g　瞿麦150g　皂角刺150g　桑寄生120g

另：生晒参50g　陈阿胶250g　鹿角胶100g　龟甲胶100g　黑芝麻100g　胡桃肉100g　冰糖500g　饴糖100g　桂圆肉60g　红枣120g　黄酒500g　收膏

按：中医学认为，月经后期多因肝肾精血不足，以及气血化生乏源，致冲任亏损，血海不能如期满溢而致。《病机沙篆》中云：“血之源头在于肾，气血久虚，常须补肾益精以生血。”“经水出诸肾”，肾是月经产生的根源，肾精为月经阴血之源，肾阳为推动月经来潮的动力，肾之阴阳失调，可致阴血亏虚，温煦失职，影响冲任，而致月经后期。《女科经纶》中云：“妇人以血用事，气行则无病……妇人病，多是气血郁结，故以开郁行气为主，郁开气行，而月候自调。”该患者常年受此病所困，必影响情志，肝气不舒，疏泄失司，冲任失常，亦可致月经后期。《陈素庵妇科补解》中云：“妇人经水后期而至者，血虚也。此由脾胃虚弱，饮食减少，不能生血所致，当补脾胃，以滋生化之源。”故治疗月经后期应注重调整肾、肝、脾，需使肾精充足，气血旺盛，肝之疏泄正常，冲任通畅协调，月经可如期而至。故治拟填精养血，益气通经。方中四物汤配党参、黄芪、黄精健脾益气生血，加菟丝子、巴戟天、杜仲、桑椹子等温肾阳，女贞子、山萸肉、首乌等滋肾阴；桃仁、红花、丹参、马鞭草、路路通、地龙等活血通络，配苏梗、香附、陈皮、八月札疏肝理气，茯苓、泽泻利水渗湿为辅。经治，患者经期转至1~2个月一行，但劳累后月经延期又作，且自觉经量减少，时感足跟痛，易发尿路感染，脱发，前法更进，予黄芪、黄精、生熟地、当归、制首乌、杜仲、女贞子，又加桑寄生以增强填精养血、补肾阴肾阳之效；患者易发尿路感染，增泽泻用量，另加车前子、瞿麦、川怀牛膝利尿并导热下行，以防反复感染。

10. 月经量少面部痤疮案

王某，女，38岁，2008年11月20日初诊。病情概要：月经量少2年余。初潮12岁，平素经行4~5天，周期28~30天，量中，无痛经，生育史1-0-1-1，2年前无明显诱因下月经量少，无痛经，去年体检发现雌激素偏低，面疮频发，冬天怕冷，口干，胃纳可，有浅表性胃炎史，眠欠安多梦，偶有便秘。末次月经11月12日，5天净，量中至少，腰酸，乳腺小叶增生史，舌质淡苔薄黄，脉细软无力。证属血虚肝旺，脾肾阳虚，络脉欠畅。治拟疏肝健脾益肾，活血通络。处方：

炒潞党参180g　白术90g　云茯苓120g　全当归200g　白芍120g　川芎90g　生地200g　熟地200g　葛根120g　紫丹参120g　生黄芪120g　女贞子100g　巴戟天100g　肥知母90g　盐黄柏100g　广郁金100g　合欢皮300g　桔梗60g　蒲公英150g　桑白皮150g　麦冬120g　焦枳壳60g　八月札100g　钩藤300g　夜交藤300g　百合120g　厚杜仲120g　枸杞子100g　桑椹子100g　泽泻100g　单桃仁100g　生米仁100g　怀牛膝90g　春砂仁[打]30g　广木香60g　制香附60g

另：生晒参50g　陈阿胶250g　鹿角胶100g　龟甲胶100g　黑芝麻100g　胡桃肉100g　冰糖500g　饴糖100g　黄酒500g　收膏

二诊：2009年11月27日。服膏方1年间月经量增，面部痤疮较前减轻，精神饱满，偶有头晕目赤，夜寐易惊醒，胃纳欠佳，偶有便秘。舌质淡苔中腻，脉细弦有力。守法守方加石决明300g、杜红花30g、景天三七60g、淡子芩90g。

按：薛立斋曰：“血者，水谷之精气也，和调于五脏，洒陈于六腑，妇女则上为乳汁，下为月水。”经水量少可责之血虚。中医学认为“肝藏血、脾统血”，“中焦受气取汁，变化而赤，是谓血”，“血之源头在于肾”，可见血虚之证可责肝、脾、肾三脏。肾虚脾弱，气血生化乏源，冲任不盛，血海空虚，则经血量少，腰酸；怕冷，脉细软无力为脾肾阳虚之佐证；“肝体阴而用阳”，肝血不足，阴不制阳，可致肝经郁热，肝经布两胁，郁久气血必滞，则生乳癖（小叶增生），气郁化火，煎熬津液可致口干、便秘，火扰心神而致寐差多梦；血瘀可使络道不通，血虚亦可因脉管空虚，络道失和而阻碍气血运行。故治疗兼顾肝、脾、肾，并注重养血活血，化瘀通络。方中以香砂六君子汤加黄芪、米仁以益气健脾，达补气生血之功；以知柏地黄丸滋阴降火，加女贞子、枸杞子、桑椹子滋养肾阴，并配巴戟天、杜仲以求“阳中求阴”；以桃红四物汤养血活血，加香附、郁金、枳壳、八月札、丹参疏肝理气，行血化瘀；另用百合、麦冬养阴清心，配以合欢皮、夜交藤安神助眠；蒲公英、桑白皮、葛根、黄柏清热以消面疮。经治，患者1年间月经量

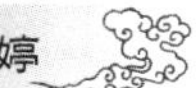

增，面部痤疮较前减轻，精神饱满，冬日仍畏寒，夜寐易惊醒，胃纳欠佳，偶有便秘。前法更进，加红花、三七增强活血化瘀之力，因其偶有头晕目赤、便秘，夜寐易惊醒，加淡子芩、石决明以清热泻火、清肝明目。

11. 慢性盆腔炎案

华某，女，45岁，戊子冬初诊。冬令调治。月经规则，初潮15岁，平素经行6天，周期30天，无痛经，生育史1-0-1-1。经量较前减少，腰酸，经前乳胀，经净后少腹胀满，肢末冷感，眠安。舌质淡红，苔白腻，脉细弦。有小叶增生，慢性盆腔炎，颈椎病史。证属肝郁湿阻、冲任受邪，治拟疏肝运脾。处方：

党参300g　白芍100g　巴戟天100g　厚杜仲200g　红藤300g　葛根200g　丹参100g　丹皮100g　桃仁100g　米仁100g　玄胡200g　川楝子90g　椿根皮120g　败酱草90g　广木香90g　佛手片120g　云茯苓200g　白术90g　路路通100g　鸡血藤200g　苍术90g　川朴100g　淡子芩90g　怀牛膝90g　川断90g　菟丝子300g　制首乌100g　炙甘草30g

另：黑芝麻100g　胡桃肉[打]200g　冰糖300g　阿胶250g　鹿角胶250g　鳖甲胶100g　黄酒250g　收膏

二诊：己丑冬。去岁服膏，精神振，门诊未服中药，腹痛大减，有头晕头胀，余证无不适。原方加皂角刺120g、钩藤300g、石决明300g、炙远志30g、景天三七30g、红景天120g、女贞子90g。

三诊：庚寅冬。已连服2年膏方。下腹隐痛好转，精神体力增，仍有头晕头胀，腰酸偶作，经前乳胀，末次月经12月4日，4天净，量偏少，多次测血压120/80mmHg。每逢秋冬季畏寒，四肢清冷，嗜睡。原方加景天三七50g、粉葛根120g、福泽泻120g、全瓜蒌[打]120g。

按：患者慢性盆腔炎病程较长，久不能复，肝肾耗损，故月经量较前减少，伴腰酸、畏寒；湿热稽留日久，客于冲任，络道不通，故腹痛隐隐；病久肝气不舒，故有乳胀、头晕头胀。治疗应扶正与祛邪并重。方用党参、白芍、白术柔肝健脾；巴戟、杜仲、怀牛膝、川断、菟丝子、阿胶、鹿角胶、鳖甲胶温肾填精；红藤、败酱草、椿根皮清热利湿；丹参、丹皮凉血活血；云茯苓、米仁、苍术、川朴利水渗湿；玄胡、川楝子、路路通、木香、佛手疏肝理气、活血通络。诸药相合，为制膏方，清补兼施，拟疏肝益肾健脾、清热化湿之剂。

12. 术后自汗案

冷某，女，27岁，2008年11月15日初诊。患者平素体健，2008年5月行左输卵管系膜囊肿，右卵巢囊肿剥离术，术后月余出现自汗现象，动辄汗出湿衣，时感腰酸乏力，大便不畅，数日一行，手足清冷，胃纳不香，失眠多梦，醒后疲乏。月经史：初潮14岁，经期7天，周期28~30天，量少，色红，无痛经；生育史：0-0-2-0。舌质淡红，苔薄，脉细弦。证属术后气血亏虚，营卫失和，心肾不交。治拟健脾益肾，调和营卫，交通心肾。处方：

党参200g　黄芪200g　炒防风90g　炒荆芥90g　桂枝30g　炒白术90g　白芍药90g　山萸肉90g　杜仲120g　桑椹子120g　枸杞子100g　何首乌120g　香谷芽120g　菟丝子300g　川贝母100g　蛇舌草300g　半枝莲90g　千年健120g　海风藤100g　广郁金90g　合欢皮300g　茯苓200g　淮小麦300g　仙鹤草300g　煅龙骨300g　煅牡蛎300g　麦门冬120g　灵磁石300g　春砂仁[打]50g　桑叶100g　红花10g　大腹皮100g　炙甘草30g

另：生晒参50g　陈阿胶250g　鳖甲胶200g　黑芝麻100g　胡桃肉120g　冰糖500g

饴糖 100g　黄酒 500g　收膏

二诊:2009 年 12 月 3 日。服药后自汗、腰酸乏力较前明显改善,复查 B 超未见异常。时感眠差,便秘间日,手足清冷,舌质淡红苔薄,脉细小弦。再拟调和气血立方。处方:

党参 200g　生黄芪 200g　炒防风 90g　炒荆芥 90g　桂枝 30g　炒白术 90g　白芍 90g　山萸肉 90g　杜仲 120g　桑椹子 120g　枸杞子 100g　制首乌 120g　香谷芽 120g　菟丝子 300g　苎麻根 200g　川贝母 100g　蛇舌草 300g　半枝莲 90g　千年健 120g　络石藤 100g　广郁金 60g　合欢皮 300g　淮小麦 300g　茯苓 200g　仙鹤草 300g　煅龙骨 300g　煅牡蛎 300g　麦冬 120g　灵磁石 300g　春砂仁[打] 50g　桑叶 100g　杜红花 25g　大腹皮 100g　莲肉 120g　制军 60g　炒枳壳 60g　炙甘草 30g

另:生晒参 50g　陈阿胶 250g　鳖甲胶 200g　黑芝麻 100g　核桃肉 100g　冰糖 500g　饴糖 100g　黄酒 500g　收膏

按:“女子阴类也,以血为主”,而手术耗伤气血,若未及时调养,易因气血耗损,至营卫不和,表虚不固,正气外越而自汗。“汗为心液”,汗出过多,可致心之气阴受损。如《慎斋遗书》中云:“肾属水,水性润下,如何而升,盖因水中有真阳。故水亦随阳而升至心,则生心中之火;火性炎上,如何而降,盖因火中有真阴,故火亦随阴而降至于肾,则生肾中之水。”可见心阴损耗,心火不能下降温煦肾水,而至心肾不交,失眠多梦。故初诊方药中包含调和营卫的桂枝汤,益气固表的玉屏风散,配以龙骨、牡蛎固涩敛汗,另受《医学衷中参西录》中张锡纯先生常用山萸肉治疗大病瘥后、虚汗淋漓的启发,方中加入山萸肉共奏止汗之功;对心肾不交所致失眠多梦,以淮小麦、麦门冬、合欢皮、郁金、灵磁石养心之气阴、安神除烦,杜仲、桑椹子、枸杞子、何首乌、菟丝子调补肾之阴阳;此外,为防卵巢囊肿复发,加用现代研究具有抗肿瘤作用的清热解毒之品蛇舌草、半枝莲。经治,患者自汗、腰酸乏力明显改善,且囊肿未复发,但寐差仍有。故二诊中加入黄连,与阿胶相伍取黄连阿胶汤之意,一清一补,一泻一实,降其心火,滋其肾水,交通心肾以助眠。

(张婷婷　谭　丽　徐　梅)

张云鹏

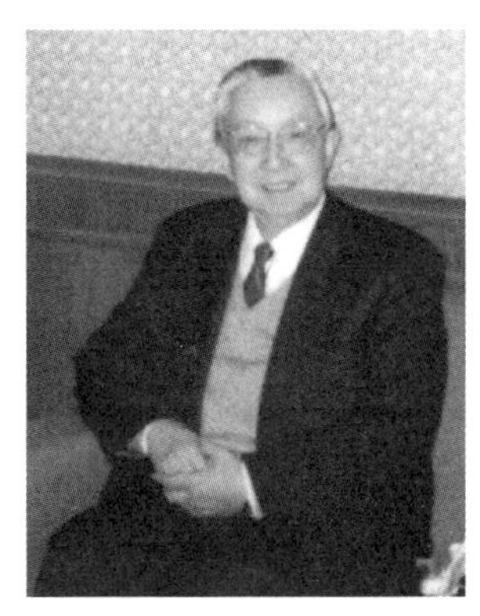

张云鹏，男，1930年出生，江苏人。上海市中医文献馆主任医师、学术委员会顾问，上海市名中医，享受国务院政府特殊津贴。现任全国中医药学名词审定委员会委员，中华中医药学会脑病分会学术顾问，上海市突发公共卫生事件应急专家组成员，上海中医药大学、上海市中医药研究院专家委员会委员。博士研究生导师。全国老中医药专家学术经验继承工作指导老师，全国优秀中医临床人才研修项目上海指导组专家。1996年获“上海市老有所为精英奖”，1997年荣获“全国老有所为奉献奖”。2006年12月获“全国首届中医药传承特别贡献奖”。2008年1月获国家中医药管理局“全国老中医药专家学术经验继承工作优秀指导老师”光荣称号。2006年9月经上海市卫生局批准组建“上海市张云鹏名老中医工作室”，2010年国家中医药管理局下文将“上海市张云鹏名老中医工作室”列入“全国名老中医药专家传承工作室建设项目”。张云鹏主任对热病、高血压、冠心病、心律失常、高脂血症、中风、脑血管疾病有独到见解与用药新招；对肝病、老年病、养生保健等领域也有深入研究。已发表论文126篇，主编《中国百年百名中医临床家丛书——张云鹏》《中国中医独特诊断大全》《张云鹏内科经验集》等著作10部，参编著作21部，参与国家级科研项目2项，先后获得各级科技成果奖18项。

一、临床经验和防治优势

膏滋药适应对象非常广泛，那些素体虚弱、常易感冒，神经衰弱、睡眠障碍，工作量过大、体力消耗透支过多、精力下降又难以很快恢复，或虽无明显疾病，却常感困倦乏力的亚健康者，无论是老、少、男、女，均可服用。或者病后、产后、手术后、出血后，包括肿瘤病人手术后、化疗后、放疗后处于恢复阶段以及一些慢性疾病已经恢复或虽未治愈，但相对稳定，都可服用膏滋药以继续治疗，巩固疗效，改善症状，增强体质。

有人认为患高血压的人，已经有头痛、眩晕、烦躁易怒等阳亢的症状，再服膏滋药，岂不是火上加油？其实，这是对膏滋药作用的误解。即便是高血压患者也可通过具有清热息风、育阴潜阳等功效的膏滋方来治疗与调补，既可降低已升高的血压又可改善易发高血压的体质。高血脂、高血糖的病人，也可通过中医的辨证组方膏滋药进行多环节、多靶点的调节或干预达到降血脂、降血糖等作用。所以根据不同的体质、不同的病情给予相应处方，只要辨证精确，用药得当，均可取得一定疗效。

总之，服用膏滋药是为了“保健强身，抗病延年”。合理服用膏滋药，对促进少年儿童的生长发育、提高智力，对中青年人增强体质、保持活力，对老年人延缓衰老、增进健康，都有积极的意义。而对身体虚弱多病的人来说，更可以达到增强抗病能力，提高免疫功能，从而有利于疾病的趋向好转和痊愈。

虽然说膏滋药的适应对象比较广泛，但是，患有急病、实证、慢性病急性发作等都不适宜进补。或身体确实很健康的人，则不适宜和不需要服用膏滋药。如果勉强服用，或处理不当，反而会适得其反。

而有些脾胃功能低下，运化失调者，首先要调整脾胃功能，只有脾胃能正常运化吸收，才能将补膏化为人体所需之精华，加以吸收利用，而达到补益之功效。

二、医案精选

1. 脑外伤后头痛案

林女士，61 岁，1999 年 12 月 11 日订。头痛时作 2 年。该女年轻时曾患肺结核，素体虚弱可知；2 年前又车祸而致颅骨骨折，气血筋骨受伤，脑络不和，时感头痛；兹政协工作繁忙，思虑过度，乃属髓海不足；时有心悸，动则益甚，又为心气虚弱；面色少华，倦怠乏力，头发脱落，腰酸，为气血不足，肾精虚损。值此冬令之际，理应进补，然中脘不舒，胃气失和，又当照顾脾胃。舌质红，肾阴亏虚之征；脉细，乃气血不足之象。治宜滋补肝肾，佐以健脾和胃。处方：

西洋参另煎冲入 50g　干坎炁 10 条　大熟地 200g　大杜仲 300g　川牛膝 200g　肉苁蓉 300g　巴戟天 100g　大生地 300g　大玄参 300g　制首乌 300g　生黄芪 300g　炙龟甲 150g　京石斛 300g　大灵芝 300g　川续断 300g　全当归 200g　黑芝麻 300g　太子参 300g　大麦冬 300g　五味子 100g　枸杞子 300g　明天麻 150g　陈佛手 200g　八月札 200g　酸枣仁 300g　炙远志 100g　柏子仁 300g　郁李仁 200g　炙鸡金 200g　广木香 50g　延胡索 200g　石菖蒲 100g　广郁金 100g　制黄精 300g　肥玉竹 200g　天门冬 120g　核桃肉 150g　沙参 200g　春砂仁 15g　紫丹参 200g

另：阿胶 300g　冰糖 500g　收膏

随访：患者 2000 年 4 月称，现精力充沛，面色转华，无头痛、腰酸、心悸等不适，自觉情况良好。

按：《灵枢·经脉》指出："人始生，先成精，精成而脑髓生。"故取河车大造丸之意补肾益髓以健脑，又取归脾汤之意补益气血，养心悦脾；用菖蒲、郁金、灵芝化痰益智；同时不忘补中有通，砂仁、佛手、炙鸡金等健脾醒胃，治从先天、后天着手，终获佳效。

2. 冠心病案

钱女士，54 岁，1999 年 12 月 11 日订。胸闷不舒近年。肝主疏泄，肝气郁结，疏泄不利者，胸闷而善叹息，心情不悦，气滞日久血运不畅，内生痰湿；心电图 ST 段异常为缺血之表现，头晕、精神疲乏、腰背酸痛为肾虚之象。脉细偶结，舌质黯尖红，苔薄腻，属心肾两虚，瘀血内蕴兼有痰浊。治宜益心补肾，活血化瘀，疏肝解郁，调理冲任。处方：

紫丹参 300g　广郁金 200g　白檀香 50g　春砂仁 50g　陈佛手 300g　八月札 200g　软柴胡 100g　赤芍 100g　制首乌 300g　黑芝麻 300g　炒甘松 50g　大灵芝 150g　莲心 80g　生黄芪 300g　沉香曲 150g　海藻 200g　全瓜蒌 200g　肉苁蓉 300g　巴戟天 300g　仙灵脾 150g　仙茅 150g　肥知母 100g　全当归 150g　延胡索 150g　山萸肉 100g　炙龟甲 150g　墨旱莲 300g　女贞子 300g　鸡血藤 200g

另：西洋参另煎，和入上药汁 50g　冬虫夏草另煎，和入上药汁 15g　阿胶 300g　冰糖 500g　收膏

随访：3 个月后，胸闷消失，头晕减轻，脉无结象。

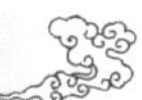

按: 冠心病治疗途径颇多,活血化瘀确是有效途径之一,但非唯一途径。应遵循辨证论治原则,才能提高疗效。本案肾虚之象突出,又有肝气郁结,况年已步入围绝经期,冲任不调,在所难免;故方中补肾为重点,兼以调理冲任,疏肝养心,活血化瘀亦参入,综合考虑。

3. 脑供血不足案

朱先生,50 岁,1999 年 12 月 11 日订。手足冷,时有冻疮,经云"阳虚则外寒",此阳虚明矣;小便频数而色清,又为肾虚之象;足跟为足少阴肾经所循行之处,足跟痛应为肾虚或血失所养而致;心悸不宁,乃心气不足也;头昏如足履棉花,除脑血流量不良外,尚希进一步检查;大便不通,为肠燥之故。舌质尖红,苔薄白,脉细。综合脉证,肾阳不足,脑络失和,心气亦虚,血脉失养,虚中夹实。治宜补心肾为主,佐以清心润肠。处方:

潞党参 300g 生白术 200g 仙灵脾 300g 巴戟天 300g 厚杜仲 300g 菟丝子 300g 川桂枝 200g 炒白芍 200g 益智仁 300g 覆盆子 300g 全当归 300g 枸杞子 300g 山萸肉 100g 大熟地 300g 干荷叶 200g 薏苡仁 300g 郁李仁 300g 大灵芝 200g 黑芝麻 300g 炒枳壳 200g 莲心 80g 大麦冬 100g 紫丹参 300g 广郁金 200g 川牛膝 300g 大川芎 100g 明天麻 100g 草红花 100g 广地龙 300g 炙黄芪 300g 核桃肉 300g 龙眼肉 300g 天门冬 100g 淡竹叶 30g 炙甘草 50g 大红枣 100 枚

另:生晒参另煎和入 100g 海马另煎和入 100g 鹿角胶 200g 阿胶 200g 冰糖 400g 收膏

随访:1 年后来云,手足冷改善,已无足跟痛,头晕基本消失。

按: 肾主骨,骨主髓,髓通于脑,脑供血不足,责之于肾,况先生一派肾虚之象,尤以肾阳不足为著,故偏于温补;然心悸不宁,舌质尖红,兼有心气心阴不足,又当养心清心,滋阴润燥,合而为阴阳双补,心肾同治也。

4. 眩晕案

蒋先生,74 岁,2000 年 1 月 8 日订。眩晕。先生年逾古稀,眩晕,腰酸,双目怕风,乃肝肾不足;夜寐梦多,为心神失养;幸纳谷正常,脾胃功能尚健。然大便干燥,则为肠枯失运;口干,阴液虚损也;有高血压病史,左侧面部麻木,肌肉蠕动不安,脉细弦,有阴虚欲动风之象。舌质黯红,瘀血之征。综合脉证,心肾两虚,阴虚肝旺,肝风欲动。治宜养心补肾,滋阴平肝息风,兼以杜中风之骤变。处方:

京玄参 200g 大生地 200g 麦门冬 200g 枸杞子 200g 黑芝麻 300g 柏子仁 300g 郁李仁 200g 制首乌 300g 肉苁蓉 200g 明天麻 150g 紫丹参 200g 大蜈蚣 5 条 生赤芍 200g 炒枣仁 300g 炙远志 100g 大灵芝 150g 厚杜仲 200g 山萸肉 150g 炒枳壳 150g 炙龟甲 200g 云茯苓 150g 草红花 80g 炙鳖甲 100g 珍珠母 300g 莲心 80g 炒白芍 200g

另:西洋参另煎,和入上药 20g 阿胶 300g 冰糖 500g 收膏

随访:1 年后得悉,左侧面部麻木消失,夜寐安宁。

按:《素问·调经论》曰:"肌肉蠕动,命曰微风。"这是对中风先兆的最早描述。朱丹溪则明言:"眩晕者,中风之渐也。"腑气与中风先兆二者互为因果。肝肾阴虚则肠枯失运;大便干燥,则气机壅塞,郁而化火,加重阴液虚损。故方中主以玄参、生地、麦冬之增液汤,郁李仁、柏子仁、黑芝麻以润肠燥;龟甲、鳖甲、山萸肉、阿胶、西洋参、白芍、天麻、蜈蚣等滋阴平肝息风,取大定风珠之义。余药共奏养心安神、滋补肝肾、理气活血之效。

5. 低血压案

袁先生,48 岁,2002 年 1 月 8 日订。低血压多年。来诊所见面色偏灰暗而脱发,肾虚瘀

血并存；纳谷不佳，精神倦怠，血压偏低，乃后天失调，气血无资生之源；时有泛恶，无肝炎病史，胃气不和也；性欲淡漠，肾气虚弱，先天之精本亦不足。舌质黯而尖红，口苦，瘀中有热；脉细稍弦，虚中夹实。治宜调理后天，峻补先天，佐以活血，并清虚热。处方：

太子参 200g　生白术 200g　云茯苓 200g　春砂仁 100g　怀山药 200g　广木香 100g　炙鸡金 300g　制黄精 300g　海马 200g　厚杜仲 200g　肉苁蓉 200g　巴戟天 200g　仙灵脾 200g　山萸肉 100g　淡竹茹 100g　广陈皮 100g　菟丝子 200g　龙眼肉 300g　核桃肉 200g　桑椹子 200g　枸杞子 200g　青莲心 80g　大灵芝 150g　藏红花 10g　紫丹参 300g　女贞子 200g　墨旱莲 200g　大红枣 50 枚

另：生晒参另煎，和入上药 100g　西洋参另煎，和入上药 20g　鹿角胶 100g　阿胶 200g　冰糖 500g 收膏

随访：3 个月后得知，精神振，血压升，纳谷佳，性欲亦改善。

按：肾为先天，脾为后天。人云："补脾不如补肾。"又云："补肾不如补脾。"今脾肾双补，补中寓运而得效。

（杨悦娅）

赵国定

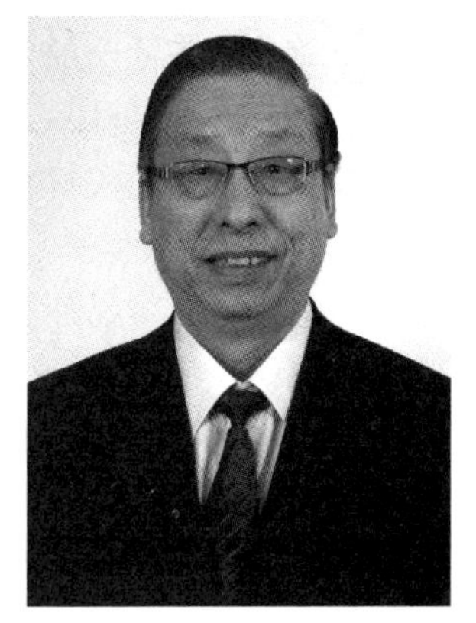

赵国定，主任医师，上海中医药大学兼职教授、硕士研究生导师，第二军医大学特聘教授，上海市名中医，享受国务院特殊津贴专家。先后担任黄浦区中心医院副院长，黄浦区中医医院院长，黄浦区领先特色专科——中医心血管专科学科带头人。中华中医药学会理事，上海市中医药学会常务理事，上海市中医药学会内科分会副主任委员、心病专业委员会副主任委员、老年病专业委员会副主任委员，上海市中西医结合防治冠心病协作中心副主任，上海市振兴中医专家学术委员会委员，上海市中医药服务社区研究中心专家委员会委员。1969 年毕业于上海中医学院，1980 年毕业于贵阳中医学院研究生班，读研究生期间，师从全国名老中医袁家玑教授，深得其传。善用经方，师古不泥，主张治病求本，顾护脾胃。提出了“培土之本，以养心颐”的观点。临床上他擅长治疗冠心病、病毒性心肌炎、高血压，并研制了治疗冠心病心绞痛、病毒性心肌炎、心律失常等疾病的冠心灵、结代停、连葛四参汤、护心口服液等制剂，临床疗效显著。其先后承担各级科研项目 22 项，发表论文 40 余篇，荣获各级奖项 9 项。

一、临床经验

冠心病在中医病证中当属胸痹心痛范畴，病机为“阳微阴弦”，有本虚的一面，又有邪实的一面。其证有心血瘀阻、寒凝心脉、痰阻心脉、心气亏虚、心肾阴虚、心肾阳虚等不同。由此辨证的不同，在膏方时偏肾阳虚则温肾养心，以金匮肾气丸或右归丸加减，药如人参、附子、肉桂、鹿角胶、山药、山茱萸等；偏肾阴虚者又多见肝阴虚，故滋肾养心的同时还需养阴柔肝，药如生熟地、龟甲胶、麦冬、天花粉、沙参、白芍、枸杞、菊花、女贞子、墨旱莲、首乌、桑椹子等；血瘀则活血通络，药如当归、川芎、红花、桃仁等；寒凝则辛温通阳，药如瓜蒌、薤白、桂枝、细辛等；痰浊则化痰通络，药如半夏、南星、石菖蒲等。此外，还要注意邪实的成因与转化。例如痰浊的产生与肺、脾、肾三脏极为密切，肺之通调涩滞、脾之运化无权、肾之蒸化失职均可导致水液停聚，进而化生痰浊。三脏之中，脾运失司又首当其要，因脾失健运必致气机失调，水液内停中焦，流溢各处波及五脏。因此，痰浊壅盛的患者除要用化痰药外，还要加用补脾健运的药物，如党参、黄芪、白术、茯苓、山药、龙眼肉、白扁豆、大枣、炒谷麦芽等。脾胃一调，则周身气机皆调；脾胃一健，则五脏六腑俱健。谓之执中州以御四旁。此外，痰浊、血瘀、寒凝、气滞等病因病机之间在一定条件下又可相互影响、相互转化，故用药时不可只拘泥于邪实的某一个方面，要根据病情的特点兼顾用药。例如血瘀可因痰致瘀、可因寒致瘀，还可因气滞气郁。故治疗上活血化瘀的同时，因痰者加化痰药，因寒者加温阳药，气郁气滞者则可加柴胡、枳壳、佛手片等舒肝理气药。最后还要辨体,患者体质的强弱、形体的胖瘦,对膏方中所用药物剂量大小、攻补配比有着至关重要的作用。

临床以冠心病、心肌病、肺源性心脏病、慢性充血性心力衰竭等最为常见,其病程较长,病机较为复杂,发病多与禀赋不足、年老体衰、饮食失节、情志不遂、劳逸失度等因素有关。处方前要了解患者的基础疾病和各项理化实验室指标,是否同时合并糖尿病、高血压、高脂血症、高尿酸血症、慢性胃炎、慢性胆囊炎等疾病,同时还要掌握中药的现代药理知识,这样才能有的放矢,更合理用药。其次辨病后要仔细辨证。

当今随着经济社会的发展,人民的社会生活水平日益提高,人们对健康认识已从身体无病状态,上升为躯体健康+心理健康+社会适应好+品德高尚的四维理念。因亚健康及优生优育而来我院求诊的人日益增多。亚健康人群处于疾病和健康的中间地带,常伴有“三高三易”(血压偏高、血糖偏高、血脂偏高;易感冒、易疲劳、易引起身体各部位不适),常会出现全身乏力、体力下降、容易疲劳、头晕头痛、耳鸣目眩、心烦意乱、面红虚汗、手足麻木等症,这些人通常无确切疾病,甚至无证可辨,然从辨体出发,辨其阴、阳、气、血的盛衰,进行膏方的调理可收到很好的疗效,这也体现了中医治未病的理念。

二、医案精选

1. 病毒性心肌炎后遗症案

宋某,男,44岁,公司职员。2008年10月17日初诊。病毒性心肌炎10余年。现胸闷心慌,畏寒肢冷,神疲乏力,动则气促易汗,面色少华,夜寐不佳,多梦易醒,小便短少,下肢晨起有轻度浮肿。舌质淡略紫、边有齿印,脉沉细结代。听诊:心率85次/min,早搏5次/min。心电图检查示频发室性早搏,ST段改变。先予开路方:

淡附块12g　桂枝9g　云茯苓12g　党参15g　丹参15g　赤芍12g　白芍12g　炒白术9g　瓜蒌皮15g　怀山药12g　补骨脂15g　川芎9g　红花6g　桃仁10g　黄芪30g　茶树根12g　毛冬青12g　车前子15g　合欢皮30g　川楝子12g　炒谷芽12g　炙甘草15g　7帖

服后,患者胸闷心慌症状改善,尿量增多,下肢浮肿消退,夜寐安睡时间增加。测心率82次/min,早搏1~2次/min。原方续服14帖后予膏方调治,处方:

淡附块200g　川桂枝100g　云茯苓120g　泽泻120g　丹皮120g　生地120g　怀山药120g　山茱萸120g　黄芪300g　葛根150g　黄芩90g　黄连60g　党参150g　丹参150g　赤芍120g　白芍120g　川芎90g　桃仁100g　红花60g　全当归120g　茶树根120g　毛冬青120g　瓜蒌皮150g　川楝子120g　降香60g　麦冬150g　五味子150g　合欢皮300g　夜交藤300g　柴胡90g　枳壳90g　煅龙骨300g　煅牡蛎300g　柏子仁120g　酸枣仁120g　桑寄生150g　枸杞子120g　补骨脂150g　车前子150g　炒谷芽120g　炒麦芽120g　炙甘草150g　淮小麦300g　大枣150g

另:生晒参200g　西洋参200g　高丽参精35g　阿胶150g　鹿角胶150g　黑芝麻150g　核桃肉150g　饴糖200g　冰糖100g　收膏

二诊:2009年10月23日。诉过去1年心慌早搏次数明显较前减少,胸闷、浮肿等症基本消失,畏寒亦减,精神振作,体健身轻。舌质淡,边仍有小齿印,苔薄,脉弦细。查心电图提示大致正常。要求再服膏方巩固治疗。予上方加减,加灵磁石300g、石菖蒲120g。

按:病毒性心肌炎,因病毒邪气侵犯心肌所致。急性阶段以祛邪为主,兼顾其虚,待邪去

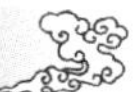

之后方可适用于膏方治疗。由于本病病程漫长,或反复感染病毒邪气,以致正气大伤,大致可以出现两种不同转归,即阳气亏虚与气阴不足。阳气亏虚者,治以温阳益气活血,宁心安神;气阴两虚者,法当益气养阴,化瘀通脉。

2. 高血压、冠心病案

叶某,男,70岁,退休工人。2008年10月24日初诊。原有高血压、冠心病心绞痛10余年。2年前做冠心病支架植入术。现仍时有胸闷胸痛,并伴有头痛眩晕脑鸣,面红目赤,心烦易怒,腰膝酸软,颈项板滞,手指麻木等症,夜寐不佳、难以入寐,盗汗,夜尿较频,口干,胃纳可,大便干结,测血压在170/90mmHg。平时服用洛丁新(贝那普利)降压,血压控制不甚理想。另有高血脂史。舌质干红,中有细裂纹,苔花剥,脉弦。开路方:

党参15g　丹参15g　黄芪30g　葛根15g　赤芍12g　白芍12g　炒白术9g　怀山药12g　大生地12g　山茱萸12g　丹皮12g　枸杞12g　补骨脂15g　肉苁蓉15g　菊花9g　钩藤15g　明天麻9g　煅龙骨30g　煅牡蛎30g　生石决30g　川芎9g　红花6g　桃仁9g　麦冬15g　玄参15g　牛膝12g　夜交藤30g　生山楂12g　全瓜蒌15g　炙甘草12g　14帖

服后患者自觉胸闷胸痛次数减少,头痛眩晕脑鸣,夜寐不佳、难以入眠,盗汗、口干等症均有不同程度好转。予膏方调治,处方:

党参150g　丹参150g　黄芪300g　葛根150g　赤芍120g　白芍120g　炒白术90g　怀山药120g　大生地120g　山茱萸120g　茯苓120g　丹皮120g　枸杞120g　补骨脂150g　肉苁蓉150g　桑寄生150g　杜仲120g　川断120g　牛蒡子120g　黄连60g　黄芩90g　菊花90g　钩藤150g　明天麻90g　煅龙骨300g　煅牡蛎300g　生石决明300g　当归150g　川芎90g　红花60g　桃仁90g　麦冬150g　玄参150g　牛膝120g　夜交藤300g　合欢皮300g　朱茯神120g　柏子仁120g　枣仁120g　生山楂120g　全瓜蒌150g　炙甘草120g

另:生晒参200g　西洋参200g　阿胶150g　鳖甲胶150g　龟甲胶150g　黑芝麻150g　核桃仁150g　饴糖200g　冰糖100g　收膏

二诊:2009年12月18日。诉眩晕脑鸣,头痛口干,大便秘结,夜寐欠安等症在服药后1年中有很明显好转,但胸部仍时有隐痛,夜间盗汗仍较多。在前膏方基础上再加莪术150g、蒲黄90g、川石斛150g、枳壳90g、柴胡90g、延胡索90g。

按:该患者系肝肾不足、水亏火旺、阴虚阳亢之证,病位主要在心、肝、肾,治疗以补益肝肾、平肝潜阳、清心化瘀为主。故方用滋补肾阴、清肝明目之杞菊地黄丸合平肝潜阳、养心安神之天麻钩藤饮相伍加减。

3. 冠心病心律失常案

潘某,女,70岁。2007年10月26日初诊。患者有冠心病心律失常10年余,近1周来心慌、胸闷反复发作,遇劳易发,时有胸痛。神疲乏力,面色少华,头晕目眩,动则气促,夜寐不安,心烦多梦易醒,颧红盗汗,纳可口干,夜尿短频,大便日一行,舌质胖,色红边有齿印,脉细结代。心电图示房性早搏,T波改变。治以益气养阴,宁心安神。开路方:

黄芪30g　党参15g　丹参15g　当归12g　炙甘草18g　桂枝9g　天冬9g　麦冬9g　白术9g　白芍12g　茯苓12g　茯神12g　生地15g　毛冬青12g　茶树根12g　远志12g　五味子15g　川芎9g　红花6g　桃仁10g　酸枣仁12g　珍珠母30g　14帖

服后患者自觉早搏减少,精神好转。予膏方调治,处方:

黄芪 400g　党参 150g　丹参 150g　白术 120g　白芍 120g　怀山药 120g　茯苓 120g　炙甘草 180g　桂枝 90g　当归 120g　瓜蒌皮 150g　降香 90g　枳壳 90g　生地黄 150g　麦冬 150g　五味子 150g　天花粉 150g　北沙参 150g　川芎 90g　红花 60g　桃仁 90g　毛冬青 120g　茶树根 120g　茯神 120g　远志 90g　柏子仁 150g　酸枣仁 150g　灵磁石 300g　珍珠母 300g　合欢皮 300g　夜交藤 300g　补骨脂 150g　益智仁 150g　黄连 60g　川楝子 120g

另:生晒参 200g　西洋参 200g　红景天 150g　红枣 150g　阿胶 200g　龟甲胶 150g　鳖甲胶 150g　黑芝麻 150g　核桃仁 150g　饴糖 200g　冰糖 100g　收膏

二诊:2009 年 11 月 11 日。患者去年服膏方后,自觉早搏发作次数和程度明显减轻,精神好转。夜寐安,胸闷胸痛症状基本消失。再予前方基础上加泽兰 90g、姜黄 90g、郁金 90g、檀香 90g、巴戟天 120g、菟丝子 120g、大枣 150g 以增强行气活血、补肾健脾之功。

按:心律失常属中医学“惊悸”“怔忡”范畴。多因体质素虚、情志内伤及外邪侵袭引起,三者相互影响,互为因果。该患者证属气阴两虚,故用炙甘草汤合补中益气汤加减以滋阴益气复脉。由于该患者病有 10 年之久,根据久病及肾、久病成瘀、久病致郁、久郁生痰的病机特点,在该方的基础上,增加一些补肾、理气、化痰、活血之药。

4. 冠心病慢性心衰案

吴某,男,78 岁,退休工人。2007 年 11 月 15 日初诊。患者有冠心病 20 余年,反复胸闷胸痛,心前区窒息感,持续时间 1~2 分钟,含服麝香保心丸、硝酸甘油可缓解。面色少华,畏寒肢冷,纳少便溏,动则气促,上二楼困难,夜间时有端坐呼吸,面浮足肿,小便量少难解,每遇气温转冷或季节变化易发作。测血压 140/90mmHg。舌质胖,边齿印、色淡紫,边有瘀点,苔薄,脉沉细数。治疗拟温阳利水,益气活血。先予开路方:

淡附块 15g　桂枝 9g　党参 15g　丹参 15g　黄芪 30g　防己 12g　白术 9g　赤芍 12g　龙眼肉 12g　木香 9g　葶苈子 9g　全瓜蒌 15g　薤白 15g　生姜皮 9g　泽泻 9g　车前子 18g　川芎 9g　红花 6g　桃仁 9g　当归 12g　炒谷芽 12g　炙甘草 15g　14 帖

服后患者自觉胸闷胸痛次数减少,气促好转,能平卧。面浮足肿有所消退。再服 14 帖后予膏方调治,处方:

淡附块 200g　川桂枝 100g　云茯苓 120g　泽泻 120g　丹皮 120g　生地 120g　怀山药 120g　山茱萸 120g　黄芪 300g　防己 150g　炒白术 90g　赤芍 120g　白芍 120g　黄连 60g　党参 150g　丹参 150g　龙眼肉 120g　红景天 150g　木香 90g　葶苈子 90g　全瓜蒌 150g　薤白 150g　生姜皮 90g　泽泻 90g　车前子 180g　川芎 90g　红花 60g　桃仁 90g　当归 120g　炒谷芽 120g　炙甘草 150g　降香 60g　麦冬 150g　五味子 150g　合欢皮 300g　夜交藤 300g　枳壳 90g　仙茅 120g　仙灵脾 120g　柏子仁 120g　酸枣仁 120g　桑寄生 150g　枸杞子 120g　补骨脂 150g　大枣 150g

另:生晒参 200g　西洋参 200g　高丽参精 35g　阿胶 150g　鹿角胶 150g　龟甲胶 150g　黑芝麻 150g　核桃肉 150g　饴糖 200g　冰糖 100g　收膏

二诊:2010 年 12 月 10 日。患者诉近 3 年来每年按前方配膏方服用,服后病情稳定,偶有胸闷胸痛。动则气促、面浮足肿等症明显好转。很少去医院急诊。此次就诊诉近日时头晕、手麻,偶有胸闷胸痛,已无动则气促、面浮足肿等其他不适。考虑“久病成瘀”“久病入肾”,“化瘀可行水”减轻心脏负荷,于前膏方基础上再加泽兰 90g、牛蒡子 120g、秦艽 90g、川断 90g、菟丝子 120g 以化瘀利水补肾。

按:心力衰竭是内科常见的难治危重病之一,属中医“心悸”“喘证”“水肿”等范畴。中医学认为,本病的关键在于心阳虚衰,复感外邪或劳倦过度等为发病的诱因。阳虚则心搏无力。故本病有心血瘀阻(胸闷胸痛),肾虚水泛(水肿),脾阳虚衰(食少腹胀),肺失肃降、肾不纳气(喘咳气短,动则加甚)等主要病机表现。温阳益气,养阴复脉,通经活络,利水消肿为其治疗大法。方拟金匮肾气丸加减化裁。

5. 慢性喘息型支气管炎案

李某,男,75岁,退休职员。2008年11月14日初诊。患者有慢性喘息型支气管炎30余年,每遇季节变化易发作。近1个月来咳嗽痰多,痰色白呈泡沫状,气急不能平卧,动则喘甚,畏寒肢冷,小便滴沥难尽,剧咳时常有小便失禁。大便时溏,并偶有脱肛。舌质紫,中有裂纹,苔薄黄,脉弦滑数。治疗拟先宣肃肺气,平喘化痰。先予开路方:

射干9g　生麻黄6g　炙紫菀12g　款冬12g　制半夏9g　陈皮9g　葶苈子12g　苏子9g　莱菔子9g　桑白皮12g　炙地龙9g　仙鹤草15g　桔梗9g　鱼腥草30g　黄芩9g　石韦15g　蚕茧10枚　7帖

服后咳喘渐平,痰量减少。上方去莱菔子,加黄芪15g,续服7剂。无大碍后予膏滋方。处方:

熟地120g　砂仁30g　山茱萸120g　怀山药120g　仙灵脾100g　肉苁蓉150g　何首乌120g　菟丝子120g　川断120g　麦冬150g　五味子150g　蚕茧80g　绵黄芪150g　党参120g　当归120g　升麻100g　柴胡90g　生麻黄90g　炙地龙150g　炙紫菀150g　款冬120g　苏子100g　桑白皮120g　生南星150g　石韦150g　鹅管石150g　制半夏90g　陈皮90g　桔梗60g　郁金90g

另:鹿角胶200g　阿胶200g　生晒参200g　西洋参200g　蜂蜜100g　饴糖200g　冰糖100g　收膏

二诊:2009年11月28日。患者去冬服膏方后,有半年未发病,自觉小便畅利,夜间气急程度减轻。再予补肾纳气,健脾肃肺。处方:

熟地150g　山茱萸120g　怀山药120g　仙灵脾120g　仙茅120g　肉苁蓉150g　桑椹子200g　何首乌200g　菟丝子120g　川断120g　绵黄芪300g　党参150g　当归120g　川芎90g　麦冬150g　五味子150g　炙紫菀200g　款冬200g　炙苏子100g　桑白皮200g　石韦150g　生麻黄90g　鹅管石200g　炙地龙150g　蚕茧80g　制半夏90g　陈皮90g　生南星150g　石菖蒲120g

另:鹿角胶200g　阿胶200g　生晒参200g　西洋参200g　蜂蜜100g　饴糖200g　冰糖100g　收膏

三诊:2010年11月19日。患者又来膏方门诊,自述今年至今仅有2次感冒,平时虽有咳嗽咯痰,但无明显咳喘气急不适,生活无明显影响。处方:

熟地150g　山茱萸120g　怀山药120g　仙灵脾120g　仙茅120g　肉苁蓉150g　桑椹子200g　何首乌200g　菟丝子120g　川断120g　绵黄芪300g　党参150g　炒白术120g　当归120g　川芎90g　麦冬150g　五味子150g　炙紫菀200g　款冬200g　炙苏子100g　桑白皮200g　石韦150g　生麻黄90g　鹅管石200g　炙地龙150g　蚕茧80g　制半夏90g　陈皮90g　生南星150g　石菖蒲120g

另:鹿角胶200g　阿胶200g　生晒参200g　西洋参200g　蜂蜜100g　饴糖200g　冰糖100g　收膏

按：患者系慢性支气管炎喘息型，病史长达30余年。症见动则气促，咳嗽时小便失禁，余沥难净，此为肾阳虚衰、气不摄纳之候；四肢不温，脱肛，乃脾失健运、中气下陷之征；咳嗽多泡沫痰，为肺失宣肃、痰浊壅盛之象。证属本虚标实，上盛下虚。故先用射干麻黄汤加减为开路方重点治其标。待病情稳定后再用膏方调理，标本兼顾，扶正以祛邪。

6. 哮喘案

丁某，男，15岁，学生。2008年11月4日初诊。患者有哮喘10余年，感冒或劳累后易发。近半年来哮喘发作频繁，现呼吸气急，咳嗽加剧，发热多汗，不能平卧，痰黏难咯，舌质红，苔薄黄腻，脉滑数。用异丙托溴铵气雾剂，症状不能缓解。根据急则治其标的原则，先予中药汤剂宣肺平喘、化痰止咳治疗。配合西药抗生素、氨茶碱、地塞米松一同治疗。处方：

射干9g　生麻黄4.5g　桂枝9g　地龙9g　紫菀12g　款冬12g　桑白皮15g　葶苈子15g　鱼腥草30g　黄芩9g　制半夏9g　陈皮6g　石膏30g　炙甘草9g　7帖

服后患者咳、喘症状有所改善。予膏方调治，处方：

党参150g　黄芪300g　淡附块120g　桂枝90g　山萸肉150g　仙灵脾120g　仙茅120g　补骨脂150g　茯苓120g　炒白术120g　炙甘草90g　白果肉150g　熟地120g　麦冬150g　五味子150g　生麻黄100g　地龙100g　苍耳子90g　苏子120g　杏仁120g　款冬120g　桑白皮120g　防风90g　丹皮120g　黄芩120g　陈皮90g　制半夏90g　大枣150g

另：生晒参200g　西洋参200g　胎盘粉60g　蛤蚧1对　灵芝150g　阿胶200g　龟甲胶150g　鳖甲胶150g　黑芝麻150g　核桃仁150g　冰糖200g　饴糖200g　收膏

二诊：2009年11月10日。由家人陪伴而来，诉服膏方后，体质较去年有所增强，感冒次数少，感冒后亦未见诱发哮喘而需到医院输液治疗情况，身高也有明显增长。今略有咳嗽，未见其他不适。再予膏方调治。处方：

党参150g　黄芪300g　淡附块120g　桂枝90g　山萸肉150g　怀山药150g　仙灵脾120g　仙茅120g　补骨脂150g　茯苓120g　炒白术120g　炙甘草90g　白果肉150g　熟地120g　麦冬150g　五味子150g　川石斛120g　生麻黄100g　地龙100g　苏子120g　杏仁120g　款冬120g　桑白皮120g　苍耳子150g　辛夷150g　防风90g　丹皮120g　黄芩120g　陈皮90g　制半夏90g　大枣150g

另：生晒参200g　西洋参200g　胎盘粉100g　蛤蚧2对　灵芝150g　阿胶200g　龟甲胶150g　鳖甲胶150g　黑芝麻150g　核桃仁150g　冰糖200g　饴糖200g　收膏

按：哮喘病中医属哮证范畴，宿根顽痼，反复易发。本证急性期虽有冷哮和热哮之分，但在临床上难以截然划分。或先属冷哮，后因痰浊内蕴而化热；或体质虚寒而邪气实热，可见纯寒不热或纯热不寒。因此，急性期用药，理应虚实兼顾，温凉并用。待至缓解期则适宜膏方补剂，重点在于健脾益肾，培补元气。特别是患者正处于生长发育时期，中药调理得当，脾健肾充后有望根治。方中加用了胎盘粉、蛤蚧二药，此乃血肉有情之品，既能大补气血、补肾纳气，又能增强机体免疫力，加强抗病能力，除此之外还有较好的抗过敏作用。

7. 萎缩性胃炎案

王某，男，42岁。2007年10月26日初诊。患者食后胃脘饱胀，窒闷不舒，嗳气，偶有隐痛，纳少食欲不振，已有3年余。每因情绪紧张、劳累而症状加重，进食酸味，胃中反觉舒适。

现神疲乏力，面色少华，心烦懊侬，夜寐多梦，口干乏味，时有头晕，腰膝酸软。舌质胖边齿印，尖红，苔薄腻，脉弦。胃镜检查示萎缩性胃炎。活检肠腺上皮化生。Hp(+)。治拟益气养阴，疏肝和胃。开路方：

党参 15g　黄芪 18g　茯苓 12g　赤芍 12g　白芍 12g　炒白术 9g　北沙参 15g　麦冬 15g　五味子 15g　川楝子 12g　广郁金 9g　柴胡 9g　枳壳 9g　乌梅 6g　生山楂 12g　全当归 12g　玉米须 15g　14 帖

服后患者胃脘胀闷、隐痛消失，精神好转。再予膏方调治。处方：

党参 150g　黄芪 300g　茯苓 120g　赤芍 120g　白芍 120g　全当归 120g　炒白术 90g　山萸肉 120g　怀山药 120g　知母 150g　大生地 150g　北沙参 150g　麦冬 150g　五味子 150g　何首乌 150g　桑椹 150g　合欢皮 300g　夜交藤 300g　酸枣仁 120g　柏子仁 120g　川楝子 120g　广郁金 90g　柴胡 90g　枳壳 90g　佛手片 90g　乌梅 60g　生山楂 120g　明天麻 100g　钩藤 100g　川芎 90g　红花 60g　桃仁 100g　全瓜蒌 150g　芡实 150g　薏苡仁 180g　陈皮 60g　半夏 90g　炙甘草 90g　玉米须 150g

另：生晒参 200g　西洋参 200g　阿胶 200g　龟甲胶 150g　鹿角胶 150g　黑芝麻 150g　核桃仁 150g　蜂蜜 200g　冰糖 200g　饴糖 200g　收膏

二诊：2008 年 11 月 11 日。患者近 1 年来，胃脘胀闷、隐痛基本未作，偶因应酬饮酒后感不适。体重较前有明显增加。睡眠好转。今再予前方加减。

按：患者胃脘胀闷、隐痛、嗳气、心烦不安系肝胃不和，肝失调畅，气机郁滞，横逆犯胃所致。故治疗上宜疏肝化瘀、养阴和胃为主。方用六君子汤加西洋参、大生地、北沙参、麦冬等药健脾养阴和胃，肝气不舒则加川楝子、广郁金、柴胡、枳壳、佛手片疏肝理气。萎缩性胃炎属胃酸缺乏，得酸反舒，故选药中加用五味子、乌梅、山楂等酸性药物以助胃酸。活检有肠上皮化生，故酌加活血化瘀之品预防突变。

8. 慢性结肠炎案

李某，女，68 岁。2008 年 11 月 11 日初诊。今年 7 月下旬，饮食不洁致上吐下泻。予抗生素治疗。此后数月胃纳一直不佳，不思饮食，厌食荤腥，口淡乏味，晨起即肠鸣腹泻，大便稀溏，日行二三次，神疲乏力，腰酸耳鸣，时有隐隐下腹疼痛，喜按喜温，得温痛减，夜寐易醒，另时有头晕、心悸。舌质淡，苔白腻，脉沉细。钡剂灌肠及肠镜检查均示慢性结肠炎。治当温运脾阳，祛湿止泻。开路方：

党参 15g　炒白术 12g　白芍 12g　云茯苓 12g　绵黄芪 30g　陈皮 9g　防风 9g　干姜 4.5g　黄附块 15g　藿香 9g　佩兰 9g　秦皮 12g　炙甘草 12g　14 帖

服后患者腹痛减轻，胃纳好转，大便日行 1 次，便仍稍溏。再续前方 14 帖后予膏方调治。处方：

绵黄芪 300g　潞党参 150g　山萸肉 120g　怀山药 120g　炒白术 120g　白芍 120g　云茯苓 120g　陈皮 90g　防风 90g　干姜 45g　黄附块 150g　藿香 90g　佩兰 90g　秦皮 120g　炙甘草 120g　白扁豆 150g　肉豆蔻 45g　诃子 60g　广木香 90g　佛手片 90g　柴胡 90g　焦山楂 150g　炒米仁 150g　生米仁 150g　全当归 120g　丹参 150g　川芎 90g　红花 60g　五味子 150g　玉米须 150g

另：生晒参 200g　西洋参 200g　高丽参精 35g　阿胶 200g　鹿角胶 150g　龟甲胶 150g　黑芝麻 150g　核桃肉 150g　饴糖 200g　冰糖 100g　收膏

按：本例患者先由饮食不洁而致伤食吐泻。予抗生素治疗后患者失于调理以致腹泻、腹痛缠绵不愈，属中医“泄泻”范畴。开路方中用附子理中汤合痛泻要方加减，以达温运脾阳、柔肝止痛、清肠化湿之功。得效后再予膏方补气健脾，同时运脾化湿柔肝。值得注意的是，此类患者腹痛、腹泻日久易致情绪烦躁抑郁，出现肝气横逆之变。但此时切忌乱投龙胆草、山栀等苦寒之品使肠胃更伤，应酌加白芍、甘草、柴胡等柔肝疏肝药治之即可。

（肖梅芳　田英敏）

郑平东

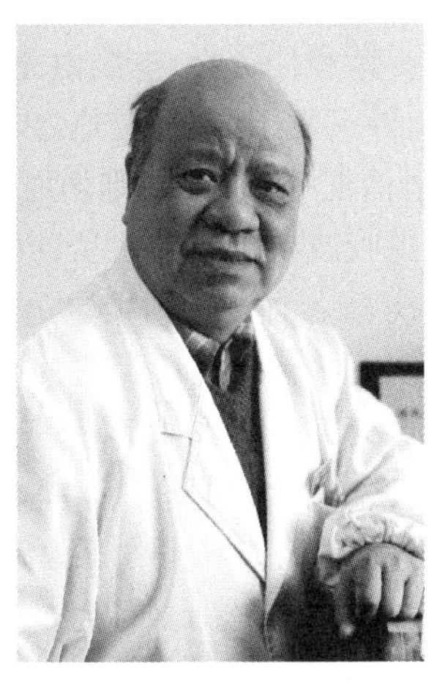

郑平东(1939—2013),祖籍福建,出身于中医世家,医学博士,上海中医药大学附属曙光医院终身教授、主任医师、博士研究生导师,上海市名中医。1964毕业于上海中医学院医疗系,师从张伯臾教授。1982—1986年赴日本国立富山医科药科大学研修。曾任曙光医院党委书记、副院长、肾内科主任,中华中医药学会肾病专业指导委员会副主任委员,上海市中医药学会内科分会副主任委员、肾病分会主任委员,上海市中医肾病临床协作中心主任,上海市中医药学会常务理事、内科分会顾问,上海中医药大学专家委员会委员,《上海中医药大学学报》编委。从医40余年,学验俱丰,潜心投入中医治疗肾脏病领域内进行探索和深入的研究。治学严谨,博览医书,精通医理,兼收并蓄,提倡"审因溯源,标本兼治"的辨证论治思想。创制"益肾止衰颗粒""黄芪消白颗粒""固本通络冲剂"等系列中成药。对肾衰竭、尿路结石的研究获上海市科技进步二等奖、三等奖及教育部科技成果奖等4项。在国内外期刊发表论文80余篇,主编或参编专著6部。

一、临床经验

慢性肾炎:本病为临床常见疾病,与机体免疫功能失调有关,而机体免疫功能的失调又与脏腑的虚损有密切关系。脏腑虚损,主要为肺、脾、肾三脏相干之病,导致机体气血阴阳之虚损,久必伤及肾中精气,而动及人生之根本。《素问·金匮真言论》曰:"夫精者,身之本也。"《素问·六节藏象论》曰:"肾者主蛰,封藏之本,精之处也。"慢性肾炎患者本已亏虚,易受外邪侵袭而发病,内因外邪以致气血运行乖戾,三焦水道障碍,水谷精微外泄,从而出现水肿、蛋白尿、血尿等症状。慢性肾炎之水肿,多因久病入络、肾络痹阻致血瘀而成。"血不利则为水""瘀血流注亦发水肿者,乃血变成水之证"。蛋白尿可归属于"精微下泄"范畴,与"脾肾亏虚、外邪侵袭"有密切关系,拟膏方时应以扶正为主、兼顾祛邪,常用有清补相兼、清上固下、补中上提,补益任督等法,方中投入补益肾精之药,如山萸肉、潼白蒺藜、制黄精等,正如《素问·金匮真言论》所云"故藏于精者,春不病温",可见补益肾精对于防治慢性肾炎尤为重要。在慢性肾炎蛋白尿治法上,深受明代医家方约之用"塞流、澄源、复旧"治疗妇人崩漏的影响,遵循"精血同源""异病同治"的原则,在辨病与辨证相结合的基础上,常酌情应用益气固摄的黄芪、金樱子、芡实、菟丝子、莲须、覆盆子、煅牡蛎、补骨脂、桑螵蛸、女贞子、墨旱莲等药数味,时能见效。根据中医理论脾虚失运,清阳不升,精气失布,致谷气下流,精微下泄而呈蛋白尿,在治疗上应重视脾土。主张脾气虚者补其气,肾虚者补其后天以滋先天;标实者,扶其正气而可祛其邪,旨以正胜邪却。黄芪具有益气利阴气之功,另取黄芪补中升阳、益气固摄之功效,在辨治基础上,常用米仁根、石韦、土茯苓清热利湿,务消未净之余邪,若湿热兼气郁，常用鸡苏散，清消分利。慢性肾炎发病过程中，瘀血始终贯穿于各证型和病变阶段中，选用活血化瘀中药如丹参、桃仁、泽兰叶、扦扦活、川芎、益母草、鬼箭羽等数味，抑或活血化瘀之方，如桂枝茯苓丸、泽兰防己汤之类。在难治性肾性蛋白尿辨治中，不拘泥于常规的分型论治，另辟蹊径，从“风能胜湿”，“疏其血气，令其调达，而致和平”之说，从风论治肾性蛋白尿，膏方中择加如僵蚕、蚕茧壳、防风、荆芥炭、羌活、独活、豨莶草、菝葜、徐长卿、青风藤等二三味祛风药，对平素易因感冒诱发肾性肾炎病情复发或加重的患者，组方中配入玉屏风散，达补益肺气，护卫固表，善调其后之功效。

紫癜性肾炎：本病由先天禀赋不足、复感外邪而发病。机体先天气阴两虚，营血又有伏热，外又复感风热、湿热之邪从而两热相搏，血热炽盛，灼伤肌肤络脉，血溢肌表发为紫癜。《证治汇补》说：“热则伤血，血热不散，里实表虚出于肌肤而发斑。”或因食异物秉体不受，或因虫咬或误用辛散之品，以致表虚里实、热毒乘虚而入，外溢肌肤而发紫癜。热毒深入下焦，灼伤肾络，血渗尿中则见尿血；热伤肾关，肾失封藏，精微下泄则产生蛋白尿。本病由外邪、内伤等多种原因所引起的，病情多为虚实错杂，故其辨证首当辨明标本虚实之主次。紫癜性肾炎初期应祛风散邪、清热解毒、凉血止血为主；常用防风、乌梅、甘草、黄芩等抗过敏，用生地、玄参、赤芍、丹皮、紫草、白茅根、黑荆芥、小蓟草、车前草等凉血止血。如紫癜迁延日久，则火热之邪耗气伤阴，致使气阴两虚，出现血尿、蛋白尿等，则用健脾补肾益气养阴药物，而很少用温阳之品，如党参、黄芪、生地、怀山药、山萸肉、仙鹤草、甘草、石韦、米仁根、金樱子、白茅根、茜草、土大黄等益气滋肾、固本止血。紫癜性肾炎在疾病演变过程中常出现肾损害，最终导致慢性肾衰竭，应随症用药，治疗要循序渐进，不可妄投峻剂，徒伤正气，使病情日趋恶化，此时因强调扶正与化瘀泄浊并举，如党参、丹参、仙灵脾、虫草菌丝与黄连、紫苏、大黄、川芎等并用，俾延缓病情的发展。由于本病自始至终存在着“瘀阻络脉”病理现象，因为“瘀血不去，血不循经”可导致反复出血，“瘀血阻滞，不通则痛”，又可反复发生腹痛、关节疼痛，故注意寓行血于止血之中，使血止而瘀去，既有利于止血，又有助于止痛，不宜妄投收涩止血之品，多选用茜草、益母草、炒蒲黄、土大黄、参三七等止血不留瘀、活血兼宁血。

尿路感染：本病病机责之“热在下焦”，肾虚膀胱热为主，而致膀胱气化失司、尿道不利，排尿不畅的一类病证。临床基本特征是小便频数短涩，滴沥刺痛、欲出不尽、小腹拘急、或痛引腰腹，或伴有血尿，或有尿浊等。从本病的证候发生演变来看，本病初起或急性阶段为实证，以下焦湿热、气滞不利为主；临床上不主张服用膏滋药，以防滋补助湿(热)，邪无出路，关门留寇，犯实者愈实之虑。慢性尿路感染，乃病久导致湿热耗伤正气，脾肾亏虚、正气虚而湿热未净，或因老年人，体虚者感受湿热之邪，形成虚实夹杂之证。慢性尿路感染常见 3 型：①气阴两虚，湿热留恋型：症见小便频急，淋涩不已，反复发作，遇劳尤甚，伴头晕耳鸣，腰酸乏力，咽干多汗，脉细数或沉细，舌红少苔。治宜益气养阴，清热利湿，偏气虚者用参芪地黄汤加减，偏阴虚者用知柏地黄丸加减。②脾肾两虚，湿浊缠绵型：症见小便频数，淋沥不尽，时发时愈，遇劳则发，伴面浮足肿，腰酸乏力，纳呆腹胀，便溏呕恶，夜尿多，少腹坠胀，脉小滑，苔薄腻，舌边有齿印。治宜健脾益肾，化湿泄浊，参苓白术散合二仙汤加减，或无比山药丸加减。③肝郁气滞型：症见胸闷嗳气，腹胀，胁部不适，少腹拘急，小便滴沥不畅，脉弦滑，苔薄微黄。治宜疏肝理气泄浊，丹栀逍遥散加味。在治疗尿路感染患者下焦湿热明显时，则加虎杖、半枝莲、白花蛇舌草、碧玉散(包煎)各 15g，乌药 15g，鹿衔草 30g 以清热利湿，务消未净之余邪；若湿热兼气郁，常用鸡苏散清消分利；若少腹隐痛明显，则加乌药、香附、川楝子；若血尿明显，则加土大黄、白茅根；脾气虚弱，则加党参、白术、云茯苓；肾气亏虚，则加菟

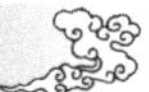

丝子、巴戟肉；若伴少腹坠胀、尿频尿急不缓解者，则加黄芪、升麻、葛根等；若偏湿热者则加苍术、黄柏、虎杖，偏寒湿者加桂枝、川芎。

二、防治优势

慢性肾炎当予扶正为主，即健脾益肾。此外，慢性肾炎往往夹有气滞、血瘀、湿浊、湿热等邪，因此在健脾益肾的基础上应加入行气、活血、化湿、清热等药配合调治，对慢性肾炎蛋白尿、水肿疗效特别明显。紫癜性肾炎初期应祛风散邪、清热解毒、凉血止血为主；紫癜迁延日久，则火热之邪耗气伤阴，致使气阴两虚，则以健脾补肾、益气养阴为治疗原则。紫癜性肾炎在疾病演变过程中常出现肾损害，导致慢性肾衰竭，应随症用药，强调扶正与化瘀泄浊并举。慢性尿路感染，乃病久导致湿热耗伤正气，脾肾亏虚、正气虚而湿热未净，或因老年人，体虚者感受湿热之邪，形成虚实夹杂之证，在健脾补肾的基础上加用清化湿热之药。由此，运用中医膏方具有补虚扶弱、补中寓治、治中寓补、随症加减、量体裁方的特点，对多种慢性肾脏疾病及体质虚弱者有较好的调理和治疗作用。

三、医案精选

1. 慢性肾炎合并2型糖尿病案

陆某，女，44岁。1994年10月22日初诊。患者素有慢性肾炎病史12年及2型糖尿病病史5年，自觉平素劳累后腰酸乏力，面浮足胀，头晕头胀，肢冷，关节酸痛，食纳尚可，二便自调。舌质淡红，苔薄白腻，脉沉细，尿蛋白阴性。病由平素劳累伤及脾肾，脾气渐亏，导致运化失常，水精不布，肾气内伐，不能化气行水，肾精亏虚，水不涵木，肝阳上亢，络脉失和。治宜健脾补肾潜阳，化湿利水通络。处方：

太子参250g　生黄芪250g　防风150g　防己150g　猪苓200g　茯苓200g　福泽泻250g　生白术150g　熟地黄150g　怀山药200g　潼蒺藜150g　白蒺藜150g　山萸肉150g　厚泽泻150g　枸杞子150g　怀牛膝150g　仙灵脾150g　威灵仙150g　煅牡蛎[先煎]250g　石决明[先煎]250g　车前子[包]250g　清炙甘草[各]50g　大红枣[劈]200g　明天麻100g　广郁金150g

另：陈阿胶200g　胡桃肉150g　木糖醇200g　收膏

二诊：2002年11月15日。患者经膏滋药治疗病情稳定，唯时有腰酸神疲乏力，视物目糊，心烦面部烘热，血糖亦时有波动，血压时有升高，舌尖红苔薄白，脉小滑，尿常规显示微量蛋白，尿红细胞(-)。故再以益肾柔肝，调理阴阳。处方：

生晒参50g　紫丹参200g　炙黄芪250g　生地250g　熟地250g　山萸肉150g　怀山药200g　仙茅150g　仙灵脾150g　肥知母200g　川黄柏150g　全当归150g　大川芎150g　枸杞子150g　厚杜仲150g　怀牛膝150g　云茯苓20g　福泽泻150g　粉丹皮150g　生山楂150g　广郁金150g　缩砂仁[后下]50g　降香50g　小石韦200g　米仁根300g　玉米须150g　夜交藤150g　石决明[先煎]300g

另：胡桃肉250g　陈阿胶250g　收膏

三诊：2004年11月28日。患者劳累后时有腰酸乏力、口干耳鸣、心烦面部烘热、面浮足肿，食纳尚可，二便自调，夜寐欠佳，反复检查尿常规，显示仍有少量尿蛋白，红细胞3~5个/HP，舌质淡红，苔薄白，脉小滑。迭进膏滋尚合度，再拟健脾补肾，益气养阴，调理阴阳平衡，冀望复元。处方：

西洋参 100g　紫丹参 250g　绵锦芪 250g　生地 250g　熟地 250g　山茱萸 150g　怀山药 250g　全当归 150g　仙茅 150g　仙灵脾 150g　巴戟肉 150g　肥知母 150g　川黄柏 150g　厚杜仲 150g　怀牛膝 100g　枸杞子 150g　大川芎 100g　云茯苓 150g　福泽泻 150g　粉丹皮 100g　制香附 100g　生山楂 150g　广郁金 100g　缩砂仁后下 50g　小石韦 150g　米仁根 250g　金樱子 150g　白茅根 250g　石决明先煎 300g　灵磁石先煎 300g　合欢皮 150g　小川连 30g　桑白皮 150g　玉米须 150g

另:黑芝麻 250g　胡桃肉 250g　陈阿胶 250g　木糖醇 200g　收膏

按:本例患者为中年女性,患慢性肾炎 10 余年,平素劳累后脾肾亏虚,脾气虚弱,水湿内恋,初诊选用防己黄芪汤健脾利水,肾精不足,配合六味地黄丸滋养肝肾,选加明天麻、石决明、煅牡蛎,取平肝潜阳息风之意。二诊时,择加二仙汤补肾泻火,调理阴阳,添小石韦、米仁根、玉米须清热利湿以消尿蛋白。至三诊时,患者因劳累后诸症又起,往年服膏滋合度,故守原方,益气养阴,燮理阴阳。

2. 紫癜性肾炎案

叶某,女,45 岁,2006 年 11 月 11 日就诊。患者曾有紫癜性肾炎病史 10 余年,经中药治疗后诸症悉减,病情稳定。顷诊,患者乃觉头晕目眩,腰酸乏力,食纳尚馨,二便自调,舌质淡红,舌苔薄白,脉小滑。尿常规检查:尿蛋白阴性,尿红细胞(+)/HP。患者有过敏性鼻炎史。病久火热之邪耗气伤阴,致使气阴两虚,热毒内蕴,久留不去,日久精血流失过度,气虚血滞,脉络痹阻转为脾肾气阴亏虚,脉络受损。治宜健脾益肾,通络宁血。处方:

生晒参 100g　紫丹参 150g　绵锦芪 250g　生地 250g　熟地 250g　怀山药 250g　山茱萸 150g　全当归 150g　大川芎 150g　杭白菊 250g　青防风 150g　乌梅肉 150g　炙甘草 50g　漂白术 150g　厚杜仲 150g　怀牛膝 150g　枸杞子 150g　云茯苓 150g　福泽泻 150g　粉丹皮 100g　川断肉 150g　台乌药 100g　桑椹子 150g　仙灵脾 150g　鬼箭羽 150g　五味子 50g　女贞子 150g　墨旱莲 150g　白茅根 250g　仙鹤草 250g　黑荆芥 150g　炒蒲黄包 150g　滁菊花 120g　制香附 100g　缩砂仁后下 50g　大红枣 50 枚　广陈皮 50g

另:胡桃肉 250g　黑芝麻 250g　陈阿胶 250g　白冰糖 250g　收膏

按:患者有紫癜性肾炎病史 10 余年,曾经汤药治疗后病情稳定,患者素为过敏体质,故选用防风、乌梅、甘草抗过敏,病久入络,瘀阻络脉之病理现象,因为"瘀血不去,血不循经"可导致反复出血,故在益气养阴、凉血止血的基础上,加入活血止血之药,达行血于止血之中,使血止而瘀祛。

3. 慢性尿路感染案

詹某,女,42 岁,2005 年 11 月 5 日就诊。患者素有慢性尿路感染史 5 年,经中药治疗后,病情稳定。顷诊,患者晨起眼睑浮肿,腰酸乏力,脱发依然,时感胸闷,月经量少,小溲涩痛,淋沥不尽,舌质淡,苔薄白,舌边有齿痕,脉细弱。淋久不愈,湿热耗伤正气,导致脾肾两虚,精血不足,脾虚则中气下陷,肾虚则下元不固。治宜健脾益肾,补益精血。处方:

生晒参 100g　紫丹参 250g　生黄芪 250g　熟地黄 250g　怀山药 250g　山萸肉 150g　云茯苓 250g　福泽泻 250g　漂白术 150g　粉丹皮 150g　厚杜仲 150g　怀牛膝 150g　川断肉 150g　全当归 150g　大川芎 150g　巴戟肉 150g　菟丝子 150g　枸杞子 150g　缩砂仁后下 50g　炒枣仁 150g　真降香 50g　炙甘草 50g　虎杖根 250g　台乌药 150g　制首乌 250g　墨旱莲 150g　益母草 150g　制香附 150g　泽兰叶 150g　玉米须 150g　合

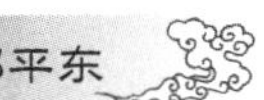

欢皮 150g　夜交藤 150g　桑椹子 150g　赤芍 150g　白芍 150g　广陈皮 50g　赤石脂 150g

另:黑芝麻 250g　胡桃肉 250g　陈阿胶 250g　白冰糖 250g　收膏

按:慢性尿路感染(淋证)的病因是以湿热为主,但久病则由实转虚,虚实夹杂,久淋不愈,湿热邪气上泛于肾,或久病不已,可使肾气虚损,又因劳倦耗伤脾气,导致脾肾两虚,权衡标本虚实,因机而变,故治疗宜扶正祛邪,间者并行。正如徐灵胎评注叶天士《临证指南医案·淋浊》指出:"治淋之法,有通有塞,要当分类。"

4. 慢性肾炎血尿案一

高某,女,63 岁,2005 年 12 月 23 日初诊。镜下血尿 10 年,高血压 10 年,近期尿检红细胞(+~++)/HP,头晕麻木感,手麻木不显,心悸耳鸣时作,乏力,腰酸背痛肢软,膝关节隐痛,纳食一般,大便 1 次,时痔疮出血,烦躁易怒,喜怒无常欲哭,舌胖红苔薄黄,脉细。既往 I 度房室传导阻滞,ST-T 改变。证属脾肾亏虚,心肝血虚。治宜健脾益肾,养心柔肝,滋补元气。处方:

潞党参 300g　生黄芪 300g　炙黄芪 300g　生晒参 100g　西洋参 100g　生地 150g　熟地 150g　怀山药 150g　山萸肉 150g　云茯苓 100g　粉丹皮 100g　福泽泻 100g　大玄参 100g　全当归 150g　赤芍 150g　白芍 150g　大川芎 100g　厚杜仲 150g　怀牛膝 100g　仙灵脾 150g　菟丝子 150g　车前子[包] 150g　甘杞子 150g　覆盆子 150g　五味子 100g　金毛狗脊 100g　巴戟天 100g　蒲黄炭[包] 150g　茜草根 150g　百合 150g　夜交藤 300g　泽兰叶 150g　玉米须 150g　益母草 150g　炙升麻 100g　醋柴胡 100g　炙甘草 50g　炒白术 100g　广陈皮 60g　酸枣仁 100g　石菖蒲 50g　郁金 100g　旋覆花[后下] 50g　降香 50g　石决明[先煎] 300g　杭白菊 100g　生龙骨[先煎] 300g　生牡蛎[先煎] 300g

另:陈阿胶 200g　龟甲胶 50g　鳖甲胶 100g　鹿角胶 50g　黑芝麻 250g　胡桃肉 150g　龙眼肉 100g　白文冰 250g　收膏

二诊:2006 年 12 月 22 日就诊。精神增,血尿好转,病情平稳,心悸和痔疮出血未作。仍头晕,头皮麻木、枕后疼痛,耳鸣,目胀,视物模糊,腰背酸痛,下肢微肿,纳少进食后胃脘胀,口涩,眠差梦多,尿频,夜尿 2 次,大便不成形夹有未消化食物,易烦躁,小腹隐痛,舌黯红苔少,脉细。证属脾肾亏虚,心肝血虚。治宜健脾益肾,养心柔肝,滋补元气。处方:

潞党参 300g　紫丹参 300g　生黄芪 300g　炙黄芪 300g　生晒参 100g　西洋参 100g　熟地黄 150g　怀山药 150g　山萸肉 150g　云茯苓 150g　粉丹皮 100g　福泽泻 100g　炒白术 100g　青防风 50g　厚杜仲 150g　怀牛膝 100g　菟丝子 150g　大川芎 100g　赤芍 100g　白芍 100g　全当归 100g　炙升麻 100g　醋柴胡 100g　炙甘草 150g　广陈皮 100g　仙灵脾 150g　金毛狗脊 100g　巴戟天 100g　肉豆蔻[后下] 50g　骨碎补 100g　五味子 100g　夜交藤 300g　青龙齿[先煎] 300g　粉葛根 150g　制半夏 100g　泽兰叶 150g　益母草 150g　蒲黄炭[包] 150g　茜草根 150g　熟附片 100g　肉桂[后下] 50g　车前子[包] 150g　覆盆子 150g　缩砂仁[后下] 50g　川黄柏 60g

另:陈阿胶 150g　龟甲胶 100g　鳖甲胶 100g　鹿角胶 100g　黑芝麻 250g　胡桃肉 150g　龙眼肉 100g　白文冰 250g　收膏

5. 慢性肾炎血尿案二

包某,女,47 岁。2005 年 12 月 17 日初诊。镜下血尿 10 余年。平素腰酸乏力,纳可,夜眠不酣,易受风咽痒,舌红苔薄,脉细。尿检红细胞(++~+++)/HP。证属脾肾两虚,络脉失

和。治宜健脾益肾,和络止血。处方:

潞党参 300g　紫丹参 300g　生黄芪 300g　炙黄芪 300g　生晒参 100g　西洋参 150g　生地 150g　熟地 150g　怀山药 150g　山萸肉 150g　云茯苓 100g　粉丹皮 100g　福泽泻 100g　地骨皮 150g　大玄参 100g　大川芎 50g　赤芍 150g　白芍 150g　全当归 100g　蒲黄炭[包] 150g　茜草根 150g　白茅根 300g　碧玉散[包] 150g　厚杜仲 150g　怀牛膝 100g　夜交藤 300g　酸枣仁 100g　莲子心 30g　灵芝 300g　白及 100g　黑荆芥 150g　浙贝母 100g　女贞子 100g　墨旱莲 300g　仙鹤草 300g　血见愁 150g　炒白术 100g　青防风 50g　缩砂仁[后下] 50g

另:陈阿胶 150g　龟甲胶 100g　鳖甲胶 50g　鹿角胶 50g　黑芝麻 250g　胡桃肉 150g　龙眼肉 100g　白文冰 250g　收膏

二诊:2006 年 12 月 5 日。精神好转,偶感乏力,腰酸,腰背部时有刺痛,纳可口干,咽痒不适,时咳少痰,眠差,双下肢不肿,小便可,大便干,舌胖红苔薄黄,脉细。尿检红细胞(+~++)/HP。证属气阴两虚,肾络失和。拟益气养阴,和络止血。处方:

潞党参 300g　紫丹参 300g　生黄芪 300g　炙黄芪 300g　生晒参 100g　西洋参 150g　大生地 300g　怀山药 150g　山萸肉 150g　云茯苓 100g　粉丹皮 60g　福泽泻 100g　厚杜仲 150g　怀牛膝 100g　蒲黄炭[包] 150g　茜草根 150g　小蓟草 150g　藕节炭 150g　炒白术 100g　青防风 50g　女贞子 100g　墨旱莲 300g　仙鹤草 300g　大麦冬 300g　夜交藤 300g　莲子心 30g　大川芎 50g　赤芍 100g　白芍 100g　全当归 100g　白茅根 300g　大玄参 100g　浙贝母 100g　黑荆芥 150g　制大黄 150g　炙甘草 50g　台乌药 100g　生龙牡[先煎,各] 300g　白茅根 300g

另:陈阿胶 150g　龟甲胶 100g　鳖甲胶 100g　鹿角胶 50g　黑芝麻 250g　胡桃肉 150g　龙眼肉 100g　白文冰 250g　收膏

按:慢性肾炎血尿,案一患者高血压病史 10 年,脾肾气虚,心肝火旺明显,故使用补肾气药仙灵脾、菟丝子、狗脊、巴戟天。而案二患者脾肾两虚偏阴虚,故以益气养阴、清热祛风、和络止血为主。病同而证异。

6. 慢性肾炎蛋白尿案

徐某,男,26 岁。2006 年 12 月 2 日就诊。慢性肾炎蛋白尿 5 年,经中西医治疗病情稳定。平素精神欠振,腰膝酸软,尿有泡沫,纳可,夜眠不酣,遇冷则易生痰,时耳鸣,舌淡苔薄白,少许裂纹,脉细。尿微量白蛋白异常。辨证肺脾气虚,肾精不足。治宜补肺健脾,益肾填精固摄。处方:

潞党参 300g　生晒参 150g　生黄芪 300g　炙黄芪 300g　炒白术 150g　青防风 100g　生地 150g　熟地 150g　怀山药 150g　山萸肉 150g　云茯苓 100g　粉丹皮 100g　福泽泻 100g　大川芎 100g　全当归 150g　赤芍 150g　白芍 150g　枸杞子 150g　菟丝子 150g　桑寄生 150g　厚杜仲 150g　怀牛膝 150g　南芡实 150g　金樱子 150g　泽兰叶 150g　虎杖 100g　积雪草 300g　制黄精 100g　肥知母 100g　酸枣仁 300g　炙甘草 100g　北沙参 150g　大玄参 150g　玉竹 100g　醋柴胡 50g　升麻 100g　仙灵脾 100g

另:陈阿胶 100g　龟甲胶 100g　鹿角胶 50g　黑芝麻 250g　胡桃肉 150g　龙眼肉 100g　白文冰 250g　收膏

7. 慢性肾炎稳定期

赵某,女,46 岁。2006 年 11 月 12 日就诊。患者有慢性肾炎病史 3 年余,曾经中药治

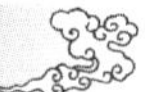

疗，现病情稳定。尿检查显示，尿蛋白阴性，尿红细胞 0~1 个/HP。患者平素时觉腰酸乏力，余无明显不适，苔薄白，脉小滑。根据四诊合参，证属脾肾两虚渐复，再拟健脾益肾、复旧固元之膏方调摄，冀生复元。

生晒参 100g　紫丹参 150g　熟地黄 250g　绵锦芪 250g　怀山药 250g　山萸肉 150g　枸杞子 150g　桑椹子 150g　潼蒺藜 150g　白蒺藜 150g　仙灵脾 150g　小石韦 150g　薏苡根 250g　厚杜仲 150g　怀牛膝 150g　川断肉 150g　桑寄生 150g　菟丝子 150g　台乌药 100g　全当归 150g　杭白芍 150g　大川芎 100g　女贞子 150g　墨旱莲 150g　云茯苓 150g　炒白术 150g　福泽泻 150g　粉丹皮 100g　缩砂仁后下 50g　仙鹤草 150g　功劳叶 150g　白茅根 250g　炙甘草 60g　虎杖根 250g　金樱子 150g　南芡实 150g　制香附 100g

另：胡桃肉 250g　黑芝麻 250g　陈阿胶 250g　白冰糖 250g　收膏

按：患者慢性肾炎 3 年，经过中药调治病情稳定已瘥，其时觉腰酸乏力，病机乃属脾肾两虚，邪(湿热)浊已去。《素问·评热病论》曰："邪之所凑，其气必虚。"而正气又来源于胃气，所谓"有胃气则存，无胃气则亡"，水谷之精微化为正气，全赖脾胃之受纳运化，故以益气健脾法调整脾胃，改善患者消化功能，使脾实健运，同时兼顾补益肾气，达肾气充沛，缓缓扶正，正气乃复，固投健脾益肾、调摄扶正之药，善调其本，冀生复元，以杜病生。

（王　琛　高建东）

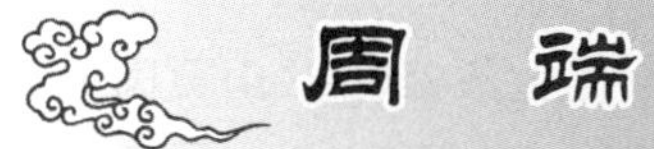

周端

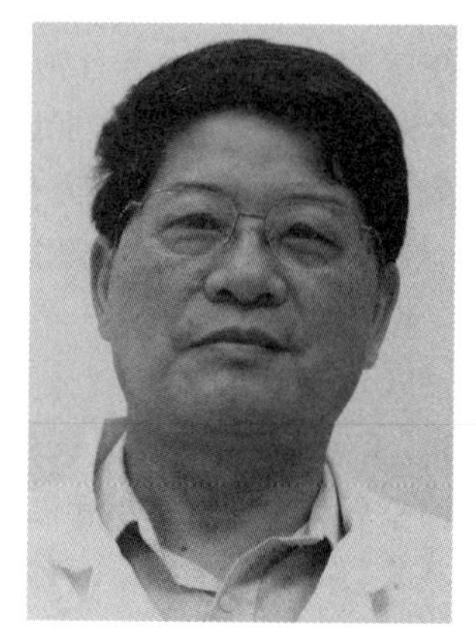

周端，男，1950年出生，上海崇明人。上海中医药大学附属龙华医院主任医师、教授、博士生导师；中华中医药学会膏方分会主任；中华中医药学会名医学术思想研究分会副主任委员；上海市中医药学会内科分会及心病学会常务理事；上海市中西医结合学会理事；龙华医院学术委员会副主任、“周端名医中医工作室”导师、高血压研究室主任、心内科顾问。长期从事内科心血管疾病临床、科研及教学工作，尤其在中医药防治高血压、高脂血症、冠心病、心衰、心律失常等方面有较深造诣。提出活血潜阳法治疗高血压；益气养阴、活血通阳法治疗冠心病等学术观点。主持参与活血潜阳颗粒、脑心多肽、三七花总皂苷片等多种中药新药的研发工作。先后主持及参与国家、上海市、区各级各类课题15项。发表论文70多篇，主编著作1部，副主编全国统编教材1部，作为编委参加《中华人民共和国药典》的编写。申报国家发明专利3项，先后获上海市科技进步奖三等奖2项；上海医学科技奖三等奖1项；上海科技发明奖银奖、三等奖各1项。指导博士研究生12名，硕士研究生11名。

一、临床经验

高血压：高血压阴虚阳亢者，常选用既能降压又能平肝息风的天麻、钩藤、决明子等；偏于肾亏为主者，常取用补肾又能降压之杜仲、桑寄生、怀牛膝等；若阳亢化风或阴虚风动者，则用重镇潜阳、滋阴息风之代赭石、生龙骨、牡蛎、龟甲、白芍、生地等；若年老体弱，肾精不足、气血两虚者，则用补养气血、肾精之党参、太子参、白术、生地、白芍、鸡血藤、龟甲、山茱萸等；若因肝郁火盛者，用疏肝解郁、泻火之绿萼梅、郁金、丹皮、钩藤、鬼针草等；因痰浊内盛者，用化痰健脾降浊之法半夏、天麻、瓜蒌皮、白术、胆南星等；若合并高脂血症者，可辨证选用当归、丹参、蒲黄、桑寄生、决明子、泽泻、荷叶、山楂、黄连、凤尾草等有降血脂作用的药物；合并脑动脉硬化者、高血黏综合征者，可加当归、丹参、川芎、赤芍、桃仁、红花、三棱、莪术等可促进血液循环，降低血液黏稠度；兼有糖尿病者，可辨证选用玉竹、黄精、麦冬、山茱萸、黄芪、人参、蚕茧、苍术、黄柏等具有降糖之功的药物。

冠心病：冠心病气阴两虚型，常用太子参、西洋参、茯苓、白术、麦冬、五味子、生地、白芍、黄精、百合、石斛、玉竹、枸杞、当归、首乌、葛根、丹参、川芎、泽兰等；心气不足，常用太子参、党参、黄芪、茯苓、白术、山药、北秫米、葛根、丹参、川芎、泽兰等；心阳不振，常用桂枝、附子、黄芪、太子参、党参、白术、茯苓、葛根、丹参、川芎、泽兰等；痰湿阻滞，常用半夏、瓜蒌皮、胆南星、橘红、葛根、丹参、川芎、泽兰等。血瘀甚者，加用蒲黄、莪术、三七、桃仁、红花、延胡索、鸡血藤、玫瑰花等；若年老体弱，肾精不足者，则还可加用补养肾精之熟地黄、山茱萸、杜仲、桑寄生、怀牛膝及鳖甲、龟甲等血肉有情之品；若肝郁气滞者，用疏肝解郁行气之合欢花、川楝子、延胡索、佛手、香橼皮、玫瑰花等；若郁而化火者，加丹皮、知母、黄柏等；寐差者，常加酸枣仁、柏子仁、合欢花、琥珀、远志、夜交藤等。若合并心律失常者，常用琥珀粉、苦参、甘松、茶树根、万年青根、毛冬青、灵芝、酸枣仁、柏子仁、夜交藤、合欢花、龙齿、龙骨、牡蛎等；合并高血压，常加天麻、钩藤、决明子、潼蒺藜、白蒺藜、泽泻等。

冠心病主要病机为心之气阴不足，兼有血瘀、痰湿、阴寒阻滞，致胸阳痹阻，心脉瘀阻，久之，还可耗伤人体的阳气而致阳虚。故宣通胸阳或温阳通痹显得尤为重要。针对有无阳虚症状采用通阳或温阳的治法。如无阳虚表现，取《金匮要略》枳实薤白桂枝汤之意。常用桂枝、薤白等通阳，心阳得以宣通，痹阻得以解除，自然通则不痛。如有阳虚表现，则用桂枝、附子温阳，阳气得温，气血津液得行，则胸痹得除。

慢性心功能不全：心气亏虚、阴阳两虚是慢性心功能不全的病理基础，以益气养阴、通阳宣痹、平喘利尿、宁心强心等作为基本治疗原则。补益心气多以保元汤为基础方；益气养阴多以生脉散为基础方。益气用人参、黄芪；养阴用北沙参、麦冬、黄精、玉竹等；补阳用桂枝、附子。注重补阳者必阴中求阳，故在补阴基础上用少量附子、桂枝。若兼有肝阳上亢，头晕、目眩，则加用羚羊角粉。补肾纳气、益精助阳，用蛤蚧、冬虫夏草、补骨脂、杜仲、益智仁、胡桃肉等。活血化瘀多选用丹参、泽兰、川芎、红花、三七等，以丹参、泽兰、川芎三者配伍，活血行气兼利水消肿。渗湿利水多选用葶苈子、苏子、车前子、茯苓等。顽固性心衰用毛冬青、猫人参、万年青根。现代药理研究证明，毛冬青能增加冠脉血流量，降低外周阻力，具抗血栓作用；万年青根有强心抗心律失常作用；猫人参健脾除湿，利水消肿。三者配伍治疗慢性心衰效果显著。常用瓜蒌皮、郁金活血通脉、宽胸宣痹。同时还选用水蛭、穿山甲等用以破血逐瘀消癥。应用海藻、莪术等软坚散结之品以改善心室重塑。并根据辨证酌加健运脾胃之品，盖脾统四肢，土旺则诸脏则安，常用参苓白术散加减。还当考虑五脏病变的相生关系。若心病及肝，则合一贯煎加减。对于慢性心衰患者伴有心律失常，多选用琥珀粉以镇惊安神，效果明显，或可加用灵芝、苦参、酸枣仁、甘松等。

二、防治优势

膏方不是单纯的补药，而是治疗慢性疾病的一种有效剂型。它包括“却病救偏”的双重含义，能促进人体功能的整体调整。膏方以其多成分、多途径、多靶点、相对安全、毒副作用小的作用特点，在防治心血管疾病时显示出良好的疗效。

膏方治疗高血压、高脂血症不仅能降低血压、降低血脂水平，而且能通过整体调节来改善机体状态。高血压对机体的危害不仅是体循环压力的异常增高，更主要的是与之相伴的各种代谢异常及靶器官损害。抗高血压西药的目标是降低血压水平，但在血压控制后，眩晕等症状及某些以高血压为主要致病因素的心血管疾病的发病率、死亡率均未见降低，这可能与这些降压治疗未能有效预防和逆转高血压靶器官损害有关。膏方在治疗高血压时力求寻找中医药有效作用靶点，不但注重降压、改善临床症状和代谢紊乱，亦注重高血压的靶器官保护及患者生活质量的提高，最大限度地降低心血管病致死和致残的危险。

膏方治疗慢性心衰体现了中医的整体观，治心兼顾治肝、脾、肾、肺，作用于心衰的多个病理环节，标本兼顾，治疗 2 周左右一般症状得以好转或缓解，且作用持久，疗效稳定。

三、医案精选

1. 高血压案

刘某，男，69岁，2005年11月12日初诊。反复头晕8年、加剧半月，欲求膏方。患者有高血压病史8年余，平日服用氨氯地平片、厄贝沙坦片等药，血压时有波动，最高血压180/100mmHg，头晕、头痛时发作，近半月来症状加重。刻诊：眩晕阵作，目糊，耳鸣，项背部板滞，胸闷、心悸，心前区不适，手指发麻，寐可，纳一般，二便调，舌质红，苔薄白，脉弦。血压165/95mmHg，血脂、血糖正常。证属肝肾阴虚、肝阳上亢、心脉瘀阻，治以补养肝肾、平肝潜阳、活血通脉为主。处方：

北沙参225g　生地180g　白芍180g　杞子180g　首乌180g　灵芝180g　山萸肉180g　鳖甲180g　龟甲180g　玉竹180g　怀牛膝180g　熟地180g　杜仲180g　葛根450g　黄精450g　女贞子450g　桑椹子450g　桑寄生450g　天花粉450g　玉米须450g　丹参450g　川芎180g　赤芍180g　当归180g　三棱180g　地龙180g　红花90g　穿山甲90g　水蛭135g　莪术135g　天麻180g　车前子180g　泽泻180g　郁金180g　石菖蒲180g　旋覆梗180g　鸡内金180g　炒白术225g　僵蚕150g　蚕茧150g　檀香135g　桔梗135g　川楝子135g　佛手135g

另：阿胶100g　生晒参100g　西洋参200g　木糖醇200g　鳖甲胶150g　龟甲胶150g　黄酒200g　羚羊角粉9g　收膏

二诊：2006年12月5日。症见眩晕，目糊，耳鸣少，项背部板滞频作，口干苦，胸闷、心悸少，寐纳一般，二便调，舌质红，苔薄白，脉弦细。血压140/80mmHg。处方：

上方加怀山药450g、北秫米450g、野木瓜450g、防风135g、穞豆衣135g、僵蚕150g。

另：阿胶100g　西洋参100g　生晒参100g　鳖甲胶150g　龟甲胶150g　黄酒200g　木糖醇200g　收膏

三诊：2007年12月28日。症见眩晕少作，项背部板滞不明显，胸闷、心悸少，胃腹部不适，嗳气、泛酸少，寐纳一般，二便调，舌质红，苔薄白，脉弦。血压145/86mmHg。处方：

2005年11月方去炒白术、天花粉、红花、穿山甲、三棱、莪术、杜仲、车前子、泽泻、郁金、石菖蒲、檀香、桔梗、蚕茧、玉米须，加北秫米450g、生白术450g、槐花米450g、生米仁450g、白蒺藜450g、谷芽450g、麦芽450g、茯苓180g、泽兰135g、钩藤135g、青葙子135g、香橼皮135g、火麻仁135g、焦六曲225g。

另：阿胶100g　西洋参100g　生晒参50g　鳖甲胶150g　龟甲胶150g　木糖醇200g　黄酒200g　收膏

四诊：2008年12月6日。头晕未作，项背部板滞偶作，心悸、胸闷偶作，寐可，纳一般，二便调，舌质红，苔薄白，脉弦。血压控制可，血脂、血糖正常，血压132/88mmHg。处方：

上方加通天草450g、野木瓜450g、鸡血藤450g、老鹳草450g。

另：西洋参100g　阿胶100g　黑芝麻100g　生晒参50g　鳖甲胶150g　龟甲胶150g　黄酒200g　木糖醇200g　收膏

五诊：2009年12月15日。眩晕偶作，无项背部板滞，无胸闷心悸，寐可，纳一般，二便调，舌质红，苔薄白，脉弦。BP130/85mmHg，血压稳定，血脂、血糖正常。处方：

上方加鬼针草450g、潼蒺藜450g。

另：西洋参100g　生晒参100g　阿胶100g　黑芝麻100g　鳖甲胶300g　龟甲胶

300g　木糖醇 300g　黄酒 300g　收膏

按:《黄帝内经》记载:"年四十而阴气自半也,起居衰矣。"本案患者年近七旬,精气渐衰,肝肾同源,肾水不足以涵木,则肝阴亦亏,阳无所制,风阳上扰,久病入络,络行不畅,血瘀气滞,清阳失展则发为眩晕。证属肝肾阴虚、肝阳上亢、心脉瘀阻,治以补养肝肾、平肝潜阳、活血通脉为主。

方中以北沙参、生地、白芍、葛根、枸杞子、首乌、龟甲、鳖甲、灵芝、女贞子、桑椹、桑寄生、怀牛膝、杜仲、黄精调补肝肾,滋养阴液;以丹参、川芎、赤芍、红花、水蛭、穿山甲、三棱、莪术、地龙活血通脉;天麻、僵蚕、蚕茧、羚羊角平肝潜阳息风;檀香宽胸理气;郁金、旋覆梗、川楝子、佛手、鸡内金理气、运脾、健胃并助药物吸收。方药对证,故药后诸症减轻,血压渐平稳。

2. 冠心病案

陈某,男,68岁,2007年11月23日初诊。症见胸闷,心悸,心前区疼痛,头晕阵作,项背板滞,寐差,右胁胀痛,纳一般。舌质红,苔薄白,脉沉细。测血压120/70mmHg,血糖正常,胆固醇和甘油三酯偏高。有冠心病10余年,经皮冠状动脉成形术(PTCA)术后,胆结石摘除术后。证属气阴两虚兼血瘀,治拟益气养阴、活血化瘀通络。处方:

太子参 450g　生白术 450g　生薏苡仁 450g　北秫米 450g　胆南星 135g　橘红 90g　茯苓 180g　玉竹 180g　灵芝 180g　枸杞子 180g　怀牛膝 180g　首乌 180g　鳖甲 135g　龟甲 135g　山萸肉 135g　黄精 450g　桑寄生 450g　怀山药 450g　女贞子 450g　桑椹子 450g　丹参 450g　川芎 180g　当归 180g　赤芍 180g　干地龙 180g　酸枣仁 180g　天麻 180g　钩藤 180g　郁金 180g　柴胡 180g　八月札 180g　旋覆梗 180g　鸡内金 180g　泽兰 135g　水蛭 135g　玫瑰花 135g　枳实 135g　川楝子 135g　檀香 135g　合欢花 135g　柏子仁 135g　五味子 135g　穿山甲 90g　瓜蒌皮 450g　金钱草 450g　海金沙 450g　荷叶 450g　决明子 450g　白蒺藜 450g　苦参 450g　夜交藤 450g　麦芽 450g　谷芽 450g

另:阿胶 100g　西洋参 100g　生晒参 50g　鳖甲胶 150g　龟甲胶 150g　木糖醇 200g　黄酒 200g　收膏

二诊:2008年11月8日。症见胸闷、心悸、心前区不适偶作,无胃胀,头晕、项背板滞、夜寐改善,纳可,小便略黄,大便偏干。舌质红,舌体胖大,苔薄白,脉沉细。血压140/95mmHg,胆固醇正常,甘油三酯略偏高。处方:

上方加白蒺藜450g、通草225g、薤白135g、益智仁135g。

另:阿胶 100g　西洋参 100g　生晒参 50g　鳖甲胶 150g　龟甲胶 150g　木糖醇 200g　黄酒 200g　琥珀粉 45g　收膏

三诊:2009年10月15日。症见胸闷、心前区疼痛偶作,心悸不显,无胃胀,头晕阵作,项背板滞,寐欠安,二便调,纳可。舌质红,苔薄白,脉沉细。测血压120/80mmHg。胆固醇、甘油三酯均正常。处方:

上方去白蒺藜、薤白、益智仁,改赤芍135g、穿山甲45g、决明子225g、天麻135g、钩藤135g、酸枣仁135g、鸡内金225g,加黄芪180g、玄参180g、麦冬180g、苏木135g、佛手135g、青葙子135g、神曲225g、火麻仁135g、鬼针草450g。

另:阿胶 100g　西洋参 100g　生晒参 50g　鳖甲胶 150g　龟甲胶 150g　木糖醇 250g　黄酒 200g　琥珀粉 45g　收膏

按:邓铁涛认为冠心病发于心,气虚为本,血瘀痰浊为标。本案患者气阴不足,瘀阻心脉。气虚则无以行血，阴虚则脉络不利，均可使血行不畅，心脉瘀阻，络脉不通则胸闷、心前区疼痛；气阴两虚，脑失所养则头晕；心失所养则夜寐不安；舌苔脉佐证。气阴两虚兼血瘀，故膏方予以益气养阴、活血化瘀通络剂。

方中太子参、生白术、茯苓、生薏苡仁、怀山药、北秫米、黄精、玉竹、枸杞子、首乌健脾益气养阴；胆南星、橘红化痰健脾降浊；鳖甲、龟甲、灵芝、萸肉、桑寄生、怀牛膝、女贞子、桑椹子补养肝肾；丹参、川芎、泽兰、当归、赤芍、水蛭、穿山甲活血化瘀通脉；玫瑰花、瓜蒌皮、郁金、枳实、檀香宽胸理气止痛；金钱草、海金沙利尿排石；荷叶、决明子、苦参等有调脂降脂之功；干地龙、天麻、白蒺藜、钩藤潜阳息风、平肝安神；夜交藤、合欢花、酸枣仁、柏子仁、五味子养心安神；柴胡、八月札疏肝解郁；旋覆梗、川楝子、麦芽、谷芽、鸡内金理气运脾健胃并助药物吸收。方药对证，故药后诸症减轻。

3. 心律失常案

顾某，女，44 岁，2008 年 11 月 21 日初诊。症见心悸时作，胸闷，腹胀，皮肤瘙痒，鼻塞，喷嚏晨起时作，寐可，纳一般，月经正常。舌质淡红，边有齿痕，苔薄白，脉细。心电图示窦性心律，心率 72 次/min，室性早搏每分钟 3~4 次。血压 125/70mmHg。有心律失常病史 5 年，过敏性鼻炎 6 年。证属气阴两虚，治则益气养阴、活血化瘀通络。处方：

太子参 225g　黄芪 135g　生白术 450g　生薏苡仁 450g　怀山药 450g　北秫米 450g　防风 135g　五味子 135g　鳖甲 135g　龟甲 135g　山萸肉 135g　玉竹 180g　枸杞子 180g　首乌 180g　白芍 180g　灵芝 180g　怀牛膝 180g　黄精 450g　桑寄生 450g　女贞子 450g　桑椹子 450g　丹参 450g　益母草 450g　川芎 180g　当归 180g　干地龙 180g　酸枣仁 180g　泽兰 135g　赤芍 135g　丹皮 135g　柏子仁 135g　合欢花 135g　绿萼梅 135g　檀香 135g　夜交藤 450g　龙齿 450g　郁金 180g　旋覆梗 180g　鸡内金 180g　瓜蒌皮 450g　麦芽 450g　谷芽 450g　苍耳子 135g　辛夷 135g　蝉衣 90g　甘松 225g

另：生晒参 50g　阿胶 100g　鳖甲胶 150g　龟甲胶 150g　木糖醇 200g　黄酒 200g　收膏

二诊：2009 年 10 月 29 日。症见：心悸、胸闷未见，无心前区痛，腹胀少，皮肤瘙痒、鼻塞、喷嚏晨起时作好转，寐可，纳一般，月经正常。舌质淡红，苔薄白，脉细。心率 75 次/min，每分钟 0~1 次早搏，血压 120/75mmHg。B 超示乳腺小叶增生。处方：

上方改黄芪 225g，加柴胡 135g、夏枯草 225g、生牡蛎 450g、鸡血藤 450g。

另：生晒参 50g　阿胶 100g　鳖甲胶 150g　龟甲胶 150g　木糖醇 300g　黄酒 200g　收膏

按：心悸多见气阴两虚证，乃心之气阴耗伤所致，病程较长者多兼瘀血。故治疗时在益气养阴的基础上，活血化瘀通脉。唐容川所谓"血属阴……其行也，气运之而行也"。心主血，血之运行全赖气之所统，所谓"气为血之帅"。予益气养阴为主，辅以活血祛瘀通络之品，治疗心律失常，常收显效。

本案证属气阴两虚，治则益气养阴、活血化瘀通络。方中太子参、生白术、黄芪、生薏苡仁、怀山药、北秫米、防风、白芍、黄精、玉竹、枸杞子、首乌益气养阴；鳖甲、龟甲、灵芝、萸肉、桑寄生、怀牛膝、女贞子、桑椹子补养肝肾；丹参、川芎、泽兰、当归、赤芍、益母草活血化瘀通脉；甘松、酸枣仁、柏子仁、合欢花、夜交藤、龙齿、干地龙、五味子养心定惊安神，现代研究诸药多有抗心律失常作用；苍耳子、辛夷、蝉衣祛风宣窍；旋覆梗、鸡内金、麦芽、谷芽理气运脾健胃并助药物吸收；绿萼梅、瓜蒌皮、檀香、郁金、丹皮疏肝解郁，宽胸理气止痛。药证合拍，丝丝入扣，故见效尤著。

4. 脂肪肝案

沈某，男，46 岁，2005 年 11 月 6 日初诊。有脂肪肝病史 2 年。刻下症见：眩晕、乏力，肢软，寐差，腹部胀，时有嗳气，肝区无不适，腰酸楚，纳可，二便调，舌质红，舌边有齿印，苔薄白，脉弦细。B 超示中度脂肪肝。测血压 142/90mmHg。证属肝肾阴虚、气滞血瘀，治以补养肝肾、疏肝理气、活血通脉。处方：

北沙参 225g　生地 180g　熟地 180g　白芍 180g　制首乌 180g　枸杞子 180g　怀牛膝 180g　杜仲 180g　山萸肉 180g　玉竹 180g　灵芝 180g　黄精 450g　葛根 450g　桑寄生 450g　龟甲 135g　鳖甲 135g　桑椹子 225g　女贞子 225g　丹参 450g　穿山甲 45g　当归 180g　川芎 180g　三棱 180g　干地龙 180g　泽兰 135g　莪术 135g　红花 90g　柴胡 180g　郁金 180g　八月札 450g　瓜蒌皮 450g　决明子 225g　虎杖 225g　白蒺藜 450g　天麻 135g　泽泻 180g　荷叶 450g　苦参 450g　田基黄 450g　鸡骨草 450g　炙鸡内金 180g　旋覆梗 180g　焦六曲 225g　生山楂 450g　谷芽 450g　麦芽 450g

另：西洋参 100g　生晒参 50g　阿胶 100g　龟甲胶 150g　鳖甲胶 150g　黄酒 200g　饴糖 200g　收膏

二诊：2006 年 11 月 25 日。症见：乏力肢软，寐差，胸闷、心悸少，无腹胀、嗳气，肝区无不适，无腰酸，纳食一般，脱发，大便偏稀，小便量可，舌质边红，舌边有齿印，苔薄白，脉弦细。B 超示脂肪肝，测血压 120/80mmg。处方：

上方去龟甲、鳖甲、熟地、三棱、莪术、八月札、白蒺藜、苦参、田基黄、鸡骨草、旋覆梗、焦六曲；改桑椹子 450g、女贞子 450g、穿山甲 90g，加胆南星 180g、橘红 90g、生白术 450g、生米仁 450g、茯苓 180g、五味子 180g、续断 180g、玫瑰花 135g、车前子 135g、炒防风 135g、合欢花 135g、夜交藤 225g。

另：西洋参 100g　生晒参 50g　阿胶 100g　龟甲胶 150g　鳖甲胶 200g　胡桃肉 200g　饴糖 200g　黄酒 200g　收膏

三诊：2007 年 11 月 24 日。症见：乏力肢软，泛酸少作，寐差，纳一般，肝区不痛，腹部不胀，二便调，便稀，舌质边红，舌边有齿印，苔薄白，脉弦细。测血压 120/80mmHg。处方：

上方加北秫米 450g、苦参 450g、茶树根 450g、水蛭 135g、焦六曲 225g、狗脊 180g。

另：西洋参 100g　生晒参 50g　阿胶 100g　龟甲胶 150g　鳖甲胶 150g　胡桃肉 200g　黄酒 200g　饴糖 200g　收膏

四诊：2008 年 12 月 6 日。症见：眩晕少作，项背部板滞，胸闷，心悸，肝区不适，腹部不胀，小便可，大便稀，日行 1 次，舌质边红，苔薄白，脉弦细。测血压 118/85mmHg。B 超示轻度脂肪肝。处方：

北沙参 225g　生地 180g　白芍 180g　首乌 180g　麦冬 180g　玉竹 180g　枸杞子 180g　黄精 450g　女贞子 450g　桑椹子 450g　怀牛膝 450g　桑寄生 450g　鳖甲 135g　龟甲 135g　熟地 135g　太子参 225g　生白术 225g　生米仁 450g　怀山药 450g　橘红 90g　丹参 225g　川芎 180g　当归 180g　干地龙 180g　益母草 450g　泽兰 135g　柴胡 135g　八月札 135g　赤芍 135g　玫瑰花 135g　天麻 135g　钩藤 135g　海金沙草 225g　金钱草 450g　荷叶 450g　六月雪 450g　决明子 450g　白蒺藜 450g　泽泻 180g　车前子 135g　煨木香 135g　炙鸡内金 225g　炒谷芽 450g　炒麦芽 450g

另:阿胶 100g　龟甲胶 150g　鳖甲胶 150g　西洋参 100g　生晒参 50g　木糖醇 300g　黄酒 200g　收膏

五诊:2009 年 12 月 12 日。症见:眩晕少作,无乏力,偶项部板滞,胸闷心悸,寐纳一般,大便稀,小便正常,舌质边红,苔薄白,脉弦细。B 超:肝脏正常。测血压 132/80mmHg。处方:

上方加鬼针草 450g、蛇舌草 450g、杜仲 180g。

另:阿胶 100g　龟甲胶 150g　鳖甲胶 150g　西洋参 100g　生晒参 100g　黄酒 200g　饴糖 200g　木糖醇 200g　收膏

按:脂肪肝患者或因嗜食肥甘、过度饮酒,损伤脾胃,饮食水谷不化精微而生痰浊;或因外感湿热疫毒,留着不去,灼津为痰:或因肝失疏泄,气化不利,水饮停蓄;或因脾虚失运,水液不布,聚湿生痰;或因形体肥胖,易蕴痰湿,皆为痰作祟。脂肪肝虽然病因繁多,其病机主要是气血津液代谢输布及排泄逆乱,内生痰湿浊瘀所致。其发病机理有虚有实,实者多为痰湿热瘀阻于经络,结于胁下而成,虚者多因肝脾功能失调所致。本患者肝肾阴虚、气滞血瘀,治以补养肝肾、疏肝理气、活血通脉,达到《素问》"结者散之""疏其血气,令其调达,而致和平"之旨。

方中北沙参、生地、白芍、葛根、制首乌、枸杞子、灵芝、萸肉、黄精、玉竹、桑椹子、女贞子、怀牛膝、桑寄生、杜仲、续断调补肝肾、滋养阴液;胆南星、橘红、生白术、茯苓、生米仁化痰健脾降浊;丹参、川芎、红花、泽兰、当归、干地龙、穿山甲活血化瘀通脉;玫瑰花、柴胡、八月札、郁金、瓜蒌皮疏肝解郁、理气宽胸;天麻潜阳息风、平肝安神;泽泻、车前子、荷叶、决明子、生山楂、虎杖等据现代研究有调脂、降血脂作用;炒谷芽、炒麦芽、炙鸡内金理气运脾健胃;炒防风祛风固表;合欢花、五味子、夜交藤养心安神。药证合拍,故见效尤著。

5. 白癜风案

王某,女,23 岁,2002 年 12 月 7 日初诊。有白癜风病史 10 余年,曾使用过糖皮质激素免疫抑制剂,疗效欠佳。刻诊:面部皮肤白斑 4cm×5cm 3 块,背部皮肤白斑 5cm×7cm 4 块,腹部皮肤白斑 4cm×6cm 3 块,怕冷,汗出过多,易感冒,乏力,口干,目糊,耳鸣,偶胸闷、心悸,夜寐差,易醒,纳食一般,大便次数多,不成形,小便调,月经正常。舌质红,苔薄白,脉细数。证属气阴两虚、卫表不固、瘀血阻络。治以益气养阴,固摄卫表。处方:

太子参 225g　生黄芪 180g　生白术 180g　茯苓 180g　炒防风 180g　白芍 180g　首乌 180g　生地 180g　玉竹 180g　灵芝 180g　山萸肉 180g　龟甲 180g　怀牛膝 180g　鳖甲 135g　熟地 135g　五味子 135g　怀山药 450g　制黄精 450g　桑寄生 450g　丹参 450g　川芎 180g　干地龙 180g　红花 90g　泽兰 90g　益母草 450g　辛夷 67.5g　香橼皮 135g　佛手 180g　炒麦芽 180g　炒谷芽 180g　蝉衣 90g

另:阿胶 100g　西洋参 100g　生晒参 30g　龟甲胶 200g　黄酒 200g　饴糖 200g　收膏

二诊:2003 年 12 月 1 日。症见:面部、背部、腹部皮肤白斑面积缩小,白斑色泽变淡,怕冷,汗出过多,感冒少,乏力改善,胸闷、心悸未作,夜寐差,易醒,纳食一般,二便调,月经正常。舌质红,苔薄白,脉细数。处方:

上方去玉竹、桑寄生、益母草、辛夷、炒麦芽、炒谷芽,改生地 135g、佛手 135g、丹参 180g、蝉衣 135g,加仙鹤草 450g、枸杞子 180g、赤芍 180g、桑椹子 225g、玫瑰花 135g、炒枳壳 135g、旋覆梗 135g、苦参 450g、地肤子 450g、鸡内金 225g。

另:阿胶 100g　西洋参 100g　生晒参 50g　龟甲胶 200g　黄酒 200g　饴糖 200g　蜂蜜 200g　收膏

三诊:2004 年 11 月 20 日。症见:面部、背部、腹部皮肤白斑面积较前缩小,面部皮肤白斑 3cm×1cm,背部皮肤白斑 2cm×1cm,腹部皮肤白斑 2cm×1cm,白斑色泽变淡,怕冷,汗多,感冒少,夜寐差,纳食一般,夜尿多,腹胀,嗳气频频发作,大便溏,舌质红,苔薄白,脉细。处方:

上方去桑寄生、炒枳壳,改生地 180g、鳖甲 180g、丹参 450g、红花 45g、香橼皮 180g、旋覆梗 180g、地肤子 225g、鸡内金 180g、苦参 180g,加玉竹 180g、女贞子 450g、川芎 135g、穿山甲 90g、苍耳子 180g、杜仲 180g、狗脊 180g、焦六曲 450g。

另:阿胶 100g　西洋参 100g　生晒参 50g　龟甲胶 200g　黄酒 200g　饴糖 200g　蜂蜜 200g　收膏

四诊:2005 年 11 月 11 日。症见:面部、背部、腹部皮肤白斑基本消失,怕冷、汗多、易感冒等症状改善,无鼻塞、流涕等过敏症状,夜寐安,大便不干,小便改善,腰酸偶作,无胃胀、泛酸等症状。舌边尖红,苔薄白,脉细。处方:

上方去桑椹子、女贞子、穿山甲、蝉衣、焦六曲,改苦参 450g,加当归 180g、桑寄生 450g、玄参 180g、凌霄花 135g、蝉衣 135g、益智仁 135g、五味子 135g、谷芽 225g、麦芽 225g。

另:阿胶 100g　西洋参 100g　生晒参 50g　龟甲胶 150g　鳖甲胶 150g　黄酒 100g　饴糖 100g　蜂蜜 100g　收膏

按:白癜风发病是机体内外因素互相作用的结果。外因多由风湿热等邪气外侵,内因多由心火肺热、脾胃虚弱、肝肾不足、肝郁气滞等脏腑失调,导致皮肤气血不和,瘀血阻滞,肌肤毛发失养而发病。在治疗上可从祛风除湿、行气活血、调补肝肾、补气养血几个方面入手。

本案患者脾胃虚弱,气虚无以固表,而易受风邪侵袭;气虚推动无力,血脉受阻,则加重气滞血瘀。本患者证属气阴两虚、卫表不固、瘀血阻络。膏方予以益气养阴、固摄卫表、活血化瘀、舒经活络等,能提高机体免疫功能,改善局部血液循环,提高皮肤光敏性,补充局部微量元素,增强酪氨酸酶活性,促进皮肤黑素的合成。

方中太子参、生黄芪、生白术、茯苓、怀山药、炒防风、白芍、五味子、制黄精、首乌、生地、玉竹益气养阴,固摄卫表;灵芝、萸肉、龟甲、鳖甲、熟地、桑寄生补养肝肾;丹参、川芎、红花、泽兰、益母草、怀牛膝活血化瘀通脉;干地龙清热息风,安神;辛夷、蝉衣祛风宣窍;香橼皮、佛手、炒麦芽、炒谷芽理气运脾健胃。方药对证,故获良效。

(杨建梅)

周永明

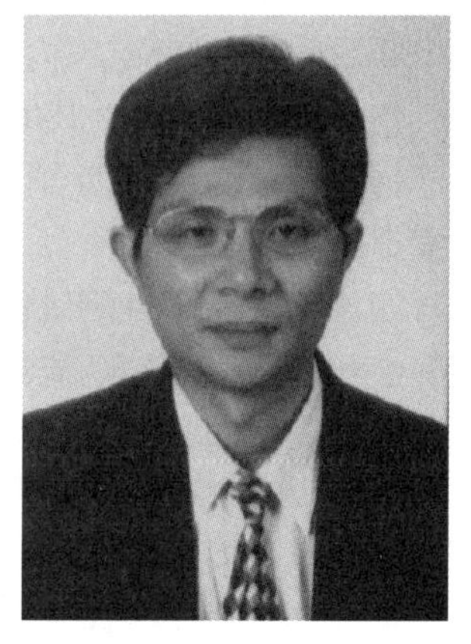

周永明，1956年出生，祖籍上海青浦。上海中医药大学附属岳阳中西医结合医院主任医师、教授、博士研究生导师、博士后合作导师。2007年被国家中医药管理局命名为首批全国优秀中医临床人才，2011年荣获第二届中国中西医结合贡献奖和中华中医药学会科技之星等称号。现任岳阳医院学术委员会委员、名医工作室主持人、血液内科主任、上海市中医特色专科主任、国家中医药管理局中医重点专科主任、国家临床重点专科主任、中华中医药学会血液病专业委员会副主任委员兼秘书长、中国中西医结合学会血液学专业委员会常务委员、上海市中医药学会血液病专业委员会主任委员、上海市中西医结合学会血液学专业委员会主任委员、《中西医结合学报》等杂志编委。主要从事中医药治疗血液病的临床和实验研究，先后承担国家自然基金、国家中医药管理局等各级科研项目20余项，开展造血细胞增殖分化及中医药调控干预研究等，率先在国内建立免疫性血小板减少家兔动物模型，揭示了血液病肾虚证代谢组学有关生化物质基础，研制了生血合剂、生血灵和定清消瘤片等系列中药制剂，其中生血合剂获上海市科学技术进步奖、首届中国中西医结合学会科学技术奖，生血灵获上海市科学技术进步奖、国家中医药管理局科学技术进步奖，发明国家专利授权1项，以第一作者或通讯作者发表学术论文80余篇，主编出版专著3部，副主编2部，参编专著8部。

一、临床经验

血液病的膏方调治适用于虚劳血虚、虚劳失血、虚劳相关病证的各类慢性虚衰疾患以及急性疾患已进入缓解期者。膏方调治可以标本兼顾。

治本重在调补脾肾。虚损性血液病一般病程较长，常常反复发作，大多表现为全身衰弱状态，症见头晕目眩、神疲乏力、腰酸肢软、脉细无力等，故属正气亏虚，尤与脾肾亏损有关。脾虚则气血生化无源，可致气血不足而出现头晕乏力、面色不华等贫血证候；脾虚统血无权，血溢脉外而出血，或气虚阴火内生，以致血中伏火，燔灼于内，势必伤及血脉，血溢外漏，也可引起出血；肾虚则精气不足，无以生髓化血，导致骨髓进行性造血功能异常或低下。肾中阳气根于肾阴，具有温养脏腑的功能，一方面，肾精虚损，导致肾阳不振，进而不能鼓动骨髓造血；另一方面，又因肾精亏虚，虚热内生，耗损阴津，日久精枯髓竭，无以化生气血。由此可见，脾肾虚损在虚损性血液病发病中起着重要的作用。故在治疗时应注重健脾补肾以固本，健脾益气则血液化生有源，脉道固摄有权，血循常道而不致外溢；益肾补元以填肾精，肾精充足，则髓有所养，骨有所充，精血自生。健脾补肾又有健脾温肾和健脾滋肾之不同，并根据中医“阴中求阳、阳中求阴”的理论，温阳为主时

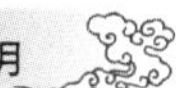

佐以滋阴之品，滋阴为主时佐以温养之药，意在“阳得阴助则生化无穷，阴得阳升则泉源不竭”，诸药组合随证加减，有利于提高临床疗效。同时，现代研究证明，补肾中药可以刺激骨髓造血，提高机体免疫功能和应激能力，益气健脾药也有调整免疫功能的作用。

治标以活血解毒为主。活血祛瘀、清解邪毒，可祛除体内久居于经络、脏腑之瘀血邪毒，恢复脏腑的正常生理功能，使气血得以化生，贫血得以纠正，所谓“祛瘀以生新”；活血解毒治疗还可使离经之血得以消散，从而减轻出血等症状，谓之“活血亦止血”；活血解毒类药多属寒凉之品，配伍健脾补肾、扶正养胃之品一同使用，可制约温补药物温热之性，以防血热动血出血之虞。

再生障碍性贫血（简称再障）：再障属于本虚标实病变，脾肾亏损为本，瘀热内停为标，治疗上若单用扶正补虚则瘀热不去、新血不生，仅用泻火或活血易伤正气或加重出血，因此主张掌握标本，注意缓急，根椐病变的不同阶段，权衡健脾补肾、泻火活血之轻重，分别施治，具体在膏方用药时注重补肾健脾、扶正不忘祛邪、时时顾护胃气。补肾健脾以治其本，常用中药如仙灵脾、菟丝子、补骨脂、党参、黄芪、杜仲、桑寄生、女贞子、熟地黄、山萸肉、制何首乌、炙鳖甲、怀山药、太子参等。另外，祛邪是再障治疗过程中不可缺少的重要方法，常用祛邪方法为泻火凉血、清解邪毒和活血化瘀、祛瘀生新；还须注意加入理气助运、和胃化湿之品，以使膏方补而不壅滞、泻而不伤中，药如太子参、白术、木香、砂仁、半夏、陈皮、枳壳、茯苓、黄连、白蔻仁、生姜等，若仅用大剂温补则脾胃运化受阻，易致纳谷呆滞，反伤脾胃功能，则气血生化无源，不利于造血功能的恢复。

特发性血小板减少性紫癜：本病病机可概括为脾肾亏虚为本、火伤血络为标、瘀血内停为变。故治疗时注重健脾补肾以固本，常用黄芪、党参、白术、当归、甘草等健脾生血，合熟地、墨旱莲、女贞子等益肾育阴；泻火止血以治标，根据唐容川“知血生于火，火主于心，则知泻心即是泻火，泻火即是止血”之说，取仲景泻心汤之意，变通运用，常用大黄、黄连、黄芩、大青叶之类以泻火气，辅以丹皮、生地黄、茜草、槐花等凉血止血之品组方。活血化瘀止血可加用景天三七、虎杖、丹参、鸡血藤等。而虎杖常与仙鹤草配伍使用，仙鹤草能收敛止血，虎杖活血散瘀，两者相伍，一收一散，相得益彰，止血而不留瘀，血行而不妄溢，最合止血消瘀之意。

骨髓增生异常综合征（MDS）：本病中医病机特点可概括为“脾肾亏虚为本、瘀毒内停为标、本虚标实为合”，即正气亏虚责之于脾肾两脏，邪气内实归之于瘀毒两因，而其“本虚标实”的病性贯穿于疾病始终。膏方当以健脾补肾、活血解毒之药味组成，健脾益气养血与补肾填精益髓之药同用，活血化瘀与清热解毒之药并存，既能改善骨髓造血，又可调控细胞凋亡，从而达到治疗 MDS 的目的。如黄芪具有补气升阳之功效，素享“补药之长”的美誉；菟丝子是补肾壮阳固精之要药。熟地黄能填精益髓，补血滋阴。首乌填精益髓，滋阴补肾，可加强菟丝子益肾固精、生髓化血之效。丹参苦微寒，入心肝经，能活血凉血，祛瘀生新。三七加之于补血、补气药中则更神，补药得此而有安静之休也。白花蛇舌草苦寒，功能清热解毒，消肿止痛。半枝莲辛苦寒，入肺肝肾经，有清热解毒、散瘀止血之功。檀香伴炒麦芽，以醒脾开胃，防止滋补药物碍胃。甘草调和诸药，乃为使药。健脾补肾、活血解毒之品同用，治疗 MDS 时可健脾补肾而不滋腻，活血解毒而不伤正，从而达到较为理想的治疗效果。

白细胞减少症：当从虚实论治，其发生一是因正气不足，二是因外感邪毒；临床常见气阴两虚、气血亏虚、脾肾阳虚和邪毒内蕴等证型，施治时应以扶正祛邪为治疗原则，而具体应用时有所侧重，一般以扶正为主，出现邪实见证则兼顾祛邪，针对患者的临床证候表现，分析其脏腑亏损的病机特点，综合运用健脾、益肾、补肝、润肺、养血、滋阴、温阳、解毒、活血等治法治则以扶正固本、祛邪治标。补骨脂、仙灵脾、肉桂等对正虚属阳虚型者有明显升白疗效，且作用持久，鸡血藤、当归、虎杖等在各型均可选用。恶性肿瘤化疗后所致的白细胞减少症，其主要病因为患者久病，正气已亏，化疗药物作为邪毒进一步损害机体，耗伤气血，损伤脏腑功能，出现以气血虚弱为主要病机的临床证候，外在表现虽然为气血阴阳虚弱，但与脾肾亏损等脏腑虚损有密切关系，治疗宜标本兼顾，在健脾补肾的基础上，加用活血、化痰、解毒等方药，常用大补元煎合桃红四物汤、温胆汤、黄连解毒汤等加减。

缺铁性贫血：本病属中医“萎黄病”“积黄”“虚劳”等范畴，轻度贫血涉及气血，中重度贫血涉及阴阳。本病主要病位在脾，次要病位在肾。治疗总则为健脾益气，养血补血。同时应顾及月经过多等失血的情况，使血不妄失而自然得长。调理脾胃功能，改善胃纳和胃肠道吸收环境，贫血易愈，膏方多用参苓白术散健脾益气为基础方，佛手、香橼疏肝理气，苍术、砂仁、白豆蔻芳香化湿，菟丝子、巴戟肉、制首乌、熟地、女贞子、墨旱莲、当归、鸡血藤补血生血而标本同治；而亦有部分缺铁性贫血多因长期丢失铁元素所致，如经常可见到月经过多或哺乳期的妇女患有缺铁性贫血，此时单纯用补药往往难以见效，应在调补患者脾胃、增强铁吸收的同时，再酌加调理月经之品，如香附、蒲黄、当归、鸡血藤、景天三七、炒槐花等，健脾与调经共用，摄血止血而生血。

过敏性紫癜：本病起病之因或为禀赋薄弱，感受外邪，或为饮食不节，昆虫叮咬，或为气虚不摄，统血无权，或为阴虚火旺，灼伤血络。治疗时当注意病因、病位、病性、病势以及病机转化，治本而防变。急性者多发生在外感之后，温热邪毒乘虚侵犯血脉，表卫症状明显，常成片大量出现皮肤紫癜。对此治疗得当，正气驱邪外出，使风邪疏散，从表而解，热邪自清，脉络安宁，紫癜消退。若治疗不当，邪热入里，损及脾胃或直入营血，瘀热内结，邪毒深入关节、腹部及肾脏，转为慢性者居多。在祛邪的同时，务应注意固本而防疾病之传变。可在膏方中重用生地、丹皮、小蓟、侧柏叶、茜草根、水牛角等凉血之药，黄芩、黄连、黄柏、栀子清三焦之热，沙参、麦冬、鳖甲等养阴清热，但不可过用寒凉，须与健脾补肾之品合用，一则可治疗该病之根本，二则可防止苦寒之品损伤脾胃。另外，现代药理研究证实，蝉蜕、苍耳草等药具有抗过敏的作用，制定膏方时可以酌情使用；同时，临证时应根据患者是否具有关节和腹部疼痛等症状随证加减用药。

二、防治优势

血液系统疾病大多迁延难愈，临床起病以慢性为多，故治则亦多遵循“缓则治其本”，以扶正固本为主要治法。而传统膏方不仅是滋补强壮的药品，更是治疗慢性疾病的最佳剂型，因此膏方在血液系统疾病防治中有明显优势。而膏方的制订，首当重视辨证论治，临证中应从病者错综复杂的证候中，辨明病因病机及病位，权衡正虚邪实之标本，探求疾病发生之根源，从而确定固本清源的方药。

如对再障(AA)患者予以健脾补肾、泻火活血，对骨髓增生异常综合征(MDS)患者治以健脾补肾解毒，对缺铁性贫血(IDA)患者治以健脾益气养血，对特发性血小板减少性紫癜(ITP)患者治以健脾补肾、凉血止血，对过敏性紫癜(AP)患者治以健脾益气、祛风止血；通过

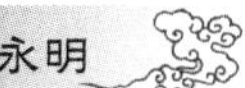

以上各种治法的实施，可显著改善患者贫血情况，减少慢性疾病的急性发作次数，防止多种患者的感染发生，控制出血性患者的出血症状。

膏方治疗血液病符合“治病求本”的原则。膏方组成药物中有大量健脾补肾或养肝药物，可有效改善患者脾肾（肝）亏虚的病理本质，治疗过程中更是以整体观念及辨证论治的思想为指导，不仅使脾肾（肝）虚损得以纠正，使“正气存内，邪不可干”，还能清除邪热、止血消瘀、柔肝疏肝、荡涤积滞等，促进其化生气血，从而有利于调节、改善免疫功能，提高机体抗病能力，促进造血功能的恢复。

三、医案精选

1. 再障脾肾亏虚、瘀血内停案

张某，男，32岁，2007年12月20日初诊。反复神疲乏力4年余伴皮肤瘀点瘀斑。患者平素体弱多病，2003年10月因劳累之后自觉神疲乏力，伴有皮肤瘀点瘀斑，当地医院就诊查外周血、骨髓涂片及活检等诊断为慢性再生障碍性贫血，予免疫抑制剂（环孢素A）、十一酸睾酮、中药及输血等治疗半年，血象未见明显改善。症见面色苍白，神疲乏力，头晕目眩，动辄气急，皮肤瘀点瘀斑，偶尔鼻衄，纳可寐安，自汗常出，盗汗明显，大便日行，小溲色黄，舌质黯有瘀点，苔薄，脉沉细涩。血常规：WBC 2.2×10^9/L，Hb 50g/L，PLT 12×10^9/L。先天禀赋不足，后天失于调养，脾肾亏损、气血乏源，病久不愈、瘀血内停。治拟健脾益肾，祛瘀止血。处方：

生黄芪240g　全当归120g　太子参200g　炒白芍120g　生白术120g　生地黄150g　熟地黄150g　炒丹皮120g　山萸肉120g　怀山药150g　熟女贞150g　炙鳖甲150g　制首乌120g　枸杞子150g　菟丝子150g　巴戟肉120g　福泽泻150g　景天三七150g　炒赤芍120g　紫丹参150g　制半夏120g　云茯苓150g　炒枳壳100g　桑寄生150g　厚杜仲150g　净连翘120g　仙鹤草150g　炙防风60g　炙甘草60g　小川连30g　吴茱萸30g　春砂仁30g　白蔻仁(后下)30g　生姜片30g　大红枣150g　生晒参(另煎冲入)100g　三七粉(后入)30g　河车粉(后入)80g　白冰糖500g　黄酒250g　饴糖250g　龟甲胶150g　鹿角胶150g　陈阿胶250g　收膏

二诊：2008年11月20日。膏方服用后神疲头晕均有好转，肌肤瘀点瘀斑减退，鼻衄未作，时有便溏，舌淡黯有瘀点，苔薄，脉沉细涩。血常规：WBC 3.6×10^9/L，Hb 72g/L，PLT 38×10^9/L。脾肾气阴渐生、瘀血始化未平，再拟前法。前方去厚杜仲，加补骨脂150g、鸡血藤150g，改怀山药240g。

三诊：2009年11月20日。药后头晕已平，肌肤瘀点瘀斑消退，劳后易倦，纳可便调，舌淡黯，苔薄，脉细。血常规：WBC 6.3×10^9/L，Hb 115g/L，PLT 78×10^9/L。复查骨髓象基本缓解。停积瘀血已化，脾肾亏损渐复、气血生化有源，前方既效，守法再进，以善其后。前方改生黄芪300g、补骨脂200g。

随访至今，诸恙均安，病情一直稳定。

按：《素问·生气通天论》曰：“骨髓坚固，气血皆从。”若先天不足，后天失调，或外感六淫、内伤七情、饮食不节、劳倦过度、药物毒邪、久病不复等因素均可伤及脏腑，损伤脾肾，肾虚无以主骨藏精生髓，脾虚无以生化气血，引起虚弱劳损。本例患者病逾四载，屡经西药治疗无效，病由先天禀赋不足，后天失于调养，致使脾肾亏损，气血生化乏源，脾虚则统摄无权、出血成瘀，或气虚血脉鼓动无力，血虚脉络空虚，血行不畅、脉络痹阻而发生瘀血内停；肾虚则精血不足，不仅影响骨髓造血，而且还因血虚阴耗则虚热内生、扰血妄行，阳虚气损则统血无权、血溢脉外，离经之血蓄积体内，便成瘀血，瘀血久留不去，可致髓海瘀阻，影响骨髓造血，所谓“瘀血不去，新血不生”之理。瘀血久留不去，可使脏腑组织得不到营养物质的正常濡养温煦，又可加重脏腑虚损，虚损又会加重血瘀形成。这种因虚致瘀，由瘀致虚的恶性循环，使再障病情进一步加重，久致髓海瘀阻，新血无以化生，出血更加不止。对此治疗，单用补虚则瘀血不去、新血不生，仅用活血易伤正气或加重出血，治当健脾补肾与活血化瘀同用，标本兼治，相辅相成。由于再障患者血小板低下，易见出血倾向，使用活血药当宜选用丹参、三七、当归、鸡血藤活血养血之类，不宜使用三棱、莪术等破血之品，以免耗血动血、产生变证。

2. 再障脾肾亏虚、邪毒内停案

姜某，男，52岁，2006年12月28日初诊。神疲乏力两年余伴反复齿衄、肌衄。平时易于感冒，2004年10月起劳累之后出现神疲乏力，伴有齿衄及皮肤瘀点瘀斑，外周血及骨髓检查等诊断为再生障碍性贫血，用免疫抑制剂（抗胸腺球蛋白、环孢素A）、十一酸睾酮及输血等治疗1年余，皮肤瘀点瘀斑消退，血象有所好转，然齿衄未已，且齿龈增生，牙齿松动，偶尔鼻衄，自觉神疲乏力，腰酸肢软，动辄气急，纳可寐安，口渴欲饮，大便日行，小溲色黄，面色苍白，舌质淡，苔薄黄，脉沉细无力。血常规：WBC 2.6×10^9/L，Hb 64g/L，PLT 18×10^9/L。患者有乙肝小三阳，HBsAg(+)，肝功能正常。正虚之体，易受外邪，脾肾亏损、邪毒入侵，留而不去，损脏伤髓，精血无源。治拟健脾益肾、清解邪毒，调养精血。处方：

生黄芪240g　全当归120g　太子参200g　白芍120g　白术120g　生地150g　熟地150g　山萸肉120g　怀山药150g　炒丹皮120g　熟女贞150g　炒黄芩120g　制首乌120g　枸杞子150g　菟丝子150g　补骨脂150g　巴戟肉120g　云茯苓150g　炒黄柏120g　白花蛇舌草150g　半枝莲150g　炙防风100g　板蓝根150g　连翘120g　景天三七150g　炒赤芍120g　怀牛膝150g　制半夏120g　炒枳壳100g　三七粉[后下]30g　仙鹤草150g　炙甘草60g　小川连30g　吴茱萸30g　砂仁[后下]30g　白蔻仁[后下]30g　生姜30g　大红枣150g　生晒参[另煎,冲入]100g　河车粉[后入]80g　白冰糖500g　黄酒250g　饴糖250g　龟甲胶150g　鹿角胶150g　陈阿胶250g　收膏

二诊：2007年11月22日。膏方服用后神疲腰酸改善，齿衄明显好转，齿牙松动减轻，鼻衄未作，纳可便调，口渴饮少，舌淡苔薄腻，脉沉细无力。血常规示：WBC 3.5×10^9/L，Hb 84g/L，PLT 36×10^9/L。脾肾亏损、邪毒渐清，再拟前法，标本兼顾。前方去炒黄柏，加炒黄芩120g、虎杖根150g，改怀山药200g。

三诊：2008年11月20日。药后神疲腰酸已平，齿龈增生消退，齿衄偶作，纳可便调，舌淡红，苔薄，脉细。血常规示：WBC 4.2×10^9/L，Hb 105g/L，PLT 68×10^9/L。膏方服用已效，守法稍事出入。前方改生黄芪300g、太子参240g，加川断肉150g。

四诊：2009年12月25日。药后诸恙渐平，全年感冒2次，纳可便调，舌淡红，苔薄，脉细滑。血常规示：WBC 4.6×10^9/L，Hb 120g/L，PLT 102×10^9/L。复查骨髓象缓解。邪毒渐清已化，脾肾亏损渐复、精血生化有源，前方既效，守法再进，以善其后。前方改太子参300g，加炙鳖甲150g。

随访至今，病情一直稳定。

按：本案患者素体不足，易于感受外邪，乙肝病毒携带，辨证结合辨病，证属脾肾亏损、邪

毒入侵，损脏伤髓，精血无源。治疗在扶正祛邪、标本兼顾原则指导下采用大补元煎健脾益肾，黄连解毒汤等清解邪毒，并以补骨脂、巴戟肉等引药入于脏腑、坚固骨髓；黄芪、炙防风托毒透邪；制半夏、炒枳壳等健运和中。全方补虚而不壅滞，解毒而不伤正、止血而不留瘀，活血而不妄溢，动静结合，补泻兼施，意在治本顾标，健脾益肾以化生精血，清解邪毒以益髓生新。

3. 再障脾肾亏虚、精血不足案

严某，男，16岁，2005年12月15日初诊。神疲乏力3年余。患者于2002年5月因学习紧张、深夜劳作后出现神疲乏力，伴心悸气促，经外周血象及骨髓检查等诊断为再生障碍性贫血，予抗胸腺球蛋白（ATG）、十一酸睾酮等治疗，疗效不明显，血象持续下降。初诊时神疲易倦，面色苍白，唇甲色淡，四肢皮肤偶见瘀点瘀斑，周身乏力，头晕心悸，动则气短，腰酸肢软，手足心热，口干欲饮，胃纳不馨，夜眠较差，大便偏干，舌质淡，苔薄，脉细数。血常规：WBC $1.5\times10^9/L$，Hb 62g/L，PLT $10\times10^9/L$。先天禀赋不足，复因劳心过度，伤及脏腑，脾肾亏损，气血乏源，病久不愈，精血不足。治宜健脾益肾，调养精血。处方：

生黄芪240g　全当归120g　太子参200g　炒白芍120g　生白术120g　生地黄150g　熟地黄150g　炒丹皮120g　山萸肉120g　怀山药150g　熟女贞150g　炙鳖甲150g　制首乌120g　枸杞子150g　菟丝子150g　补骨脂150g　汉麦冬150g　福泽泻120g　景天三七150g　炒赤芍120g　墨旱莲150g　制半夏120g　云茯苓150g　炒枳壳100g　净连翘120g　仙鹤草150g　炒黄柏120g　小川连30g　吴茱萸30g　炙甘草60g　春砂仁后下30g　白蔻仁后下30g　生姜片30g　大红枣150g　生晒参另煎，冲入100g　三七粉后入30g　河车粉后入80g　白冰糖500g　饴糖250g　黄酒250g　龟甲胶150g　鹿角胶150g　陈阿胶250g　收膏

二诊：2006年12月14日。患者服用膏方之后，精神较前好转，夜寐转安，劳后仍见神疲乏力，短气懒言，纳谷已馨，口干少饮，动则汗出，舌质淡，苔薄，脉细。血常规：WBC $2.8\times10^9/L$，Hb 78g/L，PLT $25\times10^9/L$。前方已见效机，再拟前法续进。原方改黄芪300g、炒枳壳150g、菟丝子200g，并加巴戟天100g。

三诊：2007年11月22日。服药后诸证有改善，精神转佳，面色欠华，躯干四肢瘀点瘀斑消退，未见新鲜出血点，纳可口干，夜寐尚安，大便时溏，舌淡红、苔薄，脉细弱。血常规：WBC $3.6\times10^9/L$，Hb 96g/L，PLT $62\times10^9/L$。肾气渐复，脾胃未运，当重健脾助运，以资气血之源。前方去炒黄柏、汉麦冬、生地黄，再加用炒扁豆150g、莲子肉150g，改怀山药240g。

四诊：2008年11月27日。患者诸证渐见平息，纳可寐安，二便自调，舌淡红、苔薄微腻，脉细略数。血常规示：WBC $4.8\times10^9/L$，Hb 115g/L，PLT $90\times10^9/L$。复查骨髓穿刺示增生骨髓象。再拟健脾补肾以固本，祛瘀生新以治其标。前方加用紫丹参150g、鸡血藤150g、虎杖根150g。

随访至今，未见反复，达临床痊愈。

按：患者证属脾肾亏损、精血不足，盖由先天禀赋不足，复因劳心过度，伤及脏腑，脾肾亏损，气血乏源，病久不愈，精血亏耗。治以健脾益肾、调养精血，方取归脾汤合左归丸为主加减，以求健脾补肾以化生阴血。值得一提的是，在滋补肾阴药物中加用菟丝子、补骨脂等温补肾阳之品，切合张介宾所云“善补阳者，必于阴中求阳，则阳得阴助而生化无穷；善补阴者，

必于阳中求阴，则阴得阳升而源泉不竭”。

4. 再障肾阴亏虚、肝火偏旺案

陆某，男，56岁，2006年12月21日初诊。反复齿衄10年余。患者1996年开始牙龈反复出血，时多时少，未予重视。2000年9月查血小板12×10^9/L。2002年初患者齿衄量多，出现血红蛋白下降，骨髓穿刺涂片示“增生低下骨髓象”。间断服用泼尼松、十一酸睾酮，仍反复齿衄、乏力明显。症见齿衄，皮肤瘀点瘀斑，神疲乏力，心烦易怒，口干欲饮，纳谷尚可，舌淡边有齿痕，苔薄黄，脉弦数。血常规示：WBC 3.11×10^9/L，Hb 92g/L，PLT 6×10^9/L。患者素禀不足，复因烦劳过度，伤及脏腑，肾精亏耗，水不涵木，肝火偏旺，火灼脉络；治拟滋养肝肾，凉血清肝。处方：

枸杞子150g　生地黄150g　熟地黄150g　炒丹皮120g　山萸肉120g　怀山药150g　熟女贞150g　炙鳖甲150g　制首乌120g　水牛角[先煎]240g　炒赤芍120g　太子参200g　炒白芍120g　生白术120g　菟丝子150g　补骨脂150g　炒山栀100g　福泽泻120g　景天三七150g　墨旱莲150g　茜草根150g　制半夏120g　云茯苓150g　炒枳壳100g　净连翘120g　仙鹤草150g　炒知母100g　炒黄柏120g　怀牛膝150g　龙胆草30g　炙甘草60g　白蔻仁[后下]30g　大红枣150g　生晒参[另煎,冲入]100g　三七粉[后入]30g　河车粉[后入]80g　白冰糖500g　饴糖250g　黄酒250g　龟甲胶150g　鹿角胶150g　陈阿胶250g　收膏

二诊：2007年11月22日。服药后齿衄渐平，皮肤无新鲜出血点，神疲改善，唯纳谷不馨，大便溏薄，舌淡、边有齿痕，苔薄腻，脉弦数。血常规：WBC 3.6×10^9/L，Hb 102g/L，PLT 28×10^9/L。火旺渐趋平息，苦寒有伤脾胃，再拟前法，更健脾胃。上方去炒知母、炒黄柏、龙胆草，加小川连30g、吴茱萸30g、春砂仁30g，改白蔻仁50g、怀山药240g以护胃和中。

三诊：2008年11月20日。平时间断服用汤药调治，齿衄无反复，皮肤瘀点瘀斑消退，神疲不著，纳谷如常，二便自调，舌淡，苔薄，脉弦细。血常规示：WBC 4.1×10^9/L，Hb 112g/L，PLT 82×10^9/L。再拟健脾补肾，调养精血方药治疗。

随访至今，病情稳定。

按：患者以反复齿衄为主症，结合心烦易怒、脉弦数等提示肝火肝热，属于血热伤络出血，但病程已长达10年余，且舌淡、边有齿痕，表明久病肾精亏损，累及骨髓，精血乏源。肾阴亏虚，肝木失养，易于导致相火偏旺。病属本虚标实，本虚为肾精亏损，标实为肝热火旺。治宜补益肝肾，凉血清肝，予大补阴丸合犀角地黄汤、茜根散加减，服药后出血停止，火旺渐趋平息，苦寒有伤脾胃，故二诊时注重健脾和胃，使清火不伤中，俟脾胃健运之后，再予健脾补肾，调养精血，因而获得良好疗效。

5. 特发性血小板减少性紫癜脾肾亏虚、血热伤络案

李某，女，31岁，2007年12月20日初诊。患者平素体弱易感，1999年10月起在无明显诱因下出现皮肤瘀点瘀斑，伴有月经量多，多次查血常规示血小板减少，血小板相关抗体(PAIg)增高，骨髓检查示巨核细胞成熟障碍，诊断为特发性血小板减少性紫癜(ITP)。先后予泼尼松、达那唑、大剂量静脉用丙种球蛋白等治疗后症状缓解、血小板有所上升，但停药或减量后血小板又下降，屡发屡治，经年不愈，血小板波动在6×10^9/L~20×10^9/L之间，长年服用泼尼松每日10mg。症见神疲乏力，四肢肌衄，时有齿衄，腰膝酸软，手足心热，平素月经量多，纳可口干，身热盗汗，心烦不眠。舌质红，苔薄，脉细而数。血常规：WBC 6.6×10^9/L，Hb

109g/L, PLT $8×10^9$/L; PAIgG 336ng/10^7PL, PAIgM 98ng/10^7PL, PAIgA 55ng/10^7PL。患者先天禀赋不足，加之后天失于调养，导致脾肾亏损，脾虚统血无权，血溢脉外，肾虚精亏热扰，灼伤脉络；治宜健脾益肾，凉血止血。处方：

生黄芪 240g　全当归 120g　生地黄 200g　太子参 240g　炒白芍 120g　生白术 120g　熟地黄 150g　山萸肉 120g　怀山药 150g　炒丹皮 120g　云茯苓 150g　制首乌 150g　炙鳖甲 150g　女贞子 150g　菟丝子 150g　川断肉 150g　枸杞子 150g　桑寄生 200g　厚杜仲 200g　水牛角 150g　炒赤芍 120g　炒黄柏 120g　墨旱莲 150g　茜草根 150g　仙鹤草 150g　虎杖根 150g　制半夏 120g　炒枳壳 100g　小川连 30g　淡吴萸 30g　白蔻仁后下 40g　春砂仁后下 30g　炙甘草 60g　生姜 30g　大红枣 150g　三七粉后入 30g　河车粉后入 80g　生晒参另煎，冲入 100g　黄酒 250g　白冰糖 500g　饴糖 250g　龟甲胶 150g　鹿角胶 150g　陈阿胶 250g　收膏

二诊：2008 年 11 月 20 日。服药后肌衄、齿衄逐渐减少，自觉精神改善，腰膝酸软减轻，夜眠渐安，纳可便调，舌质偏红，苔薄，脉细略数。查 WBC $6.6×10^9$/L, Hb 110g/L, PLT $38×10^9$/L。血热伤络渐退，脾肾两虚未复，再拟前法，重在扶正。上方改女贞子 200g、菟丝子 200g、制首乌 200g，加制黄精 150g。

三诊：2009 年 11 月 20 日。肌衄齿衄已平，神疲腰酸好转，此次月经来潮，量较前减少，夜眠尚安，纳可口干便调，舌质偏红，苔薄，脉细略数。WBC $6.6×10^9$/L, Hb 118g/L, PLT $108×10^9$/L。脾肾亏损始复、血热之势转缓。再拟健脾益肾、凉血立方。

随访至今，未见反复。

按：特发性血小板减少性紫癜（ITP）是血液系统的常见难治病，由于其发病机制尚未阐明，至今尚无满意的防治方法。本例患者病延八载，迭经肾上腺皮质激素、达那唑、干扰素等西药治疗未缓解，且呈现多种毒副反应，并以衄血、便血、月经量多等出血症状为主。《灵枢·百病始生》曰："阳络伤则血外溢，血外溢则衄血；阴络伤则血内溢，血内溢则后血。"而衄血、后血的病机是由于脾肾亏损、血热伤络，因此治当健脾益肾，凉血宁络。方中以归脾汤健脾益气，以养营生血；大补元煎补肾益精，以化生阴血；犀角地黄汤凉血散瘀，意在止血不留瘀；二陈汤等健脾和胃，助运理气。全方针对 ITP 脾肾亏虚为本、火伤血络为标的病机特点，从健脾益肾入手，结合泻火散瘀药物，旨在扶正固本，调理气火，补虚而不壅滞，泻火而不伤正。二诊时患者血热伤络渐退、出血减轻，乃加强健脾益肾，既助益气摄血，又合滋阴凉血。俟三诊患者血热势缓络和、出血平息，再宗"缓则治本"之训，着重健脾益肾、固本调治，以资气血生化之源，从而促其症状缓解、体质改善、血象恢复。

6. 特发性血小板减少性紫癜脾肾亏虚、痰瘀内停案

王某，女，25 岁，2006 年 12 月 21 日初诊。患者 1998 年因感冒后出现皮肤瘀点瘀斑，但一直未予系统诊治，平素饮食不节，胃纳欠佳，时有皮肤瘀点瘀斑。2004 年 8 月无明显原因下出现皮肤瘀点、瘀斑增多，伴乏力倦怠，经诊察诊断为 ITP，每日服用泼尼松 60mg 治疗，血小板曾一度上升至接近正常水平，皮肤瘀点、瘀斑消失，后在泼尼松减量过程中血小板再次下降，反复出现皮肤瘀点、瘀斑及牙龈出血，血小板波动在 $5×10^9$/L～$40×10^9$/L 之间。为预防出血，患者一直每日服用泼尼松 30mg，但控制不佳。症见面色欠华，乏力倦怠，腰酸肢软，眠差梦多，纳可口渴，月经量多，色黯有块，四肢皮肤散在瘀点、瘀斑，舌质黯有瘀点，苔薄腻，脉细涩。血常规：WBC $6.9×10^9$/L, Hb $132×10^9$g/L, PLT $33×10^9$/L。患者先天不足，年少起

病,复因后天饮食所伤,日久脾肾亏损,脾虚统血无权,血行脉外而致出血。而出血之后,是谓“离经之血”,病久则为瘀血,瘀血阻络,痰湿内停,血不归经,可致出血反复不愈。治宜健脾益肾,化痰活血。处方:

生黄芪 240g　全当归 120g　生地黄 150g　太子参 200g　炒白芍 120g　生白术 120g　熟地黄 150g　山萸肉 120g　怀山药 150g　炒丹皮 120g　云茯苓 150g　制首乌 150g　女贞子 200g　炙鳖甲 150g　菟丝子 150g　川断肉 150g　枸杞子 150g　桑寄生 200g　厚杜仲 150g　水牛角 150g　炒赤芍 120g　墨旱莲 150g　茜草根 150g　仙鹤草 150g　景天三七 150g　虎杖根 150g　紫丹参 150g　车前子 150g　制半夏 120g　炒枳壳 100g　炙防风 60g　象贝母 120g　水蛭 30g　白蔻仁后下 40g　春砂仁后下 30g　炙甘草 60g　生姜片 30g　大红枣 150g　生晒参另煎,冲入 100g　三七粉后入 30g　河车粉后入 80g　黄酒 250g　白冰糖 500g　饴糖 250g　龟甲胶 150g　鹿角胶 150g　陈阿胶 250g　收膏

二诊:2007 年 11 月 15 日。患者服药后,自觉精神好转,皮肤瘀点、瘀斑减退,纳可便调,舌质淡黯,苔薄微腻,脉细弱。查 WBC 6.6×10^9/L,Hb 110g/L,PLT 68×10^9/L。痰瘀内停渐退,脾肾亏虚未复。上方去水蛭以防破血动血,改太子参 240g、山萸肉 150g、女贞子 240g、菟丝子 200g、枸杞子 200g,加怀牛膝 150g。

三诊:2008 年 12 月 11 日。服药后乏力、倦怠诸症渐平,皮肤瘀点瘀斑基本消失,月经量较前减少。舌质淡红,苔薄白,脉细。查血常规:WBC 8.4×10^9/L,Hb 128g/L,PLT 104×10^9/L。续以健脾益肾、化痰活血法化裁,诸证悉平。

平时间断服用汤药巩固治疗,逐渐停用激素,病情稳定,随访至今,患者血小板一直维持于正常水平。

按:本案患者证属脾肾亏虚,痰瘀内停,本虚标实,而以本虚为主。患者罹患本病 8 年之久,呈现一派虚损之象,故治疗以健脾补肾、扶正固本为主,佐以化痰活血。方中黄芪、太子参、白术、茯苓、甘草等健脾益气,培补中焦脾土,促进运化生血,并助健脾统血之功,防止出血;熟地黄、熟女贞、菟丝子、生地、鳖甲等益肾育阴,促进阴血的化生,更配以当归、白芍养血和营,共同组成了本方的主干部分,即健脾益肾生血。另外,根据仲景“干血内结,新血不生”的理论,针对出血采用通因通用之治则,又寓泻于补之中,药以丹皮、水蛭、丹参、虎杖、仙鹤草、茜草、三七等以凉血活血止血。值得一提的是,患者由于病程较长,存在痰瘀互结的情况,故加用半夏、象贝母涤痰,防风透邪外出。全方健脾补肾以生血,化痰祛瘀以止血,治本顾标,标本兼施。

7. 特发性血小板减少性紫癜脾肾阳虚案

孙某,女,25 岁,2007 年 12 月 20 日初诊。患者 2002 年前无明显原因下出现皮肤瘀点瘀斑,时轻时重。2004 年底皮肤瘀点瘀斑增多,伴乏力、倦怠,月经量增多,经期延长。去当地医院检查血常规示:WBC 4.3×10^9/L,Hb 103g/L,PLT 10×10^9/L。骨髓象:骨髓有核细胞增生活跃,巨核细胞成熟障碍。血小板相关抗体:PAIgG 336ng/10^7PL,PAIgM 98ng/10^7PL,PAIgA 55ng/10^7PL。诊断为 ITP,给予泼尼松每日 50mg 治疗,血小板上升至 110×10^9/L 左右,皮肤瘀点瘀斑消失,但泼尼松减量后血小板持续下降,屡发屡治,经年不愈。先后多次住院治疗,曾大剂量静脉用丙种球蛋白球,以及甲泼尼龙、达那唑、干扰素等治疗,疗效不持久,激素减量过程中血小板又下降,波动在 10×10^9/L 左右,患者长年服用泼尼松每日 10mg 维持。来诊时神疲乏力,四肢皮肤散在瘀点、瘀斑,腰酸膝软,月经量多色淡,平素畏寒肢冷,易于感冒,形体肥胖,纳可眠差,舌质淡红,苔薄白,脉细弱。血常规:WBC 6.6×10^9/L,Hb

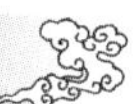

119g/L,PLT 6×10^9/L。患者先天禀赋不足,加之久病不复,肾精亏虚,后天饮食不节,情志失调,致脾肾两亏,尤以脾肾阳气不足为主,阳虚则固摄失司,血溢脉外。治以健脾补肾、温阳止血。处方:

生黄芪240g　全当归120g　潞党参200g　炒白芍120g　炒白术120g　熟地黄150g　山萸肉120g　怀山药200g　炒丹皮120g　云茯苓150g　仙灵脾150g　巴戟肉120g　补骨脂150g　炙鳖甲150g　女贞子150g　菟丝子150g　川断肉150g　枸杞子150g　桑寄生200g　厚杜仲200g　水牛角150g　炒赤芍120g　制首乌150g　茜草根150g　仙鹤草150g　景天三七150g　虎杖根150g　白花蛇舌草120g　制半夏120g　炒枳壳100g　炙防风60g　白蔻仁(后下)40g　春砂仁(后下)30g　炙甘草60g　生姜30g　大红枣150g　河车粉(后入)80g　黄酒250g　生晒参(另煎,冲入)100g　白冰糖150g　饴糖250g　龟甲胶150g　鹿角胶150g　陈阿胶250g　收膏

二诊:2008年11月27日。患者服用膏方后,自觉精神改善,头晕、神疲乏力、畏寒、短气心悸诸症好转,但刷牙时仍偶有齿衄,时有自汗,纳可便调,舌质淡红,苔薄白,脉细弱。查血常规:WBC 6.6×10^9/L,Hb 110g/L,PLT 55×10^9/L。继续益气温阳。前方加益智仁150g、墨旱莲150g。

三诊:2009年12月18日。患者药后症状好转,月经周期正常,色红量不多,舌质淡红,苔薄白,脉沉细。查血常规:WBC 5.6×10^9/L,Hb 110g/L,PLT 83×10^9/L。前方已见疗效,再予健脾补肾、温阳摄血。前方加川桂枝60g、淡干姜30g,改怀山药240g,以加强健脾温肾之功。

随访至今,病情仍然稳定。

按:患者患病日久,加之屡次治疗,经过较大剂量激素、干扰素等治疗。有文献报道肾上腺皮质激素药物作用类似于中药中温阳药物的作用,初始可致患者出现脾肾阴虚证候,日久阴损及阳,且经激素减量后则出现脾肾阳虚表现,病情愈加缠绵难愈,故治疗以健脾补肾,温阳止血,充养全身阳气来固摄血液。方中黄芪、潞党参、白术、山药、甘草益气健脾,以补益生血之源;仙灵脾、巴戟肉、补骨脂、菟丝子、川断肉、益智仁等温补肾阳,以助摄血止血之功;而生地、女贞子、桑寄生、枸杞子、龟甲等滋补肾阴,填精益髓以生血,旨在"阴中求阳";丹皮、仙鹤草、茜草、景天三七等凉血活血,清血中伏火而防温阳过燥,祛脉外之血而不留瘀血。

8. 骨髓增生异常综合征低危型(MDS-RA)案

戴某,男,28岁,2007年11月22日初诊。反复神疲乏力8个月余,伴皮肤瘀点瘀斑。患者既往有油漆接触史,2007年3月起劳累之后神疲乏力,伴有皮肤瘀点瘀斑,当地医院就诊查血常规示三系减少,骨髓检查诊断为MDS-RA,给予雄激素联合维A酸治疗6个月,血象三系均无升高。症见面色苍白,口唇淡红,全身乏力,烦躁易怒,活动后心慌,气短易汗,食欲尚可,渴不欲饮,二便尚调,舌黯淡胖有齿痕,苔薄白,脉弦细数。血常规示:WBC 2.9×10^9/L,Hb 68g/L,PLT 29×10^9/L。患者年轻起病,为先天禀赋不足,以脾肾两脏亏损为主,后天毒蕴于髓,邪毒内扰,耗精伤气。证属脾肾亏损,血瘀蕴毒证,故治以健脾补肾,活血解毒。处方:

生黄芪240g　全当归120g　太子参200g　炒白芍120g　生白术120g　生地黄150g　熟地黄150g　炒丹皮120g　山萸肉120g　怀山药150g　熟女贞150g　炙鳖甲150g　制首乌120g　枸杞子150g　菟丝子150g　补骨脂150g　巴戟肉120g　福泽泻120g

景天三七 150g　炒赤芍 120g　紫丹参 150g　软柴胡 60g　广郁金 100g　炒山栀 100g　白花蛇舌草 150g　制半夏 120g　云茯苓 150g　炒枳壳 100g　净连翘 120g　仙鹤草 150g　生龙骨 200g　生牡蛎 200g　灵芝草 150g　虎杖根 150g　炙甘草 60g　小川连 30g　吴茱萸 30g　春砂仁 30g　白蔻仁后下 30g　生姜片 30g　大红枣 150g　生晒参另煎,冲入 100g　三七粉后入 30g　河车粉后入 80g　白冰糖 500g　饴糖 250g　龟甲胶 150g　鹿角胶 150g　陈阿胶 250g　收膏

二诊:2008 年 11 月 27 日。服药后 2 个月已停用雄激素,平时配合健脾补肾方药治疗,面色渐见红润,除有活动后气急外,其他自觉症状明显好转,精神改善,纳可口渴,大便偏干,舌质淡偏黯,苔薄白,脉小弦略数。血常规:WBC $3.5\times10^9/L$,Hb 95g/L,PLT $62\times10^9/L$。膏方药后既效,再拟前法,击鼓再进。前方加肉苁蓉 150g、全瓜蒌 150g,改太子参 300g、生地黄 200g、制首乌 200g。

三诊:2009 年 11 月 20 日。药后精神改善,劳后稍感神疲,纳可便调,舌淡红,苔薄,脉细缓。血常规示:WBC $4.1\times10^9/L$,Hb 110g/L,PLT $98\times10^9/L$。复查骨髓象基本缓解。停积瘀毒渐化,脾肾亏损始复,再拟前法,守方再进,以善其后。原方加炙升麻 60g,改生黄芪 300g、制首乌 240g。

随访至今,病情一直稳定。

按:MDS 的中医治疗当辨病与辨证相结合,RA 等低危型 MDS 当以健脾补肾方药为主,RAEB 等高危型 MDS 当在健脾补肾的同时,应加大解毒方药的使用。而此例患者有明显的苯制品油漆接触史,虽属低危型患者,仍须加用活血解毒之品。此方重点以黄芪、太子参、熟地、菟丝子等健脾补肾,以当归、丹参、鸡血藤、三七等活血养血之品祛瘀生新,以白花蛇舌草、半枝莲、净连翘、虎杖根等解毒散瘀,女贞子、墨旱莲、制首乌、生地等为补阴之品,补骨脂、巴戟肉等为补阳之品,两者并用,正是取"阳得阴助而生化无穷,阴得阳生而泉源不竭"之意,共奏健脾补肾生血之效。

9. 骨髓增生异常综合征高危型(MDS-RAEB)案

王某,女,48 岁,2007 年 11 月 15 日初诊。反复发热两年余。患者 2004 年家居装修,2005 年 10 月起出现发热,以低热为主,体温时常 37.5℃左右,查血象三系减少,骨髓象示原始细胞 14%、伴有三系病态造血,诊断为 MDS-RAEBII(高危型)。现发热不恶寒,面色晦暗,气怯声短,神疲乏力,头晕头胀,腰膝酸软,入夜汗出,口干口渴,齿龈少量渗血,四肢皮肤散在瘀斑瘀点,夜寐欠安,纳可便调,舌黯红,苔黄腻,脉细数而软。血常规:白细胞计数 $1.0\times10^9/L$,血红蛋白 63g/L(需输血维持),血小板计数 $26\times10^9/L$。患者年近五旬,复因家居装修,邪毒入侵内扰,损伤脏腑骨髓,气血生化无源,诸证蜂起;治拟健脾补肾,凉血解毒。处方:

生黄芪 200g　太子参 200g　炒白芍 120g　炒白术 120g　生地黄 150g　熟地黄 150g　炒丹皮 150g　山萸肉 120g　怀山药 150g　福泽泻 120g　熟女贞 150g　炙鳖甲 150g　制首乌 150g　枸杞子 150g　菟丝子 150g　补骨脂 150g　景天三七 150g　紫丹参 150g　软柴胡 60g　广郁金 100g　炒山栀 100g　白花蛇舌草 150g　半枝莲 150g　蛇莓 150g　炒黄柏 120g　黄芩 120g　龙葵 150g　制半夏 120g　云茯苓 150g　炒枳壳 100g　净连翘 120g　仙鹤草 150g　生龙骨 150g　生牡蛎 150g　水牛角 200g　炒赤芍 120g　墓头回 150g　虎杖根 150g　炙甘草 60g　小川连 30g　吴茱萸 30g　砂仁 30g　白蔻仁后下 30g　生姜 30g　大红枣 150g　生晒参另煎,冲入 100g　三七粉后入 30g　河车粉后入 80g　白冰糖 500g

饴糖 250g　龟甲胶 150g　鹿角胶 150g　陈阿胶 250g　收膏

二诊:2008 年 11 月 20 日。患者服用膏方后,发热渐退,间断小剂量化疗 2 次,输注红细胞 4 次,平时配合健脾补肾解毒方药治疗,精神改善,面色较前润泽,头晕头胀渐平,牙龈渗血等出血症状减轻,但入夜难寐,腰膝酸软,夜间汗出,劳后乏力,舌黯淡红,苔薄微腻,脉细略数。血白细胞计数 2.4×10^9/L,血红蛋白 78g/L,血小板计数 38×10^9/L。复查骨髓象示原始细胞 3%。病有改善,再续前法。前方去龙葵、墓头回,加桑寄生 200g、厚杜仲 200g,改生黄芪 240g、太子参 300g、熟女贞 200g、生地 200g。

三诊:2009 年 12 月 18 日。服药后发热未作,诸证改善。期间服用健脾补肾解毒方药,已无需依赖输血。劳后神疲,时有腰膝酸软,盗汗已平,未见出血,面色润泽,纳可口渴,夜寐较安,舌淡红,苔薄,脉细。复查血白细胞计数 3.0×10^9/L,血红蛋白 96g/L,血小板计数 68×10^9/L。骨髓象示原始细胞 1%。邪毒渐去未净,脾肾亏损渐复,再守前法续进,健脾补肾为主,兼顾清解邪毒。前方去净连翘、黄芩,加巴戟肉 120g、仙灵脾 150g、汉麦冬 150g、蓬莪术 120g,改生黄芪 300g、熟女贞 200g、制首乌 240g。

按:本案患者病逾二载,起初需要输血支持,并有牙龈渗血、四肢瘀斑瘀点等出血症状,同时亦伴有较明显的脾肾亏损征象。初诊膏方采用标本同治,健脾补肾以固本,泻火解毒以治标,清解邪毒以防变,配合西药低剂量化疗,使患者的骨髓原始细胞数量逐渐减少,病情由高危型转为低危型,疾病的恶性程度明显降低,未向急性白血病转化,保持患者的证情稳定,并减少了输血次数,改善了出血状况,为后续治疗打下了良好的基础。二诊膏方在此基础上,重用健脾补肾方药,续用清解邪毒之品,扶正固本,兼用解毒,祛邪务尽之意。患者骨髓原始细胞继续下降为 1%,外周血各项指标稳中有升,乏力、腰膝酸软等症状亦有改善。三诊膏方组方主要以健脾补肾为主,少加活血解毒之品,以期进一步提升外周血象,防止邪毒复作,改善患者症状,提高生活质量。

10. 骨髓增生异常综合征正虚瘀毒案

孙某,男,46 岁,2007 年 11 月 15 日初诊。神疲乏力 3 年余。患者 2004 年 8 月起在无明显诱因下出现神疲乏力、面色苍白,查血象白细胞、红细胞减少,骨髓象及染色体检查诊断为 MDS-5q-综合征,用对症治疗、输血等支持治疗,症状暂时改善,血象未见好转。症见神疲身倦,少气懒言,面色苍白,畏寒肢冷,易于感冒,动则汗多,夜寐欠安,胃纳尚可,大便偏溏,日行二三次,舌色黯,苔白稍腻,脉沉细无力。血常规示:白细胞计数 3.9×10^9/L,血红蛋白 68g/L,血小板计数 123×10^9/L。患者先天禀赋不足,后天失于调养,邪毒乘虚入侵,脾肾亏损不复,邪毒夹瘀内扰,阳气精血耗损。治拟健脾益肾,解毒化瘀。处方:

生黄芪 200g　潞党参 150g　炒白芍 120g　炒白术 120g　熟地黄 150g　炒丹皮 120g　山萸肉 120g　怀山药 200g　福泽泻 120g　熟女贞 150g　制黄精 150g　制首乌 150g　枸杞子 150g　菟丝子 150g　补骨脂 150g　景天三七 150g　紫丹参 150g　软柴胡 60g　广郁金 100g　仙灵脾 150g　白花蛇舌草 150g　半枝莲 150g　蛇莓 150g　炒黄芩 120g　制半夏 120g　陈皮 60g　炙防风 100g　云茯苓 150g　炒枳壳 60g　莲子肉 150g　仙鹤草 150g　生龙骨 200g　生牡蛎 200g　酸枣仁 150g　上肉桂 30g　虎杖根 150g　淡干姜 30g　炒扁豆 150g　炙甘草 60g　小川连 30g　吴茱萸 30g　砂仁 30g　白蔻仁(后下) 30g　生姜 30g　大红枣 150g　生晒参(另煎,冲入) 100g　三七粉(后入) 30g　河车粉(后入) 80g　白冰糖 500g　饴糖 250g　龟甲胶 150g　鹿角胶 150g　陈阿胶 250g　收膏二诊：2008 年 11 月 27 日。患者服药后精神改善，感冒次数减少，自汗减少，活动后尚感神疲身倦，平时门诊随访，服用本科自制剂造血再生片（当归、制首乌、葎草、虎杖、女贞子、紫苏梗、丹参、牡丹皮、茜草、炙甘草、地黄、白术等），胃纳尚可，口渴不著，大便成形，日行一二次，舌淡黯，苔薄白，脉沉细。血白细胞计数 4.2×10^9/L，血红蛋白 85g/L，血小板计数 128×10^9/L。续用前法，调治巩固。前方去黄芩，加巴戟肉 120g、龙葵 150g、薏苡仁 200g、大川芎 60g。

三诊：2009 年 11 月 20 日。患者药后症情稳定，间断在门诊服用中药汤剂及中药自制剂，诸证渐安，纳可，便偏干，舌稍胖，苔薄，脉细滑。血常规：白细胞计数 4.3×10^9/L，血红蛋白 96g/L，血小板计数 134×10^9/L。前方已效，再用原法，前方出入。上方去干姜、肉桂，加桑寄生 150g、厚杜仲 150g、生地 150g、蓬莪术 150g，改生黄芪 240g、制首乌 200g 以资巩固。

按：5q-综合征是 MDS 中相对较少的一种亚型，主要以贫血为主，可合并白细胞和（或）血小板计数减低。本案患者治疗效果明显，遣方用药主要以温肾健脾为主，因脾肾亏损为疾病之根本，只有健脾补肾，才能治病求本，化生气血，恢复骨髓的造血功能。由于本病属本虚标实病变，除了脾肾亏损之外，尚有瘀毒内停见证，因此治疗必须兼顾解毒化瘀，并要求在用药时当从整体考虑，即清热解毒不伤阳，活血化瘀不动血。

11. 骨髓增生异常综合征骨髓纤维化（MDS-RCMD）案

黄某，女，29 岁，2006 年 12 月 21 日初诊。神疲乏力 3 年余，加重 1 年伴头晕目眩。患者 2002 年 10 月家居住房装修，2003 年 4 月起自觉神疲乏力，多次查血常规白细胞、血小板偏低，未进行系统诊治。2005 年 12 月起自觉疲劳加重，伴有头晕目眩、四肢关节酸痛，当地医院行骨髓穿刺检查，明确诊断为骨髓增生异常综合征（MDS-RCMD），用维 A 酸等药治疗 5 个月余证情未见改善，且出现头痛、恶心呕吐等不良反应，曾用中医药治疗未见明显好转。症见神疲乏力，面色少华，口唇淡红，头晕目眩，肌衄鼻衄，偶有咳嗽，肢节酸痛，易于汗出，纳谷少思，渴不欲饮，大便不畅，舌质淡，苔薄白，脉沉细数。血常规：WBC 1.7×10^9/L，Hb 72g/L，PLT 55×10^9/L。骨髓涂片：原始细胞 2%，粒、红两系可见病态造血；骨髓活检示骨髓纤维化（+），符合 MDS-RCMD 骨髓象。恙由先天禀赋不足，复因家居住房装修，邪毒乘虚入侵，损伤脾肾脏腑，中焦运化失司，气血生化无源，因而诸证蜂起。经曰："人无胃气曰逆。"治拟健脾益肾助运，佐以泻热解毒。处方：

生黄芪 150g　太子参 200g　炒白芍 120g　生白术 120g　生地黄 150g　炒丹皮 120g　山萸肉 120g　怀山药 150g　福泽泻 120g　桑寄生 150g　厚杜仲 150g　制首乌 200g　枸杞子 150g　菟丝子 150g　肉苁蓉 150g　景天三七 150g　紫丹参 150g　羊蹄根 150g　白花蛇舌草 150g　半枝莲 150g　八月札 150g　炒黄芩 120g　制半夏 120g　陈皮 60g　云茯苓 150g　炒枳壳 60g　莲子肉 150g　仙鹤草 150g　水牛角 200g　炒赤芍 120g　小川连 30g　吴茱萸 30g　全瓜蒌 200g　虎杖根 150g　生川军（后下）30g　生山楂 150g　谷芽 150g　麦芽 150g　炙甘草 60g　砂仁 30g　白蔻仁（后下）30g　生姜 30g　大红枣 150g　三七粉（后入）30g　河车粉（后入）80g　白冰糖 500g　饴糖 250g　龟甲胶 100g　鹿角胶 100g　陈阿胶 250g　收膏

二诊：2007 年 12 月 6 日。患者服药后，纳谷增，大便调，肌衄减轻，鼻衄未作，尚感神疲乏力，头晕目眩，舌质淡，苔薄，脉细弱。复查血常规：WBC 2.2×10^9/L，Hb 80g/L，PLT 60×10^9/L。脾胃中焦始运，邪毒蕴热势退，治拟健脾益肾、清解邪毒。上方去谷麦芽、生

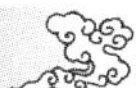

川军，加菟丝子 150g、熟地黄 150g、熟女贞 150g、蛇莓 150g，改生地 200g、白花蛇舌草 200g。

三诊：2008 年 12 月 18 日。患者精神改善，乏力好转，汗出不多，头晕减轻，肌衄消退，咳嗽已平，肢节痛减，纳可便调，口干欲饮，舌质偏淡，苔薄，脉细。复查血常规：WBC 2.7×10^9/L，Hb 91g/L，PLT 70×10^9/L。此乃邪毒欲祛，正虚渐复。治拟健脾益肾为主，兼以清解邪毒，祛邪务净之意。前方去小川连、全瓜蒌，加当归 120g、汉麦冬 150g、玄参 150g，改生黄芪 240g、炒丹皮 150g。

四诊：2009 年 12 月 11 日。药后诸恙均安，面色转润，纳可眠安，二便自调，舌质淡红，苔薄脉细缓。血常规：WBC 3.7×10^9/L，Hb 103g/L，PLT 84×10^9/L。复查骨髓象基本缓解。再予上方随证加减巩固治疗，随访至今病情稳定。

按：本案患者由于先天禀赋不足，适逢家居装修，有害邪毒乘虚入侵，邪毒久留不去，势必损伤脏腑，正邪相争，毒入骨髓，以致脾肾亏虚，气血生化无源，血不化气，气不化精，呈现本虚标实的临床证候。本虚主要是脾肾亏虚，标实主要为邪毒内蕴，治当健脾益肾、清解邪毒。但因患者初诊时脾虚失运突出，表现为纳谷少思、大便不畅等，故在治疗上扶正不宜壅滞、清解不宜过寒，重点在于健运脾胃，顾护胃气，方取香砂六君子汤合泻心汤加减，以助后天之本，否则“胃气一绝，百药难施”。俟脾胃健运，纳谷进步，便行通畅之时，二诊再施健脾益肾以固本、清解邪毒以治标，标本兼顾。三诊时患者精神改善，出血消退，血象明显好转，乃邪毒已去八九，正虚已有复机，再宗缓则治本之训，加强健脾益肾之力，兼以清解余邪热毒，意在固本调治，以资气血生化之源，祛邪务净，以防余邪未净而导致“炉灰复燃”。

12. 原发性白细胞减少症脾肾亏损、气血不足案

李某，女，38 岁，2006 年 12 月 28 日初诊。头晕疲惫 3 年余。患者于 2003 年 10 月无明显诱因下出现头晕乏力，神疲易倦，劳后益甚，多次查血常规白细胞计数低于 3×10^9/L，最低时只有 1×10^9/L，曾用各种升白药物，白细胞计数均无明显上升。平素易于感冒，症见头晕乏力，两腿沉重，腰酸肢软，失眠多梦，肢体麻木，面色少华，舌质淡红，苔薄白，脉沉细无力。血常规：WBC 2.6×10^9/L，Hb 129g/L，PLT 116×10^9/L。患者病逾三载，脾肾亏损，脾为后天之本，脾虚则无以生化气血，肾为先天之本，肾虚则不能填精生血，气血不足则脑髓失荣，心神失养。治拟健脾益肾，养心荣脑。处方：

生黄芪 240g　潞党参 150g　炒白术 120g　云茯苓 150g　全当归 120g　熟地黄 150g　山茱萸 120g　怀山药 150g　仙茅 120g　仙灵脾 120g　熟女贞 150g　制首乌 120g　怀牛膝 150g　枸杞子 150g　菟丝子 150g　补骨脂 150g　厚杜仲 150g　虎杖根 150g　炙远志 60g　柏子仁 150g　酸枣仁 150g　炙升麻 90g　五味子 60g　制半夏 120g　炒枳壳 100g　鸡血藤 150g　紫丹参 200g　炙防风 60g　炙甘草 60g　春砂仁 30g　生姜 30g　大红枣 150g　生晒参另煎，冲入 100g　三七粉后入 30g　河车粉后入 80g　白冰糖 500g　饴糖 250g　龟甲胶 150g　鹿角胶 150g　陈阿胶 250g　收膏

二诊：2007 年 11 月 22 日。服药后精神明显改善，头晕腰酸减轻，感冒次数减少，夜寐渐安，时有肢体麻木，纳可便调，舌质偏红，苔薄，脉细无力。查血常规示：WBC 4.1×10^9/L，Hb 120g/L，PLT 128×10^9/L。脾肾两虚渐复，气血已有生化之机，再拟前法，击鼓再进。上方改女贞子 200g、制首乌 200g，加制黄精 150g、炙鳖甲 150g。

三诊：2008 年 11 月 27 日。药后诸证渐安，年内仅感冒 1 次，夜寐尚安，纳可便调，舌质

偏红,苔薄,脉细略数。血常规:WBC 6.2×10^9/L,Hb 132g/L,PLT 108×10^9/L。脾肾亏损已复、气血生化有源。再拟健脾益肾、固本调治,以善其后。

随访至今,未见反复。

按:本案患者病延三载,经多种升白药物治疗,白细胞计数均无明显上升。初诊所见病机归咎于脾肾虚弱,气血不足,气虚无以推运血行,阴血虚少,脉道艰涩,血流不畅,易于形成血瘀,故治疗在采用健脾补肾、益气养血为主的归脾汤、右归丸方药基础上,加用鸡血藤、丹参、虎杖、三七粉等活血化瘀药。由于方对其证,药中病机,服用膏方1料后,患者在临床症状改善的同时,白细胞计数明显上升,随后再以原法巩固调治,以善其后。随访至今1年余,病情稳定,未见反复。

13. 免疫性白细胞减少症气阴亏虚、瘀毒内停案

王某,女,36岁,2007年12月20日初诊。神疲乏力5年余,伴有肢节酸痛。患者2002年10月劳累后出现神疲乏力,多次查血白细胞低于正常,用升白药物治疗白细胞计数时有上升。2004年起神疲乏力加重,并有关节肌肉酸痛,查血白细胞计数2×10^9/L,抗核抗体阳性,C-反应蛋白阳性,用肾上腺皮质激素治疗白细胞升至正常,但在激素减量过程中白细胞复又下降。症见满月脸型,神疲乏力,腰酸肢软,夜寐多梦,肢体酸楚,面色少华,纳可口渴,腑气欠畅,舌质黯红,苔薄微黄,脉细数。血常规示:WBC 2.6×10^9/L,Hb 129g/L,PLT 116×10^9/L。患者素体禀赋不足,气阴亏虚,邪毒乘虚入侵,损伤脏腑,阻于经脉,瘀血内停,诸证蜂起。治拟益气养阴,清解邪毒,活血通络。处方:

生黄芪240g　太子参200g　炒白芍120g　生白术120g　云茯苓150g　全当归120g　生地黄200g　熟地黄150g　山茱萸120g　怀山药150g　炒丹皮150g　仙灵脾120g　熟女贞150g　炙鳖甲150g　制首乌120g　怀牛膝150g　枸杞子150g　菟丝子150g　厚杜仲150g　虎杖根150g　炙远志60g　炒枣仁150g　白花蛇舌草150g　半枝莲150g　鹿衔草150g　伸筋草150g　白英150g　炒黄柏120g　制半夏120g　炒枳壳100g　光桃仁150g　红花60g　炒赤芍120g　鸡血藤150g　紫丹参200g　三七粉后下30g　炙防风60g　炙甘草60g　春砂仁30g　生姜30g　大红枣150g　生晒参另煎,冲入100g　三七粉后入30g　河车粉后入80g　白冰糖500g　饴糖250g　龟甲胶150g　鹿角胶150g　陈阿胶250g　收膏

二诊:2008年11月20日。服药后精神改善,肢体酸痛明显好转,腰酸亦有减轻,感冒次数减少,夜寐转安,纳可便调,舌质偏红,苔薄,脉细无力。查血常规:WBC 3.8×10^9/L,Hb 122g/L,PLT 126×10^9/L。气阴两虚渐复,邪毒渐清未尽,瘀血亦有渐化之机,前方既效,守法再进。上方改女贞子200g、鹿衔草200g,加桑寄生150g、藤梨根150g。

三诊:2009年11月13日。药后诸恙渐安,体型正常,神疲不著,肢体酸痛渐平,夜寐尚安,纳可便调,舌质偏红,苔薄,脉细略数。血常规:WBC 4.8×10^9/L,Hb 136g/L,PLT 123×10^9/L,抗核抗体阴性。气阴已复、邪毒始清,瘀血渐化,再拟前法,标本兼顾,巩固调治,以善其后。

按:本案患者系免疫性白细胞减少症,病逾五载,用肾上腺皮质激素治疗有效,但由于激素的毒副反应而减量,期间出现病情反复,白细胞计数复又下降。根据初诊所见,辨证结合辨病,证属气阴两虚,病为邪毒瘀血,故拟益气养阴、解毒活血立法,膏方调治,使五载痼疾,仅用数料膏方,诸恙均平,血象恢复。实验研究表明,益气养阴、清解邪毒、活血化瘀中药均有调节免疫功能的作用,而益气养阴、活血化瘀中药也有升高白

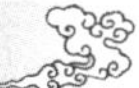

细胞的作用。

14. **急性髓细胞白血病化疗后白细胞减少症案**

张某，女，56岁，2008年11月20日初诊。确诊急性髓细胞白血病(AML-M2)2年，接受IA(伊达比星联合阿糖胞苷)化疗1个疗程，达完全缓解，随后接受DA(柔红霉素联合阿糖胞苷)、MA(米托蒽醌联合阿糖胞苷)等化疗方案巩固强化10个疗程，病情一直缓解，但出现白细胞计数低下，2007年6月起白细胞计数波动在$1.3\times10^9/L$~$2.2\times10^9/L$之间，用多种升白药物治疗均无明显上升。常感头晕乏力，腰酸肢软，时有低热盗汗，纳谷欠佳，口渴欲饮，面色少华，舌质淡红，苔薄微黄，脉细无力。血常规：WBC $1.6\times10^9/L$，Hb 112g/L，PLT $86\times10^9/L$。骨髓象有核细胞增生减低，原粒细胞2%。患者急劳病逾二载，邪毒久留体内，损伤脏腑，复因多次化疗，药毒之邪进一步损害机体，耗髓伤精，脾肾亏损未复，气血生化无源。病属本虚标实，治拟健脾益肾以治本，清解邪毒以治标。处方：

生黄芪240g　太子参200g　炒白术120g　炒白芍120g　云茯苓150g　当归120g　熟地黄150g　山茱萸120g　怀山药150g　熟女贞150g　制首乌120g　怀牛膝150g　枸杞子150g　菟丝子150g　补骨脂150g　厚杜仲150g　虎杖根150g　炙远志60g　生地黄150g　川黄连30g　淡黄芩120g　炒黄柏120g　制半夏120g　炒枳壳100g　鸡血藤150g　紫丹参200g　炙防风60g　白花蛇舌草150g　半枝莲150g　小蓟草150g　炙甘草60g　砂仁30g　白蔻仁后下30g　生山楂120g　生姜30g　大红枣150g　生晒参另煎，冲入100g　三七粉后入30g　河车粉后入80g　白冰糖500g　饴糖250g　龟甲胶150g　鹿角胶150g　陈阿胶250g　收膏

二诊：2009年12月18日。服药后头晕改善，腰酸减轻，偶有低热，盗汗未作，纳谷进步，二便自调，舌质偏红，苔薄，脉细无力。血常规示：WBC $4.2\times10^9/L$，Hb 121g/L，PLT $108\times10^9/L$。脾肾两虚渐复，邪毒尚有残留，再拟前法，加强清解邪毒。方取三才封髓丹合黄连解毒汤为主，随证加减，间断加用高杉酯碱治疗。

随访至今，病情稳定，骨髓象提示持续缓解。

按：本例患者为急性髓细胞白血病(AML-M2)用化疗后出现骨髓造血系统功能抑制，白细胞低下，用多种升白药物治疗均无明显疗效。初诊表现为邪实正虚之候，乃邪毒内留，损伤脏腑，耗伤机体气血津液，导致气血阴阳失衡，故用大补元煎等补益脾肾、益气养血以治本，黄连解毒汤等清解邪毒、凉血散瘀以治标。服用膏方1料，白细胞计数明显上升，自觉症状明显改善，再用中药汤剂巩固治疗，获得长期缓解。

15. **粒细胞缺乏症虚劳伏热案**

卢某，女，49岁，2007年11月12日初诊。神疲乏力伴发热半年余，多次查血常规白细胞减少、粒细胞缺乏，经抗炎、升白等治疗后，发热减退，但有反复，体温波动在37.5~38.5℃，白细胞计数时有升高。初诊时患者发热不恶寒，神疲乏力，夜寐欠安，入夜汗出，纳可口渴，大便偏干，舌淡，苔少，脉细数，皮肤黏膜无出血，肝脾肋下未及。血常规：WBC $1.5\times10^9/L$，N 32%，L 55%，M 8%，中性粒细胞绝对值$0.48\times10^9/L$，Hb 112g/L，PLT $100\times10^9/L$。患者素体禀赋不足，邪毒乘虚入侵，耗伤气阴则神疲乏力，正邪相争则发热汗出，邪热内扰则夜寐不安。治拟益气养阴，清解邪毒。处方：

生黄芪240g　熟女贞150g　太子参200g　炒白芍120g　生白术120g　云茯苓150g　生地黄200g　熟地黄150g　山茱萸120g　怀山药150g　汉麦冬150g　炙鳖甲150g　制首乌120g　枸杞子150g　菟丝子150g　厚杜仲150g　虎杖根150g　炙远志

60g　炒山栀 120g　生龙骨 200g　生牡蛎 200g　鹿衔草 150g　白花蛇舌草 150g　半枝莲 150g　炙防风 60g　软柴胡 100g　炒黄芩 120g　炒黄柏 120g　制半夏 120g　炒枳壳 100g　蒲公英 150g　净连翘 120g　鸡血藤 150g　丹参 200g　大川芎 60g　生山楂 150g　炙甘草 60g　春砂仁 30g　生姜 30g　大红枣 150g　生晒参另煎,冲入 100g　三七粉后入 30g　河车粉后入 80g　白冰糖 500g　饴糖 250g　龟甲胶 150g　鹿角胶 150g　陈阿胶 250g　收膏

二诊:2008 年 12 月 11 日。患者服药后,发热渐退,乏力减轻,盗汗减少,舌淡红,苔薄少津,脉细。血常规示:WBC $2.8\times10^9/L$,N 40%,L 50%,M 6%,中性粒细胞绝对值 $1.12\times10^9/L$,Hb 118g/L,PLT $115\times10^9/L$。邪热势减,正虚未复,再拟前法续进。上方去炒黄柏、生山楂,加桑寄生 150g,改熟女贞 240g。

三诊:2009 年 11 月 13 日。发热退而未起,盗汗已平,精神改善,夜寐转安,纳可便调,舌淡红,苔薄,脉细。血常规示:WBC $3.9\times10^9/L$,N 53%,L 36%,M 5%,中性粒细胞绝对值 $2.1\times10^9/L$,Hb 118g/L,PLT $115\times10^9/L$。前方既效,守法再进,以资巩固。

按:本案粒细胞缺乏症辨证当属中医虚劳伏热证候,病由脾肾亏虚,阴血不足,脏腑功能衰退,复感外邪而发病,病机总属脾肾亏虚为本,邪毒内扰为标,血瘀内生为变。治以健脾滋肾,清泄虚热,兼以活血解毒。方中侧重以党参、茯苓、白术、甘草及大剂黄芪健脾益气,佐以白蔻仁、炒枳壳、制半夏等调理脾胃升降,脾胃健运则气血化生有源;熟女贞、炙鳖甲等滋补肾阴生精,精能化血,血能生精,则精血相互转化而源泉不绝;菟丝子、厚杜仲温补肾阳,意在阳中求阴;黄柏清泄虚热治盗汗;稍佐以丹参、川芎、山楂以缓消瘀血;配以黄连解毒汤及白花蛇舌草、半枝莲等清解邪毒。全方攻补兼施、温清并用,辨证与辨病结合,共奏健脾滋肾、清解瘀毒、升高粒细胞等作用。

16. 缺铁性贫血(脾肾亏虚型)案

孙某,女,35 岁,2008 年 12 月 16 日初诊。患者神疲乏力 3 年余,查血常规示小细胞、低色素性贫血,白细胞、血小板计数正常,外周血血清铁、铁蛋白偏低,总铁结合力升高,否认有黑便史。平时月经量偏多,阴超及盆腔 CT 未提示器质性病变,予琥珀酸亚铁等药补铁治疗后,血红蛋白浓度可升至正常,但停用铁剂后,血红蛋白浓度便有逐渐下降之趋势。初诊神疲乏力,劳后益甚,头昏眼花,心悸怔忡,失眠多梦,面色萎黄无华,食少腹胀,大便溏薄,月经量偏多,7~10 日方净。舌淡,苔薄白,脉细弱。血常规:Hb 88g/L,RBC $3.1\times10^{12}/L$,MCV 70fl,WBC $4.2\times10^9/L$,BPC $160\times10^9/L$。血清铁(Fe)6μmol/L,血清总铁结合力(TIBC)50μmol/L,血清铁蛋白(SF)10μg/L。患者平素月经量多,恙由脾胃亏虚,统血无权,气血亏耗,心神失养,久病及肾。治拟健脾益肾,调补气血,养心安神。处方:

生黄芪 200g　全当归 120g　潞党参 150g　炒白芍 120g　炒白术 120g　生地黄 150g　熟地黄 150g　炒丹皮 120g　山萸肉 120g　怀山药 200g　制首乌 120g　枸杞子 150g　菟丝子 150g　厚杜仲 150g　川断肉 150g　酸枣仁 150g　龙眼肉 100g　夜交藤 150g　福泽泻 120g　景天三七 150g　炒赤芍 120g　熟女贞 150g　墨旱莲 150g　制半夏 120g　云茯苓 150g　广陈皮 60g　炙防风 60g　净连翘 120g　仙鹤草 150g　广木香 60g　小川连 30g　吴茱萸 30g　炙甘草 60g　春砂仁 30g　白蔻仁后下 30g　生山楂 150g　灵芝草 150g　谷麦芽各 150g　生姜片 30g　大红枣 150g　生晒参另煎,冲入 100g　三七粉后入 30g　河车粉后入 80g　白冰糖 500g　饴糖 250g　黄酒 250g　龟甲胶 150g　鹿角胶 150g　陈阿

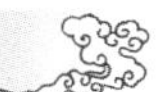

胶 250g　收膏

二诊:2009 年 12 月 6 日。患者去年冬日服用膏方之后,自觉神疲乏力、心悸怔忡等症状明显好转,间断在门诊服中药汤剂调理,未予补充铁剂,面色转润,胃纳渐佳,血红蛋白浓度缓慢升至正常,为求巩固疗效,欣然欲再服膏方。症见精神改善,劳后疲倦,面色红润,夜眠转安,胃纳尚佳,二便自调,月经量较前明显减少,但行经时偶有小腹疼痛,舌淡红,苔薄白,脉小弦。血常规:Hb 116g/L,RBC 3.6×10^{12}/L,MCV 80fl,WBC 4.6×10^{9}/L,BPC 138×10^{9}/L。Fe 20μmol/L,TIBC 65μmol/L,SF 32μg/L。再拟前法,以收全功。前方去谷麦芽、灵芝草、夜交藤,加柴胡 60g、广郁金 100g、鳖甲 150g、川桂枝 30g、巴戟肉 120g,改制首乌 150g、熟女贞 200g。

按:本案缺铁性贫血患者病起于平素月经量多,诸证表现虽属心脾两虚,却与肾虚有关,所谓肾主骨生髓化血、久病不复脾病及肾之理,故方中以归脾汤补养心脾的同时,合用大补元煎加味益肾填精以鼓动脾胃化生气血,并配用芪断固本汤(黄芪、续断、山萸肉、熟地、枸杞子、怀山药、炒白芍、茜草、三七末、炙甘草等)调治冲任以控制月经量多。全方共奏健脾益肾、调补气血、养心安神之功,对于脾肾亏虚、统血无权、心神失养之缺铁性贫血具有良好的疗效。

17. 缺铁性贫血脾肾阳虚型案

王某,男,17 岁,2008 年 11 月 15 日初诊。面色萎黄 1 年余。患者自幼胃纳偏差,食量较少,厌食肉类,形体偏瘦,曾检胃镜示慢性浅表性胃炎、十二指肠球部溃疡;大便隐血(-),血常规示小细胞、低色素性贫血,Hb 91g/L,白细胞、血小板计数正常,外周血血清铁、铁蛋白偏低,总铁结合率升高,诊断为缺铁性贫血。经用补铁治疗后,血红蛋白浓度可升至正常,停用补铁药后,血红蛋白浓度再次下降。症见面色萎黄,倦怠乏力,胃纳不香,饥则胃脘隐痛,食后腹胀,大便时干时稀,舌淡苔腻,脉沉细。血常规:Hb 90g/L,RBC 3.2×10^{12}/L,MCV 70fl,WBC 6.2×10^{9}/L,BPC 136×10^{9}/L。患者自幼纳少,厌食肉类,脾胃亏虚,水谷不化精微,气血生化无源,久病及肾,肾气亦亏。治拟健脾温肾,调补气血。处方:

生黄芪 240g　全当归 120g　潞党参 150g　炒白芍 120g　炒白术 120g　熟地黄 150g　生地黄 150g　炒丹皮 120g　山萸肉 120g　炒山药 200g　制首乌 120g　枸杞子 150g　菟丝子 150g　补骨脂 150g　巴戟肉 120g　炒扁豆 150g　龙眼肉 100g　炙远志 60g　福泽泻 120g　炒黄芩 120g　炒赤芍 120g　生米仁 150g　熟米仁 150g　紫丹参 150g　海螵蛸 150g　煅龙骨 200g　煅牡蛎 200g　制半夏 120g　云茯苓 150g　广陈皮 60g　川桂枝 50g　炙防风 60g　净连翘 120g　仙鹤草 150g　广木香 60g　小川连 30g　吴茱萸 30g　炙甘草 60g　砂仁 30g　白蔻仁(后下) 30g　八月札 150g　生蒲黄 150g　生谷芽 150g　生麦芽 150g　生姜片 30g　大红枣 150g　生晒参(另煎,冲入) 100g　三七粉(后入) 30g　河车粉(后入) 80g　白冰糖 500g　饴糖 250g　黄酒 250g　龟甲胶 150g　鹿角胶 150g　陈阿胶 250g　收膏

二诊:2009 年 11 月 14 日。服用膏方 1 年来未用补铁治疗,间断服用参苓白术丸调理,血红蛋白浓度维持在 110g/L 以上,血清铁、铁蛋白、总铁结合力均在正常范围。症见面色红润,纳谷进步,食后不胀,胃痛已平,二便已调,体重较去年增加 10 余斤,唯因升学压力过大,夜眠不安,入寐困难,寐后易醒,舌淡红苔薄白,脉细弦。前方已显效机,再拟前法出入,掺入疏肝理气、养心安神之品。上方去煅龙骨、煅牡蛎,加软柴胡 60g、广郁金 100g、生龙骨 200g、生牡蛎 200g、珍珠母 150g、炙远志 60g、炒枣仁 150g。

按:本例患者自幼纳少,厌食肉类,系素禀脾胃虚弱,水谷不化精微,日久脾虚及肾,导致气血生化无源,故方用参苓白术散健脾和胃,六味地黄汤等补肾益精。方中用药重在调理脾胃,改善胃纳和胃肠道吸收环境,脾胃健运,水谷之气化为精微,气血乃生,不治贫血则贫血自愈,所谓"治病求本"之理。

(许　毅　朱文伟　胡明辉　鲍计章　孙伟玲)

周智恒

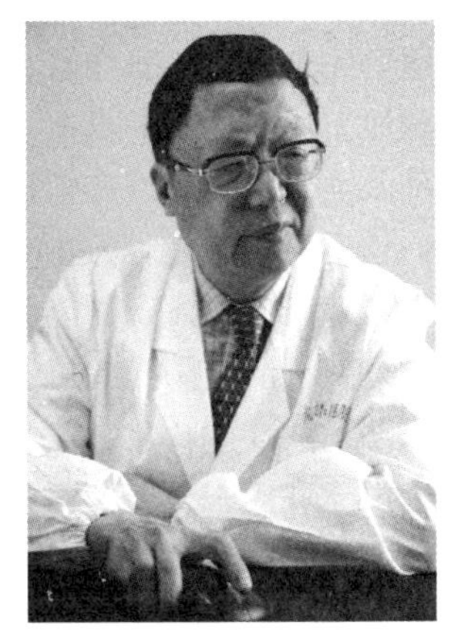

周智恒，1938年9月出生，祖籍江苏省高邮市。现为上海中医药大学附属龙华医院泌尿男科主任医师，教授，博士生导师；上海市名中医，上海市中医药学会中医泌尿男科示范基地主任，周智恒名中医工作室导师。中国中西医结合学会男科专业委员会副主任委员，中国中医药学会男科专业委员会副主任委员，中国中西医结合泌尿外科专业委员会常务委员，上海市中医药学会男科专业委员会主任委员、上海市中西医结合学会男科专业委员会副主任委员。擅长运用中医理论辨证论治、辨病与辨证相结合防治泌尿系统、男性生殖系统疾病。对泌尿系统复杂性感染、内分泌不调男性不育症、前列腺各类疾病、男性性功能障碍、泌尿生殖系统肿瘤、泌尿系统结石等疾病有研究。认为“清热解毒、活血化瘀、培补脾肾”是治疗泌尿系统疾病的主线，创制育精阴合剂、红鹿合剂、康宁口服液、摄护宁胶囊和康凯饮等。先后担任国家中医管理局、上海市科学技术委员会、上海市卫生局、上海市高教局以及浙江省卫生厅科研课题的研究20多项。“培精阴治疗免疫性不育的研究”成果获得浙江省科技进步三等奖。发表论文50余篇。编著《中医临床与研究大系——男科学》《中西医结合男科学》《男科治疗学》等。还历任《中国中西医结合外科学杂志》《中国男科学杂志》《上海中医药杂志》编委。

一、临床经验和防治优势

慢性前列腺炎：中医归在"精浊"范畴。基本病证是本虚标实。肾虚是本，湿热是标。气滞血瘀贯穿疾病的全过程。中医文献中称之为“淋浊”“淋证”“白淫”“白浊”等。如《内科心典》中：“精浊者，白粘如精状，从茎中流出不痛不涩，粘下衣，有迹者是也。”《张聿青医案》中说：“精浊，溲后每有牵腻之物溃于马口。”《诸病源候论》曰：“诸淋者，由肾虚而膀胱热故也。”“劳伤于肾，肾气虚冷故也。肾主水，而开窍在阴，阴为溲便之道，胞冷肾损，故小便白而浊也。”临床上慢性前列腺炎常见病证为不同程度的尿频、尿急、尿痛，尿不尽感，尿道灼热，尿末或大便时尿道少量白色分泌物排出(习惯称之为“滴白”)。下腹部、会阴部、腰骶部胀痛，肛门、睾丸坠胀疼痛等。凡败精瘀浊，湿热下注，精室被扰，精关不固，肾气亏虚，封藏失职是其病理病机。适宜清化湿热、活血化瘀、降浊益肾为治则。治疗前列腺炎秉承先师顾伯华清热祛瘀的学术理论，结合自身临床经验认为久病必瘀、久病入络是治疗慢性前列腺炎的关键点，活血化瘀是治疗关键，结合采用清热利湿、化瘀补肾为治疗的经验大法。

男子性功能障碍(ED)：阳痿是指成年男子阴茎不能勃起，或勃起不坚，或勃起没有维持足够时间来与女子进行性交活动的一种疾病。目前国内外文献多用勃起功能障碍(ED)作为阳痿的替换名。阳痿，在《内经》称为“阴痿”。清代韩善微《阳痿论》：“阳者，男子之外肾，痿者，弱也；弱而不用，欲举而不能之谓。”阳痿一病的病因病机复杂，既有单一性病因，也可有混合性病因。阴茎属前阴，为宗筋所聚。阴茎勃起是由一系列脏腑、经络和气血津液相互协调的结果。就脏腑而言，阴茎勃起与心、肝、肾三脏最为关系密切。心、肝、肾三脏的功能失调是阳痿的发病主要原因。心主神明，若劳神过度则心气虚疲；肝喜条达，若肝气郁结则肝失条达；肾阳虚衰则命门火不足；肾阴亏虚，肾精虚衰则阴虚火旺。此外，湿热、血瘀等均可导致宗筋失调，发生阳痿。

周教授治疗 ED 以行气活血贯穿全程、酌加养心疏肝药物为其特色。周教授认为行气活血药物大多有扩张血管，改善微循环，降低血液黏稠度，溶解栓塞，软化血管，增强心脏射血和改善阴茎动脉的供血，促进阴茎动脉的血流增加的功能。活血化瘀法能改善阴茎的微循环及血管壁的活性和弹性，使阴茎动脉窦可得到充分的血液供应，达到有效治疗阳痿的目的。值得一提的是，经过 40 余年对 ED 临床和实验的研究，周教授发现某些具有兴阳起痿的药物还兼有扩张血管功能，现代中药药理研究证实是通过环苷酸磷酸二酯酶的作用实现的。这与万艾可治疗阳痿的机制极为相似（相关研究成果已经获得专利保护，并和上海市医药公司成功达成技术转让）。

由于现代人长期受紧张和各种疲劳等有害生活习惯的侵扰，加上中国男性，传统意义上又被赋予家庭顶梁柱的责任，负担压力较大，气血的正常循行常受到影响，常常出现气血流通受阻，瘀血停滞，脏腑得不到气血的正常濡养，生理功能无法正常发挥，造成瘀血等病理产物内生，而瘀血又加重气血流通受阻，从而形成恶性循环，这在阴茎血管丛等微循环处表现得尤为明显。在治疗适当时，加入当归、川芎、赤芍、桃仁、红花活血化瘀药物，对血瘀明显的患者，加用地龙、蜈蚣通经活络，同时重用补气药物黄芪、党参等配合力专而性走，以运行全身，增加行气血助勃的功能，酌情使用夜交藤、柴胡、郁金等养心疏肝药物，所谓肝主疏泄，厥阴肝经循阴器，精道溺泄依赖肝舒通达，而心主神明，督管血脉，气血旺盛，血脉通畅，诸痿证何患不去。

不育症：男性不育症的病因甚为复杂，中医学文献的“无后”“无子”“男子艰嗣”均属本病范畴。本病病机多因精清精冷。清代叶天士《秘本种子金丹》曰：“疾病之并于胎孕者，男子则在精，女子则在血，无非不足而然。男子之不足则有精滑、精清、精冷，或临事不坚，或流而不射，或溲遗频数，或便浊淋涩，或好女色以至阴虚，阴虚则腰肾痛惫，或好男风以至阳极，阳极则亢而妄阴。或过于强固，强固则胜敛不洽。或素患阴疝，阴疝则脾肾乖离，是皆男子之病，不得尽诿之妇人也。”

中医学认为，肾藏精主生殖，肾精是人生长、发育、生殖的主要物质基础，人的生殖之精来源于肾。肾阴、肾阳的失调，尤其是肾虚是主要的病理机制之一。不育症因肾虚者的患病约占 50%，其他如气血亏虚、气滞血瘀、精室湿热、肝郁血瘀等。元代朱丹溪指出：“更察男子之形气虚实如何，有肾虚精弱，不能融育成胎，有禀赋虚弱，气血虚损者，有嗜欲无度，阴精衰惫者，各当求之其源而治之。”现代中医男科工作者常结合精液检查、内分泌检查及患者具体症状作出宏观和微观辨证论治，取得较好的疗效。周教授认为膏方治疗更有巨大优越性。经过治疗，补益调整，养生增加免疫功能和抵抗力，改善生精功能。治、补、调、养四效兼顾，四效和一。无论宏观的症状（肾精、肾阳、肾阴的虚损，气血不调），还是微观的精液检测（无精症、少精子症、弱精子症、畸形精子症、精液液化延迟、免疫性不育及内分泌不协调等），都有良好的疗效，大大改善精液质量，提高妊娠率达 60% 以上。治疗上周教授深谙前辈名医之以物类象，以形补形之法，并发扬光大为男科以“子”生“子”法。周教授认为精子就是人类

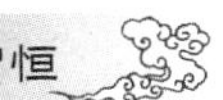

的种子,中草药中“子”类药物是植物的种子,其中必有与生殖必不可少的微量物质,故临床多用“子”类药物生精种子,自创十子二仙汤(仙灵脾、菟丝子、枸杞子、覆盆子、车前子等)治疗畸形精子过多症、精液液化延迟等,也取得了不错的效果。

泌尿系统结石:泌尿系结石病是一种古老的疾病。中国关于结石病最早记载的著作《黄帝内经》(《素问·六元正纪大论》)称之为“淋閟”。汉代《金匮要略·五脏风寒积聚病》称之为“淋秘”。又说:“淋之为病,小便如粟状,少腹拘急,痛引脐中。”《诸病源候论·淋病诸候》云:“诸淋者,由肾虚而膀胱热故也。”又云:“石淋者,淋而出石也。肾主水,水结则为石……热则成淋,其痛之状,小便则茎里痛,尿不能卒出,痛引少腹,膀胱里急,沙石从小便道出,甚则塞痛令闷绝。”汉代华佗《中藏经》说:“砂淋者,脐腹急痛,小便难,其痛不可忍,须臾,如小便中下如砂石之类,有大如皂角子或赤色或白色,色泽不定。”“以水煮盐,火大水少,盐渐成石之类。”这些都是中医对尿石病的认识,对现代中医学诊治都有一定价值。结石病临床常有肾绞痛,血尿,腰腹胀痛,甚则恶心,呕吐。B超及X线造影可以明确结石大小、数目和位置。辨证常为湿热下注、煎熬尿液,聚为结石。近些年,服用膏方培补肾气,清利湿热,通淋排石,也收到不错的治疗和预防效果。周教授在治疗结石病上非常强调“气”,以治气为治疗大法。一方面,周教授总是在药物中加入补益肾气的药物;另一方面,理气行气的药物用量也十分讲究。补益肾气就好比是往石头上加“压”,促其排;理气药物就好比让周围管道放“松”,减少排出的阻力。这样一压一松,增大了结石的排出率。

癃闭(前列腺增生):“癃闭”一病,最早见于《内经》。《素问·宣明五气》曰:“膀胱不利为癃,不约为遗溺。”《素问·标本病传论》又曰:“膀胱病,小便闭。”以后历代对“癃闭”的病因、病机、证治都有发展。癃闭(前列腺增生)好发于中老年男性,尤其是老年男性的多发病。一般而言,前列腺到45岁左右生理性发育(增生)完毕,到45岁以后,可以由于内分泌激素平衡失调等综合因素引起腺体病理性增生,出现下尿路梗阻症状,成为前列腺增生。据近年来的统计,有报道在35岁男性前列腺增生大约有20%,到80岁时发病率达80%左右,可见本病随年龄增长而发病率增高。本病是老年人常见病,多发病。中医学认为,癃闭多因劳伤肾精,感受外邪,或内外因素相兼为害,以致三焦水液运行及气化失常而发生。上焦肺主治节而为水之上源,热邪犯肺,肺气失宣,不能通调水道,下输膀胱,则出现所谓“上窍闭而下窍亦塞”之证;中焦脾胃湿热蕴积,则下注膀胱而使之为湿热阻塞导致气化不利,小便不能正常渗泄而发生癃闭。中焦气虚,不足以温运水湿,致使下焦气化不足,也可导致尿闭;下焦肾阳虚衰,不能蒸化水液,致膀胱气化无权而发生尿闭。该疾病发生排尿越来越困难,夜尿增多,影响到全身功能失调,甚至肾衰竭的严重后果。除了常规服药治疗以外,人们提高生活质量是人们普遍的愿望,服用膏方者调治者逐渐增多。

癃闭的有形之变是前列腺增大,阻塞尿道;总属于“徵积”“癥瘕”的范畴;是为气滞血瘀,痰瘀互阻,凝结成块而发病。西医学认为本病的发生与内分泌失调有关,特别是前列腺组织内的双氢睾丸酮(DHT)通过雄激素受体(AR)作用靶细胞刺激前列腺增大。膏方的治疗原则是益肾健脾、祛痰补虚,化癥利尿,活血化瘀为宜。周教授治疗癃闭在常规治疗的基础上还喜用提壶揭盖法,即酌情配伍一些桔梗等升宣之药,每每收到奇效。

诸岩(泌尿生殖系统肿瘤):由于历史条件的限制,又由于中医传统的学术方法,中医没有肾癌、输尿管癌、膀胱癌、前列腺癌等病名,但对于睾丸癌、阴茎癌中医确有肾岩、肾岩翻花等记述。凡是癌肿中医就称“癥瘕”“岩”,就其症状而言属“癃闭”“诸淋”“尿血”“肾著”等范畴。现代中医认为,前列腺癌等泌尿生殖系统肿瘤是“积之成也,正气不足而后邪气踞之”。“正气虚则成岩”。先天免疫功能缺陷或后天防御机制减弱，对外来致病因子（物理、化学、生物、营养、内环境等）抵御不力，对出现逐渐变异的癌细胞未能排斥或杀灭而发展成恶性肿瘤，因此中医治疗泌尿生殖系统肿瘤的优势在癌肿根治术后或化放疗后防止复发和防止转移，减少放化疗副作用，提高生活质量，延长生存期，减少痛苦，提高机体免疫功能和增强自然抗病能力。从整体治疗出发，中医认为人是一个有机完整和统一的整体，在有机体受到某些内因的影响（如性激素内分泌失衡）或外界某种因素侵袭，也就是人体内环境稳定被破坏或遭外界致病因素侵犯，机体内外相对平衡遭到破坏，导致致病因子起作用，癌肿形成。膏方作为调补并施的一种中医治疗方法，在此方面更有着无可比拟的优势和意想不到的效果。周教授在治疗泌尿系统肿瘤方面除了常规的补益正气外，更讲究的是“通”，强调“以通为补”。水道归属六腑、三焦，其职责“传化物而不藏，故宜实而不能满也”为周教授的理论依据。临床上周教授用药总是强调通利，在泌尿系统肿瘤的各阶段以通为补的思路处处得以体现。

淋证（泌尿生殖系统感染）：中医认为，淋证的发病机制是下焦湿热所致。元代朱丹溪《丹溪心法》说：“淋有五，皆属于热。”《诸病源候论·淋病诸候》提出：“诸淋者，由肾虚而膀胱热故也。”临床上常见的泌尿系统感染，较易诊治，但顽固性尿路感染（尤其是中老年妇女）频繁发作，严重影响患者生活质量，疾病虽小，但缠绵难愈，好了又发，有的患者甚至终年服用西药抗生素，苦不堪言。周教授认为，顽固性尿路感染与人体免疫系统低下有关，临床上运用膏方药物调补机体免疫是其治疗顽固性尿路感染的一个法宝，所谓“正气存内，邪不可干”。以黄芪为主药的玉屏风散等方药被周教授创新性地运用在尿路感染提高免疫方面。另外，现代中药药理研究发现，葛根、益母草等多种药物含类植物雌激素，酌情加用，调补并施，往往收效较好。

二、医案精选

1. 前列腺炎案一

刘某，男，30 岁。2009 年 10 月 21 日就诊。患者诉尿频，会阴、少腹时感刺痛反复发作 4 月，时有腰酸滴白、阳痿。前列腺常规：白细胞（+++）/HP，卵磷脂（+）/HP。舌淡苔薄，脉细，右手尺部尤甚。处方：

老红藤 300g　鹿衔草 150g　淡黄芩 150g　川黄柏 120g　延胡索 150g　大生地 150g　太子参 300g　蛇舌草 300g　怀牛膝 150g　川续断 150g　鱼腥草 300g　台乌药 150g　熟怀地 150g　枸杞子 300g　山萸肉 150g　云茯苓 150g　福泽泻 150g　仙灵脾 150g　制仙茅 150g　北芡实 300g　金樱子 300g　炙远志 150g　覆盆子 300g　益智仁 150g　桑椹子 300g　菟丝子 150g　盐锁阳 150g　莲子肉 300g　潞党参 300g　炙黄芪 300g　杭白芍 150g　炙甘草 100g　龙眼肉 150g　胡桃肉 150g　黑芝麻 120g　何首乌 300g　蓬莪术 150g　单桃仁 100g　蒲公英 300g　西赤芍 150g

另：陈阿胶 150g　鳖甲胶 100g　龟甲胶 100g　对蛤蚧 1 对　白文冰 100g　胶饴糖 150g　收膏

患者服用 1 剂膏方后诉腰酸滴白阳痿已痊愈，尿频有改善，复查前列腺常规，白细胞（+）/HP，卵磷脂（+++）/HP。后以此方为主加减，再服 1 剂，上述症情基本消失，至今未发作。

按：患者青春壮年，未有妻室，相火亢盛，煎熬肾阴，肾水不足，则湿热内蕴，滞留下焦，日久则气血瘀阻。宜滋肾水，清邪热，即王冰所谓“壮水之主，以制阳光”。

2. 前列腺炎案二

杜某，男，39岁。2008年12月11日就诊。患者诉尿频，排尿时灼热刺痛反复发作，时有腰酸阳痿，又伴遗精数度发作。前列腺常规：白细胞(+++)/HP，卵磷脂(+)/HP。舌黄苔腻，脉数。证属湿热下注，治拟清热利湿、补肾填精止遗。处方：

老红藤300g　鹿衔草150g　片黄芩150g　川黄柏120g　鱼腥草300g　地丁草300g　蒲公英300g　延胡索150g　全当归120g　紫丹参150g　炒党参200g　炒白术150g　炒白芍150g　炙甘草100g　胡黄连150g　虎杖根150g　川断肉150g　厚杜仲100g　肥玉竹150g　山萸肉150g　吴茱萸150g　江枳壳100g　大生地150g　熟怀地150g　太子参300g　怀牛膝150g　枸杞子300g　制仙茅150g　仙灵脾150g　菟丝子150g　肉苁蓉150g　盐锁阳120g　龙眼肉150g　八月札150g　胡桃肉150g　茅苍术150g　生黄芪300g　覆盆子150g　北芡实300g　金樱子300g　炙远志150g　茯苓150g　茯神150g　炒怀山150g　湘莲肉150g　石莲子150g

另：陈阿胶150g　鹿角胶120g　鳖甲胶100g　龟甲胶100g　白蒰蜜100g　紫河车300g　胶饴糖150g　收膏

患者服药初期，遗精既有改善，排尿刺痛随药而愈，1剂服完后灼热刺痛感消除，后又有反复，来年再服1剂后，症情基本控制。

按：患者湿热内困，致肾气虚则统摄无力，精关不固，兼有气滞血瘀，脾肾虚弱，佐以培补中土，后天之本健运有司，事半功倍。

3. 前列腺炎案三

方某，男，31岁。尿频尿急，腰膝酸软，耳鸣头晕，夜寐不宁。肾虚疲弱，性欲减退，房事不能。《素问·灵兰秘典论》曰：“肾者作强之官，伎巧出焉。”患者湿热蕴积，肾精虚衰，治当补肾精、祛湿热，用红鹿蛇柏方(红藤、鹿衔草、蛇舌草、黄柏等)合二仙汤加味。处方：

老红藤300g　鹿衔草150g　蛇舌草300g　川黄柏120g　云茯苓150g　福泽泻150g　全当归150g　紫丹参150g　粉丹皮100g　蒲公英300g　败酱草300g　三棱150g　莪术150g　川断肉150g　厚杜仲100g　川牛膝150g　补骨脂150g　制仙茅150g　仙灵脾150g　菟丝子150g　肉苁蓉150g　炙远志150g　夜交藤300g　合欢皮150g　抱茯神200g　五味子100g　生地150g　熟地150g　枸杞子300g　山茱萸150g　怀山药300g　肥大枣150g　肥玉竹150g　怀牛膝150g　炙黄精150g　何首乌200g　龙眼肉150g　胡桃肉150g　黑芝麻150g　酸枣仁150g　柏子仁150g

另：陈阿胶150g　鳖甲胶100g　龟甲胶100g　白文冰100g　胶饴糖150g　高丽参精20g　收膏

患者1剂服用后，耳鸣腰酸已基本痊愈，偶有尿频急，来年以此膏方为基础，略作加减，继服1剂后排尿症状改善，阳事复举。

按：对慢性前列腺炎治疗以清热利湿、活血化瘀法治疗为主，以此为治则的红鹿合剂(红藤、鹿衔草、黄柏、丹参等)在临床上效果显著。膏方处方时以此方主要药味为基本方，加重补肾、利水、健脾化湿的药物，调补结合，每每收到奇效。大多数患者连服3年，可以收效。

4. 男子性功能障碍——阳痿(ED)案一

黎某，35岁。2007年11月30日就诊。人到中年，事业有成，劳心伤志，致心肾不交，勃起无能，夜寐不宁，腰膝酸软，头晕耳鸣，健忘，饮食不调，脾虚胃脘作胀，嗳气频作。宜健脾益肾，方用归脾汤合左归丸加减。处方：

生黄芪 450g　潞党参 300g　白芍 150g　白术 150g　云茯苓 150g　福泽泻 150g　太子参 300g　淡子芩 150g　鱼腥草 300g　制仙茅 100g　仙灵脾 150g　菟丝子 150g　盐锁阳 120g　巴戟天 150g　胡芦巴 150g　沙苑子 150g　白蒺藜 150g　毛冬青 300g　炙远志 150g　五味子 100g　夜交藤 300g　山萸肉 150g　枸杞子 150g　绞股蓝 150g　川断肉 150g　厚杜仲 100g　川牛膝 150g　熟怀地 150g　炙黄精 150g　何首乌 300g　紫河车 200g　龙眼肉 150g　胡桃肉 150g　黑芝麻 150g　大红枣 150g　延胡索 150g　吴茱萸 100g　荜澄茄 150g　江枳壳 100g　全当归 120g　紫丹参 150g　川芎 150g

另：陈阿胶 150g　鹿角胶 100g　龟甲胶 100g　对蛤蚧研粉 1 对　白蒟蜜 100g　胶饴糖 150g　珍珠粉 20g　藏红花另煎 20g　大蜈蚣研粉 1 条

服药后腰膝酸软、头晕耳鸣明显改善，饮食复健，勃起恢复，但举而不坚，来年继服 1 剂，房事如常，现每冬必至求方保养。

按：患者事业有成之士，然却不知终日劳心费神，无法忘却营营，坎火过亢，煎熬离水，又加之后天中土不足，故以归脾丸兼以左归丸，使脾土健运，运化有司，则药效倍矣。

5. 男子性功能障碍——阳痿(ED)案二

滕某，男，35 岁。患者新婚燕尔，每遇交合常勃起不坚，一入即泄，时有头晕脘腹不适，腰膝酸软，睡眠不宁，舌淡红，少苔，脉细无力。既往胃炎病史。宜益肾补阳，固肾涩精，右归饮加减。处方：

炙黄芪 300g　潞党参 200g　白芍 150g　白术 150g　云茯苓 150g　福泽泻 150g　小川连 100g　广木香 100g　春砂仁后下 100g　车前子包 150g　制仙茅 150g　仙灵脾 150g　菟丝子 150g　肉苁蓉 150g　巴戟天 150g　胡芦巴 150g　盐锁阳 120g　潼蒺藜 300g　毛冬青 300g　炙远志 150g　夜交藤 300g　川断肉 150g　厚杜仲 100g　川牛膝 150g　山茱萸 150g　全当归 120g　紫丹参 150g　熟地黄 150g　枸杞子 150g　紫河车 100g　北芡实 300g　金樱子 300g　覆盆子 150g　龙眼肉 150g　胡桃肉 150g　黑芝麻 150g　大红枣 100g　西赤芍 150g　怀山药 300g　石莲子 150g　湘莲肉 150g　薏苡仁 150g

另：陈阿胶 150g　鹿角胶 150g　鳖甲胶 100g　对蛤蚧研粉 1 对　白蒟蜜 100g　胶饴糖 150g　高丽参精 70g　藏红花另煎 20g　收膏

患者诉以往因有胃病，服汤药后即觉胃部不适，但服用膏方无此不适，1 剂后腰酸等症状改善，勃起弥坚。

按：勃起功能障碍，尽管有现代助勃药物万艾可（西地那非，即“伟哥”）等 5-磷酸二酯酶抑制剂等血管活性药物，在临床治疗上可使 60%阳痿的患者能恢复性生活。但因其副作用，特别对心血管的副作用，以及所带来的依赖性，使人们心有余悸，望而却步。所以阳痿患者临床往往首选中医中药治疗，安全持久有效。膏方从补肾壮阳为基本思路入手，调阴补阳，健脾化瘀。所谓“益火之源，以消阴翳；壮水之主，以制阳光。”使肾阴肾阳得以协调，阳痿、早泄、遗精之疾往往收到奇效。值得一提的是，某些具有兴阳起痿的药物还兼有扩张血管功能，现代中药药理研究证实是通过环苷酸磷酸二酯酶的作用实现的。这与万艾可治疗阳痿的机制极为相似。

6. 不育症案

周某，男，49 岁，结婚 20 年不育，现精子质量低下，活率 6.27%，A 级精子 2.62%，B 级精

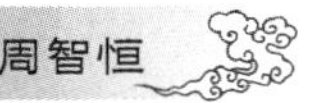

子3.28%,畸形精子率50%。性功能正常,有长期工作接触辐射史,女方为输卵管不通,需提高精子质量以便行辅助人工授精。予以经验方十子二仙汤(仙灵脾、菟丝子、枸杞子、覆盆子、车前子等)加减施治。处方:

炙黄芪300g 炒党参300g 炒白术150g 杭白芍150g 全当归150g 紫丹参150g 大熟地150g 枸杞子300g 山茱萸150g 绞股蓝150g 制仙茅150g 仙灵脾150g 菟丝子150g 女贞子150g 蛇床子150g 五味子100g 沙苑子150g 制黄精300g 鸡距子150g 盐锁阳120g 川牛膝150g 肥玉竹150g 川断肉150g 厚杜仲100g 紫桑椹150g 桑寄生150g 六神曲150g 炒山楂200g 炙远志150g 湘莲肉150g 太子参300g 金狗脊150g 大红枣150g 肥知母60g 淡黄芩150g 车前子[包]150g 覆盆子150g 龙眼肉150g 胡桃肉150g 黑芝麻150g

另:陈阿胶150g 鹿角胶50g 龟甲胶200g 对蛤蚧[研粉]1对 白薮蜜100g 胶饴糖150g 高丽参精70g 收膏

患者服药后,精液报告示活率14.61%,A级精子8.73%,B级精子15.66%,畸形精子率32%,后另予调补,再服用2剂膏方后终成弄璋之喜。

按:不育症中医称之为"无子""艰嗣"。其病因很复杂,临床多见少精子症、弱精子症、无精子症、畸形精子过多症、精液液化延迟症、免疫性不育症等等。西医学虽然分类详尽,但治疗方法有限,常常借助于辅助生育方法如人工授精、试管婴儿等来治疗。但其生育率只有30%左右。现代中医男科工作者针对上述情况,采取中医中药治疗,往往得到很好疗效,能使50%以上不育症患者得以生育。另外,十子二仙汤治疗畸形精子过多症、生精液化汤(因已经申报上海市名老中医经验以及某些技术成果转让的原因,无法详细列出具体药物)治疗精液液化延迟等方面也取得了不错的效果。不育症患者在以上这些研究成果的基础上加上具体辨证治疗开服膏方,有一定疗效,但因为1剂膏方服用时间比较短,仅1个月左右(精子生长期需76天),往往治疗需1~2个疗程(3~6个月),所以服用1个疗程膏方的患者还要继续门诊续服中药,才能取得明显疗效。

7. 不育症案二

洪某,男,34岁,结婚4年,性生活正常而不育,既往无其他疾病史,外院查精子密度1700万/ml,活率47%,A级精子8%,B级精子12%,诊断为少弱精子症。畏寒怕热,腰膝酸软,勃起不坚,性欲淡漠,睡眠不深,头晕记,忆力减退,舌淡,苔薄,脉细无力。证属肾阳虚衰,宜温补肾阳、滋阴填髓,左归丸合二仙汤加减。处方:

炙黄芪300g 太子参300g 潞党参200g 白芍150g 白术150g 云茯苓150g 福泽泻150g 炒当归120g 紫丹参150g 熟怀地150g 毛冬青300g 制仙茅150g 仙灵脾150g 菟丝子150g 肉苁蓉150g 盐锁阳120g 淡子芩150g 巴戟天150g 胡芦巴150g 沙苑子150g 枸杞子300g 蛇床子150g 韭菜子150g 桑椹子150g 覆盆子150g 益智仁150g 山茱萸150g 炙黄精150g 肥玉竹150g 何首乌300g 紫河车50g 炙远志150g 夜交藤300g 五味子100g 川牛膝150g 川断肉150g 厚杜仲100g 大生地150g 绞股蓝150g 龙眼肉150g 胡桃肉150g 黑芝麻150g

另:陈阿胶150g 鹿角胶150g 龟甲胶200g 对蛤蚧[研粉]1对 白薮蜜100g 胶饴糖150g 高丽参精70g 收膏

1剂服用后,查精子密度2100万/ml,活率65%,A级精子18%,B级精子22%,次年告知喜得一千金。

8. **泌尿系统结石案一**

朱某,男,49岁。肾结石5年,有肾绞痛血尿史,B超检查左肾下极有0.5cm、0.6cm大小结石2枚,平日腰酸时有,动辄血尿,大便溏薄,苔黄腻,脉弦紧。平时较少饮水,煎熬成石,湿热集聚下焦,拟石韦散加减。处方:

金钱草300g　小石韦150g　冬葵子150g　生黄芪300g　云茯苓150g　福泽泻150g　潞党参200g　炒白术150g　炒白芍150g　车前子包 150g　黑猪苓150g　海金沙包 150g　生牡蛎先煎300g　生龙骨先煎300g　川断肉150g　厚杜仲100g　川牛膝150g　熟怀地150g　怀山药300g　山茱萸150g　六神曲150g　鸡内金100g　飞滑石包 150g　何首乌300g　制黄精150g　杭白菊100g　淡子芩150g　枸杞子300g　石见穿300g　虎杖根150g　广郁金100g　胡黄连150g　龙眼肉150g　胡桃肉150g　黑芝麻150g

另:陈阿胶150g　鳖甲胶100g　白文冰100g　胶饴糖150g　收膏

服后患者即觉左侧腰背始有疼痛,配合运动。2周后复查B超示左肾积水,左输尿管结石。后服药期间某夜自行排出结石1枚,高兴不已。

9. **泌尿系统结石案二**

陈某,男,40岁。既往常有肾结石绞痛血尿史,服药后尿石排出,但过后仍反复复生结石。现右侧腰酸,血尿,睡眠差,易惊醒,梦多,头晕,记忆下降,苔薄腻,脉细。血尿酸增高,B超示右肾结石0.4cm。宜清湿热通淋排石,逍遥散合石韦散加减。处方:

生黄芪300g　太子参300g　炒潞党200g　炒白术150g　杭白芍150g　云茯苓150g　福泽泻150g　车前子包 150g　大生地200g　金钱草300g　软柴胡150g　全当归150g　小石韦150g　冬葵子200g　补骨脂150g　留行子150g　六神曲150g　鸡内金100g　炒山楂300g　炙远志150g　夜交藤300g　五味子100g　酸枣仁150g　合欢皮150g　抱茯神300g　炒川芎150g　明天麻120g　广郁金120g　紫丹参150g　生甘草100g　石见穿200g　枸杞子300g　山茱萸150g　怀山药300g　川断肉150g　厚杜仲100g　川牛膝150g　刘寄奴150g　北秦皮120g　龙眼肉150g　黑芝麻150g

另:陈阿胶150g　白文冰100g　胶饴糖150g　收膏

患者服药1剂后诉血尿、腰酸已基本改善,复查B超未见结石,夜寐复佳。后每冬必至,求膏方调治,至今结石未复发。

按:中医中药非手术治疗结石病,有其适应证。结石直径小于0.6~1.0cm,近期有结石移动或患者发作绞痛,肾积水较轻,肾功能尚好的患者可予中医中药排石治疗。按照辨证论治的原则,湿热下注,气滞血瘀或兼肾虚,用清热利湿通淋排石或兼以益肾。常用代表方剂为石韦散(石韦、冬葵子、瞿麦、滑石、车前子、金钱草、海金沙、王不留行、补骨脂等),腰腹绞痛者,加用延胡索、八月札、芍药、甘草以缓急止痛;血尿较多者,加白茅根、大小蓟草、仙鹤草、藕节炭等;合并感染者,加黄柏、蒲公英、鱼腥草、大黄等。应用中医中药治疗肾、输尿管结石,可以对结石停留日久、炎症粘连嵌顿、肉芽增生合并尿路感染等难治性结石有治疗作用,对减少肾功能进一步损害有一定疗效。临床上服用膏方还能起到中医药治疗预防结石的效果。近些年的中西医结合研究提示,一些中药可能含有碎解和预防草酸钙结石复发的作用。经研究发现,清热利湿药如金钱草、海金沙、薏苡仁、车前子、石韦、茯苓、泽泻、玉米须、萹蓄、瞿麦,活血化瘀药如三棱、莪术、桃仁、穿山甲、夏枯草等,不仅治疗结石,又有预防结石复发的作用。所以在结石病治疗排石后,还需再连续服用中药或服用中成药如五苓胶囊、肾石通、八正散等,配合平时多饮水,尽量减少草酸钙、碳酸钙等含钙食物的摄入,多参加

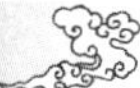

体育活动，治疗结石病和预防结石病复发是完全可能的。

10. 癃闭(前列腺增生)案一

曹某，男，65岁。排尿不畅，形寒肢冷，夜寐不宁，夜尿增多，尿流涓细，排尿不尽，阳事不举，滑泄遗尿，腰膝酸软，精神不振，已有2年余，曾用中西药物，效果不显，苔薄舌淡，脉弦细。心脾肾虚，气滞血瘀，宜益肾健脾，活血散瘀，代抵当汤合温脾汤加减。处方：

生黄芪300g　炙黄芪300g　茅苍术150g　炒潞党200g　炒白芍150g　炒白术150g　云茯苓150g　福泽泻150g　梗通草150g　京三棱150g　蓬莪术150g　川桂枝100g　熟附块50g　皂角刺100g　全当归120g　紫丹参150g　山萸肉150g　川断肉150g　厚杜仲100g　川牛膝150g　益母草300g　补骨脂150g　粉葛根300g　大生地150g　黑猪苓150g　怀山药300g　枸杞子300g　女贞子150g　炙远志150g　夜交藤300g　五味子100g　酸枣仁150g　合欢皮150g　抱茯神150g　太子参300g　何首乌300g　制黄精150g　覆盆子150g　益智仁150g　仙灵脾150g　盐锁阳120g　潼蒺藜150g　肉苁蓉150g　龙眼肉150g　胡桃肉150g　黑芝麻150g　炙水蛭60g　益母草300g

另：陈阿胶150g　鹿角胶100g　鳖甲胶100g　龟甲胶100g　对蛤蚧1对　白荄蜜100g　胶饴糖150g　别直红参30g　醇黄酒100g　收膏

服药后，身形复暖，肢末常温，尿流较前明显增粗，后每年冬季坚持膏方调治。现尿畅如壮年，阳事复举，精神大振。

按：患者八八之年，肾气虚衰，则统摄乏力，膀胱气化不力，州都之官不能司职故水道欠畅，脾主健运，统管全身之司，中土旺盛则统司有节，益肾健脾，水土共生，则阳道通，阳事复举。

11. 癃闭(前列腺增生)案二

颜某，男，53岁，尿频尿急，夜尿增多、夜尿三四次，排尿不畅，滴尿、尿细、排尿费力，脘腹胀闷，腰膝酸软，下腹会阴胀痛，但有气急、咳嗽咯痰，苔薄，脉弦细。宜化痰软坚，活血化瘀，益肾健脾，少腹逐瘀汤加减。处方：

炙黄芪300g　太子参300g　炒潞党300g　白芍150g　白术150g　云茯苓150g　福泽泻150g　车前子[包]150g　石见穿200g　皂角刺100g　京三棱150g　蓬莪术150g　川牛膝150g　川断肉150g　厚杜仲100g　全当归120g　紫丹参150g　老红藤300g　鹿衔草150g　黑猪苓150g　川桂枝120g　穿山甲80g　枸杞子300g　制黄精150g　补骨脂150g　益母草300g　怀山药300g　山茱萸150g　肥玉竹150g　青皮100g　陈皮100g　吴茱萸100g　荜澄茄150g　藏红花30g　单桃仁100g　龙眼肉150g　胡桃肉150g　黑芝麻150g

另：陈阿胶150g　鹿角胶100g　鳖甲胶100g　龟甲胶100g　白荄蜜100g　醇黄酒100g　高丽参精70g　对蛤蚧1对　收膏

服药后夜尿次数减为一二次，排尿亦不费力，腰膝酸软及下腹诸症明显改善。

按：治疗癃闭，应多从病源入手，体现“治病求本”的宗旨，立法处方，注意调整机体阴阳，或攻或补，灵活运用，存乎其心。周教授善用李用粹《证治汇补·癃闭》中“有热结下焦，壅塞胞内，而气道涩滞者；有肺中伏热，不能生水，而气化不施者……有久病多汗，津液枯耗者”的理论来指导临床治疗。李用粹亦详细阐述癃闭的治法：“一身之气关于肺，肺清则气舒，肺浊则气壅，故小便不通，由肺气不能宣布者居多，宜清金降气为主，并参他症治之，若肺燥不能生水，当滋肾涤热。夫滋肾涤热名为正治。清金润燥，名为隔二之治；燥脾健胃，名为隔三之治。”膏方治疗上采用：①提壶揭盖法；②斡旋中气，健脾以升清降浊法；③治分阴阳，益肾以利膀胱；④通瘀行水，启癃开闭，中病即止；⑤通腑以利小便；⑥清利并举等多法并用，加之膏方调补结合，疗效颇佳。另外，周教授在40余年的临床经验中发现益母草等中草药中含大量黄酮，对抗雄激素及其受体，不使雄激素再刺激前列腺增大，还可相对缩小前列腺组织体积。

12. **膀胱黏液腺癌**

王某，女，73岁，2006年4月前因血尿于仁济医院膀胱镜诊断为膀胱肿瘤黏液性腺癌浸润肌层。但因基础疾患较多，全身情况差，暂不能手术治疗。初诊时自觉神疲、乏力，夜寐差，尿畅，尿色淡红，尿量可，纳差，便调。观其舌红有裂纹，苔薄，脉细弦。证属气阴两虚，治拟益气养阴，扶正祛邪，生脉增液汤（太子参、麦冬、五味子、生地、玄参等）加减。处方：

太子参150g　寸麦冬150g　五味子90g　生黄芪150g　南沙参150g　北沙参150g　肥玉竹150g　生地150g　熟女贞150g　夜交藤150g　蛇舌草150g　盐知母90g　盐黄柏90g　车前子[包]150g　炒当归150g　制黄精150g　墨旱莲150g　川桂枝30g　紫丹参150g　山萸肉150g　川断肉150g　厚杜仲100g　怀牛膝150g　补骨脂150g　粉葛根300g　白芍300g　白术300g　炒川芎150g　怀山药300g　枸杞子300g　炙远志150g　酸枣仁150g　合欢皮150g　茯苓150g　茯神150g　何首乌300g　太子参150g　炙甘草120g　小蓟草150g　白茅根300g　仙灵脾150g　盐锁阳120g　潼蒺藜150g　肉苁蓉150g　龙眼肉150g　胡桃肉150g　黑芝麻150g　参三七150g

另：陈阿胶150g　鳖甲胶100g　龟甲胶100g　枫斗精20g　白文冰100g　胶饴糖150g　西洋参300g　生晒参150g　珍珠粉20g　收膏

1剂膏方后，患者诸症改善，舌上裂纹变浅，后再调补数月裂纹消失，精神恢复，至外院复诊，竟已能耐受手术，行膀胱肿瘤切除术，术后再于我科膏方调养至今。

按：膀胱癌是泌尿科常见病、多发病，属中医学“血淋”“癃闭”等范畴。周教授强调调中兴阳，认为脾胃为后天之本，具有运化水谷精微以充养全身、调节体内水湿代谢、促进药物吸收之功能。在临证诊治中重视观察患者的舌质、舌苔、脉象和二便，治疗上从脾胃论治，注重提高患者的免疫功能，通过调节脾胃，可防止肿瘤复发，减少放化疗副作用，延长晚期患者生命，对提高患者生活质量起到积极作用。膀胱癌患者常因手术、放化疗，以及疾病本身的发展和恶化，严重耗伤人体的气血津液。同时，湿热之邪恋久或清利湿邪太过必劫耗阴液，且肿瘤瘀毒亦易伤耗阴津，故膀胱癌术后和放化疗后发热，患者口虽不渴饮、舌虽不瘦红，但仍须遵“留得一分津液，便有一分生机”之训，所以滋阴养液，确保阴阳平衡至关重要。在滋阴的同时，勿伤脾胃之气，应须防滋腻碍脾胃。同时根据患者病情制定合理的膳食，避免刺激、伤胃、碍胃之品，使中土健运，生化之源不竭，气血充足，机体免疫功能稳定，从而达到防止肿瘤复发、转移的目的。这也是中医“治未病”理论的具体应用。

13. **淋证（泌尿生殖系统感染）案**

章某，女，52岁，自绝经后开始时常反复出现尿路感染，开始时服用西药抗生素即可痊愈。后因担心复发，长期连年服用多种抗生素，致使体内菌群失调，尿感愈频，苦不堪言。而中段尿培养及药敏试验示对多种抗生素耐药。来就诊时，尿频急，时有尿痛，小腹坠胀，常感腰膝酸软，头晕胁痛，夜尿增多，排尿踌躇，有尿不尽感，苔薄腻，脉细涩。是为湿热蕴积，肾精亏虚，宜左归丸合严氏二丁汤加减。处方：

老红藤300g　败酱草300g　紫地丁300g　蒲公英300g　蛇舌草150g　鹿衔草150g　淡子芩150g　川黄柏100g　鱼腥草300g　太子参300g　潞党参300g　白术150g　白

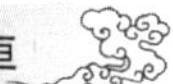

芍 150g　炙甘草 100g　延胡索 150g　江枳壳 100g　仙灵脾 150g　肉苁蓉 150g　山茱萸 120g　大生地 150g　车前子[包] 150g　梗通草 150g　川断肉 150g　厚杜仲 100g　怀牛膝 150g　桑椹子 300g　桑寄生 200g　生黄芪 450g　防风 90g　粉葛根 300g　龙眼肉 150g　胡桃肉 100g　黑芝麻 100g　大红枣 100g　川桂枝 100g　炒归尾 100g　紫丹参 150g　菟丝子 150g

另:陈阿胶 150g　鹿角胶 100g　鳖甲胶 100g　龟甲胶 100g　西洋参 200g　白蔹蜜 100g　胶饴糖 150g　珍珠粉 10g　哈蟆精 10g　收膏

患者体虚肾亏,加之滥用药物,诸症皆由此起,对症用药,调补并举,药到症除,诉服药早期亦有反复,后至来年,尿感明显减少,连续服用 2 剂,尿感已无发作,自觉神清,精神亦好于发病前,诉服药后感冒也较少发作。

按:中老年女性尤其是围绝经期前后的女性,由于体内激素水平的变化,常常引发反复性顽固性尿路感染,频繁发作,严重影响患者生活。西医学证实围绝经期妇女的生理变化实际是卵巢功能衰退引起的内分泌改变和机体自然老化两方面共同作用的结果,但前者影响更大,主要是雌激素水平的下降,对全身各系统都会产生影响。膀胱三角、尿道上皮与阴道远端为同一胚胎来源,都由泌尿生殖窦衍化而来,具有较多的雌激素受体,亦为雌激素的敏感组织。随着雌激素的减少,膀胱、尿道黏膜萎缩变薄,呈不同程度的萎缩性改变,造成萎缩性膀胱炎、尿道炎,因抗炎能力减弱,易发生反复的尿路感染。绝经后妇女也容易发生排尿不适、尿频、尿急甚至尿失禁的症状。泌尿系感染是绝经后妇女的常见病。据国外文献报道,至少有 20%的绝经后妇女发生过泌尿系感染,15%的老年妇女泌尿系感染反复发作。尽管目前抗生素的应用发展迅速,治疗泌尿系感染的疗效明显提高,但泌尿系感染的发病率、复发率却无明显下降。周教授认为顽固性尿路感染与人体免疫系统低下有关,临床上可运用膏方药物调补机体免疫,所谓"正气存内,邪不可干"。另外,现代中药药理研究发现葛根、益母草等多种药物含类植物雌激素,酌情加用,调补并施,往往收效较好。

（郁 超　陈 磊）

朱南孙

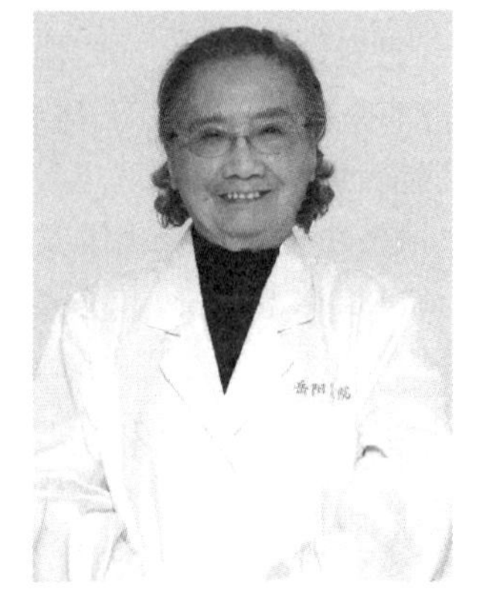

朱南孙,1921年出生,教授、主任医师,朱氏妇科第三代传人,上海市名中医,1994年被定为首批全国名老中医,享受国务院特殊津贴。曾任中华全国中医妇科研究委员会委员、上海中医学会副理事长,中医妇科学会主任委员等职。荣获1983年全国"三八"红旗手及全国卫生先进工作者称号,是上海市第八届人大代表。朱南孙教授主持完成国家自然科学基金等多项课题,科研创新屡次获奖:2011年获上海中西医结合三等奖,2010年获上海科技进步三等奖,1998年获上海科技进步二等奖。"加味没竭片"新药已进入三期临床研究。2003年,上海中医药大学朱南孙名中医工作室成立,2004年底被列为上海市首批三个首席名中医工作室之一。2009年获得上海市高尚医德奖。2009年朱南孙工作室获全国先进工作室。2010年入选国家中医药管理局名医工作室建设项目。2012年负责海上朱氏妇科流派传承基地建设项目。朱南孙教授行医70年发表论文百余篇,著作10余部。朱南孙教授临诊圆机活法在握,辨证论治进退有序,提出审动静之偏向而使之复于平衡是临床治疗之原则,临证施治总结概括为"从、合、守、变"富有哲理性的四法,衷中参西,追求创新,大大丰富发展了朱氏妇科。

一、临床经验

(一)辨别动静,洞识病机

朱南孙认为,经、带、胎、产、杂病都可以服用膏方,产后病最适宜用膏方调补。但要注重辨证,紧扣病机。朱南孙注重证候病机,认为病机为入道之门,乃治病之要。因此,膏方脉案皆紧扣病机,辨证施治,纠正女子生理动静失衡,以平为期。针对女子经、带、胎、产及杂病的特点,将病机高度提炼为动、静两大证候。动证病机归纳有三:一为热迫而"动",病因为阳邪侵犯实体,或湿热内蕴或心胃火燔,热迫冲任,而致经事先期,量多崩冲,吐衄,黄赤带下诸症;二为阴虚不能涵养而"动",以水亏之质,而罹邪热侵扰,或血虚之体受五志之火煎熬,热扰冲任,血海不宁,本虚标实,而形成崩漏衄带;三为阳衰不能维阴而"动",脾肾素虚,过劳所伤,致阳气衰惫,封藏失职,带脉不约,冲任失固,发为崩冲、带下、经行便泻等症,轻者下陷,重者虚脱。静证病机有二:一为正惫无力而"静",凡病饮食劳倦,中虚不运,气血生化无源,或七情房劳,肝肾耗匮,以致元气失去鼓舞之能,阴精乏滋养之资,冲任失养,血海无余,致使发育迟缓,经衍量少、甚或闭止,乳少,胎萎诸症;二是邪壅不通而"静",凡六气中寒凝胞脉,湿侵下焦,七情中之肝郁气滞,心脾气结,饮食厚味,致使痰浊内蕴,皆可使脏腑功能发生障碍,冲任通盈失司,气滞血瘀,脉络不和以致胞门闭塞,造成经衍量少、闭经、不孕、子满子肿、癥瘕诸症。以上不外虚实二途。此外,尚有动久而静,如久崩久漏而致闭经,又有静久而动,

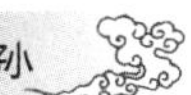

如癥瘕血结，致血不归经而出血不止。总之，朱氏强调辨证，膏方体现调补治病相兼顾，实多攻多，虚多补多，因人因证施膏。

（二）组方严谨，善用药对

朱南孙膏方，药味多在20~30味间，选药组方考虑周详，配伍讲究，主次分明，或相须相使，或相反相逆，依病情而定。药味不多，药量适中，膏方缓图，渐收功效。组方特点突出在以下几个方面。①肝肾为纲，肝肾同治。②脾肾并重。③脾胃虚弱运化乏力者，则佐以焦山楂、神曲、砂仁、陈皮等理气消导药物，斡旋气机，调理脾胃，有助于患者对膏方的消化吸收。④喜用对药，如党参、黄芪补气固涩；怀山药、白术、茯苓益气健脾；狗脊、桑寄生补肝肾、强腰膝；覆盆子、金樱子温肾摄精；芡实、莲须固冲止崩；仙鹤草、海螵蛸收涩止血。

（三）用胶讲究，服嘱周详

对胶糖类的运用，斟酌取舍，颇有讲究。通常阿胶养血，龟甲胶、鳖甲胶养阴消癥，鹿角胶温阳皆常用之法。有时亦用黄明胶、益母草膏、补力膏、金樱子膏等。血黏度高及高脂血症者，主张膏方中少用胶或不放胶，不放任何胶者亦称清膏。

二、防治优势

如对证属经血不足、元气衰惫之闭经、不孕等，宜以补肝肾、益气血、填精髓之“早衰膏”（河车粉、巴戟肉、墨旱莲、菟丝子、石楠叶、仙茅），以静待动，充养精血，调补元气，“血枯则润以养之”，亦即以静法治静证。朱氏“健壮补力膏”融入了“肝肾为纲，肝肾同治”的观点，取补肝肾之菟丝子、金樱子、五味子、石龙芮等创制，药性温而不燥，补而不腻，是虚损的日常滋补之贴；广泛应用于崩漏、月经失调、不孕、胎漏等，收到良好疗效。卵巢早衰的患者，开膏方就以补为主，主用补肾药，如巴戟天、仙灵脾、石楠叶、菟丝子、覆盆子等补肾阳为主，还强调要加入河车粉，因河车粉雌激素含量比较高，有助卵巢复苏；血黏度高者，不宜多加胶类。对于围绝经期肾虚肝旺型子宫肌瘤，若伴有经前乳胀、月经过多，则常用紫草、白花蛇舌草，再配寒水石、生牡蛎、夏枯草、墨旱莲，此六味组合，平肝软坚，消瘤断经，是常用对药。此六味也常在膏方中配伍运用，可加半枝莲、石见穿、女贞子、桑椹子、枸杞子等，久服可消瘤缩宫、防癌。再如卵巢囊肿的患者，膏方调治宜攻补兼施，根据患者体质强弱，辨证用药，体质强多用攻药，体质弱多用补药。

三、医案精选

1. 月经量多案

李某，女，28岁，2004年11月23日就诊。自15岁初潮，经来量多或淋漓不断，迁延至今已达10年。身形瘦弱。时感头晕神疲，夜寐梦扰，心荡气促。脉细带数，舌黯偏红，苔薄腻。证属脾肾两虚，心肾不交。治以健脾益肾，统摄冲任。处方：

党参120g　黄芪120g　怀山药120g　生白术60g　白茯苓90g　全当归120g　熟地黄120g　制首乌120g　枸杞子120g　制黄精120g　炒川断120g　金狗脊120g　桑寄生120g　覆盆子120g　金樱子120g　芡莲须90g　椿根皮120g　山楂肉90g　建神曲90g　春砂仁40g　合欢皮120g　淡远志60g　五味子90g　炒枣仁90g　陈棕炭120g　桑螵蛸120g　煨益智90g　补骨脂60g　仙鹤草140g　鸡冠花120g　怀牛膝90g　伏龙肝100g　炮姜50g

另：阿胶350g　鹿角胶100g　胡桃仁90g　红枣120g　龙眼肉120g　莲肉120g

冰糖750g　收膏

按:《景岳全书》曰:“元气之充足,皆由脾胃之气无所伤,而后能滋养元气。若胃气之本弱,饮食自倍,则脾胃之气既伤,而元气亦不能充,此诸病之所由生也。”脏腑调和,气血充沛则冲盛任通,经事正常。盖由长期脾虚便溏,乃至肾虚下陷,身形瘦弱,脾不统血而致月经量多或淋漓。全方党参、黄芪补气固摄;怀山药、白术、茯苓益气健脾;当归、熟地、制首乌、枸杞子、制黄精益肾养肝,养血益精;炒川断、狗脊、桑寄生补肝肾,强腰膝,固冲任。覆盆子、金樱子温肾摄精,能补能涩;芡实、莲须固冲止崩,健脾止泻,都是朱教授治疗脾肾两虚之崩漏带下的常用药对。合欢皮、远志、五味子、炒枣仁解郁安神,交通心肾;椿根皮、陈棕炭、桑螵蛸、仙鹤草、鸡冠花、地榆、牛角腮收敛固摄冲任,配合怀牛膝收敛止血而不留瘀;煨益智、补骨脂、伏龙肝、炮姜温中健脾止泻。

2. 月经先期案

蔡某,女,31岁,已婚。1984年12月20日就诊。恙由婚后房事不节,肝肾耗损,湿热之邪内侵,留滞下焦,冲任气机受阻,血行不畅,瘀阻胞宫,如此瘀热交结,而症见经水先期,经转腹痛颇剧,乳胸作胀,平素则带下绵绵,腰酸耳鸣,性感淡漠,婚后一年半未孕。脉弦细稍数,舌黯偏红,苔薄有齿印。欲使嗣育,宜予益肾养血、化瘀理气之品,务使经血调匀,气血和平,始可有望。处方:

全当归120g　紫丹参120g　赤芍90g　白芍90g　生地90g　熟地90g　大血藤150g　蒲公英120g　生蒲黄[包]150g　小青皮60g　生楂肉90g　覆盆子120g　枸杞子120g　金樱子120g　芡实90g　莲须90g　椿根皮120g　仙灵脾120g　桑寄生120g　怀山药120g　云茯苓120g　焦白术60g　新会皮60g　制香附90g　合欢皮120g　川楝子90g　广郁金90g　鸡血藤120g　鸡内金90g　延胡索60g

另:黄明胶100g　益母草膏1瓶　龙眼肉90g　红枣90g　文冰500g　陈酒250ml　收膏

按:本患者既往经水素调,新婚后1年内房事不节,耗损肝肾精血,致血少阴亏,阴虚内热,热扰血海,迫血流行,瘀阻不畅,故见经行腹痛、乳胀;病延日久损及肾,见腰酸耳鸣,甚至不孕。《傅青主女科》云:“先期而来少者,火热而水不足也。”《景岳全书·妇人规》云:“先期而至,虽曰有火,若虚而挟火,则所重在虚,当以养阴安血为主。”全方以熟地、白芍、覆盆子、枸杞子、金樱子、芡莲须、椿根皮、仙灵脾、川断、狗脊、桑寄生滋补肝肾,山药、茯苓、白术、陈皮、当归、丹参、鸡血藤健脾养血和营,佐以陈皮、川楝子、制香附、郁金疏达肝气,体现朱教授“调经肝肾为纲”学术思想,针对冲任热瘀交阻酌加红藤、蒲公英、生蒲黄、小青皮、生楂肉清热化瘀,疏利冲任。全方重在益水,使水足而火自平,阴生而阳自秘,则经行如期矣。

3. 痛经案

段某,女,28岁,未婚。1984年11月20日就诊。患者14岁月经初潮,临经长途行军跋涉,以致经转腹痛。经期尚准,经量中等。发育欠佳,乳房平塌,形体瘦弱。目失肝血濡养,而视物模糊,中度近视。久而增见头晕,神疲乏力,时常腰酸,面色㿠白。阴虚生内热,而大便干结,数日一行,时常痔疮出血,牙龈溢血。脉细弦,舌黯有齿印,苔腻。证属肝肾亏虚,冲任失养。治拟清补肝肾,调理冲任。处方:

潞党参120g　炙黄芪120g　生地90g　熟地90g　京玄参90g　大麦冬120g　大白芍120g　制首乌120g　枸杞子120g　牡丹皮90g　椿根皮120g　大红藤150g　川楝子

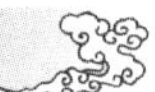

90g　光桃仁 120g　柏子仁 90g　甜苁蓉 120g　女贞子 120g　墨旱莲 120g　川牛膝 120g　川续断 120g　桑寄生 120g　金狗脊 120g　覆盆子 120g　山萸肉 60g　坎炁 60g　全当归 120g　广木香 60g　广陈皮 60g　云茯苓 120g　怀山药 120g

另:阿胶 150g　鹿角胶 60g　湘莲 60g　龙眼肉 60g　胡桃仁 60g　文冰 250g　陈酒 400ml　收膏

按:《诸病源候论》谓:"妇人月水来腹痛者,由是劳伤血气以致体虚,受风冷之气,客于胞络……风冷与血气相击,故令痛也。"本例患者临经长途行军跋涉,风冷与血气相搏,以致经转腹痛。女子以肝为先天,肝藏血,体阴而用阳,肾为先天之本,肾藏精,精血同源,证属阴血内热,肝肾不足。发育欠佳,乳房平塌,形体瘦弱,表明气血受损,阴血亏耗。痔疮出血,牙龈溢血,皆为脾不统血之象,故方中圣愈汤合加减苁蓉菟丝子丸(熟地、肉苁蓉、覆盆子、当归、枸杞子、桑寄生、菟丝子、艾叶)加减益气养血,补益肝肾。另外,玄参、麦冬、白芍养阴生津,丹皮、椿根皮、红藤清热解毒,血肉有情之品坎炁温肾填精、调理冲任,又恐患者体虚不受补,故予广木香、陈皮、云茯苓、怀山药健脾。

4. 经间期出血案

龚某,女,26 岁。1990 年 11 月 15 日就诊。患者诉新婚后房劳过度,症见期中出血,经转量多,神疲乏力,腰膝酸软,虚火内生,口腔溃疡反复发作,咽喉疼痛,便结不畅,经前乳胀,夜寐尚可,小便尚调。脉沉弦数,舌红边后齿痕,苔薄腻。证属肾精耗损,水亏火旺,木失条达,脾气受阻。治宜滋肾清肝,健脾润腑。处方:

潞党参 150g　紫丹参 120g　京玄参 120g　北沙参 120g　大麦冬 120g　大生地 150g　淡黄芩 60g　肥知母 150g　川柏皮 90g　云茯苓 120g　生米仁 120g　福泽泻 120g　软柴胡 90g　延胡索 60g　小青皮 60g　女贞子 120g　桑椹子 120g　肉苁蓉 120g　柏子仁 120g　全瓜蒌 150g　火麻仁 120g　苎麻根 120g　川续断 150g　桑寄生 150g　制狗脊 150g　金樱子 150g　墨旱莲 150g　仙鹤草 200g　金钱草 150g　生甘草 60g

另:陈阿胶 150g　黄明胶 150g　龟甲胶 90g　胡桃仁 125g　莲子心 60g　红枣肉 125g　文冰 500g　陈酒 500ml　西洋参 50g　收膏

按:《女科证治准绳》载:"袁了凡先生云:天地生物,万物化生,必有乐育之时……丹经云:一月止有一日,一日止有一时,凡妇人一月经行一度,必有一日之候。"此氤氲的候出血,相当于西医学排卵期出血,若出血量增多,出血期延长,失治误治,常可发展为崩漏。本案例患者因禀赋虚弱,肾本不充。证属肾精耗损,水亏火旺,木失条达,脾气受阻,治拟滋肾清肝,健脾润腑。方用党参、玄参、北沙参、大麦冬益气养阴,生地、黄芩、知母、川柏清热生津,茯苓、生米仁、泽泻健脾,柴胡、延胡索、青皮疏肝理气,女贞子、桑椹子、肉苁蓉、川断、桑寄生、狗脊益肾养肝,苎麻根、金樱子、墨旱莲、仙鹤草更兼止血,柏子仁、全瓜蒌、火麻仁润肠通便。

5. 经行头痛案

施某,女,33 岁,已婚。1985 年 1 月 5 日就诊。患者素体虚弱,婚后数产,产后症见经行头痛,痛循脊柱自上而下,迁延不愈。时感腰背酸楚,神疲畏寒,四肢不温,性情烦躁,大便秘结,数日一行,夜寐梦扰,小便尚调。脉沉细迟,舌质偏黯,边尖稍红,苔薄黄腻。患者体虚数产乃至肝肾亏损,精亏血少,时值经行,阴血下注冲任,精血益虚,髓海失养。证属肝肾亏虚,冲任失养。治拟养肝益肾,濡养冲任。处方:

人参 50g　潞党参 120g　炙黄芪 120g　全当归 120g　紫丹参 120g　赤芍 90g　白芍 90g　抚川芎 60g　生地 90g　熟地 90g　枸杞子 120g　巴戟天 90g　仙灵脾 120g　鹿

角片 90g　覆盆子 120g　肉苁蓉 120g　炒川断 120g　制狗脊 120g　桑寄生 120g　石楠叶 90g　合欢皮 120g　广郁金 90g　北柴胡 60g　川楝子 90g　全瓜蒌 120g　朱茯苓 120g　首乌藤 120g　柏子仁 120g　淮小麦 200g　炙甘草 60g　焦白术 60g　石菖蒲 60g

另：黄明胶 100g　补力膏 1 瓶　龙眼肉 90g　胡桃仁 90g　湘莲 60g　文冰 500g　陈酒 250ml　收膏

按：《素问·骨空论》云："督脉者，起于少腹……贯脊属肾……上额交巅上，入络脑，还出别下项，循肩髆内，侠脊抵腰中。"督脉贯脊属肾。本案患者素体虚弱，婚后数产，乃致肝肾亏损，精亏血少，经行时精血下注冲任，精血益虚，督脉空虚，髓海失养，可见经行头痛，其痛在脑后。产后宜补，本病主要是气血为病，治法总以调理气血，使气顺血和，清窍得养为宜。以八珍汤加丹参养血益气，郁金、柴胡、川楝子疏肝行气，枸杞子、覆盆子、仙灵脾、巴戟天、肉苁蓉、鹿角片、续断、桑寄生、狗脊补肾柔肝强腰脊。诸药合用，使气旺血足，肝肾得养，髓海充盈，经行头痛自止。方中淮小麦、炙甘草合用，养心阴，安心神，常再配以首乌藤、柏子仁、合欢皮、茯苓等治疗心阴不足、肝郁不畅所致神志不宁之证。

6. 围绝经期诸症案

夏某，女，45 岁，已婚。2007 年 12 月 16 日就诊。年近七七，经水将绝，已不按期来潮，二三月一行，经来量少。肝肾阴虚，相火上扰，故面部烘热、潮热时作。肝失疏泄，则气机不畅，头晕目眩，夜寐难安。肾阴不足，则腰酸耳鸣，脉沉细，舌红，苔薄白。宜补益肝肾。处方：

生晒参 100g　西洋参 50g　紫丹参 150g　潞党参 150g　生黄芪 150g　全当归 150g　杭白芍 120g　大熟地 90g　细生地 90g　枸杞子 120g　女贞子 120g　桑椹子 120g　明天麻 120g　夜交藤 180g　抱木神 150g　合欢皮 120g　酸枣仁 90g　五味子 60g　珍珠母 150g　怀山药 120g　山萸肉 120g　夏枯草 150g　苦丁茶 120g　灵芝草 120g　川杜仲 150g　嫩桑枝 120g　桑寄生 120g　忍冬藤 150g　鸡血藤 150g　青陈皮[各] 50g　生山楂 120g　鸡内金 120g

另：小红枣 150g　陈阿胶 250g　鳖甲胶 150g　胡桃仁 150g　莲肉 150g　桂圆肉 120g　冰糖 250g　黄酒 500ml　收膏

按：《素问·上古天真论》曰："七七，任脉虚，太冲脉衰少……五脏皆衰，筋骨解堕，天癸尽矣。故发鬓白，身体重，行步不正，而无子耳。"患者经水将绝，肾气渐衰，冲任亏虚，阴阳失于平衡，故经水不能按期来潮，经来量少；肝失疏泄，气机阻滞，清气不能上承脑窍，故头晕目眩；肝肾阴亏，阴阳失衡，阴虚阳失潜藏，阳浮于上，迫津外出，故见烘热汗出；肾水不足，不能上济于心，心火不受其制，水不济火，心火偏旺，故出现夜寐难安。方用茯神、珍珠母、酸枣仁宁心安神；山药、杜仲、枸杞子、女贞子、桑椹子、山萸肉、五味子、桑寄生、杜仲补肾填精；合欢皮、青陈皮舒肝理气；天麻平肝潜阳。全方共奏平衡阴阳之功，以期安度围绝经期。

7. 经断复来案

周某，女，63 岁，已婚。1985 年 1 月 3 日就诊。绝经至今十余载，断续复潮 3 次。症见头项疼痛，肩背、腰脊酸楚，神疲乏力，胃纳欠佳，夜寐欠安，梦多易醒，二便尚调。脉弦细带数，舌黯，苔薄，有齿印。证属肝肾亏虚，冲任失养。时值冬令之际，投以益肾养肝健脾之剂，平衡阴阳。处方：

潞党参 120g　炙黄芪 120g　全当归 90g　生地 90g　熟地 90g　杭白芍 90g　制首

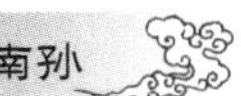

乌 120g　枸杞子 120g　女贞子 120g　桑椹子 120g　墨旱莲 120g　覆盆子 120g　巴戟天 90g　肉苁蓉 120g　芡实 90g　莲须 90g　玉米须 200g　椿根皮 120g　川续断 120g　桑枝 120g　桑寄生 120g　金狗脊 120g　石龙芮 150g　抚川芎 50g　石楠叶 90g　怀山药 120g　山萸肉 60g　威灵仙 120g　朱茯苓 120g　淮小麦 200g　川楝子 90g　广陈皮 60g　焦白术 60g

另：黄明胶 100g　金樱子膏 1 瓶　补力膏 1 瓶　湘莲 60g　胡桃仁 90g　文冰 500g　陈酒 250ml　收膏

按：患者年过七七，天癸已竭，肾气衰退，冲任亏虚，经血不足，脏腑失于濡养，阴阳失衡。《傅青主女科·调经》云："妇人有年五十外，或六七十岁忽然行经者，或下紫血块、或如红雪淋，人或谓老妇行经，是还少之象，谁知是血崩之渐乎！夫妇人至七七之外，天癸已竭，又不服济阴补阳之药，如何能精满化经，一如少妇。然经不宜行而行者，乃肝不藏、脾不统之故也，非精过泄而动命门之火，即气郁甚而发龙雷之炎，二火交发，而血乃崩矣，有似行经而实非经也。此等之症，非大补肝脾之气与血，而血安能骤止。"肾为五脏阴阳之本，拟方之际，以补肾为主，兼补肝脾，平衡阴阳，方得安康。党参、黄芪、当归、生熟地、川芎益气养血，杭白芍、制首乌、枸杞子、女贞子、桑椹子、墨旱莲、覆盆子、巴戟天、苁蓉、芡莲须、玉米须、川断、桑枝、寄生、狗脊、石楠叶、山萸肉补肝肾、强筋骨，其中女贞子、墨旱莲、芡莲须、玉米须、椿根皮更兼止血之效，怀山药、朱茯苓、陈皮、焦白术健脾，威灵仙止周身疼痛，淮小麦养心血、安心神，石龙芮拔毒散结。

8. 滑胎案

朱某，女，31 岁。2007 年 11 月 10 日就诊。婚后 8 年，怀孕 3 次，皆流产，屡孕屡堕，素体肾虚，肾虚不足，冲任不固，胎元失养，多次流堕，肾气更伤，腰酸如折，气血亏虚，脾运不及，纳食无味，大便溏薄，神疲乏力。脉细濡、尺不足，舌质淡红，苔薄腻，边有齿印。肾气不足，脾肾两亏，冲任不固，而致滑胎，拟益肾健脾补气，佐以调理冲任之品，以备再孕，胎固而不滑。处方：

生晒参 100g　潞党参 150g　生黄芪 150g　全当归 150g　菟丝子 150g　杭白芍 120g　大熟地 120g　枸杞子 150g　覆盆子 150g　怀山药 150g　山萸肉 150g　桑螵蛸 150g　巴戟天 150g　仙灵脾 150g　补骨脂 120g　紫石英 200g　煨金樱 150g　紫河车 90g　川续断 150g　川杜仲 150g　金狗脊 150g　制首乌 150g　川牛膝 150g　白扁豆 150g　焦白术 90g　新会皮 60g　白茯苓 250g　山楂肉 120g　白果 120g

另：红枣 150g　陈阿胶 250g　鳖甲胶 250g　胡桃仁 150g　桂圆肉 120g　冰糖 500g　黄酒 500ml　收膏

按：习惯性流产具有"应期而堕，屡孕屡堕"的特征，中医称之为"滑胎"。朱教授治疗习惯性流产主要有两个方面，一是先兆流产的保胎治疗，另是针对有流产病史的妇女，从怀孕受孕前，即予中药治疗，确保不发生流产征兆。本患者为怀孕前用膏方以调治。朱教授认为：肾主生殖，胞脉系于肾；母体肾气是胎儿发育的动力，而胎儿的成长，又要靠气血的充养，气血是由脾胃所化生，因此肾气不足、脾胃虚弱是导致习惯性流产的主要病机。肾气不足包括了两个方面，一是父母的精气，若不足则阴阳虽能结合成形，但是胎元不固，或有畸形，终致流产，甚或频坠；二是母体虚弱，肾气不足。脾胃虚弱主要导致气血的不足，气虚不能载胎，血虚不能养胎，故而流产。膏方防治习惯性流产主要是用补肾药，如菟丝子、枸杞子、覆盆子、巴戟天、仙灵脾、补骨脂、紫河车、川续断、川杜仲、金狗脊、山萸肉、桑螵蛸、金樱子、紫石英、胡桃仁、鳖甲胶、制首乌;在补肾基础上调养气血,善用生晒参、党参、生黄芪、白术、茯苓、白扁豆、怀山药、当归、杭白芍、大熟地、陈阿胶、桂圆肉等。诸药合用,珠联璧合,如桴应鼓。

9. **产后恶露不绝案**

郭某,女,31岁。2003年12月23日就诊。产后1个月,恶露淋漓不尽,色淡质稀,小腹空坠,面色少华,形寒肢冷,心悸寐差,纳谷不香,大便欠实,苔薄白,脉细缓。产后气虚,统摄无权,肝肾亏耗,血失所养。治拟补益肝肾,固摄冲任。正值冬令封藏之际,拟膏方调理。处方:

吉林人参60g　西洋参50g　潞党参150g　紫丹参150g　炙黄芪150g　当归150g　细生地150g　大川芎90g　制首乌150g　枸杞子150g　明天麻120g　茯苓150g　合欢皮120g　广郁金90g　远志60g　酸枣仁120g　柏子仁120g　怀山药120g　山萸肉120g　巴戟天120g　川续断120g　川杜仲150g　桑寄生120g　桑枝120g　制黄精150g　仙灵脾150g　鸡血藤150g　官桂枝90g　新会皮60g　焦白术90g　山楂肉120g

另:陈阿胶250g　龟甲胶250g　胡桃仁150g　冰糖500g　黑芝麻120g　莲肉150g　红枣150g　黄酒500ml　收膏

按:《医学心悟》云:"产后恶露不绝,大抵因产时,劳伤经脉所致也。其症:若肝气不和,不能藏者,宜用逍遥散。若脾气虚弱,不能统血者,宜用归脾汤。若气血两虚,经络亏损者,宜用八珍汤……"本例产妇产后肝肾心脾均虚,冲任二脉不固。药用人参、西洋参、党参、黄芪、当归、生地、首乌、阿胶益气补血;山萸肉、巴戟天、川断续、川杜仲、桑寄生、制黄精、仙灵脾、龟甲等补肝肾、益精气;远志、酸枣仁、柏子仁、怀山药、白术等健脾养心统血。诸药合用,冲任得调,经归身壮。

10. **卵巢囊肿案**

韩某,女,30岁。2004年12月21日就诊。经行腹痛。B超检查示:附件包块,蚕豆见大。经治3个月,未见增大。脉细濡,舌黯红有瘀点,苔黄腻。证属湿热内阻,气虚血瘀,聚以成瘕。今消补并进,扶正祛邪,以冀囊肿消除。处方:

生晒参60g　生黄芪150g　全当归150g　紫丹参150g　京赤芍150g　牡丹皮120g　生蒲黄[包]150g　刘寄奴150g　留行子150g　皂角刺120g　铁刺苓150g　石见穿150g　蒲公英150g　大血藤150g　三棱120g　莪术120g　川楝子150g　延胡索60g　夏枯草150g　茜草150g　炙乳香45g　小青皮60g　山楂肉150g　云茯苓150g　桂枝120g

另加:鳖甲胶400g　莲肉150g　胡桃仁150g　桂圆肉120g　红枣150g　冰糖500g　黄酒500ml　收膏

按:子宫内膜异位症之卵巢巧克力囊肿,中医病理变化是血瘀,其主要病理产物是瘀血。治疗当遵"通则不痛"之则,以化瘀治本为主。《诸病源候论》对"血瘕"的描述:"瘕聚令人腰痛不可俯仰,横骨下有积气,坚硬如石,少腹里急苦痛,脊疼痛,深达腰腹,下挛阴里,若生风冷,子门癖,月水不时,乍来乍不来,此病令人无子。"对子宫内膜异位症的膏方治疗,朱教授主要依据历代医家治疗"血瘕""癥结"的经验,以益气通滞、活血化瘀为大法,并注意到整体辨证,结合病因治疗,以调理脏腑、气血、阴阳的生理功能。膏方病案中均体现了攻补兼施,扶正达邪之意。通方用生晒参、黄芪、全当归、鳖甲胶等补气养血、益肝肾之药;兼用通滞化湿活血之药,如铁刺苓、石见穿、丹参、赤芍、丹皮、蒲黄、刘寄奴、留行子、皂角刺、蒲公英、红藤、三棱、莪术、川楝子、延胡索、夏枯草、茜草、乳香、青皮、山楂肉、茯苓、桂枝。诸药配伍